Archiv

für

pathologische Anatomie und Physiologie

und für

klinische Medicin.

Herausgegeben

von

Rudolf Virchow.

Band CXI.

Folge XI. Band I.

Mit 13 Tafeln.

Berlin,

Druck und Verlag von Georg Reimer.

1888.

Inhalt des CXI. Bandes.

Erstes Heft (5. Januar).

Zweites Heft (1. Februar).

Drittes Heft (2. März).

Archiv
für
pathologische Anatomie und Physiologie
und für
klinische Medicin.

Bd. CXI. (Elfte Folge Bd. I.) Hft. 1.

I.

Zur Diagnose und Prognose des Carcinoms.

Von Rud. Virchow.

Fast sollte man glauben, es sei heutigen Tages überflüssig, über die Diagnose des Carcinoms unter Sachverständigen noch ein Wort zu verlieren. Und doch ist gerade in den jüngsten Tagen ein alter Streitpunkt wieder in den Vordergrund geschoben worden: die Frage, ob die anatomische oder ob die klinische Diagnose sicherer sei.

Zur Zeit, als ich in die medicinische Praxis eintrat und bald nachher eigene wissenschaftliche Untersuchungen begann, galt die klinische Erfahrung als Grundlage für die Diagnose und die Betrachtung der krebsigen Geschwülste überhaupt. Selbst Johannes Müller, der kurz zuvor seine bahnbrechenden Untersuchungen veröffentlicht hatte, war dieser Auffassung beigetreten und hatte demgemäss das Carcinoma fasciculatum, obwohl es „ohne alle entfernte Aehnlichkeit weder mit dem Markschwamm noch mit dem gemeinen Krebse“ sei (Ueber den feineren Bau und die Form der krankhaften Geschwülste. Berlin 1838. S. 10), zu den Carcinomen gerechnet, weil es „ihnen in seinen physiologischen Eigenschaften vollkommen gleich“ sei. Später hatte er auch die ossificirenden Schwämme oder, wie sie bald genannt wurden, die Osteoidkrebse herangezogen. Seiner Ansicht nach könnten „im Allgemeinen alle Geschwülste krebshaft genannt werden, welche die natürliche Structur aller Gewebe aufheben, welche gleich anfangs constitutionell sind, oder es im natürlichen Verlauf ihrer Entwickelung regelmässig werden, welche constitutionell geworden regelmässig nach der Exstirpation wiederkehren, und zum sicheren Ruin der Individuen führen."

Meine Untersuchungen zwangen mich zu einer entgegengesetzten Auffassung. Nachdem ich in meiner Arbeit „zur Entwickelungsgeschichte des Krebses" (dieses Archiv 1847. Bd. I. S. 94) dahin gelangt war, das Carcinom überhaupt als ein alveoläres, aus einem bindegewebigen Gerüst und einem zelligen Inhalt zusammengesetztes Gebilde zu definiren, war ich genöthigt, neben dem Carcinom noch andere bösartige oder, wie Müller sagte, krebshafte Gewächse zuzulassen. So wurden aus dem Bündelkrebs und dem Osteoidkrebs Sarcomformen. Diese Trennung vollzog sich auf Grund anatomischer Ermittelungen über den feineren Bau der Geschwülste, welche in der Verfolgung desselben Weges gewonnen wurden, den unser grosser Lehrer eröffnet, aber, wie ich noch jetzt glaube, in zu weitgehender Berücksichtigung der physiologischen oder, was dasselbe ist, der klinischen Eigenschaften der einzelnen Geschwülste nicht consequent genug verfolgt hatte.

Die Erfahrung belehrte mich, dass es keine einzige Gattung von krankhaften Gewächsen giebt, denen der Charakter der Bösartigkeit constant und in gleicher Stärke eigen ist. Nicht wenige Carcinome bewahren trotz jahrelangen Bestandes den Charakter localer Neubildungen; andere werden nach langer Dauer des localen Bestandes „constitutionell" und noch andere zeigen fast von ihrem ersten Manifestwerden an schon eine ausgesprochene Neigung zur „Generalisation". Aber bei den Sarcomen ist es nicht anders. Und seitdem man weiss, dass die scheinbar gutartigsten und am meisten localen Geschwülste, wie Enchondrome und Myxome, gelegentlich auch Metastasen machen, hat die Frage nach dem Verlauf, so wichtig sie auch für die Betrachtung des einzelnen Falles ist, aufgehört, ein diagnostisches Princip zu ergeben.

Schon in einem Vortrage in der Sitzung der Berliner Gesellschaft für wissenschaftliche Medicin am 14. Mai 1849 (Medic. Reform 1849. No. 51. S. 271) habe ich diese Verhältnisse erörtert und die Nothwendigkeit betont, „die Namen der verschiedenen Geschwülste auf bestimmte Formen mit bestimmter Structur zu beschränken, da sonst jedes Verständniss aufhöre". Bei der Bösartigkeit „handle es sich um graduelle Unterschiede". Bei einer späteren Gelegenheit drückte ich das so aus: „Die Bösartigkeit geht durch eine gewisse Scala der heterologen Geschwülste hindurch von Art zu Art" (Die krankhaften Geschwülste. 1863. I. S. 126). Demgemäss entwarf ich für die Geschwülste besondere „Scalen der Malignität" in Bezug auf die einzelnen Arten jeder Gattung.

Auch nach dieser Auffassung, die seither eine ausgedehnte Anerkennung gefunden hat, bleibt ein gewisser Zusammenhang zwischen Diagnose und Prognose bestehen. Wenn das Carcinoma epidermoideale (Cancroid) die niederste, das Carcinoma melanodes die höchste Stufe der Bösartigkeit einnehmen, so ergiebt die Diagnose sofort ein gutes Theil der Prognose. Manche andere Momente, namentlich Sitz, Grösse, Ulceration, sind bei der Prognose in hohem Maasse mitbestimmend, aber sie haben doch mehr eine casuistische Bedeutung. Das allgemeine Urtheil muss sich auf die Diagnose stützen; diese aber kann nicht wieder rückwärts aus der Prognose abgeleitet werden, vielmehr hängt diese von der Erkenntniss der histologischen Natur des Gewächses ab, und zwar nicht so sehr von der classificatorischen Stellung des Genus, als von der genauesten Ermittelung der Species. Die krankhaften Geschwülste verhalten sich in dieser Beziehung, wie die Pflanzen. Es genügt nicht, festzustellen, dass eine Pflanze zu den Solanaceen gehört, auch nicht, dass sie ein Solanum sei; ihre Giftigkeit ist erst dann zu erschliessen, wenn wir erfahren, welche Species von Solanum wir vor uns haben. Genau ebenso ist es mit den Carcinomen und Sarcomen.

Freilich, wie anders sollte man zu einer zuverlässigen empirischen Grundlage einer Malignitätsscala kommen, als durch die Feststellung des Verlaufes? Erst grosse Summen gut geführter Einzelbeobachtungen werden diejenige Sicherheit der Erfahrung gewähren, welche die Grundlage eines zielbewussten Handelns werden kann. Eine derartige Statistik hat den Versuch zu machen, die biologischen (oder, wie Müller sagte, die physiologischen) Eigenschaften der Gewächse so weit zu ergründen, dass sich daraus Regeln ableiten lassen. Es fragt sich nur, wie man die nöthigen Beobachtungen sammeln soll. Da es sich um Lebensvorgänge handelt, so kann man sagen, die Krankenbeobachtung oder, wie man sich jetzt meistens etwas volltönig ausdrückt, die klinische Beobachtung sei dazu berufen. Gewiss wird niemand dies in Abrede stellen. Eine gute Krankengeschichte ist die beste Unterlage für die zu entwerfende Statistik, immer vorausgesetzt, dass die histologische Natur der Geschwulst sicher festgestellt ist. Denn was sollte aus einer Statistik werden, welche auf nichts, als auf die alten und unhaltbaren Gegensätze von gut- und bösartigen Neubildungen hinausliefe? Die histologische Natur der Neubildung oder, anders bezeichnet, der anatomische Bau kann zuweilen mit ziemlicher Wahrscheinlichkeit, ja Gewissheit aus groben, auch blos äusserlichen Merkmalen erschlossen werden, und der praktische Arzt oder Kliniker bedarf dazu nicht jedesmal einer besonderen anatomischen Untersuchung. Aber er darf nur nie vergessen, dass er hier eine anatomische Diagnose zu stellen hat, und dass diese in vielen Fällen ohne eine anatomische Untersuchung nicht zu stellen ist. Wer diese Untersuchung macht, ist gleichgültig; am besten jedenfalls derjenige, der am meisten von derartigen Untersuchungen versteht. Ist der praktische Arzt oder Kliniker, welcher den Fall behandelt, selbst genügend erfahren in der anatomischen Untersuchung, so wird er, falls es ihm nicht an Zeit gebricht, dieselbe selbst ausführen; andernfalls wird er sich damit an denjenigen Anatomen wenden, der ihm die grösste Bürgschaft der Genauigkeit in der Untersuchung und der Erfahrung in der Beurtheilung bietet.

Der pathologische Anatom ist in seinen Erfahrungen über die biologischen Eigenschaften der einzelnen Geschwülste nicht nothwendig und noch weniger einzig und allein auf die Krankengeschichte angewiesen. Er besitzt in der Untersuchung der Leichen ein selbständiges und in vielen Beziehungen ausgiebigeres Gebiet der Erfahrung. Die Art, wie eine Geschwulst um sich greift, wie sie die Nachbartheile beeinflusst, wie sie sich im Körper ausbreitet und immer mehr entfernte und tief gelegene Theile befällt, ist hauptsächlich im Wege pathologisch-anatomischer Forschung ergründet worden. Es wäre ein sonderbarer Rückschritt, wenn man darin einen Gegensatz gegen die klinische Beobachtung sehen wollte; im Gegentheil, beide Seiten der Erfahrung ergänzen einander, helfen einander, und der schnelle Gang der zunehmenden Erkenntniss, welchen die Medicin auf diesem Gebiete im Laufe des letzten halben Jahrhunderts gemacht hat, erklärt sich nur aus dem wetteifernden Zusammenwirken beider Richtungen.

Was hat nun die histologische Untersuchung über das Wesen der carcinomatösen Neubildung ergeben? Dass das gewöhnliche Carcinom einen „fächerigen", alveolaren Bau hat, ist schon früher erkannt worden, ehe man noch eigentlich histologische, d. h. mikroskopische Untersuchungen anstellte. Dass aber in diesen Alveolen nicht ein blosser Saft (succus) enthalten sei, dass vielmehr der Saft grossentheils aus Zellen bestehe, konnte natürlich erst durch das Mikroskop festgestellt werden. Mein Antheil an der weiteren Entwickelung der Kenntnisse war der, dass ich den alveolären Bau als Eigenschaft aller Carcinome und nicht blos der gewöhnlichen und der gallertartigen, welche Otto zuerst allein alveolare genannt hatte, feststellte und dass ich sodann die Uebereinstimmung des Baues der Krebszellen mit dem der Epithelial- und Epidermoidalzellen, insbesondere der Zellen des sogenannten Uebergangsepithels, nachwies (dieses Archiv 1847. I. S. 105 fgg.). In letzterer Beziehung möchte ich bemerken, dass einige jüngere Gelehrte anzunehmen scheinen, dass auch dieser letztere Punkt schon von Joh. Müller ergründet sei. Das ist ein Irrthum; Müller hat nur ganz allgemein betont, dass auch das Carcinom, wie andere Theile des Körpers, aus Fasern und Zellen aufgebaut werde, aber nirgends hat er auch nur eine Andeutung davon gegeben, dass die Zellen nach dem Typus der Epithelialzellen eingerichtet seien. Wenn J. E. Alberts (Das Carcinom in historischer und experimentell-pathologischer Beziehung. Jena 1887. S. 45) angiebt, „dass Joh. Müller als Erster kernhaltiges Epithel in einem Carcinom der Wange aufgefunden hat", so ist dies nicht richtig. Müller (a. a. O. S. 24) sagt: „Ich sah epitheliumartige platte schüppchenartige Zellen mit Kernen einmal auf der Oberfläche eines Wangenkrebses eine dicke Schicht bildend." Schwerlich war diese Schicht etwas Anderes, als eine Epidermislage.

Ist meine Auffassung richtig, — und ich habe im Laufe einer langen Erfahrung keinen Grund gefunden, daran zu zweifeln, — so gehört also zum Nachweise einer carcinomatösen Bildung zweierlei: das Vorhandensein von Alveolen und die Erfüllung derselben mit epithelioiden Zellen. Eine solche Einrichtung kann selbstverständlich nur im Innern der Gewebe, nicht auf ihrer Oberfläche, stattfinden. Es mag geschehen, und es geschieht nicht selten, dass sich Theile der Geschwulst an die Oberfläche hervordrängen und endlich über die Oberfläche hervorragen, aber es ist oft eine schwere Aufgabe, dieses Verhältniss in seiner wahren Bedeutung zu erkennen. Die Existenz abgeschlossener Alveolen ist jedoch nur unter der Oberfläche oder in der Tiefe der Gewebe möglich. Daher ist die praktische Frage für die Diagnose jedesmal dahin zu richten, ob der eigentliche Sitz der Neubildung unter der Oberfläche oder gar in der Tiefe des Gewebes angenommen werden muss. Das ist jene Heterologie des Krebses, die ich im Gegensatze zu den früheren Lehren über das Wesen der Heterologie aufgestellt habe (Die Cellularpathologie. Berlin 1858. S. 57, 393). Mit der Entwickelung von Epithel an ungehörigem Orte beginnt die Krebsbildung, und daher ist der Nachweis der Ungehörigkeit des Ortes (Heterotopie) der erste Schritt zur Diagnose. Beendigt ist sie damit noch nicht, denn auch andere Geschwülste, wie die Perlgeschwulst und das Dermoid, bringen heterologe Epidermisbildung und sind trotzdem keine Krebse. Erst das Auffinden des alveolären Baues, also eines besonderen Gerüstes oder Stroma's, und somit die Analogie mit der Einrichtung einer Drüse, ergiebt die weiteren Anhaltspunkte, zu deren voller Bedeutung noch die Geschlossenheit der scheinbaren Drüse, der Mangel eines Ausführungsganges, hinzutreten muss.

Die genaue Feststellung des Verhältnisses der unterliegenden Theile zu der Oberfläche wird unter Umständen sehr erschwert. Am häufigsten tritt dieser Fall ein, wenn die Oberfläche selbst sich in besonderen Wucherungen entfaltet, wie es bei den unter dem Namen des Warzen-, Zotten- und Blumenkohlkrebses bekannten Unterarten geschieht. Hier erreicht oft schon sehr früh die Oberflächenwucherung eine solche Stärke, dass man lange Zeit hindurch auf sie allein die Aufmerksamkeit richtete. Mein erster Versuch, diese Auffassung zu widerlegen, findet sich in einem Vortrage über Cancroide und Papillargeschwülste, den ich am 4. Mai 1850 in der Würzburger physikalisch-medicinischen Gesellschaft hielt (Verhandl. der Gesellsch. Bd. I. S. 106, wieder abgedruckt in meinen Gesammelten Abhandl. zur wissensch. Medicin, Frankf. 1856. S. 1017): ich zeigte darin, dass „die papilläre Hypertrophie (der Haut) mit der enormen Zellenwucherung an der Oberfläche noch nicht das Cancroid ist; dieses besteht vielmehr darin, dass sich im Innern der erkrankten Gewebe und Organe Höhlen, Alveolen, bilden, die mit Zellen von epidermoidalem Charakter ausgefüllt sind“. Ich erläuterte dies speciell an dem Blumenkohlgewächs des Muttermundes, dessen wahre Bedeutung damals zum ersten Mal klargelegt wurde, und ich schloss mit den Worten: „Aehnlich dem Blumenkohlgewächs verhalten sich eine Reihe von Schleimhautschwämmen, namentlich die sogenannten Zottenkrebse der Harnblase, des Magens, der Luftröhre, sowie der Fungus durae matris, nur dass hier die Verbindung der papillären oder villösen Hypertrophie mit wirklichem Krebs ungleich häufiger vorkommt, so dass auch die Unterscheidung der drei verschiedenen Formen der fungösen Geschwülste (einfache, cancroide und krebsige) viel sorgfältiger geschehen muss.“

Sehr eingehend habe ich diese selben Verhältnisse in demjenigen Abschnitte meiner Cellularpathologie (1. Ausgabe S. 414 fgg.) behandelt, worin ich die Unterschiede zwischen Form und Wesen der Neubildungen erörterte. Hier sind ausser den condylomatösen und blumenkohlartigen Geschwülsten des Penis und des Uterus namentlich auch die einfachen Papillargeschwülste der Harnblase im Gegensatze zu den Zottenkrebsen derselben besprochen worden. Ich darf den geneigten Leser wohl auf diese Stelle verweisen. Die Hauptsache für mich ist, zu betonen, dass ich seit länger als einem Menschenalter dahin gedrängt habe, sich nicht mit einer Untersuchung der Oberfläche zu begnügen, sondern die Basis der Oberflächengeschwülste zum Hauptgegenstande der Aufmerksamkeit zu machen.

Wie tief soll man nun gehen, um sicher zu sein, dass man den eigentlichen Krankheitsheerd erreicht hat? Diese Frage ist noch wenig discutirt worden. Ich meine, dass bei allen Papillarkrebsen das Gebiet der im engeren Sinne krebsigen Neubildung nahe unter der Oberfläche und nicht etwa in grosser Tiefe zu suchen ist. Wenn tiefsitzende Krebse oder Cancroide an einer Oberfläche aufbrechen, so ist die letztere meistentheils, wenigstens im Anfange, ganz glatt. Wo dagegen papilläre Krebse oder Cancroide aufschiessen, da sitzt die specifische Neubildung gewöhnlich in der Haut oder der Schleimhaut, ja zuweilen sogar in den papillären oder zottigen Auswüchsen selbst (Würzb. Verhandl. Bd. I. S. 138). Auch an den oft wulstig oder geradezu pilzförmig (fungös) erhobenen Rändern eines schon ulcerirten Krebses, deren Oberfläche mit allerlei papillären, zottigen oder geradezu blumenkohlförmigen Auswüchsen besetzt sein kann, pflegen die bindegewebigen Lager der Haut oder Schleimhaut mit alveolären Bildungen durchwachsen zu sein, wie es die Abbildung des uterinen Blumenkohlgewächses in meiner Cellularpathologie (1. Ausg. S. 417. Fig. 139. 4. Ausg. S. 554. Fig. 147) zeigt.

In manchen Fällen ist es freilich äusserst schwer, wenn nicht unmöglich, genau zu unterscheiden, wo die eigentliche Oberfläche der äusseren Haut oder der Schleimhaut liegt. Schon in meinem Vortrage über die Blumenkohlgewächse des Muttermundes habe ich erwähnt, dass die zottigen Auswüchse nicht blos von der Oberfläche ausgehen; ich bezog mich auf einen Fall wo sich Alveolen fanden, „auf deren Wand neue papilläre, sich verästelnde Wucherungen — eine Art von proliferirender, arborescirender Bildung — sassen“, und ich erinnerte dabei an das Condyloma subcutaneum und an die Excrescenzen der Drüsengänge. Gerade diese Auswüchse sind gewöhnlich sehr gefässreich und nicht selten erscheinen sie in der Gestalt blosser, mit Epithel besetzter Gefässschlingen, wie ich deren in meinen Gesammelten Abh. zur wissensch. Medicin S. 1021—22. Fig. 42 u. 45 abgebildet habe. Diese Einrichtung hat stets etwas Verdächtiges an sich, aber entscheidend ist sie nicht, wie namentlich die Zottengeschwülste der Harnblase (Geschwülste I. S. 339) lehren. In jedem Falle hat man dabei zu ermitteln, ob die betreffende Stelle ulcerirt oder noch geschlossen ist, denn erst mit dem Eintritte der Ulceration, d. h. mit der Durchbrechung der Oberfläche, erheben sich jene tiefsitzenden Excrescenzen über die Oberfläche. Sitzt der papilläre oder arborescirende Auswuchs auf einer oberflächlich gelegenen, schmalen oder doch relativ wenig ausgedehnten, unverdächtigen Basis, so ist auch die Neubildung selbst frei von jedem Verdacht.

Worin sollte denn sonst der Unterschied zwischen einer Warze und einem Warzenkrebs, zwischen einer einfachen Zottengeschwulst und einem Zottenkrebs liegen, wenn er nicht in der Verschiedenheit der Basis gefunden werden könnte? Wir besitzen ein recht lehrreiches Beispiel dafür an den Harnblasengeschwülsten. Bis in die neueste Zeit hat sich hier die Verwirrung immer fortgesetzt, obgleich ich den Unterschied beider Arten seit einem Menschenalter gelehrt habe. Erst in der letzten Zeit hat Ernst Küster (Ueber Harnblasengeschwülste und deren Behandlung. Samml. klin. Vorträge von L. Volkmann. No. 267/68) den Versuch gemacht, den praktischen Chirurgen in consequent durchgeführter Weise an einzelnen Beispielen das Verständniss des Gegensatzes näher zu bringen. An blos klinischen Merkmalen ist das nicht zu erkennen. Lücke (Die allgemeine chirurgische Diagnostik der Geschwülste. In derselben Sammlung No. 97 1876. S. 815) betont in seiner Besprechung dieser Verhältnisse die Vorzüge der Klinik. Er sagt: „Der Kliniker ist im Erkennen der Eigenschaften einer Geschwulst dem Anatomen gegenüber in entschiedenem Vortheil, er hat eben das lebendige Material vor sich, an dem sich Eigenschaften genug finden, die an der Leiche und am Präparat fehlen und die, in ihrer richtigen Bedeutung aufgefasst, sehr werthvolle diagnostische Zeichen liefern. „Dennoch," so fährt er fort, „dürfen wir die klinische Geschwulstdiagnose nicht äusserlich auffassen und uns anmaassen, nach rein klinischen Eigenschaften eine Classification der Geschwülste geben zu wollen, wie dies in missverständlicher Weise immer von Zeit zu Zeit geschehen ist. Eine richtige klinische Classification muss stets mit der anatomischen zusammenfallen, denn am letzten Ende beruhen auf der Anatomie und Physiologie sämmtliche klinische Wissenschaften." Das ist gewiss sehr wahr; vielleicht würde es noch klarer geworden sein, wenn gesagt wäre, dass es eine klinische Classification der Geschwülste gar nicht giebt und nicht geben kann, dass vielmehr jede derartige Classification eine anatomische Grundlage haben muss und dass eine jede, auch die klinische Diagnose darauf ausgehen soll, die anatomische Stellung der Geschwulst festzustellen. Durch einen unglücklichen Sprachgebrauch wird leider ein Theil der Kliniker dahin geführt, als eine anatomische Diagnose nur diejenige zu bezeichnen, welche durch einen Anatomen von Fach gestellt worden ist. In Wirklichkeit kommt es aber gar nicht darauf an, wer die Diagnose macht, sondern nur darauf, ob sie auf die anatomische Structur der Geschwulst gerichtet ist. Eine solche Untersuchung aber, das sollten auch die Kliniker allgemein anerkennen, lässt sich nach der Methode der Anatomen leichter und sicherer ausführen, als nach der Methode der Biologen und der Kliniker. Alle die Merkmale, welche aus einer blos äusserlichen Betrachtung hergenommen sind, haben im besten Falle etwas Approximatives; man erforscht sie, um aus ihnen zu erschliessen, was wohl der anatomische Charakter des fraglichen Gewächses sei. Es soll in keiner Weise in Abrede gestellt werden, dass man sich, nachdem man eine genügende Kenntniss von den anatomischen Hergängen gewonnen hat, nicht selten aus äusserlichen Merkmalen eine gute Vorstellung von dem Wesen eines Gewächses machen kann. Dass es aber ein vergebliches Bemühen gewesen ist, auf dem klinischen Wege allein zu einer brauchbaren Classification zu gelangen, das lehrt einfach die Geschichte.

Als vor etwa 50 Jahren durch die Einführung des Mikroskopes in das Studium der pathologischen Dinge ein neues Hülfsmittel der Erkenntniss geboten wurde, da waren es gerade die Chirurgen, welche darauf drängten, das neue Instrument zu diagnostischen Zwecken heranzuziehen. Niemals sind mehr ausschweifende Hoffnungen auf eine neue Methode der Untersuchung gesetzt worden. Und als man erfuhr, dass auch im Krebs der Hauptbestandtheil aus Zellen bestehe, da verlangte alle Welt von den Mikroskopikern den Nachweis einer besonderen oder, wie man es ausdrückte, einer specifischen Zelle. Es hat damals nicht an „Mikrographen“ gefehlt, die sich verführen liessen, diesem Verlangen zu entsprechen. Namentlich in der Pariser Mikrographenschule wurden die genauesten Aufstellungen darüber gemacht, welche Eigenschaften die Krebszelle habe und woran man sie von anderen Zellen unterscheiden könne. Die erste Folge davon war die Abspaltung des sogenannten Cancroids von den Carcinomen, und die Stellung desselben unter die Geschwülste von wesentlich localer Bedeutung, welche höchstens „Infiltrationen" der nächsten Lymphdrüsen, aber keine entfernten Metastasen erzeugen könnten. Die praktischen Chirurgen, an ihrer Spitze der erfahrene Velpeau, empörten sich gegen diese Zumuthung; in der Academie de médecine entbrannte 1855 ein heftiger Kampf, aber der alte Kliniker konnte nicht durchdringen, weil er sich nicht auf die feinere anatomische Untersuchung verstand. In dieser Noth nahm er meine Hülfe in Anspruch. Ich hatte schon in dem erwähnten Vortrage von 1849 (Med. Reform S. 271) mitgetheilt, dass „ich von den Cancroiden, die man unter dem Namen der papillären Hypertrophie in der neueren Zeit für durchaus gutartige Bildungen habe ausgeben wollen, 3 Fälle gesehen habe, wo von den Lippen aus die Jugulardrüsen, die Leber und Lungen in ganz gleicher Weise erkrankten." Seitdem hatte ich diese Erfahrungen erweitert und in Würzburg ein grösseres Material von Beweisstücken gesammelt. So konnte ich denn dem grossen Chirurgen nicht allein genaue Beschreibungen, sondern auch Präparate liefern, mit denen in der Hand er den Ansturm der Mikrographen abzuschlagen im Stande war. Meine Trois observations de tumeurs épithéliales généralisées stehen in der Gazette médicale de Paris 1855, p. 208.

Die specifische Krebszelle ist dann allmählich in das Grab gesunken und an ihre Stelle ist die Krebszelle von epithelialem Charakter getreten, die natürlich an sich nicht das Mindeste an sich hat, woran man erkennen kann, dass sie zu einem Krebs und nicht zu gewöhnlichem Epithel gehört. So ganz einfach war der Gedanke nicht, dass auch die Krebszelle eine Reproduction eines normalen Gewebstypus sei. Man musste sich erst sehr genau umsehen unter den verschiedenen epithelialen und epidermoidalen Zellen; man musste neben den ausgeprägten Formen des Platten- und des Cylinderepithels vor Allem die Uebergangsepithelien studiren; es mussten schliesslich die Drüsenepithelien herangezogen werden. Dann erst liess sich die viel bewunderte und als specifisch betrachtete Polymorphie der Krebszelle in ihrer wahren Bedeutung erkennen. Vielleicht wäre es etwas früher geschehen, wenn man den Mikrographen Zeit gelassen hätte, sich auf dem ganz neuen und noch ganz unangebauten Boden zurechtzufinden. Gerade diejenigen, welche am lautesten die diagnostischen Irrthümer der Mikrographen anschuldigten, hatten am meisten dazu gethan, sie zu der falschen Fragestellung zu drängen, und sie wuschen ihre Hände in Unschuld, als auf die von ihnen selbst falsch gestellte Frage eine falsche Antwort erfolgte.

Derartige Anklagen, in der einen oder anderen Form, wiederholen sich von Zeit zu Zeit auf Grund einzelner Erlebnisse. Welcher Sterbliche wäre vor Irrthümern geschützt! Auch die bessere Erkenntniss schützt nicht ganz vor falschen Diagnosen. Schon im Jahre 1851 habe ich in einem Vortrage über Combinations- und Uebergangsfähigkeit krankhafter Geschwülste (Würzb. Verh. I. S. 134) durch eine Reihe von Beispielen gezeigt, dass es in Wirklichkeit Mischgeschwülste giebt, in denen verschiedenartige Gewebstypen an den verschiedenen Stellen vorkommen. Später besprach ich dieses Verhältniss in Bezug auf die Fibrome. Bei der Wichtigkeit der Sache will ich die Stelle wörtlich hierher setzen (Geschwülste I. S. 348): „Nichts giebt leichter zu Missverständnissen und Täuschungen Veranlassung, als der Umstand, dass gewisse Theile einer Geschwulst ganz und gar aus Bindegewebe zusammengesetzt sind, während andere eine ganz abweichende Structur besitzen. Beschränkt man sich bei der Untersuchung darauf, nur bestimmte, kleine Punkte des Gewächses einer genaueren Prüfung zu unterwerfen, so kann es leicht sein, dass man nur die einen oder die anderen der constituirenden Theile zu Gesicht bekommt und darnach den Charakter der Geschwulst bestimmt. Ist dies gerade der bindegewebige Antheil, so wird man natürlich im Allgemeinen günstig über die Natur des Gewächses urtheilen, in der Regel günstiger, als man gethan haben würde, wenn man auf die anderen Theile gestossen wäre. Mir selbst ist dies begegnet, und ich habe mich zum Theil erst dann von meinem Irrthum überzeugt, wenn ich durch ein Recidiv auf den suspecten Charakter des

Prozesses aufmerksam wurde. So erinnere ich mich insbesondere eines „recurrirenden Fibroms“ der Infraorbitalgegend, bei dessen erster Exstirpation durch Cajetan v. Textor ich eine einfache Bindegewebsgeschwulst diagnosticirte; als ein Recidiv eintrat, fand ich cancroide Structur, und als ich nun die in Alkohol aufbewahrte erste Geschwulst von Neuem untersuchte, so zeigte sich, dass ganz kleine Stellen darin den cancroiden Bau besassen, während fast der ganze übrige Tumor fibromatös war. Solche Fälle sind es auch gewesen, welche einerseits wegen der falschen prognostischen Auffassung, andererseits wegen der Widersprüche verschiedener Untersucher über dieselbe Geschwulst die Mikrographie bei manchen Praktikern in so grossen Misscredit gebracht haben.“

Der hier erwähnte Fall war ein recht ungewöhnlicher. Ein solches Missverhältniss in der Zusammensetzung einer grösseren Geschwulst und ein solcher Einfluss des so wenig entwickelten, malignen Antheils an dem weiteren Verlauf ist mir persönlich nicht wieder vorgekommen. Aber ich habe seit jener Zeit mit viel grösserer Aufmerksamkeit, als es sonst zu geschehen pflegt, gerade die scheinbar gutartigen oder doch nicht verdächtigen Geschwülste auf etwaige Beimischungen anderer Geschwulstelemente geprüft, und so hat sich auch der Kreis meiner Erfahrungen viel mehr erweitert, als mir lieb war. Ich erinnere nur an das Sarcoma carcinomatodes (Geschwülste II. S. 182, 285) und an das Myocarcinoma (ebend. III. S. 121). Wie sehr die Sicherheit der Prognose mit den Fortschritten der Diagnose wächst, hat vielleicht niemand mehr erfahren, als ich selbst im Laufe einer recht langen Erfahrung, und ich benutze gern diese Gelegenheit, um die Aufmerksamkeit auf diese Mischgeschwülste von Neuem hinzulenken.

Im Grunde haben jedoch die Mischgeschwülste der inneren Theile keine andere Stellung, als die vorher erörterten Papillar-, Zotten- und Blumenkohlkrebse der Oberflächen. Nur erscheint der nicht krebsige Antheil in anderer Form und Lagerung. Was ist ein Warzenkrebs anders, als eine Mischgeschwulst aus Krebs und einer localen Hyperplasie der präexistirenden Theile? Ob diese letztere in Form von besonderen Auswüchsen auftritt oder, wie bei den Vollgeschwülsten des Innern, in Form eines zusammenhängenden Abschnittes, das ist einzig und allein abhängig von der Natur des Mutterbodens. Nur die Bequemlichkeit der Untersuchung ist eine sehr verschiedene. Denn bei den Mischkrebsen der Oberflächen weiss man im Voraus, wo man den krebsigen Antheil zu suchen hat; er sitzt regelmässig in der Basis der Geschwulst, und daher wird sich die Forschung wesentlich auf diese richten. Bei den oft sehr grossen Mischgeschwülsten der inneren Organe fehlt dieser Anhaltspunkt; es giebt keine allgemeine Indication dafür, wo der krebsige Antheil zu suchen ist, wenigstens ist sie noch nicht gefunden. Daher muss die Untersuchung weiter ausgedehnt und mehr vervielfältigt werden, als bei einer präsumptiv gutartigen Bildung erforderlich wäre. Wenn aber trotz aller Aufmerksamkeit und Vorsicht in so schwierigen Fällen die Möglichkeit eines Irrthums in der anatomischen Diagnose nicht ausgeschlossen ist, weil man unmöglich jedesmal bei einer grossen Geschwulst alle Theile mikroskopisch durchsuchen kann, so bietet die klinische Untersuchung noch viel weniger Bürgschaften der Zuverlässigkeit, da die äussere Form allein oder in Verbindung mit der Beobachtung des Verlaufes die Sicherheit des Erkennens in keiner Weise gewährleistet. Wenigstens nicht in dem Stadium, auf dessen genaue Diagnose es allein ankommt, nehmlich während der ersten Entwickelungsperiode, vor dem Auftreten ulceröser oder metastatischer Prozesse.

Mit Recht legen die Kliniker einen grossen Werth auf die Untersuchung der in der Regel zunächst befallenen Organe, insbesondere der Lymphdrüsen. Dass auch hier nicht ganz selten Irrthümer vorkommen, indem einfach entzündliche Anschwellungen der Lymphdrüsen für krebsige gehalten werden, ist bekannt genug. Aber wenn wir uns an die unzweifelhaft krebsigen Erkrankungen der nächsten Lymphdrüsen halten, weshalb stehen sie in so hoher Schätzung bei den Klinikern? weshalb achtet man so sorgfältig auf sie, selbst in Fällen, wo die Geschwulstbildung an oberflächlichen Theilen beginnt, wie an der Brust, am Kehlkopf oder am Penis? Doch nicht blos deshalb, weil man sich verpflichtet fühlt, bei der Operation auch diese Drüsen zu entfernen, sondern in erster Linie, weil die Erkrankung derselben einen deutlichen Fingerzeig für die Natur der

Primärgeschwulst abgiebt. Fehlt ihre Erkrankung, so ist man auf die Schätzung der äusseren Merkmale der Primärgeschwulst allein hingewiesen, und sicherlich ist diese Schätzung in vielen Fällen nichts weniger als einfach.

Allerdings bietet sich die Möglichkeit einer exploratorischen Untersuchung eines Theils der Geschwulst. Wo es sich thun lässt, nimmt man ein Stück von der Peripherie der Geschwulst selbst hinweg oder man macht einen Probestich und holt aus dem Innern der Neubildung ein Partikelchen ihrer Substanz hervor. Diese winzigen Theile sind dann die einzigen Materialien, welche man der Prüfung eines Anatomen unterwirft, oder welche ein in anatomischen Untersuchungen geübter Kliniker oder praktischer Arzt selbst durchmustert. Ich will nichts gegen diese Art der Untersuchungen sagen; sie ist oft die einzig mögliche. Aber man darf sich dann auch nicht wundern, wenn das Ergebniss ein trügerisches ist. Wie leicht kann es sein, dass die minimalen Theile, welche dem Untersucher zur Verfügung stehen, gerade nicht der schlimmen Stelle angehörten! Freilich, wenn das Glück günstig ist, so kann auch selbst ein minimales Stück ein genügendes Bild von der inneren Einrichtung des Gewächses darbieten, und wenn dieses Stück krebsige Structur zeigt, so ist die Sache in der That entschieden, gleichviel ob es ein reiner Krebs, oder ob es ein Mischkrebs ist. Bei einem reinen Krebs wird auch eine solche fractionirte Untersuchung fast jedesmal die volle Diagnose ermöglichen. Anders liegen die Verhältnisse natürlich bei den Mischgeschwülsten. Hier kann die Untersuchung eines Stückes der Neubildung sehr leicht zu einem Irrthum Veranlassung geben, nur ist dann der eigentliche Irrthum auf Seiten des Klinikers, nicht des Anatomen. Denn dieser kann natürlich nur über das Auskunft geben, was ihm unterbreitet worden ist; der Kliniker ist es, der den Befund des Anatomen in Verbindung mit seinen eigenen Beobachtungen bringen, oder der den Anatomen durch Mittheilung seiner Beobachtungen zu einem eigenen Urtheil über die Bedeutung seines Befundes in den Stand setzen muss.

Ganz besonders gilt dies für den Fall, wo zwei verschiedene Neubildungen dicht neben einander sitzen. So ist es nicht ganz ungewöhnlich, dass an dem Uterus Myom neben

Krebs sitzt oder dass an einem Röhrenknochen Hyperostosen oder Exostosen neben Sarcomen entstehen. Indess ist in solchen Fällen die diagnostische Schwierigkeit in der Praxis sehr viel geringer, als in der theoretischen Betrachtung: eine genaue Erwägung wird selten Zweifel darüber lassen, dass in dem ersten Falle nicht das Myom und in dem zweiten nicht die Exostose das für die Prognose maassgebende Product ist. Etwas schwieriger kann sich die Entscheidung gestalten, wenn papilläre Excrescenzen neben Geschwüren emporwachsen. Dafür liefern ganz besonders häufige Beispiele die Kehlkopfgeschwüre, namentlich das syphilitische, dessen Geschichte ich in meinem Werke über die Geschwülste II. S. 413 bis 414 skizzirt habe. In der That sieht man bei chronischen Geschwüren dieser Art „Wucherungen der benachbarten Schleimhaut mit den sonderbarsten Papillarhyperplasien, welche den Eindruck selbständiger Papillargeschwülste machen können". Aber auch hier giebt es gewisse Unterschiede, die den Untersucher leiten können. Die papillären Excrescenzen in der Nachbarschaft chronisch-syphilitischer Geschwüre haben gewöhnlich einen viel dickeren und derberen Bindegewebsstock, als die selbständigen Warzen, namentlich als diejenigen, welche in der Form des Condyloma acuminatum auftreten; auch fehlt ihnen die feine Verästelung und die Entfaltung zu einem regelmässigen Warzenkörper, der für die einfache Papillarwarze so charakteristisch ist. Noch viel weniger sind die diffusen Anschwellungen der laryngealen Pachydermie, bei denen freilich auch eine stark papilläre Beschaffenheit der Oberfläche entstehen kann (Berliner klin. Wochenschr. 1887. No. 32, S. 587 Fig. 2), zu Verwechselungen angethan. Dass bei wirklichem Krebs des Larynx neben oder in geringer Entfernung von demselben harte, spitze Condylome vorkommen, welche, für sich betrachtet, als unschuldige Localproducte angesehen werden müssen, ist meines Wissens durch sichere Beobachtungen nicht bewiesen worden.

Man wird daher an dem Satze festhalten dürfen, dass nur diejenigen Neubildungen als krebsige anzusehen sind, welche in ihrer Basis alveoläre Einrichtungen mit einem Inhalt von heterotopem Epithel zeigen. Die Bedenken, welche Carl Friedländer (Ueber Epithelwucherung und Krebs. Strassburg 1877. S. 33) gegen diese These erhoben hat, sind theoretisch nicht ohne Grund, aber praktisch von geringer Bedeutung. Er erkennt an, dass jeder Krebs eine atypische Epithelbildung sei, aber, fragt er, „ist nun jede atypische Epithelbildung auch Krebs?“ Er selbst macht nur die Ausnahme, dass zuweilen im Gebiet neugebildeten Gewebes, z. B. bei Lupus, in Fistelgranulationen, bei Lepra und Elephantiasis, atypische Epithelstränge vorkommen, welche Krebsalveolen gleichen; wenn dagegen „die epithelialen Massen im alten, präformirten Gewebe zerstörend fortwuchern“, dann sei der Krebs sicher. Nun, ich glaube kaum, dass in neuerer Zeit Verwechselungen von Lupus, Lepra oder Elephantiasis mit Carcinom vorgekommen sind; nur bei Fistelgranulationen kann gelegentlich die Frage unbequem werden, ob man es mit einer einfachen, oder mit einer krebsig gewordenen, oder mit einer primär krebsigen Granulation zu thun habe. Dagegen habe ich schon oben erwähnt, dass es epitheliale Neubildungen giebt, welche entschieden heterotop und doch nicht krebsig sind, wie die Perlgeschwulst und das Dermoid. Die Entwickelungsgeschichte der ersteren habe ich auf das Genaueste verfolgt und den Nachweis geliefert, dass sie aus Bindegewebe auf heteroplastischem Wege hervorgehen (d. Archiv 1855. VIII. S. 371, 409); schon damals habe ich ihre nahe Verwandtschaft mit den Cancroiden dargelegt, aber auch ihre Verschiedenheit gezeigt. Seitdem ist meines Wissens kein Fall bekannt geworden, welcher den krebsigen Charakter dieser Geschwulstbildung oder ihren Uebergang in Krebs gezeigt hätte. Insofern ist also selbst das Zugeständniss von Friedländer zu beschränken, denn das Bindegewebe, in welchem ich die Entwickelung neuer Perlknötchen beobachtete, war sicherlich kein neugebildetes. Trotzdem wird schwerlich jemand in die Lage kommen, eine mit Perlknötchen durchsetzte Basis einer wuchernden Neubildung für krebsig zu halten, denn diese Knötchen sind in ihrer ganzen Anordnung so eigenthümlich, dass eine besondere Ungeschicklichkeit dazu gehören würde, sie als krebsig anzusehen.

Seit den Untersuchungen von Thiersch und Waldeyer ist eine andere Frage in den Vordergrund des Interesses getreten, welche von grösserer Bedeutung ist, die Frage nehmlich, ob das Epithel der Krebsalveolen von präexistirendem Oberflächenepithel abzuleiten oder ob es primär aus dem Gewebe der tieferen Schichten entstanden ist. Ueber die Beantwortung dieser Frage ist noch keine Einigung erfolgt, und ich glaube um so mehr hier darüber hinweggehen zu können, als sie für den praktischen Zweck der Diagnose, der uns beschäftigt, keine Bedeutung hat. Denn auch wenn die krebsige Wucherung stets von der Oberfläche ausginge, würde sie doch erst dann eine schlimme Bedeutung gewinnen, wenn sie sich in dem Basisgewebe selbständig entfaltete. Die praktische Forderung, welche in dem Nachweis einer intacten Basis gegeben ist, bleibt also dieselbe; der prognostische Schluss, dass in dieser intacten Basis ein Beweis für die locale Bedeutung der Neubildung gegeben ist, wird nicht im Mindesten geändert.

Eine ganz andere Bedeutung würde es haben, wenn es gelänge, in dem Krebs irgend eine andere besondere Substanz zu entdecken, welche geeignet wäre, die alten Vorstellungen von einer specifischen Schädlichkeit wieder aufleben zu lassen. Die seit einer Reihe von Jahren immer zahlreicher werdenden Nachweise parasitärer Mikroorganismen in krankhaften Theilen haben bei Vielen die immer zuversichtlicher auftretende Hoffnung erregt, es werde sich auch ein Krebsbacillus auffinden lassen. Bis jetzt sind die Ergebnisse auch der eifrigsten Forschung noch nicht in einer überzeugenden Demonstration vorgelegt worden. Indess ist die Möglichkeit eines solchen Vorkommens nicht einfach abzuweisen; ja, man kann zugestehen, dass mit dem Auffinden eines specifischen Bacillus ein wichtiger Fortschritt in der Diagnose und Prognose des Carcinoms gemacht werden würde. Der Versuch, alle Erscheinungen der Krebswucherung bis zur Dissemination und Metastase auf die Verbreitung von Krebszellen zurückzuführen, ist keineswegs durch anatomische oder experimentelle Feststellungen so sicher unterstützt, dass für einen anderen Modus der Erklärung kein Raum übrig bliebe. Umgekehrt aber ist auch das Bedürfniss nach einem Krebsbacillus kein so grosses, dass wir ohne denselben jeder Möglichkeit eines Verständnisses beraubt sein würden. Thierische oder menschliche Zellen besitzen ebenso gut, wie Bakterien, die Fähigkeit, auf den Stoffwechsel bestimmend einzuwirken und wirkungsfähige Secretstoffe der verschiedensten Art zu erzeugen. Warum sollten wir diese Fähigkeit gerade den Krebszellen bestreiten, welche in vielen und gerade den schlimmsten Fällen in so ausgeprägtem Maasse den Habitus von Drüsenzellen an sich tragen?

Nicht ohne Grund hat sich daher in den letzten Jahren die Aufmerksamkeit wieder mehr den Umsetzungen in dem Körper der Krebskranken, namentlich im Blut und im Harn, zugewendet. Die Vermehrung des Zuckers im Blute, die Verminderung des Harnstoffes im Harn sind als wichtige diagnostische Hülfsmittel herangezogen worden. Aber auch diese Angaben entbehren bis jetzt derjenigen Sicherheit, welche uns die anatomische Untersuchung bietet. Sie sind insbesondere, soweit bis jetzt die Thatsachen bekannt sind, nicht mit derjenigen Genauigkeit in Beziehung auf die Art des Krebses, auf das Stadium der Erkrankung, auf die Betheiligung der ursprünglichen Gewebe, auf das betroffene Organ und auf das Gesammtverhalten des Organismus durchgeführt worden, dass ihnen ein sicherer Platz in der Diagnostik und Prognostik eingeräumt werden könnte. Insbesondere fehlen noch alle Anhaltspunkte, um auf rein chemischem Wege eine Erklärung dafür zu geben, warum gewisse Krebsformen mehr, andere weniger infectiös sind. Gerade dieser für die Prognose im höchsten Maasse entscheidende Punkt ist viel sicherer nach rein empirischen Regeln zu erledigen. . . . .

Es ist noch nicht sehr lange her, dass man fast allgemein den gerade entgegengesetzten Standpunkt einnahm. Unter der Herrschaft der Humoralpathologie hatte sich die Vorstellung entwickelt, dass auch der Krebs auf einer Dyskrasie beruhe. Im Laufe der Jahrhunderte war man von der atrabilären Dyskrasie der Galeniker zu der krebsigen Krase der Wiener Schule gekommen. Diesem Dogma gegenüber habe ich im Fortschreiten meiner Untersuchungen die Auffassung von der primär localen Natur auch der bösartigen Neubildungen entwickelt und die Dyskrasie als ein secundäres Ereigniss gedeutet. Schon in meinem Handbuche der speciellen Pathologie und Therapie. Erlangen 1854. S. 340 u. 347 ist diese Lehre ausgesprochen; ausführlicher ist sie in meiner Cellularpathologie 1858. S. 194 u. 405, und besonders in meinen Geschwülsten 1863. I. S. 44 entwickelt. Dass dabei vorzugsweise gewisse Säfte (Secretstoffe) als Vermittler der fortschreitenden Infection angenommen wurden, ist für die Hauptfrage gleichgültig; auch wenn in den Säften Bakterien oder Zellen als die wirksamen Agentien nachgewiesen werden sollten, würde in dem Fortgange der Erkrankung von Ort zu Ort und in der Auffassung von der primär-localen Bedeutung des Mutterknotens nichts zu ändern sein.

Es hat manches Jahr gedauert, ehe ich an der Hand der Erfahrung dahin gelangte, mit den Dogmen der alten Medicin zu brechen. Als ich anfing, waren die Chirurgen so messerscheu gegenüber den Carcinomen geworden, dass manche von ihnen überhaupt nicht mehr derartige Geschwülste operiren wollten, andere wenigstens die grössten Reserven machten. Meiner Anschauung gemäss trug ich kein Bedenken, der frühen Operation das Wort zu reden. „So lange eine Neubildung sich noch als eine solitäre erweist, darf die Hoffnung auf einen glücklichen Verlauf auch bei den gefürchtetsten Arten der Neubildung nicht ganz aufgegeben werden" (Spec. Path. u. Ther. I. S. 350). Und später (S. 352): „So lange man die Ueberzeugung festhalten darf, dass es sich um einen wesentlich localen Vorgang handelt, so wird es gewiss gerechtfertigt sein, unter allen Verhältnissen dessen Beseitigung zu versuchen." In diesem Sinne wirkte ich stets auf die mir befreundeten Operateure ein, so namentlich auf Carl Mayer, Albr. v. Gräfe und B. v. Langenbeck, und es gelang mir, sie zu ausgiebigen Operationen auch bei ganz jungen Geschwülsten maligner Art zu bestimmen. (Meine Bemerkungen über den Uteruskrebs s. in den Verhandlungen der Ges. für Geburtshülfe in Berlin 1858. X. S. 203.)

Jetzt ist das fast antiquirte Weisheit. Ist doch sogar von hervorragender Stelle aus das Verdienst, die primär-locale Natur der malignen Geschwülste erkannt zu haben, für die modernen Chirurgen in Anspruch genommen worden. Es ist das für mich eine sehr werthvolle Wahrnehmung gewesen. Denn es kommt doch nicht vorzugsweise darauf an, von wem die Lehre herstammt, sondern ob sie wahr ist, und dass sie jetzt wenigstens für wahr gehalten wird, dafür giebt es keinen besseren Beweis, als dass chirurgische Praktiker es als eine besondere Leistung „der Chirurgie" darstellen, dass sie diese Wahrheit aufgefunden habe. Jedenfalls hat dieser Glaube die gute Folge gehabt, dass immer früher operirt wird und dass die Zahl der operativ geheilten Fälle immer mehr zunimmt.

Auf die Statistik der Krebsoperationen möchte ich hier nicht eingehen. Man muss leider zugestehen, dass damit noch nicht „viel Staat zu machen ist". Wenn beim Brustkrebs bis zu 9 pCt. dauernder Heilungen nach der Operation gezählt worden sind, so ist das noch immer herzlich wenig, aber es ist wenigstens ein Anfang. Viel wichtiger ist die Beobachtung, die man nicht blos an Haut- und Lippenkrebsen, sondern auch an manchen Magen- und namentlich an zahlreichen Uteruskrebsen machen kann, dass die Affection ungewöhnlich lange local bleibt und sich höchstens auf die nächste Nachbarschaft, in der unmittelbaren Continuität der Gewebe, ausbreitet, dass dagegen Metastasen ganz oder doch während einer Reihe von Jahren ausbleiben. In solchen Fällen liegt die Gefahr wesentlich in der localen Verbreitung und Zerstörung, und so lange es sich ausführen lässt, diesen Localheerd in seiner ganzen Ausdehnung durch eine Operation zu erfassen und zu beseitigen, so lange kann auch die Hoffnung festgehalten werden, dass eine definitive Heilung erreicht werden wird. Dass es freilich oft recht schwer ist, ein sicheres Urtheil über das locale Verbreitungsgebiet eines Carcinoms zu gewinnen, und dass sehr häufig zerstreute Tochterheerde in weitem Umkreise, auch da wo äussere Zeichen ihre Anwesenheit nicht verrathen, zugegen sind, ist gegenwärtig genügend bekannt.

Die besondere Art und Weise, in welcher das locale Wachsthum der Gewächse, auch eines grossen Theils der sogenannt gutartigen, erfolgt, habe ich durch eine Reihe von Einzelbeobachtungen festgestellt. Die erste derselben, welche für meine Auffassung bahnbrechend gewesen ist, betraf ein cystisches Enchondrom des Schulterblattes (d. Archiv 1853. V. S. 218), welches ausgedehnte Recidive und Nebenheerde erzeugt hatte. Es ergab sich im Verfolg dieser Untersuchung, dass die bis dahin fast allgemein festgehaltene Ansicht, wonach das Wachsthum der Geschwülste von innen heraus, als eine zunehmende Vergrösserung und Entfaltung des ursprünglichen Heerdes, erfolge, irrig sei, dass vielmehr in der Regel neben dem wenig oder gar nicht wachsenden Mutterknoten in sehr wechselnder Entfernung neue Heerde entstehen, welche sich früher oder später mit dem Mutterknoten vereinigen. So entstand die Lehre von den accessorischen Knoten und von dem Aufbau der Gesammtgeschwulst aus einer oft sehr grossen Summe von miliaren oder grösseren Einzelheerden (Cellularpathologie 1858. S. 405. Geschwülste I. S. 49). Damit war die Grundlage zu einer einheitlichen Vorstellung von dem infectiösen Charakter der geschwulstbildenden Neubildungen überhaupt geschaffen. Denn der accessorische Knoten unterscheidet sich von dem disseminirten und von dem im engeren Sinne metastatischen nur durch die geringere Entfernung seines Sitzes und durch die Wege der Verbreitung seiner Keime; dem Wesen nach erscheinen alle drei jetzt identisch. Die Scala der Bösartigkeit für die verschiedenen Geschwulstarten erklärt sich einfach dadurch, dass die eine Geschwulst in höherem Maasse zur Bildung accessorischer, die andere dagegen mehr zur Erzeugung disseminirter und metastatischer Knoten neigt.

Bei dem Krebs tritt die Bedeutung der accessorischen Heerde in ganz besonderer Schärfe hervor. Als ich meine erste Arbeit über diese Geschwulst veröffentlichte, war die Frage von der Heilbarkeit des Krebses ohne Operation, im Wege spontaner Rückbildung, gerade von Neuem aufgeworfen worden durch Oppolzer und Bochdalek, welche Fälle von geheiltem Leberkrebs beschrieben hatten. Ich hielt damals diese Beobachtungen für zutreffend. Leider ist später durch Dittrich der Nachweis geführt worden, dass es sich um geheilte Gummata handelte. Aber ich hatte gefunden, und dies hat sich vollständig bestätigt, dass sehr gewöhnlich bei Krebsen, und zwar gerade bei Leberkrebsen, eine Vernarbung vorkommt, welche durch eine regressive fettige Metamorphose der Zellen im Centrum der Geschwulst eingeleitet wird (d. Archiv 1847. S. 138, 185). Ich musste freilich sofort hinzufügen, „dass die Krebsvernarbung noch lange keine wirkliche Krebsheilung ist; im Gegentheil, es kann eine ausgedehnte Vernarbung stattfinden, während doch die Production neuer Krebselemente sich immer weiter propagirt“ (ebenda S. 188). Das Hinderniss einer wirklichen Heilung liegt also eben in der fortschreitenden Bildung accessorischer Heerde. An sich ist das Carcinom keine Dauergeschwulst. Seine Zellen haben vielmehr in ausgemachter Weise einen hinfälligen Charakter; sie sind nur zu einer beschränkten Lebensdauer angelegt und verfallen nach einer relativ kurzen Zeit ganz von selbst rückgängigen Metamorphosen. Könnte man diese Metamorphosen sofort über alle Theile des Krebses ausbreiten und den Nachwuchs accessorischer oder metastatischer Knoten hindern, so wäre die definitive Heilung sicher.

Von Zeit zu Zeit werden einzelne Fälle veröffentlicht, in welchen diese glückliche Verbindung eingetreten sein soll. Ich habe früher wiederholt darüber berichtet, muss aber leider bekennen, dass sehr wenige Fälle bei einer genaueren Prüfung bestehen. Nichtsdestoweniger bin ich fern davon, die Möglichkeit einer spontanen Krebsheilung ausschliessen zu wollen. So hat vor wenigen Jahren John Clay (On the treatment of cancer, London 1882) Beobachtungen mitgetheilt, nach welchen der Gebrauch des Terpenthins von Chios eine so wohlthätige Wirkung hervorbringen soll. Leider fehlt es an ausreichenden Bestätigungen. Es scheint mir, dass man in der ärztlichen Praxis dieser Seite der therapeutischen Forschungen zu skeptisch gegenüber steht. In einer so verzweifelten Lage, wie sie durch das Auftreten des Carcinoms für einen Menschen geschaffen wird, ist man berechtigt, auch solche Mittel zu versuchen, von deren Wirksamkeit man sich kein klares Bild entwerfen kann. Hier ist das Feld für therapeutische Versuche, natürlich nicht für Versuche mit jedem, von irgend einem Schwärmer oder gar Abenteurer vorgeschlagenen Mittel, aber wohl mit solchen Mitteln, für deren Wirksamkeit einigermaassen beglaubigte Beobachtungen beigebracht sind. Ausser den frischen und begrenzten Carcinomen, die man mit dem Messer oder mit einem anderen Zerstörungsmittel angreifen kann, giebt es eine so grosse Zahl von bösartigen Geschwülsten, denen gegenüber jedes operative Eingreifen hoffnungslos ist, dass es an Gelegenheit zur Nachprüfung medicamentöser Stoffe nie fehlt.

Die spontane Rückbildung im Innern von Geschwülsten, zumal die Möglichkeit ausgedehnter Fettmetamorphose, ist sehr weit verbreitet. Vielleicht am wenigsten findet sie sich bei hornigen und verhornenden Gebilden, und so auch seltener und weniger ausgiebig bei den epidermoidalen Carcinomen, den sogenannten Cancroiden. Eine verhornte Zelle eignet sich nicht mehr zur Fettmetamorphose. Hier ist daher die Entfernung des Krankheitsheerdes vorzugsweise indicirt. Ich möchte dabei aber hervorheben, dass eine Entfernung des epidermoidalen Alveoleninhaltes auch durch Ulceration erfolgen kann, und dass es gerade unter den cancroiden Ulcerationen der Haut solche giebt, in welchen das Zustandekommen einer definitiven Vernarbung nach voller Reinigung des Geschwürs von guten Beobachtern bezeugt wird.

Eine Theorie dieser Heilungen lässt sich bei dem mangelhaften Material nicht geben. Nur das scheint mir vorläufig ausgeschlossen, dass es Methoden giebt, durch welche eine Immunität der Gewebe gegen die Infection durch einen bestehenden Krebs, also eine Widerstandsfähigkeit gegen die Invasion, herbeigeführt werden könnte. Alles, was wir bisher wissen, spricht dafür, dass unter gewissen Umständen die Ernährung der vorhandenen Krebszellen so sehr gestört werden kann, dass ihr Zerfall zu Stande kommt. Das sehen wir alle Tage von feinen Stücken, aber in beschränktem Umfange, eintreten; das hat nach seiner enthusiastischen Schilderung von Nussbaum [Ueber Umwandlung maligner Geschwülste (Krebse) in gutartige und über Vorzüge glühender Instrumente. München 1883] auf gewaltsamem Wege erzielt, indem er mit dem Thermokauter tiefe Furchen um die Geschwulst einbrannte und ihr so die Gefässzufuhr in den peripherischen Theilen abschnitt; das haben zahlreiche ältere und neuere Praktiker durch die äussere Anwendung der mannichfaltigsten Arzneistoffe angestrebt. Mögen die jetzige und die kommenden Generationen nicht im weiteren Suchen erlahmen! Ist der Krebs in seinem Beginn und oft noch sehr lange ein örtliches Leiden, so muss es auch möglich sein, ihn in dieser Zeit örtlich zu heilen.

II.

Beiträge zur Kenntniss der pathologischen Pigmente.

Von Prof. E. Neumann in Königsberg.

1. Die Entstehung des Hämatoidin und des eisenhaltigen Pigments („Hämosiderin") in Extravasaten und Thromben.

Es ist eine bekannte Thatsache, dass in Extravasaten sowohl als in Thromben aus den zu Grunde gehenden rothen Blutzellen 2 in ihrer chemischen Zusammensetzung und ihren Reactionen durchaus verschiedene pathologische Pigmente hervorgehen können. Während nehmlich einerseits Hämatoidin entsteht, dessen charakteristisches, mit dem Bilirubin übereinstimmendes Verhalten bereits Virchow in seiner im I. Bande dieses Archivs enthaltenen berühmten Arbeit „die pathologischen Pigmente" richtig erkannte, sehen wir andererseits sehr häufig die Bildung eines Pigmentes erfolgen, welches sich von dem erstgenannten wesentlich durch einen Eisengehalt unterscheidet, wie die Blaufärbung desselben durch Ferrocyankalium und Salzsäure [Perls [1]] und seine Schwärzung durch Schwefelammonium [Quincke [2]] lehren. Da sich diese beiden Pigmente in der Regel auch unter verschiedenen Formen darstellen, das Hämatoidin in Form von Krystallen, das eisenhaltige Pigment in Form von Körnchen, so pflegt man sie wohl auch als „krystallinisches" und „körniges" Pigment zu unterscheiden, jedenfalls aber giebt das morphologische Verhalten kein durchgreifendes Unterscheidungszeichen ab. Auch das Hämatoidin tritt vielfach, wie häufig beschrieben worden, in Gestalt kleinerer oder grösserer Körnchen und Schollen auf, an denen eine Krystallform nicht erkennbar ist, die aber bei Zusatz von Schwefelsäure einen mit den Krystal-

[1] Perls, dieses Archiv Bd. 39, Journal f. prakt. Chemie Bd. 21.
[2] Quincke, Deutsches Archiv f. klinische Medicin Bd. 25.

len übereinstimmenden Farbenwechsel erleiden, und selbst eine diffuse Imbibition der Zellen und Gewebe mit Hämatoidin ist durchaus nichts Ungewöhnliches. Ebenso variirt die Erscheinungsweise des eisenhaltigen Pigments, Krystalle bildet es nicht, wohl aber unterscheiden sich die Körnchen nicht bloss durch ihre Grösse, sondern auch durch eine sehr schwankende Farbenintensität. Eine schwarze Färbung derselben dürfte freilich wohl immer erst postmortal durch Fäulniss erfolgen (s. u. Pseudomelanose); von der gewöhnlichen braunen Farbe aber kommen alle möglichen Uebergänge zu einer blassgelben vor und zwar ohne dass der Grad der Färbung, wie etwa bei den Hämatoidinkrystallen, der Grösse der Körnchen parallel ginge, denn neben ganz kleinen, intensiv gefärbten Körnern kommen sehr blasse von ansehnlicher Grösse vor. Auch ganz farblose, eisenhaltige Körner sind häufig zu finden, wie ja auch Quincke[1]) bei seinen Untersuchungen über „Siderosie" in dem Gewebe gewisser Organe meistens neben gefärbten Pigmentkörnern farblose „Eisenalbuminatkörnchen" abgelagert fand.

Diese Thatsache ist insofern beachtenswerth, als aus ihr erhellt, dass man ohne Anwendung der Eisenreaction[2]), die diese eisenhaltigen Producte des pathologischen Prozesses durch blaue bezw. schwarzgraue Färbung sehr deutlich hervorhebt, ihre Anwesenheit leicht übersehen kann oder doch wenigstens über ihre Menge und Verbreitung eine sehr ungenügende Vorstellung erhält; als Regel dürfte gelten, dass je älter der Prozess ist, desto mehr das Pigment an Farbe verliert, bis es schliesslich gänzlich schwindet.

[1]) Quincke, a. a. O., sowie ebend. Bd. 27 u. 33 und Festschrift zum Andenken an H. v. Haller 1877.

[2]) Die Ausführung derselben geschieht an Schnittpräparaten am Besten so, dass man gleichzeitig eine Kernfärbung damit verbindet; die Schnitte werden in die bekannte Grenacher'sche Boraxcarminlösung, der einige Tropfen Ferrocyankalium zugefügt sind, gelegt und alsdann mit salzsäurehaltigem Glycerin nachbehandelt. Auch Pikrocarminboraxlösungen (Carminborax mit Zusatz krystallisirter Pikrinsäure) geben, in gleicher Weise angewandt, sehr gute Bilder, nur kommt es hierbei leicht zu einer störenden Ausscheidung von Pikrinsäurekrystallen. Anwendung von Glasnadeln ist zur Herstellung sauberer Präparate natürlich unerlässlich.

Zugleich ergiebt sich hieraus, dass das eisenhaltige Pigment keinen Körper von constanter chemischer Zusammensetzung darstellt und am wenigsten ist es erlaubt, dasselbe schlechtweg als aus Eisenoxydhydrat bestehend aufzufassen, wozu einige Autoren neuerdings geneigt zu sein scheinen, indem sie ein von Kunckel[1]) in einem Falle gewonnenes Untersuchungsresultat verallgemeinern zu dürfen glauben; hiegegen spricht schon die meistens sehr erhebliche Widerstandsfähigkeit den Mineralsäuren gegenüber. Da es nun aber allerdings einem praktischen Bedürfniss entsprechen dürfte, die nicht nur unter pathologischen, sondern, wie Quincke (l. c.) gezeigt hat, auch unter physiologischen Verhältnissen so häufig vorkommenden eisenhaltigen Derivate des Blutfarbstoffs, welche die erwähnten Reactionen darbieten, unter einem gemeinschaftlichen kurzen Namen zusammenzufassen und ein solcher bisher fehlt, so möchte ich mir erlauben, die Bezeichnung „Hämosiderin“ vorzuschlagen.

Hervorzuheben wäre ferner, dass auch diffuse Färbungen durch eisenhaltiges Pigment vorkommen. Schon Langhans[2]) spricht von einer diffusen Verbreitung des Pigments über gewisse Zellen, welche er durch Auflösung der zuerst entstehenden Pigmentkörner zu Stande kommen lässt. Mit den Eisenreagentien lässt sich leicht bestätigen, dass die Zellen häufig nicht nur scharf umschriebene blaue oder schwarze Körner enthalten, sondern in ihrer ganzen Substanz gleichzeitig eine mehr oder weniger gesättigte entsprechende Färbung annehmen. Aber nicht allein auf die Zellsubstanzen beschränkt sich die Färbung, sondern auch ausserhalb derselben kommt im Gewebe eine diffus verbreitete Eisenreaction nicht selten vor, ich habe sie an der Intercellularsubstanz des Bindegewebes, an hyalinen Membranen und auch an den Gefässwandungen beobachtet und zwar meistens in Fällen, in denen vor der Behandlung mit den Reagentien keine abnorme Färbung zu erkennen war. Schwefelammonium liess diese Erscheinung ebenso deutlich hervortreten, wie Ferrocyankalium-Salzsäure, und es ist damit der Verdacht einer durch letzteres Reagens bewirkten Lösung der Eisenverbindung als Ursache der diffusen Färbung ausgeschlossen; in

[1]) Kunckel, dieses Archiv Bd. 81.
[2]) Langhans, dieses Archiv Bd. 49.

wie weit etwa die Einwirkung der Fäulniss eine Auflösung der Pigmentkörner und eine Imbibition der Gewebe mit ihrer Substanz herbeizuführen vermag, bliebe noch zu untersuchen. — Da Angaben anderer Autoren über diese diffusen Eisenfärbungen nicht vorzuliegen scheinen, so mögen hier einige Beispiele angeführt sein.

1. In einem exstirpirten cystischen Ovarialtumor, welcher sich durch eine über alle Theile verbreitete dunkelblaurothe, auf hämorrhagischer Infiltration der Gewebe beruhende dunkelblaurothe Färbung auszeichnete (vielleicht Folge einer Axendrehung des Stiels?) zeigen sich in den Resten des von eisenhaltigen Pigment reichlich durchsetzten Ovarialparenchyms zahlreiche obsolescirte Follikel, die mit Bindegewebe erfüllt und von einer dicken, farblosen, hyalinen, unregelmässig eingefalteten Membran (verdickte Tunica propria des Follikels) begrenzt sind. Bei Anwendung von Ferrocyankalium und Salzsäure nimmt die letztere eine sehr intensiv gleichmässige Färbung an und stellt sich als blauer Ring dar, während das erfüllende Bindegewebe farblos bleibt.

2. Grosses, durch Ovariatomie entferntes Cystoma colloides; in einer grösseren, mit hämorrhagischem Inhalt versehenen Cyste zeigt die Wand zahlreiche, von Blutergüssen durchsetzte Stellen. Bei der Untersuchung zeigt sich das Blut zum Theil ganz oberflächlich in dünner Schicht unter dem wohlerhaltenen Cylinderepithel der Cyste ausgebreitet, letzteres dadurch von seiner Unterlage blasig abgehoben. Eisenreaction färbt die Substanz der an sich farblosen Epithelien an deren unteren, an den basalgelegenen Kern anstossenden Theil diffus, die Färbung verliert sich gegen den freien Zellsaum. Pigmentkörner scheinen in den Epithelien gänzlich zu fehlen, sind aber in dem Bindegewebe der Cystenwand reichlich vorhanden und zwar im Innern von Zellen.

3. Grosser apoplektischer Heerd des Gehirns. Die mit dunkelblutrothen Massen erfüllte Höhle zeigt in ihrer Wand bereits deutliche Pigmentbildung; an vielen Stellen bedeckt eine dünne ockerbraune lockere Schicht die Innenfläche. In ihr findet sich ebensowohl Hämatoidin (krystallinisch und körnig) als Hämosiderin und zwar, wie Schnitte der gehärteten und in Celloidin eingebetteten Präparate ergeben, ersteres in der innersten, der Höhle zugewandten Theile, letzteres nach aussen davon und sich, wie die Eisenreactionen zeigen, erheblich weiter in die umgebende Hirnsubstanz hineinerstreckend als sich nach der Verbreitung natürlich gefärbter Pigmentkörner vermuthen lässt. Besonders reichlich umlagern blaue bezw. schwarze Körner, in Zellen eingeschlossen, die Gefässe, aber auch die Wand vieler derselben (vorzugsweise kleine Arterien) hat eine diffuse blaue oder schwarze Farbe angenommen; wie im Querschnitt getroffene Gefässe erkennen lassen, dringt diese Imbibition mit eisenhaltiger Substanz von dem äusseren Umfang der Gefässe nach innen vor, Intima und endarteritische

Verdickungsschichten sind häufig frei davon geblieben und erscheinen ungefärbt (vgl. auch unten Fall 5).

Welche Gesestze beherrschen nun, fragen wir, die Bildung dieser Pigmente? wodurch ist es bedingt, dass wir bisweilen nur das eine derselben, bisweilen nur das andere, in sehr zahlreichen Fällen aber auch beide miteinander combinirt auftreten sehen? Selbstverständlich lässt die Thatsache, dass der Zerstörungsprozess der rothen Blutkörperchen 2 so verschiedene Producte erzeugen kann, von vornherein sehr verschiedene Deutungen des Verhältnisses, welches zwischen beiden obwaltet, zu.

Perls[1]) sprach die Vermuthung aus, dass das eisenhaltige Pigment eine Vorstufe des Hämatoidin sei, beide also nur verschiedenen Stadien der Umbildung des Hämoglobin entsprächen. „Nehmen wir an, dass das Eisen im Blutfarbstoff metallisch enthalten ist, so dürfte es sich bei der letzteren Umwandlung zu körnigem Pigment um eine Oxydation handeln und als Bedingung für die Bildung krystallinischen Pigments (Hämatoidin) dürften wir die Möglichkeit der vollständigen Abtrennung des gebildeten Eisenoxyds anzusehen haben.“ Diese Vermuthung scheint bei den späteren Untersuchern keinen Anklang gefunden zu haben und es stehen ihm allerdings zahlreiche pathologisch-anatomische und experimentelle Erfahrungen entgegen. Es steht nehmlich einerseits fest, dass in sehr vielen Fallen, wo sich Hämosiderin in Extravasaten bildet, später kein Hämatoidin daraus hervorgeht als auch namentlich andererseits, dass sich Hämatoidin bilden kann ohne vorheriges Auftreten von Hämosiderin; ausserdem ist es bekannt, dass unter Umständen schon in wenigen Tagen die schönsten Hämatoidinkrystalle in Extravasaten (z. B. des Unterhautfettgewebes) enstehen können, während die Bildung des Hämosiderin im Allgemeinen eine etwas längere Zeit in Anspruch zu nehmen scheint; nach der Perls'schen Auffassung würde gerade ein umgekehrtes Verhältniss erwartet werden müssen.

Ebenso muss ich mich gegen eine andere Theorie der Pigmentbildung erklären, welche in neuerer Zeit Vertreter gefunden hat. Dieselbe lässt das Hämosiderin und Hämotoidin gleich-

[1]) Perls, Journal f. prakt. Chemie Bd. 21.

zeitig dadurch entstehen, dass das Hämoglobin in einen eisenhaltigen und einen eisenfreien Körper zerfällt. Obwohl zu Gunsten dieser Ansicht die Untersuchungen von Hoppe-Seyler[1]), sowie von Nencki und Sieber[2]) angeführt werden könnten, nach welchen bei künstlicher Abspaltung des Eisens aus dem Hämatin ein dem Gallenfarbstoff (und somit auch dem Hämatoidin) nahestehender Körper, das Hämatoporphyrin, entsteht und obwohl auch mehrfach der Versuch gemacht ist, die Ansicht zu begründen, dass in der Leber eine Zerspaltung des Blutfarbstoffs in Bilirubin und in das eisenhaltige Pigment der Leberzellen (bezw. Leukocyten des Leberblutes) stattfände, so lassen sich doch die Beobachtungen an pathologischen Objecten mit der Annahme einer gemeinsamen Entstehung beider Pigmente nicht in Einklang bringen. Abgesehen davon, dass man hienach sehr viel häufiger als es in der That der Fall ist, beide Pigmente nebeneinander antreffen müsste, ist es durchaus nicht zulässig, für alle solche Fälle, wo man das eine derselben vorfindet, anzunehmen, dass das andere früher ebenfalls vorhanden gewesen, später aber wieder beseitigt worden sei; das geht namentlich aus den experimentellen Untersuchungen hervor, wo man die Vorgänge in ihrem allmählichen Verlaufe verfolgen kann.

Alles weist vielmehr darauf hin, dass die Zersetzung des Hämoglobins in Extravasaten und Thromben in 2 divergirenden Richtungen erfolgen könne und dass somit die beiden Pigmente zwei verschiedenen chemischen Prozessen zugeschrieben werden müssen; beide verhalten sich exclusiv zu einander, aus dem Hämoglobin einer rothen Blutzelle entsteht entweder Hämosiderin oder Hämatoidin und eine Combination derselben setzt immer voraus, dass ein Theil der Blutzellen in dieser, ein anderer Theil in jener Weise umgewandelt worden ist. In diesem Sinne haben sich die neueren Autoren ziemlich übereinstimmend mit mehr oder weniger Bestimmtheit ausgesprochen, die Frage wäre also, welche Einflüsse sind maassgebend für die Richtung, welche die Veränderungen des Hämoglobins einschlagen?

Hierüber geben die bisherigen Untersuchungen nur unge-

[1]) Hoppe-Seyler, Physiologische Chemie.

[2]) Nencki und Sieber, Archiv f. experim. Pathologie Bd. 18.

nügende Auskunft und manche Autoren, wie z. B. Cordua[1]), Rindfleisch[2]) und v. Recklinghausen[3]) gehen über diese Frage hinweg, indem sie nur die Bedingungen für die Pigmentbildung im Allgemeinen besprechen, zwischen „körnigem“ und „krystallinischem“ Pigment in Bezug auf ihre Entstehung aber keinen Unterschied machen. Am meisten hat sich indess, seitdem Langhans[4]) auf die wichtige Rolle, welche blutkörperhaltige contractile Zellen bei der Pigmentbildung spielen, aufmerksam gemacht hat, die Ansicht Geltung verschafft, dass das Hämatoidin sich dann bildet, wenn das Hämoglobin aus den rothen Blutzellen diffundirt, eisenhaltiges Pigment dagegen, wenn der Farbstoff an die Blutkörperchen gebunden bleibt und diese von contractilen Zellen aufgenommen, die Metamorphose durchmachen. In diesem Sinne ist z. B. die Darstellung Cohnheim's[5]) gehalten und auch Quincke[6]) kommt bei seinen experimentellen Untersuchungen über die Umwandlung von Blutextravasaten im subcutanen Bindegewebe des Hundes im Wesentlichen zu demselben Resultat „wie histologisch, so geht auch chemisch die Zersetzung des Blutes nach 2 verschiedenen Richtungen vor sich; da, wo die rothen Blutkörper selbst von (Wander- oder Bindegewebs-) Zellen aufgenommen werden, wird Gallenfarbstoff nicht gebildet, sondern ein braunes körniges Pigment, dessen Eisenrest intracellulär weiter verarbeitet wird, an den Stellen aber, wo das extravasirte Blut zunächst der Nekrose verfällt und das Hämoglobin aus den rothen Blutkörpern hervortritt, wird im Bindegewebe unter Anderem Gallenfarbstoff gebildet, während der Eisenrest des Hämoglobins gelöst in die circulirenden Säfte gelangt“. Eine bemerkenswerthe Differenz findet sich zwischen den Ansichten Cohnheim's und Quincke's nur in einem Punkte: ersterer lässt das Hämatoidin „ohne alle Mitwirkung zelliger Elemente“ aus dem freigewordenen Blutfarbstoff hervorgehen, letzterer nimmt eine solche ausdrücklich in

[1]) Cordua, Ueber den Resorptionsmechanismus von Blutergüssen. 1877.
[2]) Rindfleisch, Lehrb. d. pathol. Gewebelehre. 6. Aufl.
[3]) v. Recklinghausen, Allg. Pathol. d. Kreislaufes u. d. Ernährung. S. 432.
[4]) Langhans a. a. O.
[5]) Cohnheim, Allgemeine Pathologie I. S. 391.
[6]) Quincke, Beiträge zur Lehre vom Icterus, dieses Archiv Bd. 95.

Anspruch, „zweifellos geschieht die Umwandlung (in Gallenfarbstoff) durch die Thätigkeit des lebenden Bindegewebes, nach unseren heutigen Anschauungen also wohl der Zellen — ob nur innerhalb der Zellen muss freilich fraglich erscheinen, da die Hämatoidinkrystalle, denen ich auch häufig begegnete, meist nesterweise und extracellulär gelagert waren, die Bindegewebsfasern, namentlich aber elastische Fasern sich gallig gefärbt zeigten".

Gegen diese Auffassungen liess sich ein Einwand insofern machen, als es ebenso wenig wahrscheinlich sein dürfte, dass die lebenden Gewebe mit ihren zelligen Elementen sich, wie Cohnheim will, einer jeden Einwirkung auf den freigewordenen Blutfarbstoff enthalten und eine solche nur auf die in Zellen eingeschlossenen und ihren Farbstoff beibehaltenden Blutkörperchen ausüben, als andererseits dass, Quincke's Ansicht entsprechend, der diffundirte Blutfarbstoff unter dem Einfluss des lebenden Gewebes eine ganz andere chemische Umwandlung erfährt als der an Zellen gebundene. Es lag daher die Aufforderung nahe, die Richtigkeit der Voraussetzung zu prüfen, von der beide genannte Autoren (und mit ihnen manche andere) ausgehen, dass es nehmlich für die Art der Umwandlung des Blutfarbstoffs von entscheidender Bedeutung sei, ob die rothen Blutkörperchen ihren Farbstoff durch Diffusion verlieren oder ob sie ihn beibehalten und in andere Zellen eingeschlossen werden.

Als ich an eine Prüfung dieser Frage ging, wurde meine Aufmerksamkeit zunächst durch Beobachtungen in Anspruch genommen, welche eine constante topographische Anordnung der Pigmente in solchen Fällen, wo beide gemeinschaftlich auftreten, zeigten. Folgende Beispiele mögen dies erläutern:

4. Haemorrhagia cerebri. In einem Nucleus caudatus befindet sich ein dunkelbraunrothes Blutgerinnsel von etwa $\frac{1}{2}$ cm Durchmesser und $1\frac{1}{2}$ cm Länge, welches nur locker in die Hirnsubstanz eingelagert ist, letztere ist im Umfange leicht gelblich gefärbt. Schnitte durch den Heerd nach Celloidineinbettung zeigen das Innere des Blutergusses aus gut erhaltenen Blutzellen zusammengesetzt und pigmentfrei, an der Peripherie desselben zahlreiche grosse Hämatoidinkrystalle, in der anstossenden blutinfiltrirten Substanz ausserdem auch reichliches, Eisenreaction gebendes Pigment, welches letztere in abnehmender Menge sich auf die weitere Umgebung erstreckt, so dass ein breiter blauer bezw. schwarzer Saum den Bluterguss umgiebt,

während die natürliche gelbe Pigmentfärbung (ohne Eisenreagentien) nur in viel geringerer Breite sichtbar ist. Die Eisenfärbung ist theils eine diffuse, theils haftet sie an kleineren oder grösseren Körnern, welche in Zellen enthalten sind. In der Uebergangszone schliessen viele dieser mit Hämosiderin versehenen Zellen auch Hämatoidinkrystalle ein.

5. Haemorrhagia cerebri. Haselnussgrosse, glattwandige Cyste mit stellweise rostgelb pigmentirter Innenfläche. Schnitte durch die Wand zeigen hier aufgelagerte, hämatoidinreiche Ueberreste eines Blutgerinnsels, die dünne bindegewebige Begrenzungsschicht der Cyste enthält Hämatoidin und Hämosiderin unregelmässig vermengt, die umgebende Hirnsubstanz, welche, ohne Reagentien untersucht, fast pigmentfrei erscheint, wird durch dieselben intensiv blau bezw. schwarz gefärbt, die Färbung haftet theils diffus dem Gewebe an, theils rührt sie von intracellulären gefärbten Körnern her. An einigen Stellen markiren sich in sehr auffälliger Weise durch besonders intensive Färbung die Gefässe, grössere Abschnitte des Capillarnetzes zeigen sich ähnlich wie bei Gefässinjectionen und zwar ist die ganze Capillarwand gleichmässig gefärbt, die Kerne haben ihre Färbbarkeit durch Carmin beibehalten.

6. Thrombus der Vena iliaca ext. Das Gefäss ist ausgestopft mit einem bräunlichrothen, in den centralen Theilen in bröckligem Zerfall begriffenen Gerinnsel, die Wand schwärzlich verfärbt. Mikroskopische Untersuchung: der Thrombus enthält noch zahlreiche gut erhaltene rothe Blutzellen, in den peripherischen Theilen desselben körniges und krystallinisches Hämatoidin, welchem sich in den äussersten Schichten eisenhaltiges Pigment anschliesst, in der Wand selbst und in der endophlebitischen Wucherungsschicht ist nur letzteres Pigment in Form von intracellulären Körnern vorhanden, es erstreckt sich hier durch die Muskelhaut hindurch bis in das umgebende Fettgewebe zwischen die Fettzellen in abnehmender Menge.

7. Bluterguss in einem Graaf'schen Follikel. In einem Eierstocke zeigt sich ein Follikel durch ein braunrothes, cohärentes, der Wand anhaftendes Gerinnsel auf den Umfang einer kleinen Kirsche ausgedehnt, die Wand desselben ist schiefrig pigmentirt. Die mikroskopische Untersuchung zeigt ganz ähnliche Verhältnisse wie der vorige Fall: im Centrum erhaltene rothe Blutkörperchen, an der Peripherie des Gerinnsels gelbe und bräunliche Pigmentkörner, von denen nur die der Wand zunächst liegenden Eisenreaction geben, während sich die weiter nach innen gelegenen durch die bei Schwefelsäurezusatz erfolgenden Farbeveränderungen als aus Hämatoidin bestehend ausweisen; in der Wand reichliche schwarze, ebenfalls eisenhaltige Körner, die wiederum fast sämmtlich in Zellen eingeschlossen sind.

8. Hämorrhagische Ovarialcyste. In einem grossen Colloidcystom des Ovarium findet sich die Innenfläche eines apfelgrossen Cystensackes mit dunkeln, brüchigen Blutcoagulis bedeckt. In diesen Blutmassen schöne grosse Hämatoidinkrystalle, die ziemlich dicke, aus derbfasrigem

Bindegewebe bestehende Cystenwand reichlich mit Hämosiderin in den obersten Schichten durchsetzt, an der Innenfläche mischen sich beide Pigmente durcheinander.

Leider fehlen bei der Beschreibung hierhergehöriger pathologischer Befunde in der Literatur meistens Angaben über die Vertheilung des Pigments, doch kann ich wenigstens eine Beobachtung von Quincke (l. c.) anführen, welche ganz ähnliche Verhältnisse darbietet: Bei der Untersuchung eines Corpus luteum „zeigte sich in der Mitte ein kleiner Bezirk gallig gefärbten Bindegewebes (Zellen und Fibrillen), welcher von einer schmalen Zone braunen, nicht auf Eisen reagirenden Pigments umgeben war, während der ganze peripherische, weitaus grösste Theil des gelben Körpers braune Pigmentkörner enthielt, welche auf Eisen reagirten“. Im Vergleich zu unseren Fällen besteht hier offenbar nur der Unterschied, dass der Prozess weiter vorgeschritten und bereits eine vollständige Resorption des Blutextravasates mit Hinterlassung des darin entstandenen Pigments eingetreten war.

Wir constatiren also Folgendes: in Fällen, wo sich Hämatoidin und Hämosiderin als Derivate des Blutfarbstoffs neben einander in einem Blutgerinnsel (Extravasate oder Thrombus) vorfinden, sind diese beiden Pigmente in einem gewissen Stadium des Prozesses in concentrischen Zonen angeordnet, das Hämatoidin befindet sich vorzugsweise in dem Gerinnsel selbst und zwar in den peripherischen Theilen desselben, das Hämosiderin dagegen hat seinen Sitz in einer mehr oder weniger breiten Zone des umgebenden Gewebes an der Grenze zwischen Gerinnsel und Gewebe in einer intermediären Zone mischen sich beide Pigmente durcheinander.

Diese Thatsache liefert zunächst, wenn es dessen noch bedürfte, einen neuen Beweis gegen die bereits oben zurückgewiesene Annahme, dass die Pigmente einer einfachen Zerspaltung des Blutfarbstoffs in einen eisenfreien und einen eisenhaltigen Körper ihre Entstehung verdanken, in welchem Falle natürlich nicht eine räumliche Sonderung, sondern eine Zusammenlagerung derselben zu erwarten wäre.

Vergleichen wir hiermit nun die experimentellen Ergebnisse, hinsichtlich des ersten Auftretens und der Entwickelung der Pigmente in Extravasaten, so tritt uns auch hier in unzweideutiger Weise das Gesetz einer bestimmten topographischen Vertheilung der Pigmente entgegen. Es eignen sich zu diesem Nachweis weniger die Versuche, in welchen flüssiges Blut bei Thieren in die Gewebe injicirt wurde und sich in dieselben infiltrirte (wie z. B. Quincke verfuhr) als vielmehr die mit geronnenen Blutklumpen, welche in eine Gewebstasche eingeführt werden, angestellten Experimente. In dieser Weise hat bekanntlich zuerst Langhans mustergültige Untersuchungen durchgeführt; da bei diesem Verfahren Blutgerinnsel und Gewebe (wenigstens während eines gewissen Zeitraumes) scharf von einander gesondert sind, konnte er die Vorgänge an beiden leicht auseinanderhalten und sich die bestimmte Ueberzeugung verschaffen, dass das Hämatoidin stets zuerst im Gerinnsel, das eisenhaltige Pigment in dem umgebenden Gewebe auftritt; an der Entstehung des ersteren hatten selbst die im Coagulum enthaltenen bezw. eingewanderten Zellen keinen Antheil, die Hämatoidinkrystalle lagen extracellulär. Dasselbe Ergebniss hatten spätere, unter Langhans' Leitung von Naegeli[1]) ausgeführte Versuche und auch Skrzeczka[2]), der neuerdings im hiesigen pathologischen Institut an Kaninchen experimentirte, fand, dass „bei verhältnissmässig grossen Extravasaten Hämatoidin im Innern derselben auftrat, während das eisenhaltige Pigment hauptsächlich an der Peripherie des Coagulum aufgehäuft lag“, eine Beobachtung, die insofern bemerkenswerth ist, als Langhans bei Kaninchen vergeblich nach Hämatoidin suchte.

In Uebereinstimmung mit diesen Erfahrungen steht ferner die Erscheinung, dass in Fällen, wo das ergossene Blut sich gleichmässig in das Gewebe vertheilt, und ein gesonderter Blutklumpen nicht existirt, wie das namentlich bei kleinen Blutextravasaten (capillaren Hämorrhagien, Diapedesisblutungen) der Fall ist, eine Hämatoidinbildung überhaupt nicht zu Stande

[1]) Naegeli, Ueber d. Einfluss d. Pilze auf die Bildung von Riesenzellen. Inauguraldiss. Bern 1885.

[2]) O. Skrzeczka, Ueber Pigmentbildung in Extravasaten. Diss. inaug. Königsberg 1887. u. Ziegler's Beiträge II. 2.

kommt und es bei der Entstehung eisenhaltiger Pigmente, des jedenfalls sehr viel verbreiteteren Befundes sein Bewenden hat, dass dagegen bei der Bildung grösserer, mit Blutcoagulis erfüllter Höhlen im Innern der Organe wie bei der sogen. Massenblutung des Gehirns, immer beide Pigmente sich miteinander combiniren. Diesen Umstand hat bereits Quincke in seiner mehrfach citirten Arbeit mit Recht hervorgehoben und ich möchte hinzufügen, dass nach meinen Erfahrungen ein ähnlicher Unterschied hinsichtlich der Pigmentmetamorphose zwischen Thromben kleinerer und grösserer Gefässe besteht; je grösser der Umfang eines Gefässes und der Durchmesser des Thrombus, desto eher wird man eine Hämatoidinbildung in ihm zu erwarten haben, in kleineren Gefässen (es sei denn, dass sie in nekrotischem Zustande sich befinden) bildet sich gewöhnlich ausschliesslich Hämosiderin.

Alle diese Beobachtungen drängen nun, wie mir scheint, zu dem Schlusse, dass in Extravasaten (und Thromben) nur aus denjenigen Blutkörperchen bezw. ihrem Farbstoff, welche mit dem Gewebe in innigen Contact kommen, in dasselbe eindringen, Hämosiderin entsteht, dass der übrige Theil der Blutkörperchen, welcher ausserhalb des Gewebes in einem Blutcoagulum eingeschlossen bleibt eine Umwandlung zu Hämatoidin erleidet.

Freilich kommen Befunde vor, die diesem Satze zu widersprechen scheinen und an demselben irre zu machen geeignet sind. Es ist unzweifelhaft, dass sehr häufig Hämatoidin nicht innerhalb der Blutgerinnsel, sondern in Gewebstheilen, theils frei, theils in Zellen eingeschlossen gefunden wird. Schon von Virchow sind aus Extravasaten Zellen, welche Hämatoidinkrystalle einschlossen, beschrieben und abgebildet worden, eine Beobachtung, die leicht zu bestätigen ist und wofür auch unser Fall 4 ein Beispiel giebt. Eine häufige, mehrfach erwähnte Erscheinung ist namentlich das Auftreten von Hämatoidin in Fettzellen. Auch, dass Hämatoidin und Hämosiderin neben einander in einer Zelle sich befinden, habe ich öfters beobachtet. Für eine extracelluläre Einlagerung von Hämatoidin in die Gewebe liefern ferner apoplektische Narben des Gehirns und alte Corpora lutea (vgl. den oben citirten Fall Quincke's) Beispiele. Aus alledem folgt aber nicht, dass das Pigment hier in den Geweben selbst entstanden ist, vielmehr handelt es sich dabei nach den oben angeführten Thatsachen sicherlich um ursprünglich vorhandene grössere Blutextravasate, in denen die Bildung des Hämatoidin vor sich gegangen und aus denen dasselbe alsdann, nachdem eine mehr oder weniger vollständige Resorption zu Stande gekommen, in die Gewebe übergegangen waren, theils in gelöstem Zustande, theils in Form von Krystallen oder Körnern von contractilen Zellen aufgenommen nach Analogie der Vorgänge bei der Aufnahme von aussen her eingeführter Farbstofflösungen oder Farbstoffpartikel in die Gewebe. Offenbar haben manche Gewebstheile wie z. B. die Fettzellen eine sehr grosse Attractionskraft für das Hämatoidin, das in ihnen bekanntlich bereits wenige Tage nach erfolgtem Bluterguss zu finden sein kann.

Es hat daher auch durchaus nichts Auffälliges, dass Quincke bei seinen „meist ziemlich reichlichen" Bluteinspritzungen in das subcutane Bindegewebe von Hunden nach einiger Zeit „Gallenfarbstoff" (wie Quincke abweichend von der gewöhnlichen Terminologie das Hämatoidin meistens nennt) in den fixen und Wanderzellen des Bindegewebes, in Bindegewebsbündeln und elastischen Fasern fand (die Fettzellen hatten sich hier merkwürdiger Weise frei erhalten). Dass aber Quincke die Entstehung des Hämatoidin (ebenso wie die des gleichzeitig an ihn vorgefundenen eisenhaltigen Pigments) in diese Gewebe verlegt, hat sicher darin seinen Grund, dass seine Untersuchungsmethode, wie schon oben hervorgehoben wurde, ihm nicht gestattete, die Vorgänge an den Geweben und die an den eingeführten Blutmassen selbst scharf von einander zu sondern.

Wenn wir somit an der gesetzmässigen Verschiedenheit der Localisation beider Pigmentarten bei ihrem ersten Auftreten festhalten dürfen, so fragt es sich, ob eine befriedigende Erklärung für dieselbe durch die Annahme gegeben ist, dass nur die in das Blutgerinnsel eingeschlossenen Zellen ihren Farbstoff austreten lassen, die in das Gewebe eindringenden (oder von ihm aufgenommenen) aber denselben beibehalten und in contractile Zellen eingeschlossen werden? Diese Erklärung wird natürlich hinfällig, wenn sich zeigen lässt, dass auch das im Gewebe auftretende Hämosiderin in gleicher Weise wie das Hämatoidin des Gerinnsels aus diffundirten Blutfarbstoff hervorgehen kann, wie es seit Virchow allgemein gelehrt wurde, bis Langhans die blutkörperchenhaltigen Zellen für die alleinigen Bildner des eisenhaltigen Pigments erklärte.

Ich bin zu der Ansicht gelangt, dass diese Virchow'sche Lehre mit Unrecht in Misscredit gekommen ist. Ohne die Bedeutung der blutkörperchenhaltigen Zellen für die Bildung des eisenhaltigen Pigments in Abrede stellen und das Verdienst Langhans' auf dieselbe zuerst hingewiesen zu haben, schmälern zu wollen, kann ich ihnen doch nur eine untergeordnete, jedenfalls keine ausschliessliche Rolle bei diesem Vorgange zuschreiben, und ich stütze mich dabei auf folgende Gründe:

1. Das Vorkommen blutkörperchenhaltiger Zellen in Extravasaten ist keine so constante Erscheinung als man nach den Befunden von Langhans, welche sich auf ein für die Entstehung derselben besonders günstiges Untersuchungsobject beziehen, erwarten sollte und, wenn sie sich finden, steht doch ihre Zahl meist nicht in Verhältniss zu der grossen Menge mit körnigem Pigment erfüllter Zellen. Letzteres ist mir namentlich bei den von Skrzeczka (l. c.) unter meinen Augen ausgeführten Untersuchungen aufgefallen, wo sich Zellen mit eingeschlossenen Blutkörperchen immer nur vereinzelt, pigmentirte Zellen stets sehr reichlich auffinden liessen. Auch ergiebt sich aus den Beschreibungen hierher gehöriger pathologischer Befunde, dass die Untersucher verhältnissmässig selten blutkörperchenhaltige Zellen in Extravasaten wirklich gesehen, um so häufiger aber ihre frühere Existenz der Theorie zu Liebe präsumirt haben. Es scheint ferner nicht ausgeschlossen, dass manche Angaben über ihr Vorkommen auf Täuschung beruhen. So wird z. B. von vielen Autoren [Langhans, Orth[1]), Ziegler[2]) u. A.] die „braune Lunge" Herzkranker als eine Fundstätte für blutkörperchenhaltige Zellen bezeichnet, ich habe mich bei häufig wiederholter eingehender Untersuchung derartiger Lungen nicht davon überzeugen können, ich habe in derselben niemals eine Zelle gefunden, welche wirkliche rothe Blutkörperchen enthielt, wohl aber die Beobachtung gemacht, dass die in den Zellen enthaltenen Pigmentkörner, als solche durch ihre Resistenz gegen Wasser und

[1]) Orth, Lehrb. d. pathol. Anatomie I. S. 378.

[2]) Ziegler, Lehrb. d. pathol. Anatomie II. S. 526.

Essigsäure, sowie durch ihre Eisenreaction bei Behandlung mit Ferrocyankalium-Salzsäure oder Schwefelammonium deutlich charakterisirt, häufig in Bezug auf Farbe, Form und Grösse täuschend rothen Blutkörperchen glichen, so dass sie ohne genauere Prüfung ihrer chemischen Reactionen von solchen nicht mit Bestimmtheit unterschieden werden konnten; ein zwingender Grund, derartige Pigmentkörner als umgewandelte rothe Blutkörper zu betrachten, lag aber um so weniger vor, als daneben noch ganz ähnliche Pigmentkörner von einer die Blutzellen erheblich übersteigenden Grösse (bis 10 μ) vorkamen[1]. — Schliesslich sei darauf hingewiesen, dass, so bekannt und alltäglich die Bildung eisenhaltiger Pigmentkörner in thrombosirten Gefässen ist, doch von Niemand bisher meines Wissens das Auftreten blutkörperchenhaltiger Zellen hier beschrieben worden ist, so vielfach auch gerade diese Vorgänge zu Untersuchungen Veranlassung gegeben haben.

2. Mit Eisenpigment erfüllte Zellen treten auch an Orten auf, wo die Bildung blutkörperchenhaltiger Zellen nicht erwartet werden kann: Es ist leicht begreiflich, dass sich letztere an der Peripherie von Blutextravasaten in vielen Fällen bilden, indem, wie Langhans gezeigt hat, theils von dem Gewebe aus contractile Zellen in das Blutgerinnsel einwandern, theils die Blutzellen umgekehrt in das Gewebe aufgenommen werden und mit daselbst befindlichen Zellen in Contact kommen. Ist es aber anzunehmen, dass von einem Thrombus aus die rothen Blutkörperchen in die Gefässwand eindringen? Welche Kräfte sollten das bewirken? und doch findet man, wie Fall 6 lehrt, unter Umständen nicht nur die Gefässwand in ihrer ganzen Dicke, sondern selbst das umhüllende Fettgewebe von pigmentirten Zellen durchsetzt. Ebenso glaube ich mich überzeugt zu haben, dass in Ovarialcysten von der Innenfläche einfach aufgelagerten Blutgerinnseln eine Pigmentirung der Wand ausgeht, was nach der Lang-

[1]) Ich bemerke hier beiläufig, dass ich auch manche Angaben über blutkörperchenhaltige Zellen in Knochenmark und Milz auf eine Verwechslung mit pigmentirten Zellen zurückführen zu müssen glaube. Wirkliche blutkörperchenhaltige Zellen kommen nach meinen Erfahrungen in jenen Organen nur bei bestimmten Kategorien von Krankheiten vor, insbesondere bei Typhus und anderen acuten Infectionskrankheiten.

hans'schen Theorie die unwahrscheinliche Annahme erheischen würde, dass hier von innen her rothe Blutzellen in die oft recht derbe, sklerotische Cystenwand eingedrungen wären.

3. Während die blutkörperchenhaltigen Zellen wahrscheinlich stets contractile Zellen sind, findet sich das eisenhaltige, körnige Pigment zweifellos ausserordentlich häufig im Innern von fixen Bindegewebszellen. Bei der noch bestehenden Unsicherheit unserer Kenntnisse über die Beziehungen beider Zellarten zu einander ist es nun freilich nicht unbedingt ausgeschlossen, dass die pigmenterfüllten Gewebszellen aus blutkörperhaltigen Wanderzellen hervorgehen; eine solche Annahme wird aber nur da statthaft sein, wo ein Gewebsbildungsprozess stattgefunden hat, nicht bei Pigmentirungen von unverändertem altem Gewebe. Auch in dieser Beziehung möchte ich Werth legen auf das Verhalten thrombosirter Venen, in deren Wand sich die Pigmentirung bis zu einer Tiefe erstrecken kann, in der keine Spur entzündlicher Bindegewebsneubildung zu finden ist.

In wie weit ferner die oben beschriebenen diffusen Eisenfärbungen einen Aufschluss über die Bildungsweise des eisenhaltigen Pigments zu geben im Stande sind, lasse ich dahingestellt; die von Langhans hervorgehobene Möglichkeit, dass auch die in blutkörperchenhaltigen Zellen entstehenden eisenhaltigen Pigmentkörner durch allmähliche Zertheilung und Auflösung zu diffusen Pigmentirungen Anlass geben können, muss jedenfalls anerkannt werden.

Einen directen experimentellen Beweis dafür zu führen, dass auch am diffundirten Blutfarbstoff Hämosiderin entstehen kann, missglückte mir anfänglich, bis ich neuerdings in einer durch Aetherbehandlung des Blutes (nach v. Wittich'scher Methode) hergestellten Hämoglobinlösung ein geeignetes Mittel fand. Bei Meerschweinchen gelang es mir auf diese Weise, in der Umgebung der subcutan eingespritzten, in einen braunen Klumpen umgewandelten Lösung ebenso reichliche Hämosiderinbildungen hervorzurufen als bei Einspritzungen von unverändertem Blute.

Hienach halte ich den Schluss für berechtigt, dass auch das im Gewebe bezw. seinen Zellen entstehende eisenhaltige Pigment grossentheils diffundirtem Blutfarbstoff seine Entstehung verdankt, ebenso wie das in den Gerinnseln auftretende Hämatoidin und ich kann daher die Ursache für die nach 2 ganz verschiedenen Richtungen auseinandergehende Umwandlung des Blutfarbstoffs nur darin finden, dass dieselbe im Gewebe und in dem Gerinnsel unter ganz verschiedenen Bedingungen erfolgt. Zur Entstehung des Hämosiderin gehört die Einwirkung des lebenden Gewebes bezw. seiner Zellen auf den Blutfarbstoff, mag derselbe sich nun in gelöstem Zustande befinden oder an die Substanz der rothen Blutzellen gebunden bleiben, die Hämatoidinbildung dagegen stellt einen von vitaler Gewebsthätigkeit unabhängigen chemischen Zersetzungsprozess dar. Ob die Verarbeitung des Blutfarbstoffs zu Hämosiderin stets, wie es wahrscheinlich ist, im Innern von Zellen oder auch vielleicht extracellulär erfolgt, scheint mir eine Frage von secundärer Bedeutung zu sein, die wohl gerade in Bezug auf die von mir beschriebenen diffusen Eisenfärbungen noch weiterer Untersuchungen bedarf.

Eine sehr wesentliche Stütze für die hier entwickelte Auffassung erblicke ich in dem Verhalten des Pigments, welches sich, unabhängig von Extravasaten oder Thromben, unter gewissen anderen Umständen im Blute bildet. Es ist eine sichere Thatsache, dass eine Pigmentbildung im Blute auch stattfinden kann in Fällen, wo eine Mitwirkung lebenden Gewebes gänzlich ausgeschlossen ist, das hier entstehende Pigment zeigt stets die Beschaffenheit von Hämatoidin.

Von grösstem Interesse ist in dieser Beziehung die Angabe Hauser's[1]) über das Verhalten des Blutes bei fäulnissfreier Aufbewahrung ausserhalb des Körpers. Nach diesem Untersucher[2]) verfallen hierbei die rothen Blutkörperchen einer ähnlichen regressiven Metamorphose wie in Blutextravasaten und es bildet sich in ihnen „ockerfarbiges amorphes Pigment, seltener Hämatoidinkrystalle". Vielleicht gehört hierher auch die Beobachtung v. Recklinghausen's[3]), dass im Froschblute,

[1]) Hauser, Archiv f. exper. Pathologie Bd. 20.

[2]) Schon Zahn (dieses Archiv Bd. 95) hatte bei ähnlichen Untersuchungen im Blute „feinkörniges dunkles Pigment" entstehen sehen, macht jedoch keine Angaben über die Natur desselben.

[3]) v. Recklinghausen, l. c. S. 434.

welches in der feuchten Kammer, vor Fäulniss geschützt, einige Zeit (3—10 Tage) verweilt, das Serum sich grün färbt und innerhalb der Leukocyten „nadelförmige braunrothe Krystalle, durchaus gleich den Hämatoidinnadeln“ auftreten, wenn auch v. Recklinghausen selbst die Production dieses krystallinischen Pigments den „überlebenden“ farblosen Blutzellen zuzuschreiben geneigt scheint. Jedenfalls existiren auch zahlreiche, unzweideutige, pathologisch anatomische Befunde, welche nur in dem bezeichneten Sinne aufgefasst werden können, es sind dies die Fälle, in denen es in nekrotischen Theilen des Organismus zur Hämatoidinbildung aus dem Blute kommt.

Das Pigment, welches sich bekanntlich so häufig in Infarcten der Milz und Nieren vorfindet und denselben eine theilweise schon makroskopisch sehr auffällige orangegelbe Färbung giebt, besteht stets aus Hämatoidin, nur in der Umgebung und von hier aus in die peripherischen Theile der Infarcte eindringend können, mit Hämosiderin erfüllte Zellen vorkommen. Ebenso finde ich, dass die in grossen Geschwülsten, namentlich Sarcomen so gegewöhnlichen nekrotischen Partien, welche sich von dem übrigen Geschwulstgewebe durch ein trockenes käsiges Aussehen und häufig durch eine mehr oder weniger ausgesprochene goldgelbe Färbung auszeichnen, letztere Eigenschaft stets ausschliesslich Hämatoidineinlagerungen verdanken. In viel grösserem Maassstabe aber geht bekanntlich derselbe Prozess in intrauterin abgestorbenen Früchten vor sich und zwar in einer ganz constanten und typischen Weise; nicht nur in mumificirten Früchten, sondern auch wie ich gezeigt habe [1]), bei Leichen von Kindern, die im macerirten (sog. „todtfaulen“) Zustande geboren werden, finden sich regelmässig innerhalb der Blutgefässe sowie in den verschiedensten Geweben nadelförmige oder (seltner) rhombische Hämatoidinkrystalle abgeschieden, im ersteren Falle öfters so massenhaft, dass daraus sehr markirte gelbe Gewebsfärbungen entstehen (Lobstein's Kirrhonose), im letzteren Falle immer nur mikroskopisch nachweisbar. Nach eisenhaltigem Pigment habe ich in solchen Kinderleichen stets vergeblich gesucht.

[1]) E. Neumann, Archiv f. Heilk. Bd. 9. Ich bezeichnete diese Krystalle damals als Bilirubinkrystalle, doch beschränkt man diesen Namen wohl besser auf Krystallbildungen in der Galle selbst.

Unter diesen Umständen liegt sicher keine Nöthigung vor, das Auftreten von Hämatoidin in Extravasaten, wie Quincke es gethan hat, durch die Einwirkung der Gewebsthätigkeit auf den Blutfarbstoff zu erklären und der ursprüngliche Sitz der Hämatoidinausscheidungen in dem Gerinnsel ausserhalb der Gewebe spricht entschieden dagegen. Im Gegentheil scheint mir die Möglichkeit vorzuliegen, dass es in gewissen Geweben zu einer Hämatoidinbildung deshalb kommt, weil die zelligen Elemente desselben der Fähigkeit, den eindringenden Blutfarbstoff zu eisenhaltigem Pigment zu verarbeiten, entbehren und sich denselben gegenüber vielmehr indifferent verhalten, nie nekrotisches Gewebe. Ich denke hiebei an das zuerst von mir[1]) in einem einzelnen Falle beobachtete, später von Zahn[2]) in einer ausgedehnten Untersuchungsreihe als nicht selten nachgewiesene, in vieler Beziehung noch räthselhafte Vorkommen von Hämatoidinkrystallen und Körnern in den Zellen von Rippenknorpeln; bemerkenswerth wenigstens ist, dass die Zellen, welche diese Erscheinung darboten, wie wir übereinstimmend fanden, verkümmert und in regressiver Metamorphose begriffen waren.

Obige Erörterungen stehen, wie leicht ersichtlich, in naher Beziehung zu der vielbesprochenen Frage nach der Bildungsweise des mit dem Hämatoidin identischen normalen Gallenfarbstoffs und fordern vielleicht zu einer neuen Prüfung derselben auf. Das Ergebniss, zu welchem wir gelangt sind, dürfte wenigstens mit der zur Zeit herrschenden Lehre, dass der Gallenfarbstoff innerhalb der Leber durch die zelligen Elemente derselben aus den Blutfarbstoff fabricirt werde, kaum in Einklang zu bringen sein. Wenn wir gefunden haben, dass das Hämatoidin gewissermaassen spontan aus dem Farbstoff der absterbenden Blutzellen in Extravasaten sich bildet, so erscheint es fast paradox, dass der Organismus sich zur Erzeugung des Gallenfarbstoffes eines so grossen functionellen Apparates, wie ihn die Leber darstellt, bedienen sollte und es erscheinen die an Extravasaten beobachteten Vorgänge der Annahme günstiger, dass das Bilirubin der Galle im circulirenden Blute aus dem Farbstoff der daselbst

[1]) E. Neumann, Archiv f. Heilkunde Bd. 17.

[2]) Zahn, dieses Archiv Bd. 72.

untergehenden rothen Blutzellen unabhängig von jeder Zellen- oder Gewebsthätigkeit, entsteht und dass die Leber demselben nur als Excretionsorgan dient. Es scheint, dass letztere Annahme auch durch die neueren, von Stern[1]), Minkowski und Naunyn[2]) an entleberten Thieren gemachten Beobachtungen keineswegs ausgeschlossen wird, da sich trotz der kurzen Lebensdauer der Thiere nach der Operation doch ein geringer Grad von Icterus durch Gallenfarbstoffgehalt des Urins bemerkbar machte, der vermuthete Ursprung desselben aus einer Resorption der im Darm befindlichen Galle aber um so mehr eines Beweises bedarf, als dabei vorausgesetzt wird, dass der im Darm resorbirte Gallenfarbstoff unter normalen Verhältnissen zur Wiederausscheidung durch die Leber bestimmt ist.

2. Ueber Pseudomelanose.

Seitdem Julius Vogel[3]) gewisse, an Leichen häufig vorkommende schiefrige und schwarze Pigmentirungen, die auf der Einlagerung schwarzer, durch Säuren leicht angreifbarer Körnchen in die Gewebe beruhen, auf eine Bildung von Schwefeleisen aus dem Blutfarbstoff bezogen und als Pseudomelanosen bezeichnet hat, ist diese Ansicht bis auf die neueste Zeit hin allgemein acceptirt worden. Man muss indessen v. Recklinghausen[4]) Recht geben, wenn er darauf aufmerksam macht, dass ein bestimmter Nachweis dafür, dass jene schwarzen Körner wirklich aus Schwefeleisen bestehen, bisher nicht geführt ist, denn wenn auch Grohe[5]) durch Anwendung von Ferrocyankalium und Salzsäure ihren Eisengehalt constatirte, so basirt doch die Annahme, dass es sich um eine Schwefelverbindung des Eisens handle, lediglich darauf, dass diese Pigmentirungen besonders da zu finden sind, wo eine Einwirkung von Schwefelwasserstoff auf das Blut bezw. die Gewebe vorausgesetzt werden kann, wie im Darm und den denselben benachbarten Organen des Unterleibes, in der Umgebung von Eiterheerden u. s. w. Dass ein

[1]) Stern, Archiv f. exper. Path. Bd. 19.
[2]) Minkowsky und Naunyn ibid. Bd. 21.
[3]) J. Vogel, Pathologische Anatomie Bd. I. S. 163.
[4]) v. Recklinghausen l. c. S. 442.
[5]) Grohe, dieses Archiv Bd. 20.

anderes eisenhaltiges, wie v. Recklinghausen vermuthet, organisches aus den Blutfarbstoff hervorgegangenes Pigment vorliege, lässt sich demnach nicht mit Bestimmtheit zurückweisen, wenn auch allerdings die Annahme einer Schwefeleisenbildung viel Wahrscheinlichkeit für sich hat.

Eine andere, noch ihrer Entscheidung harrende Frage betrifft die Bedingungen für die Entstehung dieses Pigments und somit die Bedeutung desselben. Dass es, abgesehen von den Fällen, wo es in gangränösen Theilen auftritt, immer erst in der Leiche zu Stande kommt, dürfte nicht zweifelhaft sein, ist es aber ein einfaches Fäulnissproduct? Vielfach ist diese Frage bejaht und die Ansicht ausgesprochen worden, dass bei jeder Leiche durch die Einwirkung des bei der Fäulniss sich entwickelnden Schwefelwasserstoffes auf das Blut oder die blutig imbibirten Gewebe sich schwarze Körnchen von Schwefeleisen bilden. Grohe (l. c.) denkt sich den Vorgang so, dass „durch den Fäulnissprozess die Verbindungen des Eisens mit den organischen Substanzen gelöst, das Eisen frei wird und sich dann mit dem vorhandenen Schwefelwasserstoff, Schwefelammonium etc. verbindet". Nach Perls[1]) beruhen die Pseudomelanosen „auf einer Schwefeleisenbildung aus dem zersetzten Hämatin der aufgelösten Blutkörperchen und bilden sich dann, wenn neben der (postmortalen) Auflösung der Blutkörperchen gleichzeitig Schwefelwasserstoffentwickelung stattfindet" und in gleichem Sinne sprechen sich Birch-Hirschfeld[2]) und Ziegler[3]) in ihren Lehrbüchern aus. Indessen hatte bereits Vogel (l. c.) es für auffällig befunden, dass das Eisen des Blutfarbstoffs so leicht sich löst und diese Schwefelverbindung eingeht „obwohl es sich doch dem normalen Blutroth so schwer entziehen lässt, wie Mulder gezeigt hat" und Quincke[4]) hat sich neuerdings überzeugt, dass bei Behandlung blutfarbstoffhaltiger Organe mit Schwefelammonium dieselben zwar für das blosse Auge ein ziemlich dunkelgrünes Aussehen annehmen, dass aber mikroskopisch nachweisbare Eisenkörnchen dabei in ihnen nicht auftreten; auch hat

[1]) Perls, Lehrb. d. allg. pathol. Anat. I. S. 219.
[2]) Birch-Hirschfeld, Lehrb. d. path. Anat. 2. Aufl. I. S. 49.
[3]) Ziegler, Lehrb. d. path. Anat. 2. Aufl. I. S. 106.
[4]) Quincke, Festschrift z. Andenken an A. v. Haller S. 56.

Quincke niemals bei der Fäulniss eine derartige Zersetzung des Blutfarbstoffs erfolgen sehen, dass das darin enthaltene Eisen sich durch Schwefelammonium sofort in Schwefeleisen umgesetzt hätte, obwohl er die Möglichkeit eines solchen, jedenfalls sehr seltenen Vorganges nach der von Grohe (l. c.) gegebenen Beschreibung eines Falles von „Pseudomelanämie“ nicht bezweifeln will.

Ich kann diese Angaben Quincke's auf Grund eigener Untersuchungen nur bestätigen und möchte hinzufügen, dass, wenn das Pseudomelanin wirklich nur einem einfachen cadaverösen Zersetzungsprozess seine Entstehung verdankte, man es viel constanter und verbreiteter in Leichen vorfinden müsste als es in der That der Fall ist. In den meisten Fällen, wo man es findet, ist es vielmehr auf bestimmte Organe beschränkt und es hat offenbar der Blutgehalt auf diese Localisation durchaus keinen Einfluss, gerade die blutreichsten Organe erhalten sich häufig bei schon ziemlich vorgeschrittener Fäulniss frei davon, selbst unter Verhältnissen, die dem Gesagten zufolge besonders günstige Dispositionen für ihre Entstehung zu geben scheinen, ich erinnere z. B. an das rothe Aussehen des Darms bei acuten Entzündungen u. dgl.

Diese Erfahrungen müssen zu dem Schlusse führen, dass die Entstehung pseudomelanotischer Färbungen an bestimmte locale Bedingungen gebunden ist und wir werden unzweifelhaft dieselben in gewissen, intra vitam abgelaufenen Prozessen zu suchen haben, die zu einer Abscheidung des Eisens aus dem Hämoglobin, zu der Bildung eisenhaltiger Zersetzungsproducte desselben geführt und damit die post mortem entstehende schwarze Pigmentirung vorbereitet hatten. Dass derartige Prozesse im Organismus eine sehr ausgebreitete Rolle spielen, bedarf keines Beweises. Ganz abgesehen davon, dass in gewissen Organen, wie namentlich Milz und Leber, eisenhaltige Rückstände untergegangener rother Blutzellen schon unter physiologischen Verhältnissen sehr häufig zu finden sind, wie namentlich aus den Untersuchungen Quincke's hervorgeht („physiologische Siderosis“), kommen hier namentlich die oben besprochenen, so häufigen pathologischen Fälle von Hämosiderinbildung aus extravasirtem oder in den Gefässen geronnenem Blute in Betracht. In sehr häufigen Fällen lassen ja auch die begleitenden Veränderungen bekanntlich keinen Zweifel darüber, dass pathologische Prozesse, welche zur

Bildung solcher pathologischen Pigmente geeignet sind, bestanden haben, wie z. B. chronische Darmkatarrhe oder Darmgeschwüre bei Pigmentirungen der Darmschleimhaut, chronische Peritonitis bei Pigmentirungen des Peritonäum u. s. f. Trotzdem ist, wie aus obigen Citaten hervorgeht, die Auffassung, dass pseudomelanotische Pigmentirungen der Gewebe stets auf eine Combination pathologischer und cadaveröser Vorgänge zurückgeführt werden müssen (ausgenommen natürlich die Organe mit physiologischem Hämosideringehalt), nicht zur allgemeinen Anerkennung gelangt und es dürfte deshalb nicht überflüssig sein, hier auf einige Thatsachen hinzuweisen, welche zu Gunsten derselben sprechen, bisher aber wenig Beachtung gefunden haben.

1. Die schwarzen Pigmentkörner der Pseudomelanose befinden sich ebenso wie die Hämosiderinkörnchen, fast immer ausschliesslich innerhalb der zelligen Elemente der Gewebe, eine Thatsache, die schon Vogel bisweilen constatiren konnte und die mit der Annahme einer Entstehung derselben aus einer einfachen blutigen Fäulnissimbibition der Gewebe schwer zu vereinigen ist. Man überzeugt sich von ihr am besten durch Combination der Eisenreaction mit einer Kernfärbung in der oben angegebenen Weise.

2. Behandelt man mikroskopische Präparate von pseudomelanotischen Geweben mit Salzsäure, so tritt nicht eine einfache Lösung der Pigmentkörner ein (wie öfters angegeben wird), sondern es hinterbleiben dieselben theils braunen, theils gelben, theils farblosen Körner, die den gewöhnlichen Befund bei den pathologischen Eisenpigmentirungen der Gewebe bilden.

3. Durch Eisenpigment bedingte rostbraune Färbungen gehen häufig an Präparaten, die man der Fäulniss überlässt, in Schwarz über; bei den mikroskopischen Untersuchungen finden sich alsdann an Stelle der braunen Pigmentkörner schwarze, ganz entsprechend denen der gewöhnlichen Pseudomelanose.

Ich bemerke ausdrücklich, dass sich das Gesagte nur auf Gewebspigmentirungen bezieht; welche Bewandtniss es mit dem Auftreten von Pseudomelaninkörnern im Blute, der sog. Pseudomelanämie hat, vermag ich nicht zu beurtheilen, da ich keine Erfahrungen über dieselbe besitze.

III.

Klinische Erfahrungen über wiederholtes Erkranken an Abdominaltyphus.

Von Prof. Dr. Hermann Eichhorst
in Zürich.

Während einzelne Infectionskrankheiten, wie Diphtherie, Rothlauf, fibrinöse Lungenentzündung, Polyarthritis u. Aehnl. eine ausgesprochene Prädisposition für ein wiederholtes Erkranken hinterlassen, giebt es bekanntlich andere, bei welchen wiederholtes Erkranken zu den grössten Seltenheiten gehört. Wird doch beispielsweise seitens sehr zuverlässiger und erfahrener Aerzte von der Syphilis behauptet, dass eine mehrmalige Ansteckung überhaupt nicht vorkommt.

Wie steht es mit dem Abdominaltyphus?

Seitdem ich dieser Frage meine Aufmerksamkeit zugewendet habe, hat es mich begreiflicherweise besonders interessirt, die persönlichen Erfahrungen solcher Collegen kennen zu lernen, denen ich ein gesundes und verständiges Urtheil zutraute, und von welchen ich wusste, dass sie auf dem Gebiete der Typhuspathologie wohl bewandert seien, belehrt auf dem Felde reicher eigener Thätigkeit. Die überwiegende Mehrzahl unter ihnen gab mir auf mein Befragen zur Antwort, sie hätten niemals bei eigenen Patienten wiederholtes Erkranken an Abdominaltyphus beobachtet, und nur wenige unter ihnen hatten hier und dort eine vereinzelte, nicht einmal immer ganz zuverlässige Beobachtung gemacht.

Sieht man sich in der Typhusliteratur um, so kann es freilich nicht gut entgehen, dass bei den einigermaassen ausführlicheren Beschreibern des Abdominaltyphus wiederholtes Befallenwerden von dieser Krankheit erwähnt worden ist. Aber die Angaben über diesen Punkt sind ausserordentlich mangelhaft und bedürfen wohl ohne Frage einer genaueren Durchforschung, einer Erweiterung und in mancher Beziehung auch einer Richtigstellung.

Der sehr erfahrene und trefflich beobachtende Murchison[1]) schreibt über die Frage, welche uns hier beschäftigt, Folgendes: „Es giebt aber auch authentische Fälle, in denen Personen zum zweiten Male von Ileotyphus befallen wurden. Piedvache berichtet von einem Mädchen, das im Januar 1841 im Alter von 10 Jahren zum ersten Mal und im Juli 1849 zum zweiten Mal von Ileotyphus ergriffen wurde. Drei unzweifelhafte Beispiele einer zweiten Erkrankung werden von Michel erwähnt, drei von Bartlett nach einem Zeitraum von nur einem Jahre und vier von Budd. Solche Fälle kommen indess nur ausnahmsweise vor.“ Murchison selbst scheint trotz eines grossen Krankenmaterials über eigene Erfahrungen nicht zu verfügen, und jedenfalls dürfte ihm ein häufigeres als zweimaliges Erkranken an Abdominaltyphus auch nicht einmal literarisch bekannt geworden sein.

Griesinger[2]), welcher seine Typhuserfahrungen hauptsächlich an demjenigen Krankenhause sammelte, dessen Leitung gegenwärtig mir anvertraut ist, spricht sich über wiederholtes Erkranken an Abdominaltyphus noch kürzer als Murchison aus. „Zweimaliges Befallenwerden desselben Individuums längere Zeit nach der ersten Erkrankung kommt zwar auch beim Darmtyphus, aber entschieden noch seltener als bei der exanthematischen Form vor.“ Auch hier erscheint die Möglichkeit eines noch öfteren Erkrankens fast ausgeschlossen.

Ein wenig mehr geht Liebermeister[3]) auf das uns interessirende Thema ein. „Eine relativ bedeutende Immunität gewährt das einmalige Ueberstehen der Krankheit, doch ist diese Immunität weniger sicher als bei Pocken, Masern und Scharlach. Im Baseler Spital kamen zuweilen, aber im Vergleich zu der grossen Häufigkeit des Typhus immerhin noch ziemlich selten, Typhuskranke zur Aufnahme, welche bereits früher einmal Abdominaltyphus durchgemacht hatten. Auch Lindwurm theilt

[1]) Ch. Murchison, Die typhoiden Krankheiten u. s. w. Braunschweig 1867. S. 435.

[2]) Griesinger, Virchow's Handb. d. Pathologie u. Therapie. Aufl. II. Erlangen 1864. S. 135.

[3]) C. Liebermeister, v. Ziemssen's Handbuch der speciellen Pathologie und Therapie. Bd. II. Aufl. II. S. 82 u. 155.

Fälle von mehrfachem Befallenwerden des gleichen Individuums mit.“ Und an einer anderen Stelle heisst es: „bei Individuen, die zum zweiten Male an Typhus erkranken, scheint im Allgemeinen die Krankheit eher einen leichteren Charakter zu haben“.

Nicht unerwähnt soll es bleiben, dass auch Zülzer[1]) in seiner Bearbeitung des Abdominaltyphus für die Eulenburg'sche Realencyclopädie des Vorkommens einer mehrmaligen Erkrankung gedenkt; „sehr selten wird Jemand, der den Abdominaltyphus einmal überstanden hat, späterhin nochmals davon ergriffen. Möglicherweise hängt dies von der Ausdehnung ab, in der der Drüsenapparat des Darmes bei der ersten Erkrankung ergriffen war.“

Wenn ich die im Vorausgehenden wiedergegebenen Citate richtig verstehe, so stimmen die Autoren darin überein, ein nochmaliges Erkranken an Abdominaltyphus ist selten und ein noch häufigeres Erkranken unbekannt.

Allein nach unseren Erfahrungen ist die Typhusdisposition mit einem zweimaligen Erkranktsein keineswegs erschöpft und es kamen in seltenen Fällen drei- und selbst viermalige Erkrankungen an Abdominaltyphus bei einem und demselben Individuum vor. So wird am Schlusse die Krankengeschichte eines 28jährigen Dienstmädchens, Luise Kopp, mitgetheilt werden, welche binnen fünf Jahren 3 Mal an Abdominaltyphus erkrankte. Auch ist mir das Schicksal eines Collegen in Winterthur und einer Krankenwärterin bekannt, welche sich bei ihrer Thätigkeit drei Male binnen wenigen Jahren eine Ansteckung mit Abdominaltyphus zuzogen. Ein viermaliges Erkranken an Abdominaltyphus machte mein hiesiger College, Herr Dr. H. Müller, durch. Ob vielleicht zuweilen ein noch häufigeres Erkranken vorkommt, darüber ist mir Nichts bekannt. Nicht unerwähnt will ich es lassen, dass nach einer gelegentlichen Mittheilung von Goth[2]) Quincke während seiner Berner Wirksamkeit dreimaliges Erkranken an Abdominaltyphus bei einem 25jährigen Mädchen beobachtete.

Suchen wir zunächst auf statistischem Wege zu bestimmen,

[1]) Eulenburg's Realencyclopädie. Bd. I. Aufl. II. S. 29.

[2]) A. Goth, Die Typhusbewegung auf der medicinischen Klinik in Kiel in den letzten fünfzehn Jahren. Deut. Arch. f. klin. Med. Bd. 39. S. 149 Anmerkung.

wie häufig mehrfaches Erkranken bei Abdominaltyphus vorkommt, so ergeben meine eigenen Erfahrungen, dass sich dergleichen unter 666 Kranken mit Abdominaltyphus, die ich binnen 3 Jahren in Zürich behandelt habe, bei 4,2 pCt. (28 Personen) ereignete. Für die einzelnen Jahre bewegt sich die Procentziffer zwischen 3,0—4,6 pCt.

Jahrgang.	Zahl der Typhuskranken.	Zahl der mehrmals Erkrankten.	pCt.
1884	411	19	4,6
1885	164	5	3,0
1886	91	4	4,4

Es verdient hervorgehoben zu werden, dass das Auftreten von ausgebreiteten Typhusepidemien auf ein wiederholtes Erkranken von Abdominaltyphus, wenn überhaupt, nur von sehr geringem Einflusse zu sein scheint. So hatten wir hier in Zürich im Jahre 1884 eine sehr ausgedehnte Typhusepidemie, welche binnen wenigen Monaten über 1600 Personen in ihren Bereich zog[1]), und wenn auch gerade in diesem Jahre die Procentziffer für die wiederholten Erkrankungen die höchste war, nehmlich 4,6 pCt., so stand ihr doch das Jahr 1886 mit 4,4 pCt. sehr nahe, obschon wir in diesem keine Typhusepidemie hatten und die meisten Typhuskranken aus sehr verschiedenen Orten des Kantones dem Absonderungshause der medicinischen Klinik zugeschickt wurden. Dagegen trat im August und September 1885 in der Aussengemeinde Aussersiehl eine kleine Typhusepidemie auf, wahrscheinlich in Folge von Brunneninfection entstanden, welche einer der damaligen Assistenzärzte der Klinik, Herr Dr. Wehrli[2]), genauer studirt und beschrieben hat, und trotzdem hält sich die Procentzahl für dieses Jahr unter derjenigen des epidemiefreien Jahres 1886.

Angaben über Procentzahlen aus anderen Erfahrungskreisen liegen nur in sehr sparsamer Zahl vor; uns wenigstens ist es nicht möglich gewesen, andere brauchbare Ziffern als solche aus der Münchener Klinik zu gewinnen. So berichtet Huber[3]) in

[1]) Vgl. H. Eichhorst, Die Typhusepidemie in Zürich während des Sommers 1884. Deut. Arch. f. klin. Med. Bd. 39.

[2]) H. Wehrli, Eine Typhusepidemie in Folge von Brunneninfection. Diss. inaug. Zürich 1886.

[3]) J. Huber, Jahresb. üb. d. II. med. Abtheilung d. allgem. Krankenhauses zu München im Etatsjahre 1865—1866. Bayer. ärztl. Intelligenzbl. 1867. No. 35—44.

einer Jahresübersicht der v. Pfeufer'schen Klinik pro 1865/1866, dass von 457 Typhusfällen 8 Personen, also 1,7 pCt. der Erkrankten zum zweiten Male von Abdominaltyphus befallen worden waren. Fast dieselbe Ziffer kehrt in einem Jahresbericht pro 1870—1873 (incl.) wieder, welchen Körber[1]) aus der gleichen Klinik veröffentlicht hat, die mittlerweile der Leitung Lindwurm's unterstellt worden war. Unter 1291 Typhuskranken hatten 21 zum zweiten Male Abdominaltyphus zu bestehen, also 1,6 pCt. Auch die Zahlen, welche späterhin Beetz[2]) bekannt gegeben hat, sind fast die gleichen; es erkrankten nehmlich 1874 unter 357 Fällen 7 zum zweiten Male, also 1,9 pCt. und 1875 unter 242 Typhuskranken 4 oder 1,6 pCt. Beiläufig bemerkt, beziehen sich die Mittheilungen von Beetz auf eine Zeit, in welcher die Leitung der Münchener Klinik auf v. Ziemssen übergegangen war.

Es legen diese, immerhin dürftigen Erfahrungen die Vermuthung nahe, dass für München, so zu sagen, eine wenig variable Localziffer besteht, welche zwischen 1,5—2,0 pCt. schwanken dürfte. Für Zürich scheint die Localziffer höher zu liegen und sich zwischen 3,0—4 pCt. zu bewegen. An und für sich liegt in dieser Thatsache kaum etwas Auffälliges; ist es doch bekannt, dass auch in manchen anderen Beziehungen Verschiedenheiten je nach localen Veränderungen bei Abdominaltyphus vorkommen. Worin dieselben begründet sind, das freilich lässt sich zur Zeit kaum bestimmen.

Welchen Einfluss haben Geschlecht und Alter auf das wiederholte Erkranken an Abdominaltyphus?

Was zunächst die Bedeutung des Geschlechtes anbetrifft, so könnte es nach unseren Erfahrungen den Anschein gewinnen, wie wenn Männer in höherem Grade zu wiederholtem Erkranken prädisponirt seien als Frauen. Eine statistische Berechnung ergiebt nehmlich Folgendes:

[1]) J. M. Körber, Der Typhus abdominalis auf der II. med. Abtheil. im Allgem. Krankenhause l. I. vom Jahre 1870—1873 incl. Bayr. ärztl. Intelligenzbl. 1874. No. 18 u. 19.

[2]) Beetz, Statistik der Typhusbewegung auf der medic. Klinik des Prof. v. Ziemssen zu München für das Jahr 1874. Deut. Arch. f. klin. Med. Bd. XIV. S. 245. Bd. XVII. S. 318.

666 Typhuskranke,
388 Männer,
278 Frauen.

18 Männer = 4,6 pCt. mit wiederholtem Erkranken,
10 Frauen = 3,6 pCt. - - -

Geht man nun aber die einzelnen Jahrgänge durch, so ergeben sich so grosse und unregelmässige Schwankungen, dass wir zu der Annahme neigen möchten, dass dem Geschlechte kein wesentlicher Einfluss zufalle:

Jahrgang	Zahl der aufgenommenen Männer	Zahl der wiederholten Erkrankungen absolut	pCt.	Zahl der aufgenommenen Frauen	Zahl der wiederholten Erkrankungen absolut	pCt.
1884	241	15	6,2	170	4	2,3
1885	89	2	2,2	75	3	4,0
1886	58	1	1,7	33	3	9,1

Nicht ohne Interesse ist es, den Einfluss des Lebensalters auf das wiederholte Befallenwerden von Abdominaltyphus zu verfolgen. Eine statistische Zusammenstellung ergiebt nehmlich, dass die Mehrzahl der Kranken dem vierten Lebensdecennium angehört. Der Leser wird sich aus nachfolgender Tabelle leicht eine Uebersicht verschaffen können.

Lebensjahr	Zahl der Männer	Zahl der Frauen	Gesammtzahl	pCt.
1—10	0	1	1	3,6
11—20	4	1	5	17,9
21—30	4	4	8	28,5
31—40	8	3	11	39,2
41—50	1	0	1	3,6
51—60	1	0	1	3,6
61—70	0	1	1	3,6
	18	10	28	100

Aus der vorstehenden Tabelle ergiebt sich, dass sowohl Kinder als auch Greise zu wiederholten Malen an Abdominaltyphus erkranken können, und dass die grösste Zahl von wiederholtem Erkranken zwar nicht in jenes Lebensalter fällt, in welchem Typhus überhaupt am Häufigsten vorkommt (21—30), aber jedenfalls denn doch in das nächste Decennium. Während die Typhusfrequenz als solche am höchsten zwischen dem 21.—26. Lebensjahre ist, kommt, wie die ausführlichere nachfolgende Tabelle lehrt, die grösste Zahl der wiederholten Erkrankungen binnen des 30.—35. Lebensjahres vor:

Lebensalter	Männer	Frauen	Gesammtzahl	pCt.
0—4	0	0	0	0
5—9	0	1	1	3,6
10—14	0	0	0	0
15—19	4	2	6	21,4
20—24	0	2	2	7,1
25—29	4	1	5	17,8
30—34	5	1	6	21,4
35—39	3	1	4	14,3
40—44	0	1	1	3,6
45—49	1	0	1	3,6
50—54	1	0	1	3,6
55—59	0	0	0	0
60—64	0	0	0	0
65—70	0	1	1	3,6
	18	10	28	100

Der Zeitraum zwischen den wiederholten Erkrankungen an Abdominaltyphus schwankte in meinen Beobachtungen innerhalb sehr beträchtlicher Grenzen, nehmlich zwischen 3 Monaten bis 30 Jahren. Die grösste Zahl von Wiederholungen ereignete sich merkwürdigerweise im zweiten Jahre nach überstandenem erstmaligen Typhus. Dass Personen, in welchen der dazwischenliegende Zeitraum gross ist, dem höheren Lebensalter angehören werden, ist wohl selbstverständlich, um so mehr verdient hervorgehoben zu werden, dass auch im höheren Alter kurze zeitliche Zwischenräume vorkommen, und dass sich andererseits bei jugendlichen Personen unter Umständen lange Zeiträume finden. So erkrankte ein 54jähriger Mann 4 Jahre später, nachdem er einen Abdominaltyphus durchgemacht hatte, zum zweiten Male an der gleichen Krankheit, wohingegen ein 18jähriger Bursche vor 12 Jahren seinen ersten Typhus überstanden hatte. Die durchschnittliche Ziffer betrug für die Männer 11 und für die Frauen 8½ Jahre, doch erscheinen uns Zufälligkeiten nicht sicher ausgeschlossen. Genaueres ersehe man aus nachfolgender Uebersicht:

Dazwischen liegender Zeitraum	Zahl der Männer	Zahl der Frauen	Gesammtzahl
3 Monate	1	0	1
1 Jahr	0	1	1
2 Jahre	2	3	5
3 -	1	1	2

Dazwischen liegender Zeitraum	Zahl der Männer	Zahl der Frauen	Gesammtzahl
4 Jahre	1	1	2
5 -	1	0	1
6 -	1	0	1
7 -	0	1	1
8 -	2	0	2
10 -	1	0	1
11 -	1	0	1
12 -	2	0	2
17 -	1	0	1
20 -	1	0	1
24 -	1	0	1
25 -	1	0	1
27 -	0	1	1
28 -	0	1	1
30 -	1	0	1
? -	0	1	1
	18	10	28

Man hat, wie im Vorausgehenden erwähnt, die Ansicht geäussert, dass bei einer wiederholten Erkrankung an Abdominaltyphus der Krankheitsverlauf ein leichterer sei. Uns ist Nichts darüber bekannt, ob dieser Meinung eine ausgedehntere praktische Erfahrung zu Grunde liegt, oder ob nicht vielmehr dieser Schluss nach Analogie anderer Infectionskrankheiten mehr theoretisch gezogen ist. Unsere eigenen Erfahrungen wenigstens lehren, dass es sich hierbei um ein durchgreifendes Gesetz nimmermehr handeln kann.

Wir treten daher auf die Frage genauer ein, welchen Einfluss hat das einmalige Ueberstehen von Abdominaltyphus auf eine etwaige wiederholte Erkrankung?

Es verdient zunächst hervorgehoben zu werden, dass die Mortalität bei wiederholter Erkrankung keineswegs eine geringe ist. Wenn auch von 10 Frauen mit mehrmaliger Erkrankung keine einzige zu Grunde ging, so starben von 18 Männern 3, oder 16,6 pCt. Diese Mortalitätsziffer ist weit beträchtlicher, als sie der Durchschnittsmortalität der Typhuskranken der Züricher Klinik entspricht, denn dieselbe stellt sich folgendermaassen dar:

1884	411	Typhuskranke, gestorben	56 =	13,6 pCt.,
1885	164	- -	7 =	4,2 -
1886	91	- -	5 =	5,4 -

Selbst dann, wenn man die Sterblichkeitsziffer nicht auf die Männer allein berechnet, sondern auch die mehrmalig erkrankten Frauen in die Rechnung hineinzieht, kommt noch immerhin eine Mortalitätsziffer von 10,7 pCt. heraus, während sie für alle 666 Typhusfälle der Klinik nur 10,2 pCt. erreicht.

Unter den verstorbenen Männern hatte der eine vor 25 Jahren, ein anderer vor 20 und ein dritter vor 8 Jahren zum ersten Male Abdominaltyphus überstanden. Somit könnte es den Anschein gewinnen, als ob die Gefahr, dass die wiederholte Erkrankung schwer ausfällt, um so grösser ist, je länger der Zeitraum zwischen den Erkrankungen ist. Doch stimmt diese Vermuthung nicht mit eigenen Erfahrungen überein, wenigstens nicht in dem Sinne, als wir bereits binnen zwei Jahren mehrmalige Erkrankungen sahen, von denen die zweite und dritte von ganz gleicher Intensität waren. Genauere Erkundigungen, zum Theil auch die unmittelbare Beobachtung, ergaben, dass unter 18 Männern mit wiederholter Erkrankung an Abdominaltyphus nur bei fünfen die erstmalige Erkrankung schwerer verlief als die zweite. Bei zwei Männern waren beide Erkrankungen von gleicher Intensität, dagegen wieder bei fünfen das zweite Mal schwerer als das erste Mal. Bei sechs Männern konnte über die erstmalige Erkrankung nichts Zuverlässiges herausgebracht werden, aber jedenfalls war die zweitmalige Erkrankung, die wir selbst zur Beobachtung und Behandlung bekamen, nur in 3 Fällen leicht, in drei anderen dagegen ungewöhnlich ernst und schwer. Etwas günstiger gestaltet sich der Einfluss einer vorausgegangenen Erkrankung bei Frauen. Unter 10 Frauen aus meinem Beobachtungskreise war drei Male die erste Erkrankung schwerer als die zweite, zwei Male hatten beide Erkrankungen die gleiche Intensität und nur einmal gestaltete sich die zweite Erkrankung schwerer als die erste. Bei 4 Frauen blieb die Art der erstmaligen Erkrankung unsicher, aber die von uns beobachtete zweitmalige war bei zweien leicht, bei den anderen beiden schwer, aber nicht so schwer, wie sie mehrfach bei Männern beobachtet worden war.

Der Eindruck, dass die wiederholte Erkrankung an Abdominaltyphus keineswegs immer leicht verlief, wird um so eher wachgerufen, wenn man bei der wiederholten Erkrankung Complicationen, Recidive, Höhe und Dauer des Fiebers und Länge der Krankheit genauer in's Auge fasst.

In Bezug auf Complicationen ergiebt sich nehmlich, dass unter den 10 Frauen meines Beobachtungskreises nur zwei bei der wiederholten Typhuserkrankung von Complicationen frei blieben, während 8, also 80 pCt. von Complicationen, zum Theil ernsterer und ungewöhnlicher Art, betroffen wurden. Etwas günstiger stehen der Höhe der Zahl nach die Verhältnisse bei den 18 Männern, unter welchen nur 11, also 61,1 pCt. Complicationen durchzumachen hatten. Freilich waren bei ihnen die Complicationen an sich gefahrvoller, denn es büssten durch dieselben drei von ihnen das Leben ein. Wir lassen im Folgenden die einzelnen Complicationen in der Reihenfolge ihrer Entwickelung bei den einzelnen Kranken folgen:

1) 21jährige Frau. Nephritis.
2) 19jährige Frau. Lungenhypostase.
3) 21jährige Frau. Ungewöhnlich heftige und lang anhaltende Delirien; multiple schmerzhafte Gelenkschwellungen.
4) 26jährige Frau. Heftige ausgebreitete Muskelschmerzen.
5) 34jährige Frau. Darmblutung; Gangrän der Schamlippen; Septicämie; Petechien.
6) 20jähriges Mädchen. Hypostatische Pneumonie.
7) 42jährige Frau. Laryngeale Typhusgeschwüre.
8) 38jährige Frau. Laryngeale Typhusgeschwüre.

1) 16jähriger Mann. Ulceröse Pharyngitis.
2) 27jähriger Mann. Heftige Delirien; Darmblutung; Decubitus; Petechien; Hautödem.
3) 27jähriger Mann. Urinretention; Nackensteifigkeit; ulceröse Stomatitis; Furunculose.
4) 19jähriger Mann. Anhaltende heftige Delirien.
5) 47jähriger Mann. Diffuse eitrige Peritonitis. †
6) 27jähriger Mann. Häufiges Erbrechen; sehr starke Schweisse; Lungenatelektase.
7) 35jähriger Mann. Acute Nephritis.
8) 33jähriger Mann. Acute Nephritis; hypostatische Pneumonie; Furunculose.
9) 54jähriger Mann. Albuminurie.
10) 27jähriger Mann. Ausgebreitete typhöse Kehlkopfgeschwüre. †
11) 46jähriger Mann. Darmblutung. †

Das Vorkommen von Recidiven bei wiederholter Erkrankung an Abdominaltyphus stellt sich als ungewöhnlich hoch heraus. Unter meinen 28 Kranken mit wiederholtem Abdominaltyphus hatten 9, also 32,1 pCt. bei der wiederholten Erkrankung ein Recidiv durchzumachen. Diese Ziffer übertrifft um ein sehr Beträchtliches den Durchschnittswerth der Typhusrecidive bei den Kranken der Züricher Klinik, welche sich auf nur wenig mehr als 5 pCt. beläuft. Bei Frauen kamen Recidive bei der wiederholten Erkrankung erheblich häufiger als bei Männern vor, nehmlich bei 4 Frauen (40,0 pCt.) gegenüber 5 Männern (27,8 pCt.)

Die Krankheitsdauer, nach dem Spitalaufenthalte berechnet, betrug im Durchschnitt 28,6 Tage; bei Frauen war sie länger als bei Männern, 34,3 Tage gegenüber 25,8 Tagen. Drei unter den Männern starben nehmlich sehr kurze Zeit nach ihrer Aufnahme. Die Dauer des Fiebers erreichte bei Frauen 23,1 Tage und bei Männern 18,3 Tage, also im Durchschnitt 20,3 Tage.

Wir haben schon im Vorausgehenden darauf hingedeutet, dass, wenn einer zweitmaligen Erkrankung an Abdominaltyphus sogar noch eine drittmalige folgt, auch diese den gleichen schweren Verlauf wenigstens darbieten kann, wie die vorausgegangenen. Zum Beweise für dieses schon an und für sich ausserordentlich seltene Vorkommniss gehen wir mit einigen Worten auf eine Krankengeschichte ein, die überhaupt die Veranlassung dazu abgab, dem von uns behandelten Vorwurfe genauer nachzugehen:

Bei der grossen Züricher Typhusepidemie des Jahres 1884 wurde das 26jährige Dienstmädchen Louise Kopp auf die medicinische Klinik aufgenommen, die einen mittelschweren Abdominaltyphus durchzumachen hatte, welcher durch einzelne Eigenthümlichkeiten auffiel und einen Spitalaufenthalt vom 11. October bis 16. December 1884 erheischte. Anamnestisch erfuhr man, dass die Patientin vor fast genau 3 Jahren schon einmal von Abdominaltyphus befallen worden war. Es machte fast den Anschein, als ob die Kranke für Typhusansteckungen eine Prädisposition besässe, denn sie war das erste Mal wegen Gelenkrheumatismus in das Stuttgarter Katharinen-Hospital aufgenommen worden und hatte sich hier eine doch immerhin sehr seltene Spitalinfection zugezogen. Dass es sich damals um Abdominaltyphus gehandelt habe, kann deshalb keinem Zweifel unterliegen, weil wir uns an die Direction des eben genannten Spitals gewendet haben und von ihr bereitwilligst folgenden Aufschluss erhielten: „Kopp, Luise, wurde vom 19. September bis 24. October 1881 im Katharinen-Hospital zu Stuttgart an einem ausgesprochenen Fall von Typhus abdominalis behandelt und am 24. October geheilt entlassen."

Dieselbe Kranke kam dann am 4. Juli 1886 nochmals zur Aufnahme in die medicinische Klinik. Wiederum handelte es sich um einen sehr ausgebildeten Fall von Abdominaltyphus, um dessentwillen die Patientin bis zum 15. August 1886 auf der Abtheilung verblieb. Es betrug also der Spitalaufenthalt das erste Mal 36, das zweite Mal 67 und das dritte Mal 43 Tage. Bemerken wollen wir übrigens noch, dass die Patientin nicht Mitglied einer sog. Typhusfamilie war, wenigstens konnte sie nichts darüber angeben, dass unter ihren näheren und ferneren Verwandten Abdominaltyphus öfter vorgekommen sei.

Was uns ausser der Seltenheit des Ereignisses ganz besonders interessirte, war der Umstand, dass die drittmalige Erkrankung ein getreues Spiegelbild der zweitmaligen wiedergab, selbst bis auf einzelne Details hin. Beide Male fiel die Patientin dadurch auf, dass sie auf ihren Lippen Herpes labialis hatte. Die Roseolen waren sparsam, ungewöhnlich grossfleckig, von verwaschener Farbe und sehr geringer Erhebung. Das Aussehen der Patientin war blass, matt und schwer krank. Die Milz erreichte beide Male eine ungewöhnliche Grösse und erwies sich auch gegen leichte Betastung sehr empfindlich. In der Reconvalescenz trat eine Abschwellung der Milz zwar vollständig ein, doch nahm dieselbe auffällig lange Zeit in Anspruch. Der Harn enthielt ungefähr eine Woche lang Eiweiss, war aber frei von Sediment. An demselben Krankheitstage trat ohne nachweisbaren Grund ein heftiger Schüttelfrost ein, der sich beide Male am nächstfolgenden Tage wiederholte und von beträchtlicher Temperatursteigung gefolgt war. Der Gang des Fiebers und die Länge desselben waren beide Male fast genau dieselben. Die Reconvalescenz zog sich beide Male lange Zeit hin, es traten in ihr häufig leichte, unmotivirte Temperatursteigerungen ein, und es blieben lange Zeit sehr heftige spontane und Druckschmerzen in den Extremitätenmuskeln zurück.

IV.

Ein Fall von Rankenneurom der Intercostalnerven mit Fibroma molluscum und Neurofibromen.

Von Dr. J. Pomorski,
Assistenten am pathologischen Institut zu Greifswald.

(Hierzu Taf. I.)

Seitdem Virchow in seinem Geschwulstwerk zum ersten Male die verschiedenen Formen der Elephantiasis scharf definirt und dieselben von der Lepra getrennt hatte, sind diese grundlegenden Angaben durch eine Reihe späterer Beobachter vielfach bestätigt und in manchen Punkten erweitert worden.

Seine Beobachtung namentlich, dass bei den elephantiastischen Formen die Hüllen der Nerven, Gefässe und Haarfollikel in grösserer Erstreckung oder in kleinen Knoten[1]) an der fibrösen Verdichtung theilnehmen, dass in die cutanen und subcutanen fibrösen Knoten Nerven eintreten[2]), regte andere Untersucher an, einen Zusammenhang zwischen den Hautfibromen und den peripherischen Nerven zu suchen. v. Recklinghausen gelang es auf Grund neuerer histologischer Untersuchungsmethoden die Nervenfasern in die weichen Hautfibrome hinein genau zu verfolgen und festzustellen, dass

[1]) Geschwülste Bd. I. 313. Dagegen leiden nicht selten die Nerven in grösserer Erstreckung an einer von ihren Hüllen und ihrem interstitiellen Bindegewebe ausgehenden, zuweilen ungleichmässigen und knotigen, fibrösen Verdickung, welche über die Grenzen der zunächst befallenen Region hinausreicht. — Bd. I. 317. Es sind namentlich hyperplastische Entwickelungen der in das Bindegewebe eingelagerten Theile und zwar insbesondere der Gefässe, häufig auch der Nerven, ja zuweilen auch der Muskeln und der Knochen.

[2]) Geschwülste Bd. III. 239. Ich habe solche schmerzhaften subcutanen und cutanen Geschwülste untersucht, in welche Nerven unzweifelhaft eintraten, welche aber sonst ihrer ganzen Bildung nach, nichts mit Nervensubstanz zu thun hatten.

1) „die bindegewebigen Scheiden der in der Cutis verlaufenden Canäle und Nerven für die Tumorbildung die Stätte abgeben";

2) „dass die Art des umgebildeten Bindegewebes in den Hautfibromen und den Knoten der peripherischen Nerven fast gleich ist";

3) „das die multiplen Fibrome sich häufig mit den Neurofibromen combiniren".

Um das Jahr 1851 wurde von Robin am Plexus solaris eine Geschwulstart beobachtet, die aus theils fibrösen, theils durchscheinenden, gallertigen, gewundenen Strängen in Form eines Geflechtes sich zusammensetzte und die durch das Auffinden eines axial verlaufenden Nervenfaserbündels von einem Nerven ausgegangen sein musste.

Diese neue Nervengeschwulst wurde von Verneuil (1861) als Neuroma plexiforme benannt und um das Jahr 1870 von Bruns mit dem vortrefflichen Namen des Rankenneuroms bezeichnet. Solche eigenthümlich rankenartig veränderte und verästelte Nerven wurden nach der Zusammenstellung von v. Recklinghausen im Ganzen 16 mal gesehen.

Seinen Beobachtungen folgten aber bald andere nach, wonach nicht nur der Ausgang der Hautfibrome von den Nerven bestätigt, sondern auch die Combination derselben mit den Neurofibromen jetzt sogar häufiger gefunden wurde.

Auch von dem Rankenneurom giebt Kriege (dieses Archiv Bd. 108) drei neue Fälle an. Es scheint aber, als wenn die letzteren sich seltener mit einer anderen Nervengeschwulst combinirten; denn von den in der Literatur bekannten Fällen sind die meisten isolirt vorgefunden. Ja man darf ihnen sogar gewisse Prädilectionsstellen zuschreiben; denn

im oberen Augenlid und in der Stirn sind sie . .	4 mal
in Ohr- und Nackengegend	6 -
an der Wange	2 -
am Plexus solaris	1 -
im Verlauf der unteren Rückenmarksnerven (Plexus lumbalis, sacralis, N. perineus, Präputium) . . .	4 -
am Medianus, Axillaris	2 -

beobachtet worden.

Seltener ist ein Rankenneurom mit multiplen Fibromen oder mit multiplen Neurofibromen vorgekommen, und nur in einem einzigen Fall von Winiwarter (1875) wurde am linken Oberarm und in der linken Achselhöhle eine Neurofibrombildung mit plexiformen Neuromen und multiplen subcutanen Fibromen der Bauchdecken beschrieben.

Ich möchte nun hier einen Fall mittheilen, bei welchem diese drei verschiedenen Geschwulstformen bei einem und demselben Individuum combinirt vorgekommen sind, und zwar mit der meines Wissens bisher noch nicht beobachteten Besonderheit, dass die Entwickelung grosser Complexe des Rankenneuroms an den Intercostalnerven ähnlich einer Krebsbildung in der Pleura eine exsudative hämorrhagische Pleuritis hervorgebracht hat.

Am 29. März 1887 erschien in der hiesigen chirurgischen Klinik ein 28jähriger Fischer, Gustav Wolter aus Hiddensee auf Rügen mit Klagen über Schmerzen in der rechten Brusthöhle. Aus der, von Herrn Professor Dr. Helferich auf's Freundlichste mir zur Benutzung überlassenen Krankengeschichte hebe ich Folgendes hervor.[1])

Pat. von Jugend an mit pigmentirten Warzen auf der Haut behaftet, fiel vor 6 Wochen kopfüber auf einen Sandhaufen und kam, nachdem sich grosse Schmerzen im Thorax eingestellt hatten, in die Klinik mit Erscheinungen von Dyspnoe und einer exsudativen hämorrhagischen Pleuritis.

Mehrmaliger Punctionsversuch in Zeiträumen von 8 Tagen ergab 1½ bis 4 Liter blutiger Punctionsflüssigkeit.

Nach der 2. Punction trat ein circumscripter Pneumothorax auf. Die Punctionsversuche blieben erfolglos; denn die Erleichterung des Zustandes war nur eine vorübergehende. Die Dämpfung war nehmlich stets dieselbe geblieben, und der Thorax füllte sich von Neuem mit Blutflüssigkeit an.

Pat. verstarb nach dreiwöchentlicher Behandlung plötzlich in der Nacht vom 16.—17. April, während am Morgen des 17. noch eine Punction in Aussicht genommen war.

Das klinische Bild bot eine enorme Anfüllung des rechten Pleuraraumes in der Hauptsache durch Blut. Die bei wieder-

[1]) Die vollständige Krankengeschichte und der Krankheitsverlauf befindet sich in meiner Dissertation: Ein Fall von Rankenneurom der Intercostalnerven mit Fibroma molluscum und Neurofibromen. Greifswald 30. Juli 1887.

holter Punction in ungleicher Quantität entleerte Blutflüssigkeit, sowie die deutliche Abgrenzung des Pneumothorax bestätigten die Annahme eines in mehrere ungleiche Fächer getheilten Pleuraraumes. Das Zurückbleiben der Dämpfung nach der Punction und die von neuem erfolgte Blutansammlung in der rechten Thoraxhälfte führte zur Wahrscheinlichkeitsdiagnose eines malignen Tumors ,eines grossen weichen Sarcoms.

Klinische Diagnose: Sarcom in der rechten Thoraxhälfte. Pleuritis haemorrhagica. Ascites. Fibroma molluscum. Hämophilie.

Die von mir am 18. April gemachte Section ergab folgenden Befund:

Grosse, sehr stark gebaute männliche Leiche mit dicker Haut, starkem Fettpolster, kräftiger Musculatur. Die Farbe der Haut ist im Allgemeinen leicht bräunlich. Diese Verfärbung tritt namentlich an Gesicht, Thorax und an beiden Armen hervor. An dem Rumpf und den Extremitäten bemerkt man sehr zahlreiche, circumscripte, linsengrosse, dunkelrothe und dunkelbraune, im Niveau der Haut liegende Flecke, welche von einander ca. 3 cm weit abstehen. Beim Einschneiden derselben beobachtet man dicht unter der Epidermis sehr kleine punktförmige Blutungen, welche sich mit dem Wasserstrom nicht entfernen lassen. Das Gewebe in den rothen, ganz feinen Punkten sieht verwaschen roth aus. Auf der Schnittfläche der braunen Flecke sieht man in dem Gewebe eine Einlagerung von einem braunen, amorphen, körnigen Pigment (Metamorphose des Blutfarbstoffs).

Auf der Haut des Rumpfes, namentlich aber auch aller Extremitäten sieht man ausserdem über die Oberfläche hervorragende, ziemlich dicht an einander stehende Warzen in einer Gesammtzahl von ungefähr 30—40. Dieselben sitzen zum grössten Theil breitbasig auf, nur wenige stielförmig. Viele haben die Grösse einer Erbse, die meisten die einer Haselnuss, wenige gehen darüber hinaus. Die letzteren sitzen aber flacher auf, erheben sich über die Oberfläche nur ungefähr $\frac{1}{2}$ — $\frac{3}{4}$ cm, während ihre Basis im Durchmesser 4—5 cm beträgt. Die kleineren dagegen bilden einen circa $\frac{1}{4}$—$\frac{1}{2}$ cm dicken Zapfen, der senkrecht zur Oberfläche der Haut steht und circa $\frac{3}{4}$ cm hoch ist. Stellenweise verschmälert sich der Zapfen in der Mitte, so dass unter der breiteren Kuppe ein dünnerer Stiel erscheint. Solcher Bildungen giebt es aber nur wenige, die grössere Zahl der Warzen hat nehmlich eine Kegelform.

Die Oberfläche fast aller Warzen ist rauh, gerunzelt, zeigt Furchen und Rinnen, verschiedene Erhebungen und Vertiefungen. Die Oberfläche der grösseren zeigt tiefe Gruben und Einschnürungen, so dass man schon makroskopisch eine Verschmelzung mehrerer kleiner Knoten wahrnimmt. Die rauhe Oberfläche hat etwas blasse, aber stark verdickte, sich leicht abschuppende, trockene Epidermis. Jede Warze ist von einem bräunlichen Hof umgeben.

Die Warzen fühlen sich weich und elastisch an, die kleinsten sind etwas derb, die grösseren dagegen von einer so weichen elastischen Consistenz, dass man leicht durch das Gefühl der Fluctuation irregeführt, an cystische Bildungen innerhalb der Warzen denken könnte.

Die kleinsten erbsengrossen Knötchen mit fast glatter, nur etwas verdickter Epidermis befinden sich an der Innenfläche der Arme. Der Bauch und die Oberschenkel (Unterschenkel, Hals und Kopf sind frei) tragen mittlere Warzen, die grössten sind am Rücken und in der Lendengegend.

Abdomen stark gewölbt, zeigt deutliche Fluctuation. Haut etwas grün verfärbt.

Thorax fassförmig ausgedehnt. In der Wirbelsäule ist eine Kyphoskoliose des 3.—8. Brustwirbels zu sehen mit einer Convexität nach rechts, während gleichzeitig eine entgegengesetzte Biegung in der Lendenwirbelsäule vorhanden ist. (Eine leichte Lordose mit etwas Skoliose nach links.)

In der rechten Subscapular- und Subaxillargegend bedecken Heftpflasterstreifen 3 stecknadelkopfgrosse Einstichöffnungen, deren 2 schon vollständig geheilt sind.

Auf der Schnittfläche erscheint die Haut ziemlich dick, das Fettpolster stark entwickelt, hellgelb; beide stark bluthaltig. Beim Druck lassen sich Spuren hellgelber klarer Flüssigkeit herausdrücken. Die Musculatur ist dunkelroth und sehr feucht glänzend. Bei der Eröffnung der Bauchhöhle entleert sich aus derselben dunkelrothe Flüssigkeit. Das Zwerchfell rechts kugelig gewölbt, sehr gespannt, reicht ungefähr 4 cm unter den Rippenrand. Links steht das Zwerchfell im 6. Intercostalraum. Die Leber, durch das Zwerchfell nach abwärts verdrängt, nimmt ungefähr $\frac{2}{3}$ des ganzen Bauchsitus ein; sie ist vergrössert, von einer glatten dunkelbraunen Oberfläche reicht ungefähr 3 cm unter den Nabel, mit ihrem linken Rand bis an die linke vordere Axillarlinie. Die Därme durch eine reichliche Menge von Gas aufgetrieben, drängen sich durch den Bauchschnitt hervor. Die Serosa ist hellgrau, an den abhängenden Partien rosaroth, glatt, glänzend, sehr feucht. In der Bauchhöhle befindet sich ein dünnflüssiger, durch Blut roth gefärbter, durchscheinender Inhalt von ca. 800 ccm.

Bei der Eröffnung des Thorax entleert sich aus demselben eine gleichgefärbte Flüssigkeit. In der rechten Pleurahöhle sind circa 3 Liter blutigrother wässriger Flüssigkeit enthalten. Von der rechten Lunge ist wenig zu sehen. Das Herz ist weit nach links verschoben.

Die linke Lunge kommt erst zu Gesicht, nachdem man das Herz nach rechts zurückgedrängt hat. In der linken Pleurahöhle sind circa 100 ccm gelber, zum Theil blutig tingirter, durchscheinender Flüssigkeit enthalten. Die linke Lunge ist gleichmässig ausgedehnt, die Oberfläche glatt. Der obere Lappen bläulichroth, der untere mehr dunkelroth; überall sind an der Oberfläche blauschwarze Pigmentirungen vorhanden. Von der rechten Lunge ist nur an der Lungenwurzel etwas geschrumpftes Lungengewebe erhalten, während die ganze rechte stark erweiterte Thoraxhälfte von einer Geschwulstmasse eingenommen wird. Dieselbe bildet in der Gegend der Clavicula bis nach der 4. Rippe abwärts 2 mit einander zusammenhängende, kugelrunde, kindskopfgrosse Tumoren, welche zum grössten Theil frei in der Pleurahöhle liegen und nur am Hilus pulmonis mit demselben fest verbunden sind. Ihre Oberfläche ist glatt, hellgrau, zum grossen Theil aber von einem gelblichen feuchtglänzenden gallertigen Aussehen. Consistenz, ziemlich prall elastisch, bietet nicht ganz deutliche Fluctuation.

Auf der Schnittfläche zeigt die Geschwulst eine concentrische, lamelläre, fibröse Streifung mit einem etwas excentrisch liegenden Kern.

Ungefähr 5 cm über dem Diaphragma findet man eine Auflagerung von weichem, fibrösem, schwammartigem Gewebe, welches der Pleura costalis, ebenso der Pleura diaphragmatica fest anliegt. In den kleineren und stellenweise wallnussgrossen Maschen dieses vollständig mit Blut durchtränkten Gewebes befinden sich dunkelrothe, theils derbe, theils mehr weiche Blutcoagula, theils auch dunkelrothes flüssiges Blut. An der Wand des Mediastinum, zwischen den oberen 2 kugelrunden Tumoren und dem schwammigen blutigen Gewebe, sowie nach aussen von den grossen Tumoren befinden sich 4 tauben- bis hühnereigrosse Knoten von unregelmässiger polyedrischer Gestalt, derber Consistenz, der darunter als auch daneben liegenden Geschwulstmasse adhärent. Da die Geschwulst sich noch weiter und tiefer auf die Pleura ausdehnt, so werden, um ein besseres Bild ihrer Ausbreitung zu erlangen, nach der Eröffnung des Herzbeutels die beiden Lungen sammt dem Herzen in toto herausgenommen. Die Section des Bauches wird gleich auch vollendet (Gehirnsection nicht gestattet). Alsdann wird erst nach einer Exarticulation der 3.—8. Rippe in ihren Wirbelsäulegelenken und nach einer genauen Präparation die Untersuchung des Tumors vorgenommen.

Im Pericardium sind etwa 30 ccm hellgelber klarer Flüssigkeit enthalten. Auf dem Herzen findet eine starke Fettablagerung statt. Im rechten Ventrikel findet sich ein fibrinöses Blutgerinnsel mit mehreren dunkelrothen Blutcoagulis; im linken ist dunkelrothes flüssiges Blut enthalten mit einem kleinen Fibringerinnsel. Die Klappen der Aorta sind an den freien Rändern in 2 mm Ausdehnung etwas verdickt und mit einander verwachsen. An der freien Partie der Schliessungsränder zeigen dieselben bis fast an die Noduli Arantii eine längliche Fensterung. Das Muskelfleisch ist braunroth, stark hypertrophisch und der ganze linke Ventrikel dilatirt.

Die Schnittfläche der linken Lunge ist glatt, dunkelroth gefärbt. Die Lunge ist überall lufthaltig. Beim Druck mit dem Messer entleert sich aus den durchschnittenen Bronchien viel schaumige klare und zum Theil mit zähem Schleim gemengte Flüssigkeit.

Die rechte Lunge ist stark geschrumpft, zum grössten Theil atelectatisch und anämisch.

Die Milz ist sehr gross, dunkelblau, 17 cm lang, 10 cm breit und 5 cm dick. Die Oberfläche ist gerunzelt. Consistenz ziemlich weich. Schnittfläche glatt, kirschroth. Die Follikel und die Septa deutlich zu erkennen. Pulpa weich. Die linke Niere ist 11½ cm lang, 6½ cm breit und 3 cm dick. Die Kapsel lässt sich leicht abziehen. Die Oberfläche ist ganz glatt, dunkelroth.

Consistenz derb. Auf der Schnittfläche erscheint die Rindensubstanz etwas schmal und stark getrübt. In den rothen Markstrahlen sind weisse Streifen zu erkennen. Die rechte Niere zeigt dieselben Erscheinungen.

Mikroskopischer Befund: Parenchymatöse Nephritis mit Uebergang in Fettmetamorphose. Kalkablagerung in den Markstrahlen.

Die Blase ist wenig gefüllt, enthält circa 20 ccm ziegelmehlartigen Urin. Schleimhaut hellgrau.

Rectumschleimhaut zeigt nichts Abnormes.

Im Duodenum gelbgrüne Flüssigkeit. Aus der Papille entleert sich beim Druck auf die Gallenblase dunkelgrüne dickflüssige Galle.

Im Magen ist breiiger, hellgrüner Inhalt von scharf saurem Geruch enthalten. Die Schleimhaut des Magens ist sehr gefaltet, verdickt und mit einer dicken Schicht fadenziehenden Schleims bedeckt. Die Farbe ist an der kleinen Curvatur und am Pylorus schiefergrau, längs der grossen Curvatur dunkelroth. Hierselbst sind auch die oberflächlichen Gefässe bis zur prallen Rundung gefüllt.

Die Leber ist sehr gross, 29 cm lang, 10 cm breit und 12 cm dick. Die Oberfläche ist glatt, dunkelbraun. Im rechten Lappen befindet sich dicht unter dem Zwerchfell eine 2 Markstückgrosse, nicht über das Niveau der Leber hervorragende Blase, welche aus einer weissen trüben und 2 mm dicken fibrösen Kapsel besteht und mit einem hellen flüssigen Inhalt versehen ist.

Am Boden der Blase ragt eine kleine Tochterblase in das Lumen derselben hinein. Ihre Wand ist durchsichtig und an der Spitze mit einer weissen knopfartigen Verdickung versehen (Scolex von dem Echinococcus). Auf der Schnittfläche erscheint die Leber gleichmässig glatt. Die Acini sind deutlich, von dunkelrothem Centrum und etwas heller, gelber Peripherie. Im Dünndarm sind die Follikel stark geschwollen, in der Schleimhaut befinden sich rothe sternförmige Figuren durch die pralle Füllung der venösen Gefässe bedingt und feine punktförmige mucöse Hämorrhagien. Die Schleimhaut des Dickdarms zeigt nur eine starke Füllung der venösen Gefässe.

Bei der Eröffnung der Halsorgane erscheint beiderseits am Vagus in der Nähe des Ganglion infimum sympathici eine ganglienförmige Auftreibung des Nerven. Der ganze Vagus zeigt eine beträchtliche Verdickung. An seiner Peripherie liegen lateral bald hier, bald dort weizenkorngrosse längliche, gallertige Spindeln, welche dem Nerven eine varicöse Gestalt verleihen (ähnliches Bild an dem Intercostalnerven Taf. I. Fig. 1 S. int. K.). Die durch diesen Befund angeregte Untersuchung der peripherischen Nerven ergiebt ein sehr bemerkenswerthes Resultat.

In den beiden Oberarmen befinden sich nehmlich an den Nervi mediani zahlreiche spindelige Knoten. Am rechten N. medianus ist eine Spindel von 4 cm Länge und 2 cm Dicke, dabei sind noch in demselben Stamme, sowie in seinen kleineren Aesten Spindeln von verschiedener Dicke. Die kleineren Aeste zeigen in ihrem Verlauf durch die ½ cm von einander entfernt liegenden Auftreibungen ein varicöses, rosenkranzförmiges Aussehen. Man beobachtet ausserdem an den Nervi mediani, ulnaris und den kleinen Zweigen ähnliche kernige, gallertige Streifen, wie sie am Vagus vorgekommen sind und eine starke Verdickung des ganzen Nervenrohrs. Die Untersuchung der Nerven an den unteren Extremitäten musste ausbleiben, weil die Leiche in kurzer Zeit fortgeschafft wurde. Trotz eines genauen Präparirens der letzten Nervenendigungen ist es aber nicht möglich gewesen, den directen Nachweis zu liefern, dass die Knotenbildung in den Nerven genau den multiplen Knoten in der Haut entspricht oder dass die feinsten Enden der Nerven in die Molluscumknoten hineingehen.

Nach Entfernung der Brusteingeweide mit den beiden kugelförmigen Tumoren sieht man im Bereich der ganzen Pleura costalis von der Wirbelsäule ab bis circa 15 cm nach der Aussenseite hin, dann vom 2. Brustwirbel abwärts eine Geschwulst, welche zu den fibrösen Kugeln (cf. S. 65) zu gehören scheint, jedoch im Bau vollständig verschieden ist. Sie besteht aus einer grossen Zahl von rankenartig gewundenen Strängen und Wülsten, welche eine annähernd cylindrische bezw. varicöse Gestalt haben. Durch die Windungen der Ranken entstehen Gyri und Sulci, so dass das Ganze der Oberfläche der grossen Gehirnhemisphären ähnlich erscheint. Die Ranken winden sich schlangenförmig von der Wirbelsäule auf die Geschwulstkugeln hinauf, und bedecken den unteren Theil derselben. Sie sind mit der Oberfläche durch ein feines weiches lockeres Bindegewebe verwachsen, weshalb sie sich auch leicht mit der Hand lösen lassen. An dem äusseren Rand der Geschwulst sind die Ranken unter einander durch ein ähnliches weiches Bindegewebe verwachsen. Nach der Wirbelsäule zu wird aber das interstitielle Gewebe sehr derb, hüllt die Ranken scheidenartig ein, und bildet ein System von Taschen, ähnlich dem der multiloculären Cysten. In den mit schönen kugelrunden glatten Wänden versehenen Taschen dieser Stützsubstanz ruhen nun die nach allen Richtungen sich schlängelnden Ranken. Ihre Consistenz ist derb, stellenweise aber weich, gallertig. Die derben Ranken haben ein weisses fibröses, die weichen ein gelbliches glänzendes Aussehen. Ihre Dicke beträgt ungefähr die eines Gänsefederkiels. An der Peripherie zeigen sie Furchen und Einkerbungen, an ihrem Verlauf eine grosse Mannichfaltigkeit. Sie verlaufen höchstens 3 cm in einer Richtung, zeigen alsbald verschiedene Knickungen und spiralige Windungen. Die Knickungsstellen sind gewöhnlich verdickt, gewulstet und an ihrer convexen Seite mit kleinen knopf- oder polypenartigen Auswüchsen versehen (Fig. 2). Die letzteren sitzen den grösseren Strängen wie kleine Knospen auf. Durch die Einkerbungen an ihrer Peripherie, welche sich beiderseits entweder entsprechen oder mit einander abwechseln, zerfällt der Strang in eine Reihe von ungleich grossen Gliedern. Manchmal zeigen dieselben eine regelmässige Abstufung, so dass sie dann den die erste Anlage des Gehirns bildenden drei Gehirnbläschen ähnlich erscheinen. Man bemerkt in dem Verlauf der Ranken bald sattelförmige Figuren, bald abgeplattete Kolben oder Scheiben, bald S- oder schlangenartige Figuren. Die Ranken enden einerseits blind mit einer kolbigen Anschwellung, andererseits gehen sie in feine Ausläufer aus, deren Zahl gewöhnlich 1 oder 2, selten 3 beträgt. Die Ausläufer bahnen sich schlangenförmig oder korkzieherartig den Weg durch das Bindegewebe nach einem Intercostalnerven und bilden wahrscheinlich den ersten Anfang der Rankenbildung. Der 6. und 7. Intercostalraum ist von Ranken so sehr ausgefüllt, dass von dem Muskelfleisch hier nur noch ein kleiner Rest vorhanden ist. Dicht an der Wirbelsäule wuchsen die Ranken durch den ganzen Intercostalraum nach der äusseren Fläche der Rippen durch und liegen hier eingehüllt in eine mehrfache Schicht sehr derben Bindegewebes, welches die äussere Wand der Rippen überzieht und mit dem 1—2 mm dicken Periost der Rippen zusammenhängt.

Die 6. und 7. Rippe sind so weit auseinandergedrängt, dass ihr Abstand fast das Dreifache der anderen beträgt. Hier liegt neben den zahlreichen Ranken, die sich nach der Art der Weinranken um die Rippe winden, in einer kleinen Vertiefung der 6. Rippe eine 3 cm lange und 1 cm dicke Spindel (Fig. 1 S.), deren Kapsel dem Perioste fest adhärirt. Auf dem Querschnitt der Spindel erkennt man deutlich den fasciculären Bau des Nerven, welcher von der vorderen Wurzel nach dem 6. Intercostalraum zu verläuft. Von den 4 neben den kugelrunden Tumoren befindlichen Knoten, welche schon beim Anfühlen eine stellenweise derbere Consistenz zeigten, bestanden drei aus Ranken, die durch sehr starke Wucherung der fibrösen Scheide auseinander gedrängt waren. In dem 4., welcher unterhalb der Kugeln seinen Platz hatte, war nur fibröses Gewebe vorhanden, in dessen Mitte sich ein cystisch erweitertes Gefäss befand, von dem kleinere Aestchen in das fibröse Gewebe sich einsenkten.

In der Pleura costalis ragen über die Oberfläche linsen- und erbsengrosse, rothe, weiche Knötchen hervor, welche zerstreut bald über den Rippen, bald über den Intercostalräumen liegen. Die ganze Pleura ist stark verdickt, stellenweise mit circa 5 cm langen, 2 cm breiten und etwa ½ cm hohen dunkelrothen bindegewebigen Auflagerungen bedeckt, deren Bau denselben schwammigen Typus zeigt wie die auf dem Diaphragma.

Um über die Herkunft dieser Knötchen sich zu orientiren, wird die Pleura in den Intercostalräumen aufgeschnitten und eine sorgfältige Präparation der Intercostalnerven vorgenommen. Dieselbe ergiebt eine ähnliche spindelige, rosenkranzartige Verdickung, wie wir sie schon am Vagus und den Oberarmnerven beobachtet haben. Gleichzeitig besteht eine Verdickung der Nervenröhren um das Doppelte der normalen und eine weizenkorngrosse Einlagerung von gallertiger Substanz.

Die Knötchen in der Pleura sitzen am dichtesten an Stellen, wo zugleich die rosenkranzartige Gestalt der Nerven am meisten ausgebildet ist.

Die Scheide des 7. Intercostalnerven geht direct in die Scheide der Ranken über. Man sieht hier sogar ganz genau, wie von der Scheide sich eine Tasche bildet, in der eine Ranke liegt (cfr. Fig. 1 U.). Die kleineren Knötchen bestehen mikroskopisch aus parallelen Zügen von Zellsträngen mit dazwischen gelagerten Zügen von rothen Blutkörperchen. Nahe der Peripherie liegen die Rundzellen mehr in kleinen Haufen, welche ringsherum mit einer dicken Schicht von rothen Blutkörperchen umgeben sind.

Anatomische Diagnose: Fibroma molluscum. Neurofibromata vagi, mediani, ulnaris, radialis. Neuroma racemosum nervorum intercostalium (pleurae dextrae). Pleuritis chronica fibrosa et haemorrhagica. Haemorrhagiae cutis. Hydrops ascites et anasarca. Endocarditis valvularum aortae. Dilatatio et hypertrophia ventriculi sinistri cordis. Hyperplasis lienis. Nephritis indurativa. Hepatitis indurativa. Gastritis chron.

Am Ende der Section stehen wir vor einer eigenthümlichen Erscheinung, einer Complication von multiplen weichen Fibromen der Haut, Neurofibromen der Nervenstämme und der kleinen Zweige und einer seltenen Geschwulstbildung, welche der Farbe und Consistenz nach einem Myxofibrom entsprechen würde, dem gewundenen Verlauf aber der einzelnen Stränge nach dem Typus der Rankenneurome am ähnlichsten erscheint.

Um zunächst auf die Blutung in der Haut und in den grossen serösen Höhlen zurückzukommen, glaube ich dafür eine genügende Erklärung zu haben

1) in der chronischen Pleuritis, welche durch Mitbetheiligung der Pleura an den irritativen Prozessen knötchenartige und lamelläre fibröse Wucherung mit sehr starker Betheiligung der Gefässe veranlasst hat;

2) in den Allgemeinen Stauungserscheinungen, welche namentlich an den Bauchorganen hervortreten.

Der Druck seitens des Tumors auf die Vena cava ascendens erklärt uns die Ansammlung der hydropischen Flüssigkeit in der Pleura- und Bauchhöhle und die ödematöse Durchtränkung der Haut. Die bei grossen Stauungen vorkommende Alteration der Gefässwände ist die Ursache der kleinen Blutungen in die Haut und in die serösen Höhlen. Letztere ist wahrscheinlich auch durch die wiederholt exacerbirende hämorrhagische Pleuritis unterstützt worden.

Von einer viel grösseren Wichtigkeit sind aber die verschiedenen Tumoren. Hier handelt es sich darum, einen Ausgangspunkt derselben zu finden und einen Zusammenhang derselben zu eruiren.

Als Ergebniss des gröberen anatomischen und mikroskopischen Befundes stellt sich heraus, dass nicht nur die beiden Geschwulstarten durch den Nachweis von Nervenfasern unter einander, sondern auch dass die beiden mit der Rankengeschwulst der Pleura in einem engen Zusammhange stehen, indem alle von Nerven resp. dem in und um die Nerven liegenden Bindegewebe gebildet werden.

Vergleichen wir die 3 Geschwülste, so sehen wir in dem Fibroma molluscum einen kugel- oder keilförmigen Heerd, der von der Nachbarschaft kapselartig abgegrenzt ist und aus einem gelblichen, weichen, gallertigen Bindegewebe besteht. Spindelförmige weizenkorngrosse Kerne und Knoten von gallertigem Bindegewebe sehen wir in den Nervenstämmen und Nervenspindeln. Die gallertige weiche Hülle, welche die grossen Fibromkugeln der Pleura umgiebt, sowie die weiche gallertige Substanz der Ranken gehört doch demselben Gewebe an, welches für das Molluscum und das Neurofibrom hier specifisch ist.

Wenn es nun auch nicht gelang, mit blossem Auge das Eintreten der Nervenfasern in das Fibroma molluscum nachzuweisen, so wird doch der mikroskopische Befund eine nahe Verwandtschaft des letzteren mit den Neurofibromen darlegen. Dagegen lässt sich schon makroskopisch die nahe Beziehung der Neurofibrome zu dem Rankenneurom beurtheilen, indem sich durch Präparation beweisen lässt, dass die bindegewebige Scheide der rosenkranzartig verdickten Intercostalnerven sich direct zur Scheide des Rankenneuroms umbildet.

In dem mikroskopischen Bilde der Hautfibrome fällt uns zunächst auf, wie in der stark verdickten Epidermis das verhornte Epithel und das Rete Malpighii in Form von langen soliden Zapfen in das Gewebe hineinwuchert. In den obliterirten Haarbälgen aber auch ohne Nachweis eines präformirten Kanals liegen Perlen von concentrisch geschichtem Epithel mit einem matten silberähnlichen Glanz. Das Gewebe unter der Epidermis besteht aus einem weitmaschigen feinen nur durch Ausläufer von Zellen gebildeten Reticulum mit einer in den Maschen eingebetteten homogenen weichen Grundsubstanz. An dem Reticulum sind kleine runde und spindelige Zellen vorhanden. An der Grenze des Corium und der Subcutis erscheinen kleinere und grössere weiche fibröse Knoten. Dieselben werden von kleinen mit grossem Kern versehenen runden Zellen gebildet, welche ähnlich den Granulationszellen, dicht neben einander gedrängt

Schweissknäuel und Schweisskanäle, Gefässe und Haare einschliessen und längs der Ausführungsgänge sich zapfenartig in die Nachbarschaft fortsetzen. Die kleinen multiplen Knoten in einem Präparat confluiren in einem andern (das einer grösseren Warze entnommen ist) zu einem einzigen grösseren Knoten, in dem nach der Epidermis zu die Schicht des weichen Bindegewebes abnimmt, nach unten aber noch von der eigentlichen Subcutis durch derbes Corium-Bindegewebe abgegrenzt wird. Die Zellen in dem grösseren Knoten nehmen zum grössten Theile schon spindelige Form an. Fast in jedem kleinen Knoten ist ein Schweissdrüsenknäuel oder ein Ausführungsgang einer Schweissdrüse zu sehen; in einem Schweissknäuel sind die einzelnen Abschnitte des Kanals durch das gewucherte neue Gewebe auseinander gedrängt; die Scheide desselben ist ganz scharf abgegrenzt und die Epithelien sind schön erhalten. Die von Recklinghausen beobachtete Elongation und die Ansammlung des hyalinen, hellglänzenden, gelben Inhalts in den Kanälchen kann ich in meinem Fall bestätigen. Die Schweisskanäle sind von einer dicken Schicht von Rundzellen umgeben, so dass die bindegewebige Scheide sich fast vollständig auflöst und nur die noch sichtbaren Epithelien einen axialen Strang von einem länglichen Körper bilden.

Nächst der Scheide der Schweissdrüsen betheiligen sich an der Bildung der Fibromknoten die Scheiden der Gefässe durch Hyperplasie ihres Bindegewebes. Wir begegnen hier schon öfters einer dickeren faserigen Adventitia. Die Betheiligung der Haarfollikel ist keineswegs so gering, wie sie von v. Recklinghausen angegeben wird. Ich sah an vielen, dass sie von Fibromgewebe nicht nur umgrenzt waren, sondern dass sie isolirt, in ihrer bindegewebigen Scheide eine ganz frische Zellwucherung zeigten. Nerven habe ich in dem Knoten am seltensten gesehen. In einem Präparat trat in einem kleinen Knoten eine Nervenprimitivfaser von der Seite zwischen die auseinandergedrängten Schweissdrüsen; in einem andern liefen drei parallel neben einander liegende markhaltige Primitivnervenfasern am untern Rande des Tumor vorbei.

Talgdrüsen habe ich fast gar nicht beobachten können.

Zum Schluss muss ich noch hinzufügen, dass längs der

feinen Bälkchen des Reticulums sich Zellen entweder in kleinen Häufchen oder in länglichen Strängen, welche sich fast bis an den Papillarkörper fortsetzten, ansammelten.

In den spindeligen und knotigen Neurofibromen der peripherischen Nerven habe ich ähnliche Bilder wie v. Recklinghausen bekommen. Auf dem Längsschnit einer grossen Spindel des Nerv. medianus sieht man einen etwas lateral eingelagerten gallertigen Knoten, der fast kapselartig abgegrenzt ist und sich leicht ausschälen lässt. Er besteht aus einem weichen mit vielen Rund- und Spindelzellen versehenen, saftreichen Bindegewebe, dessen Intercellularsubstanz homogenen Inhalt und spärliche kurze Fibrillen enthält. Die Nervenfascikel sind durch den Knoten nach der Seite verdrängt und abgeplattet, zeigen aber normalen Gehalt an myelinhaltiger Substanz. Durch den Knoten selbst geht ein Fascikel durch, dessen Primitivfasern um mich eines von Odier gebrauchten Vergleiches zu bedienen (Virchow, Geschwülste. Bd. III. S. 234), in Gestalt eines Regenschirms oder einer Melone auseinandergedrängt sind. Die Primitivnervenfasern, welche noch an der Dissectionsstelle mit Osmiumsäure tief schwarz gefärbt werden, sehen immer blasser aus, je weiter sie durch das Bindegewebe getrennt werden. Dieselbe Reaction zeigen sie auch bei Carmin und Hämatoxylinfärbung. Es ist daher augenscheinlich, dass ihre Markscheide durch Schwund des myelinhaltigen Inhalts atrophirt. Auf einer Reihe von Querschnitten, die unterhalb der Spindel gemacht werden, sieht man immer zunehmende Hyperplasie des inter- und intrafasciculären Bindegewebes und diesem entsprechende Atrophie der Markscheiden.

Das Bindegewebe besteht hier aus anscheinend homogenen aufgequollenen wellenförmig verlaufenden glänzenden Fibrillen. Die Fascikel zeigen auch einen wellenförmigen Verlauf und kleine Einschnürungen, die durch interfasciculär wucherndes Bindegewebe bedingt werden. Die Dissection der Nervenprimitivfasern durch das intrafasciculäre Bindegewebe geschieht hier in grösserem Maasse, als es von v. Recklinghausen angegeben, so dass ich demselben eine fast gleiche Stellung wie dem interfasciculären oder sublamellären einräumen möchte. Im Gegensatze zu v. Recklinghausen behaupte ich, dass die Markscheide der

Nerven unter dem Drucke des intrafasciculären Bindegewebes atrophirt.

Während nehmlich die seitlich verdrängten Nervenfaserbündel, in denen das intrafasciculäre Bindegewebe normal bleibt, scharf und deutlich gefärbt werden, nehmen in den Fascikeln, wo eine stärkere Wucherung des intrafasciculären Gewebes stattgefunden hat, die Nervenfasern weniger oder fast keine Farbe an. Hin und wieder erhalten nur einzelne ihre normale Färbung. Bei Anwendung der Carminfärbung nach vorhergehender Osmium-Behandlung sieht man auf Querschnitten an manchen Stellen da, wo normal markhaltige Nervenfasern zu erwarten wären, kleine rundliche Figuren mit einer Membran, drei bis fünf stark gefärbten Kernen und einem hellglänzenden nicht färbbaren Inhalt. Dieselben möchte ich indessen nicht auf eine Spaltung des Axencylinders, sondern auf eine Kernvermehrung in den Nervenscheiden beziehen, da an Längsschnitten keine parallel verlaufenden Axencylinder wohl aber Gruppen langer schmaler Kerne an den fraglichen Stellen anzutreffen sind.

Ein mikroskopischer Nachweis von Nervenfasern in den Ranken konnte nicht geliefert werden. (Selbst Weigert'sche Methode blieb ohne Erfolg.) Dieselben sind von einer fibrösen dunklen Hülle umgeben, aus der Fortsätze radienförmig nach dem Centrum ausstrahlen. Sie verflechten sich aber ebenso wie die zwischen denselben befindlichen Bündel von derben Bindegewebsfibrillen so eng mit einander, dass das Bild ähnlich dem von Virchow angegebenen der amyelinischen Neurome (Bd. III. S. 283. Virch. Geschw.) erscheint. Die Fasern zeichnen sich durch ein glasglänzendes homogenes Aussehen aus, färben sich mit Picrolithioncarmin hellgelb und verlaufen ebenso gewunden wie die Ranken.

Bei ihrem Längsverlauf wird die Mitte mit Carmin etwas intensiver gefärbt, als die Peripherie; auf dem Querschnitte sieht man ein scharf gefärbtes kreisrundes Centrum, und eine einfach contourirte Hülle, während dazwischen hellglänzender nicht gefärbter Inhalt bleibt.

Ich möchte aus diesem Befund schliessen, dass wir hier mit einer hyalin degenerirten bindegewebigen Scheide des central liegenden Nerven zu thun haben, dessen Markscheide schon längst durch Wucherung des interstitiellen Gewebes verschwunden ist.

In der Spindel im 6. Intercostalraum bekommt man auf dem Querschnitt eine den Ranken ähnliche Structur. Jedoch sind hier zwischen den von der Kapsel nach der Mitte zu verlaufenden und sich eng verfilzenden fibrösen Zügen noch kleine Lücken vorhanden, in denen ohne Farbe sowie mit Farbe markhaltige Nervenfasern sich leicht nachweisen lassen.

In den Ausläufern der Ranken sind markhaltige und graue mit Buckeln versehene Nervenfasern vorhanden, umgeben von einem weichen zellen- und gefässhaltigen Bindegewebe.

Somit dürfen wir annehmen, ähnlich wie es in dem Fall von Bruns und Billroth beobachtet worden, dass die noch am Anfange der Rankenbildung myelinhaltigen Fasern in den Ranken selbst durch Schwund der Markscheide atrophiren.

Die häufig von anderen Untersuchern gemachte Beobachtung, dass in den gallertig durchscheinenden Ranken ein markhaltiger trüber Kern zu sehen war, haben wir in unserem Fall nicht finden können.

Der Querschnitt der Ranken bestand aus einem glatten fibrösen Gewebe.

Eine hyaline Degeneration des Axencylinders, wie es von Schuster angegeben worden, habe ich auch nicht sehen können. Die bis jetzt beobachteten Rankenneurome sind vorwiegend als exstirpirte, isolirte Tumoren beschrieben worden; ich hoffe aber, dass es auf Grund von Sectionsprotocollen in der Zukunft gelingen wird, solche Combinationen öfters zu finden.

Darum dürfte es rathsam erscheinen in Fällen von multiplen Fibromen der Haut oder Nerven und einer sich combinirenden Entzündung der serösen Höhlen, bei denen ein maligner Tumor angenommen wird, auch an Rankenneurom zu denken.

Erklärung der Abbildungen.

Tafel I.

Fig. 1. 3.—8. Rippe mit Rankenneurom. Die bindegewebige Scheide zwischen den Ranken ist abpräparirt. Die Ranken liegen frei. Von den vier polyedrischen neben den kugelrunden Tumoren liegenden

Knoten sind nach Entfernung der bindegewebigen Hülle die Ranken übrig geblieben; sie schliessen sich aber den anderen der Pleura vollständig an. Die Pleura ist im 5., 6. und 7. Intercostalraum abpräparirt. R Ranke. A Ausläufer. T Tasche. P Polypenartiger Auswuchs. U Uebergang der Scheide des Intercostalnerven in die Scheide der Ranke. Tb Taschenbildung. S Spindel im 6. Intercostalraum. S. int. Spindel am Intercostalnerven. K Weizenkorngrosser gallertiger Kern. Kp Knötchen auf der Pleura.

Fig. 2. Zwei zusammenhängende Ranken in natürlicher Grösse. E Einkerbungen an den Ranken. P Polypenartiger Auswuchs. A Ausläufer.

Fig. 3. Neurofibroma. Querschnitt des rechten N. medianus ½ cm unter der 4 cm langen und 2 cm dicken Spindel mit Osmiumsäure gefärbt. Wucherung des inter- und intrafasciculären Bindegewebes (Loupenvergrösserung). F Fett. nf Normale Nervenfascikel. it Interfasciculäres Bindegewebe. ia Intrafasciculäres Bindegewebe.

Fig. 4. Neurofibroma. Längsschnitt durch die Spindel des rechten N. medianus mit Osmiumsäure behandelt. Dissection der einzelnen Nervenprimitivfibrillen. Bindegewebe gelb angedeutet. n Nervenprimitivfibrillen. g Gefäss. B Bindegewebe.

Fig. 5. Ein Segment von dem Querschnitte (Fig. 3) des N. medianus mit der lamellären Scheide des Nerven und einem Theil des Primitivnervenfaserbündels. Mit Osmiumsäure behandelt, mit Carmin nachgefärbt. Vergr. 350. n Markhaltige Nervenprimitivfibrille. B Bindegewebe mit Bindegewebskörperchen. X Figuren mit 3—5 rothgefärbten Kernen und nicht färbbarem Inhalt.

V.

Untersuchungen über Aneurysmen.

Von Prof. Dr. R. Thoma,
Director des pathologischen Instituts in Dorpat.

Erste Mittheilung.

(Hierzu Taf. II—III.)

In einer im Jahre 1883 begonnenen Reihe von Mittheilungen [1]) habe ich sowohl an physiologischen, wie an pathologischen Vorgängen den Nachweis geführt, dass jede dauernde Verlangsamung des Blutstromes in einer Arterie Veranlassung wird zu einer compensatorischen, concentrischen Atrophie der mittleren Gefässhaut oder zu einer compensatorischen, bindegewebigen Verdickung der Intima oder häufiger noch zu einer Combination dieser beiden Prozesse, welche sich gegenseitig ergänzen. Die bedeutungsvollste Anwendung fand dieses Ergebniss bei den verschiedenen Formen der Arteriosklerose. Auf Grund der genannten Untersuchungen erscheint die primäre Arteriosklerose, als die Folge einer allgemeinen Ernährungsstörung. Diese führt im Arteriensystem zu einer Verminderung der Widerstandsfähigkeit der Tunica media und damit zu einer mehr oder weniger ungleichmässigen Erweiterung des Lumen. Letztere wird, wenn sie grössere Strecken betrifft, begleitet von einer allerdings ungenügenden excentrischen Hypertrophie der Media, die an einzelnen Stellen in Atrophie übergehen kann. Die Erweiterung der Arterien bedingt aber zugleich, da die Capillarbahn nicht an Ausdehnung gewinnt, ein Missverhältniss zwischen den verschiedenen Abschnitten des Gefässapparates. Die Arterien er-

[1]) Thoma, Ueber die Abhängigkeit der Bindegewebsneubildung in der Arterienintima von den mechanischen Bedingungen des Blutumlaufes. Sieben Mittheilungen. Dieses Archiv Bd. 93, 95, 104, 105, 106. — Derselbe, Ueber einige senile Veränderungen des menschlichen Körpers und ihre Beziehungen zur Schrumpfniere und Herzhypertrophie. Leipzig 1884.

scheinen zu weit im Verhältniss zu der Lichtung des Capillarbezirkes. Dieses Missverhältniss, welches zugleich mit der veränderten Elasticität der Arterienwand eine Stromverlangsamung in der Arterie bewirkt, wird compensirt durch eine Neubildung von Bindegewebe in der Intima der Arterie, durch eine compensatorische Endarteriitis, welche das erweiterte Lumen der Pulsader wieder verengt.

Mit dieser Auffassung steht das Verhalten der Aneurysmen scheinbar im Widerspruch. Hier handelt es sich um sehr ausgesprochene circumscripte Erweiterungen der Gefässbahn, ohne dass in irgendwie auffälliger Weise ein Verschluss der aneurysmatischen Höhlung durch bindegewebige Verdickung der Intima beobachtet würde. Da aber zugleich von vielen Autoren innigere Beziehungen zwischen den Aneurysmen und der Arteriosklerose behauptet werden, fand ich mich veranlasst der Aneurysmafrage näher zu treten. Bei der relativ grossen Häufigkeit der Aneurysmen in den Ostseeprovinzen war ich auch in der Lage ein nicht unerhebliches Material zusammenzustellen, und berichte demgemäss über 61 Krankheitsfälle, welche zusammen 105 Aneurysmen aufwiesen. Von diesen habe ich 12 Fälle mit zusammen 20 Aneurysmen selbst secirt; 47 Fälle entstammen der Sammlung des pathologischen Institutes, 2 Fälle endlich wurden von Collegen Körber gerichtlich obducirt und mir in dankenswerthester Weise überlassen.

Im Anschlusse an die obigen Erörterungen glaube ich nun zunächst darauf hinweisen zu sollen, dass zuweilen Aneurysmen wirklich durch bindegewebige Verdickungen der Intima ausgefüllt und damit wenigstens zu einer vorläufigen Heilung gebracht werden. Zur Begründung dieser Behauptung stütze ich mich aber nicht auf die vielfach in der Literatur erwähnten Fälle mehr oder weniger dauernder Heilung von Aneurysmen der grösseren Arterien und der Aorta. Denn man gewinnt den Eindruck, dass diese Vorkommnisse in der Regel zu beziehen sind auf einen Verschluss der aneurysmatischen Säcke durch Fibringerinnungen, welche später vielleicht durch Bindegewebe substituirt werden. Vielmehr beziehe ich mich auf das Verhalten der Aneurysmen der kleineren und kleinsten Arterien. So möchte ich, auf Grund eigener einschlägiger Erfahrungen einige Befunde, welche Kromayer[1]) als „Pseudoaneurysmen“ der kleinen Hirnarterien abbildet, als Aneurysmen deuten, die durch eine, späterhin hyalin degenerirte Bindegewebswucherung der Intima compensirt sind. Ich schliesse mich damit den Auffassungen Eichler's[2]) an, welcher bereits früher eine Anzahl solcher Befunde mittheilte. Die Anfänge dieser Vorgänge der Bindegewebsneubildung in der Intima kleinster Hirnarterienaneurysmen hat aber zuerst Roth[3]) im Jahre 1874 beschrieben.

Meine eigenen Untersuchungen beschränken sich vorzugsweise auf die Aneurysmen grösserer Arterien, bei welchen solche vollständige bindegewebige Obliterationen von Aneurysmen entschieden selten sind, während die Anfänge dieses Prozesses von vielen Autoren als Endarteriitis beschrieben und als Theilerscheinung einer allgemeinen, vielleicht im Aneurysmasack stärker ausgeprägten Arteriosklerose gedeutet werden. Indessen habe ich doch an einer Arterie von etwa 3,5 mm lichtem Durchmesser, am Stamme der Ophthalmica ein beinahe erbsengrosses Aneurysma zu untersuchen Gelegenheit gehabt, welches gänzlich mit Bindegewebe erfüllt war, der Art, dass die Innenfläche der Arterie annähernd glatt über die erkrankte Stelle wegzog.

Eine Vergleichung meiner früheren Untersuchungen über Arteriosclerosis nodosa ergiebt aber sogleich eine Schwierigkeit für die Deutung solcher Vorkommnisse. Damals habe ich (dieses Archiv, Bd. 105, Taf. I. Fig. 5) einen Theil eines Querschnittes der Aorta abdominalis gezeichnet, auf welchem die Tunica media eine nahezu halbkugelige Ausbauchung nach Aussen erkennen liess, die durch neugebildetes Bindegewebe ausgefüllt war. Ich konnte damals durch umfangreiche Untersuchungen zeigen, dass jene Ausbauchung der Media während keines Zeitmomentes mit einer Ausbauchung des Lumen verknüpft war, sondern in dem Maasse wie sie sich bildete immer auch durch Bindegewebsneubildung seitens der Intima compensirt wurde. Es handelte sich um die gewöhnliche Form eines circumscripten arteriosklerotischen

1) Kromayer, Ueber miliare Aneurysmen und colloide Degeneration im Gehirn. Diss. inaug. Bonn 1885.

2) Eichler, Deutsches Archiv für klinische Medicin. Bd. 22.

3) Roth, M., Ueber Gehirnapoplexie. Correspondenzblatt der Schweizer Aerzte. 1874.

Heerdes. Offenbar könnte ein kleines, bindegewebig obliterirtes Aneurysma verum eine ähnliche Erscheinung darbieten. In dem hier interessirenden Falle des erwähnten bindegewebig verschlossenen Aneurysma der Art. ophthalmica lässt sich jedoch eine solche Deutung mit grösserer Sicherheit ausschliessen als dies für die oben berührten, bindegewebig obliterirten Aneurysmen der Hirnarterien möglich war; und aus diesem Grunde möchte ich noch etwas genauer auf das genannte Präparat eingehen.

Für die Betrachtung mit unbewaffnetem Auge bildete das Aneurysma der Art. ophthalmica ein rundliches, nahezu erbsengrosses Anhängsel, welches mit einem deutlich abgegrenzten Halse der Gefässwand aufsass. Nach der Einbettung in Celloidin wurde dasselbe in lückenlose Schnittreihen zerlegt und einer dieser Schnitte in Fig. 1 abgebildet. Die Adventitia, Media und die Elastica interna lässt sich hier ohne Schwierigkeit auf einen grossen Theil des Anhanggebildes verfolgen. Die Media verdünnt sich allerdings dabei in hohem Grade, und geht in grosser Ausdehnung verloren. Hier und da zeigt sie auch auf anderen Schnitten kurze Unterbrechungen, eine Erscheinung, welche später genauere Berücksichtigung findet. Die Intima dagegen bildet eine derbe Verdickung, die an einzelnen Stellen, ebenso wie die Tunica media kleine, dunkel gezeichnete, verkalkte Theilchen enthält.

Der Hals, mit welchem das Gebilde an dem Gefässrohre ansitzt, ist hier an der einen Seite deutlich zu sehen, er würde auf einem Längsschnitte durch das Gefässrohr noch auffälliger geworden sein, weil in der Längsrichtung des Gefässes — wie die Serienschnitte ergeben — der Anhang etwa 4 mm, der Hals in der gleichen Richtung nur 2 mm im längsten Durchmesser misst. Diese halsförmige Verbindung des Anhanges mit dem Gefässrohre kann sich meines Erachtens nur dann ausbilden, wenn während einer gewissen Zeitperiode der Anhang hohl und mit Blut gefüllt war, somit ein Aneurysma darstellte. Ein vom Blutdrucke gespanntes Aneurysma erscheint geeignet zu einer kugelförmigen Aufblähung, die zur Bildung einer halsförmigen Verbindung mit dem Gefässe führt. Für einen arteriosklerotischen Fleck dagegen ist eine kugelförmige mit der Bildung eines schmalen Halses einhergehende Ausbauchung nach aussen einfach unmöglich, so lange jede Dehnung der Gefässwand an der betreffenden Stelle durch compensatorische Bindegewebsneubildung ausgeglichen wird, das heisst so lange nicht gleichzeitig eine aneurysmatische Ausbauchung des Lumen erfolgt. Denn die Spannung der Gefässwand ist immer tangential zur Innenfläche, so dass jede Dehnung der in Fig. 1 wiedergegebenen Stelle zur Folge haben müsste eine Abflachung des Anhanges und ein Verschwinden seines Halses.

In diesem Falle ist somit in unzweifelhafter Weise die Heilung und Verödung eines sackförmigen, mit Hals versehenen Aneurysma gegeben, welche, soweit sich dies überhaupt beurtheilen lässt, durch compensatorische Endarteriitis erfolgte. Für letztere Auffassung spricht die regelmässige Schichtung des neugebildeten Bindegewebes, seine Neigung zur Verkalkung, die stellenweise in demselben auftretenden hyalinen Verquellungen sowie die Abwesenheit jeder Blutgerinnung. Erwägt man zugleich die früher erwähnten, entsprechenden Befunde anderer Autoren, so dürfte wohl der oben berührte Einwand gegen meine Auffassung der Arteriosklerose im Wesentlichen als beseitigt gelten. Auch die aneurysmatische Erweiterung der Arterien wird in gewissen Fällen durch bindegewebige Verdickung der Intima compensirt. Fraglich bleibt nur, weshalb eine solche Verödung namentlich grösserer aneurysmatischer Säcke nicht häufiger vorkomme.

Die Beantwortung dieser Frage gestaltet sich sehr einfach, wenn man zwei Thatsachen berücksichtigt, welche von mir mit Bestimmtheit nachgewiesen werden konnten. Erstens findet man in jedem Aneurysma, soweit dasselbe noch von der ursprünglich dem Gefässe zukommenden Intima ausgekleidet ist, eine wenngleich in der Regel nicht erhebliche compensatorische, bindegewebige Verdickung der letzteren. Zweitens besitzt das Aneurysma ein so rasch fortschreitendes Wachsthum, dass die compensatorische Endarteriitis demselben nicht Schritt halten kann.

Die bindegewebige Verdickung der Intima wahrer Aneurysmen ist vielfach beobachtet und in der Regel als der Ausdruck einer gleichzeitig bestehenden fibrösen Endarteriitis gedeutet worden. Die Häufigkeit des Vorkommens derselben in aneurysmatisch erweiterten Gefässsystemen war sogar für viele Beobachter eine Veranlassung, die Erkrankung der Intima, welche man mit dem Namen der deformirenden Endarteriitis bezeichnete, als Ursache der aneurysmatischen Erweiterung zu deuten. In dieser Form ist allerdings die Beziehung zwischen fibröser Endarteriitis und Arteriosklerose einerseits und dem Aneurysma andererseits nicht richtig ausgedrückt, und werde ich später auf die richtigere Deutung zurückkommen. Es gelangt aber in einer solchen Meinung die Häufigkeit der Coincidenz beider Erscheinungen zum Ausdruck. Der erste, welcher die auf das Aneurysma beschränkten, compensatorischen fibrösen Verdickungen der Intima richtig deutete, war meines Erachtens Roth, und seine Befunde und Anschauungen haben durch Eichler Bestätigung gefunden. Auch ich habe in keinem Aneurysma, soweit die ursprünglich vorhandene Intima der Arterie noch erhalten war, eine compensatorische Verdickung derselben vermisst. Sie verleiht der Intima in grösseren Aneurysmen nicht selten eine Dicke von mehreren Millimetern. Indessen sind hierbei zwei Fälle wohl zu unterscheiden. Wahre Aneurysmen treten zuweilen auf in arteriosklerotisch erkrankten Gefässsystemen, welche jedoch in der Nachbarschaft des Aneurysma keine oder doch nur unbedeutende endarteriitische Veränderungen zeigen. In diesem Falle trifft man compensatorische Verdickungen der Intima, welche auf das aneurysmatisch erweiterte Gebiet des Gefässes beschränkt sind. Viel häufiger noch beobachtet man wahre Aneurysmen in Gefässabschnitten, welche ad diffuser oder knotiger Arteriosklerose erkrankt sind. Im Gebiete des Aneurysma ist in solchen Fällen die bindegewebige Verdickung der Intima eine sehr viel beträchtlichere. Zur Feststellung dieser Befunde ist aber eine genaue mikroskopische Untersuchung unerlässlich, weil nach Zerreissung der inneren Gefässhaut die Verhältnisse sich erheblich ändern, namentlich durch das häufige Eintreten von Blutgerinnungen. Das Vorkommen solcher Zerreissungen der Intima allein oder auch der anderen Gefässhäute ist aber ein ungleich häufigeres Vorkommniss, als dies im Allgemeinen angenommen wird.

Bezüglich des Wachsthums der Aneurysmen habe ich ohne befriedigenden Erfolg etwas genauere literarische Studien vorgenommen. Bereits Lebert[1]) hat für eine sehr grosse Anzahl von Aneurysmen die Dauer der Erkrankung zu bestimmen versucht, oder genauer ausgedrückt die Zeit zwischen dem ersten Auftreten deutlicher Erscheinungen und dem Eintritte des Todes. Dieselbe beträgt für die Aneurysmen der Brust- und Bauchaorta in der Hälfte der Fälle weniger als 18 Monate und nur ausnahmsweise mehr als 4 Jahre. Während dieser relativ beschränkten Zeit kann man in der Regel ein beträchtliches Wachsthum der aneurysmatischen Erweiterung beobachten. Indessen ergeben die später mitzutheilenden anatomischen Untersuchungen, dass im Allgemeinen die umfangreicheren Erweiterungen der Aorta grossentheils mit ausgiebigen Zerreissungen der beiden inneren Gefässhäute verbunden sind, so dass diese Angaben Lebert's über die Dauer der Aneurysmen für die hier interessirende Frage der compensatorischen Endarteriitis kaum verwendbar erscheinen. Aehnliche und andere Einwürfe gelten auch für die häufigen Aneurysmen der Arterien der unteren Extremität und der Gehirnarterien. Ausserdem finden sich in der umfangreichen Literatur der Aneurysmen eine lange Reihe von Aneurysmen verzeichnet, welche ein rasches Wachsthum zeigten und nach dem Tode oder nach der Operation anatomisch als Aneurysma verum diagnosticirt wurden. Indessen gewinnt man auch in diesen Fällen nicht häufig die volle Ueberzeugung von der Richtigkeit der Diagnose, so dass es mir zweckmässiger erschien das angesammelte Material fremder Beobachtungen nicht zu genaueren statistischen Untersuchungen zu verwerthen.

Dies ist auch für vorliegende Zwecke nicht unbedingt erforderlich. Auch wenn man annehmen will, dass ein grösseres wahres Aneurysma etwa der Aorta thoracica 5 oder 10 Jahre zu seiner Entwickelung bedarf, was sicherlich nicht zu kurz geschätzt ist, so ergiebt sich dabei immer noch ein so rasches Wachsthum des Lumen, dass die compensirende fibröse Endarteriitis ihr in der Regel nicht Schritt halten kann.

In der That, gegenüber der Volumszunahme des Aneurysma ist die compensatorische Bindegewebsneubildung in der Intima ein sehr langsam verlaufender Vorgang. Nach dem Verschlusse

[1]) Lebert, Krankheiten der Arterien in Virchow's Handbuch der speciellen Pathol. u. Therapie. Bd. V. 2. S. 354 u. ff. Zweite Aufl. 1867.

der Nabelarterie und des Ductus Botalli beim Neugeborenen bildet sich in der Intima der Aorta eine Bindegewebsschicht, welche im Monat höchstens um 0,03 mm an Dicke gewinnt. In der Nabelarterie und im Ductus Botalli vollzieht sich diese Neubildung anscheinend rascher, sie dürfte im Monat etwa eine 0,16 mm dicke Bindegewebslage erzeugen. Doch ist hierbei zu bemerken, dass in dem spaltförmig zusammengezogenen Restlumen dieser Gefässe die Bedingungen ungleich günstiger liegen, indem die von allen Seiten her erfolgende Anbildung auf einen Punkt convergirt, so dass sehr geringe Mengen von Gewebe bereits den Verschluss bewerkstelligen. Nach der Amputation einer Extremität entwickelt sich in der ganzen Ausdehnung des Hauptarterienstammes des Stumpfes eine Bindegewebslage in der Intima, welche im Monat um 0,04—0,10 mm zunimmt. Auch in in diesem Falle wird die Dickenzunahme der Intima begünstigt durch eine concentrische Atrophie der Media, welche an der Verengerung des Lumen betheiligt ist.

Nach diesen Erfahrungen wird man im Allgemeinen die Dickenzunahme der Intima bei compensatorischer Endarteriitis im Monat auf 0,03—0,10 mm schätzen dürfen, wenn man dabei die Verhältnisse grösserer Gefässe im Auge hat. Erwägt man sodann, dass bei dem allmählichen Wachsthum des Aneurysma die neugebildeten Schichten der Intima immer von Neuem gedehnt und dadurch verdünnt werden, so erklärt es sich leicht, warum diese selten eine erheblichere Mächtigkeit erreichen, selbst dann, wenn man annimmt, dass das Aneurysma eine lange Reihe von Jahren zu seiner Entwickelung nothwendig hatte. Die Dickenzunahme der Intima ist offenbar beim Aneurysma verschwindend gegenüber der Erweiterung des Lumen. Auf Grund der gegebenen Erfahrungen und Messungen ist es überhaupt nur in Ausnahmefällen zu erwarten, dass wahre Aneurysmen grösserer Arterien durch compensatorische Verdickung der Intima obliteriren. Dagegen ist ein Verschluss von Aneurysmen grösserer Arterien eher denkbar unter der Mitwirkung von Thromben, welche gewissermaassen das Baugerüst abgeben, in welches zahlreiche Capillaren eindringen können, so dass dann von vielen Punkten her gleichzeitig die Bindegewebsneubildung sich einleitet. Indessen scheint auch das Eintreten dieser Eventualität sehr erschwert. Die thrombotischen Abscheidungen, welche man so häufig namentlich in Aneurysmen findet, deren Intima zerrissen ist, lassen höchstens in ihren peripherischen Schichten eine Neubildung von Bindegewebe erkennen. Möglicherweise bildet die fortschreitende Dehnung der Wand, welche auch diese Aneurysmen immer zeigen, ein Hinderniss, indem sie die Verklebung zwischen Thrombus und Aneurysmawand wiederholt löst und damit die Vascularisation des Gerinnsels erschwert.

Man gelangt somit zu dem Ergebnisse, dass auch in der aneurysmatisch erweiterten Arterie, soweit deren Intima nicht gerissen ist, eine compensatorische Endarteriitis fibrosa sich einleitet, dass aber zugleich dieser Vorgang der Bindegewebsneubildung zu langsam sich vollzieht, um einen Verschluss von grösseren Aneurysmen bewirken zu können. Diese Auffassung führt sogleich zu der Hypothese, dass das Aneurysma Folge sei einer primären Dehnung der Media. Insofern aber gesunde Gefässe dem Blutdrucke vollkommen und unter allen Umständen gewachsen sind, ergiebt sich daraus der weitere Schluss, dass eine Erkrankung der Media, eine Verminderung ihrer Widerstandsfähigkeit als Ursache der Dehnung derselben zu betrachten sei.

Diese Auffassung der Aneurysmen lässt zunächst eine nahe Verwandtschaft der Aneurysmabildung mit der Arteriosklerose hervortreten, indem beide Vorgänge auf eine primäre Verminderung der Widerstandsfähigkeit der mittleren Gefässhaut hinweisen. Indessen wird man diese Erkrankungen, auch wenn man sich vorläufig auf das Aneurysma verum beschränkt, nicht von vorneherein mit unbedingter Nothwendigkeit als eine ätiologisch vollkommen einheitliche Gruppe von Vorgängen bezeichnen dürfen. In mehreren meiner früheren Publicationen habe ich bereits darauf hingewiesen, dass bereits die Arteriosklerose von sehr verschiedenartigen Allgemeinerkrankungen, Marasmus, Gicht, Bleivergiftung, Syphilis und anderen abhängt. Einheitlich ist für die Arteriosklerose nur der Umstand, dass diese verschiedenartigen Ernährungsstörungen übereinstimmen in ihrer Wirkung auf die Tunica media der Arterien und, wie demnächst sich zeigen wird, auch der Venen. Die Schwächung der mittleren Gefässhaut aber hat immer die gleiche Folge, eine Dehnung derselben und eine Erweiterung des Lumen mit compensatorischer Bindegewebswucherung in der Intima. Diese und die sich anschliessenden Veränderungen der Structur der Media und Adventitia aber ergeben den im anatomischen Sinne einheitlichen Begriff der primären Arteriosklerose.

Unter solchen Verhältnissen ist von vorneherein die Möglichkeit zuzugeben, dass die Aneurysmabildung auf besonderen, eigenartigen ätiologischen Momenten beruhe, die mit den ursächlichen Momenten der Arteriosklerose nur darin übereinstimmen, dass sie eine Schwächung der Tunica media bewirken. Es wäre aber zunächst nicht von der Hand zu weisen, dass dieser Einfluss auf die mittlere Gefässhaut quantitativ, vielleicht auch qualitativ verschieden sei bei Aneurysmabildung und Arteriosklerose. Der Umstand jedoch, dass das wahre Aneurysma in der Regel oder immer zusammen vorkommt mit mehr oder weniger hochgradiger, über grössere oder kleinere Gefässprovinzen verbreiteter Arteriosklerose, knüpft auch die ätiologische Verwandtschaft beider Erkrankungen enger, und es erscheint zunächst die Aufgabe, auf anatomischem Wege diese Beziehungen näher zu prüfen. —

Die Dilatationsaneurysmen der Aorta thoracica.

Meine Untersuchungen beziehen sich auf Aneurysmen der verschiedensten Abschnitte des Aortensystems. Indessen hatten in dem mir zur Verfügung stehenden Materiale die Aneurysmen der Aorta thoracica der Zahl nach (92) ein erhebliches Uebergewicht, so dass ich zunächst über diese Genaueres berichte.

Die Aorta adscendens zeigt im Gebiete ihrer Semilunarklappen eine zwiebelförmige Erweiterung, den Bulbus aortae, welcher sich aus den drei Sinus Valsalvae zusammensetzt. Unmittelbar oberhalb der Klappen verengt sich das Lumen in deutlicher Weise und wird kreisrund um alsdann eine zweite nach rechts und vorn gerichtete Erweiterung einzugehen, welche, sowohl beim Fötus als auch in allen späteren Lebensperioden nachweisbar, in der Regel mit dem Namen des Sinus quartus sive maximus Valsalvae bezeichnet wird. Auch diese einseitige spindelförmige Erweiterung des Aortenlumens verschwindet wieder, ehe die grossen Halsgefässe sich von der Aorta abgliedern. Nach dem Abgange der Subclavia sin. folgt eine engere Stelle der Aortenlichtung des Isthmus aortae, hinter welchem sich dieses Gefäss wieder erweitert. Die Aorta thoracica descendens aber stellt in vielen Fällen ein einfach cylindrisches Rohr dar, welches ohne auffällige Kaliberänderungen in die Aorta abdominalis übergeht. In manchen Fällen, wie es scheint, namentlich dann, wenn der Isthmus relativ enge ist und eine stärkere Krümmung aufweist, zeigt aber die Aorta descendens, unmittelbar an letzteren sich anschliessend, eine abermalige mehr oder weniger deutlich ausgesprochen spindelförmige Erweiterung. Die Kenntniss der letzteren verdanken wir His[1]) und den unter seiner Leitung gemachten, unlängst veröffentlichten Untersuchungen von Stahel[2]), der mit ähnlichen Methoden arbeitete, wie ich[3]), sie für das Studium der Aorta abdominalis verwendete. Genaueres über das normale Verhalten dieser „Aortenspindel" wird bei einer anderen Gelegenheit berichtet werden auf Grund von Untersuchungen, welche im Anschlusse an meine Arbeiten über die Aorta abdominalis bereits vor längerer Zeit begonnen wurden und sich nunmehr ihrem Abschlusse nähern. Hier kann ich mich darauf beschränken, das Vorkommen dieser spindelförmigen Erweiterung der Aorta unmittelbar unter dem Isthmus zu bestätigen.

Alle die genannten spindelförmigen Erweiterungen der normalen Aorta adscendens und descendens stehen in vielen Fällen in näherer Beziehung zur Aneurysmabildung, indem sie einer mehr oder weniger regelmässigen oder unregelmässigen Dehnung unterliegen. Zuweilen treten dann noch eine grössere Anzahl ähnlicher Spindeln auf, welche theils an der aufsteigenden, theils an der absteigenden Aorta ihren Sitz haben. Man vergleiche in dieser Beziehung[4]) die in $^2/_5$ der natürlichen

[1]) His, W., Anatomie menschlicher Embryonen. Leipzig 1885. III. S. 197 Aortenspindel.

[2]) Stahel, H., Ueber Arterienspindeln und über die Beziehung der Wanddicke der Arterien zum Blutdruck. Zwei Abhandlungen. Arch. f. Anat. u. Physiolog. — Anatom. Abth. 1886.

[3]) Ueber einige senile Veränderungen etc. Leipzig 1884, und dieses Archiv Bd. 104. 1886.

[4]) Die Aneurysmen wurden sorgfältig mit Watte ausgestopft, in natürlicher Grösse genauestens gezeichnet und die Zeichnung sodann mit

Grösse gehaltenen Umrisszeichnungen Fig. 2—7. Auch kommt es vor, dass sich analoge spindelförmige Erweiterungen der grossen Halsarterien hinzugesellten (Fig. 5, 6, 7). Es handelt sich hierbei um die Bildung multipler spindelförmiger wahrer Aneurysmen, deren Wand aus allen drei Häuten der Arterien besteht. Die Intima zeigt zugleich in allen Fällen eine erhebliche bindegewebige Verdickung mit oder ohne Verkalkung und hyaline Degeneration; sehr häufig sind auch atheromatöse Heerde und Geschwüre.

Bei der Betrachtung dieser Aneurysmen, namentlich auch derjenigen, bei welchen die Zahl der spindelförmigen Erweiterungen eine grössere ist, könnte man den Eindruck gewinnen, dass die Entwickelung und stärkere Ausprägung der einen spindelförmigen Erweiterung auch die Ausbildung der übrigen spindelförmigen Aneurysmen inducirt habe, etwa durch die Erzeugung einer periodisch verlaufenden Störung des Blutstromes. Die ganze Bildung solcher multipler Aneurysmen ist, wie man erkennt, bereits in der Gestalt des normalen Arterienrohres angedeutet. Die stärkere Dehnung eines Bauches des Aortenlumens könnte möglicherweise die Ursache sein für eine Circulationsstörung, welche vorzugsweise die folgenden Erweiterungen der Arterie stärker ausdehnt und sogar in dem cylindrischen Abschnitte der absteigenden Aorta ähnliche Formen des Lumens erzeugt. Die dem Herzen in der Richtung des Blutstromes zunächst gelegene aneurysmatische Erweiterung wäre in diesem Falle die Veranlassung für die Entstehung der folgenden spindelförmigen Erweiterungen, welche in der Richtung des Blutstromes weiter abwärts liegen. Es würde dann in vielen Fällen dem Sinus quartus sive maximus Valsalvae, der zunächst dem Anpralle der Blutwelle ausgesetzt ist, die entscheidende Rolle zukommen (vgl. Fig. 2, 5). In anderen Fällen würde eine nicht physiologisch vorgebildete, spindelförmige Erweiterung, welche am Bogen der Aorta adscendens etwas weiter nach oben

Hülfe des Storchschnabels mechanisch verkleinert. Uebrigens findet sich weder im Text noch in den Abbildungen irgend eine Form berücksichtigt, welche nicht bereits vor der Ausstopfung unmittelbar, oder unter Zuhülfenahme einiger Messungen der Gefässumfänge sicher und bestimmt erkannt werden konnte.

gerückt ist, die folgenden spindelförmigen Aneurysmen veranlassen (Fig. 3 und 6)..

Indessen ist eine solche Auffassung der Genese der multiplen spindelförmigen, wahren Aneurysmen der Aorta vorläufig nicht genauer zu begründen. Jedenfalls setzt ihre Bildung jedoch eine Verminderung der Widerstandsfähigkeit der Gefässwandungen voraus. Dabei ist kaum anzunehmen, dass eine solche Verminderung der Widerstandsfähigkeit der Gefässwände überall genau gleich gross sei. Indem nun, dieser Annahme entsprechend, auch die Erweiterung an verschiedenen Stellen eine ungleiche ist, ergiebt sich ohne Zuhülfenahme einer weiteren Voraussetzung die Bildung der multiplen, spindelförmigen Aneurysmen. Zugleich erklärt es sich, dass der Sitz dieser multiplen spindelförmigen Aneurysmen im Einzelnen vielfachem Wechsel unterworfen ist, dass auch ihre Gestalt mannichfache Abweichungen von der Form regelmässiger Spindeln aufweist. Namentlich ist zu betonen, dass diese multiplen, spindelförmigen, wahren Aneurysmen der Aorta thoracica keine constante Beziehung zu den Verzweigungstellen der arteriellen Bahn aufweisen. Eine einfache Vergleichung der Fig. 2—7 rechtfertigt diese Behauptung. Man bemerkt hier, dass auch die aufsteigende Aorta mehrfacher spindelförmiger Erweiterung ausgesetzt ist und dass diese Spindeln an den verschiedensten Stellen ihren Sitz haben können. Zuweilen erreicht die spindelförmige Erweiterung der aufsteigenden Aorta bereits unterhalb der Ursprünge der grossen Halsgefässe ihr Ende, so dass letztere an einem Isthmus ihren Sitz haben (Fig. 2, 5, 7). In anderen Fällen reicht diese Spindel noch in das Ursprungsgebiet dieser Arterien hinein (Fig. 3, 4, 6, 7). Auch die Ursprünge der intercostalen Arterien sind ohne Einfluss auf die geschilderten Formverhältnisse. Die spindelförmigen Aneurysmen der absteigenden Brustaorta erstrecken sich in der Regel über die Vorderfläche mehrerer Wirbel, so dass die intercostalen Arterien zum Theile von den Bäuchen, zum Theile von den Einschnürungen der erkrankten Aorta entspringen. Diese Thatsachen stehen in voller Uebereinstimmung mit der Annahme, dass pathologische Veränderungen der Widerstandsfähigkeit der Gefässwandungen die maassgebende Ursache bei der Bildung der in Rede stehenden Aneurysmen spielen. In gleichem Sinne ist es sodann auch zu deuten, wenn an den Anfangsstücken der grossen Halsarterien da und dort analog gebaute spindelförmige wahre Aneurysmen entstehen (Fig. 5, 6, 7).

Ausser diesen multiplen wahren spindelförmigen Aneurysmen der Aorta thoracica finden sich in diesem Gefässabschnitte auch solitäre, spindelförmige, wahre Aneurysmen. Ein solches ist in Fig. 8 im Umrisse wiedergegeben. Vergeblich forscht man nach einem zureichenden Grunde im Verhalten des Blutstromes, welcher erklärte, weshalb hier die Bildung erheblicherer spindelförmiger pathologischer Erweiterungen im Gebiete der absteigenden Aorta ausgeblieben ist. Es giebt meines Erachtens keine andere Deutung als die obige Annahme, dass die Bildung der spindelförmigen Aneurysmen vor Allem eine Verminderung der Widerstandsfähigkeit der Gefässwände zur Voraussetzung habe und dass hier diese Voraussetzung für die absteigende Brustaorta nicht erfüllt sei. Damit steht in guter Uebereinstimmung die Thatsache, dass in diesem Falle die absteigende Aorta eine, für das unbewaffnete Auge wenigstens, unveränderte Intima aufweist, während in dem Gebiete des Aneurysma die Erscheinungen einer hochgradigen diffusen und knotigen bindegewebigen Verdickung der Intima sich entwickelten.

Eine dritte Form von wahren Aneurysmen ist gegeben in dem Aneurysma verum diffusum. Schliesst man die diffusen, oft sehr beträchtlichen Erweiterungen der ganzen Brustaorta aus, so verbleiben unter den mir vorliegenden Fällen nur eine Anzahl Erweiterungen der aufsteigenden Aorta, welche sich zugleich mehr oder weniger weit auf den Arcus erstrecken. Ein solcher Fall ist in Fig. 9 gezeichnet, doch muss man hierbei von dem rechterseits, im Bilde links, aufsitzenden sackförmigen, secundären Aneurysma absehen, welches durch eine Ruptur der beiden inneren Gefässhäute entstand und späterhin Berücksichtigung finden wird. Dass in solchen Fällen spindelförmige Ausbauchungen im Gebiete der absteigenden Aorta fehlen, ist leichter erklärlich, da hier auch in der aufsteigenden Aorta keine Spindelbildung besteht, welche im Blutstrome diejenigen Störungen erzeugen konnte, die für die Bildung multipler Spindelaneurysmen angenommen werden könnte. Die Intima ist aber im Gebiete des diffusen Aneurysma bindegewebig verdickt und mit Hügelbildungen versehen, wie sie für die Arteriosklerose charakteristisch sind.

Eine vierte Form von wahren Aneurysmen der Aorta thoracica, tritt auf als Aneurysma verum sacciforme. Dieses umfasst in der Regel nur $\frac{1}{6}$ bis $\frac{1}{3}$ des Aortenumfanges und stellt sich als eine sehr flache Ausbauchung des Lumen dar, in deren Grunde die Intima eine deutliche Verdickung aufweist, während zugleich die Media erheblich verdünnt ist. Nur in einem Falle konnte ich diese Aneurysmaform an einer im Uebrigen nicht aneurysmatischen Aorta nachweisen. Es handelt sich um einen Fall von geringer diffuser und knotiger Arteriosklerose des Aortensystemes. Etwas oberhalb des Sinus Valsalvae quartus sive maximus fand sich in der vorderen Mittellinie der Arterie eine flache, einem Fingereindrucke ähnliche Ausbauchung der Gefässwand von etwa 2 mm Tiefe und 14—16 mm Flächendurchmesser. Viel häufiger sind solche flache Ausbauchungen an aneurysmatisch erweiterten Gefässabschnitten, wo sie dem entsprechend als secundäre wahre Aneurysmen bezeichnet werden können. Es finden sich solche angedeutet an verschiedenen Stellen der Aorta adscendens in Fig. 2, 4, 11. Sie erreichen indessen nach meinen Wahrnehmungen niemals eine grössere Tiefe, ohne den Charakter des wahren Aneurysma zu verlieren, das heisst ohne klaffende Zerreissung mindestens der zwei inneren Gefässhäute. Ueber dieses letztere Vorkommniss wird in einer folgenden Mittheilung Genaueres zu berichten sein.

Alle diese verschiedenen Formen von wahren Aneurysmen der Aorta thoracica stimmen darin überein, dass sie einer directen Wirkung des Blutdruckes auf die geschwächte Gefässwand ihre Entstehung verdanken. In vielen Punkten abweichend, und auf eine indirecte Wirkung des Blutdruckes zu beziehen, ist die Genese einer fünften Form von wahren Aneurysmen der Aorta thoracica, welche sich als einseitige, zeltförmige, wahre Aneurysmen des obersten Endes der Aorta thor. desc. charakterisiren. Letztgenannte Stelle ist, wie oben erörtert wurde, häufig der Sitz spindelförmiger, durch eine directe Druckwirkung des Blutes erzeugter Aneurysmen. In anderen Fällen entsteht jedoch in dieser Gegend ein wahres Aneurysma, welches sich dadurch auszeichnet, dass das Gefässlumen ausschliesslich oder vorwiegend in der Richtung nach rückwärts gegen die Wirbelsäule hin gedehnt ist, wobei die am stärksten gedehnte Stelle genau dem obersten, von der Aorta entspringenden Paare von Intercostalarterien entspricht. Gestalt und Lage des Aneurysma ist eine solche, dass sie sich am einfachsten erklärt durch eine abnorme Spannung der obersten, von der Aorta entspringenden Intercostalarterien, welche die an ihre Ursprungskegel angrenzenden Gebiete der hinteren Aortenwand zelt- oder trichterförmig nach hinten hervorziehen. Die abnorme Spannung der obersten, von der Aorta entspringenden Intercostalarterien ist aber immer die Folge einer bestimmten Verkrümmung der Aorta adscendens oder des Arcus, die ihrerseits häufig aber nicht immer durch ein dem convexen Rande dieses Gefässes aufsitzendes sackförmiges Aneurysma bedingt ist.

In Fig. 11 ist ein solches Vorkommniss wiedergegeben. Es handelt sich um einen Fall hochgradiger diffuser und knotiger Arteriosklerose mit Dehnung des Ostium arteriosum sinistrum, relativer Insufficienz der Aortenklappen und Hypertrophie und Dilatation des linken Ventrikels. Zunächst bemerkt man an der Aorta adscendens eine unregelmässige Erweiterung, welche im Ganzen den Charakter des Aneurysma verum trägt. Stellenweise ist jedoch im Aenurysmasack die Media völlig geschwunden, so dass man an manchen stärker vorgetriebenen Stellen auch von einem Aneurysma mixtum sprechen kann. Diese Ausdehnung hat nun, offenbar beeinflusst von der hohen Pulswelle, welche der hypertrophische linke Ventrikel durch das Ostium der insufficienten Klappe in die Aorta wirft, ihren Sitz vorzugsweise an dem convexen Rande der aufsteigenden Aorta. Es ist durch diese Dehnung des convexen Randes der aufsteigenden Aorta zunächst die Krümmung der letzteren erheblich vermehrt, während die Krümmung des Arcus eine entsprechende Abflachung erfuhr. Als weitere Folge ergiebt sich einerseits eine Aenderung in der Richtung des Anfangstheiles der Aorta adscendens und der Herzaxe, andererseits eine Zerrung an den obersten Punkten, mit welchen die Aorta descendens an die

Wirbelsäule befestigt ist, an den obersten Wurzeln der aus der Aorta descendens entspringenden intercostalen Arterien. Diese Zerrung ist offenbar Ursache für eine zeltförmige aneurysmatische Ausbauchung des obersten Theiles der Aorta descendens in der Richtung nach hinten und links. Die Herzaxe aber hat eine Lageänderung erfahren in dem Sinne, dass die Herzspitze nach links, die Basis des Herzens nach rechts verschoben ist, wodurch das Herz mehr horizontal gerichtet erscheint.

Aehnlich gestalten sich die Verhältnisse in Fig. 10. Die in geringem Grade diffus erweiterte, und mit kleinen arteriosklerotischen Hügeln besetzte Aorta adscendens zeigt an ihrem convexen Rande einen queren Riss der Intima und Media, in dessen Grunde die Adventitia bauchig vorgewölbt ist. Diese Veränderung bewirkte eine Knickung der aufsteigenden Aorta, eine geringe Abflachung des Arcus und die nach links und hinten gerichtete zeltartige Hervorziehung der hinteren Wand der Aorta thoracica descendens. Das auf diesem Wege zu Stande gekommene Aneurysma verum skenoideum[1]) der hinteren Wand der absteigenden Aorta ist im Allgemeinen flach und daher wenig auffallend. Es unterscheidet sich von den multiplen Spindelaneurysmen dieser Region, wie es scheint, dadurch dass es sich der Länge nach über einen grösseren Theil der absteigenden Aorta erstreckt. Diese Ausdehnug in der Längsrichtung wird in Fig. 10 sehr deutlich ersichtlich dadurch, dass der an den Wurzeln der intercostalen Arterien ausgeübte Zug ausserdem kleinere Ausbauchungen der Media und fernerhin durch compensatorische Endarteriitis eine Reihe circumscripter arteriosklerotischer Heerde erzeugte.

Das in Fig. 12 abgebildete Vorkommniss zeigt das weitere Schicksal dieser zeltförmigen Aneurysmen des obersten Endes der Aorta thoracica descendens. Auch hier besteht ein erheblicher Grad von Arteriosklerose. Die aufsteigende Aorta ist erweitert und geknickt in Folge einer Zerreissung der mittleren und innern Gefässhaut, welche bei a zur Bildung einer kleinen aneurysmatischen Vorwölbung führte. Die consecutive zelt-

[1]) von dem Adjectivum σκηνοειδής, zeltähnlich der späteren Griechischen Zeit.

förmige Aneurysmabildung am obersten Ende der Aorta thoracica descendens ist aber sehr auffällig, weil sie nachträglich noch durch eine directe Wirkung des Blutdruckes stärker ausgebaucht wurde. Dabei kam es weiterhin zu Zerreissungen der zwei inneren Häute und zur Bildung eines grossen Rupturaneurysma, welches mit der Wirbelsäule verlöthet gefunden wurde, und eine Usur zweier Wirbelkörper bewirkte. — Zugleich bestand eine Dilatation des Ost. art. sin. mit Insufficienz der Klappen und Hypertrophie des linken Ventrikels des Herzens.

Die Mechanik des geschilderten Vorganges der Bildung des zeltförmigen Aneurysma des Anfangstheiles der absteigenden Brustaorta lässt sich durch einen einfachen Versuch veranschaulichen. Eine kreisrunde Metallscheibe S in Fig. 13 ist um ihren Mittelpunkt leicht drehbar. An ihrem Rande trägt sie den Zeiger i. Auf der Metallscheibe S ist eine Röhre a befestigt, durch welche ein schwarzer Gummischlauch G hindurchgeht. Letzterer bildet bei A einen Bogen und legt sich dann an eine metallene Leiste L, an welche er bei d', d'' und d''' durch einige Fadenschleifen unverrückbar befestigt ist. Der abführende Schenkel D endigt mit einer mässig verengten Kanüle, welche den Inhalt des Schlauches in ein vorgesetztes Gefäss entleert. Der zuführende Schenkel G ist etwa 1,2 Meter lang und, wenn der Apparat horizontal auf dem Tische steht, etwa in 1 Meter Höhe über dem Mittelpunkte der Metallscheibe S befestigt. Dadurch wird der Scheibe S eine grosse Beweglichkeit gesichert.

Lässt man nun in den Schenkel G Wasser einströmen unter einem constanten Drucke von etwa 30 cm. Hg., so nimmt der Gummischlauch GAD annähernd die in Fig. 13 gezeichnete Stellung an, welche durch Ablesen des Zeigers i sowie durch Notirung des Punktes d, an welchem der Schlauchbogen A die Leiste L berührt, bestimmt werden kann. Mit Hülfe der Löthrohrflamme schmilzt man sodann, während die Flüssigkeit in constantem Strome durch den Schlauch strömt, in dem Gebiete W die oberflächlichen Gummischichten des Schlauches weg. Dadurch wird die Wand des Schlauches verdünnt, bis schliesslich bei W sich ein seitlich aufsitzendes halbkugelförmiges Aneurysma bildet. Im Augenblicke der Bildung dieses Aneurysma dreht sich der Schlauchschenkel G mit der Metallplatte S und dem Zeiger i in die Stellung, welche er auf Fig. 14 besitzt. Zugleich nimmt die Krümmung in der Verlaufsrichtung des Schlauches bei W erheblich zu, während sie bei A abnimmt, und endlich bemerkt man dass das bogenförmige Stück A weiter von der Leiste L weggerückt ist. Die Stelle, an welcher der Bogen A die Leiste L berührt, findet sich, statt bei dem Punkte d, nun erst bei d', wie dies in Fig. 14 angedeutet ist.

Dieser Versuch gelingt ohne Schwierigkeiten, wenn man eine Bedingung sorgfältig erfüllt. Es muss die Stelle W des Gummischlauches, welche durch Abschmelzen verdünnt wird, etwa die Hälfte des Schlauchumfanges umgreifen und etwa 2 mal so lang sein, als der äussere Durchmesser des Schlauches beträgt. Denn nur in diesem Falle bildet sich ein Aneurysma von solcher Ausdehnung, dass es einen deutlichen Einfluss auf die Verlaufsrichtung des Schlauches ausübt. Andererseits ist es auch nicht zweckentsprechend die aneurysmatische Ausbauchung allzu gross, über wallnussgross bei einem Schlauche von 1 cm äusserem Durchmesser zu machen. Denn in diesem Falle erfolgt sehr leicht eine Ruptur desselben.

Erzeugt man in gleicher Weise in der Mitte eines neuen Schlauchbogens, bei x in Fig. 13, ein solches Aneurysma, so ist der Erfolg, dass der Zeiger i in umgekehrter Richtung nach n (in Fig. 13) wandert, während sich zugleich der Schlauchbogen von der Leiste L zurückzieht wie in dem früheren Versuche. Der Schlauchbogen selbst nimmt dabei eine Gestalt an, welche in Fig. 15 in kleinerem Maassstabe wiedergegeben ist.

Versucht man endlich nach abermaliger Erneuerung des Schlauchbogens A, an der Stelle y (Fig. 13) ein solches Aneurysma zu erzeugen, so legt sich einerseits der Schlauch bis zum Aneurysma an die Leiste, während der Zeiger i sich in der Richtung nach n verschiebt. Die Gestalt des Schlauches wird ähnlich wie in Fig. 14, nur dass rechts und links vertauscht ist. Die stärkste Krümmung findet sich bei y, während der Bogen A W abgeflacht ist. Es ist dies Ergebniss auf Grund des ersten Versuches zu erwarten gewesen, da das ganze System des Schlauchbogens annähernd symmetrisch ist. Während der Schlauchschenkel a W sich um den Mittelpunkt der Scheibe S zu drehen im Stande ist, kann sich das Schlauchstück d'y um die Befestigungsstelle d' allerdings mit einigen Einschränkungen drehen.

Theilt man den Schlauchbogen W x d in drei gleichgrosse Theile, einen aufsteigenden Theil, welcher an der Scheibe S beginnt und etwa bis in die Mitte zwischen W und x reicht, in einen gleichgrossen queren oder horizontalen Theil, und in einen ebenfalls gleichgrossen absteigenden Theil, welcher etwa bis d reicht, so kann man das Ergebniss obiger Versuche kurz zusammenfassen.

Ein am convexen Rande des Schlauchbogens, und zwar in dessen aufsteigendem Theile entstehendes Aneurysma dreht den Zeiger i nach m und entfernt den absteigenden Theil des Schlauchbogens von der Leiste L.

Ein am convexen Rande des horizontalen Theiles des Schlauchbogens entstehendes Aneurysma dreht den Zeiger i in der Richtung nach n und enfernt den absteigenden Theil des Schlauchbogens von der Leiste L.

Ein am convexen Rande des absteigenden Theiles des Schlauchbogens entstehendes Aneurysma dreht den Zeiger i in der Richtung nach n und legt den absteigenden Theil des Schlauchbogens in grösserer Ausdehnung an die Leiste L.

Die gleichen Erfolge, jedoch mit geringeren Ausschlägen erzielt man, wenn man die verschiedenen Stellen des Schlauchbogens mit Hülfe der Löthrohrflamme nur in dem Grade erweicht, dass an den Erhitzungsstellen eine Knickung oder Verkrümmung des Schlauches ohne aneurysmatische Ausbauchung erfolgt. Es ist ferner für den Erfolg der Versuche ohne wesentliche Bedeutung, ob die Strömung des Wassers in dem Schlauchbogen rasch oder langsam sich vollzieht. Man erhält das gleiche Resultat auch bei völligem Stillstande der Flüssigkeit in dem Schlauche. Wesentlich ist nur, dass der Druck in letzterem gross genug sei um die immerhin feste Wand des Schlauches energisch zu dehnen. Es ist daraus mit Bestimmtheit zu schliessen, dass die in Rede stehende Aneurysmabildung in erster Linie abhängig ist von der Spannung der Wand des Schlauches. Dagegen dürfte die Strömung des Schlauchinhaltes nur insofern von Bedeutung sein, als sie ein Druckgefälle erzeugt, also verschiedene Stellen der Schlauchwand ungleich belastet. Damit können vielleicht feinere Formeigenthümlichkeiten der Aneurysmen ihre Erklärung finden. Diese aber liegen vorläufig ausserhalb der Grenzen solcher erster Beobachtungen. Das maassgebende Moment für die Bildung des zeltförmigen Aneurysma ist in der Spannung der Gefässwand nicht in den eigenartigen Formen der Flüssigkeitsstrahlen zu suchen.

Die Uebertragung dieser Versuchsergebnisse auf die Erscheinungen, welche man bei den Aneurysmen der Aorta thoracica beobachtet, vollzieht sich ohne Schwierigkeit. Das Herz ist innerhalb gewisser Grenzen um seine Wurzel drehbar ähnlich wie die Scheibe S. Der Aortenbogen aber legt sich ebenso an die Wirbelsäule an wie der Schlauchbogen an die Leiste L. Entsteht nun am convexen Rande der Aorta adscendens ein einseitig aufsitzendes Aneurysma, so wird zu erwarten sein, dass das Herz in dem Sinne gedreht wird, dass die Herzspitze nach links, die Basis nach rechts sich vorschiebt, wodurch das Organ eine mehr der Horizontalen genäherte Stellung annimmt. Zugleich wird das oberste Ende der absteigenden Aorta einen Zug in dem Sinne erleiden, dass es von der Wirbelsäule abgedrängt wird, wobei die obersten von der Aorta entspringenden Intercostalarterien gespannt werden. Der gleiche Zug auf die absteigende Aorta wäre zu erwarten, wenn das Aneurysma am convexen Rande des horizontalen Theiles des Arcus seinen Sitz hat, wobei jedoch zugleich das Herz aufgerichtet würde. Eine Aufrichtung des Herzens wäre ebenso zu erwarten bei Aneurysmabildung am convexen Rande des absteigenden Theiles des Arcus, verbunden mit stärkerer Andrängung des obersten Endes der absteigenden Aorta an die Wirbelsäule.

Die Beobachtung war bis jetzt nicht im Stande alle diese Einzelheiten zu verfolgen. Es ist dies erst zu erwarten, wenn es gelungen sein wird, eine grössere Zahl von Aneurysmen mit erstarrenden Massen zu injiciren. Soweit indessen die Beobachtung reicht, stimmt sie völlig mit obigen Anforderungen überein. Bei starker Knickung der aufsteigenden Aorta, wie sie namentlich durch kleine, dem convexen Rande derselben aufsitzende Aneurysmen bedingt wird, konnte ich aus der Gestaltung der Aorta eine mehr horizontale Lagerung des Herzens mit einiger

Wahrscheinlichkeit wiederholt erschliessen, und in dem mir zur Section gekommenen Falle der Fig. 10 etwas genauer verfolgen. Diese Lageveränderung ist auch in Fig. 11 und 12 angedeutet. Wie es scheint, erfährt aber auch zugleich die Krümmungsebene des Aortenbogens eine geringe Drehung, welche sich zum Theil auch auf das Herz fortsetzt. Durch die aneurysmatische Ausbauchung der aufsteigenden Aorta (Fig. 10, 11, 12) wird nehmlich der Abstand ihres convexen Randes von der Wirbelsäule vergrössert, was bei den Räumlichkeitsverhältnissen des Thorax nur dann möglich ist, wenn die aufsteigende Aorta etwas mehr in die rechte Brusthälfte geschoben wird, während sich zugleich der linke Ventrikel etwas mehr nach vorn kehrt, so dass er in der Frontalansicht in grösser Ausdehnung blossliegt.

Diese Erfahrungen bezüglich der Lageveränderungen des Herzens, wenn sie auch durch einige Beobachtungen, welche in der vierten Mittheilung besprochen werden sollen, einige Bestätigung finden, sind offenbar noch sehr lückenhaft und bedürfen weiterer Untersuchung, zumal da ein Blick auf die Fig. 2—7 und namentlich auf Fig. 6 lehrt, dass im einzelnen Falle die Gestaltung der aufsteigenden Aorta und des Aortenbogens mannichfachen störenden Einflüssen ausgesetzt ist. Die eigenartige Form des Aortenbogens in Fig. 6 ist z. B. unzweifelhaft die Folge einer Druckwirkung Seitens des Aneurysma der Anonyma, welche sich im gleichen Falle findet. Von wesentlicher Bedeutung für die gesammte hier vertretene Auffassung ist aber die Bildung des zeltförmigen Aneurysma. Mit der aneurysmatischen Dehnung und Knickung der aufsteigenden Aorta sowie mit der Vorlagerung des Herzens soll auf Grund der Versuche eine Zerrung des obersten Theiles der Aorta descendens verbunden sein, welche die obersten, von der Aorta entspringenden Intercostalarterienwurzeln anspannt. Die Reihe arteriosklerotischer Hügel, welche in der absteigenden Aorta Fig. 10 sich um die Mündungen der intercostalen Arterien gruppiren, giebt die beste Bestätigung dieses Versuchergebnisses, nachdem ich bei einer früheren Gelegenheit[1]) gezeigt habe, dass diese um die Mündungen der kleineren und grösseren Seitenzweige der Aorta entstehenden Bindegewebsflecke in der That zurückgeführt werden

[1]) Dieses Archiv Bd. 106.

müssen auf eine abnorme Anspannung dieser Seitenzweige. Dieses Moment rechtfertigt es dann, meiner Ansicht nach, wenn zugleich auch die zeltförmige Ausbauchung der Aorta an dem in Rede stehenden Orte auf die gleichen Zugwirkungen bezogen wird. Insoferne jedoch diese Zugwirkungen ihrerseits abhängig sind von der Verkrümmung und aneurysmatischen Dehnung der Aorta adscendens, kann man das zeltförmige Aneurysma auch als eine Form des consecutiven Aneurysma bezeichnen.

Das zeltförmige Aneurysma der Aorta descendens ist eine Folge der Formveränderung und Knickung der aufsteigenden Aorta. Diese ihrerseits hat ihren Grund in einer Schwächung der Wand der aufsteigenden Aorta, wodurch diese dem Blutdrucke an einer Stelle nachgiebt. Letztere Veränderung ist eine directe Wirkung des Blutdruckes, die Zerrung und Anspannung der intercostalen Arterien dagegen eine indirecte Wirkung des Blutdruckes, abhängig von der Formveränderung des Aortenbogens. Insofern aber die Spannung der obersten Intercostalarterien ein Aneurysma erzeugt, ist auch letzteres, das zeltförmige Aneurysma der Aorta descendens das Ergebniss einer indirecten Wirkung des Blutdruckes, wie dies oben behauptet wurde. Der wesentliche Charakter eines zeltförmigen Aneurysma aber ist gegeben in dem Umstande, dass es entsteht durch die Seitens eines abnorm gespannten Seitenzweiges bewirkte Dehnung der Wand eines Arterienstammes.

Aehnliche Versuche habe ich auch mit frei aufgehängten, somit gradlinig verlaufenden Gummischläuchen angestellt, wobei die Entstehung eines asymmetrisch, einseitig aufsitzenden Aneurysma in jedem Falle eine erhebliche Verkrümmung des Schlauches bewirkte, in dem Sinne, wie es in Fig. 16 und 17 angedeutet ist. Eine bei a durch Abschmelzung bewirkte Verdünnung des Gummischlauches Fig. 16 führt zu einer Form- und Lageveränderung und zugleich zu einer erheblichen Verlängerung des Schlauches, wie sie in Fig. 17 gezeichnet ist.

Diese Versuche zeigen in allgemeinerer Weise und in Uebereinstimmung mit den anatomischen Erfahrungen, dass ein seitlich am Gefässrohr aufsitzendes Aneurysma immer zu einer Verkrümmung der Verlaufsrichtung der

Arterie führen muss, oder wenn man es so ausdrücken will, zu einer seitlichen Verschiebung des Gefässrohrs an der Stelle des Aneurysma — vorausgesetzt, dass das betreffende Gefäss hinreichend frei beweglich ist. Wo letztere Bedingung nicht erfüllt ist, wo namentlich die Arterienverzweigungen den Stamm in seiner Lage festhalten, ergeben sich abnorme Zugwirkungen namentlich auf die Ursprungskegel dieser Seitenzweige und durch diese auch auf die benachbarten Theile der Wandung des Gefässstammes. Genau das Gleiche gilt nun für spindelförmige Aneurysmen, welche den ganzen Umfang des Arterienstammes in Mitleidenschaft gezogen haben, mit der Bedingung, dass diese spindelförmigen Aneurysmen asymmetrisch sitzen zur Gefässaxe.

Wenn man in einen dünnwandigen Gummischlauch[1]) eine relativ grosse Glaskugel einschiebt und sodann mit starkem Drucke den Schlauch auftreibt, so entsteht ein Aneurysma von beträchtlicher Grösse. Man kann sodann nach einiger Zeit die Kugel entfernen, immer bildet sich wieder an der geschwächten Stelle des Schlauches ein Aneurysma, wenn man den Inhalt des Schlauches unter Druck setzt. Ist das Aneurysma symmetrisch zur Schlauchaxe, so erleidet diese keine Verkrümmung; jede Asymmetrie des gebildeten Aneurysma führt aber zu einer erheblichen Verkrümmung der Gefässaxe, wie dies in Fig. 18 angedeutet ist. Auch diese Veränderungen sind gänzlich unabhängig von der Geschwindigkeit des Flüssigkeitsstromes in den Schläuchen. Sie gelingen auch bei vollständiger Unterbrechung des Stromes und hängen somit ausschliesslich von dem Seitendrucke der den Schlauch füllenden Flüssigkeit, beziehungsweise von den Spannungsverhältnissen der Schlauchwand ab.

In Beziehung auf letztere aber macht man bei solchen Versuchen die Erfahrung, dass ein viel geringerer Druck genügt, um ein bestehendes Aneurysma eines Gummischlauches in seinem Bestande zu erhalten, als zuvor nöthig war zur Erzeugung des Aneurysma. Wenn ich ein neues Stück jenes oben erwähnten, dünnwandigen, rothen Gummischlauches — ohne Anwendung einer Glaskugel — unter Druck setzte, so entstand bei etwa 45 cm Hg an einer vorher nicht bestimmbaren Stelle ein Aneu-

[1]) Hierzu wurden rothe Gummischläuche verwendet.

rysma von nahezu Apfelgrösse. Man konnte hierauf den Druck im Innern desselben auf 32 cm Hg abfallen lassen, wobei das Aneurysma nicht erheblich an Grösse abnahm. Wurde sodann der Druck völlig aufgehoben, so konnte der Versuch beliebig oft wiederholt werden, wobei allmählich die beiden Druckwerthe 45 cm Hg und 32 cm Hg, etwas abfielen, um später etwa 36 und 28 cm Hg zu betragen. Zugleich entstand eine Schwächung der Wand, welche sich dadurch geltend machte, dass nach Verschwinden des Druckes an Stelle des Aneurysma sich eine dauernde, flache Dehnung der Wand zeigte. Es soll dieser Versuch hier mechanisch nicht weiter analysirt werden. Er illustrirt aber in sehr zutreffender Weise gewisse Beobachtungen am Menschen, welche darauf hinweisen, dass sehr häufig eine, wenngleich vorübergehende, abnorm hohe Blutdrucksteigerung nothwendig ist, um ein Aneurysma zu erzeugen, welches sodann bei normalem Blutdrucke bestehen bleibt. Wenn hierbei auch eine Ueberdehnung der Aneurysmawand stattfindet, welche die Elasticität derselben herabsetzt, so liegt doch der Hauptgrund für den dauernden Bestand des Aneurysma in dem Umstande, dass ein relativ geringer Druck, welcher nicht im Stande wäre ein Aneurysma zu erzeugen, genügt um ein bestehendes Aneurysma zu erhalten, selbst dann, wenn keine auffälligen Aenderungen in den Elasticitätsverhältnissen mehr eintreten. Offenbar ist bei gleichem Drucke die Spannung der Wand eines solchen Aneurysma, entsprechend seinem grösserem Krümmungsradius, viel beträchtlicher als die Spannung der Wand der angrenzenden, nicht erweiterten Theile der Arterien. Ein Druck, welcher den Gummischlauch normalen Kalibers nicht erheblich erweitert, dehnt das Aneurysma um ein Beträchtliches. Damit erklärt sich zugleich auch die den Aneurysmen zukommende Neigung zur Ruptur.

In Vorstehendem sind die verschiedenen Formen wahrer Aneurysmen der Aorta thoracica erörtert, welche mir zur Beobachtung vorlagen. Zunächst fällt bei einer übersichtlichen Betrachtung derselben ihre geringe Grösse auf. Unter 44 wahren Aneurysmen der Aorta thorac. waren die beiden in Fig. 7 abgebildeten bei Weitem die grössten. Der Schluss, dass überhaupt die wahren Aneurysmen der Aorta nur eine geringe Grösse erreichen, dürfte aber um so mehr gerechtfertigt sein, als in Combination mit dem später zu beschreibenden Rupturaneurysma noch weitere 48 Aneurysmata vera untersucht werden konnten, deren Grösse, soweit sie durch einfache Dehnung der Gefässwand bedingt war, gleichfalls hinter den Aneurysmen der Fig. 7 zurückblieb. Auch sind die letztgenannten Aneurysmen der Fig. 7 strenge genommen nicht in allen Theilen als wahre Aneurysmen zu bezeichnen. An einzelnen Stellen fehlt die Tunica media im Gebiet der Aneurysmasäcke, so dass man eigentlich von Aneurysma mixtum zu sprechen berechtigt wäre. Ausserdem war das Aneurysma der absteigenden Aorta, mit dem Periost der Wirbelkörper verwachsen und in die spongiöse Substanz der letzteren eingebrochen, während das Aneurysma der aufsteigenden Aorta an seiner Hinterfläche eine sackförmige Ausbauchung zeigte, welche durch Ruptur der inneren und mittleren Gefässhaut entstand, mit der Trachea eine Verwachsung einging um schliesslich in die Wurzel des linken Bronchus einzubrechen. Die Folge war eine tödtliche Blutung. Alle diese Veränderungen haben beigetragen zur Vergrösserung der Aneurysmen der Fig. 7, so dass eigentlich auszusprechen wäre, dass unter dem mir vorliegenden Material von 92 wahren Aneurysmen der Aorta thoracica bei genauer Untersuchung kein wahres Aneurysma sich fand, welches die Grösse der in Fig. 7 abgebildeten Blutsäcke erreichte.

Eine grosse Zahl dieser wahren Aneurysmen habe ich an passenden Stellen mikroskopisch untersucht. In allen Fällen erwies sich die Intima bindegewebig verdickt, und zeigten sich in den grösseren Aneurysmen dieser Art vielfach die Erscheinungen der hyalinen Degeneration, der Verkalkung und Atherombildung im Gebiete der neugebildeten Bindegewebsschichten der Intima. Die Media war im Gebiet dieser Aneurysmen regelmässig in erheblichem Grade verdünnt, entsprechend der erheblichen Dehnung der Gefässwand. Diese Verdünnung ist aber, was ich betonen muss, die einzige constante Veränderung in der Tunica media im Gebiete des Aneurysma verum der Aorta thoracica und wird durch dieselbe die Media nicht selten an einzelnen stark ausgebauchten Stellen bis auf Null reducirt, während zugleich Intima und Adventitia keine Unterbrechung aufweisen. Die Verdünnung der Media wird bereits bei den geringsten Graden der aneurysmatischen Erweiterung sehr auffallend. Bei etwas höheren Graden der Erkrankung treten, wie es scheint, zunächst die Erscheinungen der hyalinen Degeneration kleiner Theile der gedehnten Muscularis hinzu. Endlich bemerkt man in grösseren wahren Aneurysmen die von Koester[1]) und Krafft[2]) geschilderten Erscheinungen der fibrösen Mesarteriitis. Ich kann die Befunde dieser Autoren für grössere, wahre Aneurysmen völlig bestätigen. Doch bin ich nicht im Stande, die Mesarteriitis als die primäre Veränderung anzusehen, weil, wie oben berührt, in den kleinsten Aneurysmen dieser Art eine stärkere Vascularisation oder Spuren bindegewebiger Durchwachsung der Media fehlten. Die primäre Veränderung ist nach meinen Untersuchungen gegeben in einer durch Dehnung bedingten Verdünnung der Tunica media, durch welche die elastischen Lamellen der Media einander genähert werden, wobei zuweilen auch Verwerfungen der einzelnen Schichten vorkommen. Diese Veränderungen weisen aber auf eine primäre Verminderung der Widerstandsfähigkeit der Tunica media hin, analog derjenigen, welche ich für die Arteriosklerose nachzuweisen versuchte.

Mit dieser Deutung steht sodann in bester Uebereinstimmung die Thatsache, dass nicht nur im Gebiete des wahren Aneurysma sondern auch in dessen weiterer Umgebung und in grösseren Abschnitten des Aortensystems die Erscheinungen der Arteriosklerose bestehen, die freilich vielfach sich als diffuse Arteriosklerose charakterisiren und dem entsprechend sich der Erkennung mit unbewaffnetem Auge entziehen. Letzterer Umstand hat manche Beobachter getäuscht. Ich finde öfters bei Aneurysmen der Aorta adscendens erwähnt, dass die Intima völlig glatt, ohne Hügel und Flecken erschienen sei, während sich mikroskopisch eine dünne Bindegewebslage unter dem Endothel erkennen liess. Letztere wurde dann auf Grund der Er-

[1]) Koester, Ueber die Entstehung der spontanen Aneurysmen und die chronische Mesarteriitis. Sitzber. d. niederrhein. Gesellschaft für Natur- u. Heilkunde in Bonn. 19. Jan. 1875.

[2]) E. Krafft, Ueber die Entstehung der wahren Aneurysmen. Diss. inaug. Bonn 1877.

gebnisse irgend welcher Färbungsmethoden als normal bezeichnet. Dies ist unrichtig. Die Intima der aufsteigenden Aorta entbehrt wie ich inzwischen nachwies [1]), unter physiologischen Verhältnissen einer Bindegewebslage. Es scheint mir dies der Erwähnung werth, um die Begründung abweichender Meinungen, welche nähere Beziehungen zwischen Ateriosklerose und wahrem Aneurysma leugnen, zu beleuchten. Die Beobachtungen jener Autoren bestätigen in der That die häufige Coincidenz der Arteriosklerose und des Aneurysma.

Die fibröse Mesarteriitis, welche in der Wand etwas grösserer Aneurysmen regelmässig auftritt, ist aber eine Erscheinung, die in wesentlich gleicher Weise auch bei höheren Graden der Arteriosklerose vorkommt. Auch diese Veränderung spricht für eine innigere Beziehung zwischen beiden Erkrankungen. Doch muss man hinzufügen, dass, übereinstimmend mit den Befunden von Koester und Krafft, in der Tunica media grösserer Aneurysmen häufig die Bindegewebsneubildung eine so erhebliche wird, dass sie auf mikroskopischen Schnitten die Continuität der mittleren Gefässhaut völlig zu unterbrechen scheint. Bei der Arteriosklerose ist das nicht in gleichem Maasse der Fall; es erklärt sich dies einfach, wenn man die ungleich stärkere Dehnung der Gefässwand im Gebiete des wahren Aneurysma erwägt.

Neben der fibrösen Mesarteriitis beobachtet man in der Muskelhaut wahrer Aneurysmen eine Reihe regressiver Veränderungen, namentlich hyaline Degeneration, Verkalkung und atheromatösen Zerfall. Am weitesten verbreitet unter diesen ist die erstgenannte. Ueber das Vorkommen von Verfettungen kann ich mich aber nicht aussprechen, da ich, um die topographischen Verhältnisse zu schonen, der Untersuchung immer eine Härtung der Objecte in Müller'scher Flüssigkeit oder Alkohol vorausgehen liess. Zerreissungen im Gebiete der Tunica media, wie sie Helmstedter [2]) schildert, fand ich nur in der Umgebung von Rupturaneurysmen, welche in einer späteren Mittheilung Berücksichtigung erfahren.

[1]) Dieses Archiv Bd. 93.

[2]) Helmstedter, Du Mode de formation des anévrysmes spontanés. Diss. inaug. Strassburg 1873.

Die Adventitia der wahren Aneurysmen der Aorta thoracica zeigt in vielen Fällen sehr ausgeprägte Veränderungen in Form einer fibrösen Periarteriitis. Es erscheint dann die Adventitia verdickt und von narbiger Beschaffenheit. Die Vasa vasorum können dabei ein normales Verhalten darbieten, in der Regel sind sie erheblich an Zahl vermehrt und weiter als normal. In einem Falle zeigte die Adventitia eines solitären spindelförmigen Aneurysma der Aorta ascendens bei einer 50jährigen Frau durchgehends eine Dicke von 1,5—2 mm bei ausgesprochen schwieliger Beschaffenheit. Auch hierbei waren die Vasa vasorum der Adventitia erheblich vermehrt, indessen doch nicht in dem Grade wie das Bindegewebe, so dass letzteres als relativ sehr arm an Blutgefässen zu bezeichnen war. Die schwielige und narbige Verdichtung erstreckte sich auch auf benachbarte Gewebe, auf das Pericard, soweit dieses die aufsteigende Aorta umkleidet, sowie auf die unmittelbar angrenzenden Theile des mediastinalen Zellgewebes. Im Mediastinum selbst waren keinerlei Veränderungen zu finden, welche als Ursache dieser schwieligen Verdichtungen betrachtet werden konnten. Es scheint demnach, dass hier die schwielige Mediastinitis als eine Fortsetzung der schwieligen Periarteriitis aufgefasst werden muss. Auch in den Fällen von multipler Aneurysmabildung, welche Kussmaul und R. Maier[1]), sowie P. Meyer[2]) beschrieben haben, konnte stellenweise eine Fortsetzung der periarteriitischen Veränderungen auf die Gewebe der Umgebung nachgewiesen werden. Zugleich bestand im Gebiete des Aneurysma des Falles meiner Beobachtung diffuse und knotige Endarteriitis mit hyaliner Degeneration und Spuren von Verkalkung der Intima, fibröse Mesarteriitis mässigen Grades und eine Verdünnung der Tunica media, welche namentlich im Gebiete der knotigen Verdickungen der Intima stärker hervortrat. Die übrigen Theile des Arteriensystemes erwiesen sich nur in geringerem Grade arteriosklerotisch verändert; überall aber traten entsprechend den stärkeren, knoten-

[1]) Kussmaul und R. Maier, Ueber eine bisher nicht beschriebene Arterienerkrankung (Periarteriitis nodosa). Deutsches Archiv f. klin. Med. 1866. I.

[2]) P. Meyer, Ueber Periarteriitis nodosa oder multiple Aneurysmen der mittleren und kleineren Arterien. Dieses Archiv Bd. 74. 1878.

förmigen Verdickungen der Intima neben der Mesarteriitis fibrosa deutlich die Erscheinungen der fibrösen Periarteriitis auf. Als Todesursache fand sich neben einer interstitiellen chronischen Nephritis mässigen Grades ein primäres Magencarcinom mit zahlreichen Metastasen in der Leber und in den retrogastrischen, mediastinalen und cervicalen Lymphdrüsen, verbunden mit hochgradiger Abmagerung, und den Erscheinungen eines ausgesprochenen Marasmus, sowie brauner Atrophie des Herzmuskels, Stauung im Venensystem und Lungenödem.

Im Allgemeinen gewinnt man das Ergebniss, dass die geringsten Grade der aneurysmatischen Erweiterung einer Arterie in der Regel keine deutlichen und zweifellosen Veränderungen in der Adventitia hervorrufen, dass dagegen etwas grössere wahre Aneurysmen immer zu fibröser Periarteriitis führen. Auch in diesem Punkte stimmt somit die wahre aneurysmatische Erweiterung der Arterien überein mit den Erweiterungen, welche zur Arteriosklerose führen. Dabei kann es nicht auffallen, dass die Periarteriitis im Gebiete des Aneurysma stärker sich entwickelt, als bei der Arteriosklerose, die im Allgemeinen, in Folge des langsameren Verlaufes der Dehnung der Media und der entsprechend relativ ausgiebigeren Compensation der letzteren durch fibröse Endarteriitis, weniger beträchtlichere Erweiterungen des Lumen bewirkt. Eine Proportionalität zwischen der Lumenerweiterung und dem Grade der Entwickelung der Periarteriitis ist im Allgemeinen nicht zu bezweifeln, und für die grosse Mehrzahl der Fälle sehr auffallend. Sie besteht aber nicht immer. Der soeben ausführlicher erörterte Fall von spindelförmigem Aneurysma der Aorta adscendens mit hochgradiger Periarteriitis zeigt, dass im Einzelfalle offenbar noch andere Verhältnisse mitwirken, sei es dass individuelle Verschiedenheiten hierbei in Betracht kommen, sei es dass Besonderheiten in den Ursachen der Erkrankung bestehen.

Die Periarteriitis hat unzweifelhaft eine grosse Bedeutung für die Symptomatologie der Erkrankung sowohl als für gewisse üble Ausgänge. Es beschränkt sich in der That die Bindegewebswucherung nicht auf die Adventitia, sie greift immer mit der Zeit auf die Nachbarorgane über. Unter diesen aber sind in erster Linie zu erwähnen grössere und kleinere Nervenstämme, sowie die Pacini'schen Körperchen, welche zufolge meiner früheren Untersuchungen[1]) so häufig in der unmittelbaren Umgebung der Arterien sich finden. Die Pacini'schen Körperchen sind zwar im Gebiete der Brustaorta weniger zahlreich als an der Aorta abdominalis, immerhin aber häufig genug. Vielleicht erklärt ihre Anwesenheit einen Theil der mehr oder weniger hochgradigen Schmerzempfindungen, welche von den Aneurysmen ausgehen. Möglicher Weise sind sie auch in Betracht zu ziehen bei der Erklärung mancher tief in der Brust sitzender abnormer Sensationen und Schmerzempfindungen, welche die einfache arteriosklerotische Erweiterung der Arterien begleiten.

Ich möchte mir vorbehalten, bei einer anderen Gelegenheit ausführlicher auf die Aortite aigue der italienischen und französischen Autoren zurückzukommen. Unter diesem Begriffe scheinen mir aber sehr verschiedenartige Dinge vereinigt zu sein. Hierher gehören die Erscheinungen der acuten purulenten Arteriitis und der acuten ulcerösen Arteriitis, auf welche hier nicht näher einzugehen ist. Jene Autoren berücksichtigen aber meiner Ansicht nach thatsächlich bei ihren Untersuchungen und Erörterungen der acuten Aortitis vorzugsweise zwei ganz andere Gruppen von Erscheinungen. Erstens frische, höchstens als subacut zu bezeichnende, bindegewebige Verdickungen der Aortenintima, wie sie allerdings im Gefolge mancher Infectionen namentlich des Ileotyphus und, wie ich fand, auch des Scharlachs auftreten. Diese in der Regel durch ihren grossen Zellreichthum ausgezeichneten Neubildungen der Intima verdanken ihre Entstehung zweifellos gewissen Circulationsstörungen. Denn man findet in solchen Fällen entweder hochgradige Anämien, oder Alterationen der Capillarbahn, welche zu Ecchymosenbildung oder zur Entstehung von Oedemen führen. Auch wird man die Möglichkeit einer Herabsetzung der tonischen Innervation der Gefässwand in solchen Fällen in Betracht zu ziehen haben. Es sind dies alles Momente, welche geeignet sind den Blutstrom in den Arterien zu verlangsamen und eine compensatorische Endarteriitis einzuleiten. In den von mir beobachteten Fällen dieser Art wurde aber, entsprechend dem Fehlen periarteriitischer Veränderungen,

[1]) Dieses Archiv Bd. 93 u. 95.

von Schmerzempfindungen, welche auf die Gefässbahn zu beziehen wären, nichts berichtet. Wenn solche Schmerzempfindungen in anderen Fällen nicht vermisst werden, so erklären sie sich vielleicht durch eine Erweiterung der Arterien in Folge einer Herabsetzung des Gefässtonus. Dass starke, auf vasomotorischen Störungen beruhende Arterienerweiterungen schmerzhaft sein können, ist ebensowenig zu bezweifeln, wie die Schmerzhaftigkeit, welche eine fibröse Periarteriitis durch eine Compression von Nerven und Pacini'schen Körperchen erzeugt.

Die zweite grosse Gruppe von Fällen, welche als acute Aortitis bezeichnet werden, sind unzweifelhaft durch chronische Arteriosklerose bedingt. Nach meinen Wahrnehmungen handelt es sich dabei häufig nicht nur um abnorme Sensationen sondern auch um heftigere Schmerzen in der Tiefe des Brustkorbes oder in der Rücken- und Lendengegend, welche in die Extremitäten ausstrahlen können. Ob diese Folge sind der einfachen Dehnung der Gefässwand, welche die Arteriosklerose charakterisirt, oder ob in vorgerückteren Fällen periarteriitische Veränderungen eine Rolle spielen, kann erst durch sehr viel ausgedehntere Erfahrung geprüft werden. Die einfache Dehnung der Gefässwand dürfte aber wahrscheinlicher Weise genügen, um die in der Gefässwand selbst liegenden Nervenstämmchen und die in der Nachbarschaft befindlichen Pacini'schen Körperchen zu drücken.

In ganz ähnlicher Weise möchten auch bei der aneurysmatischen Erweiterung der Arterienbahn die nervösen Apparate der Gefässwand in Mitleidenschaft gezogen werden. Mit voller Bestimmtheit dürfen indessen nur diejenigen nervösen Erscheinungen von der Erweiterung der Arterien abgeleitet werden, welche ausgehen von den grossen Nervenstämmen, die den Arcus aortae umgreifen. Es sind dies namentlich die Lähmungen der Kehlkopfsmusculatur, welche vom N. recurrens n. vagi versorgt wird, sowie Erscheinungen der Dysphagie und des Erbrechens, ausgehend vom Stamme des Vagus. Vielleicht sind auch die Erscheinungen des Herzklopfens, der Beengung und der Angina pectoris, wenn sie Aneurysmabildung im Gebiete des Arcus begleiten, in manchen Fällen auf Störungen der Innervation der Herzäste des Vagus zu beziehen. Alle diese Erscheinungen erklären sich durch Zerrungen dieser Nerven seitens der erweiterten Aorta, namentlich wenn zugleich eine ausgiebigere Periarteriitis diese Nervenstämme fest mit der Wand des Arcus aortae verlöthet.

Die genannten Nervenstämme liegen in solchen Fällen in der schwielig verdickten Adventitia fest eingeschlossen. Ueber das Verhalten der einzelnen Nervenfasern dieser Stämme kann ich wenig berichten. In zwei Fällen, welche hinreichend gut conservirt waren, schienen sie unverändert. In anderen Fällen habe ich diesen Punkt nicht genauer geprüft, weil die Präparate bereits zu lange in geringem Alkohol gelegen hatten, so dass eine genauere Prüfung keinen Erfolg versprach. Dagegen überzeugt man sich in manchen Fällen, dass die von der periarteriitischen Narbenmasse umgebenen Abschnitte der genannten Nerven abgeplattet und verdünnt erscheinen. Es ist dies eine Veränderung, welche zweifellos auf dem fortschreitenden Wachsthum der Aneurysmen beruht. Indem die derben Bindegewebslagen, welche das Aneurysma umhüllen gedehnt werden, erfahren auch die eingeschlossenen Nerven eine entsprechende Dehnung und Abplattung.

In ähnlicher Weise wie die Nerven verwachsen auch kleinere und grössere Venen, namentlich häufig die Vena anonyma brachiocephalica sin. mit den Aneurysmen des Arcus. Und auch hier hat die Verwachsung mit der schwielig verdichteten Adventitia der Aneurysmen eine Abplattung und Dehnung der eingeschlossenen Venenstämme zur Folge. Dabei wird das Lumen der Vene verengt, in einem Falle (Fig. 7) sogar verschlossen, worauf dann eine bindegewebige Endophlebitis den Verschluss zu einem dauernden gestaltete. Es bilden aber diese Veränderungen, und die analogen Anlöthungen der Trachea, der Bronchien, des Oesophagus, des rechten Herzohres die Vorbereitung für einen später erfolgenden Durchbruch der Aneurysmen in diese Hohlorgane, wie dies in der zweiten Mittheilung erörtert werden wird. Alle diese Verwachsungen mit Nachbarorganen sind aber abgesehen von den Nerven sowohl beim Aneurysma verum wie bei dem Aneurysma mixtum seltene Vorkommnisse.

Wirft man einen Rückblick auf die gewonnenen Ergebnisse, so bemerkt man zunächst, dass diese sich beziehen auf diejenigen Formen des Aneurysma der Aorta thoracica, welche nach der älteren Nomenclatur als Aneurysma verum und mixtum zu bezeichnen wären. Entweder besteht die Wand des Aneurysma aus allen drei Häuten der Arterien, oder aber die mittlere Haut ist ohne Zerreissung durch allmähliche Verdünnung an einzelnen stärker ausgebauchten Stellen gänzlich geschwunden. Die Bezeichnungen An. verum und mixtum begrenzen aber die in Rede stehenden Aneurysmaformen nicht mit der wünschenswerthen Schärfe, weil das Aneurysma mixtum auch solche Formen umschliesst, welche durch Ruptur einer der drei Häute entstanden sind. Auch erscheint eine einheitliche Bezeichnung der hier erörterten Formen wünschenswerth, weil sie ihrer Genese nach übereinstimmen und zwar darin, dass sie alle durch eine Dehnung der drei Gefässhäute entstehen. Sie können daher als Dilatations-Aneurysmen (An. per dilatationem) bezeichnet werden. Diese Dilatationsaneurysmen sind somit dadurch charakterisirt, dass ihre Wandung aus allen drei Arterienhäuten besteht, von denen die Intima und Adventitia nach längerem Bestande des Aneurysma bindegewebig verdickt erscheinen, während die Media in der Regel verdünnt, zuweilen sogar an einzelnen Stellen bis auf Null verdünnt ist. Grob anatomische Zerreissungen der Gefässhäute fehlen dabei völlig. Die Dilatationsaneurysmen erreichen im Allgemeinen nur eine geringe Grösse, umschliessen jedoch nach ihrer äusseren Gestalt eine Reihe von Unterarten:

das Aneurysma diffusum
„ „ fusiforme simplex
„ „ fusiforme multiplex
„ „ sacciforme
„ „ skenoideum.

Dabei fällt die Unterscheidung zwischen Aneurysma verum und mixtum nicht nothwendiger Weise weg. Vielmehr könnte man jede dieser Unterarten in zwei Varietäten verum und mixtum gliedern. Doch hat diese Unterscheidung nur eine geringere Bedeutung, weil in diesem Falle das Aneurysma mixtum nur als die Folge einer stärkeren Ausbildung des Aneurysma verum erscheint, ohne dass neue Momente in den Verlauf des Krankheitsvorganges eintreten. Auch haben Koester und Krafft darauf aufmerksam gemacht, dass auch im Aneurysma verum die Bindegewebswucherung im Gebiete der Media häufig kleine nur mikroskopisch erkennbare Unterbrechungen der letzteren bewirkt, wodurch gegebenen Falles bei starker Dehnung der Media Uebergänge zwischen Aneurysma verum und mixtum entstehen, welche deren Unterscheidung erschweren.

Bezüglich der histologischen Structur der Aneurysmawand konnten die einschlägigen Beobachtungen von Koester und Krafft an etwas grösseren, in ihrer Entwickelung weiter vorgeschrittenen Aneurysmen bestätigt werden. Neben den Erscheinungen der Endarteriitis fibrosa findet sich an diesen immer auch fibröse Mesarteriitis und Periarteriitis. Da aber zugleich nachgewiesen werden konnte, dass an den kleineren, anscheinend jüngeren Dilatationsaneurysmen die fibröse Mesarteriitis und Periarteriitis fehlt, muss die Deutung aller dieser Befunde eine andere sein, als sie von den genannten Autoren versucht wurde. Nicht die Mesarteriitis, auch nicht die Endarteriitis oder Periarteriitis kann als primäre Veränderung, als Ursache der Dilatation gedeutet werden. Vielmehr ist die Erweiterung der Gefässlichtung die erste anatomische Veränderung, welche zweifellos bezogen werden muss auf eine vorausgehende Verminderung der Widerstandsfähigkeit der Tunica media. Letztere, die Tunica media zeigt dabei in den Anfangsstadien keinerlei Structurveränderung sondern nur eine von der Dehnung der ganzen Gefässwand abhängige Verdünnung, wobei die elastischen Lamellen der mittleren Gefässhaut sich dichter an einander legen.

Unter solchen Umständen erscheint es gerechtfertigt die in diesen Dilatationsaneurysmen immer zur Beobachtung gelangende Endarteriitis fibrosa als einen compensatorischen Vorgang zu betrachten, welcher die erweiterte Gefässlichtung wieder in geringem Grade verengt, sich aber allzu langsam vollzieht, um der Erweiterung Schritt zu halten. Mesarteriitis und Periarteriitis dagegen stellen sich als Begleiterscheinungen dar, die im Allgemeinen mit dem Grade der Dehnung der Gefässwand an Intensität zunehmen. Die Mesarteriitis dürfte dabei die Widerstandsfähigkeit der Gefässwand, wenigstens gegenüber der dauernden Spannung wesentlich herabsetzen, weil sie mit einem erheblichen Verluste an musculösen und elastischen Elementen verknüpft ist. Die bindegewebige Verdickung der Adventitia und der das Gefäss lose umhüllenden Zellgewebslagen, welche man mit dem Namen der fibrösen Periarteriitis zu bezeichnen pflegt, trägt entschieden bei zu einer Verstärkung der Gefässwand und kann in diesem Sinne gleichfalls als ein compensatorischer Vorgang aufgefasst werden, dessen grosse Bedeutung indessen erst in der folgenden Mittheilung in seinem vollen Umfange gewürdigt werden kann.

Dieses Ergebniss lässt die nahe Verwandtschaft der Aneurysmabildung mit der Arteriosklerose immer deutlicher hervortreten. Auch bei letzterer handelt es sich um eine, durch eine Verminderung der Widerstandsfähigkeit der Tunica media bedingte Erweiterung des Arterienlumen, welche zu einer compensatorischen fibrösen Endarteriitis sowie zu einer fibrösen Mesarteriitis und Periarteriitis führt. Wenn aber bei der Entwickelung der Arteriosklerose eine Reihe mechanischer Momente maassgebend waren und die Gestaltung der gedehnten Gefässwand bestimmten, so gilt ein Gleiches auch für das Aneurysma. Die grosse Häufigkeit der Dilatationsaneurysmen der aufsteigenden Aorta steht unzweifelhaft in nächster Beziehung zu der Stosskraft der aus dem linken Ventrikel in die aufsteigende Aorta geworfenen Blutwelle. Die Ausbauchung der aufsteigenden Aorta trägt aber in vielen Fällen den Charakter einer multiplen spindelförmigen Erweiterung des Arcus und der Aorta descendens. Endlich konnte man sich davon überzeugen, dass in solchen Fällen, in welchen ein Aneurysma der aufsteigenden Aorta zu einer Knickung dieses Arterienabschnittes führte, ein zweites Aneurysma am Anfangstheil der Aorta descendens entstand in Folge eigenartiger Zugwirkungen, welche die verkrümmte Arterie seitens der obersten Intercostalarterienursprünge erleidet. Dieser letztgenannten Erscheinung analog ist die Bildung arteriosklerotischer, bindegewebiger Verdickungen der Intima an den Verzweigungsstellen der Arterien [1]). Auch diese sind Folge von abnormen Spannungen der Seitenzweige, welche

[1]) Ueber Arteriosclerosis nodosa. Dieses Archiv Bd. 106.

die Media des Gefässstammes zelt- oder trichterförmig ausziehen. Wenn diese trichterförmigen Hervorziehungen der Media bei Arteriosklerose aber durch Bindegewebe völlig ausgefüllt werden, so mag daran Schuld sein die langsamere Entstehung der Ausbauchung der Media, die in Beziehung steht zu den relativ geringen Spannungen jener Arterienzweige. Hier bei der plötzlich entstehenden Ruptur der Gefässhäute der Aorta adscendens mit darauffolgender Aneurysmabildung entsteht plötzlich ein heftiger Zug an den obersten Intercostalarterien der Aorta, welcher entsprechend grössere und relativ rascher sich entwickelnde aneurysmatische Ausbauchungen nach sich zieht, welche nicht leicht durch fibröse Endarteriitis compensirt werden können.

Von entscheidender Bedeutung für die Frage nach der Verwandschaft der Aneurysmabildung mit der Arteriosklerose ist aber die Thatsache, dass das Dilatationsaneurysma ausschliesslich an arteriosklerotischen Gefässsystemen vorkommt. Häufig findet man bei den Dilatationsaneurysmen der Aorta thoracica den grössten Theil des Aortensystems arteriosklerotisch verändert. Zuweilen sind die Erscheinungen der Arteriosklerose am stärksten ausgesprochen im Gebiete des Aneurysma und seiner Umgebung. In manchen Fällen sind die dem Aneurysma sich anschliessenden Arterienabschnitte für die Betrachtung mit unbewaffnetem Auge normal. Dann findet man aber in diesen Theilen mit Hülfe des Mikroskops die Erscheinungen der diffusen Arteriosklerose. Und wenn in einzelnen Fällen auch diese in der Umgebung des Aneurysma fehlen, so beweist eine ausgebreitete Arteriosklerose der übrigen Theile des Aortensystems die nahen Beziehungen zwischen Aneurysma und Arteriosklerose. Fälle der letztgenannten Art sind mir indessen nur unter den Aneurysmen der Hirnarterien begegnet. —

Nach meinen Wahrnehmungen glaube ich somit mit Bestimmtheit in Abrede stellen zu dürfen, dass Dilatationsaneurysmen an im Uebrigen vollkommen normalen Aortensystemen vorkommen. Bei der grossen Häufigkeit geringerer Grade der Arteriosklerose ist allerdings dieses Argument an sich nicht unbedingt beweisend für die Verwandtschaft beider Prozesse. In Verbindung mit den geschilderten Ergebnissen der anatomischen Untersuchung der Aneurysmen, scheint es mir aber von entscheidender

Bedeutung. Eine abschliessende Betrachtung ist indessen erst in einer folgenden Mittheilung, welche die übrigen Formen der Aortenaneurysmen behandelt, durchführbar. In jener werden die einschlägigen Untersuchungen von Helmstedter und P. Meyer ihre Berücksichtigung finden, und ich werde dann auch im Stande sein, die Tragweite der statistischen Erhebungen zu prüfen, welche anscheinend gegen eine nähere Verwandtschaft des Aneurysma mit der Arteriosklerose sprechen.

Erklärung der Abbildungen.

Tafel II und III.

Fig. 1. Querschnitt der Art. ophthalmica. Diffuse Arteriosklerose. Ein seitlich aufsitzendes, sackförmiges, mit Hals versehenes Aneurysma ist vollständig obliterirt durch bindegewebige Verdickung der Intima. Vergr. 10.

Fig. 2—12. Aneurysmatisch erweiterte Abschnitte der Aorta thoracica mit den Wurzeln der grossen Halsgefässe. Ursprünglich in natürlicher Grösse gezeichnet und dann mit Hülfe des Storchschnabels auf ⅔ verkleinert. Fig. 2—7, multiple spindelförmige Aneurysmen. Fig. 8, solitäres spindelförmiges Aneurysma. Fig. 9, diffuses Aneurysma der aufsteigenden Aorta mit seitlich aufsitzendem, eröffnetem, sackförmigem Aneurysma. Fig. 10—12, consecutive zeltförmige Aneurysmen des obersten Endes der Aorta thoracica descendens, als Folge aneurysmatischer Erweiterung und Verkrümmung der Aorta adscendens. In Fig. 4 ist der Abschnitt a c nach hinten gekrümmt, so dass die absteigende Aorta, von c an abwärts, weiter zurückliegt. In Fig. 6 bezeichnet der Punkt a die Gegend, in welcher an der Vorderfläche der Arterie die Insertion des Lig. Botalli zu suchen ist. Fig. 7. In der spaltförmigen Einziehung, unmittelbar unter der Ansatzstelle des Lig. Botalli, erscheint der linke Bronchus. Fig. 10. Der Aortenbogen ist der Länge nach halbirt und die Innenfläche der hinteren Hälfte, welche zahlreiche arteriosklerotische Hügel trägt, gezeichnet. Auf der Schnittfläche des zeltförmigen Aneurysma der Aorta descendens bemerkt man zwei Schichten, eine innere von wechselnder Dicke, die Intima, und eine äussere von annähernd gleichbleibender Dicke, die Media und Adventitia.

Fig. 13—18. Versuche mit Gummischläuchen zur Erklärung der Entstehung des zeltförmigen Aneurysma der Aorta thoracica descendens. Siehe Text.

VI.
Ueber die Lungenlepra.

Aus dem Pathologisch-anatomischen Institut der Univ. Turin (Prof. Pio Foà).

Von Dr. A. Bonome, I. Assistenten.

Die positiven Untersuchungen über die Veränderungen der Respirationswege bei Lepra kann man bis heute als auf die höheren Luftwege begrenzt betrachten, d. h. auf diejenigen Theile, welche in Folge ihrer Continuität in directer Beziehung mit den Schleimhäuten stehen, an welchen so häufig sich der Krankeitsprozess localisirt. Die Unsicherheit, welche noch unter den Gelehrten herrscht über die Biologie der in den leprösen Geweben gefundenen Mikrophyten, und die Schwierigkeiten der bakterioskopischen Technik bezüglich der differentiellen Reactionen zwischen Lepra- und Tuberkelbacillus erklären gewissermaassen, wie die Pathologen bisher weder mit Bestimmtheit die Existenz einer wirklichen leprösen Lungenveränderung, noch das Vorhandensein des bekannten Leprabacillus in den in Frage stehenden Geweben zugelassen haben.

Das Interesse, welches die histologische und bakterioskopische Untersuchung des Lungenparenchyms bei Lepra darbietet, besteht nicht nur darin, die Möglichkeit einer Veränderung lepröser Natur festzustellen und ihren Charakter zu beschreiben, sondern vor Allem darin, zu bestimmen, auf welchem Wege das mykotische Agens auf diese Eingeweide übergeführt wird, und auf welche Weise der Prozess sich unterscheidet von anderen chronischen Infectionen, die eventl. den Athmungsapparat, auch von Leprakranken, unabhängig von der vorherrschenden Krankheit, befallen könnten.

Es ist bekannt, dass die meisten Gelehrten, auch diejenigen einbegriffen, die sich ganz neuerdings mit dem Gegenstande beschäftigt haben, nicht Anstand nehmen, zu erklären, dass eine Anzahl lepröser Individuen mit den deutlichen Anzeichen von tuberkelartiger Lungeninfection sterbe, und dass sie dafürhalten, dass die Lepra sich mit anderen acuten und chronischen Krankheiten compliciren könne, welche ihre Entwicklung beeinflussen. So zeigt sich Leloire[1]) in seinem neuesten Werke über die Lepra verwundert über die ungeheure Anzahl von Scrofulösen, Tuberkulösen und Anämischen, die sich an den Küsten von Norwegen, besonders in der Umgegend von Bergen, Molde, Throndjem, finden. Nach seiner Meinung scheinen Vollbluttemperamente in jenen Gegenden, besonders unter dem Volke, nicht vorhanden zu sein.

Dies ergäbe sich aus den Statistiken des Dr. Kawins (von Molde). Aus einem ungedruckten Bericht des Dr. Verteuille erhelle, dass auf den Antillen zu gleicher Zeit das häufige Vorhandensein von Scrofeln und Tuberculose in Folge der persönlichen und erblichen Lebensverhältnisse lepröser Individuen beobachtet sei. Er soll das gleichzeitige Auftreten von Lungenphthisis und Lepra in vielen Familien constatirt haben. Indess, wenn man die Möglichkeit des Zusammenauftretens der Lungentuberculose und der Lepra tegumentaria, wie schon 1848 von Danielssen und Boeck (?) bewiesen wurde, nicht ausschliessen darf, so ist es unlogisch, a priori alle chronischen Veränderungen bei Leprakranken der Tuberculose zuzuschreiben, blos weil in einigen Punkten Aehnlichkeit mit derselben vorhanden ist. Die Lösung dieser Frage baut sich ganz speciell auf der histologisch-mykologischen Untersuchung und auf experimentellen Beweisen auf. Es wäre in der That seltsam, annehmen zu müssen, dass die Lepralocalisation sich auf die Bronchialschleimhaut beschränkte und dass über diese hinaus beständig eine Immunität existirte für die Verbreitung des Lepraprozesses, so dass das Lungenparenchym nur von einem absolut tuberculösen Prozess betroffen würde. Danielssen und Boeck gaben schon 1848, in ihrem bedeutenden Atlas der Lepraveränderungen an den verschiedenen Organen, Abbildungen von Localisationen an den grossen Bronchien, die in einer leprösen Granulation an der Schleimhaut bestanden, ganz ähnlich den an anderen Schleimhäuten beobachteten. Beide Gewährsmänner hielten dafür, dass jene Granulationen mit den Lepraknoten der Haut in Verbindung ständen. Ihre Be-

[1]) Leloire, Traité pratique et théorique de la lèpre. Paris 1886.

hauptung wurde jedoch später durch Beobachtungen Hansen's, Neisser's, Leloire's und Anderer abgeschwächt. Nach Hansen existire, — und zwar mit der Behauptung, er habe mehr als 100 lepröse Lungen untersucht, — in diesen Eingeweiden keine eigentliche Lepralocalisation, noch seien die bekannten Bacillen vorhanden. Er glaubt, die etwa vorgefundenen Veränderungen in den Bronchien, in den peribronchialen Ganglien und auf der Pleura der Leprakranken seien nichts anderes, als Tuberculoseerscheinungen, die sich mit der Lepra complicirten. Leloire hat Hansen's und Neisser's Resultate bestätigt, da er Leprabacillen in keiner der von ihm untersuchten Lungen gefunden hat. Die Fälle jedoch beschränken sich auf zwei: in dem einen existirte Tuberculose, im andern eine Bronchopneumonie. Er meint, dass die anästhetische (trophoneurotische) Lepra selten von wahren tuberculösen Lungenlocalisationen begleitet sei, welche häufiger und mehr accentuirt in der tuberösen Lepra (systematisirte Lepra tegumentaria) vorkämen. Auch Virchow und Köbner[1]) halten daran fest, dass man nicht mit Sicherheit von einer wahren Lungenlepra sprechen könne, da bis jetzt das Vorhandensein des Leprabacillus in den Lungen noch nicht erwiesen ist. Noch neuerdings stellt es Leloire in Zweifel, dass die Lepra eine parasitäre Krankheit sei, die sich durch die Blutgefässe verbreite; er hält es vielmehr für wahrscheinlich, dass die Bacillen den Organismus einzig durch die Lymphgefässe betreten, was man aus bestimmten klinischen und anatomischen Thatsachen glaublich machen könnte.

Indessen muss der Grund für seine Behauptung, nehmlich die Untersuchung des circulirenden Blutes von 5 Leprakranken, nicht stark genug sein, und zwar erstlich, weil Krankheitsperioden eintreten können, in denen das circulirende Blut von mykotischen Elementen frei ist, und zweitens, weil die parallele Untersuchung der Lymphgefässe und der Lymphdrüsen fehlt.

Im Gegensatz zu Köbner[2]), der Leprabacillen sowohl in den weissen Körperchen, als auch frei im Plasma des circulirenden Blutes beschreibt, behaupten Hansen und Neisser, niemals Bacillen, weder im Blut, noch in den Gefässen, gesehen

[1]) Baumgarten, Jahresbericht I. S. 88.
[2]) Dieses Archiv 1882.

zu haben. Cornil und Babes (1885) wollen in einigen Endothelzellen der Lungen- und Nierengefässe bei einem Fall von tuberöser Lepra eines Kindes Bacillen gefunden haben. Majocchi und Pelizzari[1]) (Florenz 1882) haben Bacillen im Blute von Leprösen beobachtet, und auch Leloire hat, obgleich nur ein einziges Mal, deren gefunden. Man kann also heutigen Tages für bestimmte Umstände die Möglichkeit des Eindringens von Lepramikroorganismen in die Blutgefässe nicht leugnen. Dieser Umstand lässt eine mögliche hämatogene Ableitung einiger Lungenalterationen im Verlauf der Hautlepra zu.

Die Bildung von wahren Granulationen embolischer Natur, da wo die Bacillen sitzen bleiben, ist ebenso wahrscheinlich bei der Lepra, wie bei der Tuberculosis miliaris. Diese Annahme müsste sich aber absolut auf den Nachweis von Leprabacillen in den Lungenblutgefässen begründen, gerade wie Leloire sie in denen des leprösen Larynx constatirte. Ebenso wichtig, wie die strenge Untersuchung des Inhaltes der Blutgefässe beim Studium der Respirationswege der Leprösen ist, verdient mit derselben Genauigkeit der Inhalt der Lymphgefässe der Lungen in Betracht gezogen zu werden, da dieselben bei dem Transport des leprogenen Materials der peribronchialen Lymphdrüsen dienen können, die, wie alle anderen Drüsen des Körpers, Primärsitze des Bacillus sein können, zumal da diese Organe sich an dem Material anstecken können, das von der Bronchialschleimhaut kommt. In beiden Fällen begreift man, wie die Entwicklung der leprösen Granulationen anfangs auf die Punkte beschränkt bleibt, wo die Ansteckung stattfand, sei es dass dieselbe aus den Blutkanälen, sei es dass sie aus den Lymphgefässen kommt, und ebenso, wie die Ausdehnung des Prozesses derjenigen des leprogenen Materials proportional ist. Aber man begreift, von welch grosser Bedeutung die Veränderungen der Bronchialschleimhaut sein müssen, wie die, welche in Folge ihrer Continuität mit den oberen Luftwegen schwere Alterationen nicht nur im näheren Parenchym, sondern auch in den entferntesten Septa und in den Alveolen verursachen können[2]).

[1]) Studi ematologici.

[2]) Ganz neuerdings ist eine Arbeit unter dem Titel: Ein Beitrag zur Casuistik der Lepra in den Ostseeprovinzen Russlands von Dr. O. Chomse,

Ich hatte in diesem Jahre einen Lepraleichnam aus Ligurien zu seciren, in dem, ausser den gewöhnlichen Krankheitserscheinungen an der Haut, den Schleimhäuten, den Nerven, sich Localisationen in fast allen Eingeweiden (mit Ausnahme der Nieren, der Nervencentren und der Schilddrüse) fanden, auch im Knochenmark[1]), das klumpig dick, blutreich und ausserordentlich reich an Leprazellen war. Deshalb wollte ich die Gelegenheit benutzen, die Alterationen der Respirationswege bezw. der Lungen genau zu studiren, welche beim ersten Blick das Aussehen einer Bronchopneumonia tuberculosa chronica mit ausgedehnter Lungencirrhose hatten. Abgesehen von den bekannten Localisationen am Larynx, die in diesem Falle in einer so starken granulomatösen Verdickung der Schleimhaut des Kehldeckels, der Stimmbänder, der Ventrikel und des unteren Theils der Stimmritze bestanden, dass letztere dadurch ganz verengt wurde, beobachtete man auch in der Schleimhaut der Luftröhre und der grossen Bronchien eine ausgedehnte Infiltration mit Anschwellung der peritrachealen und bronchialen Ganglien; die Bronchienschleimhaut erschien stark geröthet, geschwollen und mit einem dichten schleimigen Exsudat überzogen. Das Kaliber der kleineren Bronchien war normal, ausgenommen eine leichte glattwandige Ectasie, durch Retraction des verhärteten Gewebes veranlasst. Die Lungen, ziemlich bedeutend verkleinert und pigmenthaltig, waren an der Oberfläche glatt, die Pleura dünn und durchsichtig, ausser an

Mitau 1887, erschienen, in der er unter 30 beobachteten Leprafällen nur an einem (dem 4.) eine wahre Lungenlepra beschreibt. Er sagt, er habe in beiden Lungenspitzen in einem verdickten Gewebe zahlreiche, weissliche, Hirsekorn- bis Erbsengrosse, tuberkelähnliche Knoten, aber ohne Erweichung und ohne Spur von Höhlenbildung gefunden. Weiter berichtet er nichts, auch nichts über seine mikroskopischen und bakterioskopischen Funde, als wenn dies überflüssig wäre. Selbstverständlich bringt dieser Fall keine Beweise über die wahre Natur des in den Lungen gefundenen Prozesses; daher bleibt unser Fall immer noch der einzige entscheidende in Bezug auf die Frage nach der Existenz einer wahren Lungenlepra.

[1]) Mit dem Knochenmark machte Dr. Bordoni-Uffreduzzi im hiesigen path.-anat. Institut Culturversuche, die er in der Zeitschr. f. Hygiene beschreibt.

einem Strich des mittleren rechten Lappens, wo sich eine leichte Verwachsung an der 3. und 4. Rippe zeigte, zwischen der verticalen Mamillar- und der vorderen Axillarlinie. Die Consistenz dieser Organe war vermehrt, doch nicht gleichmässig, da man hin und wieder härtere, theils erbsen-, theils haselnussgrosse Knoten fühlen konnte, die besonders auf der Oberfläche des Organs mit emphysematösen Partien abwechselten. An anderen Punkten war die Verhärtung über einen gewissen Strich verbreitet. Beim Durchschneiden der Lunge hörte man an den verhärteten Theilen kein Knistern. Auf der schiefergrauen Schnittfläche zeigten sich zahlreiche, gelblichgraue, manchmal pigmentirte, leicht erhabene Knötchen, die von dem Parenchym gut abgegrenzt waren, bisweilen isolirt, meistens aber zu wirklichen haselnussgrossen Knoten vereinigt. Einige dieser Knoten waren hart und stellten die Hyalinmetamorphose des Exsudates und der Lepraknoten dar; die weniger harten, kleineren und weniger zusammenfliessenden waren vom scheinbar normalem oder nur leicht verdicktem Lungenparenchym umgeben. Bisweilen sah man mitten in kleineren Knötchen die Durchschnitte kleinerer Bronchien. An einigen Stellen der frischen Lungenschnittfläche nahm man eine Hypertrophie der interlobularen Septa wahr, welche in pigmenthaltigen, leicht grauen Bündelchen einige noch normale Läppchen-Gruppen und die erwähnten Hyalinmassen umgaben, an anderen aber Bronchien mit verdickten und bedeutend ausgedehnten, dichtes Schleimhautsecret enthaltenden Wänden. Die ziemlich stark sklerotisirte Bronchienadventia ist mit dem peribronchialen Lymphgewebe in eine feste fibröse Masse umgewandelt.

Die vergrösserten und sehr harten Peribronchialganglien sind an vielen Schnittstellen stark pigmentirt. In der Lunge hatte man somit das mikroskopische Bild einer Bronchopneumonie mit Peribronchitis indurativa oder einer Cirrhosis fibro-nodosa. Ich nahm von einigen, in reinem Alkohol gehärteten Lungenstücken mehrere breitere Schnitte, um sie histologisch und bakterioskopisch zu studiren.

Histologische Untersuchung:

Ich fand fast überall in den interalveolaren und interlobulären Septa eine zellige Infiltration, bestehend aus grossen, körnigen

Zellen mit wohl abgegrenzten einfachen Kernen, sowie Haufen von Leukocyten in den Alveolen und grössere Elemente im peribronchialen Lymphgewebe. Das Alveolarepithel war vielfach zerstört, das interalveoläre Bindegewebe sehr verdickt, pigmenthaltig und mit einzelnen spindelförmigen Zellen ausgestattet. Das peribronchiale Bindegewebe war ebenfalls oft so verdickt, dass man an manchen Stellen vor übergrosser zelliger Infiltration die Normalanlage des die Bronchien umgebenden Lymphgewebes nicht mehr erkennen konnte.

Diese Infiltration um die kleinsten Bronchien und um die Gefässe herum ist oft sehr stark und von beträchtlicher Verdickung der Gefäss- und Bronchialwände begleitet. Die Intima der Gefässe war oft so verdickt, dass sie das Lumen verengte; sie zeigte eine Proliferation von Elementen, so dass das Vorhandensein einer wirklichen Endoarteriitis obliterans erkennbar wurde, die sich wahrscheinlich von aussen her entwickelt hatte. Die Schleimhaut der intralobulären Bronchien war durch eine dichte Infiltration kleiner Zellen verdickt, welche schichtenförmig die ganze Bronchialwand bekleiden, so dass man die Epithelelemente nicht mehr erkennen kann. Manchmal ist die entzündliche Neubildung so stark, dass sie den Bronchialraum vollständig verstopft; deshalb bildet die Schnittfläche eine Masse von jungen Elementen, die sich nicht darauf beschränken, den Bronchialraum einzunehmen, sondern sich nach der Peripherie erstrecken, um sich dort mit den neugebildeten, die umgebenden Septa und Alveolen infiltrirenden Elementen zu vermischen. Diese Haufen sind oft so dicht, dass sie die normale Anlage der Alveoli und der Septa nicht mehr erkennen lassen, sondern wirkliche granulomatöse Knoten, hier und da mit Riesenzellen, bilden. Diese Knoten entstehen aus anderen kleineren; so lange diese noch die Grösse eines Reiskörnchens haben, findet sich um sie herum normales Lungenparenchym, ausgenommen eine leichte Infiltration der Septa. Sind sie grösser, so sieht man Bindegewebszellen und gefässarme, aber manchmal pigmenthaltige Bindegewebebündel. Diese Bündel umgeben die Gefässe und die Bronchien mit meist netzartigen Ausläufern, auch in den Lungentheilen, wo die entzündliche Neubildung noch nicht bis zu der Bildung grosser Knoten gediehen ist.

Wo der Prozess schon mehr vorgeschritten ist, sieht man neben den Knoten deutlich hyaline Zonen, die durchaus keine Färbung annehmen und nicht selten pigmentbraune Körnchen im Innern enthalten. Diese Zonen, von Reiskorn- bis Haselnussgrösse, sind von vielen kleinen spindelförmigen Elementen umgeben, die in der Mitte, weil in einer ebenfalls hyalinen Grundsubstanz befindlich, seltener, an der Peripherie häufiger, zu runden Zellen sich verdichten.

Bei der histologischen Untersuchung zeigten also die Lungen unseres Leprösen eine ausgedehnte interstitielle Entzündung mit bronchopneumonischen und peribronchialen Knötchen und Knoten, die zu hyaliner Umwandlung geneigt waren. Es existirte kein käsiger Knoten, auch nicht die geringste Neigung zur Ulceration. Nur eine, durch die Retraction des Peribronchialgewebes hervorgebrachte Bronchiectasie konnte man wahrnehmen. Man hat es daher mit einer histologischen, einer der seltensten Formen der chronischen Tuberculose ähnlichen Alteration mit Hyalinumwandlung der infiltrirten Theile zu thun.

Die bakterioskopische Untersuchung ist von ganz besonderer Wichtigkeit für die Unterscheidung des Leprabacillus von dem, ihm durch seine Reactionen sehr ähnlichen Tuberkelbacillus. Ich habe zuerst den Lungensaft und den Bronchialschleim auf Deckgläsern nach der klassischen Koch-Ehrlich'schen Färbungsmethode, sowie in einfacher Wasserlösung, untersucht. Gleichzeitig suchte ich dieselben Reactionen mit dem Saft der Haut- und Schleimhautgranulationen, mit Milzsaft, Blut, Knochenmark und Lymphdrüsen zu erlangen. In allen diesen fanden wir den Leprabacillus frei oder in den sogenannten Globi leprosi. Ich habe sowohl im dicken Schleim der feineren Bronchialröhren, als auch im Saft des comprimirten Lungenparenchyms (Flüssigkeit aus Albuminserum mit kleinen leukocytenähnlichen Elementen) das Vorhandensein von etwas kürzeren und dickeren Bacillen, als die Tuberkelbacillen, constatirt, in deren Körper sich Körnerreihen befanden, die kräftiger auf die Farbstoffe reagirten, aber nicht so regelmässig waren, wie die in den Tuberkelbacillen vorkommenden. Viele dieser Bacillen lagen frei im Schleim, andere dagegen bildeten, zu kleinen runden Gruppen vereinigt, die sog. leprösen Zellen, die an Zahl geringer waren, als die freien Bacillen. Gute Präparate erlangten wir auch in blosser wässriger Fuchsin- oder Methylviolettlösung innerhalb 10 Minuten, ebenso wie aus dem Lymphdrüsen-, dem Knochenmark-, dem Milz- und Lebersaft, der Larynx-, Tracheal- und Mundschleimhaut und der Haut. In den Schnitten aus in Alkohol gehärtetem Lungenparenchym konnte man, sowohl durch die klassische Koch-Ehrlich'sche Methode, wie durch die einfachen wässrigen Lösungen und durch die einfache und die durch Lutz und Unna modificirte Gram'sche Methode, in den jüngeren Heerden, wie in den die interalveolären Septa infiltrirenden Elementen, da wo die normale Structur noch zu unterscheiden war, hier und da das Vorhandensein wirklicher, aus körnigen (Coccothrix) und leicht zu färbenden Bacillen bestehenden leprösen Zellen constatiren.

Bisweilen beobachtete man im Protoplasma einiger Zellen Bacillen neben stark färbbaren Granulationen, die wahrscheinlich aus fragmentirten Bacillen herstammten, und zwar diese letzteren sowohl in den peribronchialen Infiltrationsheerden, wie in den grösseren Knoten. Die meisten Bacillen waren in den Hyalinzonen, bisweilen in so dichten Massen, dass es schwierig wurde, die gewöhnliche Entfärbung und die genauere Untersuchung der einzelnen Elemente zu machen. Ausser diesen sah man kleine rundliche Bacillenhaufen, sowie kleine runde Zooglöen. Eigentlich erforderte das bakterioskopische Ergebniss die Diagnose der Lungenlepra nach der Bacillenvertheilung in den Leprazellen, analog den in den Haut- und Schleimhautgranulomen, in dem Milz- und Lymphdrüsengewebe, im Knochenmark gefundenen. Ich habe es jedoch für besser gehalten, andere Unterscheidungsgründe heranzuziehen, um die wahre Natur des Prozesses besser zu beleuchten. Die Controluntersuchungen wurden an Tuberkelsputa und an tuberculösen bacillenreichen Lungenschnitten gemacht, und zwar gleichzeitig mit dem Studium der Lungenschnitte und der anderen Eingeweide der Lepraleiche. Zuerst suchte ich zu ergründen, wie die verschiedenen Schnitte und Deckglaspräparate auf die wässerigen Lösungen der Anilinfarben, besonders die von Fuchsin und Methylviolett, reagirten; ich konnte mich überzeugen, dass dies sowohl beim Tuberkel- als beim Leprabacillus der Fall ist, mit geringen Unterschieden die nicht beständig, aber doch manchmal sehr bemerkenswerth waren. So bemerkte ich eine geringe Färbungsfähigkeit der Tuberkelbacillen durch Fuchsinlösung in einer bestimmten Zeitdauer, während bei den Methylviolettlösungen die Unterschiede nicht immer so deutlich waren. So färbten sich die Leprabacillen in 8 Minuten mit Fuchsin, während die der Tuberculose in derselben Zeit nur selten und nur mit Methylviolettlösung es thun, und selbst da war die Färbung der Tuberkelbacillen nur schwach und die Zahl derjenigen, die den Farbstoff angenommen hatten, bei weitem kleiner als in den entsprechenden, nach der klassischen Methode gefärbten Schnitten. In Fuchsinlösung war die Färbung der Tuberkelbacillen nach 8 Minuten nur ganz unvollkommen.

Ferner blieben bei der Baumgarten'schen Unterscheidungsmethode mit den genannten wässrigen Lösungen die Leprabacillen nach 12 Minuten gut gefärbt und widerstanden sogar der nitricoalkoholischen Mischung (1 : 10), während die der Tuberculose ihr nicht widerstanden. Dieser Grad der Widerstandsfähigkeit gegen angesäuerten Alkohol in der gleichen Zeit hängt indess von der Dicke der Schnitte ab.

Nach der Baumgarten'schen Methode mit Fuchsin oder Methylviolett, Anilinwasser und Alkohol fand ich stets in den Lungenschnitten und Eingeweiden des Lepraleichnams, nachdem sie zuerst 3 Minuten in den genannten Lösungen, ½ Minute in Nitricoalkoholmischung, 1 Minute in Methylenblau oder Vesuvinwasserlösung und endlich 2 Minuten in Alkohol gelegen hatten, lepröse Globi, in denen die Bacillen deutlich hervortraten. Dagegen war kein Bacillus in zahlreichen, in derselben Weise behandelten, tuberculösen Lungenschnitten zu beobachten. Die Neisser'sche Probe ergab gleichfalls ein positives Resultat. Auch blieben die Tuberkelbacillen mit der Löffler'schen Flüssigkeit ungefärbt, die der leprösen Gewebe dagegen färbten sich. Nach der Lustgarten'schen Methode mit Natriumhypochlorlösung (1 pCt.) konnte ich an den, während einer unbestimmten Zeit in den genannten Lösungen (Fuchsin oder Methylviolett nach Ehrlich) gebliebenen Schnitten keine wesentlichen Unterschiede zwischen Tuberkel- und Leprabacillen wahrnehmen, besonders nicht nach vielen Stunden (24), während die Tuberkelbacillen 16 Stunden lang (und mehr) der Hypochloridsubstanz widerstehen. Bei kürzerer Färbungszeit und bei Verstärkung der Hypochloridlösung bis zu 1½ pCt. erwiesen sich die Leprabacillen bedeutend mehr resistent. Aber auch hierbei muss der Dicke des Schnittes Rechnung getragen werden.

Die Babes'sche Unterscheidungsmethode, d. h. die Anwendung von reiner Salpetersäure zur Entfärbung, scheint uns deshalb nicht angebracht, weil das Präparat sich leicht dütenförmig zusammenrollt und ein lederartiges Aussehen annimmt, wodurch eine genaue Untersuchung verhindert wird.

Nach den vielen positiven Unterscheidungsmitteln können wir den Schluss ziehen, dass man in Wirklichkeit die in den respiratorischen Organen des Lepraleichnams gefundenen Bacillen von den Tuberkelbacillen unterscheiden muss. Nimmt man zu den bakterioskopischen Unterscheidungsmerkmalen noch die morphologischen hinzu, sowie die absolute Uebertragungsunfähigkeit auf Thiere durch Lungenparenchymimpfung, so könnte man sogar schliessen, dass die Localisationen in den respiratorischen Wegen unseres Lepraleichnams entschieden nicht tuberculöser Natur waren. Indess, um jeden, durch die gegentheiligen Ansichten Hansen's, Neisser's und Leloire's hervorgerufenen Zweifel zu beseitigen, beziehe ich mich vor allem anderen auf das Vorhandensein der oben beschriebenen charakteristischen Leprazellen in den interalveolaren Septa. Alles in Betracht gezogen, die histologische Untersuchung und die verschiedenartigen Unterscheidungsreactionen, darf ich die Existenz einer wirklichen Lungenlepra als festgestellt ansehen.

VII.
Lippenspalte und deren Complicationen.

Von Dr. D. Biondi,
Assistenten am physiologischen Institut zu Breslau.

(Aus dem anatomischen Institut in Berlin.)

(Hierzu Taf. IV – VI.)

Zu allen Zeiten haben die als Hasenscharte und Wolfsrachen bezeichneten Missbildungen eine der am meisten discutirten Fragen aus dem Gebiete der Pathologie dargestellt; auf sie haben nicht allein die Resultate der klinischen Beobachtungen, sondern auch alle einzelne Phasen, welche das anatomische und anatomisch-embryologische Studium der Oberlippe und der correspondirenden Kiefergegend durchgemacht hat, Einfluss gehabt. Da man ursprünglich die Existenz eines Zwischenkieferknochens nicht annahm, so war man in grosser Verlegenheit, wie man die knöcherne Prominenz erklären sollte, welche bei der doppelten Kieferspalte[1]) in der Mitte bleibt und den sogenannten mittleren Bürzel[2]) bildet. Damals, als noch die Annahme galt, dass die Oberlippe mit der entsprechenden Kieferregion embryologisch aus einem einzigen Stück entstände, war man weit davon entfernt, für die Erklärung der Missbildung ein Zurückbleiben in der Entwickelung der Gesichtsfortsätze heranzuziehen. Der Zeitpunkt, wo man aus dieser anatomischen und embryologischen Unsicherheit herauszutreten beginnt, bezeichnet auch den Anfang klarerer und genauerer Kenntnisse über den Grund der in Rede stehenden Missbildung. Als zunächst durch die Arbeiten von

[1]) Man bezeichnet mit dem Worte „Kieferspalte" die gewöhnliche Spalte, welche in die Nasenhöhle führt.

[2]) Mit diesem Namen bezeichnen wir das mittlere Stück, das bei doppelter Lippenkieferspalte in der Mitte derselben hervorragt. Dasselbe wird, was den knöchernen Theil anlangt, aus den beiden palatinen Fortsätzen der Zwischenkieferknochen gebildet.

Vicq-d'Azyr, Loder, Goethe, Autenrieth, Oken u. A. die Existenz von Zwischenkieferknochen festgestellt war, nahm man an, dass diese Knochen zu einer gewissen Periode des Embryonallebens von den Oberkiefern getrennt seien, und dass durch das Ausbleiben ihrer Vereinigung die Missbildung sich erkläre. Als später durch die Studien von Rathke, Reichert, Bischoff die Entwickelung der Oberlippe und der entsprechenden Kiefergegend genauer bekannt wurde, schien die Frage nach der Ursprungsweise und dem Sitze dieser Spaltbildungen gelöst. Unter allen Chirurgen ist es Bardeleben, welcher diese Kenntnisse am besten und zuerst verwerthete (Aug. Vidal's Lehrbuch u. s. w., verdeutscht von Bardeleben, III. Bd. Berlin 1856. S. 237—238). „Die Hasenscharte", sagt er, „findet sich ausschliesslich an der Oberlippe. Die Entwickelungsgeschichte der Kiefergebilde giebt uns über ihre Entstehungsweise Aufschluss. Der Oberkiefer im gewöhnlichen Sinne des Wortes bildet sich bekanntlich 1) aus zwei seitlichen Stücken, dem aus dem oberen Fortsatze des ersten Visceralbogens jeder Seite sich entwickelnden eigentlichen Oberkiefer, welche die Backzähne und den Eckzahn produciren; 2) aus dem in der Medianlinie am vorderen Ende der Schädelkapsel hervorwachsenden Zwischenkiefer, welcher die 4 Schneidezähne zu tragen bestimmt ist und dem entsprechend aus vier, später zu zwei symmetrischen Knochen verschmelzenden Stückchen entsteht. Sowie nun die beiden Oberkiefer gegen den Zwischenkiefer hervorwachsen, um schliesslich mit ihm zu verschmelzen, so entwickeln sich auch die Weichtheile, welche die Oberlippe zu bilden bestimmt sind, aus drei allmählich verschmelzenden Stücken. Durch eine Hemmung des normalen Entwickelungsganges kann die Vereinigung dieser Stücke an der einen Seite oder auf beiden Seiten ausbleiben. Auf diese Weise entsteht die einfache oder die doppelte Hasenscharte. Die Trennungslinie muss daher immer nahe vor dem Eckzahne verlaufen".

Wie man sieht, ist schon in dieser Auseinandersetzung, welche mit bewundernswerther Einfachheit und Genauigkeit den Stand der damaligen Kenntnisse wiedergiebt, die Rede von vier Zwischenkieferknochen, — eine Kenntniss, welche, wie wir später sehen werden, von grosser Bedeutung ist. Es ist ferner wichtig, dass Bardeleben dieses Capitel schliesst, indem er zugiebt, dass die beschriebene Art der Entstehung der Missbildung nicht auf alle klinischen Fälle anwendbar ist; er sagt nehmlich: „Dagegen darf nicht unerwähnt bleiben, dass es Hasenscharten giebt, welche nicht genau der Grenze zwischen Ober- und Zwischenkiefer entsprechen, wie dies namentlich bei Fällen, die mit Wolfsrachen complicirt sind, nachgewiesen werden kann. Ich habe auf einen solchen Fall bei der 27. Versammlung deutscher Naturforscher und Aerzte aufmerksam gemacht, wo die angeborene Spalte sich zwischen dem ersten und zweiten Schneidezahn befand. Die Zahl und die Beschaffenheit der Schneidezähne, sowie die Stellung des Eckzahns war ganz normal. In solchen Fällen hat man wohl anzunehmen, dass der eine Schneidezahnkeim sich von vornherein im Oberkiefer entwickelte, bezw. das entsprechende Zwischenkieferstück mit dem Oberkiefer ganz früh verschmolzen war."

Wie diese „frühzeitige Verschmelzung" hätte zu Stande kommen sollen, ist mit der oben ausgeführten Theorie über den Ursprung der Oberlippe nicht zu vereinen. Dies zeigt, wie diese Theorie, so sehr sie auch im Vergleich gegen die früheren einen Fortschritt bedeutet, doch durchaus noch nicht im Stande ist, alle klinischen Beobachtungen verständlich zu machen. Nach Förster (Missbildungen, Jena 1865, S. 96—97) beruhen die Spaltbildungen in der Oberlippe, dem Kiefer und Gaumen sämmtlich auf mangelhafter Vereinigung der Oberkieferfortsätze und Gaumenfortsätze des ersten Kiemenbogens mit dem vorderen Ende des Stirnfortsatzes. Die Spalte des Alveolarfortsatzes des Kiefers findet sich in der grossen Mehrzahl der Fälle zwischen dem äusseren Schneidezahn und dem Eckzahn, und nur in ganz vereinzelten Fällen hat man sie zwischen dem äusseren und mittleren Schneidezahn gefunden. Es hat also in den gewöhnlichen Fällen offenbar die Vereinigung zwischen Oberkiefer und Zwischenkiefer nicht vollständig stattgefunden, während in den seltenen sich nur ein Stück des Zwischenkiefers mit dem Oberkiefer vereinigte, die anderen aber nicht.

Die Seltenheit, mit der sich nach dem Vorhergehenden die Existenz eines Schneidezahnes nach aussen von der Spalte der Beobachtung der Pathologen und Chirurgen darbietet, erklärt sich leicht, wenn man an das Alter der Individuen, bei denen man diese Beobachtungen macht (Neugeborne), und an die fehlende Präparation der Alveolen denkt. Da die Autoren sicher waren, dass sie bei jeder Kieferspalte nach innen von derselben die Ossa incisiva mit den homonymen Zähnen finden müssten, so wurde eine genaue Präparation der zu untersuchenden Theile unterlassen, — ein Fehler, welcher, wie wir bald sehen werden, auch von heutigen Forschern noch begangen worden ist.

Auch nach Weber (Pitha und Billroth 1873. III. S. 66 u. ff.) hängt die Lippenspalte nebst ihren Complicationen von der fehlenden Vereinigung zwischen Stirnfortsatz und Oberkieferfortsatz ab; die Spalte würde, ähnlich wie nach den vorhergehenden Autoren, zwischen Oberkieferknochen und Zwischenkieferknochen, zwischen Eckzahn aussen und Schneidezahn innen fallen. Die Möglichkeit des Sitzes eines wahren Schneidezahnes nach aussen von der Spalte hält Weber für unannehmbar.

Nach ihm (S. 74), wie auch nach Volkmann (Zur Odontologie der Hasenscharte. Langenbeck's Archiv II. Bd. 1862. S. 281) darf man in dem speciellen Falle nicht von einem Schneidezahn nach aussen von der Spalte sprechen, sondern von einem Zahne mit allen Charakteren eines Eckzahnes. Mit anderen Worten: von einem überzähligen Eckzahn. Diese Ansicht ist unbegründet. Einestheils, weil der aussen von der Spalte stehende Zahn vollständig die Charaktere der Schneidezähne trägt, und anderntheils, weil, obwohl man häufig überzählige falsche Mahlzähne und Schneidezähne beobachtet hat, bis jetzt überzählige Eckzähne mit Sicherheit noch nicht gesehen worden sind (Magitot, Traité des anomalies du Système dentaire chez l'homme et les mammifères. Paris 1877).

Diese von Bardeleben, Weber u. A. gegebene Fassung schien die Forderungen der Pathologen und Chirurgen, für den Augenblick wenigstens, zufrieden zu stellen. Während die ersteren seitdem vorzugsweise darauf bedacht gewesen sind, die Gründe aufzufinden, aus denen diese Vereinigung nicht zu Stande kommt, haben die anderen neue Prozesse und Methoden aufgesucht, die das Capitel der Behandlung erweitern sollten.

Unverändert wurden so bis zum Jahre 1879 diese Anschauungen von der Entstehung der in Rede stehenden Missbildung von allen Autoren auf dem Gebiete der chirurgischen Pathologie wiederholt, als plötzlich eine heftige Streitfrage entbrannte, angefacht durch die Arbeiten von Albrecht und Th. Kölliker.

Albrecht brach zuerst das Stillschweigen. Wenn es für Goethe genügte, auf einem Spaziergange auf dem Lido bei Venedig einen zerbrochenen Schafschädel zu finden, um die Theorie der Schädelwirbel aufzustellen, so glaubte Albrecht, angeregt durch einen Pferdekopf, den er in der teratologischen Sammlung des anatomischen Museums zu Königsberg fand, eine völlige Umgestaltung der anatomischen, embryologischen und chirurgischen Anschauungen anbahnen zu können, die man bis dahin von der Entwickelung der Lippe und der Entstehung der Missbildung gehabt hatte (Zoologischer Anzeiger. 1879. S. 207).

Folgendes sind die Sätze, zu denen Albrecht gelangte:

1) Die Oberlippe und Oberkieferregion entsteht jederseits nicht aus 2, sondern aus 3 Fortsätzen. Ausser den inneren Stirnfortsätzen und den Oberkieferfortsätzen nehmen an der Bildung der Oberkieferregion und der Oberlippe auch noch die äusseren Stirnfortsätze Theil.

2) Die Zwischenkieferknochen sind der Zahl nach nicht 2, sondern 4; nehmlich auf jeder Seite 2, ein innerer und ein äusserer. Aus den 3 Gesichtsfortsätzen jeder Seite entwickeln sich also 3 Knochen; der Oberkieferfortsatz entwickelt den Oberkieferknochen, der äussere Stirnfortsatz den äusseren Zwischenkiefer, der innere Stirnfortsatz den inneren Zwischenkiefer. Die 4 Zwischenkieferknochen bestehen bei Ornithorhynchus paradoxus immer getrennt.

3) Am Gaumengewölbe existirt nach aussen von der Sutura incisiva auf jeder Seite auch noch die Sutura interincisiva, die auf die ehemalige Trennung zwischen den beiden Zwischenkiefern jeder Seite hindeutet.

4) Die Spalte bei der Hasenscharte liegt nicht zwischen Oberkieferfortsatz und innerem Stirnfortsatz, nicht zwischen Oberkieferknochen und Zwischenkiefer, nicht zwischen Schneidezahn und Eckzahn, sondern zwischen äusserem und innerem Stirnfortsatz, zwischen äusserem und innerem Zwischenkiefer, zwischen äusserem und innerem Schneidezahn. Die Spalte läuft also nicht durch die Sutura incisiva, wie man bis jetzt angenommen hat, sondern durch die Sutura interincisiva.

Diesen Sätzen, in welchen, was zu erwähnen nothwendig ist, die später zu besprechenden Beobachtungen anderer Autoren enthalten sind, antwortete in einer umfangreichen Monographie Th. Kölliker (Ueber das Os intermaxillare des Menschen und die Anatomie der Hasenscharte und des Wolfsrachens. Habilitationsschrift. Halle 1882). Dieser, bis zum Aeussersten conservativ, bestreitet die Albrecht'schen Sätze einen nach dem andern.

1) An der Bildung der Oberlippen und Oberkieferregion nehmen Theil nur die Oberkiefer- und inneren Stirnfortsätze (His). Die beiden äusseren Stirnfortsätze erzeugen nicht, wie Albrecht meint, den dritten Theil der Oberlippe, sondern die lateralen Partien des Nasenflügels und der Nase.

2) Der Zwischenkieferknochen sind nicht 4, sondern 2. Dieselben entstehen aus den inneren Stirnfortsätzen, und zwar jeder aus einem Ossificationspunkte.

3) Die Sutura interincisiva ist nicht eine Naht, sondern eine Gefässfurche.

4) Die Spalte bei der Hasenscharte liegt zwischen Oberkiefer- und innerem Stirnfortsatz, zwischen Oberkieferknochen und Zwischenkieferknochen, zwischen Eckzahn und Schneidezahn. — Das Vorhandensein eines Schneidezahnes nach aussen von der Spalte ist inconstant, zufällig.

Naturgemäss folgte auf diese Publicationen von Seiten der beiden Autoren eine grosse Anzahl von umfangreicheren und von kleineren Abhandlungen[1]), die Frage gelangte vor das Forum

[1]) Die hauptsächlichsten Publicationen von Albrecht über den Gegenstand sind: 1) Die morphologische Bedeutung der seitlichen Kieferspalte und die wahrscheinliche Existenz von vier Zwischenkiefern bei den Säugethieren. Zoologischer Anzeiger 1879. S. 207—213. — 2) Sur les 4 os intermaxillaires, le bec-de-lièvre et la valeur morphologique des dents incisives supérieures de l'homme. Communication, faite à la société d'anthropologie de Bruxelles dans la séance du 25 octobre 1882. — 3) Ueber die morphologische Bedeutung der Kiefer-, Lippen- und Gesichtsspalten. Langenbeck's Arch. Bd. XXXI. H. 3. — 4) Sur la fente maxillaire double sousmuqueuse et les 4 os intermaxillaires de l'ornithorynque adulte normal. Bruxelles. Man-

der wissenschaftlichen Congresse, ohne dass jedoch die lebhafteste Discussion alle Zweifel beseitigt und eine bestimmte Anschauung den unbestrittenen Sieg davon getragen hätte.

Unbestritten blieb auf Seiten **Albrecht's** die Thatsache, dass man nach aussen von der Spalte ein Os **incisivum** mit einem Schneidezahn und mit der **Sutura incisiva** findet, unbestritten ferner, dass man an Schädeln Neugeborener und Erwachsener nicht selten **ausser** der **Sutura incisiva** die **Sutura interincisiva** antrifft, die nicht, wie es **Kölliker** gewollt hatte, als Gefässfurche anzusehen ist. Auf der anderen Seite zeigte es sich, dass **Kölliker** Recht hat, wenn er mit **Stöhr** (Fortschritte der Medicin, 1. März 1885) sagt, dass, wenn es sich in dem speciellen Falle in der That um eine Sutur handelte, welche den äusseren Zwischenkiefer von dem inneren trennt, diese sich auf das Gesicht hätte fortsetzen müssen, wovon noch niemals Jemand gesprochen hat, seit es Anatomie auf dieser Erde giebt. Mit mehr Recht noch sagt er, dass die Oberlippe nicht aus 6, sondern aus 4 Stücken entsteht.

Wenn ich angesichts dieser aufgezählten Widersprüche wage, den Gegenstand noch einmal zu behandeln, so geschieht dies nicht um die Meinungen nutzloser Weise zu vermehren,

ceaux 1883. — 5) Ueber die Zahl der Zähne bei den Hasenschartenkieferspalten. Centralblatt für Chirurgie 1884. No. 32. — 6) Ueber die morphologische Bedeutung der Kiefer-, Lippen- und Gesichtsspalten. Centralblatt für Chirurgie 1884. No. 23. — 7) Die 4 Zwischenkiefer. Extrait des Comptes rendus du Congrès périodique international des sciences médicales. — 8) Offener Brief an Prof. **Krause**. Biologisches Centralbl. Bd. IV. No. 3. — 9) Erwiderung auf Herrn Prof. **Meyer** etc. Deutsche Zeitschr. f. Chir. Bd. XX. S. 293. — 10) Ueber sechsschneidezähnige Gebisse beim normalen Menschen. Centralblatt für Chir. 1885. No. 24. Beilage. — 11) Zur Zwischenkieferfrage. Erwiderung auf die Besprechung des Prof. **Stöhr**. Fortschr. d. Med. Bd. 3. 1885. No. 14. — 12) Ueber den morphologischen Sitz der Hasenschartenkieferspalte. Biologisches Centralblatt. 1886. Bd. VI. No. 3.

Die wichtigsten Publicationen von Th. **Kölliker** über den fraglichen Gegenstand sind: 1) Ueber das Os intermaxillare des Menschen und die Anatomie der Hasenscharte und des Wolfsrachens. Habilitationsschrift. Halle 1882. — 2) Zur Zwischenkieferfrage. Centralblatt für Chir. 1884. No. 39. — 3) Zur Odontologie der Kieferspalte bei der Hasenscharte. Biologisches Centralblatt. 1885. Bd. V. No. 12.

sondern vor allen Dingen, um zu zeigen, dass in den einzelnen, im Vorhergehenden aufgezählten Beobachtungen stets richtige Punkte enthalten sind, und dass die daraus von den einzelnen Beobachtern abgeleiteten Urtheile, obgleich dieselben sich untereinander oft geradezu widersprechen, doch vereinbar sind mit den besser fundirten Resultaten breiterer Untersuchungen, ausgeführt nach Methoden, die im Vergleich mit den alten weit vollkommener sind. So werden wir uns bemühen zu zeigen, dass der Fehler der einzelnen Beobachter darin lag, dass sie zu viel generalisiren wollten, während sie sich zu sehr an die eigenen Beobachtungen hielten und die der anderen Forscher vernachlässigten. Mit Recht kann man deshalb hier an die von Virchow bei Gelegenheit der Duplicitas s. pluralitas monstrosa (Descendenz und Pathologie Bd. 103. S. 412) ausgesprochenen Worte erinnern: „Hier hat sich stets eine Anzahl exclusiver Erklärungen gegenüber gestanden. Dass man zu keiner Einigung gelangt ist, erklärt sich meiner Meinung nach eben aus der Exclusivität, welche jede dieser Erklärungen für sich in Anspruch genommen hat. Es ist eben dieselbe Erscheinung, die uns in der Geschichte der Medicin so oft begegnet, und die soviel dazu beigetragen hat, die Vorstellung zu unterstützen, als sei die Medicin die Wissenschaft des Unsicheren. Statt anzuerkennen, dass in jeder der vorgetragenen Lehren ein Kern von Wahrheit steckt, hat man eine nach der anderen verworfen, weil sie nicht auf alle Fälle passte. Wie wäre es, wenn wir die Berechtigung mehrerer derselben neben einander anerkennten? Vielleicht passt die eine auf eine gewisse Zahl von Fällen, die andere auf eine gewisse andere Zahl. Nur dürfen dann natürlich diese Fälle nicht eklektisch zusammengelesen, sondern sie müssen organisch geordnet werden“.

Diese Worte, ausgesprochen von einem Manne von so unbestrittener wissenschaftlicher Erfahrung, müssen als Programm dienen für jeden, der in dem Gebiete der biologischen Wissenschaften arbeitet. Die Tendenz, aus speciellen Beobachtungen allgemeine Gesetze zu formuliren, ist verlockend und bis zu einem gewissen Punkte auch gerechtfertigt, man muss sich aber hier vor dem Zuweitgehen in Acht nehmen, besonders wenn die Zahl der gesammelten Beobachtungen zu beschränkt und zu einseitig ist. Bei dem Studium der Missbildungen, welche die verschiedensten, zum Theil noch nicht genügend untersuchten Ursachen haben können, müsste man diese Vorsicht ganz besonders vor Augen haben.

II.

In den Sammlungen von Missbildungen in Berlin und Breslau habe ich 62 Präparate von sogenannter Kieferspalte gefunden und untersucht. Von diesen sind hier nur 38 in Betracht gezogen, nehmlich nur diejenigen, bei welchen ich in Folge directer Präparation mir eine genügende Vorstellung von der Disposition der Theile machen konnte [1]). Die übrigen Präparate habe ich ausschliessen zu müssen geglaubt, da die Persistenz der Weichtheile das Urtheil über das Verhalten der harten Gebilde gegenüber der Missbildung sehr unsicher macht. Eine noch grössere Anzahl von Beobachtungen von Kieferspalten beim Lebenden, welche ich in den Königlichen Chirurgischen Kliniken zu Berlin und Breslau und in der Privatklinik des Herrn Prof. J. Wolff in Berlin zu studiren Gelegenheit hatte, ebenso wie zahlreiche Gypsabgüsse dieser Missbildung [2]) mussten ebenfalls ausgeschlossen werden. Die Gypsabgüsse, fast stets zu wenig genau, sind unbrauchbar für eine rigorose Lösung der Frage nach dem Sitze der Kieferspalten. Deswegen sind wir auch der Ansicht, dass auf verschiedene Fälle, bei denen ein Gypsabguss am Lebenden genommen wurde, und die nachher veröffentlicht wurden, kein grosses Gewicht zu legen ist. Diese Fälle sollten beweisen, dass die Kieferspalte bald zwischen den Schneidezähnen, bald zwischen Eck- und Schneidezähnen verliefe; aber wer bürgt für die Richtigkeit dieser Befunde? Wenn der von Th. Kölliker von einem 24jährigen Individuum ent-

[1]) Den Herren Prof. von Bergmann, Hasse, Ponfick, Schütz, Waldeyer, welche mir das schätzbare Material der respectiven Sammlungen zur Verfügung stellten, drücke ich an dieser Stelle dafür meinen verbindlichsten Dank aus. — Leider konnte ich für meine Untersuchungen nicht verwerthen 14 Präparate von Kieferspalte aus der Sammlung des pathologisch-anatomischen Instituts zu Berlin, da zur Zeit meiner Studien Hr. Prof. R. Virchow selbst mit Untersuchungen an diesen Präparaten beschäftigt war.

[2]) Von solchen Gypsabgüssen finden sich allein in der chirurgischen Klinik des Prof. Fischer in Breslau über 40.

nommene Gypsabguss (Biologisches Centralblatt 1885. Bd. V. No. 12) den Autor an die Möglichkeit denken lässt, dass die Spalte zwischen Eckzahn aussen und Schneidezahn innen verläuft, so schliesst diese Annahme die andere nicht aus, dass der Praecaninus incisivus einmal existirt habe. Nur die Präparation und der positive oder negative Befund eines Alveolus oder eines Theils des, der Apophysis nasalis des Zwischenkiefers entsprechenden Knochens hätte diese Zweifel beseitigen können. Da dies nicht möglich war, so thut man besser, auf die Verwerthung derartiger Fälle zu verzichten.

Die besagten 38 Fälle wurden rücksichtlich des Sitzes der Spalte untersucht, und es wurde deshalb vor Allem die Beziehung der Sutura incisiva, der Knochen und der Zähne oder ihrer Alveolen, wo es möglich war, zu der Spalte festzustellen gesucht.

Drei der Fälle beziehen sich auf Spaltbildungen bei Kälbern, welche ich in der reichen Schädelsammlung des pathologischen Instituts der Thierarzneischule zu Berlin fand (No. 253 Alkoholpräparat mit rechtsseitiger Spaltbildung; No. 1699 Trockenpräparat ebenfalls mit rechtsseitiger Spaltbildung; No. 5025 Alkoholpräparat mit doppelseitiger Spaltbildung). In allen dreien ist das Verhalten der Knochen und der Sutur hinsichtlich der Missbildung so, wie es die vordere und die seitliche Ansicht des Präparats No. 1699 (Fig. 1 u. 2) zeigt. Nach aussen findet sich die aufsteigende Portion des Os intermaxillare, d. h. die Apophysis nasalis, vom Oberkiefer getrennt durch die deutlich sichtbare Sutura incisiva; die Vereinigung ist so locker, dass man in zweien der Fälle deutliche Bewegungen der Apophysis auf dem Oberkiefer hervorbringen kann. Nach innen befindet sich die horizontale Portion, d. i. die Apophysis palatina desselben Knochens[1]). Diese Fälle gehören zu den demonstrativsten unter denjenigen Fällen, welche zu Gunsten des intermaxillaren Sitzes der Spalte sprechen. Aehnliche Beobachtungen sind bisher von Albrecht an dem mehrmals erwähnten

[1]) Bei dem Präparate No. 5025 sind die Apophyses palatinae in knorpligem Zustande geblieben.

Pferdeschädel mit Kieferspalte und an 2 Kalbsschädeln (Zoologischer Anzeiger, 1879. S. 209) gemacht worden, ferner von Johne (Bericht über das Veterinärwesen im Königreich Sachsen pro 1883). Letzterer giebt an, dass in der Sammlung der Thierarzneischule zu Dresden ein Kalbskopf und ein Zebrakopf mit beiderseitiger Kieferspalte, 4 Kalbsköpfe, ein Schweinskopf und ein Hundekopf mit einseitiger Kieferspalte existiren. An sämmtlichen Köpfen befindet sich die Spalte zwischen der oberen (nasalen) und unteren (palatinen) Apophyse der Zwischenkieferknochen. Erstere war in allen Fällen durch die Sutura incisiva mehr oder weniger fest mit dem Oberkieferbeine vereinigt, in den meisten auch deutlich beweglich.

Da bisher keine Fälle publicirt sind, in denen das Verhalten der Theile anders war, so scheint es, dass das angegebene als das gewöhnliche bei diesen Thieren anzusehen ist.

Wenn es, wie wir gesehen haben, relativ leicht ist, die Sutura incisiva bei Thieren nach aussen von der Spalte zu finden, so ist dies bei dem Menschen nur selten der Fall. Dies entspricht vollständig dem Verhalten derselben Sutur an normalen menschlichen Schädeln, an welchen durch die bedeutende Reduction des Zwischenkieferknochens und durch die sehr frühzeitige Verschmelzung desselben mit dem Oberkiefer sehr schnell jede Spur von Abgrenzung verschwindet. Diese Verhältnisse sind jedoch nicht vorhanden bei denjenigen Thieren, bei denen der Zwischenkiefer in allen seinen Theilen sehr entwickelt ist und oft während der ganzen Zeit des extrauterinen Lebens von den benachbarten Knochen getrennt bleibt. So kommt es, das man in den Fällen von Kieferspalte bei menschlichen Fötus das Bestehenbleiben der Sutura incisiva mit der Spalte nur selten findet. Albrecht (Centralblatt für Chirurgie 1884 No. 23) ist es gelungen, zwei derartige Fälle aufzufinden; diesen kann ich einen dritten hinzufügen, den ich in der anatomischen Sammlung zu Breslau beobachtet habe. Es handelt sich um einen Knabe nmit Spina bifida und linksseitiger Lippenkiefergaumenspalte. Nach aussen von der Spalte findet sich ein Schneidezahn [Praecaninus [1])].

[1]) No. 17 des nachfolgenden Verzeichnisses.

Der Nasenfortsatz der sogenannten äusseren Hälfte des Zwischenkiefers ist ebenfalls nach aussen und vom Oberkiefer getrennt durch die Sutur, welche mit Loupenvergrösserung deutlich sichtbar ist.

Bei dem Fehlen der Sutura incisiva dient zur Bestimmung des Sitzes der Kieferspalte beim Menschen die Beziehung der Schneidezähne oder der betreffenden Alveolen zu derselben. Von Th. Kölliker (Centralblatt für Chirurgie 1884 No. 39) ist gesagt worden, dass das Verhalten der Schneidezähne zu der Spalte von keinem irgendwelchen Belange sei bei Entscheidung der Frage nach dem Sitze der Kieferspalte, einfach deshalb, weil Schneidezähne an dem Oberkiefer sitzen können. Mir scheint diese Behauptung nicht berechtigt. Um sie annehmbar zu machen, müsste zuerst der Nachweis eines Falles geliefert werden, in welchem normaler Weise Schneidezähne, seien es auch überzählige, an dem Oberkiefer sitzen. So viel ich weiss, hat niemals Jemand einen solchen Fall mitgetheilt. An normalen Schädeln hat man die Schneidezähne immer im Gebiete der Zwischenkiefer sitzend gefunden (daher ja auch die Bezeichnung der Zwischenkiefer als Ossa incisiva), während der erste Zahn, der aus dem Oberkiefer entspringt, immer der Eckzahn gewesen ist. Noch mehr befremdend ist es, wenn Albrecht (im Widerspruch zu allem, was er bisher in seinen Publicationen über dieses Thema Kölliker gegenüber behauptet hat) in Bezug auf den Fall Morian sagt, dass bei genauestem Zusehen auch der Oberkiefer Schneidezähne tragen könne (Centralblatt für Chirurgie 1886 No. 24). Diese durchaus irrthümliche Auffassung ist durch nichts motivirt. In dem Falle von Morian (schräge Gesichtsspalte) ist nach aussen von der Spalte ein Schneidezahn, weil, wie wir weiterhin sehen werden, bei der Mundaugenhöhlenspalte ein Theil des Zwischenkieferknochens nach aussen von der Spalte bleibt. Albrecht ist, um consequent bei seiner irrthümlichen Ansicht über die Entwickelung der Oberlippe und bei der zweiten irrthümlichen Ansicht über die Entstehung der Kiefer- und schrägen Gesichtsspalte zu bleiben, in diesen dritten Irrthum verfallen, der gleichzeitig einen Widerspruch mit seinen früheren Ansichten bedeutet.

Tabelle der untersuchten Spaltbildungen beim Menschen, geordnet nach dem Verhalten der Zähne zur Spalte.

I. Doppelseitige Spaltbildungen.

Laufende No.	Herkunft des Präparates.	Verhalten der Zähne oder der entsprechenden Alveolen zu der Spalte.	Bemerkungen.
1.	Breslauer anatomische Sammlung No. III. 13.	C. I. // I. // I. C.[1]	Dieser und der folgende sind die beiden einzigen von mir beobachteten Fälle von doppelseitiger Spalte mit Verringerung der Zahl der Schneidezähne. Augenscheinlich fehlte in diesen beiden Fällen der sogenannte innere Theil des Os intermaxillare dextrum; deshalb haben wir in beiden Fällen nur einen Schneidezahn inmitten der Spalte, der dem inneren Theil der übrig gebliebenen Zwischenkieferhälfte angehört.
2.	Breslauer anatomische Sammlung No. V. 12.	C. I. // I. // I. C.	
3.	Breslauer anatomische Sammlung No. III. 4.	C. I. // I. I. // I. C.	Männliches Kind mit Zwerchfellsbruch.
4.	Breslauer anatomische Sammlung No. IV. 45.	C. I. // I. I. // I. C.	
5.	Breslauer anatomische Sammlung No. V. 4.	C. I. // I. I. // I. C.	Weibliches hemicephalisches Kind.
6.	Berliner chirurgische Sammlung No. 224.	C. I. // I. I. // I. C.	
7.	Berliner chirurgische Sammlung No. 300.	C. I. // I. I. // I. C.	
8.	Berliner anatomische Sammlung. Präparat ohne Nummer.	C. I. // I. I. // I. C.	Dies Präparat entspricht der Schilderung nach dem von Th. Kölliker unter No. 33 seiner Abhandlung beschriebenen.
9.	Breslauer anatomische Sammlung No. V. 10.	C. I. // I. I. I. // I. C.	Die sogenannte innere Hälfte des linken Zwischenkieferknochens trägt 2 Schneidezähne, die äussere Hälfte nur einen.

[1] C. = Dens caninus, I. = Dens incisivus, // = Spalte.

Laufende No.	Herkunft des Präparates.	Verhalten der Zähne oder der entsprechenden Alveolen zu der Spalte.	Bemerkungen.
10.	Breslauer pathologisch-anatomische Sammlung No. 114.	C. I. // I. I. I. // I. C.	Das Umgekehrte hat in diesem Falle statt. Ferner ist bemerkenswerth, dass hier die nach aussen von der Spalte gelegenen Schneidezähne für das Alter des Fötus ausserordentlich klein sind.
11.	Breslauer anatomische Sammlung No. II. 11.	C. I. // I. I. I. I. // I. C.	
12.	Berliner chirurgische Sammlung No. 304.	C. I. // I. I. I. I. // I. C.	
13.	Berliner anatomische Sammlung No. 6026.	C. I. // I. I. I. I. // I. C.	Missbildung des äusseren Ohres.
14.	Berliner anatomische Sammlung No. 9485.	C. I. // I. I. I. I. // I. C.	Rudimentäre obere Extremitäten. Aeussere Ohren fehlen.
15.	Eigenes Präparat.	C. I. // I. I. I. I. // I. C.	Diese beiden Präparate habe ich aus der Schröder'schen Frauenklinik bezogen.
16.	Eigenes Präparat.	C. I. // I. I. I. I. // I. C.	

II. Linksseitige Spaltbildungen.

Laufende No.	Herkunft des Präparates.	Verhalten der Zähne oder der entsprechenden Alveolen zu der Spalte.	Bemerkungen.
17.	Breslauer anatomische Sammlung No. III. 14.	C. I. I. I. // I. C.	Dieser Fall zeigt nach aussen von der Spalte Reste der Sutura incisiva.
18.	Breslauer anatomische Sammlung No. V. 7.	C. I. I. I. // I. C.	
19.	Breslauer anatomische Sammlung No. V. 8.	C. I. I. I. // I. C.	Rechterseits schräge Gesichtsspalte.
20.	Breslauer anatomische Sammlung No. 5 (alte Numerirung).	C. I. I. I. // I. C.	
21.	Breslauer anatomische Sammlung No. 129 (alte Numerirung).	C. I. I. I. // I. C.	
22.	Breslauer pathologisch-anatomische Sammlung No. 40.	C. I. I. I. // I. C.	
23.	Breslauer pathologisch-anatomische Sammlung No. 74.	C. I. I. I. // I. C.	
24.	Breslauer pathologisch-anatomische Sammlung No. 113.	C. I. I. I. // I. C.	
25.	Breslauer pathologisch-anatomische Sammlung No. 115.	C. I. I. I. // I. C.	

Laufende No.	Herkunft des Präparates.	Verhalten der Zähne oder der entsprechenden Alveolen zu der Spalte.	Bemerkungen.
26.	Berliner chirurgische Sammlung No. 57.	C. I. I. I. // I. C.	
27.	Berliner chirurgische Sammlung No. 58.	C. I. I. I. // I. C.	
28.	Berliner chirurgische Sammlung No. 303.	C. I. I. I. // I. C.	
29.	Breslauer anatomische Sammlung No. V. 13.	C. I. I. I. // I. C.	
	III. Rechtsseitige Spaltbildungen.		
30.	Breslauer anatomische Sammlung No. IV. 45[a].	C. I. // I. I. I. C.	Dieser Fall gehört einem weiblichen Kinde mit Janusmissbildung an; beide Gesichter mit Kieferspalte; deshalb ist dasselbe Präparat 2mal gerechnet, unter No. 45 IV und 45 IV[a]. Das eine Gesicht zeigt doppelte Lippenkieferspalte (45 IV); am anderen findet sich nur rechtsseitige Lippenkieferspalte (45 IV[a]).
31.	Breslauer anatomische Sammlung No. 97 (alte Numerirung).	C. I. // I. I. I. C.	Links zeigt dieser Fall eine schräge Gesichtsspalte, welche zwischen den Schneidezähnen verläuft.
32.	Breslauer pathologisch-anatomische Sammlung No. 118.	C. I. // I. I. I. C.	Linksseitige Gaumenspalte ohne Lippenkieferspalte.
33.	Breslauer pathologisch-anatomische Sammlung No. 245.	C. I. // I. I. I. C.	
34.	Breslauer pathologisch-anatomische Sammlung No. 55.	C. I. // I. I. I. I. C.	Während des Lebens operirt.
35.	Breslauer pathologisch-anatomische Sammlung[1]) No. 116.	C. I. // I. I. I. I. C.	

[1]) Das Präparat No. 798, welches früher von Th. Kölliker beschrieben worden ist, habe ich in der Berliner anatomischen Sammlung nicht auffinden können, vielleicht weil es zur Zeit in das pathologisch-anatomische Institut gebracht worden war. — Die neue Numerirung der reichhaltigen und ausgezeichnet geordneten anatomischen Sammlung zu Breslau war der Grund, weshalb ich mehrere der daselbst von Th. Kölliker studirten und in seine Abhandlung unter anderer Nummer aufgenommenen Fälle nicht habe controliren können.

In allen den 35 Fällen von Kieferspalte, die sich in der Tabelle finden, mag bei ihnen nur eine wirkliche Reduction oder eine Vermehrung in der Zahl der Schneidezähne vorhanden sein, sieht man, dass die Spalte stets zwischen Schneidezähnen verläuft. Nach aussen davon wurde niemals der Eckzahn, sondern der Praecaninus incisivus gefunden, während nach innen von der Spalte bald der Parasymphysius, bald der Proparasymphysius incisivus sich vorfand.

Je nach dem Alter des Individuum, von dem das betreffende Präparat stammte, waren die Scheidezähne bald klein und in den Zahnsäcken versteckt, bald deutlich hervortretend und in dem betreffenden Alveolus sitzend. Diese letzten erscheinen in keinem Falle wie Zahnkegel (Emboli) oder als schmelzlose Rudimente, sondern wie völlig ausgebildete Zähne. Nur auf dem Bürzel in der Mitte der Spalte ist in einigen der Fälle von doppelseitigen Kieferspalten die gegenseitige Stellung der Zähne verändert. — Gleiche Resultate haben, seit man begonnen hat, die Aufmerksamkeit auf die Beziehungen der Schneidezähne zur Kieferspalte zu lenken, erhalten: Albrecht in mehr als 100 Fällen (Centralblatt f. Chirurgie 1884 No. 32), Turner in 12 unter 15 (Journ. of anat. and physiol. 1885. XIX. p. 198) und Th. Kölliker in 27 unter 34 Fällen (a. a. O.).

In Hinsicht auf sein constantes Resultat ist Albrecht seines Theils zu dem Schluss gekommen, dass es überhaupt keine Kieferspalte giebt, die nicht zwischen Schneidezähnen verläuft. Das inconstante Resultat, zu welchem Turner und Th. Kölliker kamen, kann meiner Meinung nach auf verschiedene Gründe zurückgeführt werden. Turner's Angaben versteht man leicht, wenn man erwägt, dass dieser Beobachter Gypsabgüsse benutzt hat. Sehr wohl konnten in den 3 Fällen, in denen sich keine Schneidezähne nach aussen von der Spalte fanden, dieselben entweder vorher ausgefallen oder noch von Schleimhaut verdeckt sein. In den Fällen von Th. Kölliker ist die Annahme sehr naheliegend, dass der Beziehung der Schneidezähne zu der Kieferspalte nicht die genügende Aufmerksamkeit zugewendet worden sei. Diese Annahme erscheint gerechtfertigt, wenn man erwägt, dass verschiedene der von Th. Kölliker als zwischen Eck- und Schneidezahn verlaufende Spalten beschriebenen Fälle in Wirklichkeit zwischen den

Schneidezähnen verlaufende Spalten waren. Einer dieser Fälle wurde nachträglich von Albrecht in der anatomischen Sammlung (No. 1695) zu Halle a/S. studirt (Centralblatt f. Chir. 1884 No. 32 S. 4), ein anderer von mir in der anatomischen Sammlung zu Berlin. In letzterem Falle handelt es sich um eine doppelseitige Kieferspalte, bei welcher Kölliker nur 2 Schneidezähne, und zwar auf dem mittleren Bürzel sitzend, angiebt; in Wirklichkeit fanden sich 4 Schneidezähne, 2 davon nach aussen von der Spalte. Das in meine Beobachtungsreihe fallende Präparat (No. 8) ist von Kölliker unter No. 33 beschrieben. Mit Zustimmung des Herrn Prof. Waldeyer habe ich dieses Präparat photographirt und danach die Zeichnung zu Fig. 2 angefertigt. In diesem Falle war es überaus schwierig, den Schneidezahn aufzufinden; seiner Kleinheit wegen konnte er leicht übersehen werden. Die Schwierigkeiten vermehren sich noch, wenn es sich um sehr kleine Fötus handelt, bei denen die einzelnen Zahnkeime noch nicht zur Entwickelung gelangt sind; trotz der grössten Aufmerksamkeit kann hier das Urtheil oft ausserordentlich zweifelhaft bleiben. In diese Kategorie gehören auch die folgenden beiden, in meine Beobachtungsreihe fallenden Fälle. Beide finden sich in der pathologisch-anatomischen Sammlung zu Breslau und sind in der obigen Tabelle nicht enthalten. No. 6 doppelseitige Kieferspalte mit 2 Schneidezähnen auf dem mittleren Bürzel, während nach ausserhalb die ersten Zähne beiderseits die Eckzähne sind. No. 19 ebenso mit doppelter Kieferspalte mit 4 Schneidezähnen auf dem mittleren Bürzel; hier ist der erste Zahn nach aussen von der Spalte rechterseits ebenfalls der Eckzahn.

Fassen wir alles zusammen, so können wir den Satz aufstellen, dass in der grössten Mehrzahl der unzweifelhaften, sicher bestimmten Fälle die Spalte zwischen den Schneidezähnen verläuft, dass jedoch die Möglichkeit nicht ausgeschlossen werden kann, dass Fälle vorkommen, in denen der Eckzahn der erste Zahn nach aussen von der Spalte ist. Deshalb muss man mit der entscheidenden Demonstration eines solchen Falles, welcher, wie wir betonen wollen, immer ein Ausnahmefall sein würde, sehr vorsichtig sein in Bezug auf daraus zu ziehende Schlüsse. Eine solche Ausnahme kann von den verschiedensten Factoren abhängen: von der Causa inflammatoria (R. Virchow), der mechanischen Ursache (Panum) u. s. w., welche den Bildungsfehler verursacht; weshalb sollte man nicht ein Zurückbleiben der Entwickelung des Zahnkeimes und des Zwischenkieferknochens annehmen dürfen, da wir ja doch dasselbe bisweilen an einem der inneren Theile der Zwischenkieferknochen und an beiden inneren Theilen bei den Fällen von mittlerer Spalte finden? Wie man aus der Tabelle ersieht, war in den Fällen 1 und 2 auf dem mittleren Bürzel ein einziger Schneidezahn, da die innere Hälfte des Zwischenkiefers auf einer Seite fehlte; sehr leicht konnte nun dasselbe bei dem äusseren Zwischenkieferknochen statthaben. Die Fälle No. III 25, I 19, V 3 und V 7 aus der anatomischen Sammlung zu Breslau, die in der obigen Tabelle nicht enthalten sind, könnten bei oberflächlicher Betrachtung an eine mittlere Spalte denken lassen; jedoch thatsächlich sind alle diese Fälle von Spaltbildungen durch Verhinderung der Entwickelung des vorderen Endes des Vomer und der inneren Hälften der Zwischenkiefer zu Stande gekommen. In diesen Fällen findet man, wenngleich nach innen von der Spalte keine Spur weder von Zwischenkieferknochen noch von Schneidezähnen zu sehen ist, doch nach aussen die präcaninen Schneidezähne. —

Wenn man die Fälle von Kieferspalte mit Verminderung der Zahl der Schneidezähne abzieht, so kann man die übrigbleibenden, in der obigen Tabelle enthaltenen Fälle mit Albrecht eintheilen in Fälle von tetraprotodonten und in solche von hexaprotodonten Kieferspalten[1]. Zu den tetraprotodonten würden diejenigen Fälle gehören, bei denen sich nach aussen von der Spalte der 1. Prämolar, der 2. Prämolar, der Eckzahn und ein Schneidezahn (Präcaninus) fand, während nach innen von der Spalte nur ein Schneidezahn (Parasymphysius) stand (No. 3—8 und 17—33). Zu den hexaprotodonten würden die Fälle zu zählen sein, bei denen die nach aussen von der Spalte befindlichen Zähne eine Veränderung nicht zeigen, nach innen jedoch 2, statt eines Schneidezahnes, vorhanden sind, nehmlich der Parasymphysius und der Proparasymphysius

[1] Bei der tetraprotodonten Kieferspalte finden sich, wenn sie doppelt ist, im Ganzen 4 Schneidezähne, bei der hexaprotodonten 6.

(No. 9—16 und 34—35)[1]. Eine noch weitergehende Vermehrung in der Anzahl der Schneidezähne bei der menschlichen Kieferspalte scheint bis jetzt nicht beobachtet zu sein. Der von Volkmann beschriebene Fall, in welchem 7 Schneidezähne vorhanden sein sollten, ist von dem Autor selbst widerrufen worden, da es sich zeigte, dass in Wirklichkeit nur 5 Schneidezähne vorhanden waren (Centralbl. f. Chir. 1884. S. 526). Der Fall von Morian, welcher Albrecht veranlasste, an einen atavistischen Rückschlag auf die octoprotodonten Beutelthiere zu denken, beruht in ähnlicher Weise auf einem Beobachtungsfehler. Es handelt sich um ein Trockenpräparat mit doppelseitiger Mund-Augenhöhlenspalte. Beiderseits nach aussen von der Spalte findet sich der 1. Prämolar, der 2. Prämolar, der Eckzahn und ein Schneidezahn (Präcaninus), während auf dem mittleren Bürzel 4 Schneidezähne sitzen. Irrthümlicher Weise glaubte man, dass von diesen 4 Schneidezähnen 3 zu der rechten Hälfte des Bürzel gehörten und einer zur linken; so kam man dazu, anzunehmen, dass in diesem Falle zum ersten Male 4 Schneidezähne auf einer Körperseite vorhanden wären. Ich glaube hier annehmen zu müssen, dass, da für die 4 Zähne des mittleren Bürzels gut ausgebildete Alveolen noch nicht vorhanden sind, eine Verschiebung der Zähne bei der Maceration, bezw. bei den verschiedenen Manipulationen eingetreten ist, so dass es den Anschein gewann, als ob 3 Schneidezähne auf der einen und nur ein Schneidezahn auf der andern Seite des Bürzels entwickelt seien. Dafür spricht, dass einer der Zähne nicht in der Reihe steht, sondern unregelmässig hinter den beiden, zweifellos zu dieser Seite gehörenden Zähnen angeklebt ist. Somit haben wir es auch hier mit einem Falle von hexaprotodonter Spalte zu thun.

Ausser in dem Falle von Spaltbildungen finden wir eine Vermehrung in der Zahl der Schneidezähne auch bei normalem Oberkiefer. Ich habe 11 solcher Schädel auffinden können, die verschiedenen Säugethieren angehören. 8 von diesen Fällen beziehen sich auf Canis familiaris verschiedener Rassen; sie befinden sich in der Sammlung der landwirthschaftlichen Hochschule zu Berlin. Alle diese Fälle zeigen 7 Schneidezähne an-

[1]) Natürlicherweise fallen die Fälle mit 5 Schneidezähnen auch in diese Kategorie, obgleich sie nur auf einer Seite hexaprotodont sind.

statt 6 und sind somit asymmetrisch, d. h. die Abweichung zeigt sich nur in einer Kieferhälfte. 2 Fälle beziehen sich auf 2 sonst normale Pferdeschädel aus der anatomischen Sammlung der thierärztlichen Hochschule zu Berlin; sie zeigen am Oberkiefer 8 Schneidezähne anstatt 6. Hier ist die Vermehrung symmetrisch. Der letzte Fall betrifft einen menschlichen Schädel mit bleibendem Gebiss und mit 5 Schneidezähnen am Oberkiefer anstatt 4. In allen diesen Fällen handelt es sich nicht um stehengebliebene Milchzähne, sondern um wohlgebildete Schneidezähne des definitiven Gebisses. In einem Falle aus der Reihe der Hundeschädel (Fig. 4) scheint der Proparasymphysius wieder aufgetreten zu sein; während in dem Falle der Pferdeschädel (Fig. 5) die überzähligen Schneidezähne diejenigen zu sein scheinen, die nach aussen von den Praecanini incisivi stehen. Auch Turner (l. c. 207) hat 2 normale menschliche Oberkiefer gefunden, einen mit Milch-, den anderen mit bleibendem Gebisse, von denen jeder 6 Schneidezähne hat. Albrecht (Centralblatt für Chirurgie 1885. No. 24) ferner berichtet von einem Gypsabguss und von einem Schwefelabguss von hexaprotodontem Oberkiefer beim Menschen. Noch 4 Fälle von überzähligen Schneidezähnen beschreibt neuerlich R. Virchow (Verh. der Berl. anthropol. Gesellsch. Sitz. 26 Juni 1886. S. 392 u. 393).

Alle diese Thatsachen führen zweifelsohne darauf hin, anzunehmen, dass der Mensch einstmals, wie der grösste Theil der Säugethiere, 6 Schneidezähne in jedem Kiefer besessen hat und dass man das Auftreten eines überzähligen Schneidezahnes in vielen Fällen von Kieferspalte als einen atavistischen Rückschlag anzusehen hat. Nicht nur das häufige Auftreten dieses Zahnes bei Kieferspalte, sondern auch der Befund schmelzloser Zahnrudimente im Bereiche der Schneidezähne (Zuckerkandl, Sep.-Abdr. aus den Medicinischen Jahrbüchern der k. k. Gesellsch. der Aerzte in Wien. 1885. S. 382) spricht zu Gunsten dieser Annahme. Es ist also leicht möglich, dass der verlorene Schneidezahn des Menschen alle die vier von Baume[1]) für die

[1]) R. Baume sagt: „Im ersten Stadium ringt der Zahn um seine Form, im zweiten um seine Existenz, im dritten ist die Existenzfrage bereits entschieden, und im vierten Stadium verbleibt der nunmehr auch schmelzlose Zahnstift im Innern des Kiefers“ (Odontologische For-

in Reduction begriffenen Zähne aufgestellten Involutionsphasen durchlaufen hat, und dass er noch im Keime vorhanden ist, der unter günstigen Bedingungen zur Entwickelung gelangen kann. Auch diejenige Zahnreduction, welche sich heutzutage unter unseren eigenen Augen abspielt, stellt das besprochene Phänomen immer mehr als atavistisches hin. Es steht vollkommen fest, dass der 1. Prämolaris des Pferdes sich in einer fortschreitenden Involutionsphase befindet. Er hat sich in seiner typischen Form vollständig verändert und ist kegelförmig geworden (Schmidt, Die Säugethiere in ihren Verhältnissen zur Vorwelt. Leipzig 1884.). Dass dieselbe Veränderung beim Weisheitszahn des Menschen im Gange ist, hat Darwin nachgewiesen (The descent of man and selection in relation to sex 1871, Vol. I). Die Dentition des 3. Molaris findet in der That sehr spät und unregelmässig statt und niemals tritt er in seiner ganzen Länge und Grösse heraus. Wenn Mantegazza in Bezug auf den 3. Molaris sagt, dass er in kurzer Zeit verschwinden müsse[1]), so wird nach meiner Ansicht im Laufe der Zeit der Praecaninus incisivus dasselbe Schicksal erfahren. So wird sich die Zahl der Schneidezähne, wie sie sich von 12 auf 8 reducirt hat, von 8 auf 4 reduciren. Bis zu einem gewissen Punkte erscheint diese Hypothese nicht allzusehr gewagt, wenn man die leichten Abweichungen des Incisivus praecaninus von der typischen Form bedenkt, und wenn man erwägt, dass dieser Zahn, wenn auch nur ausnahmsweise, in gut gebildeten Kiefern, bei Rassen höherer Entwickelung mitunter fehlt. Ferner ist diese Folgerung gerechtfertigt, wenn man an die Inactivität denkt, zu der bei der heutigen Lebensweise des Menschen die Schneidezähne verurtheilt sind.

Der Grund für das Wiederauftreten des verloren gegangenen Schneidezahnes bei der doppelseitigen Kiefergaumenspalte ist nach Albrecht hauptsächlich darin zu suchen, dass unter sol-

schungen Bd. I u. Zuckerkandl, a. a. O.). Bekanntlich sind nach Kollmann (Zeitschr. f. wiss. Zoologie Bd. VIII) der primitiven Zahnanlagen fast immer mehr als 32, indem der den Schmelzkeim mit dem Zahnwalle verbindende Strang stets Seitensprossen trägt, welche für gewöhnlich latent bleiben, aber ab und zu zur Entwickelung kommen können.

[1]) „Non a guari deve del tutto scomparire“ (Archivio per l'antropologia e l'etnologia. 1878. Vol. VIII. p. 267).

chen Umständen der innere Zwischenkiefer und der Vomer eine reichlichere Nahrungszufuhr erhalten (S. 19 des Separatabdruckes aus v. Langenbeck's Archiv Bd. XXXI. H. 2). Ausserdem darf man, wie mir scheint, die Ursache der günstigen Raumverhältnisse nicht ausser Acht lassen.

Nicht weniger interessant ist die Beziehung der Knochen zu der Spalte.

Der gesammte Zwischenkiefer (Fig. 6) erwachsener Säugethiere hat ungefähr die Form eines nach vorn mehr oder minder zugespitzten Bogens mit zwei nach hinten gerichteten Schenkeln, die als Processus nasalis (pr. n.) und Processus palatinus (pr. p.) bezeichnet werden können. Der Processus nasalis ist grösser, namentlich länger, der Processus palatinus dagegen stellt eine dünne Knochenspange dar, welche in der medianen Gaumennaht mit dem homogenen Fortsatze der anderen Seite zusammenstösst, während der Processus nasalis lateralwärts mit dem Oberkiefer und nach oben mit dem Os nasale derselben Seite in Verbindung tritt. Bei der Kieferspalte (Fig. 1) behalten diese Theile ihre Beziehungen zu einander und zeigen nur in der Mitte eine Unterbrechung, die eben zwischen Processus palatinus nach innen und Processus nasalis nach aussen sich findet. Nur ist hier zu bemerken, dass der der Apophysis palatina entsprechende Theil, der normaler Weise beim Menschen in Folge des reducirten Prognathismus rudimentär ist, bei der Kieferspalte, wegen des ausbleibenden Zusammentreffens mit der Apophysis nasalis, gleichzeitig mit dem Vomer eine beträchtliche Entwickelung eingeht und bei der doppelten Kieferspalte zur Bildung des hervorspringenden mittleren Stumpfes Veranlassung giebt. Fig. 7 zeigt den Processus palatinus des Zwischenkiefers mit 2 Schneidezähnen, einem Fall von menschlicher Hasenscharte entnommen.

Nach diesen pathologisch-anatomischen Betrachtungen können wir unsere Schlüsse in folgenden Sätzen ausdrücken:

1. In vielen Fällen von Kieferspalte bei den Säugethieren ist nach aussen von der Spalte die Sutura incisiva nachweisbar.

2. Sowohl nach aussen wie nach innen von der Spalte befinden sich Schneidezähne.

3. Bei Kieferspalte treten oft überzählige Schneidezähne auf.
4. Die Spalte wird nach aussen von dem Processus nasalis, nach innen von dem Processus palatinus des Zwischenkiefers begrenzt.

III.

Sehen wir nun zu, wie sich diese pathologisch-anatomischen Thatsachen zu der normalen embryologischen Entwickelung der Oberlippe und des Zwischenkiefers verhalten. Die am meisten hervorragenden Embryologen des Jahrhunderts, wie Rathke, Reichert, Bischoff, A. Kölliker und His, haben übereinstimmend gefunden, dass die Oberlippe aus 4 Theilen entsteht, nehmlich aus den beiden inneren Nasenfortsätzen (inneren Stirnfortsätzen nach Reichert) und aus den beiden Oberkieferfortsätzen. Die äusseren Nasenfortsätze (seitliche Stirnfortsätze nach Reichert) bleiben hingegen nach oben und nach aussen von der Oberlippe und umgeben die Nasenlöcher, indem sie die Seitentheile und die Flügel der Nase bilden. Diese allgemein angenommenen Kenntnisse werden, wie wir oben gesehen haben, allesammt bestritten durch Albrecht, welcher zur Stütze seiner entgegengesetzten Behauptungen in sophistischer Weise bald auf teratologische Beweismittel, bald auf schlecht gelungene Abbildungen anderer Autoren recurrirt. Unter diesen Figuren erscheinen selbst einige von His (Fig. 138, 140 u. 79 des His'schen Werkes „Unsere Körperformen und das physiologische Problem ihrer Entstehung"), welche als unbrauchbar in Folge irrthümlicher Auffassung der Dinge zu bezeichnen sind. Auf diese stützt sich Albrecht (Fortschr. d. Med. 1885. No. 14). Trotzdem, dass His nun gegen die verkehrte Verwerthung seiner Fälle protestirt und andere Zeichnungen geliefert hat, geht Albrecht doch seinen Weg weiter und kommt zu einer Oberlippenbildung, wie sie das umstehende Schema No. 1 zeigt.

Hiernach nehmen, ausser den inneren Nasenfortsätzen und Oberkieferfortsätzen auch die äusseren Nasenfortsätze an der Bildung der Oberlippe Theil. So kommt es, dass Albrecht die stomato-narine Spalte (Hasenscharte) zwischen dem inneren und äusseren Nasenfortsatz (Schema No. 2), die stomato-orbitale Spalte (schräge Gesichtsspalte) zwischen dem

1.

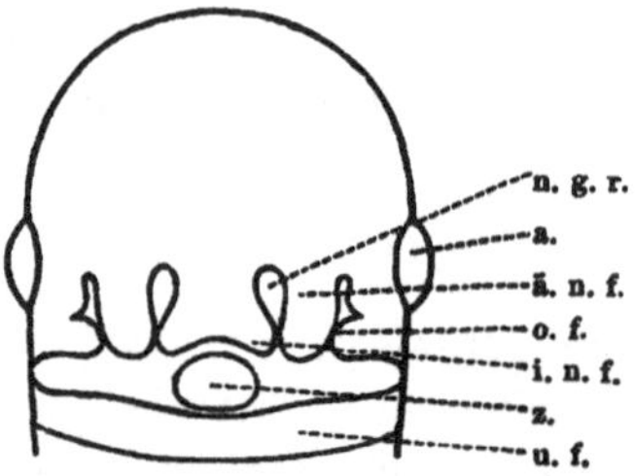

2.

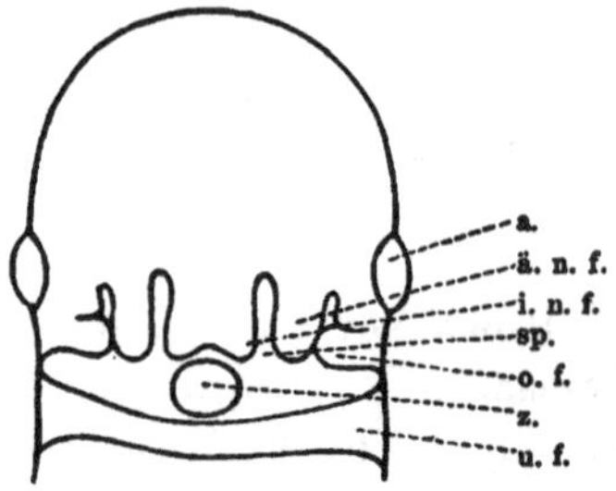

3.

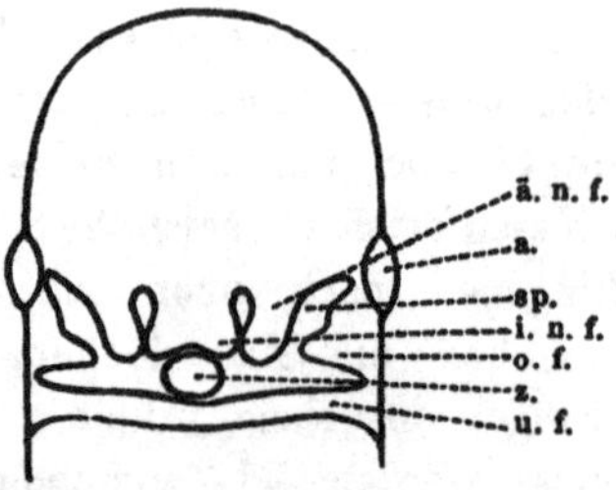

1. Oberlippenbildung, 2. Stomato-narine Spalte, 3. Stomato-orbitale Spalte nach Albrecht. a. Auge. n. gr. Nasengruben. i. n. f. Innerer Nasenfortsatz. ä. n. f. Aeusserer Nasenfortsatz. o. f. Oberkieferfortsatz. u. f. Unterkieferfortsatz. z. Zunge. sp. Spalte.

äusseren Nasenfortsatz und dem Oberkieferfortsatz verlaufen lässt (Schema No. 3).

Unter den verschiedenen, zur Lösung dieser Frage geeigneten menschlichen Embryonen habe ich die in Fig. 8 u. 9 wiedergegebenen ausgewählt. (Die Zeichnungen sind nach Photographien ausgeführt, welche die Embryonen genau 5mal vergrössert wiedergeben.)

Fig. 8. Embryo nach Härtung in Müller'scher Flüssigkeit, Scheitel-Steiss-Länge 10 mm, etwa 4—5 Wochen alt, erhalten von Herrn Dr. Blaschko. Neben den bereits gebildeten Augen sieht man die Oberlippe und die Nasenlöcher auf dem Wege der Bildung. Zwischen der Mundhöhle und einer imaginären Linie, gelegt durch das oberste Niveau der Augen, findet man jederseitig folgende Theile: a eine Vertiefung; b c d drei Fortsätze. Die Vertiefung a ist die Nasengrube, während die drei Fortsätze in der Reihenfolge der Buchstaben dem inneren Nasenfortsatz, dem äusseren Nasenfortsatz und dem Oberkieferfortsatz entsprechen. Wie man sieht, berührt der Oberkieferfortsatz bereits den inneren Nasenfortsatz, ohne dass sich zwischen beide der äussere Nasenfortsatz einschiebt. Der letztere endigt vielmehr mit seiner Spitze in dem Winkel, in welchem die drei Fortsätze zusammenstossen. Die von diesem Embryo in Serien angefertigten Frontalschnitte zeigen den Anfang der Verwachsung des Oberkieferfortsatzes mit dem inneren Nasenfortsatze ohne Dazwischentreten des äusseren Nasenfortsatzes (Fig. 10 u. 11).

Fig. 9. Embryo nach Härtung in Müller'scher Flüssigkeit, Scheitel-Steiss-Länge 14 mm, etwa 6 Wochen alt, erhalten von Herrn Prof. Waldeyer. Dieser Embryo zeigt dieselben Verhältnisse noch mit grösserer Deutlichkeit. An der Stelle, wo die beiden Fortsätze zusammenstossen, welche jederseits zur Bildung der Oberlippe beitragen, zeigt sich eine Furche, während im oberen Winkel noch eine Andeutung des äusseren Nasenfortsatzes zu sehen ist.

Auf Grund dieser Beobachtungen komme ich zu dem Schlusse, dass das, was man im eigentlichen Sinne Oberlippe nennt, aus 4 Theilen entsteht, nehmlich aus dem Fortsatz des Oberkiefers jederseits und aus dem inneren Nasenfortsatze; nur höher oben, in einem Niveau, welches unmittelbar unter dem Nasenloche liegt, betheiligt sich an der Bildung der äussere Nasenfortsatz, hilft aber nicht die ganze Tiefe der Lippe bilden (Fig. 8 und 9, Schema No. 4, 5 und 6).

4.

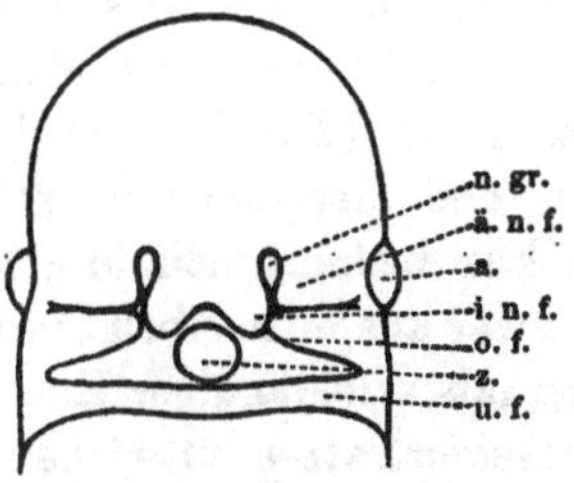

5.

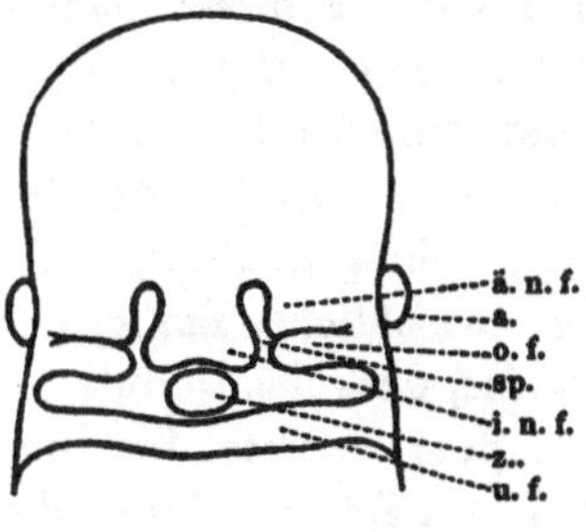

6.

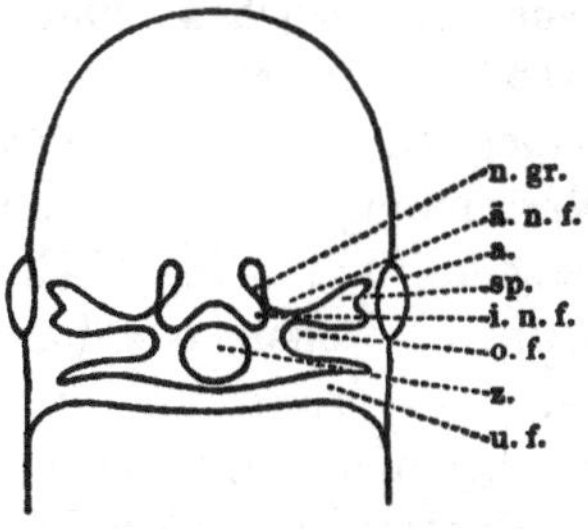

4. Normale Oberlippenbildung, 5. Stomato-narine Spalte, 6. Stomato-orbitale Spalte, nach meinen Studien. (Erklärung der Buchstaben wie oben.)

Albrecht wird natürlich von meinen Embryonen, ebenso wie von den His'schen, sagen, sie seien zu jung. In diesem Falle möge es dem Leser überlassen bleiben zu beurtheilen, ob Albrecht's Einwand noch eine weitere Antwort verdienen würde.

Die stomato-narine Spalte (vergleiche die vorstehenden, von mir entworfenen Schemata) würde also nach dieser embryologischen Entwickelung der Lippe die morphologische Bedeutung einer ausgebliebenen Vereinigung zwischen dem inneren Nasenfortsatz einerseits und dem Oberkieferfortsatz und dem äusseren Nasenfortsatz andererseits haben; sonach würde sie durch das Nasenloch verlaufen (Schema No. 5). Die stomato-orbitale Spalte hingegen würde die morphologische Bedeutung einer Spalte zwischen dem äusseren und inneren Nasenfortsatze einerseits und dem Oberkieferfortsatz andererseits haben, weshalb sie nicht in das Nasenloch verliefe (Schema No. 6).

IV.

Dursy studirte zuerst die Entwickelung der Ossa intermaxillaria, und zwar an menschlichen Embryonen von 80 bis 108 mm Länge d. h. aus dem 3. bis 4. Monat, und fand, dass nur ein Zwischenkiefer auf jeder Seite vorhanden ist, und dass derselbe aus den inneren Nasenfortsätzen entsteht (Zur Entwickelungsgeschichte des Kopfes der Menschen und der höheren Wirbelthiere. Tübingen 1869). A. Kölliker bedient sich in gleicher Weise menschlicher Embryonen, und zwar aus demselben Stadium, und findet, dass das Os intermaxillare „als selbständiger Knochen“ sich in dem Gebiete des inneren Nasenfortsatzes entwickelt und dann sehr bald mit dem Oberkiefer verschmilzt. Bei menschlichen Embryonen von 10 Wochen sind die Zwischenkiefer übrigens noch ganz von dem Oberkiefer getrennt, mit Ausnahme einer kleinen Verbindung an der Gesichtsfläche. In der 11. und 12. Woche ist die Verbindung inniger (Entwickelungsgeschichte des Menschen. Leipzig 1879 S. 474). Volle Bestätigung finden diese Beobachtungen in der oben erwähnten Monographie von Th. Kölliker. Sowohl an Präparaten, welche durch die Einwirkung kaustischer Agentien durchsichtig gemacht worden waren, als auch an Serienschnitten menschlicher Embryonen gelangte Th. Kölliker zu dem Schlusse, dass unzweifelhaft der Zwischenkiefer jeder Seite beim Menschen aus einer einzigen primitiven Anlage hervorgehe. Dieselbe Unität der Anlage bestätigte derselbe Autor später durch Untersuchung von Schweinsembryonen (Centralblatt für Chirurgie 1884. No. 39).

Bei analogen Untersuchungen, die von mir während des Jahres 1885/86 ausgeführt wurden, fand ich nicht eine einfache, sondern eine doppelte Anlage des Zwischenkiefers jeder Seite.

Der Grund dieser verschiedenen Resultate liegt in dem zu sehr vorgeschrittenen Alter der von Dursy und A. Kölliker benutzten Embryonen, wie au sden eigenen Worten Th. Kölliker's hervorgeht: „Gestützt auf die Vorgänger (Dursy und A. Kölliker) verwendete ich für meine Schnitte in erster Linie Embryonen des dritten Monats (33—37 mm) und legte mir acht Serien von theils frontalen, theils horizontalen Schnitten an. Hierbei gelange ich zu der Ueberzeugung, dass Embryonen dieser Altersperiode ein getrenntes Intermaxillare nicht mehr besitzen. Ich hätte folgerichtig zu jüngeren Embryonen übergehen müssen; da ich jedoch gerade um diese Zeit an den oben geschilderten Macerationspräparaten das selbständige Intermaxillare aufgefunden hatte, so hielt ich es für überflüssig, dasselbe auch noch an Schnittserien nachzuweisen, um so mehr als mein Material an jungen Embryonen fast gänzlich aufgebraucht war. (S. 21).“ Der Prozess der Maceration, von welchen S. 6 die Rede ist, besteht darin, dass man eine 10 procentige Lösung von Kali caust. von einer Temperatur von 46° 1 bis 2 Stunden lang auf Embryonen von 25 mm Länge (also etwa 7 Wochen alt) einwirken lässt. Wenn Decker (Ueber den Primordialschädel einiger Säugethiere. Zeitschr. für wiss. Zoologie Bd. 38 S. 195) in einer im anatomischen Institut zu Würzburg ausgeführten Arbeit gezeigt hat, dass eine 3 procentige Lösung von Kali causticum bei einer Temperatur von 40° schädlich einwirkt auf die Knochen und Knorpel von weit älteren Schafembryonen, so kann man sich ungefähr eine Vorstellung davon machen, wie die von Th. Kölliker angewandte Lösung auf die zarten Theile von 25 mm langen menschlichen Embryonen einwirken musste! Alles in Allem: Aus diesen Untersuchungen erscheinen Schlüsse auf die Unität oder Duplicität der Anlage der Zwischenkiefer nicht berechtigt.

Das von mir verwandte Material umfasst 62 Embryonen, von denen, nach der Behandlung mit den üblichen Härtungsmitteln (meist Salpetersäure und Alkohol nach His), nach der Färbung und Einbettung, ebensoviele Schnittserien angefertigt wurden, die je von 40 bis zu 225 Schnitten schwankten. Diese Schnitte umfassen natürlich nur die Partie, welche Gegenstand des Studiums war. Vor dem Schneiden wurde die äussere Form und die Länge des Embryo bestimmt, und zwar nach Fixation und Härtung in der natürlichen Lage der Embryonen. Nach dem Vorgange von His (a. a. O. Th. II. S. 4—5) nennen wir dieselbe „Scheitel-Steiss-Länge." Der grösste Theil meines Materials stammt vom Schwein (22 Fälle), von menschlichen Embryonen 16, Schafembryonen 9. Dieses Material wurde systematisch aufgehoben und in den verschiedenen auf einander folgenden Stadien untersucht, während von 6 Embryonen vom Rind, 5 vom Kaninchen und 4 von der Katze mir nur Schnittserien nicht unmittelbar auf einander folgender Stadien zur Verfügung standen.

Der Klarheit wegen lassen wir der Beschreibung der Schnittserien mit 2 getrennten Ossificationscentren in jedem Zwischenkiefer vorausgehen: 1) die Uebersicht einiger horizontaler Schnitte; 2) eine Uebersicht der Gesichtsfortsätze vor jeder Ossification; 3) eine Uebersicht einiger Schnitte mit dem ersten Anfang der Ossification.

Sämmtliche Zeichnungen sind bei 9facher Vergrösserung ausgeführt. Auf Details habe ich hierbei verzichten müssen.

---

1. Topographische Lage des Zwischenkiefers und Verhalten desselben zu den Nachbartheilen.

Der Schnitt No. 12 (Katzenembryo, Scheitelsteisslänge 45 mm) zeigt die Zwischenkieferknochen in der Höhe etwa der Mitte der Schneide- und Eckzähne. Unmittelbar an der Medianlinie befinden sich die Zwischenkieferknochen (o. j.), welche die 6 Schneidezähne umgeben (d. i.), während sie nach aussen, dem Eckzahn (d. c.) benachbart, mit den Ossificationspunkten des Oberkiefers (o.) in Verbindung treten. Nach hinten sendet jeder Zwischenkieferknochen einen Fortsatz aus (p. p.), welcher unmittelbar an der Medianlinie verläuft und den Gaumenfortsätzen der Zwischenkiefer entspricht. Jederseits von diesen Fortsätzen bemerkt man 3 symmetrische, constant als Begleiter der Zwischenknochen auftretende Gebilde, d. h. wenn die Schnitte oberhalb der Gaumenwölbung fallen und in fast vollständig horizontaler Ebene verlaufen. Von innen nach aussen gezählt, entsprechen dieselben dem Jacobson'schen Knorpel (J. k.), dem Jacobson'schen Organ (J. o.) und der Nasenhöhle (n. h.).

Der Schnitt No. 13 zeigt uns den Zusammenhang zwischen diesen Theilen bei einem Kaninchenembryo mit einer Scheitelsteisslänge von 65 mm. Vorn finden sich hier in gleicher Weise die beiden Körper der Zwischenkieferknochen (o. j.), welche mit den Gaumenfortsätzen hinten die 4 Schneidezähne umgeben (d. i.), die in diesem Falle paarweise vorhanden sind. Die Gaumenfortsätze der Zwischenkieferknochen sind beim Kaninchen in diesem Niveau voluminöser und endigen an ihrem hinteren Ende in Form von Keulen (pr. p.). Nach aussen von denselben befinden sich die Nasenhöhlen (n. h.) und die Oberkiefer (o.); letztere sind in diesem Schnitte nicht mit den Zwischenkiefern verbunden, welche jederseits an ihrem hinteren Ende zugespitzt und hier in dem durch den Oberkiefer gebildeten Winkel eingeschlossen zu sein scheinen.

Schnitt No. 14 ist aus einer Serie von einem 68 mm langen Schweinsembryo genommen. In diesem Stadium fliessen die beiden Ossificationscentren eines jeden Zwischenkiefers in den folgenden Schnitten in einander. In diesem Schnitte, unmittelbar hinter der Schnauze, sieht man 4 Knochenkerne, 2 innen und 2 aussen, unter sich symmetrisch. Die beiden nach innen liegenden sind die Gaumenfortsätze (pr. p.), während die Nasenfortsätze und die Körper der Zwischenkieferknochen durch die anderen beiden gebildet werden (pr. n.). Die Verbindung zwischen Gaumenfortsatz und Nasenfortsatz befindet sich unterhalb dieses Niveaus, d. h. mehr gegen die Mundhöhle hin und in der Richtung, in der die vorderen Enden dieser beiden Ossificationscentren gegenübertreten. Nach aussen von den Gaumenfortsätzen befinden sich die Jacobson'schen Knorpel (J. k.), das Jacobson'sche Organ (J. o.) und die Nasenhöhle (n. h.), die in weiter Ausdehnung getroffen sind. Noch weiter nach aussen davon befinden sich die Oberkieferknochen (o.), während wir gerade in der Mitte und hinter den beschriebenen Gebilden den Knorpel des Septum nari (s. n.) sehen.

Dasselbe zeigt uns ein Schnitt aus einer Serie eines 45 mm langen Schafembryo. Bemerkenswerth in diesem Falle ist die Länge der palatinen Fortsätze und die Ausdehnung des Ossificationspunktes, welcher dem Körper des Zwischenkieferknochens entspricht.

2. Die Gesichtsfortsätze unmittelbar nach ihrer Vereinigung. Das Studium dieser Verhältnisse ist nothwendig, wenn wir den Ort bestimmen wollen, an welchem der erste

Ossificationspunkt des Zwischenkiefers im Gebiete der Gesichtsfortsätze auftritt.

Der Schnitt (Fig. 15) zeigt uns in horizontaler Lage das erste Zusammentreten der Oberkieferfortsätze (o. f.) mit den inneren Nasenfortsätzen (i. n. f.) beiderseits bei einem menschlichen Embryo von 12 mm Länge. In gleicher Höhe mit dieser Vereinigungsstelle findet man beiderseits (wie aus der Abbildung hervorgeht) einen Wulst, welcher schon in dem folgenden Schnitt zu verschwinden beginnt (Schnitt nicht abgebildet) und vollkommen verschwunden ist in dem Schnitte No. 3 (Fig. 16). Die Unterbrechung, welche hier zwischen dem Oberkieferfortsatze und dem inneren Nasenfortsatze einer Seite und dem entsprechenden Theile der anderen Seite besteht, entspricht der Einkerbung, welche wir oben in der Mitte zwischen beiden inneren Nasenfortsätzen beschrieben haben (Fig. 8 und 9); 3 Schnitte weiter nach oben verschwindet dieselbe. Wie wir bald sehen werden, tritt der Zwischenkieferknochen zuerst in dem allervordersten Theile der Gesichtsfortsätze und seitlich, aber in einer solchen Entfernung von der Medianlinie auf, dass sich die Möglichkeit seines Ursprunges aus den inneren Nasenfortsätzen ausschliessen lässt. Er gehört zu dem Oberkieferfortsatze jeder Seite. Kaum erscheint diese erste Anlage des Knochens, so dehnt er sich nach vorne aus und gelangt in das Gebiet des inneren Nasenfortsatzes.

3. Beginn der Ossification der Oberkieferregion. Die erste Ossification in dieser Gegend beobachtet man bei menschlichen Embryonen, sobald sie eine Länge von etwa 18 mm erreicht haben.

Der Schnitt (Fig. 17) zeigt zu beiden Seiten der Zunge (z.) die beiden Oberkieferknochen (o.) und nach vorne von diesen 2 symmetrische ovoide und etwas durchsichtige Inseln, ohne irgend eine Andeutung von Ossification (o. i.). Eine solche Insel bezeichnet die Stelle, welche später vom Körper des Zwischenkieferknochens eingenommen wird. In den Schnitten davor oder dahinter findet sich kein anderes Ossificationscentrum in dieser Gegend; an dem folgenden Schnitte hingegen sieht man nur, dass die beiden erwähnten Bildungen allmählich grösser werden. Die durchsichtige Insel, von der wir oben gesagt haben, dass sie dem Zwischenkieferknochen entspricht, ist in 9 Schnitten sichtbar. An der dieser Insel entsprechenden Gegend findet man, wie andere Schnittserien lehren, deutlich eine Ablagerung von Kalksalzen, sobald der menschliche Embryo die Länge von 22 mm erreicht hat.

Bei 29 mm langen Rindsembryonen sieht man keine Andeutung von Ossification. Nur an der Stelle, welche später von dem Körper des Zwischenkieferknochens eingenommen werden soll, bemerkt man eine kleine runde Stelle, ganz wie im vorhergehenden Fall etwas durchsichtig. In diesem Stadium fehlt auch das Jacobson'sche Organ.

Bei 35 mm langen Embryonen desselben Thieres dagegen (Fig. 18) ist die Bildung des Jacobson'schen Organs schon vorgeschritten (J. o.), und nach aussen und innen von demselben sind die gleichnamigen Knorpel sichtbar (J. k.). Nach vorn von diesen Bildungen sieht man deutlich die Anlage der Zwischenkieferknochen (o. i.), während in allen Schnitten eine Andeutung der palatinen Fortsätze derselben Knochen fehlt.

Bei 39 mm (Fig. 19) werden dieselben Bildungen noch deutlicher, während noch immer jede Spur der Palatinfortsätze fehlt. Selbstverständlich sind in diesem, wie im vorhergehenden Stadium beim Rindsembryo die Ossificationscentren des Oberkiefers vorhanden.

Bei Schweinsembryonen begegnet man der Ossification des Zwischenkieferkörpers zuerst bei einer Länge von 21 mm. Ebenso, wie bei dem vorher besprochenen Embryo, ist der erste Knochen, welcher nach dem Oberkiefer erscheint, der Körper des Zwischenkiefers, der seinerseits deutlicher hervortritt, da wo auch die erste Anlage des Jacobson'schen Organs sichtbar wird.

Bei diesen Embryonen lässt sich ausserdem besonders gut erkennen, dass man in der That die erste deutliche Anlage dieser beiden Knochen etwas nach oben von der Mundhöhle findet, im Niveau gewissermaassen des Bodens der Nasenhöhle, und noch weit entfernt von der Medianlinie. Von diesem Orte der ersten Anlage aus wachsen sie später nach allen Richtungen.

Schon bei 25 mm sieht man sehr deutlich die Ossificationscentren der Körper der Zwischenkieferknochen, zu deren Seite wir auch die Anlage des Jacobson'schen Organs finden. In der Gegend, welche später von den palatinen Fortsätzen des Zwischenkiefers eingenommen wird, erkennt man in dem folgenden Schnitte derselben Serie auch noch eine Andeutung dieser Apophyse. Auch beim Schafembryo erscheint der Körper des Zwischenkiefers zuerst bei einer Länge des Embryo von 28 mm.

4. Stadium, in welchem jeder der beiden Zwischenkieferknochen aus zwei getrennten Ossificationscentren besteht. Dies zeigt uns die Schnittserie, welche zwischen den Figuren 20 und 25 liegt, bei einem 25 mm langen menschlichen Embryo.

In diesen Schnitten, welche von unten nach oben auf einander folgen, d. h. von der Mundhöhle nach den Choanen zu, finden wir 6 Ossificationscentren, 3 für jede Seite. Nach vorne zu befindet sich zunächst ein platter Knochen, welcher in den folgenden Schnitten seitliche Fortsätze aussendet und sich immer weiter nach der Mittellinie zu ausbreitet. Dieses Ossificationscentrum entspricht dem Körper des Zwischenkieferknochens (pr. n.). Nach hinten von diesem befindet sich vom ersten Schnitte ab wieder ein Ossificationscentrum (pr. p.) in Gestalt einer kurzen, ovoiden Knochenplatte, welche noch deutlich hervortritt in den Schnitten 22 und 23, dann sich etwas weiter nach vorne erstreckt und zuletzt vollkommen verschwindet, in Schnitt 25 jedoch ohne den anderen, eben erwähnten Theil des Knochens zu erreichen. Dies Ossificationscentrum entspricht dem palatinen Fortsatz des Zwischenkieferknochens, welcher beim Menschen, im Gegensatz zu vielen Säugethieren, stark verkürzt ist, entsprechend der geringeren Prognathie. Das dritte Ossificationscentrum (o.) sieht man zur Seite der Choanen; es entspricht dem Oberkieferknochen, vereinigt sich aber in keinem der Schnitte mit dem, doch so nahen Zwischenkieferknochen. Dies geschieht aber, wie eine andere Schnittserie lehrt, beim 33 mm langen menschlichen Embryo. Bei diesem finden wir bereits in verschiedenen Schnitten den Oberkiefer vereinigt mit dem Körper des Zwischenkiefers, während der letztere nur in 2 Schnitten derselben Serie sich mit dem Gaumenfortsatze desselben Knochens begegnet. Das beweist, dass bei Menschen der Körper des Zwischenkiefers sich zuerst mit dem Oberkiefer und erst später mit seinem eigenen hinteren Ossificationscentrum (Processus palatinus) vereinigt. Diese letztere Verschmelzung findet zuerst statt nach vorne und oben, während in der Tiefe diese beiden Centren noch vollkommen von einander entfernt bleiben.

Dieselben 2 getrennten Ossificationspunkte für den Zwischenkiefer zeigen 28 mm lange Schweinsembryonen (Fig. 26 bis 53). Das eine Ossificationscentrum (pr. n.), breiter, grösser, nach vorne gelegen und dem Körper des Knochens entsprechend, sieht man in 27 Schnitten; es misst in seiner ganzen Dicke 0,135 mm. Das andere (pr. p.), nach hinten gelegene ist klein, mehr cylindrisch und sichtbar in 11 Schnitten; seine Dicke beträgt 0,055 mm. In der Tiefe, d. h. gegen die Mundhöhle zu, liegt das erstere in der Nähe der Medianlinie und entfernt sich von derselben in dem Maasse, als es sich nach oben hin ausdehnt, was noch deutlicher wird in Fig. 38. Das zweite dagegen bleibt stets in derselben Lagerung zu der Medianlinie, es wird sichtbar in Fig. 40, deutlicher in Fig. 42 und verschwindet in Fig. 51. Ausser diesen Theilen sehen wir, zwischen dem Gaumen und den Choanen, die Querschnitte der Zunge, im Gaumengewölbe liegend; sie verschwinden nach 4 Schnitten. Nach vorne von der Zunge in derselben Höhe der Schnitte, finden wir in der ganzen Serie quergetroffen zwei ovoide Oeffnungen (d. s.), welche nach oben zu mit den Nasenhöhlen sich vereinigen. Diese beiden Oeffnungen entsprechen dem Verlauf, sowie der nasalen und Gaumenöffnung des Ductus Stenonianus (s. Ductus naso-palatinus), welcher zu dieser Zeit noch die vorher bestandene Vereinigung der Mundhöhle mit dem respiratorischen Abschnitte des Cavum nasale andeutet[1]).

[1]) Auf die Entwickelung dieses Organs und des Jacobson'schen werde ich in einer späteren Mittheilung zurückkommen.

Nach innen von diesen Oeffnungen finden wir zuerst in Schnitt 38 das Jacobson'sche Organ (J. o.), welches später nach oben hin (Schnitt 45 und folgende) von dem gleichnamigen Knorpel (J. k.) umgeben ist. Weiter nach innen von demselben Organ, dicht neben der Mittellinie, befinden sich von Schnitt 40 an die erwähnten Gaumenfortsätze der Zwischenkieferknochen.

In älteren Stadien von Schweinsembryonen (33 mm) sieht man weiter nach vorne und oben den Beginn der Vereinigung der beiden Ossificationspunkte des Zwischenkiefers. Beim 35 mm langen Schafembryo habe ich in gleicher Weise die 2 ursprünglichen Ossificationscentren des Zwischenkiefers gefunden, für welche im Grossen und Ganzen dieselben Verhältnisse, wie beim Schweinsembryo, sich wiederholen.

Bei dem Menschen und den Säugethieren ist hiermit durch embryologische Untersuchungen der Nachweis für die Existenz von 2 Knochencentren für jeden der beiden Zwischenkiefer geliefert, wie sie schon Autenrieth, Merkel, Leuckart und zuletzt Albrecht vermutheten.

Das eine erscheint im Gebiete des Oberkieferfortsatzes, das andere in dem des inneren Nasenfortsatzes. Um diesen verschiedenen Ort der Entstehung anzudeuten, kann man die beiden Knochenkerne als den gnathogenen (γνάθος = Wange) und den metopogenen (μέτωπον = Stirn) bezeichnen. Die bisherigen Bezeichnungen äusserer und innerer oder vorderer und hinterer Zwischenkiefer geben zu falschen Vorstellungen Anlass, weil sie den wirklichen Verhältnissen nicht entsprechen. Denn, wie wir oben gesehen haben, liegt der eine der Knochenkerne (der gnathogene) zu gleicher Zeit nach aussen und vorne, der andere (der metopogene) nach innen und hinten.

Von diesen beiden Knochenkernen tritt zuerst der gnathogene Zwischenkiefer auf, welchen man bei Schweinsembryonen unmittelbar nach der Vereinigung der Gesichtsfortsätze sieht, und zwar in der Höhe des Jacobson'schen Organs. Es ist dies zugleich der Mittelpunkt des später vollständig entwickelten Knochens.

Der metopogene Zwischenkiefer tritt zuerst auf nach der Schliessung der Gaumenplatte, sehr hoch und im Niveau der Nasenscheidewand. Von dem Punkte der ersten Anlage wächst der gnathogene Zwischenkiefer nach oben, nach hinten und seitlich. Nach oben hin bildet er den aufsteigenden Nasenfortsatz, nach unten den vorderen Rand des eigentlichen Zwischenkiefers und, bei Thieren, welche Schneidezähne besitzen, den vorderen alveolären Theil desselben. Nach aussen hin endlich nimmt er an Grösse zu, um mit dem Oberkiefer zu verschmelzen, während er nach innen an der Medianlinie sich mit dem gleichnamigen Knochen vereinigt. Der metopogene Zwischenkiefer dagegen wächst von seinem Entstehungsort aus nach vorn, oben und unten. Er nimmt hierbei nach vorne und nach unten nur an Dicke zu, während er nach vorn die hintere Alveolarwand der Schneidezähne bildet und sich mit dem Körper des Knochens vereinigt, — eine Verschmelzung, welche nicht sagittal, sondern frontal verläuft.

V.

In einer anderen Untersuchungsreihe wurde mit Rücksicht auf die vergleichende Anatomie das Verhalten der Gaumennähte am vollständig entwickelten Kiefer verfolgt.

Das hierzu erforderliche Material habe ich selbst zum grössten Theil im anatomischen Institut zu Berlin hergestellt, während ich das übrige in verschiedenen deutschen und fremden Sammlungen menschlicher und vergleichender Anatomie aufsuchte.

Mein Material beträgt 50 Schädel von ausgetragenen und von 6—8 Monate alten Fötus.

Da ich es mit zarten Gebilden zu thun hatte und da es mir darauf ankam, dieselben so gut wie möglich zu erhalten, konnte ich mich nicht auf die gewöhnlichen Methoden der Maceration verlassen. Ich verzichtete deswegen auf alle kaustischen Alkalien und liess das betreffende Stück monatelang bei einer Temperatur von 37—40° in gewöhnlichem Wasser ohne irgend welchen Zusatz. In demselben Wasser werden die harten Theile, nachdem die Maceration hinreichend lange gedauert hat, nur mit Pincetten, nie mit Messer oder Scheere, freigelegt. Nach dieser allerdings etwas langwierigen und zeitraubenden Methode lassen sich die Knochen mit grosser Schonung isoliren.

In allen diesen 50 Präparaten habe ich an dem Gaumengewölbe zu beiden Seiten der Sutura palatina die alte bekannte Sutura incisiva gefunden[1]), welche sich für gewöhnlich von dem Foramen incisivum oder wenige Millimeter nach hinten von demselben zu dem Raume, welcher zwischen Eckzahn und äusserem Schneidezahn liegt, erstreckt, indem sie einen leichten Bogen mit der Concavität nach vorne beschreibt (Fig. 54 s. i.).

Ausser dieser Naht habe ich in 38 meiner Präparate noch eine zweite gefunden, welche meistentheils von der Mitte des Verlaufs der ersten abgeht, und fast senkrecht von oben nach unten und von innen nach aussen nach dem Raume zwischen den Schneidezähnen jederseits verläuft (S. int.) An Schädeln von ausgetragenen Fötus entspringt die zweite Sutur aus der S. incisiva 4 mm lateralwärts nach deren Abgang vom Foramen incisivum; sie selbst misst von ihrer Abgangsstelle bis zum Rande des alveolaren Fortsatzes zwischen den beiden Schneidezähnen 1,5 mm, während der Bogen des übrigen Theils der Sutura incisiva von diesem Punkte bis zum alveolaren Rande zwischen dem Eckzahn und äusseren Schneidezahne noch weitere 4 mm misst. Diese zweite Naht erscheint in den meisten Fällen von ihrem Ursprung bis zu ihrem Ende wie eine tiefe Spalte, welche die hintere Alveolarwand der Schneidezähne durchbricht, ohne jedoch jemals bis zur Gesichtsoberfläche vorzudringen. In dem kleineren Theil der Fälle fängt diese Sutur in ihrem vorderen Abschnitt an, mehr oder weniger zu verschwinden, und zwar stets von vorne nach hinten, d. h. vom alveolaren Rande nach der Sutura incisiva zu. Häufig fand ich auch diese Sutur am alveolaren Rande in eine kleine Rinne umgewandelt, zuweilen hier und da bedeckt mit kleinen Knochenplättchen, welche, von der einen Seite nach der anderen sich erstreckend und von der Tiefe nach der Oberfläche hervorwachsend, die allmähliche Ausfüllung derselben bewirken.

Diese Naht, obwohl in keinem der gewöhnlichen Handbücher der Anatomie beschrieben, ist doch längst beobachtet. Albinus (Icones ossium foetus humani. Leidae Batav. 1737. 4. p. 43), dann Soemmering (Bau des menschlichen Körpers. I. Bd. p. 160),

[1]) Valverde beschreibt schon im Jahre 1586 diese Naht, welche er una picciola riga nennt (Anatomia del corpo umano. Venetia 1586. Libr. I. c. 4. p. 7).

Autenrieth (Observationum ad historiam embryonis humani etc. Tubing, 1797. § 15, p. 68) und Meckel (in einer Note S. 58 von „Cuvier's Vorlesungen über vergleichende Anatomie." Leipzig 1809, Th. II. 8) machten zuerst darauf aufmerksam. In sehr eingehender Weise und genau beschreibt dieselbe ferner Leuckart in seiner ausgezeichneten Monographie über das Zwischenkieferbein (Stuttgart 1840) und nennt sie auf Seite 95 Sutura intermedia. Neuerdings lenkt Albrecht die Aufmerksamkeit wieder auf diese Sutur, indem er dieselbe in 9 pCt. der Schädel von Erwachsenen gesehen haben will und ihr den Namen Sutura interincisiva oder endomesognathica verleiht. Ich selbst habe sie ebenfalls an verschiedenen Schädeln von Erwachsenen gefunden, jedoch lange nicht in der Häufigkeit und Deutlichkeit, wie man sie nach meiner oben mitgetheilten Beschreibung bei Neugeborenen beobachtet. Das schönste Beispiel der Sutura interincisiva oder intermedia erinnere ich mich auf einem Ausfluge nach der interessanten und berühmten Stadt Goslar gefunden zu haben. In der bekannten Grabcapelle vor der Kaiserpfalz sah ich an einem der dort aufbewahrten Schädel die Sutura intermedia besonders deutlich ausgeprägt.

Nachdem Albrecht jene anscheinend vergessene Naht von Neuem beschrieben hatte, wurde ihre Existenz von verschiedenen Seiten bestätigt. Zuerst in Italien, wo Romiti jene Sutur bei einem 68 Jahre alten Mann und einem neugeborenen Kind beobachtete. Er schreibt derselben eine grosse Wichtigkeit für die vergleichende menschliche Morphologie zu (Atti della societa Toscana di scienze naturali. Pisa 1884. IX. p. 43 und Boll. soc. cult. scienze mediche in Siena. 1884. p. 133). In einer dritten Publication (Notizie anatomiche. Estratto dal Boll. della societa tra i cultori delle scienze mediche in Siena. Anno III. 1885. p. 22) macht Romiti dieselbe Beobachtung. Eine andere Bestätigung kam eben aus England von Turner. Derselbe beschreibt an 6 Schädeln der anatomischen Sammlung zu Edinburg die gleiche Naht, welche zwischen dem ersten und zweiten Schneidezahn zum Alveolarrande verlaufe, ohne jedoch sich bis zur vorderen Fläche auszudehnen, in derselben Weise, wie alle früheren und späteren Beobachter. Mayer beschreibt ebenfalls diese Naht, welche er in 26 von 36 Fällen, meistens Neugeborenen, findet (Deutsche Zeitschrift für Chirurgie. Zürich. Februar 1884). Auch Tarenetsky aus Petersburg macht in seiner ausgezeichneten Monographie „Zur Craniologie der grossrussischen Bevölkerung der nördlichen und mittleren Gouvernements des Europäischen Russlands“ auf dieselbe Naht aufmerksam, ohne zu wissen, dass dieselbe schon früher beschrieben war (Mémoires de l'Académie Impériale des sciences de St. Petersbourg VII. p. 2. XXXII. No. 13. p. 53). Auch Kummer giebt in seiner Inaugural-Dissertation (Einiges über die Sutura incisiva. Berlin 1881) bei der Beschreibung der Suturae palatinae von 260 Schädeln an, die Sutura intermedia von Leuckart bei 24 beobachtet zu haben. Diesen positiven Beobachtungen stehen allein die negativen Angaben von Th. Kölliker gegenüber, welcher dieselbe nicht als eine Naht, sondern als eine Gefässfurche betrachtet (S. 19 citirter Monographie). „Wäre dies eine Naht“, sagt er, „welche das Os incisivum in einen inneren und äusseren Theil trennt, so müssten wir dieselbe manchmal bis an die Gesichtsfläche verlängert finden“; dies jedoch sei niemals der Fall. Dieser scheinbare Widerspruch wird jedoch bald seine Erklärung finden.

Zu den bisher beschriebenen Nähten des vorderen Gaumens kommt eine neue Naht hinzu, welche, so weit ich sehe, bisher noch nicht beschrieben ist und welche im Verlauf der vorliegenden Untersuchungen aufgefunden wurde. Wie aus Fig. 54 (natürliche Grösse; das Präparat wurde der Berliner anatomischen Sammlung überwiesen) zu ersehen ist, beginnt diese Naht an der inneren Seitenwand des Alveolus des ersten Schneidezahns, verläuft frontal, quer durch die Alveolen des ersten und des zweiten Dens incisivus, und vereinigt sich mit den vorderen Enden der oben beschriebenen Sutura interincisiva. Wie leicht zu ersehen ist, lässt sich diese Naht wegen des Dazwischentretens der Schneidezähne und deren Alveolen nicht in ihrer ganzen Ausdehnung mit gleicher Deutlichkeit verfolgen. Deutlich ist sie nur da, wo sie durch die zwischen den Schneidezähnen liegenden Septa verläuft, während man sie in der Tiefe der Alveolen nur verfolgen kann, nachdem man die Zähne herausgezogen hat und im reflectirten Lichte beobachtet. In diesem Falle sieht man mit oder ohne Loupe, dass sie als zarte Linie über die ganze vordere Fläche der hinteren Alveolarwand des ersten Schneidezahnes und nur auf dem inneren Drittel derselben Alveolarfläche des zweiten Dens incisivus verläuft. Im Ganzen erstreckt sie sich, wenn wir zu gleicher Zeit die in der Tiefe liegenden und die an der Oberfläche der Septa verlaufenden Abschnitte betrachten, von innen nach aussen mit einem leichten Bogen, dessen Concavität nach innen liegt. Die Sehne dieses Bogens misst, wenn man die eine Spitze des Cirkels auf ihren Anfang an den inneren Alveolarrand des ersten Schneidezahnes und den anderen auf den Vereinigungspunkt mit der Sutura interincisiva setzt, 6 mm.

An allen 50 oben erwähnten Schädeln finden sich mehr oder weniger deutlich Spuren dieser Naht, mehr oder weniger verlängert, nach aussen, je nach dem Ort, wo sie mit der Sutura intermedia zusammentrifft, und nach dem Vorhandensein oder Fehlen derselben. Wie bereits oben erwähnt, liess sich die Sutura intermedia in 12 der untersuchten Schädel nicht auffinden, und in diesen Fällen verlängerte sich die von mir zuletzt beschriebene Naht bis zur äusseren Seitenwand des Alveolus des zweiten Dens incisivus und vereinigte sich hier mit dem vorderen Ende des Palatintheils der Sutura incisiva.

Wie aus alledem deutlich hervorgeht, betheiligt sich an der Bildung der Alveolen der Schneidezähne sowohl der gnathogene, als der metopogene Zwischenkiefer. Der letztere bildet in einer Anzahl von Fällen die hintere Alveolarwand, während der erstere d. h. der gnathogene Zwischenkiefer zum vorderen knöchernen Theil der Alveolen derselben Schneidezähne wird. In einer grossen Anzahl von Fällen betheiligt sich der gnathogene Zwischenkiefer ausserdem noch an der Bildung der äusseren $\frac{2}{3}$ der hinteren Alveolarwand des zweiten Schneidezahns. Dies geschieht immer, wenn der gnathogene Zwischenkiefer einen hinteren Knochenfortsatz bildet. In eben diesen Fällen existirt die Sutura interincisiva, während sie selbstverständlich nicht vorhanden sein kann, wenn der Körper des Knochens (gnathogener Zwischenkiefer) sich nur an der Bildung der vorderen Wand der Alveolen betheiligt. Wir haben also in der vorderen Regio palatina die folgenden constanten Nähte zu unterscheiden:

1) Sutura palatina; 2) Sutura incisiva; 3) die von mir beschriebene, die wir, entsprechend ihrem Verlaufe, als Sutura interalveolaris bezeichnen können[1]).

Auf Grund unserer, in diesem und im vorigen Capitel dargelegten Anschauung verläuft die Sutura palatina zwischen 8 verschiedenen Knochen. Sie zerfällt deswegen in 4 Abschnitte, welche von vorn nach hinten folgenden Theilen entsprechen: 1) denjenigen zwischen den gnathogenen Zwischenkiefern; 2) denjenigen zwischen den metopogenen Zwischenkiefern; 3) denjenigen zwischen beiden Oberkieferknochen; 4) denjenigen zwischen den beiden Palatinfortsätzen der gleichnamigen Knochen. Die Sutura incisiva verläuft, wenn der gnathogene Zwischenkiefer nicht den Knochenfortsatz aussendet, ganz zwischen dem metopogenen Zwischenkiefer und dem Oberkiefer; wenn dagegen der gnathogene Fortsatz vorhanden ist, zwischen dem gnathogenen und metopogenen Zwischenkiefer einerseits und dem Oberkiefer anderseits. Die Sutura interalveolaris endlich verläuft nur zwischen dem metopogenen und gnathogenen Zwischenkiefer.

Die verschiedenen Theile der Interalveolarnaht finden sich in verschiedener Deutlichkeit je nach dem Alter des Schädels. Zuerst verschwindet die Spur dieser Sutur innerhalb der Alveolen selbst, während der Theil, welcher über die innere Seitenwand des ersten Schneidezahns zieht, am längsten vorhanden ist. Ich habe ihn sogar an dem Schädel eines 18 Monate alten Kindes gefunden.

5 Schädel von Neugeborenen mit derselben Naht habe ich in der grossen anatomischen Sammlung von Petersburg gefunden. Diese Präparate, in sehr verdünntem Alkohol langsam macerirt, zeigen die beschriebene Naht besonders deutlich. Leider ist diese so grosse Sammlung nicht numerirt, so dass ich nicht im Stande bin, die Nummern dieser Schädel anzugeben. Mit Leichtigkeit wird man dieselben in der Abtheilung der Kinderschädel finden[2]).

[1]) Wenn wir auch anerkennen, dass diese Bezeichnung nicht für alle Fälle zutrifft, da nicht alle Thiere Schneidezähne besitzen, so erscheint sie uns doch die einschlagenden Verhältnisse am besten zu charakterisiren.

[2]) Hrn. Prof. Gruber sage ich für die Liebenswürdigkeit, mit der er das Studium der Sammlung gestattete, meinen besten Dank.

7.

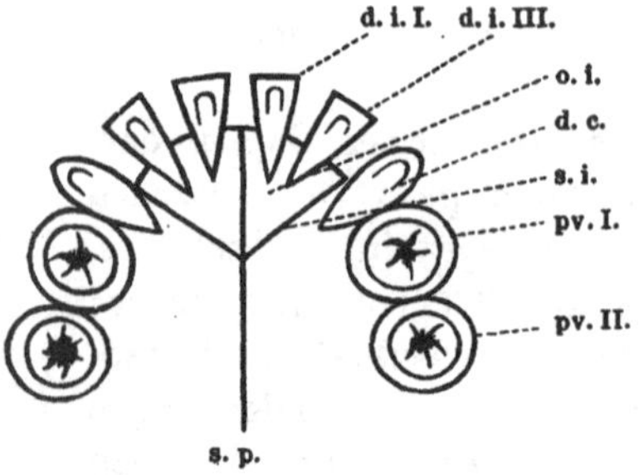

8.

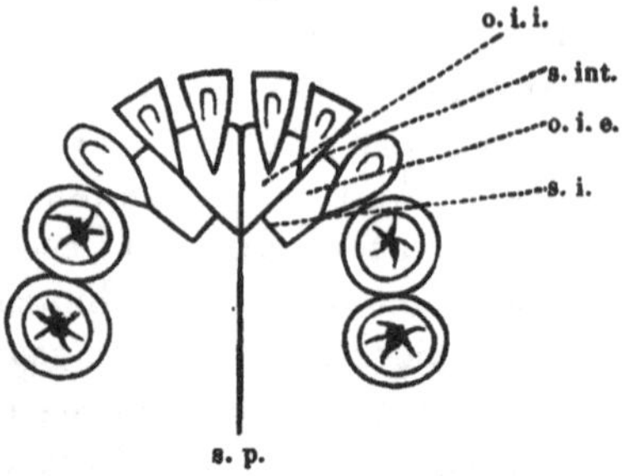

9.

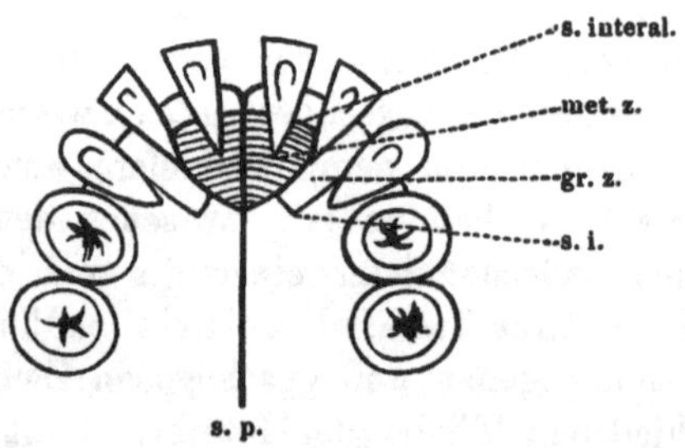

7, 8, 9 Gaumennähte nach Göthe, nach Albrecht und nach eigenen Studien. d. i. I. Dens incisivus I. d. i. III. Dens incisivus III. o. i. Os incisivum. d. c. Dens caninus. s. i. Sutura incisiva. pr. I. Praemolaris I. pr. II. Praemolaris II. s. p. Sutura palatina. o. i. i. Os incisivum internum. o. i. e. Os incisivum externum. s. int. Sutura interincisiva. s. interal. Sutura interalveolaris. met. z. metopogener Zwischenkiefer. gn. z. gnathogener Zwischenkiefer.

Auch auf dem Gebiete der vergleichenden Anatomie ist es mir gelungen, das Vorhandensein der Interalveolarnaht zu constatiren (Fig. 55 s. interal.). Dieselbe ist vielleicht deswegen früher nicht beobachtet, weil sie bald verschwindet. Vielleicht auch deshalb, weil in den Sammlungen nur die Schädel von erwachsenen Thieren aufbewahrt werden. Endlich vielleicht auch deswegen, weil die Schädel nicht unter embryologischen Gesichtspunkten untersucht worden sind.

In der Sammlung der Landwirthschaftlichen Hochschule zu Berlin fand ich unter dem reichen Schädelmaterial einen von einer jungen Saiga-Antilope mit der Zahl 3950, welche allerdings nur auf der linken Seite einen deutlichen Rest der interalveolaren Naht zeigt, welcher in frontaler Richtung und, entsprechend dem Fehlen der Alveolen, ganz und gar in einer Ebene verläuft[1]).

Beim Vergleichen des Antilopenschädels (Fig. 55) mit dem Neugeborenen-Schädel (Fig. 54) wird man sich leicht von der Uebereinstimmung der entsprechenden Theile überzeugen können. Der lange palatine Fortsatz des Zwischenkiefers beim Antilopenschädel (pr. p.) ist beim menschlichen Schädel, entsprechend dem Zurücktreten der Prognathie, verkürzt und verbreitert. An beiden Schädeln ist der Gaumenfortsatz begrenzt von drei Nähten: vorne von der Interalveolarnaht (s. interal.), an der inneren Fläche von einem Theil der Palatinalnaht (s. p.), hinten und aussen von einem Theil der Sutura incisiva (s. i.).

VI.

Nélaton bemerkt bei der Besprechung der Hasenscharte und deren Aetiologie Folgendes:

„Nous devons dire de prime abord qu'on ignore complétement la cause du bec-de-lièvre. Aucune des théories émises pour en expliquer la formation n'est à l'abri d'objections sérieuses. Ainsi, l'on a supposé que la lèvre supérieure se développait par trois points, l'un median et deux latéraux, que tous trois se réunissaient ultérieurement et constituaient la lèvre supérieure. M. Blandin même a admis quatre points primordiaux, le lobule médian, suivant ce chirurgien, étant originairement composé de deux parties; ce qui expliquerait le bec-de-lièvre médian. Cette explication, par un arrêt de développement, est acceptée par la majorité des pathologistes. Cependant, M. Velpeau d'abord, et M. Cruveilhier ensuite, ont démontré que la lèvre chez le foetus, à telle époque qu'on l'examine, est toujours entière et nullement divisée en trois ou quatre portions, comme on l'aurait supposé. Suivant eux-mêmes les os intermaxillaires ou incisifs n'existent jamais d'une manière complétement isolée; tout au plus dans certains cas peut-on distinguer une rainure entre la portion du maxillaire supérieur qui supporte les incisives et le reste de l'os."

[1]) Prof. Nehring, Director dieses Museums, war so freundlich, mir diese Sammlung zugänglich zu machen.

„Il est de fait que ces os intermaxillaires admis par les uns, rejetés par les autres, n'ont jamais été demontrés d'une manière irrécusable.“

„Mais s'ensuit-il, comme l'admet le professeur Velpeau, qu' il faille rapporter le bec-de-lièvre à une maladie du foetus plutôt qu'à un arrêt d'évolution naturelle, on se demanderait dès lors, pourquoi la bouche est la seule partie du corps ou l'on trouve ces divisions pathologiques?

„Si nous ajoutons maintenant que, parmi ces auteurs, les uns ont invoqué l'influence de l'imagination de la mère sur leur enfant, d'autres l'influence de causes purement mécaniques, d'autres enfin, l'hérédité ou une altération primitive des germes, nous aurons épuisé a peu près le catalogue étiologique du bec-de-lièvre, sans avoir offert au lecteur rien de démontré. La question, comme nous le disions en commençant, réclame de nouvelles recherches“ (Tome II. 1848. p. 701. 702).

Wenn Nélaton sich in dieser trostlosen Weise gezwungen sieht, das Wissen seiner Zeit, soweit es sich auf die anatomischen Bestandtheile der Oberkieferregion und auf die Entstehung der Lippen-Kiefer-Spalte bezieht, zu charakterisiren, so können wir heute sagen, dass in der Anatomie und Embryologie diese Lücke ausgefüllt ist und dass in der Pathologie das Kapitel der angeborenen Lippen- und Kiefer-Spalte zum Theil von jedem Dunkel befreit ist.

Die Bemerkung von Velpeau und Cruveilhier, der zufolge die Oberlippe zu jeder Zeit ihrer Entstehung immer aus einem und demselben zusammenhängenden Stück besteht, stützt sich auf falsche Beobachtungen. Die erwähnten Autoren haben ihre Beobachtungen an Embryonen in einem späteren Entwickelungsstadium gemacht, zu einer Zeit, wo die verschiedenen Bestandtheile der Oberlippe sich schon vereinigt hatten. Die Ansicht von Albrecht, dass die Oberlippe aus sechs Theilen besteht, zeigt uns einen diametral entgegengesetzten Standpunkt. Meine Beobachtungen, in Uebereinstimmung mit A. Kölliker und His, die jedermann zu jeder Zeit wiederholen kann, lehren, dass die eigentliche Oberlippe in ihrer ganzen Ausdehnung aus 4 Theilen hervorgeht [innere Nasenfortsätze (2) und Oberkieferfortsätze (2) Fig. 9 u. 10]. — Die Angabe von Blandin, dass der mediane

Theil der Oberlippe in 2 symmetrische, einander entsprechende Theile zerfällt, ist nicht richtig. Der mediane Lappen ist überhaupt unpaar. Nur zu einer Zeit der Entwickelung zeigt sich eine leichte Einkerbung (Fig. 9), welche zwei symmetrische kleine Zipfel trägt (innere Nasenfortsätze), nach aussen und oben gerichtet, wo sie mit den Oberkieferfortsätzen und den äusseren Nasenfortsätzen verschmelzen. Man kann deswegen nicht mit Blandin von einer medianen Lippenspalte sprechen. Eine mediane Spalte findet sich nur beim vollständigen Fehlen des Lobus frontalis und in einem solchen Falle muss dieselbe verbunden sein mit einem Fehlen des ganzen mittleren Theils der Lippe und einem Fehlen des Vomers und der beiden metopogenen Zwischenkieferknochen. Aus demselben Grunde kann die sogenannte Hasenscharte einfach und doppelt, aber nie dreifach sein, wie dies fälschlich Laroche abgebildet hat. Die dritte Spalte müsste nach der Anschauung des letzteren und der von Blandin in die Mitte der beiden inneren Nasenfortsätze fallen.

Wenn man zur Zeit Nélaton's mit einer gewissen Berechtigung sagen durfte: les os intermaxillaires admis par les uns, rejetés par les autres n'ont jamais été demontrés d'une manière irrécusable, so ist heutzutage ein Zweifel an ihrer Existenz wohl nicht mehr möglich.

Nach Dursy, A. und Th. Kölliker sollen die Zwischenkiefer entstehen aus je einem Ossificationspunkte, welcher sich auf jeder der beiden Seiten in den inneren Nasenfortsätzen findet; in der That aber entsteht nach meinen Beobachtungen dieser Knochen aus zwei auf jeder Seite befindlichen Ossificationscentren. Der eine von diesen liegt im Gebiete des inneren Nasenfortsatzes (metopogenen Zwischenkiefers), der andere im Gebiete des Oberkieferfortsatzes (gnathogenen Zwischenkiefers). Von diesen 4 Zwischenkieferknochen treten nur 2, und zwar die beiden nach vorne und aussen liegenden (die gnathogenen) Zwischenkiefer, an der Gesichtsfläche in der Mittellinie zusammen. Die beiden anderen, nach hinten und innen liegenden (metopogenen) Zwischenkiefer gelangen nicht bis zur Gesichtsfläche, sondern sind nur als ganz kleine Knochen bei Betrachtung des Gaumens sichtbar.

Im Gaumengewölbe finden wir, ausser der Sutura palatina, Sutura incisiva und S. interincisiva oder intermedia (inconstant), noch eine vierte Naht, die Sutura interalveolaris, welche die ursprüngliche Entstehung des Zwischenkieferknochens aus 2 Ossificationspunkten kennzeichnet.

Hieraus ersehen wir, dass an der Bildung der Oberkieferregion sich 3 Knochen jederseits (2 Zwischenkiefer und 1 Oberkiefer), und an der Bildung der Lippe 2 Fortsätze (innerer Nasenfortsatz und Oberkieferfortsatz) betheiligen. Einige Autoren (Albrecht u. a.) haben angenommen, dass jeder der genannten Fortätze einen Knochen liefere; dies ist aber falsch, denn von den 3 Knochen des Zahnrandes entwickeln sich 2 aus dem Oberkieferfortsatz und einer aus dem inneren Nasenfortsatze, während aus dem äusseren Nasenfortsatze, der nicht bis unten hin reicht, gar kein Knochen entsteht.

Auf Grund dieser Erfahrungen können wir jetzt nicht mehr mit Nélaton wiederholen, dass „aucune des théories émises pour en expliquer la formation (bec-de-lièvre), n'est à l'abri d'objections serieuses". Das Zustandekommen der Lippen-Kieferspalte beruht in den meisten Fällen auf dem Nicht-Eintreten der Vereinigung der primitiven embryonalen Fortsätze.

Zwischen den embryonalen Fortsätzen, welche sich an der Bildung des Mundes betheiligen, können wir auf jeder Seite 3 verschiedene Spalten unterscheiden:

1. „Hasenscharte." Sie hat die morphologische Bedeutung der Nichtvereinigung zwischen innerem Nasenfortsatze einerseits und dem Oberkieferfortsatze und äusserem Nasenfortsatze andererseits. Die Spalte verläuft direct in das Nasenloch, weil der äussere Nasenfortsatz, welcher dasselbe unten zu schliessen bestimmt ist, sich mit dem Oberkieferfortsatz nach aussen hin verlagert findet (vgl. hierzu Fig. 8 und Schema 5).

2. „Schräge Gesichtsspalte." Sie hat die morphologische Bedeutung der Nichtvereinigung zwischen innerem und äusserem Nasenfortsatze einerseits und dem Oberkieferfortsatze andererseits. Das Nasenloch ist geschlossen, weil der äussere Nasenfortsatz in Wirklichkeit in diesem Falle nach innen von der Spalte liegt und sich mit dem inneren Nasenfortsatze ver-

einigt hat. Sowohl bei der Hasenscharte, wie bei der schrägen Gesichtsspalte verläuft die Spalte, wenn auch die Knochen sich an derselben betheiligen, stets zwischen gnathogenem und metopogenem Zwischenkiefer. Da in diesem Falle der gnathogene Zwischenkiefer sich nicht mit dem metopogenen vereinigt, kommt der metopogene Zwischenkiefer an der Gesichtsfläche zum Vorschein. Der gnathogene Zwischenkiefer kann nicht nach vorne wachsen, um sich an der Bildung des vorderen Theils der Schneidezahnalveolen zu betheiligen. Die Rolle wird von dem metopogenen Zwischenkiefer übernommen. Dieser, in seinem Wachsthum durch den sonst daran liegenden gnathogenen Zwischenkiefer nicht behindert, dehnt sich über das normale Verhältniss aus, und tritt, besonders bei doppelseitiger Kieferspalte, mit dem Vomer zusammen stark hervor, so dass er wie eine an der Nasenscheidewand befindliche Geschwulst, gewöhnlich das mittlere Stück oder der „Bürzel" genannt, erscheint.

3. „Mundspalte." Sie hat die morphologische Bedeutung einer Spalte zwischen dem Oberkiefer- und Unterkieferfortsatz. Sie kann nach den vorhandenen Beschreibungen bis zum Ohre reichen[1]). Man vergleiche hierzu und zu 2 die Fig. 8 und die genannten Schemata.

Es sei zum Schlusse gestattet einige Fragen zu berühren, welche die Art der Entstehung und Vererbung dieses Bildungsfehlers betreffen. Bevor ich jedoch in die Erörterung dieser Fragen näher eintrete, möchte ich vorher eine Erklärung abgeben. Wenn ich in Folgendem etwas näher auf diese Materie eingehe, so bin ich mir wohl bewusst, viel Hypothetisches vorbringen zu müssen, indessen wünschte ich das Wenige, was hier sich sagen lässt, nicht ganz mit Stillschweigen zu übergehen.

In einer nicht allzu fernen Zeit nahm man, nach der Theorie von Meckel, an, dass jede fehlerhafte Bildung einen Rückschlag auf eine niedere primitive Form bedeute, oder, anders ausgedrückt, dass die Erscheinung eine atavistische sei. „Der Grund dieses Phänomens", sagte Meckel, „ist unstreitig zunächst in der Bedingung enthalten, dass alle Organisation nur

[1]) Die Betrachtung der mittleren Spalte der Unterlippe gehört nicht hierher.

Abänderungen einer und derselben Organisation sind, und namentlich erscheinen bei den höheren Thieren die meisten Bildungen darum häufig als Bildungsabweichungen, weil die höheren Thiere in ihrer Entwickelung die Perioden durchlaufen, welche in den niederen Thieren fixirt sind". (Nach einem Citate von R. Virchow. Bd. 103 S. 209. dieses Archivs.) Weitere Studien zeigen, dass die Behauptung von Meckel (obwohl nicht durchweg richtig), die Organe der höheren Thiere durchliefen bei ihrer Entwickelung die in den niederen Thieren fixirten Stadien, wohl für eine bestimmte Anzahl von Theromorphien Geltung hat, keineswegs aber für alle, indem sie auch eine andere Entstehungsweise kennen lehren. In Folge dessen stellt R. Virchow neben die atavistische die erworbene Theromorphie (Bd. 103 S. 413 dieses Archivs). Ein Unterschied zwischen diesen beiden Abarten von Bildungsfehlern ist in der Vererbung nicht zu finden, da beide erblich sind. Der einzige Unterschied, unter diesem letzten Gesichtspunkte, ist der, dass die Vererbung bei der erworbenen verhältnissmässig nahe liegt und einigermaassen Continuität aufweist, während die der atavistischen sich über weite Zeitstrecken hin ausdehnt. Dagegen findet R. Virchow einen wesentlichen Unterschied zwischen den beiden Abarten der Theromorphie in dem Umstande, dass die erworbene immer eine mehr oder weniger äussere Ursache habe, während die atavistische Theromorphie ohne sichtbare Ursache auftritt. „Das Wesen des Atavismus", wie er a. a. O. Seite 211 sagt, „liegt in der Spontaneität der Wirkung des Bildungsgesetzes. Dieses Gesetz bedarf keiner äusseren Ursachen, um wirksam zu werden, um gewissermaassen zu entstehen. Im Gegentheil ist es schon vorhanden, wenngleich latent, nur durch äussere Ursachen ist es gehindert worden, beständig wirksam zu sein, und es bedarf daher nur einer Entfernung dieser Ursachen, einer Befreiung seiner Kraft, um sichtbar in die Erscheinung zu treten. Der neue Typus, dessen sich die Art oder die Gattung erfreut, erscheint eben als ein Zwangsverhältniss, nach dessen Beseitigung der alte Typus sofort wieder hervortritt."

In der in Rede stehenden Missbildung fehlen (obwohl die allgemein angewendeten Namen von Hasenscharte und Wolfsrachen darauf hindeuten) Vorbilder unter den niederen Thieren, welche normaler Weise derartige seitliche Spalten darbieten, so dass man nicht von Atavismus sprechen kann. Ebenso wenig aber auch von einer erworbenen Theromorphie, welche letztere das Auftreten einer neuen Qualität bedeuten würde. Vielmehr liegt in unserem Falle nur die unvollkommene Ausbildung embryonaler Formationen vor, die wir mit R. Virchow nicht eine erworbene nennen können, weil sie blos das Ausbleiben einer bereits vorhandenen Qualität zur Folge hat.

Warum findet nun in gewissen Fällen die Vereinigung der embryonalen Fortsätze nicht statt? Bis vor kurzem beantwortete man diese Frage mit allen möglichen abenteuerlichen Annahmen, z. B. „Versehen der Mutter und ähnliche zauberhafte Einwirkung“. Heutzutage kann man, ohne sich zu weit in das Gebiet der Hypothese zu verlieren, sagen, dass diese Missbildungen in einer Reihe von Fällen auf entzündliche und mechanische Störungen, welche in einer bestimmten Periode der embryonalen Entwickelung ablaufen, zurückzuführen sind.

Dass Kälte und andere Schädlichkeiten die Veranlassung für Theromorphien abgeben können, hat zuerst Panum experimentell nachgewiesen. Ihm gelang es nehmlich, sichtbare Störungen in der Entwickelung des Hühnerembryos hervorzubringen, dadurch, dass er denselben während des zweiten oder dritten Bebrütungstages abkühlte (dieses Archiv Bd. 22. S. 77).

Bei vielen Gelegenheiten hat R. Virchow die Bedeutung von localen irritativen Prozessen hervorgehoben, welche Indurationen, Adhäsionen, narbenartige Retraction, Synostosen, Hyperostosen und andere Hypergenesen erzeugen können (dieses Archiv Bd. 30. S. 232). In gleicher Weise kann in Folge eines entzündlichen Prozesses eine primäre Atrophie an den Rändern der zur Verwachsung bestimmten Lappen entstehen und so das Offenbleiben der Spalte bedingen.

Nicht weniger wichtig ist die rein passive Betheiligung von verschiedenartigen mechanischen Momenten. Den ersten sicheren Anhalt zur Beurtheilung einer mechanischen Wirkung auf die Entstehung von Theromorphie hat uns eine zufällige Beobachtung von Panum geliefert. Bei kleinen Hühnchen fand er eine durch Zwischenlagerung eines Flügels bewirkte Spaltung der Iris. In ähnlicher Weise kann die Vereinigung der ursprünglichen

Gesichtsfortsätze durch Detritus, Klümpchen oder Coagula verhindert werden, welche unter gewissen Umständen bei entzündlichen Vorgängen der Placenta entstanden, frei im Fruchtwasser herumschwimmen.

Nach Heusinger, Max Schultze, Virchow können sich auch zipfelförmige Anhängsel des Ohres und warzenartige Auswüchse zwischen die erwähnten Theile legen und dieselbe Wirkung hervorbringen. Ohne Zweifel spielen unter den mechanischen Momenten, welche zu Spaltbildungen Veranlassung geben, abnorme Stränge, wie z. B. amniotische Verwachsungen und Abschnürung durch die Nabelschnur, eine sehr wesentliche Rolle.

Diese und ähnliche Ursachen können selbstverständlich sowohl vor, als nach der stattgehabten Vereinigung der embryonalen Fortsätze sich geltend machen. Mit Rücksicht hierauf können wir unter den Ursachen von Spaltbildungen unterscheiden 1) solche, welche vor der Vereinigung entstehen, und 2) solche, die nach der Vereinigung auftreten.

Diese Unterscheidung ist bisher nicht gemacht worden. Wir legen auf dieselbe einen besonderen Nachdruck, weil sie allein im Stande ist, uns ein Verständniss für die Abweichungen, welche wir in der Lage jener Spaltungen beobachten, zu eröffnen. Wenn die Ursache für die Spalte vor der Vereinigung von embryonalen Gesichtsfortsätzen eintritt, dann wird in der Regel die Spalte zwischen die natürlichen embryonalen Fortsätze fallen, oder, genauer gesagt, zwischen die aus ihnen hervorgehenden Theile. Im anderen Falle brauchen jene Grenzen nicht eingehalten zu werden. Dann ist es vergeblich, danach zu forschen, zwischen welchen embryonalen Theilen die Spaltung stattgefunden hat. In einem solchen Falle würden wir uns nicht wundern, wenn wir bei einer Hasenscharte nicht nur den Dens caninus als ersten Zahn, sondern auch die Backzähne als erste Zähne nach aussen von der Spalte finden würden. Eine derartige Spalte von ganz sonderbarem Aussehen habe ich vor Kurzem in der teratologischen Sammlung des anatomischen Instituts zu Breslau gefunden. Bei einem ausgetragenen Fötus verlief ein Strang des Amnios noch in situ quer von oben nach unten und von rechts nach links am Nasenrücken, eine tiefe Spalte bewirkend über das untere Lid, den Nasenrücken, die obere Lippe (rechte Hälfte), über die

Unterlippe in der Nähe des Mundwinkels derselben Seite. Auf ähnliches Vorkommniss weisen geradezu auch einige Fälle des Bruns'schen Atlas hin, wo die Stränge noch in der Spalte eingelagert liegen (v. Bruns Atlas Fig. 32. Taf. VI).

Wie erklärt sich aber die Vererbung dieser Missbildung? Förster giebt an, dass dieselbe nur ausserordentlich selten sei. Sie ist in der That gar nicht so selten, aber wäre sie es auch, so genügt ein gut beobachteter Fall, um uns zu einer Deutung zu zwingen. Unter den in der Literatur mitgetheilten Fällen ist am meisten beweisend der von Passavant beschriebene (Archiv für Heilkunde. Leipzig 1862. S. 305). Es handelt sich um einen Stammbaum, aus welchem sich ergiebt, dass von 24 Familiengliedern 7 mit Wolfsrachen oder Hasenscharte behaftet waren.

Frau N.N. in Bornheim [1]).

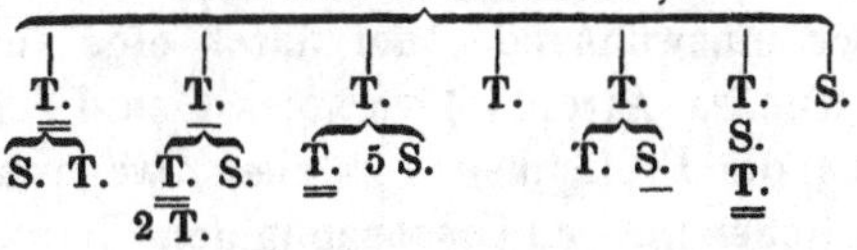

Selbstverständlich ist es unmöglich, dass derartige wiederholte Missbildungen auf dem Bestehen irgend welcher mechanischen Momente beruhen (Lageverhältnisse des Kindes im Becken, wie dies Weber will, a. a. O. S. 76), oder dass sie die Folge einer blossen Coincidenz sein könnten; es handelt sich vielmehr in diesem Falle um eine wahre Vererbung.

Bei der Frage nach der Vererbung streitet man, wie bekannt, gegenwärtig über den Einfluss der Causa externa und der C. interna. Nach der einen Partei, die von R. Virchow geführt wird, vererben sich nicht allein angeborene Fehler, die von inneren Ursachen abhängen (d. h. von Ursachen, die dem Befruchtungskörper innewohnen), sondern auch unter gewissen Bedingungen durch äussere Ursachen während des intra- und extrauterinen Lebens veranlasste Fehler. Nach der anderen, an deren Spitze Weissmann, Pflüger, His, Hensen, Ziegler, A. Kölliker u. A. stehen, vererbt sich nur das, was dem Befruchtungskörper immanent ist. Nach dieser Meinung kommt im wahren Sinne erworbene Abänderung bei dem Entwickelungsgang der organi-

[1]) S. Sohn, T. Tochter, – einfache Hasenscharte, = Wolfsrachen.

schen Welt überhaupt nicht vor, vielmehr entsteht jede Abänderung aus primärer Keimesabänderung (Weissmann, Ueber die Vererbung. Jena 1883. S. 14).

Wir wollen die letztere Schlussfolgerung ausser Betracht lassen, da sie neuerdings von vielen Seiten in ausreichender Weise widerlegt wurde; sicherlich können wir für den Bildungsfehler, der uns hier beschäftigt, aus den gegenwärtigen Thatsachen mit Sicherheit nicht entnehmen, ob derselbe, ausser durch die bereits erwähnten äusseren Ursachen, auch durch innere bedingt sein kann, und weiterhin, welche von diesen beiden Arten des Fehlers erblich ist. Sicher ist, dass gewöhnlich die Lippenkieferspalten, welche ihren Sitz zwischen den normalen Gesichtsfortsätzen haben, erblich sind, aber auch für diese kann man nicht mit Sicherheit angeben, ob sie durch eine dem Befruchtungskörper innewohnende oder durch eine äussere Ursache (Entzündung, primäre Atrophie) veranlasst sind. In dem einen Falle kann man die Erblichkeit verstehen, wenn man die Fortdauer der nehmlichen inneren Ursachen in dem Befruchtungskörper annimmt (verschiedene Grösse, Zahl und Eigenschaft der Kerne des Keimbläschens, verschiedene Grösse und Fehler der Spermatozoiden nach A. Kölliker, Der jetzige Stand der morphologischen Disciplinen mit Bezug auf allgemeine Fragen. Rede, gehalten bei Eröffnung der ersten Versammlung der anatomischen Gesellschaft in Leipzig. Jena 1887. S. 12). In einem anderen Falle gelingt dies durch Heranziehung der Hypothese von Darwin, welche derselbe zur Erklärung der Vererbungserscheinungen erworbener Charaktere gegeben hat[1]). Mit dieser Hypothese kann man auch die Vererbung einer einmal durch mechanische oder entzündliche Momente erworbenen pathologischen Eigen-

[1]) Darwin stellt die folgende Hypothese auf: Theilchen von ausserordentlicher Kleinheit sollen von allen Zellen des Körpers zu jeder Zeit abgegeben werden und sich in den Keimzellen sammeln und ordnen, so dass also jede Abänderung, die der Organismus zu irgend einer Zeit seines Lebens eingeht, sich auf den Keim übertragen könnte (Darwin, „Das Variiren der Thiere und Pflanzen im Zustande der Domestication." Zweite deutsche Ausgabe. Stuttgart 1873. Bd. II. S. 105). Ich stimme dieser Hypothese bei, jedoch nur in dem Sinne, dass unter den „Theilchen" von Darwin die chemischen Producte des Stoffwechsels verstanden werden.

schaft erklären, indem man annimmt, dass während des Lebens gewissermaassen eine Wechselbeziehung zwischen sämmtlichen Zellen desselben Organismus besteht. Die Gruppe derjenigen Zellen, welche in der Nähe jener angeborenen Missbildung liegen, würde die Masse der Säfte in einer speciellen Weise beeinflussen und dieser Einfluss würde auf den Kern der Samenzelle oder der Eizelle übertragen. Einmal unter diesem Einflusse gebildet, giebt die Zelle, wenn sie, sei es als Samenzelle, sei es als Eizelle, sich an der Bildung eines neuen Individuums betheiligt, die Veranlassung zur Entwickelung eines mit jener Missbildung behafteten Individuums. Das heisst jedoch nicht, dass mit Nothwendigkeit jeder Eikern oder jeder Spermakern immer unter dem Einfluss jener Tendenz stehen muss. Diese Tendenz, obwohl vorhanden, kann latent sein und braucht sich nicht jedem Kern mitzutheilen. In einem solchen Falle entsteht bei Fortpflanzung ein Individuum, welches zum normalen Typus zurückzukehren sucht und die Hasenscharte nicht zeigt. Auf solche Weise könnte man auch das sprungweise Auftreten jener Missbildung in dem Stammbaum der oben erwähnten Familie verstehen.

Erklärung der Abbildungen.

Tafel IV—VI.

Bei allen Abbildungen sind gleiche Bezeichnungen gewählt. s. i. Sutura incisiva. gn. z. gnathogener Zwischenkiefer. met. z. metopogener Zwischenkiefer. sp. Spalte. d. i. I und d. i. III Dens incisivus I und III. c Caninus. pr. p. Processus palatinus. pr. n. Processus nasalis. mu. Mucosa. n. gr. Nasengrube. a. n. f. äusserer Nasenfortsatz. i. n. f. innerer Nasenfortsatz. o. f. Oberkieferfortsatz. u. f. Unterkieferfortsatz. a. Auge. z. Zunge. h. q. s. Halsquerschnitt. o. Oberkiefer. J. o. Jacobson-Organ. J. k. Jacobson-Knorpel. n. h. Nasenhöhle. s. n. Septum narium. J. k. i. h. Jacobson-Knorpel, innere Hälfte. J. k. a. h. Jacobson-Knorpel, äussere Hälfte. d. s. Ductus stenonianus. s. interal. Sutura interalveolaris. s. int. Sutura intermedia seu interincisiva. s. i. Sutura incisiva. pr. I und pr. II Prämolaris I und II. s. p. Sutura palatina.

Fig. 1. Frontalansicht von Kieferspalten beim Kalbe.
Fig. 2. Lateralansicht desselben Präparates.
Fig. 3. Doppelte Lippenkieferspalte vom menschlichen Fötus.
Fig. 4. Hundeschädel mit überzähligen Schneidezähnen.
Fig. 5. Pferdeschädel mit überzähligen Schneidezähnen.
Fig. 6. Os incisivum vom Kalbe.

Fig. 7. Sogenannte innere Zwischenkiefer einer menschlichen Lippenkieferspalte.
Fig. 8. Menschlicher Embryo, 10 mm lang.
Fig. 9. Menschlicher Embryo, 24 mm lang.
Fig. 10 u. 11. Menschlicher Embryo, 16 mm lang. Frontalschnitt.
Fig. 12. Katzenembryo, 45 mm lang.
Fig. 13. Kaninchenembryo, 65 mm lang.
Fig. 14. Schweinsembryo, 68 mm lang.
Fig. 15 u. 16. Menschlicher Embryo, 12 mm lang. Horizontalschnitt.
Fig. 17. Menschlicher Embryo, 18 mm lang.
Fig. 18. Rindsembryo, 35 mm lang.
Fig. 19. Rindsembryo, 39 mm lang.
Fig. 20—25. Menschlicher Embryo, 25 mm lang. Schnittserie.
Fig. 26—53. Schweinsembryo, 28 mm lang. Schnittserie.
Fig. 54. Oberkieferregion von einem menschlichen Fötus.
Fig. 55. Antilopenschädel.

VIII.

Ueber behaarte Polypen der Rachen-Mundhöhle und deren Stellung zu den Teratomen.

Von Prof. Dr. Julius Arnold in Heidelberg.

(Hierzu Taf. VII. Fig. 1—3.)

Die Sage geht, dass es schon in längst vergangenen Zeiten Leute mit Haaren auf der Zunge gegeben haben soll. Amatus Lusitanus erzählt in den „Curationum medicinalium medici physici praestantissimi centuriae quatuor etc.“ Obs. 65 (1557), dass er auf der Zunge eines Mannes Haare gefunden habe, welche ausgerissen sich wieder erzeugten. Ob es sich dabei um ächte Haare gehandelt hat, mag allerdings mit Rücksicht auf die Beobachtung Lebert's[1]) fraglich erscheinen. Derselbe theilt mit, dass Haare, welche von der Zunge eines jungen Mädchens stammten, bei der mikroskopischen Untersuchung als haarförmige epitheliale Wucherungen sich ergeben haben. — Wenn nun

[1]) Lebert, Traité d'anatomie pathologique. Bd. I. p. 263. Obs. CVIII. 1857. Paris.

auch das Vorkommen ächter Haare auf der Zunge, namentlich vom Standpunkte der Transposition embryonaler Keime betrachtet, heutigen Tages weniger räthselhaft erscheinen mag, so muss doch andererseits zugegeben werden, dass Haare auf einer sonst normalgeformten und beschaffenen Zunge selbst in unserer durch den Kampf um's Dasein beredt gewordenen Zeit meines Wissens nicht beobachtet sind.

Das Vorkommen von Haaren auf Polypen, welche in der Mund- und Rachenhöhle ihren Sitz haben, scheint gleichfalls ein seltenes zu sein; wenigstens haben mehrere Autoren, welche derartige Mittheilungen machten, den von ihnen beobachteten Fall für ein Unicum angesehen.

Bei einem etwas eingehenderen Literaturstudium hat sich herausgestellt, dass die Zahl der mitgetheilten Fälle zwar eine beschränkte, immerhin aber grössere ist, als man bisher angenommen hat. Dieselben zeigen eine gewisse Uebereinstimmung bezüglich ihres makroskopischen und mikroskopischen Verhaltens, aus welcher vielleicht mit einiger Wahrscheinlichkeit auf eine ähnliche Entstehungsweise und verwandte Entstehungsursachen geschlossen werden darf. Es sei mir deshalb gestattet, ehe ich zu einer Beschreibung des von Collegen Schütz (Mannheim) und mir beobachteten Falles übergehe, den Leser mit den Fällen bekannt zu machen, welche ich in der Literatur aufzufinden vermochte. Dass auf Vollständigkeit der Angaben Anspruch nicht erhoben wird, will ich nicht unterlassen zu betonen. Von den complicirten Gebilden, welche — ob mit Recht soll später untersucht werden — den Epignathi zugerechnet wurden, will ich zunächst absehen, vielmehr nur diejenigen Formen, welche ihrer äusseren Erscheinung nach als einfache Polypen sich darstellen, berücksichtigen.

Die älteste Beobachtung von behaarten Polypen der Rachen- und Mundhöhle, welche ich in der Literatur aufzufinden vermochte, ist die von Ford[1]) mitgetheilte, welcher im Rachen eines neugeborenen Kindes eine der Schilddrüsensubstanz ähnliche, überall mit kurzen Haaren besetzte Geschwulst gesehen hat.

[1]) Ford, Med. communic. Vol. I. No. XXXI citirt nach J. F. Meckel, Ueber regelwidrige Haar- und Zahnbildung. Meckel's Archiv Bd. I. 1815.

Ob der Fall von Adelmann[1]) hierher gehört ist mir zweifelhaft, weil über die Beschaffenheit der Oberfläche des Tumors genauere Angaben nicht vorliegen. Nach der Abbildung zu schliessen, war dieselbe von Cutis überzogen.

In dem von Lambl[2]) beobachteten Falle handelte es sich um ein 6 Monate altes Kind, bei welchem vier Wochen nach der Geburt eine Geschwulst wahrgenommen wurde. Dieselbe löste sich spontan ab, wurde verschluckt und fand sich den folgenden Tag in der Stuhlentleerung. Die Hauptmasse des Tumors bestand aus Fett und Gefässen. In dem häutigen Ueberzug liessen sich Epidermis, Stratum Malp. etc., sowie Haar- und Talgfollikel nachweisen.

Clerault[3]) beschreibt bei einem neugebornen Kinde einen Tumor, welcher durch einen Stil an der mittleren Partie des nicht perforirten harten Gaumens fixirt war. Das Gaumensegel zeigte in der Mitte und dem hinteren Abschnitt entsprechend eine Spalte. Da das Kind weder zu saugen noch zu trinken vermochte, wurde die Geschwulst entfernt. Dieselbe zeigte sich mit seidenen Haaren bedeckt und bestand im Wesentlichen aus Fettgewebe, wurde ausserdem durchsetzt von Zügen quergestreifter Muskelfasern und in der Mitte von grossen Gefässen. In der häutigen Bekleidung fanden sich ausser Haaren Talgdrüsen.

Barton hat bei einem 22jährigen Dienstmädchen, welches über Beschwerden beim Schlucken, sowie Gefühl von Schmerz und Vollheit im Ohr und Kopf klagte, im Pharynx einen Tumor gefunden, welcher an der Decke des Pharynx zu hängen schien. Die Kranke gab an, derselbe sei ihres Wissens immer dagewesen, aber ohne bis zuletzt Erscheinungen zu machen. Bei der mikroskopischen Untersuchung, welche Abraham[4]) vornahm, fand sich ein aus Faserknorpel bestehendes in der Mitte des Tumors ge-

[1]) Adelmann; Ammon, Die angebornen chirurgischen Krankheiten des Menschen. 1842. S. 37. Taf. VIII. Fig. 8.

[2]) Lambl, Lipoma pharyngis cum indumento dermoidali. Aus dem Franz-Josef's Kinder-Spitale in Prag. 1860. S. 181.

[3]) Clerault, Tumeur congénitale de la voûte palatine. Bull. de la soc. anatom. Paris 1864.

[4]) Abraham, On a anomalous growth bearing pilose skin in the pharynx of a young woman. Journ. of anat. Bd. XV. 1880.

legenes Knötchen, ferner Züge von quergestreiften Muskelfasern, Blutgefässe und Fett, welches die Hauptmasse des Tumors ausmachte. Die die Oberfläche des Tumors überkleidende Haut enthielt ausser Haaren und Talgdrüsen Schweissdrüsen.

Bei einem drei Jahre alten wohlgenährten und sonst gesunden Kinde waren Beschwerden beim Schlucken namentlich fester Speisen und Schnarchen die Veranlassung zu einer durch White[1]) ausgeführten Untersuchung. Derselbe constatirte einen Tumor, der wahrscheinlich am weichen Gaumen mit ziemlich breiter Basis angewachsen war, gegen das freie Ende sich verschmälerte und mit diesem gegen den Rachen vorsprang. Auf dem Durchschnitt fand sich unmittelbar unter der Oberfläche eine durch den ganzen Tumor vertical verlaufende aus elastischem Knorpel bestehende Platte. Dieselbe war umgeben von einer Gefässe führenden Bindegewebslage. Die Hauptmasse des Tumors bildete auch in diesem Falle das Fettgewebe. Der Cutisüberzug enthielt Haare, Talg- und Schweissdrüsen.

Bei Gelegenheit dieser Mittheilung Hale White's soll Rushton Parker[2]) eines ähnlichen Pharyngealtumors, welcher von Bickersteth exstirpirt wurde, Erwähnung gethan haben.

Die neueste Beobachtung, deren ich gedenken muss, verdanken wir Schuchardt[3]). Ein 5monatliches sonst normal gebildetes Kind weiblichen Geschlechts trug seit der Geburt einen Polyp im Munde, der dann und wann in der Mundöffnung zum Vorschein kam, meistens jedoch „verschluckt" wurde und nicht selten zu heftigen dyspnoischen Anfällen Veranlassung gab. Derselbe inserirte sich mit ganz schmalem Stiele an der Schleimhaut der hinteren Rachenwand etwas links von der Mittellinie. Ausser dem die Hauptmasse des Tumors ausmachendem Fettgewebe liess sich bei der mikroskopischen Untersuchung ein in der Richtung der Längsaxe ziehender Kern nachweisen, der aus quergestreiftem Muskelgewebe bestand. Die Haut, von welcher

[1]) Hale White, Dermoid tumuor probably growing from soft palate or base of skull. Transact. of the patholog. soc. of London. Vol. XXXII. 1881. oder British med. journ. 1881.

[2]) British medic. journ. Vol. I. 1881.

[3]) Schuchardt, Ein behaarter Rachenpolyp (parasitäre Doppelmissbildung). Centralblatt f. klinische Chirurgie. No. 41. 1884.

der Tumor überzogen war, enthielt Lanugohärchen, Talg- und Knäueldrüsen.

Diesen Bericht über die Erfolge meiner Literaturstudien darf ich nicht ohne die Versicherung abschliessen, dass ich Vollständigkeit zwar anstrebte, aber nicht an der Einbildung kranke, dieselbe wirklich erreicht zu haben.

Was den in den nachfolgenden Zeilen zu beschreibenden Fall anbelangt, so wurde mir der von College Schütz in Mannheim operirte Tumor zur anatomischen Untersuchung übergeben. Die von demselben über Anamnese, Status praesens, Operationsverlauf und Heilung mir übermittelten Notizen sind meines Erachtens einer ausführlicheren Mittheilung mit Rücksicht auf die Seltenheit solcher Geschwülste, der genauer beschriebenen insbesondere, werth.

Am 18. Juni wurde mir ein 13 Jahre altes Mädchen vorgestellt mit der Angabe, dasselbe habe eine Geschwulst im Rachen, um deren Entfernung man mich im Auftrage des Hausarztes, des Herrn Dr. Feldbausch, ersuchte. Die Eltern gaben weiter an, ihre Tochter habe von Geburt an und während der ersten Lebensjahre grosse Beschwerden beim Schlucken gehabt, so dass sie oftmals während des Trinkens Erstickungsanfälle bekam. Nach vollendetem zweiten Lebensjahre wurde von dem Hausarzte das Vorhandensein eines Rachentumors constatirt. Da sich aber die Behinderung im Schlingen und Athmen allmählich besserte, so verschob man die Operation auf eine spätere Zeit. Während der letzten Jahre waren keine besonderen Beschwerden mehr vorhanden; nur hatte die Stimme einen näselnden Klang wohl in Folge des unvollständigen Luftabschlusses des Nasenrachenraumes durch das in seiner Beweglichkeit behinderte Velum. So kam es, dass man mit der Operation zuwartete, bis das Mädchen 13 Jahre alt geworden war. In der Familie ist ein ähnliches Leiden oder eine sonstige Missbildung nicht vorgekommen. Das Mädchen selbst ist sehr kräftig, ja robust gebaut und in jeder Beziehung gut und regelmässig entwickelt.

Bei der Inspection des Rachens zeigte sich in der linken Hälfte desselben, der Uvula anliegend, und sie um 1 cm nach abwärts überragend, ein beiläufig taubeneigrosser Tumor, der durch seine helle Farbe von dem Roth der Schleimhaut lebhaft abstach. Erst beim Würgen trennte er sich von der Uvula und kam sein nach oben verlaufender Stiel zum Vorschein. Mit dem Spiegel konnte ich mich auf's Genaueste überzeugen, dass derselbe von der linken Hälfte der Hinterfläche des weichen Gaumens, ein wenig nach links von der Mittellinie, gleich weit entfernt von dem freien Rand des Velum und der unteren Begrenzung der linken Choane ausging. Gegen seine Ursprungsstelle hin zog von letzterer ein über die umgebende Schleimhaut etwas hervorragender stärker gerötheter Streifen. Die übrigen Rachenwände waren von der Neubildung vollständig frei, das hintere Ende der unteren Muschel zeigte sich nicht unerheblich hypertrophirt; beide Nasenhöhlen waren für Luft durchgängig.

Ich hielt den Tumor für ein Fibrom und versuchte ihn einige Tage später, nachdem ich das Mädchen durch mehrmaliges Untersuchen an das Einführen von Instrumenten gewöhnt hatte, mittelst der galvanokaustischen Schlinge zu entfernen. Dabei benutzte ich einen Kehlkopfschlingenträger, welcher horizontal eingeführt wurde; als ich ihn im Rachen senkrecht stellte, fiel der Tumor gewissermaassen von selbst in die Schlinge. Die Abschnürung ging leicht von statten; die Resistenz des Stieles erschien sehr gering. Nur wenige Tropfen Blut kamen zum Vorschein. Die Spiegeluntersuchung nach der Operation ergab an der Stelle des Ansatzes einen gelblichen Fleck (Brandschorf), der nur wenig das Niveau der umgebenden Schleimhaut überragte. Der Tumor ist von keulenförmiger Gestalt und enthält als Kern einen Knorpelstreifen, dessen oberes Ende aus den Weichtheilen nur um Weniges hervorragt. Ich glaube mit grösster Wahrscheinlichkeit annehmen zu dürfen, dass davon nichts zurückblieb, da ich beim Abschnüren gar keinen Widerstand fand und nach der Operation weder mit der Digital- noch mit der Spiegeluntersuchung an der Stumpfstelle etwas von Knorpel wahrnehmen konnte.

Was die anatomischen Verhältnisse des Tumors anbelangt, so hatte derselbe die Gestalt eines keulenförmigen Polypen (Taf. VII. Fig. 1). Seine Länge vom Scheitel bis zum Stielende beträgt, am Spirituspräparate gemessen, 27 mm, der Durchmesser des Stiels 8 mm, der grösste Durchmesser des Kopfes 16 mm. —

An seiner Oberfläche besitzt der Polyp einen cutisähnlichen Ueberzug, welcher gegen den Stiel quergerunzelt ist, während er am freien Ende eine mehr glatte Beschaffenheit darbietet. Ueberall finden sich zahlreiche kleine grübchenartige Vertiefungen und Lanugohärchen. Die letzteren stehen nicht überall gleich dicht; auf der einen Seite scheinen sie spärlicher als auf der anderen zu sein (Taf. VII. Fig. 1). Auf dem Durchschnitt zeigt sich die Geschwulst hauptsächlich aus Fettgewebe zusammengesetzt, welches von zahlreichen bindegewebigen unter einander netzförmig verbundenen Scheidewänden durchsetzt wird. Vom Stielende aus zieht ein Knorpelplättchen gegen das freie Ende, ohne dieses vollständig zu erreichen (Taf. VII. Fig. 2. 3). Dasselbe besitzt eine Länge von 19 mm, eine Dicke von 2 mm und eine Breite von 9 mm. Ueber seine etwas unregelmässige Form und eigenthümliche Lagerung geben die Fig. 2. 3 (Taf. VII) genügende Auskunft; ich will deshalb nur noch hinzufügen, dass die Entfernung des Plättchens von der einen Fläche nur 1,5 mm, von der anderen dagegen am Stiel 4 mm, am Kopf 8 mm beträgt. Dem entsprechend ist das Knorpelplättchen auf dem Querschnitt (Fig. 3) zum grössten Theile in der einen Hälfte des Tumors gelegen und reicht nur mit einem kleinen Theile in die andere herüber. —

Bei der mikroskopischen Untersuchung zeigt sich der hautartige Ueberzug aus Epidermis, Rete Malp. und Lederhaut zusammengesetzt. Die erstere ist im Verhältniss zur Dicke der ganzen Haut entwickelt. Das Rete treibt an den einen Stellen ziemlich lange und mässig schmale Zapfen in die Bindegewebsschichten, an den anderen Stellen sind die Zapfen dicker und kürzer oder aber es ist die innere Begrenzung des Rete eine wellige. Hinsichtlich der Structur zeigen weder die Epidermis noch das Rete eine bemerkenswerthe Abweichung. Die aus ziemlich derben und in verschiedenen Richtungen sich kreuzenden Bindegewebsbündeln aufgebaute Lederhaut wird von zahlreichen Gefässen durchsetzt, welche ein sehr deutliches Endothel und zellenreiche Scheiden besitzen. Die in die Haut eingepflanzten Haare sind sehr dünn und gar nicht oder nur sehr wenig pigmentirt. Die Haarbälge zeigen die gewöhnliche Zusammensetzung, ebenso die zahlreichen in dieselben einmündenden Talgdrüsen. Schweissdrüsen fehlen. Die untersten Lagen der Lederhaut hängen ziemlich innig mit dem die Hauptmasse des Tumors ausmachenden Fettgewebe zusammen. Dieses selbst besteht aus grösseren und kleineren Gruppen von Fettzellen, welche durch Züge von Bindegewebsbündeln und elastischen Fasern getrennt werden. Auch das Fettgewebe enthält Gefässe, von denen einige die Structur von Arterien besitzen. In ihrer Nähe finden sich einige aus markhaltigen und marklosen Fasern bestehende Nervenbündel, ausserdem quergestreifte Muskelfasern. Sowohl Arterien als Nerven, sowie Muskelfasern verlaufen im Stiel in der Längsrichtung. Ueber ihr Verhalten in dem Kopftheil des Tumors kann ich keine Angaben machen, weil ich im Interesse der Erhaltung des Präparates von diesen Stellen keine Schnitte anfertigte. Das Knorpelplättchen ist nach allen Richtungen von einer den Charakter eines Perichondriums besitzenden Bindegewebslage eingehüllt. Schliesslich sei noch erwähnt, dass das Knorpelplättchen die typischen Eigenschaften des elastischen Knorpels darbietet.

Die mitgetheilten Fälle zeigen — der zuletzt beschriebene mit inbegriffen — was Sitz, Form und Zusammensetzung betrifft eine bemerkenswerthe Uebereinstimmung. Die Gestalt dieser Rachenpolypen ist gewöhnlich eine birnförmige, zuweilen mehr ovoide oder in die Länge gestreckte. Meistens sind sie mittelst eines Stieles an dem harten oder weichen Gaumen oder aber an der Decke des Rachengewölbes angeheftet. Ob und welche Erscheinungen sie hervorrufen oder ob sie zuerst wenigstens latent sind, das hängt hauptsächlich von ihrem Sitz und ihrem Wachsthum ab; die Richtung, in welcher sich dieses vollzieht, ist fast immer dieselbe; die Tumoren pflegen je nach ihrer Grösse die Rachenmundhöhle mehr oder weniger zu erfüllen.

In dem Cutisüberzug, der aus Epidermis, Rete Malp. und eigentlicher Lederhaut besteht, sind Haarbälge mit Wollhaaren und Talgdrüsen bei allen genauer beschriebenen Polypen gefunden worden; dagegen wurden Schweissdrüsen in demselben nur dreimal beobachtet. Dass die Epidermis bald dicker, bald dünner, die Zapfen des Rete bald lang und schmal, bald dick und kurz sind oder ganz fehlen, ist gewiss von untergeordneter Bedeutung, ebenso das wechselnde Verhalten der Epidermis und des Rete, sowie die ungleichmässige Vertheilung von Haaren und Talgdrüsen an verschiedenen Stellen desselben Tumors.

Sehr bemerkenswerth ist meines Erachtens die Zusammensetzung der Geschwülste in allen Fällen der Hauptmasse nach aus Fett, in welches zuweilen grössere Gefässe von dem Bau der Arterien, Nervenbündel, quergestreifte Muskelfasern und aus elastischem Knorpel bestehende Gebilde von verschiedener Form eingebettet sind. Allerdings zeigen gerade die Knorpel, quergestreiften Muskelfasern und Nerven bezüglich ihres Vorkommens am wenigsten Beständigkeit; ausserdem könnte bezüglich der beiden letzten Gewebsarten die Frage aufgeworfen werden, ob sie als der Geschwulst im strengsten Sinne zugehörige oder durch das Wachsthum dieser verlagerte Bestandtheile des Mutterbodens aufzufassen sind. Eine Vertheilung der Nerven in der Lederhaut überhaupt, in dem Papillarkörper derselben insbesondere konnte weder in unseren noch in einem anderen Falle, wie es scheint, nachgewiesen werden.

Es wurde oben darauf hingewiesen, dass die Uebereinstimmung betreffs der Form, des Sitzes und der Zusammensetzung auf eine gleiche Entstehungsart und ähnliche Entstehungsursachen hindeutet. Für alle Fälle ist nachgewiesen worden, dass die Polypen angeborne waren. Weniger Uebereinstimmung herrscht zwischen den Autoren, insofern eine Aeusserung über diesen Punkt überhaupt vorliegt, bezüglich der Auffassung dieses congenitalen Verhältnisses.

Lambl rechnet dieselben unter Hinweis auf das Vorkommen analoger Formen in der Conjunctiva zu den Dermoidbildungen.

Abraham bezeichnet sie als ein Beispiel „of a kind of atavism of tissue“. „The tumour grew from the top of the pharynx near to the basilar suture i. e. in the line of epiblastic ingrowth, which in the developing foetus wend to form a portion of the pituatary body. Have some of these epiblastic cells remained and multiplied with epidermic character?“ So lautet wörtlich der betreffende Passus.

Mit Rücksicht auf den Befund von Knorpel in dem Polypen und dessen Aehnlichkeit mit demjenigen der Tuba Eustachii hält White den Ursprung derselben von der letzteren für sehr wahrscheinlich. „Embryologically, sagt White, there is no difficulty in accounting for the position of the tumour, for the involution of epiblast, which takes place a the mouth, reaches back to the posterior wall of the pharynx; and in fact, in rablits, there are four tufts of hair at the posterior part of the epiblastic involution — two on the side of each cheek — one being a the junction of the inside of each cheek at the base of the skull, the other at the junction of the inside of the cheek with the floor of mouth. This tumour is probably the homologue of one or more of these tufts of hair. Thus, I think, we have here an example of atavism, this child showing a tendency to resemble her rodent ancestors."

Schuchard dagegen fasst die Geschwulst als eine parasitäre Doppelmissbildung auf, welche der niederen Stufe dessen entspricht, was man in weiter vorgeschrittener Entwickelung des Parasiten einen Epignathus nennen würde. Lannelongue und Archard[1]), welche in ihrer Monographie diese Rachenpolypen erwähnen, betrachten dieselben sowie manche der complicirteren gewöhnlich zu den Epignathi gerechneten Formen einerseits, die congenitalen Verdickungen des Epithelüberzuges in der Mitte des Gaumens andererseits als das Resultat einer Entwickelungsstörung der betreffenden Theile.

Als der wesentlichste Punkt dieser Controverse muss die Frage angesehen werden, ob es sich um eine parasitäre Doppelmissbildung oder um das Resultat abnormer Vorgänge bei der Entwickelung der Mund- und Rachenhöhle eines Embryo handelt. In dem ersteren Falle würde die Geschwulst als ein verkümmerter der Nasenrachenhöhle implantirter zweiter Keim als eine der Zusammensetzung nach sehr einfache Art von Epignathus aufzufassen sein.

Bei früheren Gelegenheiten[2])[3]) war ich schon für den

[1]) Lannelongue et Archard, Traité des Cystes congénitaux. Paris 1886.

[2]) J. Arnold, Ein Fall von angebornem lipomatösem Teratom der Stirngegend. Dieses Archiv Bd. 50. 1870.

[3]) J. Arnold, Ein Fall von congenitalem zusammengesetztem Lipom der Zunge und des Pharynx etc. Dieses Archiv Bd. 43. 1868.

Grundsatz eingetreten, von einem Foetus in foetu nur in jenen Fällen zu sprechen, in welchen unzweifelhafte Theile eines Fötus sich vorfinden. In dieser Auffassung befand ich mich in Uebereinstimmung mit Lotzbeck[1]), Braune[2]) u. A., während dieselbe von anderer Seite als zu rigorös befunden wurde. Ich hatte damals schon hervorgehoben, „dass bei Geschwülsten, deren Entstehung in eine so frühe Periode des Fötallebens verlegt werden muss, die Annahme einer anomalen Entwickelung des Keimes und des Ursprunges derselben von abnorm entwickelten Keimtheilen viel Wahrscheinlichkeit für sich hat". — Wenn ich in den nachfolgenden Zeilen den Versuch wage, das Auftreten der behaarten Rachenpolypen auf abnorme Vorgänge bei der Entwickelung der Mund- und Rachenhöhle eines Embryo und auf eine dabei sich vollziehende „Dislocation" embryonaler Gewebe, bezw. deren Keimanlagen zurückzuführen, so ist das mit Rücksicht auf meine Vergangenheit, über welche ich Bekenntniss so eben abgelegt, zum mindesten verzeihlich. Ueberdies wird sich später noch Gelegenheit finden, das Für und Wider im Lichte der Dislocationstheorie einerseits der Intrafötationstheorie andererseits zu erwägen. — Von der Annahme, dass solche behaarte Polypen in der Mund- und Rachenhöhle ohne Implantation von Gewebskeimen an Ort und Stelle nach dem Typus continuirlicher Gewebsentwickelung entstehen können, muss wohl abgesehen werden, nachdem gerade für die complicirteren Gewebe die homologe d. h. auf identisch structurirten Geweben sich vollziehende Entwickelung immer mehr als die gesetzmässige sich herausgestellt hat.

Geht man von der Vorstellung aus, dass solche behaarte Polypen der Rachen-Mundhöhle nicht als verkümmerte und implantirte zweite Keime, sondern als das Resultat abnormer an einem Keime, beziehungsweise Embryo sich vollziehender Entwickelungsprozesse zu betrachten seien, so wird man dieselben für hautartige Transplantationen anzusehen und ihre Entstehung auf das Ectoderm zurückzuführen haben. Es wird deshalb zu-

[1]) Lotzbeck, Die abnormen Geschwülste der hinteren Kreuzbeingegend. Inauguraldissert. München 1855.

[2]) Braune, Die Doppelbildungen und angebornen Geschwülste. Leipzig 1862.

nächst zu erörtern sein, in welchen Phasen der Entwickelung dieser Theile die für die Genese solcher Gebilde erforderlichen Bedingungen erfüllt sind und welche Möglichkeiten, — dass es deren mehrere sind, will ich gleich an dieser Stelle hervorheben — in Erwägung gezogen werden müssen.

Es liegt wohl am nächsten die Vorgänge bei der Entwickelung der Mundhöhle in dieser Hinsicht zuerst zu berücksichtigen. — Bekanntlich entsteht durch Einstülpung des Ectoderms die sogenannte Mundbucht, welche von den meisten Embryologen als die Anlage der späteren Mundhöhle betrachtet wird, während der dahinter befindliche Vorderdarm entodermalen Ursprungs ist und dem späteren Pharynx entsprechen soll. Die Verbindung zwischen Mundbucht und Pharynxhöhle wird durch das Einreissen der primitiven Rachenhaut bewerkstelligt. Welche Theile der späteren Mund-Rachenhöhle der primitiven Mundbucht entsprechen und an welche Stelle derselben die Uebergänge der ectodermalen und entodermalen Bekleidung zu verlegen seien, darüber herrscht eine gewisse Unsicherheit. His[1]), welcher die Grenzen des früheren Mundbuchtgebietes wohl am meisten eingeengt hat, giebt an, dass demselben von der definitiven Mundhöhle nur der Vorraum und die Decke, sowie der Nasenrachenraum und ein Theil der Pharynxdecke angehöre. Für diejenigen Tumoren, welche an diesen Stellen fixirt sind, wird somit die Möglichkeit des Ursprungs aus dem Ectoderm nicht anzuzweifeln sein. — Wie weit seitlich und nach unten die Grenzen des früheren Mundbuchtgebietes reichen, darüber existiren keine übereinstimmenden Angaben. Jedenfalls wird man sich aber vorstellen dürfen, dass sie über die Gaumenleisten noch mehr oder weniger weit nach abwärts sich erstrecken und die Schleimhautbekleidung des durch Vereinigung der Processus palatini entstehenden Gaumens bezüglich ihrer epithelalien Bestandtheile noch ectodermaler Abkunft sei. Betreffs der Arcus palatoglossi, welche nach Angabe der meisten Embryologen im Anschluss an den harten und weichen Gaumen entstehen sollen, giebt His an, dass sie aus dem zweiten Schlundbogen hervorgehen. — Sehen wir von dieser letzterwähnten Differenz ab. — Dem Gesagten zufolge wird man an-

[1]) His, Anatomie menschlicher Embryonen. Bd. III. S. 32. Leipzig 1885.

nehmen dürfen, dass auch für die am harten und weichen Gaumen fixirten Polypen die Abkunft ihres cutisartigen Ueberzugs vom Ectoderm als möglich zu bezeichnen ist.

Da die Geschwülste fast ausschliesslich oder mindestens vorwiegend in den hinteren Abschnitten des früheren Mundbuchtgebietes ihren Sitz haben, scheint mir die Vermuthung gerechtfertigt, dass vielleicht bei der Rückbildung der primitiven Rachenhaut und dem Durchbruch des Vorderdarmes in die Mundbucht günstige Bedingungen für die Entstehung solcher Geschwülste geschaffen werden. Die Vorstellung, dass bei dieser Gelegenheit Wucherungen der ectodermalen und entodermalen Gebilde und gegenseitige Verschiebung derselben sich vollziehen, ist mit Rücksicht auf den Befund verschiedener Epithelien an solchen Stellen unter normalen Verhältnissen einerseits, analoge Vorkommnisse an den Kiemenspalten andererseits gewiss zulässig, ebenso die Annahme, dass solche Vorgänge als präsdisponirende Momente für die Genese solcher Neubildungen anzusehen seien. Vielleicht darf in der unter solchen Bedingungen eintretenden Wucherung der Ectodermzellen eine Erklärung dafür gesucht werden, dass sie die Eigenschaften der Epithelzellen der Cutis wieder annehmen beziehungsweise beibehalten und nicht wie die übrigen zu Epithelien der Mundhöhle sich umwandeln, sei es in normalen oder in pathologischen Formen, wie sie als Gaumenmilien oder mehr gleichmässige Verdickungen in der Gaumenraphe gefunden werden. Man vergleiche in dieser Beziehung die Mittheilungen von Epstein[1]) und Lannelongue[2]). Betreffs der bindegewebigen und knorpeligen, sowie der mesoblastischen Bestandtheile der Polypen überhaupt wird man zu berücksichtigen haben, dass bei der Einstülpung des Ectoderm an der Stelle der Mundbucht, sowie später dieses immer von Mesoderm begleitet wird. Die Knorpel würden als secundäre mesoblastische Anbildungen zu deuten sein, wie sie an den Kiemen und am Ohr gewöhnlich auftreten. Was die quergestreiften Muskeln anbelangt, so ist es mir wenigstens für den oben ausführlicher beschriebenen Fall mit Rücksicht auf Verlauf und Vertheilung der Muskelfasern am wahrscheinlichsten,

[1]) Epstein, Ueber Epithelperlen in der Mundhöhle neugeborner Kinder. Prag. Zeitschr. f. Heilkunde 1880.

[2]) Lannelongue l. c.

dass sie aus dem Gaumen stammen und dem Wachsthum der Geschwulst entsprechend herausgezogen wurden. Selbstverständlich soll damit die Möglichkeit einer secundären mesoblastischen Anbildung von quergestreiften Muskelfasern nicht in Abrede gestellt werden.

Noch mit einer anderen Serie von Entwickelungsvorgängen ist die Entstehung solcher behaarter Polypen der Rachenmundhöhle möglicher Weise in Zusammenhang zu bringen: ich meine die ectodermale Einstülpung, welche zur Bildung der Hypophysentasche führt. Den Untersuchungen Goette's[1]), Mihalkovics'[2]), Balfour's[3]), Kölliker's[4]) u. A. verdanken wir eingehende Mittheilungen und wichtige Aufschlüsse über diesen Gegenstand. — Bei dem Lagerungsverhältniss dieser in gewissen Phasen der Hypophysenbildung sich vollziehenden ectodermalen Einstülpungen zu dem obersten Abschnitt des Kopfdarmes und der später erfolgenden Verschiebung derselben ist gleichfalls zu einer Verlagerung solcher zur Cutisbildung führenden Keime in die Mundrachenhöhle Gelegenheit gegeben. Für die Polypen, welche in der Mitte der hinteren Rachenwand ihren Sitz haben, wird eine solche Entstehungsweise mindestens als möglich bezeichnet werden dürfen. Die Fälle von Dermoiden in der Hypophysis, wie sie von Weigert, Weichselbaum und Beck[5]) mitgetheilt worden sind, weisen unmittelbar auf solche Vorkommnisse hin. Bei der Besprechung gewisser Formen der Epignathi wird sich Veranlassung bieten, auf die Beziehung der Vorgänge bei der Entwickelung der Hypophysis zu der Entstehung der an dieser Stelle localisirten teratoiden Tumoren zurückzukommen.

Eine andere Gelegenheit zu der Genese solcher behaarter Rachenpolypen ist vielleicht bei der Umwandlung der ersten Kiemenspalte, der Bildung der Tuba Eustachii insbesondere ge-

[1]) Goette, Die Entwickelungsgeschichte der Unke. Leipzig 1875.
[2]) Mihalkovics, Entwickelungsgeschichte des Gehirns. Leipzig 1877.
[3]) Balfour, a prelemenary account of the developpement of the elasmobranch fishes. Quarterly journ. of microscop. science. 1874.
[4]) Koelliker, Entwickelungsgeschichte 1876.
[5]) Man vergleiche die Arbeit von Beck, Ueber ein Teratom der Hypophysis. Prager Zeitschrift für Heilkunde Bd. IV. 1884, in welcher die hier in Betracht kommenden Verhältnisse ausführlich erörtert sind.

gegeben. — Während aus dem dorsalen Ende der ertsen äusseren Kiemenfurche der äussere Gehörgang sich bildet, erweitert sich die innere Furche zu einem Säckchen, einer Art Kiementasche, und führt zu der Entstehung der Paukenhöhle und Tuba Eustachii. Auf die Controversen über die Bildung des tubotympanalen Raumes einzugehen, liegt kein Grund vor; man vergleiche über diesen Gegenstand die neueren Arbeiten von Hunt[1]), Moldenhauer[2]), Rauber[3]), Urbantschitsch[4]) und Gradenigo[5]). Ich will an dieser Stelle nur hervorheben, dass nach den Untersuchungen von Moldenhauer[6]) und Born[7]) in gewissen Phasen der Entwickelung das Ectoderm der ersten äusseren Kiemenfurche und das Entoderm der ersten inneren Kiemenfurche durch ganz schmale Lagen von Mesoderm getrennt werden, stellenweise selbt in Berührung kommen und verschmelzen. Berüchsichtigt man, dass an solchen Stellen (Moldenhauer) eigenthümliche Wucherungen der Epithellagen vorkommen und damit zu Verschiebungen des Ectoderms in dem Bereich des Sulcus tubotympanicus, bezw. der Tuba Eustachii Gelegenheit geboten ist, so wäre damit eine weitere Erklärung für den Befund solcher Tumoren an dieser Stelle der Rachenhöhle angedeutet. Die Verschiebung, welche die Tube, das Ostium pharyngeum insbesondere, der Entwickelung des Oberkiefers entsprechend erfährt[8]), würden diese dislocirten Keime mitmachen und damit das Verhältniss, welches manche dieser Tumoren zu der pharyngealen Mündung der Tube zeigen, verständlich.

[1]) Hunt, On the developpement of the external ear passages. American journal of the med. science. 1877.

[2]) Moldenhauer, Die Entwickelung des mittleren und äusseren Ohres. Morphol. Jahrb. Bd. III. 1877.

[3]) Moldenhauer und Rauber, Ist die Tubenpaukenhöhle Product des Vorderdarmes oder der Mundbucht? Archiv f. Ohrenheilkunde. Bd. XIV.

[4]) Urbantschitsch, Ueber die erste Anlage des Mittelohrs und Trommelfells. Schenk's Mittheilungen 1877 H. 1.

[5]) Gradenigo, Die embryonale Anlage des Mittelohrs. Medicinische Jahrbücher 1887.

[6]) Moldenhauer l. c.

[7]) Born, Ueber die Derivate der embryonalen Schlundbogen und Schlundspalten bei Säugethieren. Archiv. f. mikroskop. Anatom. XXII. 1883.

[8]) vgl. Kunkel, Hasse's anatom. Mittheilungen I.

Die Knorpel der Geschwülste wären dann wie die der Eustachischen Röhre selbst, sowie diejenigen des äusseren Ohres als secundäre Anbildungen, ausgehend von den miteingestülpten mesoblastischen Keimen des Mandibularbogens aufzufassen.

Die soeben ausgeführte Hypothese, dass die Genese der behaarten Polypen der Mundrachenhöhle zu der Umwandlung der ersten Kiemenspalte in Beziehung gebracht werden dürfe, gewinnt dadurch an Werth, dass analoge Vorgänge auch an anderen Kiemenspalten vorkommen. Ueber die Beziehung der Kiemenfisteln und Kiemencysten, sowie der sog. tiefen Atherome des Halses zu solchen mich hier auszulassen, würde zu weit führen. Es wird kaum Jemand an der Existenz eines Causalzusammenhanges zwischen den in Rede stehenden Vorkommnissen zweifeln, wenn auch Einzelheiten einer weiteren Aufklärung bedürfen mögen. Besonders interessant dünken mir aber in dieser Hinsicht die in der Halsgegend gefundenen hautartigen Anhänge, welche so häufig aus Netzknorpel bestehende Gebilde einschliessen. Fälle der Art sind von Heusinger, Birkett, Holmes, Santesson, Duplay und Lannelongue mitgetheilt; der letztere bezeichnet sie als Fibres chondromes bronchiaux. Neuestens hat Buttersack[1]) zwei derartige Fälle, welche ich gleichfalls zu untersuchen Gelegenheit hatte, veröffentlicht. Dass auch die sog. Auricularanhänge hierhergehören, will ich nicht unterlassen zu erwähnen; besonders bemerkenswerth ist es, dass diese Anhänge am Hals und Ohr bei denselben Individuen beobachtet sind.

Nachdem in den vorstehenden Zeilen die in Betracht kommenden Möglichkeiten erörtert wurden, wie behaarte Rachenpolypen in verschiedenen Phasen der Entwickelung der Rachenmundhöhle, der Hypophyse und der Umbildung der ersten Kiemenspalte entstehen können, liegt es nahe zu erwägen, welche dieser Möglichkeiten für die in Rede stehende Geschwulstform die grösste Wahrscheinlichkeit — denn um eine solche kann es sich selbstverständlich nur handeln — beanspruchen dürfe. Da, soweit ich die hier zu berücksichtigenden Verhältnisse über-

[1]) Bezüglich der Literaturnachweise vergleiche man Lannelongue (l. c.) und Buttersack, congenitale Knorpelreste am Halse, dieses Archiv Bd. 106. 1886.

sehe, entscheidende Gesichtspunkte zu Gunsten der einen oder anderen Hypothese sich nicht geltend machen lassen und andererseits die Möglichkeit nicht von der Hand gewiesen werden kann, dass in verschiedenen Fällen bald die eine bald die andere der ausgeführten Entstehungsarten in Betracht zu ziehen sei, glaube ich von einer derartigen Erörterung abstehen zu sollen. Es kam mir hauptsächlich darauf an zu zeigen, dass und in welcher Weise sich die Genese teratoider Tumoren auf die Vorgänge bei der Entwickelung eines Embryo und die in den verschiedenen Phasen dieser sich vollziehende Dislocation von Gewebskeimen zurückführen lässt. Die Annahme, dass alle diese Tumoren als in verschiedenen Stadien der Entwickelung zurückgebliebene und verkümmerte Anlagen eines zweiten Embryo anzusehen seien, verliert durch einen solchen Hinweis sehr an Wahrscheinlichkeit; in demselben Maasse gewinnt aber der von mir schon früher vertretene und auch oben wiederholte Grundsatz an Berechtigung, nur diejenigen dieser Tumoren zu den ächten Teratomen zu rechnen, bei welchen zweifellose Bestandtheile eines Fötus sich finden. Von diesen Gesichtspunkten aus diejenigen teratoiden Geschwülste, welche man zu den Epignathi gerechnet und als Doppelbildungen aufgefasst hat, einer Betrachtung an dieser Stelle zu unterziehen, liegt um so mehr Veranlassung vor, als, wie oben erwähnt wurde, auch die behaarten Rachenpolypen für parasitäre Doppelmissbildungen ausgegeben worden sind.

In der nachfolgenden Tabelle sind die in der Literatur verzeichneten teratoiden Tumoren der Nasen-Rachen-Mundhöhle zusammengestellt geordnet nach der Complication ihres Baues. Es finden sich ausserdem in derselben Angaben über Ausgangspunkt und Ausdehnung der Geschwülste, allenfalls vorhandene Missbildungen im Bereich der Kiemenbögen und des Schädels, sowie sonstige Missbildungen am Körper. Ich habe nur diejenigen Fälle in die Tabelle aufgenommen, über welche genauere Berichte vorliegen, insofern mir dieselben zugängig waren. Der Mehrzahl derselben thut Ahlfeld[1]) in seinen hier einschlägigen

[1]) Ahlfeld, Beiträge zu der Lehre von den Zwillingen, Archiv f. Gynäkologie Bd. VII. 1875. Von den Missbildungen des Menschen, 1880. S. 81.

Teratoide Tumoren und ächte Tera
(geordnet nach der Complica

Autor (Citat).	Geschwulstträger. Alter und Geschlecht.	Sonstige Missbildungen am Körper.	Sitz und Ausdehnung Ausgangspunkt.	Ausdehnung in Nasen-Rachen-Mundhöhle.
Adelmann, 1842. Ammon's chirurg. Krankheiten S. 37. Taf. VIII. Fig. 8.	—	—	Rachen (?).	tritt in die Mundhöhle vor; Nase frei.
Lambl, 1860. Aus dem Franz-Josefs-Kinderspital Bd. 1.	6 Monate altes Mädchen; Geschwulst 4 Wochen nach der Geburt bemerkt.	keine.	nicht genau ermittelt.	tritt bei Würgbewegungen an die Zungenspitze; Nase frei.
Clerault, 1874. Bull. de la soc. anatom. Paris.	Neugebornes Kind, keine angeborne Anomalien in der Familie.	keine.	von der mittleren Partie des Gaumengewölbes.	tritt in die Mundhöhle; Suffucationserscheinungen. Nase frei.
Abraham u. Barton, 1880. Journ. of anatomy.	20jähriges Mädchen, Geschwulst sei immer dagewesen.	keine.	an der Decke des Pharynx.	erfüllt den Raum zwischen den Gaumenbögen; Nase frei.
White, 1882. British med. journ.	3 Jahre altes Kind.	keine.	wahrscheinlich am weichen Gaumen.	springt gegen den Pharynx vor.
Schuchardt, 1884. Centralblatt für klinische Chirurgie. No. 41.	5 Monate altes Mädchen; Geschwulst besteht seit der Geburt.	keine.	an der hinteren Rachenwand.	springt in die Mundhöhle vor.
Arnold u. Schütz, 1887.	13 Jahre altes, gut entwickeltes Mädchen. Keine Heredität.	keine.	an der hinteren Fläche der linken Hälfte des Gaumensegels.	liegt der Uvula an.
Otto, No. 586, 1841. Monstrorum sexcentorum descriptio anatomica.	im 6. Monat der Gravidität geborner Knabe.	—	an den Fauces.	weiche Gaumen ausgedehnt; tritt vor die Mundspalte.
Otto, No. 587. 1841.	7 monatliche Frühgeburt weiblichen Geschlechts.	—	Fauces, Gaumen, Nase und Oberlippe.	erfüllt Nasen-Rachenraum und Mundhöhle.

tome der Nasen-Rachen-Mundhöhle
tion der Zusammensetzung).

der Geschwulst.		Zusammensetzung der Geschwülste.		
Missbildungen im Bereich der Kiemenspalten.	Verbildungen des Schädels.	Ueberzug.	Gewebe der Geschwülste.	Zeugungsähnlicher Inhalt.
Fissura buccalis.	—	cutisähnlich (?)	—	—
keine.	keine.	Cutis mit Haaren u. Talgdrüsen.	die Hauptmasse besteht aus Fett; Gefässe, kein Knorpel.	—
Gaumensegel in der Mitte und hinten gespalten.	keine.	Cutis mit Haaren u. Talgdrüsen.	die Hauptmasse besteht aus Fett; quergestreifte Muskelfasern.	—
keine.	keine.	Haut mit Haaren, Talg- und Schweissdrüsen.	Hauptmasse besteht aus Fettgewebe; in der Mitte ein Knorpelstückchen aus Fasorknorpel bestehend.	—
keine.	keine.	Haut, Haare, Talg- und Schweissdrüsen.	Fettgewebe; durch den Tumor verlaufendes Knorpelplättchen aus elastischem Knorpel bestehend.	—
keine.	keine.	Cutis, Haare, Talg- und Schweissdrüsen.	Hauptmasse Fett; kein Knorpel.	Deutung als parasitäre Doppelmissbildung.
keine.	keine.	Cutis, Haare, Talgdrüsen.	Hauptmasse besteht aus Fett, aus Netzknorpel zusammengesetztes Knorpelplättchen, quergestreifte Muskelfasern.	—
Oberkiefer nach oben, Unterkiefer nach unten dislocirt.	—	am oberen Theil mit Schleimhaut bedeckt, unten ein harter Ueberzug.	Gewebe fleischig?	—
Harter Gaumen gespalten; Kiefer nach oben und unten dislocirt.	—	—	fleischiges Gewebe mit Cysten, Knorpel und Knochen.	—

Autor (Citat).	Geschwulstträger. Alter und Geschlecht.	Geschwulstträger. Sonstige Missbildungen am Körper.	Sitz und Ausdehnung. Ausgangspunkt.	Sitz und Ausdehnung. Ausdehnung in Nasen-Rachen-Mundhöhle.
Retzius, 1846. Canstatt's Jahresbericht.	7monatliche Frucht.	—	am Gaumen fixirt.	aus jedem Nasenloch ragen keulenförmige Gewächse.
Otto, 1878. Arch. f. Gynäkol. Bd. XIII.	im 9. Monat todtgeborne macerirte Frucht männlichen Geschlechts.	Anencephalus, sonst keine Missbildung am Körper.	am gespaltenen harten Gaumen, der hinteren Rachenwand und dem Boden der Mundhöhle.	—
Arnold, 1870. Dieses Archiv Bd. 50.	5 Tage altes Mädchen.	Pes valgus beiderseits, sonst wohlgebildet.	Zunge und Schädelbasis.	Nasenrachenraum und Mundhöhle.
Studencki, 1834. Ahlfeld, Arch. f. Gynäkol. Bd. VII.	ausgetragener lebender Knabe, Tod nach 36 Stunden.	—	an der Zunge und dem Oberkiefer; eine zweite Geschwulst unter der Zunge.	ragt aus der Mundhöhle bis zum Nabel herunter.
Neuffler, 1874. Daselbst.	todtgebornes Mädchen aus dem 6. Monat.	—	am linken harten Gaumen.	hängt aus der Mundhöhle hervor, ebenso aus den Nasenlöchern.
Wallmann, 1859. Verhandl. d. physiol.-med. Gesellschaft in Würzburg. Bd. IX.	8monatlicher Fötus.	Hemicranie.	mehrere Tumoren auf d. Zungenrücken, in der Rachenhöhle u. an der Nasenscheidewand.	erfüllen die Mund-Rachenhöhle und Nasenhöhle.
Gilles, Fall 2, 1852. De hygromate cystico congenito.	2 Monate altes Kind; Tumor bei der Geburt klein; hühnereigross.	Nabelhernie.	reicht vom Ohr zum Kinn.	—
Hen, Fall II, 1854. Beiträge z. Casuistik der Geschwülste mit zeugungsähnlichem Inhalt. Giessen. Diss.	7monatlicher weiblicher Fötus, gelappter Tumor.	—	am Oberkiefer; eine kleine Geschwulst am Gaumengewölbe.	tritt aus dem Mund hervor.

der Geschwulst.		Zusammensetzung der Geschwülste.		
Missbildungen im Bereich der Kiemenspalten.	Verbildungen des Schädels.	Ueberzug.	Gewebe der Geschwülste.	Zeugungsähnlicher Inhalt.
Gaumen gespalten.	—	Haut mit Haaren u. Drüsen.	cystische Säcke mit gallertigem Inhalt; Knochen.	
Doppelte Zungenspitze; harter Gaumen gespalten.	Anencephalus. Keine Lücke an der Schädelbasis.	Cutis, Haare, Talg- und Schweissdrüsen.	Fett, Bindegewebe, quergestreifte Muskelfasern, Knochen, Cysten.	Deutung als Epignathus.
Gaumen gespalten.	Tumor in der mittleren rechten Schläfengrube; stielförmige Verbindung mit der Geschwulst im Rachen.	Cutis, Haare Talg- und Schweissdrüsen.	Fett, Knorpel, quergestreifte Muskelfasern, acinöse Drüsen, Cysten.	Deutung als Geschwulst der Zunge mit Perforation in die Schädelhöhle.
Unterlippe fehlt, Unterkiefer abgeplattet.	—	Schleimhaut, doch geht die Haut des Unterkiefers in diese über.	der unter der Zunge gelegene Tumor enthält Knorpel, Knochen, Cysten mit Haaren.	
harte Gaumen perforirt.	—	—	die eine Geschwulst enthielt einen 2 cm langen Knochen.	
Zungenspitze gespalten, weiche Gaumen nur saumartig angedeutet, Uvula gespalten.	Hemicranie.	einige der Tumoren mit Cutis, Haaren bekleidet; in der Cutis Talg- und Schweissdrüsen.	Bindegewebe, Fett, Muskelfasern, Gehörgewebe und ein Zahnsäckchen mit einem Milchschneidezahn.	Deutung (per errorem loci entstanden).
—	—	Haut.	in der nach oben gelegenen Cyste Fett u. Epithel, in der zweiten Schneidezahn, in der dritten Knochen und Zähne.	
Unterkiefer ein schmaler in der Mitte gebrochener Reif; Zunge auf dem Grund angewachsen.	—	Schleimhaut des Mundes geht auf die Geschwulst über, ein Theil des Tumors ohne Ueberzug, an manchen Stellen Cutis m. Haaren.	sarcomatöse Masse; Cysten, Knorpel; verschieden geformte Knochenstücke, einige mit Zahnsäckchen versehen.	Deutung als Epignathus.

Autor (Citat).	Geschwulstträger. Alter und Geschwulst.	Geschwulstträger. Sonstige Missbildungen am Körper.	Sitz und Ausdehnung. Ausgangspunkt.	Sitz und Ausdehnung. Ausdehnung in Nasen-Rachen-Mundhöhle.
Poelmann, 1855. Canstatt's Jahresbericht 1855.	4½ Monate alte Frucht.	—	an der äusseren Seite der rechten Eustachischen Röhre.	hängt aus dem Mund heraus und besteht aus vielen erbsenwallnussgrossen Cysten.
Hecker, 1865. Monatsschr. f. Geburtskunde Bd. XXV.	Knabe, geboren im 8. Schwangerschaftsmonat.	—	vom Oberkiefer, Rachen und Zunge.	aus der Mundhöhle hängend.
Loewi, 1854. Ahlfeld, Arch. f. Gynäkologie Bd. VII.	neugebornes Kind.	—	am Gaumen, Ober- und Unterkiefer durch kreuzförmige Stränge fixirt.	—
Mauché, 1882. Ueber einen Fall von Epignathus. Berl. Diss.	1 Tag altes Mädchen, starb 19 Tage nach der Operation.	—	am harten und weichen Gaumen.	springt in die Mundhöhle und Mundspalte vor, ebenso in den Nasenrachenraum.
Studencki, 1834. Ahlfeld, Arch. f. Gynäkologie Bd. VII.	im 7. Monat der Schwangerschaft geborner Knabe.	—	am Gaumen.	hängt aus dem Mund hervor.
Sonnenburg, 1875. Deutsch. Zeitschr. f. Chirurgie Bd. V.	5 Tage altes Kind; Geschwister, Eltern normal.	—	vermuthlich an der Schädelbasis.	tritt 2 cm vor den Mund vor, erfüllt Mund, Rachen und Choanen.
Müller, 1881. Arch. f. Gynäkol. Bd. XVII.	weibliche Frucht aus dem 7. Monat.	—	am Rachen.	tritt aus der Mundspalte hervor und reicht bis zu den Knieen.
Burg, 1834. Ahlfeld, Arch. f. Gynäkologie Bd. VII.	Tumor besteht aus zwei durch einen passirbaren Kanal verbundenen Hälften.	—	an der Wange unter der Haut.	—

der Geschwulst.		Zusammensetzung der Geschwülste.		
Missbildungen im Bereich der Kiemenspalten.	Verbildungen des Schädels.	Ueberzug.	Gewebe der Geschwülste.	Zeugungsähnlicher Inhalt.
—	—	—	Knorpel, Knochen, Zähne, letztere zum Theil in ein Säckchen eingeschlossen.	Deutung als fötale Einschliessung.
Ober- u. Unterkiefer median nicht vereinigt; Unterkiefer dünn, ohne Zahnbildung.	Schädel und Gehirn normal.	zum grössten Theil von Schleimhaut bedeckt, sonst nackt.	am Stiel cystös, am Kopf mehr markig, Knorpelstücke, Hirnzellen.	?
—	—	—	—	Tumor wird für Hoden ausgegeben?
—	—	Cutis, Haare, Talg- und Schweissdrüsen.	Hauptmasse Fett, Muskelfasern im Stiel, Knorpel und Knochenstücke.	Der Tumor war gefurcht; ein an dem Ende der Furche gelegenes Knötchen wird als Anlage der Geschlechtstheile gedeutet.
—	—	ein derber Ueberzug?	Cysten mit Haaren und weiche fibröse Massen.	ein mit Haaren bedeckter Sack wird als Kopf gedeutet?
harte, weiche Gaumen und Uvula gespalten; Kamm auf der Zunge.	—	Cutis, Wollhaare.	Hauptmasse Fett, Knochen, Nerven, Drüsen, Zähne.	Lidknorpel. Das Ganze wird mit einem rudimentären Kopf verglichen?
harte u. weiche Gaumen gespalten.	In d. mittleren Schädelgrube ein von Dura überzogener Tumor ohne Zusammenhang mit dem im Rachen.	Cutis, Haare, Talgdrüsen.	ausser Bindegewebe, Nervengefässe, Knorpel, Knochen.	rudimentäre Hand.
—	Vom Stirnbein geht eine Knochenplatte aus, welche die beiden Geschwulsthälften trennt.	—	Flüssigkeit, Knochen.	ein mit Haaren bedecktes Stück Schädeldach, 3 Extremitäten.

Autor (Citat).	Geschwulstträger. Alter und Geschlecht.	Geschwulstträger. Sonstige Missbildungen am Körper.	Sitz und Ausdehnung. Ausgangspunkt.	Sitz und Ausdehnung. Ausdehnung in Nasen-Rachen-Mundhöhle.
Ahlfeld, 1875. Arch. f. Gynäkologie Bd. VII.	frühreife weibliche Frucht von 36 cm Länge.	—	an der Schleimhaut des harten Gaumens u. der hinteren Rachenwand.	hängt aus dem Mund heraus, erfüllt Mund, Rachen u. Nase.
Baart de la Faille, 1874. Ahlfeld, Arch. f. Gynäkologie	ausgetragener Knabe.	—	Stiel, welcher die Sella turcica durchbohrt und sich dort verliert.	hängt aus Mund u. Nase heraus.
Soemmering, 1854. Hen, l. c.	weiblicher, sonst ausgetragener Fötus.	—	mehrere Tumoren; einer an der Wange, andere in der Mundhöhle.	hängt aus dem Mund heraus; erfüllt Mundhöhle.
Otto, No. 558. 1841. Monstr. sexcentor. etc.	weibliche Frucht aus dem 6. Monat.	—	vom Gaumen und der linken Wange.	hängt aus dem Mund heraus und nimmt die linke Kopfhälfte ein.
Vrolik, 1835. Ahlfeld, Arch. f. Gynäkologie Bd. VII.	im 8. Monat der Schwangerschaft todtgeborner Knabe.	—	unter der linken Wange.	reicht noch in die Mundhöhle.
Kidd, 1856. Daselbst.	neugebornes Kind.	—	am Gaumen.	hängt aus dem Mund heraus.
Wegelin, 1861. Daselbst.	männliche Frucht im 6. Monat der Schwangerschaft geboren.	—	am Gaumen mit breitem Stiel.	gelappte fleischige Geschwulst hängt aus dem Mund heraus.
Rindfleisch und Rippmann, 1865. Ueber einen bisher noch nicht beobachteten Fall multipler Intrafötation. Diss. Zürich. u. dies. Arch. Bd. XXX. 1864.	weibliche Frucht im 6. Monat der Schwangerschaft geboren.	Hydrocephalus.	—	hängt gelappt aus dem Mund heraus.

der Geschwulst.		Zusammensetzung der Geschwülste.		
Missbildungen im Bereich der Kiemenspalten.	Verbildungen des Schädels.	Ueberzug.	Gewebe der Geschwülste.	Zeugungsähnlicher Inhalt.
Gaumenspalte.	Schädel u. Hypophysis normal.	Cutis, fettreiches Hinterhautzellgewebe, Wollhaare.	im Inneren Cystenräume gefüllt mit fötalen Hirnzellen, Knorpel, Knochen, Nerven.	fingerförmige Anhänge mit Nagelbett.
—	Schädel perforirt durch den Stiel; Hypophysis fehlt.	—	in einigen Tumoren drei- und viereckige Knochenplatten.	Extremitäten mit Zehen.
doppelte Gaumenspalte.	—	Haut des Gaumens, Schlundes und der Lippen geht in den Ueberzug über.	Knochen etc.	Extremitäten mit Zehen, Gelenke, Darm.
—	am Schädel entsprechend der Ausdehnung des Tumors eine Depression.	—	Hauptmasse fleischig mit Cysten.	kleine Kanäle, welche für Darm angesehen werden; ein kleiner Tumor wird als Hoden gedeutet.
—	—	Haut der Geschwulst durch kleine Zotten u. Warzen mit der Haut der Wange verbunden.	Knochen, Knorpel.	Darmkanal mit Processus vermiformis, Röhrenknochen; eine der Placenta ähnliche Masse.
—	—	Haut.	Knorpel, Knochen, Flüssigkeit.	Finger, Zehen, Nägel; Darm mit Anus.
statt des Gaumens zwei kleine Schleimhautfalten; harter Gaumen fehlt; ebenso Choanen.	Loch in der Sella turcica, durch welches der Tumor mit 4 intracraniellen Cysten zusammenhängt; Hirn normal, Olfactorius fehlt.	Hautüberzug eines Fortsatzes, welcher einem Fusse ähnlich ist.	—	Kreuzbein, Fuss mit 5 Zehen; Darm; Krystalllinse und Choroides; Hirn.
—	Hydrocephalus, Schädelknochen weich; Tumor in das Gehirn hineingewachsen; Hypophysis fehlt.	Ein einer Serosa ähnlicher Ueberzug.	Knöcherne Massen.	der Knochen wird mit einem Unterkiefer verglichen; Extremitäten mit Fingern und Zehen; normales Lebergewebe, Hirnabschnitte; Nabelschnur.

Autor (Citat).	Geschwulstträger. Alter und Geschlecht.	Sonstige Missbildungen am Körper.	Sitz und Ausdehnung Ausgangspunkt.	Ausdehnung in Nasen-Rachen-Mundhöhle.
Wasserthal, 1875. Zur Casuistik des Epignathus. Dorpat. Dissert.	5 Monate alter weiblicher Fötus.	—	mit breiter Basis von der oberen Rachenwand.	ragt aus dem Mund heraus.
Stockwell, 1876. Virchow-Hirsch, Jahresbericht 1876.	—	Hydrocephalus.	—	Mund, Nase und Schlund erfüllend ragt in die Mundspalte vor.
Breschet, 1834. Ahlfeld, Archiv f. Gynäkologie Bd. VII.	—	—	am Pharynx. Anheftungdurch Nabelstrang.	—
Breschet, 1834. Daselbst.	—	—	am Keilbein. Anheftungdurch Nabelstrang.	—
Baart de Faille, 1874. Daselbst.	5monatlicher weiblicher Fötus.	—	Stiel am Gaumen bis zur Sella turcica.	grosser Tumor aus dem Mund hervorragend an dem 2 Acephalen hängen.

Arbeiten Erwähnung; hinzugefügt habe ich die von Clerault, Abraham-Barton, White, Schuchardt, Otto, Mauché und Müller mitgetheilten Fälle, sowie den oben beschriebenen. Von der Ansicht ausgehend, dass die verschiedenen Fälle weder bezüglich ihrer Zusammensetzung noch ihrer Entstehung gleichwerthig seien, habe ich eine Gruppirung versucht und in der Tabelle die Trennung der Gruppen durch doppelte Linien[1]) angedeutet.

[1]) Da die die Gruppen scheidenden Linien aus Versehen weggeblieben sind, will ich bemerken, dass die erste Gruppe die Fälle Adelmann bis Arnold und Schütz (incl.), die zweite Gruppe die Fälle Otto

der Geschwulst.		Zusammensetzung der Geschwülste.		
Missbildungen im Bereich der Kiemenspalten.	Verbildungen des Schädels.	Ueberzug.	Gewebe der Geschwülste.	Zeugungsähnlicher Inhalt.
mangelhafte Bildung der Gesichtsknochen, Orbita mangelhaft, rechter Bulbus fehlt.	Langbau des Schädels; Ventrikel ausgedehnt; am Keilbeinkörper ein Ausschnitt, in den sich die Dura mater hineinzieht; sonst zahlreiche Anomalien.	Cutis mit Haaren; keine Schweissdrüsen, geht in Gesicht- u. Pharynxhaut über; fehlt hinten.	Cysten, Knorpel, Knochen.	untere Extremität.
Harte Gaumen mangelhaft.	Hydrocephalus; Schädel wenig entwickelt.	stellenweise von Cutis, an anderen Stellen von Serosa überkleidet.	—	Fuss mit deutlichen Nägeln, abgerundete Schulter, Daumen etc.
—	—	—	—	Rudimente von Embryo.
—	—	—	—	Rudimente von Embryo.
Gaumenspalte.	—	—	—	der dünne lange Strang, an welchem die Acephalen hängen, läuft durch die Gaumenspalte zu den Processus clinoidei anteriores der Sella turcica.

Durchmustert man die in der obigen Tabelle aufgeführten Fälle vorerst mit Rücksicht auf die Complication ihres Baues, so begegnet man zunächst den oben ausführlich besprochenen Formen der Rachenpolypen, welche durch Gestalt und Sitz, den mit Haaren versehenen Cutisüberzug und die Zusammensetzung vorwiegend aus Fettgewebe wohl charakterisirt sind. Missbildungen am Gaumen, den Kiefern, der Zunge etc. pflegen bei ihnen nicht vorhanden zu sein; ihre verhältnissmässig beschränkte Grösse, sowie das manchmal erst in spätere Zeiten

bis Neuffler (incl.), die dritte die Fälle Wallmann bis Poelmann (incl.) umfasst. Die übrigen Fälle gehören der vierten Gruppe an.

fallende Wachsthum derselben verdienen in dieser Hinsicht berücksichtigt zu werden. Dass ich diese behaarten Rachenpolypen nicht als parasitäre Doppelbildung auffasse, ihre Entstehung vielmehr auf anomale Entwickelungsvorgänge an einem Keim zurückzuführen geneigt bin, ist oben ausführlich erörtert worden.

Die folgende Gruppe umfasst Tumoren von im Allgemeinen fleischiger Beschaffenheit. In einer bindegewebigen, vielleicht zuweilen sarcomatösen Substanz finden sich Cysten, Knorpel und Knochen; oder ihre Zusammensetzung wird durch die Anwesenheit von Nerven- und Drüsengewebe complicirt. Die Cysten enthalten bald eine seröse oder gallertige Flüssigkeit oder aber sie sind mit öligen Massen und Haaren erfüllt. Der Ueberzug dieser Geschwülste ist ein sehr verschiedener; er wird durch eine seröse Membran oder durch eine Schleimhaut gebildet, während sie in anderen Fällen von Cutis ganz oder theilweise bekleidet werden. Fixirt sind diese Tumoren am Rachen und Gaumen, sowie an der inneren Seite der Wange und an der Zunge, welche Theile, die Kiefer mit eingeschlossen, normal sein können, häufiger aber mehr oder weniger hochgradige Entwickelungshemmungen aufweisen.

Auch die Ausdehnung, in welcher sie Rachen-Mundhöhle ausfüllen, ist entsprechend ihrer wechselnden Grösse eine sehr verschiedene. In einzelnen Fällen fanden sich überdies Missbildungen am Schädel, welche insofern nicht gleichwerthig sind, als manchmal der directe Zusammenhang zwischen Tumorentwickelung und Schädeldefect durch die Fortsetzung der Geschwulst in die Schädelhöhle oder deren Beziehung zur Schädelbasis erwiesen wurde, während andere Male solche Anhaltspunkte sich nicht ergaben. Die meisten dieser Fälle wurden den Epignathi zugezählt, sei es von den Autoren, welche dieselben mitgetheilt haben, sei es von späteren Bearbeitern dieses Gegenstandes. Ich verweise in dieser Hinsicht auf die Ausführungen von Ahlfeld[1]), Otto[2]), Mauché[3]), Müller[4]), Fehling u. A.

[1]) Ahlfeld, l. c.
[2]) Otto, Ueber einen Epignathus, Arch. f. Gynäkologie Bd. 13. 1878.
[3]) Mauché, Ueber einen Fall von Epignathus. Berlin. Diss. 1882.
[4]) Müller, Beitrag zur Casuistik der menschlichen Missgeburten, Arch. f. Gynäkologie Bd. XVII. 1881.

Betrachtet man die in diese zweite Kategorie gehörigen Geschwülste betreffs der Möglichkeit ihrer Entstehungsweise von denselben Gesichtspunkten aus, wie die zuerst besprochenen einfachen Formen, so verdient zunächst hervorgehoben zu werden, dass auch sie von dem Cutisüberzug abgesehen kein Gebilde enthalten, welches für ein organartiges ausgegeben werden kann. Der Befund von Knorpel und Knochen einerseits, von Nerven und Drüsen andererseits, wenn auch die ersteren noch so abenteuerliche Formen darbieten mögen, lässt sich, im Falle die Tumoren nur dem Gebiet der Rachen-Mundhöhle angehören auf eine Wucherung der mesoblastischen und entodermalen Bestandtheile der Schlundbogen, des Mandibularbogens insbesondere zurückführen, während zur Erklärung des Befundes von Cutis Leistungen des Ectoderms herbeigezogen werden müssen.

Die Vorstellung, dass die Schlundbögen, in unseren Fällen der Mandibularbogen nach innen hin aus Mesoderm und Entoderm bestehende Ausläufer entsendet, welche später bei dem weiteren Wachsthum der Kiefer nach innen und hinten dislocirt werden, ist eine gewiss zulässige. In welcher Weise auf solche sprossenförmige Auswüchse auch ectodermale Keime, welche zur Cutisbildung den Ausgangspunkt abgeben, gelangen können und dass bei der Umwandlung der ersten Kiemenspalte dazu Gelegenheit gegeben ist, wurde oben bereits ausgeführt. Bei Berücksichtigung solcher Vorkommnisse werden nicht nur jene Fälle verständlich, bei welchen der Tumor in seiner ganzen Ausdehnung von Cutis überzogen ist, sondern auch diejenigen, bei welchen solche nur stellenweise vorhanden ist oder durch Schleimhaut ersetzt wird.

Betreffs der ersten Gruppe von Geschwülsten ist oben darauf hingewiesen worden, dass bei der Bildung der Hypophysentasche eintretende Abschnürungen und Verlagerungen ectodermaler und mesodermaler Keime den Anstoss zu der Entstehung derselben geben könnten. Auch für die Geschwülste der zweiten Gruppe wird eine solche Möglichkeit nicht in Abrede zu stellen sein. Ist in derartigen Fällen nicht nur der Schädel, sondern auch die Hypophyse vollständig normal entwickelt, so würde man sich vorstellen können, dass die Geschwulstbildung nicht von der Hypophysenanlage selbst, sondern von Keimen, welche von dieser abgeschnürt und später in den oberen Abschnitt des Rachenmundraumes verlagert wurden, ihren Ausgang genommen habe. Wie bekannt hat Rindfleisch[1]) bezüglich einer Reihe von Teratomen, welche in der Sella turcica ihren Sitz hatten, die Hypothese aufgestellt, dass die Hypophyse als „Vorrathsmagazin für nicht differenzirtes Bildungsgewebe“, welches dann zu „organopoetischen Geschwülsten“ Veranlassung geben könne, anzusehen sei. Ahlfeld hat gegen dieselbe eingewendet, dass sie die Annahme eines Wachsthums der Geschwülste gerade in der Richtung des stärksten Widerstandes erheische, sowie die Thatsache der complicirten gewöhnlich deutliche fötale Organtheile aufweisenden Zusammensetzung betont. Ich will an dieser Stelle nicht untersuchen, inwiefern diese beiden Einwände anderen Formen gegenüber gerechtfertigt sind. Der zuletzt erwähnte wäre auf die in Rede stehenden Fälle der zweiten Gruppe, weil organartige Gebilde bei ihnen fehlen, nicht anwendbar. Der erstere würde aber nur die Fälle treffen, bei denen eine Beziehung zum Schädel vorhanden war, von ihnen hatten wir bei unserer Besprechung bisher abgesehen, da später auf sie zurückzukommen sein wird.

Die dritte Gruppe der in der Tabelle aufgeführten Fälle ist durch die Anwesenheit mehr oder weniger zahlreicher, verschieden geformter und eingepflanzter Zähne charakterisirt. Ihre sonstige Zusammensetzung ist dieselbe wie bei den Geschwülsten der zweiten Gruppe: Bindegewebe, Fettgewebe, Knorpel und Knochen in wirrem Durcheinander, ausserdem noch regellos angeordnetes Gefäss-, Nerven- und Drüsengewebe, sowie Cysten mit verschiedenartigem Inhalt. Auch für sie wird eine Abkunft von dislocirten Sprossen des Mandibularbogens in Betracht gezogen werden dürfen. Gerade bei den Tumoren der Mundrachenhöhle wird die Auffassung der Zähne als „zeugungsähnlicher Inhalt“ am wenigsten gerechtfertigt erscheinen. Die Möglichkeit, dass solche Geschwülste im Anschluss an die Hypophysisanlage sich entwickeln, ist gleichfalls nicht von der Hand zu weisen, gerade mit Rücksicht auf die Anwesenheit von Zähnen aber weniger wahrscheinlich.

Eine besondere Berücksichtigung verdienen diejenigen For-

[1]) Rindfleisch, dieses Archiv Bd. XXX. 1864.

men der zweiten und dritten Gruppe, bei welchen eine Beziehung zur Schädelbasis oder zu dem Schädelinnern bestanden hat. Der interessanteste Fall ist vielleicht der von mir früher beschriebene, welchen ich als zusammengesetztes Lipom der Zunge und des Pharynx[1]) mit Perforation in die Schädelhöhle aufgefasst hatte. Man wird, so hoffe ich, meine Vorliebe für denselben, dessen vielseitiges Interesse übrigens auch von Anderen hervorgehoben worden ist, verzeihlich finden und es mir nicht verargen, wenn ich gerade an diesem Beispiele die Anschauungen, welche über die Genese der mit dem Schädel zusammenhängenden Tumoren der zweiten und dritten Gruppe meines Erachtens zulässig sind, zu erörtern versuche, selbstverständlich immer von dem Standpunkt aus, dass es sich bei ihnen um die Resultate abnormer Entwickelungsvorgänge an einem Keime handle. Ich möchte auf eine Besprechung des Falles an dieser Stelle um so weniger verzichten, als es Irrthümer nicht in Bezug auf das Thatsächliche aber auf die Deutung zu berichtigen giebt.

Wie aus dem Titel hervorgeht war meine Auffassung des Falles die, dass es sich um ein zusammengesetztes Lipom der Zunge handle, das in die Schädelhöhle perforirt sei. Es basirte dieselbe auf der damals allgemeinen acceptirten Annahme von der Omnipotenz der Gewebe, des Bindegewebes insbesondere, die verschiedensten Gewebe aus sich hervorgehen zu lassen. In der Einleitung habe ich bereits ausgeführt, dass diese Auslassung gegenüber dem Gesetz von der specifischen histogenetischen Leistung der Gewebe nicht Stand gehalten hat. Selbstverständlich wird damit die ganze Deutung hinfällig. Von den meisten Autoren ist der Fall den Epignathi zugerechnet worden. Neustens hat Recklinghausen[2]) in seiner bedeutungsvollen Arbeit über Spina bifida die Ansicht ausgesprochen, dass es sich um eine Hydrencephalocele inferior (Virchow) handle, welche durch ein von der rechten Zungen- und Schlundseite gegen das Gehirn und in die mitlere Schädelgrube hereingewachsenes Myolipom occult geworden sei. Dieselbe Anschauungsweise hat Recklinghausen

[1]) Arnold, Ein Fall von congenitalem zusammengesetztem Lipom der Zunge und des Pharynx mit Perforation in die Schädelhöhle; dieses Archivs Bd. 50. 1870.

[2]) v. Recklinghausen, Ueber Spina bifida, dieses Archiv Bd. 105. 1886.

auf einen andern von mir mitgetheilten Fall[1]) angewendet, bei welchem ein Lipom der Stirne aufsass und durch eine Oeffnung in der Stirnhaut den Innenraum des Schädels erreicht hatte. Dasselbe hatte die Dura mater durchbrochen, war zwischen die Stirnlappen eingedrungen und endete mit einer kugligen Prominenz in den wegen Defect des Balkens, Septum und Fornix einfachen Ventrikel; der ausserhalb der Schädelhöhle gelegene Theil bestand vorwiegend aus Fett; in dem intracraniellen Abschnitt fanden sich Knorpel, Knochen und Knochenmark. Recklinghausen ist der Ansicht, dass auch in diesem Falle die Schädelspalte mit Hydrencephalocele das Primäre gewesen und dass diese durch mächtige Wucherungen des subcutanen Fettgewebes sowie der aus dem Primordialschädel versprengten knorpeligen und knöchernen Keime occult geworden sei. — Nachdem die Theorie von der histogenetischen Omnipotenz der Gewebe als unhaltbar sich herausgestellt hat, erscheint mir die Annahme am sachgemässesten, dass, wie bei den anderen Fällen der zweiten und dritten Gruppe, so auch bei denjenigen, welche eine Beziehung zur Schädelbasis und zum Schädelinnern darbieten, die Genese der Geschwülste auf eine Dislocation von Gewebskeimen zurückzuführen sei, welche durch anomale Entwickelungsvorgänge an dem betreffenden Embryo entstanden und im Verlauf seiner weiteren Entwickelung sowie entsprechend dem weiteren Wachsthum der Geschwulstkeime an die Schädelbasis oder in das Schädelinnere zu liegen gekommen sind. Uebrigens hatte ich schon bei Gelegenheit der Beschreibung des erst erwähnten Falles auf eine derartige Möglichkeit mit den Worten hingewiesen; „Auf der anderen Seite verkenne ich nicht, dass bei jenen Geschwülsten, deren Entstehung in eine so frühe Periode des Fötallebens verlegt werden muss, die Annahme einer anomalen Entwickelung des Keimes und des Ursprung derselben von abnorm entwickelten Keimtheilen viel Wahrscheinlichkeit für sich hat.“ — Wie oben erwähnt wurde, ist Recklinghausen der Ansicht, dass in den beiden von mir beschriebenen Fällen zuerst eine Hydrencephalocele vorhanden gewesen und diese durch Einwuchern transponirter Gewebsmassen occult geworden sei. — Auch

[1]) J. Arnold, Ein Fall von angebornem lipomatösem Teratom der Stirne. Dieses Archiv Bd. 43. 1868.

ich hatte in dem ersten Fall an eine Hydrencephalocele palatina gedacht, war aber wegen des Verhaltens des in der rechten mittleren Schädelgrube befindlichen Tumors zu den Blättern der Dura mater, von einer solchen Vorstellung abgegangen. Ohne die Berechtigung der Annahme Recklinghausen's in Abrede stellen oder auch nur in Zweifel ziehen zu wollen, möchte ich noch auf die Möglichkeit hinweisen, dass die Transposition solcher Gewebskeime in manchen Fällen das Primäre sein könnte. Diese muss ja unter allen Verhältnissen in eine sehr frühe Zeit verlegt werden, und spätestens vor vollendeter Bildung des häutigen Primordialschädels erfolgen. Dass eine solche intracranielle Transposition von Keimen immer von einer Meningocele oder Hydrencephalocele gefolgt werden muss, eine solche Annahme scheint mir a priori nicht erforderlich. Man kann sich vorstellen, dass die Keime bei der Entwickelung des Schädels und der Dura zwischen diesen eingeschlossen werden oder durch dieselben in den Duralraum hineingelangen, eine Meningocele aber sich nicht entwickelt, weil die Dura unmittelbar an die Geschwulstmassen sich anlegt; auch eine Hydrencephalocele brauchte bei einem solchen Vollzug der Vorgänge nicht unbedingt zu entstehen, ja man könnte sich selbst vorstellen, dass der von der Dura und Schädelkapsel umschlossene Theil der Geschwulstkeime sich nicht weiter entwickelt oder atrophirt. Der Befund von Tumoren im Schädelinneren und Nasenrachenraum ohne nachweisbare Verbindung zwischen ihnen würden verständlich, ebenso derjenige von Geschwülsten, welche nur an der Schädelbasis haften und von da aus in den Nasenrachenraum hineinragen, wenn man sich vorstellt, dass der intracranielle Abschnitt der transponirten Massen nicht zur Entwickelung gekommen oder einer Atrophie erlegen sei. Um Missverständnissen vorzubeugen, will ich noch einmal betonen, dass durch diese Erörterungen das Vorkommen von Hydrencephalocelen bei solchen Transpositionen von Keimen und die Existenz eines causalen Zusammenhanges zwischen diesen Vorgängen nicht in Zweifel gezogen werden soll. Es ist mir vielmehr sehr wahrscheinlich, dass nicht nur bestehende Hydrencephalocelen durch eine solche Transposition von Keimen „occult" werden, sondern dass auch primäre Transpositionen solche Anomalien des Gehirns und seiner Häute im Gefolge haben können.

Ich glaubte nur bei dieser Gelegenheit, auf die weitere Möglichkeit des Fehlens der letzteren aufmerksam machen zu sollen, weil bei ihrer Berücksichtigung für manche Fälle eine meines Erachtens sachgemässere Erklärung sich ergiebt. —

Ob bei den in das Schädelinnere sich fortsetzenden Geschwülsten der zweiten und dritten Gruppe anomale Vorgänge der Entwickelung der Mundbucht oder der Hypophysenanlage oder des Kopfskelettes behufs der Erklärung ihrer Genese herbeizuziehen sind, wird Niemand in jedem einzelnen Falle entscheiden wollen. Auf der anderen Seite lässt sich aber nicht in Abrede stellen, dass der sog. Hypophysenwinkel, an welchem die Mundbucht, die Hypophysenanlage, der Kopfdarm, die Chorda und endlich die Urwirbelplatten des Kopfes sich begegnen, als ein für die Bildung und Dislocation abnormer Gewebskeime aussergewöhnlich günstiges Gebiet bezeichnet werden darf.

Die bisher besprochenen der ersten, zweiten und dritten Gruppe angehörigen Geschwülste haben bei aller Verschiedenheit das gemein, dass Gebilde, welche als zweifellose fötale Organe gedeutet werden dürfen, sog. „zeugungsähnlicher Inhalt“ in ihnen nicht vorkommen. Dadurch ist eine, wie ich glaube, sachgemässe Abgrenzung gegeben gegenüber den Fällen der vierten Gruppe, bei welchen Knochen mit Gelenken, Finger und Zehen mit Nägeln, ganze Extremitäten, Theile des Darmes und des Auges, rudimentäre Geschlechtsorgane und endlich Verbindungen solcher rudimentären Gebilde mit dem Geschwulstträger durch eine Nabelschnur gefunden wurden, so dass die Deutung derselben als verkümmerte zweite oder dritte Keime, als parasitäre Doppel- oder Mehrfachbildungen nicht zweifelhaft sein kann. Auf welche Weise diese ächten Epignathi in die Rachenmundhöhle, bezw. in die Schädelhöhle gelangen, das zu erörtern ist nicht meine Aufgabe; man möge die Arbeiten von Schultze, Förster, Klebs, Ahlfeld, Salzer, Beck u. v. A. zu Rathe ziehen. Es kam mir an dieser Stelle nur darauf an zu zeigen, dass ein guter Theil derjenigen Geschwülste der Mundrachenhöhle, welche gewöhnlich den Epignathi zugezählt werden, mit demselben Rechte als die Producte anomaler Entwickelungsvorgänge an einem Keime aufgefasst werden können. Ich will hinzufügen, dass mir eine solche Hypothese, welche auf in verschiedenen Phasen der Entwickelung eines Embryo entstehende abnorme Keime und deren Dislocation zurückgreift, als sachgemässer erscheint als die Annahme eines zweiten Keimes, welcher sehr frühzeitig verkümmert und für dessen Existenz sichere Anhaltspunkte sich nicht ergeben. Ich möchte deshalb an dem vor 20 Jahren von mir ausgesprochenen Grundsatz festhalten, nur dann bei solchen Geschwülsten die Existenz eines zweiten Keimes anzunehmen, wenn zweifellose Theile eines Fötus vorhanden sind. Man hat gegen denselben eingewendet, dass sich von den einfachsten Formen also von den behaarten Rachenpolypen zu den complicirtesten und endlich zu den ächten Epignathi alle Uebergänge finden. Bei einer solchen Methode zu schliessen, würde man alle (nicht malignen) Tumoren, welche durch einen complicirteren Bau von der Structur des Mutterbodens abweichen, den parasitären Doppelmissbildungen zuzählen müssen und zwar nicht nur die teratoiden Tumoren (Dermoide, die sog. Teratome der Kreuz-, Hals- und Stirngegend), sondern auch die caudalen, collaren und auriculären Anhänge sowie endlich manche der Tumoren, welche wir zu den sog. Mischgeschwülsten rechnen. Ich will den Consequenzen einer solchen Schlussfolgerung nicht weiter nachgehen, mich vielmehr damit begnügen hervorzuheben, dass für alle die aufgezählten Geschwulstformen die Annahme ihrer Genese aus abnormen Keimen, welche in verschiedenen Phasen der Entwickelung eines Embryo entstanden und später entsprechend der weiteren Ausbildung der Organe-dislocirt worden sind, mir sachgemässer erscheint, als die Vorstellung, dass sie verkümmerte zweite Keime seien. Das der Zeit einzig durchführbare Unterscheidungsmerkmal zwischen diesen Tumoren monogerminalen und bigerminalen Ursprungs, wenn man mir diesen Ausdruck gestatten will, ist aber die Anwesenheit fötaler Organe bei den letzteren, das Fehlen solcher bei den ersteren. Zu der Entstehung abnormer Gewebskeime und deren Dislocation ist bei diesen dadurch vielfache Gelegenheit geboten, dass sie besonders häufig in, an und in der Umgebung von fötalen Spalten entstehen und in diesem Sinne, wie viele Angiome, zu den fissuralen Geschwülsten gerechnet werden können.

Will man dieser Ansicht über die Verschiedenheit der

Genese dieser Geschwülste bei deren Bezeichnung Rechnung tragen, so möchte ich meiner Abneigung gegen Einführung neuer Nomenclaturen nachgebend den einmal gebräuchlichen Namen der Teratome beibehalten. Allerdings werden von dem Einen alle angebornen Tumoren complicirterer Zusammensetzung diesen zugezählt, während die Anderen nur diejenigen Geschwülste, welche zweifellose fötale Organe enthalten, zu den Teratomen rechnen. Vielleicht dürfte es sich empfehlen, die ganze Geschwulstkategorie in dieser Weise zu benennen — etymologisch ist dagegen nichts einzuwenden, — aber falsche und wahre oder vielleicht noch besser mit Rücksicht auf ihre verschiedene Abkunft autochthone und heterochthone Teratome zu unterscheiden. Als heterochthone Teratome würden diejenigen zu bezeichnen sein, bei welchen mit Rücksicht auf die Anwesenheit fötaler Organe ein Ursprung aus einem zweiten, beziehungsweise weiteren Keime vorausgesetzt werden muss, während die autochthonen Teratome als das Resultat der Entwickelung abnormer Keime an einem Embryo und der Dislocation dieser aufzufassen wären.

Erklärung der Abbildungen.

Taf. VII. Fig. 1—3.

Sämmtliche Figuren sind bei 2/1 Vergrösserung gezeichnet.

Fig. 1 zeigt den Rachenpolypen von der einen Seite. Die Cutis mit Lanugohaaren besetzt; dieselben stehen auf der einen Seite dichter als auf der anderen. Am unteren Ende springt der rundliche Knorpel vor.

Fig. 2. Längsdurchschnitt durch den Polypen, um seine Zusammensetzung vorwiegend aus Fett und das Verhalten des Knorpelplättchens zu zeigen.

Fig. 3. Querschnitt durch den obersten Theil des Stieles. Das Knorpelplättchen nimmt vorwiegend die mit a bezeichnete Hälfte des Tumors ein und reicht nur noch mit einem kurzen Fortsatz in die Hälfte b herüber.

IX.

Ueber einen Fall von centralem hyperplastischem Capillarangiom (Telangiektasis simplex hyperplastica) des Oberschenkels.

Von Dr. med. G. Nauwerck in Halle a. S.

(Hierzu Taf. VII. Fig. 4.)

Am 3. Juli 1884 wurde auf der hiesigen chirurgischen Klinik bei einem etwa 57jährigen Manne die Amputation des linken Oberschenkels wegen einer Geschwulst vorgenommen, welche sich langsam in der unteren Epiphyse desselben entwickelt und schon vor der Operation zu verschiedenen Meinungen in Betreff ihres Wesens und ihrer Bedeutung geführt hatte.

Der Kranke hatte in seiner Eigenschaft als Steuerrendant eine vorwiegend sitzende Lebensweise beobachtet und zuerst im Jahre 1882, also etwa 2 Jahre vor seiner Aufnahme in die Klinik, die ersten Beschwerden wahrgenommen, welche in einer, namentlich nach längerem Sitzen hervortretenden Steifheit und erschwerten Beweglichkeit des linken Knies bestanden. Verschiedene, von ihm wegen seines Leidens zu Rathe gezogene Aerzte hatten diese Beschwerden theils einfach für rheumatische, theils, nachdem sich zu denselben auch eine Geschwulst über der linken Kniekehle gesellt hatte, für chronisch entzündliche gehalten und demgemäss mit Salicylsäure, Umschlägen verschiedener Art, Extensionsapparaten u. s. w. behandelt. Nach den Beobachtungen dieser Aerzte und nach den Angaben des Patienten soll übrigens die Geschwulst zuerst im Anschluss an einen Fall bemerkbar geworden sein, welchen der Kranke im Winter 1882—1883 auf dem Glatteis gethan hatte, und es sollen später erhebliche Veränderungen in dem Volumen der Geschwulst zeitweise in der Art hervorgetreten sein, dass namentlich nach längerer Einwirkung von Druckverbänden dieselbe eine Abnahme ihres Volumens und später dann wieder eine Zunahme erfahren habe. Unter einer indess allmählich, wenn auch mit Unterbrechungen, fortschreitenden Vergrösserung der Geschwulst stellte sich dann auch deutliche Pulsation in ihr ein; es wurde ein Aneurysma vermuthet und die Amputation vorgeschlagen, welche der Patient jedoch einstweilen verweigerte, bis er sich endlich zu deren Ausführung entschloss, worauf sie dann auch an dem bereits angegebenen Tage vorgenommen wurde. Speciellere Daten über den Befund, welchen die Geschwulst und die ganze kranke Extremität in der letzten Zeit vor der Operation darbot, haben mir leider nicht vorgelegen; nur so viel hat sich noch constatiren lassen, dass der Tumor auch um diese Zeit noch pulsirte, dass er aber nach seinem Sitz und Habitus nicht als ein Aneurysma, sondern mit grösserer Wahrscheinlichkeit als ein myelogenes telangiectatisches Sarcom aufgefasst werden durfte. Auch über die Ergebnisse einer nach der Amputation an der kranken Extremität vorgenommenen Untersuchung haben sich detaillirtere Angaben nicht mehr auffinden lassen. Doch wurde die Geschwulst als eine aus dem centralen Theil des Knochens hervorgegangene Bildung auch nach der Absetzung des Gliedes erkannt und einstweilen an der obigen Diagnose eines myelogenen telangiectatischen Sarcoms festgehalten. Bei der mikroskopischen Untersuchung zeigte sich indessen bald, dass der Geschwulst sarcomatöse Bestandtheile vollständig abgingen, und dass sie vielmehr, abgesehen von einem übrigens ziemlich spärlichen bindegewebigen Stroma, lediglich aus einer zahllosen Menge von Blutgefässen zusammengesetzt und somit in die Kategorie der Angiome und speciell der telangiectatischen Angiome zu stellen war.

Wegen der grossen Seltenheit des Vorkommens dieser Geschwulstform im Knochen und wegen der praktischen Bedeutung, welche dieselbe, wie der vorliegende Fall zeigt, unter Umständen gewinnen kann, schien mir eine genaue Beschreibung des Tumors von Interesse zu sein, um so mehr als sich schon bei oberflächlicher mikroskopischer Untersuchung desselben eine Eigenthümlichkeit in seiner histologischen Beschaffenheit erkennen liess, welche, soviel mir bekannt, bisher an analogen Tumoren, ja an Angiomen überhaupt, nicht beschrieben wurde. Freilich muss ich mich in meiner Beschreibung auf die Ergebnisse von Untersuchungen beschränken, welche ich an einzelnen, aus verschiedenen Stellen der Geschwulst entnommenen Fragmenten ausgeführt habe. Dieselben wurden mir vom Director des pathologischen Instituts, Herrn Professor Ackermann, gütigst zur Disposition gestellt, mit dem Hinzufügen, dass, nach den von ihm an zahlreichen dieser Stücke vorgenommenen Untersuchungen, deren Structur überall im Wesentlichen dieselbe gewesen sei; weshalb wohl mit grösster Wahrscheinlichkeit angenommen werden darf, dass die von mir im Nachfolgenden mitzutheilenden Ergebnisse meiner Untersuchungen für die Geschwulst in ihrer gesammten Ausdehnung und in allen ihren Theilen gleiche Gültigkeit haben. Ist nun zwar mit Sicherheit nicht mehr zu constatiren, wie gross der Tumor in situ war und in wie bedeutendem Umfange er den Knochen zerstört oder sonst wie verändert hatte, so darf doch nach den wenigen, noch erhaltenen Angaben über die Untersuchung vor und gleich nach der Amputation und nach den nunmehr genauer mitzutheilenden Ergebnissen der mikroskopischen Untersuchung an der Diagnose eines centralen telangiectatischen Angioms mit Sicherheit festgehalten werden.

Die mir zur Disposition gestellten Stücke der Geschwulst waren in absolutem Alkohol aufbewahrt und liessen an den der Oberfläche des Tumors entsprechenden Stellen hie und da noch Andeutungen einer gross- und flachhöckerigen Beschaffenheit der Geschwulst erkennen. Mit blossem Auge unterscheidet man auf der Schnittfläche dieser Geschwulststücke zahllose kleinere und grössere Durchschnitte von Gefässen, deren Lumina grösstentheils mit Blut gefüllt sind und schon bei der makroskopischen Untersuchung eine beträchtliche Grössendifferenz erkennen lassen. Die grössten unter ihnen mögen den Durchmesser eines Stecknadelknopfes, ja eines Hanfkornes erreichen und selbst noch etwas übertreffen; weitaus die meisten aber sind kleiner, hirsekorn-, sandkorngross und darunter, ja die Mehrzahl besitzt Dimensionen, welche bequem nur mittelst des Mikroskopes wahrgenommen werden können. Zwischen diesen vermöge ihres blutigen Inhaltes leicht und bestimmt als Blutgefässe erkennbaren Theilen der Schnittfläche kommen aber, und zwar in durchaus unregelmässiger und wechselnder Grösse und Anordnung, auch Abschnitte vor, welche ein mehr schmuzig-weisses, nur hie und da von spärlicheren Blutbeimischungen unterbrochenes Aussehen besitzen. Sie bestehen, wie ich gleich hier hervorheben will, ebenfalls lediglich aus Blutgefässen, welche nur deshalb der rothen Farbe entbehren, weil sie, sei es wegen der Enge ihrer Lumina, sei es aus anderen Ursachen, frei vom Blut sind.

Zartere oder etwas derbere Züge von Bindegewebe durchziehen in Gestalt eines grossmaschigen Stromas den Tumor. Dieselben lassen sich, wo sie etwas massenhafter sind, undeutlich schon mit blossem Auge erkennen, treten aber im Verhältniss zu der ausserordentlich grossen Menge von Blutgefässen ganz zurück und bilden auch ihrer Masse nach einen völlig untergeordneten Bestandtheil der Geschwulst, insofern sie grössere Theile derselben in der Form derberer oder zarterer Kapseln und Rahmen ganz oder theilweise umgreifen und zu dem lappigen Bau der Geschwulstoberfläche in der Art eine Beziehung haben, dass sie sich vorwiegend in der Gegend der die Lappen umgrenzenden Furchen inseriren. Sie bestehen, wie die mikroskopische Untersuchung lehrt, aus einem, mit spärlichen Fettzellen durchsetzten, gefässhaltigen, fibrillären Bindegewebe von bald festerer, bald mehr lockerer Anordnung der einzelnen Züge, in welchen an zahlreichen Stellen, und zwar hauptsächlich in der Nachbarschaft der in ihnen verlaufenden Capillargefässe, Hämatoidinkörner abgelagert sind. Die Structur dieser in den Septis vorkommenden Capillaren zeigt nichts Besonderes, namentlich zeigen ihre Endothelzellen, soweit sie überhaupt erkennbar sind, keine irgendwie bemerkenswerthe Grössenzunahme. Ferner finden sich in den Septis an einzelnen Stellen kleinzellige Infiltrationen, theils mehr circumscript, theils mehr diffus auftretend.

Der, wie bereits erwähnt, bei Weitem den grössten Theil der Masse des Tumors bildende Bestandtheil desselben, im Verhältniss zu welchem die Septa eine ganz untergeordnete Bedeutung haben, besteht so gut wie allein aus einer Unzahl von Blutgefässen, welche sich zwar in Betreff ihrer Weite sehr von einander unterscheiden, insofern sie, wie ebenfalls schon oben hervorgehoben wurde, zum Theil bequem mit blossem Auge zu erkennen, zum Theil nur mittelst mikroskopischer Untersuchung wahrzunehmen sind. Der Mehrzahl nach erscheinen sie auf den im mikroskopischen Präparat hervortretenden Durchschnitten fast kreisförmig, häufig genug aber auch länglich oval oder in Gestalt schmälerer Spalten, die offenbar nichts Anderes darstellen, als annähernd parallel zur Längsaxe der betreffenden Gefässe gelegene Durchschnitte derselben. Von der Innenwand der grösseren und grössten Gefässdurchschnitte, hin und wieder auch der kleineren unter ihnen, erheben sich nicht ganz selten schmale, stachelartige, meistens spitze, zuweilen an ihren Enden auch leicht abgestumpfte Fortsätze, in denen die Structur der Wand sich wiederholt, und welche offenbar nichts Anderes darstellen, als Quer- oder Schrägdurchschnitte von leistenartigen Vorsprüngen der Gefässwände in deren Lumina (Fig. 4a). Die Wandungen dieser Blutgefässe differiren in ihrer Dicke und Structur nicht unerheblich. Man kann im Allgemeinen an den weiteren Gefässen eine etwas dickere, an den engeren eine dünnere und zartere Wand unterscheiden. Die dickeren Wandungen zeigen nach innen gegen das Lumen des Gefässes zu eine etwas dichtere, mehr homogene Structur, welche allmählich und ohne bestimmte Grenze in die äusseren, mehr faserigen und mit länglichen Kernen in grösserer oder geringerer Anzahl untermischten Abschnitte der Wand übergeht. Die Kerne liegen ganz vorwiegend in longitudinaler Richtung zum Verlauf der Gefässe und erscheinen in der Nähe des Lumens sehr gewöhnlich schmäler, als in etwas weiterer Entfernung von demselben. Die dünneren und zarteren, vorwiegend den kleineren Gefässen zugehörenden Wandungen bestehen aus einer äusserst feinen, dichten, zum Theil deutlich fibrillären, zum Theil mehr homogenen Membran, welche indessen im Allgemeinen doch noch etwas dicker erscheint, als die Wand eines normalen Capillargefässes. Nach aussen gehen die Wandungen sowohl der engeren, wie der weiteren Gefässe häufig ohne bestimmte Grenze in einander über, d. h. es ist da, wo zwei Gefässwandungen einander berühren, ein Zwischenraum oder auch nur eine schärfere Grenzlinie in der Regel mit Sicherheit nicht zu erkennen. Indessen sieht man auch häufig genug, dass die Aussenwandungen zweier oder mehrerer benachbarter Gefässe einander nicht unmittelbar berühren, sondern durch schmälere oder selbst etwas breitere lichte Spalten von einander geschieden werden. Ausserdem findet man auch nicht ganz selten zwischen den Gefässwandungen einfache Capillaren, welche noch mit rothen Blutkörperchen gefüllt und hie und da von Hämatoidinkörnchen umgeben sind, sich aber im übrigen von den die Hauptmasse des Tumors bildenden Blutgefässen dadurch unterscheiden, dass sie Endothelzellen von normaler Grösse besitzen.

Darin liegt nehmlich die schon beiläufig erwähnte Besonderheit der die Hauptmasse des Tumors bildenden Blutgefässe, ja des Tumors überhaupt, dass deren Innenwandung nicht mit gewöhnlichen Endothelzellen bekleidet ist, sondern vielmehr mit Elementen, welche auf den ersten Blick durch eine ganz ausserordentliche Grösse ausgezeichnet erscheinen (Fig. 4b). Es finden sich nehmlich anstatt der platten und feinen zelligen Gebilde, welche normal die Innenwandungen der Gefässe bedecken, hohe, cubische, ja stellenweise niedrig cylindrische Zellen an der Innenwand aller dieser Gefässe vor, indem sie dieselbe in äusserst regelmässiger und continuirlicher Lage überziehen. Namentlich auch die oben erwähnten stachelartigen Fortsätze der Gefässwände, Durchschnitte von leistenförmigen Vorsprüngen derselben, werden fast ausnahmslos von ihnen bedeckt. Im Einzelnen zeigen diese Zellen ein helles, glänzendes, nur hie und da leicht körnig getrübtes, äusserst scharf begrenztes Protoplasma und eine, wie bereits erwähnt, cubische oder niedrig cylindrische Form. Der Kern ist, soweit ich gesehen habe, stets einfach, in den cubischen Zellen kreisrund, in den cylindrischen mehr oval, mit seiner Längsaxe in derjenigen der Zelle liegend. Karyokinetische Figuren liessen sich mit Sicherheit nicht constatiren, doch war in der Mehrzahl der Kerne das Chromatin in unregelmässigen Körnchen und Fäden angeordnet. Gegen das Gefässlumen zu grenzen sich die Zellen in gleicher Höhe ab, so dass der von ihnen gebildete Ueberzug nach innen eine annähernd ebene Fläche darstellt. Auch mit der eigentlichen Gefässwand stehen sämmtliche Zellen in directer Berührung, woraus sich ergiebt, dass der von ihnen gebildete Ueberzug ein einschichtiges Zellstratum darstellt. Die Basalfläche der Zellen scheint, soweit ich festzustellen vermochte, ebenso glatt zu sein, wie ihre übrigen Flächen, namentlich also keine Zähnelungen zu besitzen. Im Allgemeinen sind die Zellen so gross, dass sie schon bei der ersten Untersuchung der betreffenden Präparate in die Augen fallen. Ihre Grösse reicht nach den von mir vorgenommenen Messungen bis zu 30 μ im Höhen- und in der Regel auch im Querdurchmesser; im Mittel mögen diese Durchmesser etwa 15 μ betragen; die kleineren und die kleinsten Zellen erheben sich nur wenig über die Gefässwand, sind aber fast immer noch höher, als normale Endothelzellen. Die Grösse dieser Zellen steht durchaus in keinem Verhältniss zu der Weite der Gefässlumina, insofern sich einerseits in weiten Gefässen niedrige, andererseits, und zwar sehr gewöhnlich, in engen Gefässen besonders grosse und hohe Zellen vorfinden. Indessen darf doch nicht unerwähnt bleiben, dass in einer Anzahl kleinerer, wie grösserer Gefässe die Endothelzellen auch eine nur normale Höhe besitzen oder überhaupt nicht zu erkennen sind. Die Anzahl derartiger Gefässe ist aber im Verhältniss zu den mit hyperplastischen Endothelzellen ausgekleideten eine sehr geringe, doch liegen sie zuweilen in grösseren Heerden bei einander.

Die Gefässe erscheinen der Mehrzahl nach mit rothen Blutkörperchen gefüllt, namentlich gilt dies von den weiteren unter ihnen, während die engeren oft ganz leer sind, so dass die Endothelien sich mit ihren Innenflächen ganz oder beinahe berühren. Neben den rothen Blutkörperchen, unregelmässig zwischen ihnen ausgestreut, finden sich in annähernd normalem Mengenverhältniss Leukocyten, welche hin und wieder beträchtliche Mengen von Hämatoidinkörnchen einschliessen und demgemäss eine entsprechende Grössenzunahme zeigen. Aber auch frei kommen zwischen den rothen Blutkörperchen Hämatoidinkörner vor, welche sich ausserdem auch noch hie und da im Innern der grossen endothelialen Elemente finden. Höchst eigenthümlich ist endlich noch das, in vielen, namentlich grösseren Gefässen bemerkbare Auftreten grosser, glänzender, völlig homogener und farbloser tropfenartiger Bildungen (Fig. 4c.), welche entweder zwischen den Blutkörperchen vereinzelt oder in grösserer Menge eingeschlossen sind, oder auch, und zwar ebenfalls keineswegs selten, in so grosser Menge vorkommen, dass sie das Gefässlumen vollständig oder fast vollständig erfüllen und den rothen Blutkörperchen keinen oder nur einen sehr geringen Raum übrig lassen. Ihre Grösse ist sehr verschieden; die grössten zeigen Durchmesser von 15—45 μ, ihre Form ist in der Regel kreisrund, doch accomodiren sie sich einem von der Gefässwand oder dem übrigen Gefässinhalt ausgeübten Druck und zeigen daher häufig auch mehr unregelmässig buckelige oder mit einzelnen Fortsätzen versehene Oberflächen. Auf Querdurchschnitten der sie in grösserer Menge enthaltenden Gefässe stellen sie oft ein zierliches Mosaik dar, in welchem ihre Grenzen als feine und scharfe Linien aufs Schönste hervortreten.

Ich will endlich noch hervorheben, dass sich ausser diesen, aus entwickelten Blutgefässen mit hypertrophischen Endothelien bestehenden, die weitaus grösste Masse des Tumors zusammensetzenden Abschnitten auch einzelne unregelmässig ausgestreute, mit diffusen Grenzen versehene Heerde in ihm vorfinden, welche der Hauptsache nach aus einem ziemlich dichten, etwas homogenen, jedoch immerhin noch deutlich fibrillären Bindegewebe bestehen, in dessen nicht sehr zahlreichen und im Ganzen nur kleinen Maschen endotheliale Elemente vorhanden sind, welche offenbar mit den beschriebenen hypertrophischen Endothelien der Blutgefässe übereinstimmen, wenn schon sie im Ganzen etwas kleiner sind, als diese.

Gefässgeschwülste der Knochen, namentlich solche myelogenen Ursprungs sind jedenfalls selten; denn viele von den als solche gedeuteten und beschriebenen Tumoren müssen unzweifelhaft auf telangiectatische und hämorrhagische centrale Sarcome bezogen werden. Virchow[1]) giebt an, dass er myelogene Angiome des Knochens niemals in dem eigentlich cavernösen Stadium gesehen habe, dass aber einfache Telangiectasien des Markgewebes in der Diploe der Schädelknochen nicht selten seien, und fügt in einer Anmerkung hinzu, dass er „an der Leiche einer alten Frau, die eine cavernöse Geschwulst der Leber hatte, in zwei weit von einander entfernten Wirbelkörpern bis haselnussgrosse Stellen beobachtet habe, an welchen das Knochengewebe bis auf einige ungemein dicke und sklerotische Balken ganz geschwunden war. Die Lücke war ersetzt durch ein wenig fettreiches Markgewebe mit so stark erweiterten und sackig ausgebuchteten Gefässen, dass man sie mit blossem Auge sehen konnte."

Dass es sich aber in dem von mir beschriebenen Falle um ein Angioma simplex oder, wie man ja gewöhnlich sagt, um eine Telangiectasie handelt, kann nicht bezweifelt werden. Der ganze Tumor setzt sich aus zahllosen weiteren und engeren Gefässen zusammen und enthält, abgesehen von den spärlichen, in Form von Scheidewänden seiner Lappen auftretenden Bindegewebsbeimischungen, im Wesentlichen nichts als Blutgefässe und das in den meisten von ihnen befindliche Blut. Aber freilich zeigen die Wandungen dieser Blutgefässe nicht genau die Structur und noch weniger die Weite und die Anordnung einfacher Capillaren. Sie sind im Allgemeinen viel

[1]) Virchow: Die krankhaften Geschwülste; Bd. III, S. 373.

weiter als diese, oft genug mit blossem Auge bequem erkennbar, zeigen auch einen mehr geschlängelten Verlauf und bilden, soweit sich feststellen liess, keine oder nur spärliche Anastomosen, jedenfalls niemals Netze, wie sie bei den normalen Capillaren regelmässig vorhanden sind. Ausserdem sind aber auch ihre Wandungen fast durchweg dicker, als diejenigen gewöhnlicher Capillargefässe, und im Allgemeinen kann man wohl angeben, dass die Dicke der Wand mit der Weite des Gefässes wächst, wenn schon so voluminöse Wandungen, wie sie in der Norm an kleineren Venen und namentlich an kleineren Arterien vorkommen, nicht vorhanden sind, obwohl die Weite der grossen Gefässe des Tumors diejenigen kleinerer Arterien und Venen normalen Gewebes sehr erheblich übertrifft.

Am prägnantesten und auffälligsten tritt aber der hypertrophische Zustand dieser Gefässe an ihren endothelialen Zellen hervor, welche in der That, wie dies auch aus meiner obigen Beschreibung derselben und aus der beifolgenden Abbildung hervorgeht, einen, vermöge ihrer Grösse, geradezu erstaunlichen Eindruck machen. Offenbar kann es sich aber bei diesen zelligen Elementen um nichts Anderes handeln, als um hypertrophische Endothelien, da sie die Innenwände der sehr gewöhnlich mit rothen Blutkörperchen gefüllten Gefässe in continuirlicher Lage bekleiden und somit schon durch ihren Sitz einen völlig unzweideutigen Beweis für diesen ihren Charakter liefern.

Die Geschwulst muss daher aufgefasst werden als ein Angiom, welches aus hyperplastischen und hypertrophischen, grösstentheils auch abnorm weiten Capillargefässen zusammengesetzt ist, d. h. als eine Telangiectasie, oder, wie Virchow diese Form noch specieller bezeichnet, als ein hyperplastisches Capillar-Angiom.

Ueber die Bedeutung und das Herkommen der erwähnten, ebenfalls in nicht unerheblicher Ausbreitung, theils neben rothen Blutkörperchen, theils allein in den Blutgefässen vorkommenden, glänzenden, homogenen, tropfenartigen Elemente lässt sich mit Sicherheit kaum etwas angeben. Am nächsten liegt es wohl, sie als Secretionsproducte der hypertrophischen Endothelien aufzufassen, wie ja auch ähnliche Gallertmassen sich zuweilen in den Gefässen der sog. Angiosarcome, rectius intravasculären Endotheliome, vorfinden.

Virchow[1]) hat hervorgehoben, dass Verletzungen und Quetschungen besonders geeignet seien, bei congenitalen Angiomen das Wachsthum zu beschleunigen, und dass mechanische Einwirkungen Angiome sogar verursachen können. In dem von mir mitgetheilten Falle hat nun auch angeblich zweimal eine traumatische Einwirkung (Fall auf das Knie) stattgefunden, aber freilich gingen der ersten derartigen Einwirkung subjective Beschwerden (erschwerte Beweglichkeit des Gelenkes u. s. w.) bereits längere Zeit vorher, so dass die Annahme einer Abhängigkeit der Geschwulstentwicklung von dem Trauma für diesen Krankheitsfall bedenklich erscheinen muss.

[1]) a. a. O. S. 340 u. 342.

Dem Director des pathologischen Instituts, Herrn Professor Dr. Ackermann, welcher mich bei der Ausführung dieser Arbeit mehrfach mit seinem Rath unterstützt hat, sage ich schliesslich meinen aufrichtigsten Dank.

Erklärung der Abbildung.

Taf. VII. Fig. 4.

Schnittpräparat von der Geschwulst (Telangiectasis femoris simplex hyperplastica).

Man sieht zahlreiche Durchschnitte von den die Geschwulst zusammensetzenden Gefässen; die Gefässe selbst von sehr verschiedenem Kaliber, zum Theil so eng, dass sie keine Blutkörperchen enthalten, zum Theil von sehr beträchtlicher Weite. Eine Anzahl der weiteren Gefässe zeigt stachelförmige, in die Lumina vorragende, anscheinend auf Faltungen der Wand beruhende Prominenzen (a). Die Innenwände der Gefässe mit zum Theil sehr grossen cubischen oder cylinderförmigen Epithelzellen überzogen (b). In einzelnen weiteren Gefässen homogene grosse, glänzende Kugeln (c) Im Zwischengewebe einzelne, gewöhnlich mit Blutkörperchen gefüllte Capillargefässe (d).

Archiv
für
pathologische Anatomie und Physiologie
und für
klinische Medicin.

Bd. CXI. (Elfte Folge Bd. I.) Hft. 2.

X.

Ueber Transsudation und über den Einfluss des Blutdrucks auf die Beschaffenheit der Transsudate.

Von Prof. H. Senator in Berlin.

Als „Transsudation“ bezeichnet man diejenige Abscheidung von Flüssigkeiten aus dem Blut, welche nicht in Drüsen, sondern im Bindegewebe, oder in geschlossenen Höhlen ohne wesentliche Structurveränderung, insbesondere ohne Entzündung der bei der Abscheidung betheiligten Gewebe erfolgt. Das Product dieser Abscheidung, das Transsudat, wird demgemäss von dem Product der Drüsenabsonderung, dem Secret, wie von der durch entzündetes Gewebe gelieferten Flüssigkeit, dem flüssigen Exsudat, unterschieden. Allerdings ist die Abgrenzung namentlich von dem Exsudat keine scharfe, weil der Vorgang der Ausscheidung und Ansammlung von Flüssigkeit bei der Entzündung in der Hauptsache wohl derselbe ist, wie bei der Bildung von Transsudaten, zumal von solchen pathologischer Natur, also Oedemen und Höhlenwassersuchten.

Als das Wesentliche dieses Vorganges wird die Filtration aus dem Blutplasma betrachtet, die bei der eigentlichen Transsudation durch mehr oder weniger normale Scheidewände (Gefässwandungen, seröse Häute), bei der Exsudation durch in ihrem

Gefüge veränderte Membranen erfolgt. Diese bisher wohl allgemein herrschend gewesene Ansicht ist in neuester Zeit angefochten worden mit der Begründung, dass die Transsudation nach anderen Gesetzen, als den für die einfache Filtration gültigen, erfolge und sich demnach der Drüsenabsonderung nähere. Denn bei dieser — darüber herrscht heutzutage wohl keine Meinungsverschiedenheit — gelten die blossen Filtrationsgesetze nicht, sondern wirken noch Kräfte mit, die in den specifischen Eigenschaften der Drüsenzellen begründet sind. Das geht aus der chemischen Zusammensetzung der wahren Secrete, sowie aus ihrem Verhalten gegenüber den Veränderungen der Blutzufuhr hervor. Wie sich die Transsudate (und Exsudate) in dieser Beziehung verhalten, ist nur zum Theil bekannt, zum anderen Theil streitig, oder noch gar nicht erforscht. Ein Beitrag zur Lösung dieser Fragen soll im Folgenden gegeben werden.

Wie gesagt, sind Transsudate und Exsudate nicht scharf von einander zu trennen, es finden sich ganz allmähliche Uebergänge von den typischen Transsudaten, seien es die normalen (wie z. B. der Humor aqueus), seien es die krankhaften (hydropischen) Flüssigkeiten, zu dem typischen flüssigen Exsudat, dem Eiter, Uebergänge, welche durch die Bezeichnungen „entzündliches Oedem", „entzündlicher Hydrops" und andererseits „seröses Exsudat" ausgedrückt werden. An den Humor aqueus, an die klare Flüssigkeit des Hautödems schliesst sich in fast unmerklicher Stufenfolge der ebenso klare Inhalt einer Hydrocele, oder einer Vesicatorblase, unzweifelhafte Entzündungsproducte, und von diesen führt durch die verschiedenen, immer mehr sich trübenden Exsudate eine ununterbrochene Kette bis zu dem dicksten Eiter. Es gilt deshalb in Bezug auf chemisches Verhalten Vieles ebensowohl für Transsudate, wie für Exsudate, doch werden wir weiterhin vorzugsweise nur die Transsudate im Auge haben, bei denen die Vorgänge einfacher sind, als bei den Exsudaten und den diesen zu Grunde liegenden Entzündungsprozessen.

Nur ein Punkt, der gerade für die Exsudate charakteristisch ist im Vergleich mit den Transsudaten ist besonders hervorzuheben, d. i. der Gehalt an Zellen. Wenn auch die eigentlichen Transsudate nicht absolut frei von Zellen sind, so ist doch deren Vorkommen bei ihnen mehr nebensächlich, während sie bei den Entzündungsproducten wesentlich sind und um so reichlicher auftreten, je heftiger die Entzündung ist. Der verschiedene Gehalt an Zellen ist es aber, der fast allein die Verschiedenheiten zwischen Transsudaten und Exsudaten und übrigens auch zwischen den einzelnen Flüssigkeiten aus jeder dieser beiden Klassen bedingt, nur dass bei den Exsudaten die Eiterkörperchen den Hauptbestandtheil der Zellen bilden, während bei den Transsudaten, soweit sie überhaupt Zellen enthalten, es sich um abgestossene Endothelien und vereinzelte lymphoide Elemente handelt. Durch den wechselnden Zellengehalt wird nicht nur die Verschiedenheit im äusseren Ansehen, sondern zum grössten Theil auch in der chemischen Zusammensetzung jener Flüssigkeiten bedingt[1]. Je mehr Zellen sie enthalten, um so trüber werden sie und um so mehr treten gewisse chemische Abweichungen hervor, welche die von ihren Zellen befreiten oder ursprünglich schon zellfreien Flüssigkeiten nicht zeigen. Jene zelligen Elemente enthalten nehmlich Körper (Lecithin, Nucleine, Cholestearin und deren Zersetzungsproducte), welche dem flüssigen Antheil der Transsudate und Exsudate, so lange diese sich in frischem Zustande befinden, fremd sind und nur allenfalls durch Zerfall jener Zellen bei der nachträglichen Zersetzung in ihn hineingelangen. Ohne Zellen zeigen alle Transsudate und Exsudate eine grosse Uebereinstimmung in ihrer chemischen Zusammensetzung, so dass man sagen kann, sie seien in qualitativer Beziehung vollständig gleich und in quantitativer Beziehung eigentlich nur in ihrem Eiweissgehalt verschieden.

Alle Transsudate und Exsudate ohne jede Ausnahme enthalten Eiweiss in Lösung, doch erreicht sein Gehalt niemals denjenigen des Blutes und noch weniger des Blutplasmas. Im Allgemeinen sind die zellenreicheren Flüssigkeiten stärker eiweisshaltig, die Exsudate enthalten also mehr

[1]) Von dem Gasgehalt der Transsudate und Exsudate, über welchen noch wenig bekannt ist, sehe ich hierbei ab, zumal er wohl noch von ganz anderen und besonderen Bedingungen, als der Gehalt an festen und flüssigen Bestandtheilen abhängt, so von der Wechselwirkung der Zellen auf die Flüssigkeit u. a. m.

Eiweiss als die Transsudate und es scheint demnach, dass der Gehalt an gelöstem Eiweiss in dem Maasse zunimmt, wie der Gehalt an Zellen. Mit Sicherheit lässt sich darüber nicht urtheilen, weil die bis jetzt vorliegenden Bestimmungen des Eiweissgehaltes fast ohne Ausnahme sich auf die Gesammtflüssigkeiten einschliesslich der Zellen beziehen und nicht auf die von den Zellen getrennte Flüssigkeit (das Serum). Da die Zellen aber sehr viel Eiweiss enthalten, so werden selbstverständlich bei derartigen Bestimmungen die zellreicheren einen grösseren Eiweissgehalt zeigen, als die zellenärmeren, also Eiter einen grösseren Gehalt als die serösen Exsudate und die Transsudate[1]). Immerhin darf man aus anderen Gründen wohl annehmen, dass die Vorgänge, welche einen grösseren Gehalt an Zellen, zumal Eiterzellen, bedingen, auch die Durchlässigkeit der Gewebe für gelöstes Eiweiss erhöhen und dass also der Gehalt an Zellen und an gelöstem Eiweiss Hand in Hand gehen.

Der Unterschied im Eiweissgehalt der Transsudate ist sehr beträchtlich, er schwankt von ½ pro Mille und noch weniger bis zu 20 pro Mille und darüber[2]). Am geringsten ist er bei den normalen Transsudaten (Humor aqueus, Labyrinthflüssigkeit, Liquor cerebrospinalis) und von den pathologischen bei der Flüssigkeit des Hautödems, am grössten bei der Hydrocele, welcher dann in absteigender Reihenfolge die Transsudate des Brustfells und Pericards und des Bauchfells folgen. Im Grossen und Ganzen ist also die von

[1]) Mir ist nur eine Untersuchung von Hoppe-Seyler (Med.-chemische Untersuchungen. Heft 4. Berlin 1870. S. 490 und Physiolog. Chemie. S. 787) bekannt, in welcher der Gehalt des Eiterserums an Eiweiss gesondert bestimmt worden ist. Er betrug in 2 Bestimmungen 63,23 und 77,21 pro Mille. Da der betreffende Eiter aus Congestionsabscessen stammte, also schon längere Zeit im Körper stagnirt hatte, so ist vermuthlich auch hier ein Theil des Eiweisses auf zerfallene Eiterkörperchen zurückzuführen, worauf vielleicht auch der ziemlich hohe Gehalt an Lecithin und Cholestearin hindeutet.

[2]) Vgl. die Zusammenstellungen von Analysen bei Méhu, Arch. gén. de Méd. 1875. Febr., Ad. Reuss, Deutsch. Arch. f. klin. Med. 1879. XXIV. S. 608 ff., Runeberg, ebendas. 1884. XXXV. S. 266, H. Ranke, Ueber Punctionsflüssigkeiten in: Mittheilungen aus d. Würzburger Klinik von C. Gerhardt u. Fr. Müller II. Würzburg 1886. S. 189, sowie die unten folgenden Analysen von mir.

C. Schmidt auf Grund seiner bekannten Untersuchungen aufgestellte Reihenfolge des Eiweissgehaltes der Transsudate (Brustfell, Bauchfell, Hirnhöhlen, Unterhautzellgewebe) noch heute zutreffend. Doch kommen auch innerhalb eines und desselben Transsudationsbezirkes Schwankungen des Eiweissgehalts und mitunter recht beträchtliche Schwankungen vor, welche wohl von den Schwankungen des Blutdrucks, dem Ernährungszustand bezw. der Blutbeschaffenheit, den Resorptionsverhältnissen u. a. m. abhängen. Bei grossen und lange bestehenden Ergüssen kann die Flüssigkeit durch Resorption concentrirter werden, es kann aber auch die Resorption durch Druck auf die aufsaugenden Gefässe, Verschluss der Lymphspalten u. dgl. verändert werden und es kann schliesslich eine Aenderung der die betreffende Höhle auskleidenden Membran, Auflockerung und Abstossung des Endothels eintreten, welche auf die Beschaffenheit des Transsudates von Einfluss ist.

Die in den Transsudaten gelösten Eiweisskörper sind, so weit unsere Kenntniss reicht, dieselben, welche das Blut in Lösung enthält, also Serumalbumin, Globulin und Fibrinogen. Das gegenseitige Verhältniss derselben in den Transsudaten ist bisher noch wenig erforscht. Nur über das Verhältniss des Globulins zum Serumalbumin liegen einige Angaben vor, die aber noch keinerlei Schlüsse gestatten. F. A. Hoffmann[1]) fand den Quotienten Globulin : Serumalbumin bei Ascitesflüssigkeiten in ziemlich weiten Grenzen schwankend von 0,62—2,46, aber im Allgemeinen in ziemlich naher Uebereinstimmung mit dem Quotienten des Blutserums des betreffenden Patienten, welcher ja bekanntlich auch grosse Schwankungen zeigt. Dagegen fand Hammarsten[2]) in zahlreichen Untersuchungen von Hydrocele-flüssigkeiten weit geringere, wenn auch immer noch recht grosse Schwankungen jenes Quotienten nehmlich von 1,582—3,547 und einen Mittelwerth von 2,84, während er im Blutserum nach seinen Untersuchungen im Mittel 1,54 ist, d. h. mehr Globulin im Verhältniss zum Serumalbumin enthalten ist. Die grossen Schwankungen und Abweichungen in den Ergebnissen sind von

[1]) Arch. f. exp. Pathol. und Pharmakol. XVI. 1882. S. 133.

[2]) Upsala läkareförenings förhandl. 13. 583. nach Hofmann-Schwalbe's Jahresb. f. Anat. und Physiol. 1878. II. S. 368.

verschiedenen Umständen abhängig, vor allem wohl davon, dass auch bei einer und derselben Person der Quotient Globulin zu Serumalbumin der Blutflüssigkeit nicht unveränderlich ist, sondern wie Albr. E. Burckhardt[1]) nachgewiesen hat, unter Anderem durch längeres Hungern verändert wird. Es würde also darauf ankommen das Transsudat und im Moment seiner Entstehung zugleich das Blut zu untersuchen, eine Forderung, die sich schon deswegen wird schwer erfüllen lassen, weil die Transsudate ja meistens ganz allmählich entstehen und wachsen. Sodann kommt der verschiedene Gehalt an Zellen in Betracht u. a. m.

Ueber die quantitativen Verhältnisse des Fibrinogens in den Transsudaten lässt sich wegen der Schwierigkeit seiner Bestimmung nichts Sicheres sagen[2]). Dass sie trotz Fibringehalts bald gerinnen, bald nicht, wird wohl von dem Vorhandensein oder Fehlen derjenigen Bedingungen, welche für die Gerinnung überhaupt maassgebend, aber bisher ja noch keineswegs endgültig sichergestellt sind, abhängen[3]).

Alle diese bisher angegebenen das Eiweiss der Transsudate betreffenden Verhältnisse sind der Ansicht, dass es sich bei der Bildung derselben um eine Filtration aus dem Blute handle, durchaus günstig, sie stehen in keinem Widerspruch mit dem, was die zahlreichen Untersuchungen über den Eiweissgehalt der Filtrate bei der Filtration von Flüssigkeiten, die, wie das Blut, verschiedene Eiweisskörper und Salze gelöst enthalten, durch thierische Membranen übereinstimmend ergeben haben, nehmlich: dass alle solche Filtrate ausnahmslos Eiweiss enthalten, aber

[1]) Arch. f. exp. Pathol. und Pharmakol. XVI. 1883. S. 322.

[2]) Hammarsten (l. c.) hat einige annähernde Bestimmungen von „Fibrin“ in Hydroceleflüssigkeiten gemacht, welche im Mittel etwas über $\frac{1}{2}$ pro Mille ergaben.

[3]) In allem Vorhergehenden sind die Angaben von A. Béchamp (Thèse. Strassbourg 1856. Comptes rendus. 1879. T. 88. No. 11. Revue des savants étrangers. 1884. XXVIII. No. 3. Nouvelles recherches sur les Albumines par J. Béchamp. Paris 1887) über die Verschiedenheiten der Eiweisskörper in Transsudaten und Exsudaten etc. von dem Eiweiss des Blutes unberücksichtigt geblieben, weil sie mit den allgemein herrschenden und begründeten Ansichten ganz in Widerspruch stehen.

auch ausnahmslos weniger als die ursprüngliche Flüssigkeit und dass die verschiedenen Eiweisskörper in verschiedenem Verhältniss durch die Membran gehen. Man weiss ferner, dass die Beschaffenheit der Filtrate von dem wechselnden Einfluss gewisser Bedingungen abhängig ist, die auch im lebenden Organismus in Betracht kommen können und müssen, wenn auch ihr Einfluss nicht in jedem Einzelfall sich genau feststellen und abgrenzen lässt. Es sind dies die Zusammensetzung der filtrirenden Flüssigkeit, d. h. ihre Concentration und das wechselseitige Verhältniss ihrer einzelnen Bestandtheile zu einander, die Beschaffenheit der Filtermembran, die Temperatur der filtrirenden Flüssigkeit und endlich der Filtrationsdruck. Von dem letzteren, welchem stets der meiste Einfluss gerade auf den Eiweissgehalt der Transsudate und Filtrate zugeschrieben worden ist, wird später ausführlich gehandelt werden.

Nächst dem Eiweiss kommen bei den Transsudaten die Salze in Betracht. Ihr Gehalt ist im Gegensatz zu dem des Eiweisses in allen Transsudaten fast genau gleich und steht, wiederum im Gegensatz zum Eiweissgehalt, dem mittleren Salzgehalt des Blutplasmas sehr nahe, welcher bekanntlich 8,51 pro Mille beträgt. Die Schwankungen um diesen Mittelwerth nach oben und unten halten sich in sehr engen Grenzen und würden vielleicht noch etwas geringer ausfallen, als sie gefunden worden sind, wenn bei den Untersuchungen der Transsudate der Salzgehalt der bald mehr, bald weniger zahlreich vorhandenen Zellen die, wie bei dem Eiweiss (s. oben S. 222) immer mit in die Rechnung einbegriffen sind, in Abzug gebracht werden könnte. Indessen darf man diesen Umstand nicht zu hoch anschlagen, denn auch ganz klare und ganz oder nahezu zellenfreie Transsudate aus einem und demselben Transsudationsbezirk zeigen solche Schwankungen, die nicht von Schwankungen des Salzgehalts im Blutplasma selbst abhängen, weil auch dieser ja um einen gewissen Mittelwerth schwankt und zwar schon in der Norm in Folge der wechselnden Zufuhr von Salzen und wohl noch mehr in Krankheiten, wo noch anderweitige Bedingungen mitspielen.

Sehr bemerkenswerth ist, dass, wie aus den Untersuchungen

von C. Schmidt und Runeberg[1]) hervorgeht, der Salzgehalt der Transsudate nicht selten den Salzgehalt des Blutplasmas derselben Person etwas übersteigt.

Was von den Salzen im Allgemeinen, gilt auch von den einzelnen derselben, sicher wenigstens von dem Chlornatrium, dem Hauptbestandtheil der Salze in allen Transsudaten und zugleich demjenigen, über welchen allein hinreichende Bestimmungen vorliegen. Auch sein Procentgehalt ist in allen Transsudaten durchschnittlich gleich und fast genau derselbe, wie im Blutplasma. Für letzteres gilt als Normalwerth 5,5—5,9 pro Mille, ein Werth, um welchen der Kochsalzgehalt der Transsudate ebenfalls in engen Grenzen schwankt, doch so, dass er im Ganzen und Grossen eher etwas höher ist und 6, ja selbst 7 pro Mille erreicht[2]). Es scheint, dass gerade der Kochsalzgehalt der Transsudate häufiger, als anderer Salze oder als der Salzgehalt im Ganzen den Procentgehalt des Blutplasmas übertrifft.

Von den anderen Salzen der Transsudate ist wenig bekannt, man weiss nur, dass sie dieselben sind, die das Blut (Plasma) in Lösung enthält und dass sie ungefähr in demselben Mengenverhältniss zu einander stehen, wie im Blutplasma. Demnach überwiegen die Natronsalze und Chlorverbindungen bei Weitem alle anderen Aschenbestandtheile und sind die Kalisalze am schwächsten vertreten, ja können bis auf Spuren herabsinken[3]).

[1]) C. Schmidt, Charakteristik der epidem. Cholera. 1850. S. 120. — Runeberg, l. c. S. 287 ff.

[2]) S. Méhu, l. c., Ranke, l. c., Runeberg, l. c., und die unten folgenden Analysen.

[3]) Gewöhnlich wird angegeben, dass nach C. Schmidt die Cerebrospinalflüssigkeit besonders reich an Kali sei und deshalb eine Ausnahmestellung unter allen Transsudaten einnehme. Hierzu muss bemerkt werden, dass Schmidt einen Unterschied macht zwischen „Transsudaten des Choroidealplexus“ und „Transsudaten der Arachnoidea und Pia mater“, von denen letztere sich wie alle anderen Transsudate verhalten und dem Blutserum nahe stehen, erstere eben durch ihren Kaligehalt und auch sonst den Blutzellen nahe stehen sollen. Eine solche Unterscheidung kann heutzutage nicht mehr gemacht werden. Die Cerebrospinalflüssigkeit ist die im Subarachnoidealraum zwischen Dura und Pia enthaltene Flüssigkeit. Vielleicht war in einzelnen Fällen Schmidt's eine Beimengung von subpialer (perivasculärer) Lymphe Ursache des starken Kaligehalts. So würden sich die sehr

Wie sonach in Betreff der Salze alle Transsudate eine bemerkenswerthe Uebereinstimmung unter einander und mit dem Blutplasma zeigen, so verhält es sich auch mit den noch übrigen Bestandtheilen dieses letzteren, den sog. Extractivstoffen und überhaupt allen sonstigen Bestandtheilen, welche nicht zu den colloiden Körpern gehören. Soweit sie sich in Lösung befinden, gehen sie sämmtlich, mögen sie normale oder abnorme Bestandtheile sein, ausnahmslos in alle Transsudate (und beiläufig auch in die Exsudate) über; ja man kann sagen, dass ihr Uebergang aus dem Blut für diese Flüssigkeiten charakteristisch ist und sie von anderen Ausscheidungen (den wahren Drüsensecreten, dem Schleim) unterscheidet. Den besten Beweis hierfür liefern, um von den schwer nachweisbaren, oder im Blute selbst nur in geringen Mengen vorkommenden Körpern zu schweigen, der Gallenfarbstoff und das Hämoglobin. Das Vorkommen des ersteren in allen Transsudaten (auch in den Augenflüssigkeiten) und in den Exsudaten ist längst bekannt. Dass das im Blute gelöste Hämoglobin sich ganz ebenso verhält, hat man erst in neuerer Zeit, seitdem die klinische und experimentelle Hämoglobinämie und Hämoglobinurie Gegenstand der Forschung geworden sind, erkannt[1]). Beide aber kommen nicht in den Drüsenabsonderungen vor[2]).

Endlich muss nach Analogie angenommen werden, dass auch ganz heterogene Stoffe (Gifte, Arzeneimittel), welche in Blut gelöst sind, in die Transsudate übergehen. Von Untersuchungen hierüber ist mir nichts bekannt.

Mit einem Worte, alle im Blute gelösten nichtcolloiden Stoffe gehen in die Transsudate und zwar annähernd in dem-

grossen Schwankungen im Kaligehalt der von ihm untersuchten Flüssigkeiten erklären. Uebrigens fanden Andere einen äusserst geringen Gehalt an Kali, z. B. Schtscherbakoff (Deutsches Arch. f. klin. Med. 1870. VII. S. 225) nur 0,9 pro Mille.

[1]) S. Ponfick in diesem Archiv Bd. LXII. 1874. S. 273. — Lichtheim in Volkmann's Sammlung klin. Vortr. 1878. S. 134 (S.-Abdr. S. 20).

[2]) Der Urin gehört nicht zu den reinen Drüsenabsonderungen, wie ich früher schon (Die Albuminurie im gesunden und kranken Zustande. Berlin 1882. S. 24ff. Verhandl. der Physiol. Ges. zu Berlin. 1881—1882. No. 6) dargelegt habe, sondern ist ein Gemenge von Transsudat und Secret und verhält sich deshalb in vieler Beziehung wie ein Transsudat.

selben Verhältniss, in welchem sie sich dort befinden. Dagegen finden sich niemals in frischen, unzersetzten Transsudaten solche Stoffe, welche nicht vorher im Blut gelöst gewesen sind. Die Transsudate enthalten nur schon vorgebildete, vom Blutplasma gelieferte Stoffe, es giebt keine ihnen allein, oder auch nur einem einzigen Transsudat allein ausschliesslich eigenthümlichen specifischen Körper, wie es bei den meisten reinen Drüsensecreten der Fall ist und es fehlt den Geweben, welche Transsudate liefern, auch die elective Fähigkeit der Drüsen, d. h. die Fähigkeit, entweder überhaupt nur bestimmten Stoffen aus dem Blute den Durchgang zu gestatten, oder doch in einer den relativen Gehalt des Blutplasmas weit überschreitenden Menge.

Alles dies entspricht so vollständig den Vorgängen bei der Filtration durch thierische Membranen ausserhalb des Körpers, dass auch in dieser Beziehung sowie bei der Eiweissabsonderung, einer Gleichsetzung der Transsudation mit der Filtration nicht das geringste Bedenken entgegensteht. Es wäre ganz überflüssig, die Uebereinstimmung beider Vorgänge in allen Einzelheiten aufzuzählen. Nur auf einen Punkt sei besonders hingewiesen. welcher vielleicht Manchem bedenklich vorkommen könnte, nehmlich darauf, dass der Salzgehalt der Transsudate nicht selten denjenigen des Blutplasmas übersteigt (S. 226). Es ist nehmlich eine vielfach verbreitete Ansicht, dass das Filtrat von Salzlösungen oder überhaupt von Lösungen crystalloider Körper genau dieselbe quantitative Zusammensetzung haben müsse, keinenfalls einen höheren Gehalt an jenen Körpern zeigen könne, als die ursprüngliche Lösung und dass, wenn in einer thierischen Absonderung sich ein Körper in grösserem Gehalt als im Blutplasma finde, dies ohne Weiteres gegen eine Filtration (Transsudation) und für eine specifische Secretion durch Thätigkeit von Drüsenzellen spreche [1]). Diese Ansicht ist falsch, wenigstens wenn es sich, wie bei der

[1]) So hat noch kürzlich J. G. Adami (Journ. of Physiology. Vol. VI. No. 6. p. 411) behauptet, dass, weil er bei künstlich erzeugter Hämoglobinurie im Urin einen grösseren Procentsatz von Hämoglobin fand, als im Blutserum, das Hämoglobin nicht durch einfache Filtration in den Urin gelangt sein könne.

Transsudation aus dem Blut, um eine Lösung handelt, welche zugleich colloide und crystalloide Körper enthält. Denn bei solchen Lösungen übertrifft der Salzgehalt des Filtrats gar nicht selten denjenigen der ursprünglichen Flüssigkeit, wie schon vor vielen Jahren von Hoppe-Seyler und von W. Schmidt gefunden und neuerdings von Runeberg und Ad. Loewy bestätigt worden ist[1]). Der Letztere fand in dem Filtrat in über der Hälfte aller Versuche (in 16 von 30) eine Zunahme des Salzgehalts, welche bis mehr als 50 pCt. betrug. —

Die chemische Zusammensetzung der Transsudate für sich allein steht also mit der Annahme, dass es sich bei ihrer Bildung um eine Filtration aus dem Blute handle, nirgends in Widerspruch. Nun aber erhebt sich die wichtige Frage nach dem Verhalten der Transsudation und der Transsudate bei wechselndem Blutdruck. Für die Filtration ist bekanntlich der Druck, unter welchem die Flüssigkeit steht, von grossem Einfluss und insbesondere bei Colloidlösungen ist von ihm nicht blos die Menge des Filtrats, sondern auch seine sonstige Beschaffenheit, das Mengenverhältniss seiner einzelnen Bestandtheile abhängig. Von der Filtrationstheorie ausgehend, hat man nun bis noch vor nicht langer Zeit jene Frage in dem Sinne beantwortet, wie es die Erfahrungen mit Filtrirversuchen ausserhalb des Thierkörpers zu verlangen schienen, nehmlich dass wie die Menge des Filtrats und sein Eiweissgehalt, so auch diejenige seines Transsudats mit steigendem Druck zunehme, dagegen der Gehalt an Salzen (und anderen crystalloiden Körpern) sich wenig oder gar nicht verändere. Hiergegen trat bekanntlich Runeberg auf mit Versuchen, aus denen er schloss, dass der Eiweissgehalt des Filtrats gerade bei sinkendem Druck zu, bei steigendem Druck abnehme, während Gottwalt, v. Bamberger, v. Regéczy auf Grund von ähnlichen Versuchen wieder zu entgegengesetzten, mehr die ältere Lehre bestätigenden Schlüssen gekommen sind[2]). Man begreift diese Widersprüche wohl, wenn

[1]) Hoppe-Seyler in diesem Archiv Bd. IX. 1856. S. 245. — W. Schmidt in Poggendorff's Ann. CXIV. 1861. S. 337. — Runeberg in Arch. d. Heilk. XVIII. 1877. S. 55. — Ad. Löwy, Ztschr. f. physiol. Chemie. IX. 1885. S. 537 und Dissert. inaug. Berlin 1885.

[2]) Runeberg, Arch. d. Heilk. l. c. und Pflüger's Arch. 1884. XXXV.

man die mitgetheilten Versuche im Einzelnen ansieht, denn auf keiner von beiden Seiten sind die Ergebnisse durchweg in einem Sinne und so schlagend ausgefallen, dass daraus eine allgemein gültige Regel abgeleitet werden könnte. Höchst wahrscheinlich hängt dies von Verschiedenheiten der Filtermembran und von Veränderungen ab, welche sie ausserhalb des Körpers in ungleicher und nicht zu berechnender Weise erleidet.

Wenn es schon deswegen misslich ist, eine Anwendung von diesen Filtrationsversuchen auf die Lehre von der Transsudation im lebenden Organismus zu machen, so steht dem noch ein anderer Umstand von viel grösserer Bedeutung entgegen, der nehmlich, dass die Durchtrittsmembran im lebenden Organismus sich zweifellos verschieden verhält, je nachdem der arterielle oder venöse Druck erhöht ist. Was also auch die Filtrationsversuche mit todten thierischen Membranen ergeben mögen, für die Lehre von der Transsudation sind sie von geringem Werth, denn hier handelt es sich um lebende in ihrer Structur von der Blutzufuhr abhängige Membranen. Und deshalb ist die Fragestellung und die Beantwortung nicht so einfach, wie bei der Filtration ausserhalb des Körpers. Es fragt sich vielmehr: wie verhält sich die Transsudation bei Erhöhung des arteriellen Drucks (bei der activen Congestion, oder Wallung) und wie bei der venösen Drucksteigerung (Stauung). Welche Veränderungen zeigt das Transsudat in dem einen und in dem andern Falle in Bezug auf Menge und Gehalt seiner Bestandtheile, des Eiweisses und der Salze, als Vertreter der colloiden und crystalloiden Körper?

Diese Frage kann ihre Beantwortung selbstverständlich nur durch Untersuchungen am lebenden Organismus finden. Doch sind dahin zielende Untersuchungen bis jetzt nur wenig angestellt worden und die wenigen haben die hier gestellten Fragen nicht in ihrem ganzen Umfang in Angriff genommen, sondern sich fast ausschliesslich mit den Mengenverhältnissen der Transsudation beschäftigt. Aber auch nicht einmal in dieser einen

S. 54. — Gottwalt, Ztschr. f. physiol. Chemie. 1880. IV. S. 423. — v. Bamberger, Wiener med. Blätter. 1881. No. 5 u. 6. — v. Regéczy, Pflüger's Archiv. 1884. XXXIV. S. 431.

Beziehung ist die Frage endgültig abgeschlossen, weil die vorliegenden Versuche kein übereinstimmendes Ergebniss geliefert haben. Zum nicht geringen Theil ist die Ursache dafür darin zu suchen, dass das Thierexperiment keinen recht geeigneten Boden und Angriffspunkt für jene Fragen findet, da normaler Weise es nur zwei einigermaassen zugängliche Transsudate, die Cerebrospinalflüssigkeit und den Humor aqueus, giebt, beide, wie sich später noch zeigen wird, nur äusserst schwierig zu verwerthen. Man hat deshalb vorzugsweise die aus grösseren Lymphgefässen fliessende Lymphe zum Gegenstand der Forschung gewählt. Was über diese zunächst vorliegt ist Folgendes:

Steigerung des venösen Drucks, wie sie z. B. durch Verschliessung des Hauptvenenstammes eines Körpertheiles hervorgebracht wird, hat nach den Untersuchungen Tomsa's[1]), welche allseitige Bestätigung gefunden haben, zur Folge, dass der Abfluss der Lymphe aus den zugehörigen Gefässen steigt.

Ueber die Folgen, welche auf Aenderungen des arteriellen Drucks in dem Lymphstrom eintreten, haben Tomsa's Versuche keinen befriedigenden Aufschluss gegeben. Nach weiteren in Ludwig's Laboratorium von Paschutin[2]) und Emminghaus[3]) angestellten Untersuchungen, sollte arterielle Druckerhöhung, wie sie bei der Durchschneidung der verengenden Gefässnerven zu folgen pflegt (z. B. im N. ischiadicus) in der Regel den Ausfluss aus den betreffenden Lymphgefässstämmen nicht beschleunigen, auch nicht, wenn durch besondere Maassnahmen (Reizung des Rückenmarks) die active Congestion in dem Gebiete der Gefässlähmung noch gesteigert werde. Zu ähnlichen Ergebnissen kam Jankowsky[4]) bei seinen unter Cohnheim's Leitung angestellten Untersuchungen über die Bedeutung der Gefässnerven für die Entstehung des Oedems. Auch er fand unter normalen Verhältnissen die Durchschneidung des N. ischiadicus ohne Einfluss auf die aus den Lymphstämmen desselben Beines ab-

[1]) Wiener akad. Sitzungsber. 1862. XLVI. S. 185.

[2]) Paschutin, Ber. d. Kgl. sächs. Ges. d. Wissensch. Math.-phys. Classe. 1873. Febr. 21.

[3]) Emminghaus, ebendas. Juli 22.

[4]) Jankowski, dieses Archiv Bd. XCIII. 1883. S. 259.

fliessenden Mengen. Nur bei hydrämischen Thieren fand er eine Steigerung der Ausflussmenge und ebenso, wenn an dem betreffenden Bein (mit durchschnittenen Nerven) eine Entzündung bestand, während wiederum früher schon Lassar[1]) gleichfalls in Cohnheim's Laboratorium auch an dem entzündeten Bein keinen Einfluss der Nervendurchschneidung weder auf Menge noch Beschaffenheit der Lymphe hatte finden können.

Ist hier schon bei abnormen Verhältnissen keine rechte Uebereinstimmung, so stehen vollends in Betreff der Abhängigkeit des Lymphgefässstromes vom arteriellen Druck unter normalen Verhältnissen die Versuchsergebnisse, welche in Heidenhain's Laboratorium gewonnen sind durch Ostroumoff[2]) und Marcacci[3]) an der Zunge durch Reizung des Lingualis, Rogowicz[4]) am Bein und Ohr nach Durchschneidung des Ischiadicus bezw. Reizung der Gefässerweiterer, endlich von Pekelharing und Mensonides[5]) bei Reizung des durchschnittenen Ischiadicus und von Dourdouffi[6]) gleichfalls bei Durchschneidung des Ischiadicus, in geradem Gegensatz zu jenen eben erwähnten. Uebereinstimmend wurde hier gefunden, dass Vermehrung des arteriellen Zuflusses auch bei ungehindertem Venenabfluss die

[1]) Lassar, dieses Archiv Bd. XLIX. 1877. S. 516.

[2]) Nach Cohnheim's Allg. Pathologie. II. Aufl. 1. 1882. S. 135.

[3]) Marcacci, Lo Sperimentale. 1883. II. S. 270.

[4]) Rogowicz, Pflüger's Archiv. XXXVI. 1885. S. 252. Rogowicz spricht am Schluss seiner Arbeit die Ansicht aus, dass eine Vermehrung der Lymphe auch ohne Zunahme der Blutzufuhr stattfinden könne, weil er nach Curarisirung die Ausflussmenge noch steigen sah, ohne dass eine Temperaturerhöhung des betreffenden Beins eintrat. Er geht dabei von der unbegründeten und sehr anfechtbaren Voraussetzung aus, dass die Temperatur eines Körpertheils ein sicherer Maassstab für die Blutzufuhr zu demselben sei. Bei Vergiftung mit Curare, welches den Stoffwechsel der Gewebe erheblich herabsetzt, insbesondere höchst wahrscheinlich den Verbrauch von Glycogen und Zucker in den Muskeln und damit die Wärmebildung in denselben, ist eine Abnahme der Temperatur eines Körpertheiles trotz gesteigerter Blutzufuhr wohl denkbar, ja sogar wahrscheinlich.

[5]) Arch. neerland. des sciences exactes et nat. XXI. Bd. 69. 1. Virchow-Hirsch's Jahresb. 1886. I. S. 236.

[6]) Dourdouffi, Arch. slaves de Biol. II. S. 346. Centralbl. f. d. med. Wiss. 1887. No. 42. S. 787.

Menge der aus den zugehörigen Lymphstämmen gewonnenen Flüssigkeit steigert.

Ueber den Einfluss der Blutdruckveränderungen auf die Zusammensetzung der Gefässlymphe liegen noch spärlichere, aber ebenso sich widersprechende Angaben vor. Nach Paschutin und Emminghaus soll der feste Rückstand des Lymphserums im umgekehrten Verhältniss zur Ausflussmenge stehen, während dagegen in einem Versuch von Rogowicz nach der Untersuchung von Dr. Röhmann sich kein Unterschied ergab. Ebenso wenig fanden Lassar und Jankowsky bei der Entzündungslymphe einen Einfluss der Nervendurchschneidung auf den Gehalt an festen Bestandtheilen.

Wie alle diese auffälligen Zwiespältigkeiten zu erklären seien, können wir dahingestellt sein lassen, da für die Frage nach dem Verhalten der Transsudation aus den Capillaren, der eigentlichen Gewebslymphe, das Verhalten des aus den grossen Lymphstämmen ausfliessenden Gefässinhalts nicht ohne Weiteres maassgebend ist. Diese Gefässlymphe unterscheidet sich von jener, worauf wiederholt, und auch von mir[1]), schon hingewiesen worden ist, morphologisch wie chemisch. Es wird genügen, darauf hinzuweisen, dass das Serum dieser Lymphe 20—30 pro Mille und mehr Eiweiss enthält, während in normalen Transsudaten, wie dem Humor aqueus oder der Cerebrospinalflüssigkeit 1—3 p. M. und weniger Eiweiss sich findet. Insbesondere aber lassen die Strömungsverhältnisse der Gefässlymphe keinen unmittelbaren Schluss auf die Transsudation aus den Capillaren zu. Denn an der Aufsaugung des Gewebssaftes sind ausser den Lymphgefässen auch die Blutgefässe betheiligt, wie die altbekannten Versuche von Magendie bewiesen haben und die Fortbewegung der Lymphe in den Gefässstämmen, deren Wände ja nicht nur elastische Fasern, sondern auch contractile Muskelfasern besitzen, hängt von vielen zum Theil rein äusserlichen Momenten ab, die den ohnehin sehr geringen Druck, unter welchem der Inhalt steht, leicht in der verschiedensten Weise beeinflussen können. In der That hört der Ausfluss aus seinem geöffneten Lymphgefässstamme häufig ganz auf und muss erst

[1]) H. Senator, Die Albuminurie im gesunden und kranken Zustande. Berlin 1882. S. 28 ff.

durch Bewegungen des Gliedes, Streichen und Ausdrücken hervorgerufen werden. Daraus auf die Verhältnisse der Transsudation aus den Capillaren zu schliessen, ist doch wohl nicht statthaft. Nur in dem Fall, dass der Ausfluss ungewöhnlich reichlich ist, dürfte der Schluss erlaubt sein, dass auch der Zufluss von Gewebssaft zu den Anfängen der Lymphgefässe zugenommen habe und dies dürfte wiederum als Folge einer stärkeren Transsudation betrachtet werden, wenn anderweitige Einwirkungen (wie z. B. verstärkter Druck von aussen) ausgeschlossen sind.

In diesem Sinne verwerthet, lassen die vorstehend angeführten Versuche über den Lymphstrom den Schluss zu, dass die Transsudation bei venöser Stauung zunimmt. Der Einfluss der arteriellen Drucksteigerung auf die Stärke der Transsudation wird verschieden angegeben und über die Veränderungen in der Zusammensetzung der Transsudate bei wechselnden Blutdruckverhältnissen ist aus diesen Versuchen gar nichts zu entnehmen.

So bleiben denn für das Experiment am Thier nur noch die beiden oben genannten wirklichen Transsudate, welche in der Norm schon vorhanden und zugänglich sind, die Cerebrospinalflüssigkeit und der Humor aqueus. Bei ihnen würden ja alle Bedenken, welche eben gegen die uneingeschränkte Verwerthung der Versuche mit dem Lymphgefässinhalt geltend gemacht worden sind, fortfallen. Leider aber hat ihre Untersuchung in Beziehung auf die in Rede stehenden Fragen mit den grössten Schwierigkeiten zu kämpfen und wohl aus diesem Grunde hat sich ihnen die Forschung noch weniger zugewandt, als der Gefässlymphe.

Von der Cerebrospinalflüssigkeit ist mir nur bekannt: erstens die Angabe von Ph. Knoll[1]), dass ihr Druck ansteigt bei arterieller Hirnhyperämie, wie sie nach vorhergegangener Anämie, oder nach Reizung sensibler Nerven eintritt und zweitens die Angabe von Naunyn und Falkenstein[2]), dass der Subarachnoidealdruck zunimmt sowohl bei venöser Hyperämie wie bei Steigerung des Aortendrucks. Die letztere bewirkten sie entweder durch Dyspnoe, oder durch Strychninvergiftung,

[1]) Wiener akad. Sitzungsber. XCIII. 1886. Abth. 3. S. 217.
[2]) Arch. f. experim. Pathol. u. Pharmakol. XXII. 1887.

oder durch Compression der Aorta. Die ersten beiden Methoden (Dyspnoë, Strychnin) sind indess zur Lösung derartiger Fragen überhaupt ungeeignet, weil dabei bekanntlich der Druck in der Aorta in Folge der Contraction der kleinen Arterien steigt und demnach keine arterielle Hyperämie, sondern Ischämie und selbst venöse Stauung bewirkt wird. In mancher Beziehung ähnliche, wenn auch nicht ganz gleiche Folgen dürfte die dritte Methode, die (wirksame) Compression der Aorta haben, da die Blutzufuhr in allen unterhalb der Compressionsstelle gelegenen Arterien, also auch in den betreffenden Intercostalarterien und den aus ihnen entspringenden Spinalästen gehemmt wird, während sie in den oberhalb gelegenen steigt. Wie weit sich diese beiden Wirkungen beeinflussen, um wie viel die eine die andere überwiegt, ist schwer zu bemessen. Es ist möglich, aber nicht sicher, dass die Gesammtwirkung auf den ganzen Subarachnoidalraum im Gehirn und im Rückenmark dennoch in einer arteriellen Hyperämie besteht.

Ueber das Verhalten der Transsudation geben aber alle diese Versuche überhaupt keinen Aufschluss, denn wie Naunyn und Falkenstein mit Recht bemerken, werden die Drucksteigerungen im Subarachnoidalraum, sowohl diejenigen, welche der Erhöhung des arteriellen Blutdrucks (richtiger: des Aortendrucks), als auch diejenigen, welche der Venenstauung folgen, durch die hierbei stattfindenden Erweiterungen der Blutgefässe vermittelt. —

Mit den Untersuchungen über den Humor aqueus steht es nicht viel besser, denn die meisten beziehen sich auch nur auf die Druckverhältnisse in der Augenkammer. Allein dieser hängt eben auch nicht blos von der Menge des Kammerwassers ab, sondern auch von gewissen anderen Momenten, wie Ausdehnung der Gefässe, Weite der Pupille, Muskelcontractionen und erlaubt also keinen Schluss auf die Transsudation. Dazu kommt, dass die in der Absicht, den arteriellen Druck zu erhöhen, angewandten Methoden entweder nur den Aortendruck erhöhen, aber keine arterielle Hyperämie hervorbringen, auf welche es hier doch allein ankommt (so, wie schon eben erwähnt, die Dyspnoë und gewisse Gifte) oder dass sie complicirte Wirkungen, d. h. neben der arteriellen Hyperämie noch andere Veränderungen zu Wege bringen, deren Einfluss störend ist. Dies gilt ebenfalls von gewissen Giften und besonders auch von der zur Erzeugung arterieller Hyperämie so vielfach geübten Durchschneidung des Sympathicus. Wenn wirklich danach nur diese Hyperämie und Nichts weiter einträte, so müsste der intraoculare Druck dabei regelmässig steigen. Dies ist keineswegs immer der Fall, wie die Untersuchungen von Adamük, v. Hippel und Grünhagen, Höltzke, Schultén u. A. ergeben haben. Vermuthlich beruhen die Verschiedenheiten der Wirkung auf mehreren Ursachen, z. B. darauf, dass die glatten Orbitalmuskeln gelähmt, oder anfänglich durch den Reiz des Schnittes vielleicht gereizt werden, sodann darauf, dass im Halstheil des N. sympathicus auch Gefässe erweiternde Fasern für das Auge verlaufen, deren Durchschneidung bald mehr, bald weniger Einfluss ausübt und den Gefäss verengenden entgegenwirkt[1]).

Wir übergehen deshalb alle auf Veränderungen des Kammerdrucks bezüglichen Angaben und haben dann nur noch einige wenige Angaben über das Verhalten des Kammerwassers bei Blutdrucksteigerung anzuführen. Es sind dies die folgenden: Adamük[2]) fand bei arterieller Drucksteigerung in Folge von Verschluss der absteigenden Aorta eine Zunahme des Kammerwassers, ebenso nach Lähmung des Sympathicus, wenn vorher durch Herabsetzung des intraocularen Drucks schon eine Vermehrung stattgefunden hatte; bei Reizung des Trigeminus, welche auch eine active Erweiterung der Augengefässe bewirkt, konnte er keine Vermehrung beobachten. Im Gegensatz dazu fanden v. Hippel und Grünhagen[3]) eine deutliche Zunahme der Transsudation in der vorderen Augenkammer nach Reizung des Trigeminus durch Nicotin. Eine Zunahme bei Lähmung (Durchschneidung) des Sympathicus beobachteten auch Schöler und Uhthoff[4]) und eine noch beträchtlichere Steigerung bei Durchschneidung des Trigeminus. Endlich fand auch Chabbas[5]),

[1]) Vgl. L. Bellarminoff in Pflüger's Arch. XXXIX. 1886. S. 467.
[2]) Wiener akad. Sitzungsber. 1869. LXIX. 2. Febr. S. 419.
[3]) Arch. f. Ophthalmol. 1869. XV. S. 265.
[4]) Jahresbericht über die Wirksamkeit der Augenklinik von Prof. Schöler in Berlin 1881. Berlin 1882. S. 58 ff.
[5]) Pflüger's Arch. XVI. 1877. S. 143. — Die von Adamük und unter

der unter Grünhagen's Leitung arbeitete, eine Vermehrung des Kammerwassers bei auf verschiedene Weise erzeugter arterieller Druckerhöhung.

Ueber den Einfluss des erhöhten Venendrucks auf das Kammerwasser liegen directe Untersuchungen meines Wissens nicht vor. Dass der intraoculare Druck dabei steigt, weiss man aus den Untersuchungen von Adamük, Leber, Höltzke und v. Schultén über die Folgen der Unterbindung der Venae vorticosae, oder der grossen Venenstämme am Halse. Vielleicht ist es erlaubt, hieraus auf eine Zunahme des Kammerwassers zu schliessen, ganz sicher ist dieser Schluss aus den eben angegebenen Gründen nicht.

Ueber Veränderungen in der Zusammensetzung des Kammerwassers bei den wechselnden Verhältnissen des Blutstroms weiss man Nichts. Nach Durchschneidung des Sympathicus oder Reizung des Trigeminus ist es stärker eiweisshaltig, als in der Norm gefunden worden, allein da hier noch andere Bedingungen, als sie die blosse arterielle Hyperämie an sich bedingen würde, in's Spiel kommen, so lässt sich aus jener Thatsache für die die Wirkung dieser Nichts entnehmen.

Ich selbst habe versucht gerade auch an dem Humor aqueus, weil er ein reines Transsudat darstellt, den Einfluss der Blutdruckveränderungen experimentell zu prüfen, bin aber, und zwar leider erst nach vielen Opfern an Thieren, zu der Ueberzeugung gekommen, dass die vordere Augenkammer durchaus kein günstiges Feld für derartige Versuche ist, ja dass gerade hier er-

Grünhagen's Leitung von Jesner (Pflüger's Arch. XXIII. 1880. S. 14) angestellten Versuche, bei denen der Druck in der vorderen Kammer durch ein in dieselbe eingeführtes Manometerrohr mit verschieden hoher Wassersäule verändert wurde, kommen für die uns beschäftigenden Fragen nicht in Betracht. Bei dieser Versuchsanordnung bewirkt eine Erhöhung des Druckes in der vorderen Kammer eine Compression aller Gefässe der arteriellen, venösen (und lymphatischen), eine Erniedrigung des Drucks bewirkt umgekehrt eine Erweiterung derselben durch Ansaugen und damit Vermehrung des Zuflusses, Erschwerung des Abflusses. Selbstverständlich wird im letzteren Fall die Menge des Kammerwassers zunehmen. Der Eiweissgehalt desselben wurde von Jesner im ersteren Fall vermindert, im zweiten erhöht gefunden.

schwerende und störende Einflüsse in einem Grade zusammentreffen, welcher die Gewinnung fehlerloser und ganz einwandfreier Ergebnisse fast unmöglich macht[1]).

Was zunächst die arterielle Drucksteigerung betrifft, so liegt schon eine Schwierigkeit darin, dass wir keine einfache Methode haben, eine arterielle Hyperämie und nur diese, ohne andere Nebenwirkungen zu erzeugen. Ich habe vorher schon darauf hingewiesen, dass die meisten und gewöhnlich zur Anwendung kommenden Methoden, welche den Aortendruck erhöhen, dies durch Zusammenziehung der kleinen Arterien bewirken, also keine arterielle Hyperämie, sondern im Gegentheil Ischämie erzeugen; ich habe auch schon erwähnt, dass gewisse Gifte, welche den Kammerdruck erhöhen, oder arterielle Hyperämie erzeugen, zugleich Reizungserscheinungen bedingen und deshalb ebenfalls für unsern Zweck ungeeignet sind, sowie dass die Durchschneidung des N. sympathicus mehr als blosse arterielle Hyperämie erzeugt. Es bleiben dann nur noch zwei einigermaassen brauchbare Methoden übrig, nehmlich die Zusammendrückung der Aorta abdominalis und die Durchschneidung des Rückenmarkes an einer möglichst hoch gelegenen Stelle mit Reizung des unteren Abschnittes. Aber auch diese sind nicht frei von gewissen, gerade hier sehr störenden Nebenwirkungen, auf welche ich gleich zurückkommen werde. Ein zweiter und sehr störender, aber doch nicht zu vermeidender Uebelstand ist, dass das wiederholte Einführen oder das längere Verweilen der Canülen, wie es doch nöthig ist, wenn man die Veränderungen unter den wechselnden Verhältnissen des Blutdrucks erforschen will, einen Reizzustand in den Geweben des Augapfels erzeugt, der sicherlich nicht ohne Einfluss auf Menge und Beschaffenheit des Kammerwassers ist. Drittens ist der Druck in der vorderen Augenkammer im Allgemeinen so niedrig, dass durch eine Canüle etwa von dem Umfang einer Pravaz'schen Hohlnadel (viel dickere darf man selbstverständlich nicht einführen) gewöhnlich nur ganz geringe Mengen abfliessen, so dass die Fehlergrenzen für quantitative Bestimmungen unver-

[1]) Diese Versuche sind im hiesigen landwirthschaftlichen Institut im Laboratorium des Hrn. Prof. N. Zuntz ausgeführt, welchem ich für seine liebenswürdige Unterstützung zu grossem Dank verpflichtet bin.

hältnissmässig gross werden. Auch stockt, bald früher, bald später, in Folge der eintretenden entzündlichen Reizung und der durch sie bedingten Gerinnung des Kammerwasser, nicht selten der Ausfluss ganz. Man kann, um die dauernde Reizung durch eine liegenbleibende Canüle zu vermeiden, statt dessen das Kammerwasser mit einer Pravaz'schen Spritze von Zeit zu Zeit entleeren, aber dann schafft man durch Ansaugen und Verminderung des Drucks eine Complication, welche die Beurtheilung stört (s. S. 237 Anmerkung) und die wiederholte Einführung der Spritze macht schliesslich auch eine entzündliche Reizung. Viertens ist, um willkürliche, oder reflectorische Bewegungen des Augapfels bei Einführung der Spritze oder einer Canüle und bei deren längerem Verweilen in der Kammer zu verhüten, bei vielen Versuchen die Curarisirung der Thiere nothwendig. Das Curare bewirkt aber für sich allein schon Aenderungen sowohl der Menge als der Beschaffenheit der Transsudate. Dass die Menge der transsudirenden Flüssigkeit unter dem Einfluss des Curare steigt, ist aus der starken Zunahme des Lymphstroms (Paschutin, Rogowicz) zu schliessen und die sonstige Beschaffenheit anlangend, so hat schon Jesner (l. c.) gefunden und ich kann es durchaus bestätigen, dass Eiweissgehalt und Gerinnbarkeit des Humor aqueus bei curarisirten Thieren zunehmen. Dazu kommt noch, dass die nothwendig lange, über Stunden sich erstreckende Curarisirung allmählich den Gefässapparat schädigt, so dass schliesslich die gewünschten Druckveränderungen sich nicht mehr mit Sicherheit erzielen lassen. Eine fünfte Complication ist dadurch gegeben, dass die Druckschwankungen im Gefässsystem und insbesondere im Gehirn oder im Auge selbst den Contractionszustand der Pupille beeinflussen, welcher seinerseits wieder auf die Spannungsverhältnisse in der vorderen Kammer und damit auf die Transsudation in verschiedener und unberechenbarer Weise einwirkt[1]). Bei Aortencompression z. B. tritt fast regelmässig eine Verengerung der Pupille von verschieden langer Dauer ein, bei Reizung des Rückenmarkes habe ich bald Verengerung, bald Erweiterung derselben gesehen.

[1]) S. Bellarminoff, l. c. S. 470.

Kurz, es ist sehr schwer und mir wenigstens nicht gelungen, die Versuche so einzurichten, dass sie über alle in Frage kommenden Punkte entscheidende Auskunft gegeben hätten, namentlich ist es mir nicht gelungen, was für eine entscheidende Beweisführung so wünschenswerth wäre, an einem und demselben Thiere eine Versuchsreihe mit Steigerung und Erniedrigung des arteriellen Drucks ohne die genannten Störungen durchzuführen. Ich unterlasse es deshalb, die Versuche hier einzeln wieder zu geben und begnüge mich damit, dasjenige anzuführen, was sich aus einer Vergleichung der unter verschiedenen Versuchsbedingungen erhaltenen Befunde ergeben hat. Als Versuchsthiere dienten Katzen und Kaninchen. Zur Erzeugung arterieller Hyperämie habe ich die beiden oben erwähnten Methoden (Aortencompression, elektrische Reizung des unteren Rückenmarksabschnittes) in Anwendung gezogen, ausserdem aber die Durchschneidung des Sympathicus einer Seite, oder beider Seiten benutzt.

Mit Sicherheit kann ich nur eine Thatsache als Ergebniss anführen, nehmlich: dass arterielle Drucksteigerungen ohne Einfluss auf den Gehalt des Kammerwassers an NaCl, also wahrscheinlich an Salzen überhaupt sind. Ich schliesse dies daraus, dass sowohl nach blosser Curarisirung, wie nach Sympathicusdurchschneidung mit oder ohne voraufgegangene Curarisirung, nach Rückenmarksreizung und Aortencompression derselbe Gehalt an NaCl gefunden wurde, wie bei Thieren, die schon während der ersten Vorbereitungen des Versuchs in der Aether- oder Chloroformnarkose ohne jeden sonstigen Eingriff starben, nehmlich 5,9—6,6 pro Mille, also gerade so viel, wie die Transsudate überhaupt enthalten (vgl. oben S. 226)[1]).

[1]) Unter 20 Bestimmungen erhielt ich 4 Mal abweichende Werthe, nehmlich: 8 (2 Mal), 8,3 und 1,2 pro Mille. Da es sich in allen diesen Fällen um stark eiweisshaltige Flüssigkeit, aber nur um sehr geringe Mengen (höchstens 1,5 ccm!) dieser Flüssigkeit selbst handelte, so glaube ich diese Abweichungen auf Fehler in der Bestimmung zurückführen zu dürfen. — Die Bestimmung des NaCl geschah nach Ausfällung des Eiweisses mit Salpetersäure, Filtriren durch aschefreies Filter, Auswaschen mit heissem Wasser, in dem vereinigten neutralisirten Filtrat und Waschwasser mit chromsaurem Silberoxyd nach Mohr.

Ueber den Einfluss des erhöhten Drucks auf die Menge des Kammerwassers kann ich aus den oben angegebenen Gründen keine sicheren Angaben machen. Es schien mir allerdings, dass namentlich nach Aortencompression und nach Sympathicusdurchschneidung mehr Kammerwasser in der Zeiteinheit ausfloss, oder dass die entleerte Kammer sich schneller wieder füllte, als ohne dieselben. Allein das letztere, die Wiederanfüllung, ist kein zuverlässiges Maass, da man nicht weiss, ob bei den vorangegangenen Entleerungen jedesmal die gleichen Mengen zurückgeblieben waren und die Schnelligkeit des Ausfliessens würde zu einem sicheren Schluss nur berechtigen, wenn die anderweitigen Druckverhältnisse in der vorderen Kammer sich stets gleich blieben, was, wie ich vorher angeführt habe, nicht der Fall ist.

In Betreff des Eiweissgehaltes bin ich ebenfalls zu keinem ganz sicheren Ergebniss gekommen, weil durch die Vorbereitung zu den eigentlich entscheidenden Eingriffen, durch die Curarisirung, auch wohl durch die mechanischen Reizungen bei den Punctionen der vorderen Kammer der Inhalt derselben schon stärker eiweisshaltig als normal geworden war und durch blosse Schätzung ein sicheres Urtheil über Zu- oder Abnahme des Eiweissgehaltes nach Eintritt der arteriellen Hyperämie (durch Aortencompression oder Rückenmarksreizung) sich nicht gewinnen liess. Von einer genauen quantitativen Bestimmung musste bei den geringen zu Gebote stehenden Flüssigkeitsmengen abgesehen werden. Günstiger liegen die Verhältnisse bei der Durchschneidung des Sympathicus, wenn dieselbe ohne Curarisirung ausgeführt wird und namentlich bei einseitiger Durchschneidung, da die Vergleichung der beiderseitigen Flüssigkeiten ein sicheres Urtheil gestattet. Dieselbe ergab unter 10 Fällen 8 mal eine entschiedene Vermehrung des Eiweissgehaltes, nur 2 mal war die Zunahme zweifelhaft, so dass ich den schon von früheren Forschern gemachten Befund von der Zunahme des Eiweissgehaltes nach Sympathicusdurchschneidung im Allgemeinen bestätigen kann. Leider ist daraus, wie ich wiederholt schon bemerkt habe, auf die uns beschäftigende Frage kein sicherer Schluss zu ziehen, da es wohl sehr wahrscheinlich ist, dass die Durchschneidung des Sympathicus ausser den Veränderungen in der Circulation noch anderweitige Veränderung (trophische) in den Geweben hervorruft.

Zu Versuchen über den Einfluss venöser Stauung eignet sich die vordere Augenkammer vollends garnicht, weil eine ausgesprochene und dauernde Stauungshyperämie sich nur durch Unterbindung der Venae vorticosae erzeugen lässt, ein Verfahren, welches für unseren Zweck zu eingreifend ist. Die Unterbindung der Halsvenen ruft in Folge der sehr entwickelten Ausgleichsvorrichtungen am Auge nur eine ganz kurz dauernde Stauung und auch diese nicht immer hervor. —

Die Ausbeute der Thierexperimente ist also, wie man sieht, im Ganzen noch recht dürftig hauptsächlich deshalb, weil die normalen Transsudate zu den Versuchen, die uns hier beschäftigen, wenig geeignet sind. Pathologische Transsudate giebt es ja in Menge insbesondere auch beim Menschen, aber auch von diesen eignet sich die Mehrzahl nicht für derartige Untersuchungen, weil die wünschenswerthen Blutdruckveränderungen sich nicht beliebig und mit Ausschliessung störender Nebenwirkungen herstellen lassen. Jedoch giebt es eine Art pathologischen Transsudates, bei welcher wenigstens der Einfluss des erhöhten Venendrucks sich einfach und in unschädlicher Weise prüfen lässt. Es sind dies die Oedeme der Extremitäten.

Wenn man an einer abhängigen Stelle einer ödematös geschwollenen Extremität eine Punction zur Entleerung des hydropischen Transsudates macht, dann oberhalb der Punctionsstelle eine Binde umlegt, hinreichend fest, um den Rückfluss des Blutes zu erschweren, ohne den arteriellen Zufluss zu hemmen (ähnlich wie beim Aderlass) und wenn man das nunmehr abfliessende Transsudat mit dem vorher abgeflossenen vergleicht, so hat man einen einfachen und unzweideutigen Versuch gemacht zur Entscheidung der Frage: wie wirkt der erhöhte Venendruck auf das Transsudat des Unterhautzellgewebes? Denn alle anderen Bedingungen ausser der auf ihre Wirkung zu prüfenden, sind bei einem solchen Versuch, der in ganz kurzer Zeit (günstigen Falles schon in 10 Minuten) durchgeführt ist, ausgeschlossen. So der Einfluss eines etwa veränderten Ernährungszustandes, oder sonstwie veränderter Blutbeschaffenheit, der Einfluss verschiedener Resorptionsverhältnisse (z. B. bei Untersuchung von Höhlenflüssigkeiten vor und nach der Punction), der Einfluss veränderter Temperatur (Fieber) u. a. m.

Eine Reihe derartiger, von mir gemachter Untersuchungen, welche sich auf die Menge des ausfliessenden Transsudates, seinen Gehalt an Eiweiss und an Chlor-(Natrium) beziehen, theile ich im Folgenden mit.

Die meisten Untersuchungen sind an den unteren Extremitäten, die ja am häufigsten und stärksten geschwollen sind, angestellt. Es wurde nach gründlicher Reinigung der Haut eine möglichst abwärts gelegene ödematöse Stelle mit einer starken, vorher desinficirten Hohlnadel einer Pravaz'schen Spritze punctirt und das aus ihrer Mündung abfliessende Transsudat unmittelbar in einem Messcylinder aufgefangen. Die Compression mittelst einer breiten elastischen Binde wurde, um den arteriellen Zufluss nicht zu hemmen, immer ober- oder unterhalb eines Gelenks (meistens um die Wade) ausgeübt und bewirkte sofort eine mehr oder weniger starke Zunahme der unterhalb gelegenen Schwellung, sowie eine beträchtliche Steigerung der Ausflussgeschwindigkeit.

Niemals wurde bluthaltige, sondern immer nur wasserklar ablaufende Flüssigkeit zur Untersuchung benutzt.

Da es von grosser Wichtigkeit war, jede Reizung zu vermeiden und die zu vergleichenden Transsudate innerhalb möglichst kurzer Zeit zu gewinnen, um die oben genannten anderweitigen Einflüsse, die bei längerer Dauer sich hätten geltend machen können, auszuschliessen, so habe ich die Hohlnadeln nicht Stunden lang liegen lassen, sondern mich mit der während kürzerer Zeit (höchstens je 20 Minuten vor und nach der Umschnürung) zu gewinnenden Flüssigkeitsmenge begnügt. Freilich war die so erhaltene Menge, namentlich vor der Umschnürung, manchmal recht gering, so dass sie zur Untersuchung durch Zusatz von Wasser vermehrt werden musste.

Die Eiweissbestimmung wurde in den ersten Versuchen mittelst Wägung des durch Kochen und Ansäuern ausgefällten und in bekannter Weise weiter behandelten Niederschlages gemacht. Da dies Verfahren etwas umständlich ist und überdies öfters eine flockige Ausscheidung und ein klares Filtrat nicht zu erzielen war, so bediente ich mich später und in der Mehrzahl der Fälle des Esbach'schen Albuminimeters. Durch die Esbach'sche Mischung von Pikrinsäure und Citronensäure wird, wie ich mich wiederholt überzeugt habe, alles Eiweiss ausgefällt und, wenigstens bei den Transsudaten, um die es sich hier handelt, die an festen Bestandtheilen ja überhaupt sehr arm sind, wohl nichts Anderes, als Eiweiss. Eine Vergleichung zwischen den durch Wägung gewonnenen und den durch das Albuminimeter angezeigten Werthen ergab kleine Unterschiede, die zum Theil schon dadurch bedingt werden, dass die Decimalstellen der Zahlen pro Mille bei dem Albuminimeter geschätzt, also nicht so genau bestimmt werden, wie beim Wägen. Die Unterschiede waren aber nur klein und nicht grösser, als wie sie auch sonst bei der Vergleichung verschiedener Methoden zur quantitativen

Eiweissbestimmung vorkommen[1]). Wichtig ist jedoch, dass der Eiweissniederschlag im Albuminimeter sich gut absetzt, was gewöhnlich durch Verdünnung mit (selbstverständlich genau gemessenen Mengen von) Wasser erreicht wird. Da es lediglich auf die Vergleichung der in beiden Abschnitten eines Versuchs erhaltenen Flüssigkeit ankam und beide Proben in derselben Weise behandelt, an einem und demselben Ort, bei gleicher Temperatur, während gleicher Zeiträume (24 Stunden) stehen gelassen wurden, so sind die Resultate jedenfalls verwerthbar, auch wenn die angezeigten absoluten Zahlen nicht ganz genau wären.

Stets wurde die gewonnene Flüssigkeit ohne Verzug in Arbeit genommen, wenigstens für die Eiweissbestimmung, da bei längerem Stehen nicht selten flockige Gerinnung in ihnen auftrat.

Versuche, den Eiweissgehalt durch den Polarisations-(Halbschatten-) Apparat zu bestimmen, namentlich in Fällen, wo nur geringe Mengen Flüssigkeit zu Gebote standen, haben mich nicht zum Ziele geführt, vielleicht, weil zur Füllung der Untersuchungsröhre die Probeflüssigkeit verdünnt werden musste, wodurch ihr Eiweissgehalt so abnahm, dass keine deutliche Ablenkung mehr zu Stande kam.

Zur Chlorbestimmung wurde entweder das Filtrat der durch Kochen bewirkten Eiweissfällung nebst Waschwasser, oder wenn hinreichende Mengen der Flüssigkeit vorhanden waren, eine besondere Portion derselben benutzt. Die Bestimmung geschah nach Mohr in der oben schon angegebenen Weise (s. S. 240 Anmerkung).

In der folgenden Tabelle ist unter I das vor der Umschnürung, unter II das nach derselben, also bei erhöhtem Venendruck gewonnene Transsudat aufgeführt. Die Menge desselben ist in allen Fällen für 10 Minuten berechnet.

Bezeichnung des Falles und der Punctionsstelle.	I.			II.			Bemerkungen.
	Transsudat ccm in 10 Min.	Eiweissgehalt pro mille.	Chlornatr.-gehalt pro mille.	Transsudat ccm in 10 Min.	Eiweissgehalt pro mille.	Chlornatr.-gehalt pro mille.	
1) B., Multiple Lymphome. Linker Unterschenkel.	12,0	4,2	—	36,0	4,3	—	Starkes Stauungsödem am ganzen Körper. Tumoren in Brust- und Bauchhöhle.
2) B., Atrophia renum granularis. Rechter Fuss.	6,0	3,8	—	19,5	3,5	6,75	

[1]) Bei der Eiweissbestimmung im Harn sind die Unterschiede zwischen Esbach's Albuminimeter und der Wägung nicht selten erheblicher.

Bezeichnung des Falles und der Punctionsstelle.	I. Trans-sudat ccm in 10 Min.	I. Ei-weiss-gehalt pro mille.	I. Chlor-natr.-gehalt pro mille.	II. Trans-sudat ccm in 10 Min.	II. Ei-weiss-gehalt pro mille.	II. Chlor-natr.-gehalt pro mille.	Be-merkungen.
3) Derselbe. Linker Fuss.	7,5	—	6,9	20,0	2,75	6,75	15 Tage später als in 2.
4) v. F., Nephritis chronica. Linker Fuss.	48,0	0,75	6,73	85,0	0,75	6,87	
5) Derselbe. Rechter Fuss.	56,0	1,85	6,3	140,0	1,85	7,0	4 Wochen später als in 4.
6) Derselbe. Linker Fuss.	60,0	1,0	—	132,0	1,0	—	6 Tage später als in 5.
7) Derselbe. Linker Fuss.	14,0	1,0	—	45,0	0,9	7,8!	10 Tage später als in 6. Pat. braucht seit 3 Tagen eine ziemlich strenge Durstcur.
8) Major B., Nephrit. chron. mit Insuff. cordis. Rechte Hand.	17,0	7,5	5,7	25,0	8,0	6,0	
9) Derselbe. Rechte Hand.	52,0	6,2	5,6	70,0	6,3	6,0	4 Tage später als in 8.
10) Derselbe. Linke Hand.	28,0	6,9	—	52,0	7,5	5,2	7 Tage später als in 9.
11) R., Insuffic. v. mitralis. Linker Fuss.	5,0	2,0	—	10,0	2,8	—	
12) Derselbe. Rechter Fuss.	30,0	2,0	6,6	88,0	2,5	6,6	3 Tage später als in 11.
13) Derselbe. Linke Wade.	9,0	1,6	—	24,0	1,7	6,6	11 Tage später als in 12.
14) H., Atrophia renum granul. Rechter Fuss.	5,0	5,7	—	7,0	5,9	—	
15) Kn., Nephritis chronica. Rechte Wade.	4,5	2,1	—	9,0	2,0	—	
16) Frau St., Nephrit. et Hepatit. chron. Rechter Fuss.	12,0	1,9	—	30,0	1,8	—	

Bezeichnung des Falles und der Punctionsstelle.	I. Trans-sudat ccm in 10 Min.	I. Ei-weiss-gehalt pro mille.	I. Chlor-natr.-gehalt pro mille.	II. Trans-sudat ccm in 10 Min.	II. Ei-weiss-gehalt pro mille.	II. Chlor-natr.-gehalt pro mille.	Be-merkungen.
17) E., Insuff. v. aortae. Rechter Fuss.	5,0	2,8	—	8,5	2,8	—	
18) Frau K., Nephrit. amyloidea. Linke Wade.	7,0	1,0	5,7	53,0	1,1	6,2	
19) Fl., Tabes, Insuff. v. aortae. Nephritis chron. Rechte Wade.	13,5	3,5	6,5	57,0	3,8	6,5	
20) Derselbe. Rechte Wade.	25,5	3,4	6,8	76,0	3,2	6,8	5 Tage später.
21) Derselbe. Rechter Fuss.	6,0	4,9	6,6	26,0	4,7	6,7	7 Tage später.
22) Derselbe. Rechter Oberschenkel.	5,0	5,6	6,8	23,0	6,0	6,2	25 Tage später.
23) Derselbe. Linker Oberschenkel.	5,5	6,0	6,8	23,0	6,0	—	5 Tage später.
24) Derselbe. Rechte Wade.	4,0	5,8	6,7	47,0	6,1	6,4	4 Tage später.
25) Derselbe. Linke Wade.	9,0	9,3	6,7	71,0	9,5	6,7	9 Tage später. Die Haut ist sehr straff und derb, leicht entzündet?
26) Derselbe. Rechte Wade.	3,0	5,0	6,9	16,0	5,0	6,5	11 Tage später.
27) Derselbe. Rechte Hand.	2,0	2,7	—	19,0	2,7	5,8	7 Tage später
28) Derselbe. Rechte Hand.	5,0	—	6,8	22,0	2,7	6,8	5Tage später.
29) A., Aneurysma et Ins. aortae. Deg. amyl. renum. Rechte Wade.	3,0	1,0	6,9	6,0	1,0	6,7	
30) Derselbe. Rechte Wade.	4,0	1,3	—	13,0	1,0	7,0	9 Tage später
31) Br., Cirrhos. hepatis. Rechte Wade.	16,0	1,5	6,8	72,5	1,5	6,9	
32) Derselbe. Rechte Wade.	11,0	2,0	6,6	21,0	2,0	6,3	9 Tage später

Die unter II aufgeführten Zahlen dürfen nicht als der unmittelbare Ausdruck der bei dem erhöhten Venendruck eintretenden Veränderungen des Transsudates betrachtet werden. Denn was während der Umschnürung ausfliesst, besteht nur zum Theil aus der während der Druckerhöhung transsudirten Flüssigkeit, zum andern Theil aus dem schon vorher vorhanden gewesenen Transsudat. In Folge der Beimengung dieses letzreren werden also etwaige Veränderungen in der Zusammensetzung der ersteren, unter dem Einfluss der Druckerhöhung entstandenen Flüssigkeit nur in abgeschwächter Weise zum Ausdruck kommen und zwar um so mehr abgeschwächt, je grösser der Antheil des ursprünglichen Transsudats ist. Diesen zu schätzen haben wir keinen Maassstab. Das aber ist wohl sicher, dass die während der Umschnürung ausströmende Flüssigkeit nicht lediglich von dem ursprünglichen Transsudat geliefert wird, da ja in dieser Zeit die Transsudation nicht aufhört, sondern im Gegentheil nach den früher angeführten Versuchen (S. 231) sogar in verstärktem Maasse stattfindet. Ob diese verstärkte Transsudation auch die Zunahme der ausfliessenden Menge bewirkt, entzieht sich ebenfalls der Beurtheilung. Denn durch die Umschnürung wird auch der Abfluss der Lymphe auf den natürlichen Wegen erschwert und der Druck in den Lymphgefässanfängen erhöht, wie übrigens auch bei jeder anderen Art von Venensperre, wodurch allein schon sich die Zunahme der Ausflussgeschwindigkeit aus der Punctionsöffnung erklären würde.

1) Die Menge des während der Umschnürung abfliessenden Transsudats, welche ja, wie ein Blick auf die Tabelle zeigt, ausnahmslos gesteigert war, gestattet also keinen Schluss auf das Verhalten der Transsudation bei erhöhtem Venendruck. Diese Frage ist ja auch durch die Versuche Tomsa's und Anderer (S. 231) entschieden. Nur beiläufig sei darauf hingewiesen, dass die hier beobachtete Zunahme der Ausflussgeschwindigkeit in sehr weiten Grenzen schwankt, denn sie beträgt zwischen 35 (No. 9) und 1075 pCt. (No. 24). Der Grund für diese ausserordentlichen Verschiedenheiten liegt einmal in der offenbar nicht immer gleich starken Umschnürung, sodann in dem verschiedenen Widerstand der Gewebe gegen den auf sie ausgeübten Druck, welcher wiederum von individuellen Verschiedenheiten, sowie

von der Ursache und Dauer des vorhandenen Oedems abhängig ist. Bei langdauernden Oedemen kommt es bekanntlich nicht selten zu Induration der Haut und des Unterhautzellgewebes, welche dadurch mehr oder weniger starr und unnachgiebig werden. Endlich mag ja vielleicht die Transsudation während der Umschnürung in verschieden starker Weise zugenommen haben, verschieden in Folge verschiedener Beschaffenheit der Gewebe, insbesondere der Gefässwandungen, verschiedener Blutbeschaffenheit u. dgl. m.

2) Was den Eiweissgehalt betrifft, so finden wir ihn in 10 von 30 Bestimmungen vollständig gleich vor, wie während der Umschnürung. In den übrigen 20 Fällen ist 13 Mal eine Zunahme, 7 Mal eine Abnahme des Eiweissgehalts in Folge der Umschnürung verzeichnet. Die Abnahme ist in allen 7 Fällen so gering, (0,1—0,3 pro Mille), dass sie unbedenklich als innerhalb der Fehlergrenzen liegend anzusehen und ausser Betracht zu lassen ist. Dasselbe gilt von 8 Fällen, in denen eine Zunahme, die gleichfalls 0,3 pro Mille nicht überschreitet, bemerkt ist. Dann aber bleiben noch 5 Fälle, in denen der Unterschied zu gross ist (0,4—0,8 pro Mille), um vernachlässigt zu werden, sämmtlich im Sinne einer Zunahme des Eiweissgehalts. Mit Rücksicht auf das vorher (S. 247) Angeführte über die Beurtheilung der erhaltenen Zahlen sind diese 5 Fälle die eigentlich beweisenden und es ist darnach wohl der Schluss gerechtfertigt, dass bei Steigerung des venösen Drucks der Eiweissgehalt des Transsudats zugenommen hat.

Ob die Zunahme proportional dem Druck ist, können wir aus den entwickelten Gründen nicht beurtheilen. Es steht übrigens in guter Uebereinstimmung mit dem hier erhaltenen Befunde, dass Stauungstranssudate im Allgemeinen stärkeren Eiweissgehalt zeigen, als anderweitige Transsudate[1]). Selbstverständlich werden Stauungstranssudate auch einen geringeren Eiweissgehalt zeigen können, wenn, wie es unter pathologischen Verhältnissen

[1]) Man vergleiche in dieser Beziehung z. B. die Fälle 1, 8, 9, 10, 21 bis 26 der obigen Tabelle. Auch Runeberg (Deutsches Archiv f. klin. Med. 1884. XXXIV. S. 1 ff.) fand den Gehalt an Eiweiss in der Ascitesflüssigkeit, sofern nicht das Peritonäum selbst erkrankt ist, höher bei allgemeiner Stase, oder bei Portalstase, als bei andersartigem Ascites.

ja häufig genug vorkommt, der Eiweissgehalt des Blutes abnorm niedrig ist.

3) Der Gehalt an Chlornatrium hat bei der Umschnürung unter 18 Fällen 5 Mal gar keine Veränderung erfahren, 7 Mal zu- und 6 Mal abgenommen und ebenso, wie die Zahl der Fälle auf beiden Seiten nahezu gleich ist, so bewegen sich auch die Unterschiede beiderseits in den gleichen Grenzen: die Zunahme beträgt zwischen 0,1—0,7 pro Mille und im Durchschnitt aller 7 Fälle 0,32 pro Mille, die Abnahme zwischen 0,15—0,6 oder im Durchschnitt der 6 Fälle 0,325 pro Mille, also fast genau ebensoviel, woraus hervorgeht, dass bei steigendem Venendruck der Gehalt des Transsudats an Chlornatrium gar keine, oder nur unerhebliche Veränderungen nach der einen oder anderen Seite hin erfahren hat.

Es liegt kein Grund vor, der gegen die Uebertragung der hier aus Hautödem erhaltenen Ergebnisse auf andere Transsudate spräche und wir dürfen dieselben wohl als allgemein gültig betrachten. —

Ich stelle zum Schluss die Ergebnisse der vorstehenden Abhandlung, betreffend das schon Bekannte oder neu Gefundene über Transsudation zusammen:

Alle Transsudate ohne Ausnahme enthalten gelöstes Eiweiss, aber in geringerer Menge als das Blutplasma. Ihr Eiweissgehalt ist bei den normalen Transsudaten und bei dem Oedem der Haut am geringsten (S. 221).

Die Eiweisskörper der Transsudate sind dieselben, wie die des Blutplamas (Serumalbumin, Globulin, Fibrinogen). Ueber ihr Verhältniss zu einander und zu den im Blutplasma vorhandenen Mengen ist wenig bekannt (S. 223).

Der Salzgehalt der Transsudate ist überall fast genau gleich und schwankt in engen Grenzen um den mittleren Salzgehalt des Blutplasmas (8,5 p. M.). Nicht selten übersteigt der Salzgehalt denjenigen des Blutplasmas derselben Person. Namentlich gilt dies vom Chlornatrium (S. 225, 226, 240, 245 f.).

Ausser den Salzen gehen in alle Transsudate auch alle übrigen im Blute gelösten, nicht colloiden Körper über, darunter auch solche, welche niemals in reine Drüsensecrete übergehen, wie z. B. Gallenfarbstoffe und Hämoglobin (S. 227).

Andere als im Blute vorgebildete Körper finden sich in keinem Transsudat, wenn dasselbe nicht zersetzt ist. Den Geweben, welche Transsudate liefern, fehlt die specifische und elective Thätigkeit der Drüsenzellen (S. 228).

Ueber den Einfluss der Blutdruckveränderungen auf die Transsudation lässt sich aus Filtrationsversuchen ausserhalb des lebenden Körpers nichts schliessen, da anzunehmen ist, dass Verschiedenheiten in der Wirkung arterieller und venöser Drucksteigerung bestehen.

Erhöhung des Venendrucks bewirkt Zunahme der Menge des Transsudats und seines *Eiweissgehalts*, während der *Gehalt an Salzen* (NaCl) sich nicht wesentlich ändert (S. 234 u. 248 f.).

Steigerung des arteriellen Drucks (active Hyperämie) scheint die Transsudation ebenfalls zu vermehren (S. 232). Ueber Veränderungen des *Eiweissgehalts* bei einfacher arterieller Hyperämie ist nichts Sicheres bekannt. *Durchschneidung des N. sympathicus* scheint den Eiweissgehalt in dem betreffenden Transsudationsbezirk zu erhöhen (S. 237 u. 241). Der *Gehalt der Transsudate an Salzen* (NaCl) ändert sich bei arterieller Hyperämie nicht wesentlich (S. 240).

XI.

Ein Fall von einseitiger temporaler Hemianopsie in Folge von syphilitischer (gummöser) Arteriitis cerebralis.

Von Dr. Th. Treitel,
Docenten für Augenheilkunde
und Prof. Dr. P. Baumgarten,
Prosector am pathologischen Institut zu Königsberg i. Pr.

1. Krankengeschichte (Treitel).

Herr Architect N., 35 Jahre alt, consultirte mich zum ersten Male am 22. December 1884. Er litt seit 14 Tagen an Doppelsehen, als dessen Ursache sich eine geringgradige Parese des rechten Nervus oculomotorius in allen Zweigen inclusive derjenigen für Pupille und Accommodation feststellen liess.

Bezüglich der Anamnese ist zu bemerken, dass der Patient in seiner Kindheit wiederholt scrofulöse Augenentzündungen gehabt hat, in Folge welcher die Sehkraft beider Augen, namentlich des linken, geschwächt ist. Erst später hat mir Herr N. zugegeben, dass er vor 12 Jahren eine Gonorrhoe und danach ein Ulcus durum penis acquirirt hat; nach diesem traten leichte secundäre Erscheinungen auf, gegen welche Inunctionen und Quecksilberpillen angewandt wurden. Seitdem sollen sich keine Zeichen von Lues mehr bemerkbar gemacht haben. Patient hat vor 8 Jahren geheirathet, die ersten drei Kinder leben, beim vierten trat ein Abort ein. Die Kinder sind nach der Angabe des Hausarztes scrofulös und schwächlich, haben aber keine hereditär luetischen Symptome gezeigt. Herr N. ist seit seiner Verheirathung stets gesund gewesen bis auf Rheumatismus, an dem er seit dem Feldzuge im Jahre 1870 laborirt. Der Rheumatismus tritt in gichtähnlichen Anfällen auf und befällt besonders die Kniegelenke, an denen auch deutliches Crepitiren zu bemerken ist.

Bei der Untersuchung der Augen wird beiderseits eine centrale Macula corneae bemerkt. Die Sehschärfe des linken Auges ist ohne Glas $= \frac{5}{24}$, nach Correction einer Myopie von 1,5 D $= \frac{5}{12}$, des rechten $= \frac{5}{24}$, nach Ausgleichung der gleich starken Myopie $= < \frac{5}{6}$. Die brechenden Medien ausser der Cornea, der Augenhintergrund und das Gesichtsfeld erweisen sich auf beiden Augen als normal. Trotzdem das mit der Oculomotoriuslähmung behaftete rechte Auge in Folge besserer Sehschärfe fixirt, ist die secundäre Ablenkung des linken nur geringgradig.

Die Untersuchung des Körpers des Patienten ergiebt ein vollkommen negatives Resultat, namentlich auch bezüglich etwaiger luetischer Zeichen: keine geschwellten Lymphdrüsen, keine Veränderungen am Gaumen, keine Knochennarben, Exostosen etc.. Der Urin enthält weder Eiweiss noch Zucker. Der Patient hat ausser über Doppelsehen über keine Beschwerden zu klagen; er ist frei von Kopfschmerzen, Beklopfen des Schädels ruft keine schmerzhaften Empfindungen hervor.

Herr N. wurde mit Jodkali und mit dem faradischen Strom behandelt. Dabei besserte sich die Oculomotoriusparese allmählich im Laufe von acht Wochen. Das Doppelsehen verschwand vollkommen. Die Beweglichkeit des rechten Auges nach innen blieb etwas beschränkt, die Pupille ein wenig erweitert und vollkommen reactionslos.

Ich verlor den Patienten dann aus den Augen und sah ihn erst am 17. Februar 1886 wieder, nachdem 10 Tage vorher das Doppelsehen wieder aufgetreten war. Die Erscheinungen der Oculomotoriusparese waren in derselben Weise wie bei der ersten Erkrankung vorhanden: Die Beweglichkeit nach innen, oben und unten in geringem Grade, aber deutlich eingeschränkt, nach aussen normal. Es zeigte sich nur der Unterschied gegen früher, dass bei der Senkung der Sehaxe nicht wie damals die Drehung im Sinne des Obliquus superior constatirt werden konnte. Auch die Höhendifferenz der Doppelbilder war nach unten links, in der Richtung der Muskelebene des rechten Obliquus superior, ebenso gross wie nach unten rechts, in der Muskelebene des Rectus inferior, während sie bei der ersten Erkrankung nach unten links abnahm. Hiernach war eine Lähmung des rechten N. trochlearis anzunehmen. Die Sehschärfe des linken Auges war unverändert, des rechten ohne Glas nur $= \frac{5}{60}$, nach Correction der Myopie fast $= \frac{5}{9}$.

Da die Sehschärfe bei Anwendung einer stenopäischen Oeffnung sich steigerte, so war es nicht ganz sicher zu entscheiden, ob sie nicht allein in Folge der Mydriasis herabgesetzt erschien.

Irgend welche anderen Erscheinungen, die auf ein cerebrales Leiden hindeuteten, liessen sich auch jetzt nicht constatiren; der ophthalmoskopische Befund war durchaus negativ.

Der Patient wurde in meiner Klinik aufgenommen und einer Schmiercur unterworfen.

Am 15. März, nach 25 Inunctionen à 3,0 g, zeigte sich die Distanz der Doppelbilder etwas geringer. Pat. klagte über zunehmende Sehschwäche des rechten Auges; die centrale Sehschärfe des letzteren ohne Glas jetzt kaum $= \frac{5}{60}$, nach Correction der Myopie $= \frac{5}{24}$; die Sehschärfe des linken Auges unverändert. Entsprechend der Abnahme der Sehschärfe zeigte sich auch der centrale Farben- und Lichtsinn herabgesetzt: Patient erkannte mit dem rechten Auge auf der Bull'schen Tafel nur die Farben von N 4, mit dem linken von N 1,5; an meinen Lichtsinntafeln rechts $L = \frac{1}{3} - \frac{1}{4}$, links $= 1$. Aussen- und Farbengrenzen des linken Auges normal, auf dem rechten Auge ein erheblicher Gesichtsfelddefect der temporalen Hälfte; die Aussen- und Farbengrenzen nasalwärts und im verticalen Meridian normal, temporalwärts nach der Untersuchung am Förster'schen Perimeter für 20 mm-Quadrate in folgender Weise eingeengt:

	40	90	140 [1]
weiss	40°	20°	60°
blau	10°	12°	30°
roth	10°	11°	24°
grün	10°	11°	10°.

Der blinde Fleck auf dem rechten Auge nicht verbreitert, ebenso wenig ein centrales Skotom nachzuweisen.

Als Herr N. am 1. April nach 40 Inunctionen die Klinik verliess, war die Störung des centralen Raum-, Farben- und Lichtsinns, sowie die Einschränkung des Gesichtsfeldes unverändert, die Oculomotoriusparese noch mehr zurückgegangen, aber nicht vollkommen geheilt.

Irgend welche bisher nicht erwähnte Symptome sind auch während des Aufenthaltes in der Klinik nicht aufgetreten. Die oft wiederholten Fragen nach Kopfschmerzen wurden stets verneint, das Wesen des Kranken erschien nicht verändert, Benommenheit des Kopfes, Gedächtnissschwäche etc. haben nicht bestanden. Es ist nur zu erwähnen, dass der Patient während der letzten Wochen an Schlaflosigkeit litt, die wohl als Folge grosser geschäftlicher Sorgen und Aufregungen anzusehen war. Am 3. April 1886 machte Herr N. durch Erhängen seinem Leben ein Ende.

Wenn ich die wesentlichsten Momente der Krankheitsgeschichte kurz zusammenfasse, so handelt es sich um einen Patienten, der sich in seinem 23. Lebensjahre syphilitisch inficirt hat, und bei dem 12 Jahre nach den der Infection bald folgenden secundären Erscheinungen eine rechtsseitige totale Oculomotoriusparese auftritt, ohne dass sich inzwischen irgend welche Symptome der Lues bemerkbar gemacht haben. Die Lähmung bildet sich unter der Anwendung von Jodkali und localer Galvanisation wenigstens so weit zurück, dass der Patient durch Doppelsehen nicht mehr belästigt wird, und recidivirt 15 Monate später; neben ihr zeigt sich dann eine Parese des rechten Trochlearis und eine rechtsseitige partielle temporale Hemianopsie. Während des ganzen Verlaufes fehlen cerebrale Allgemein- und Heerdsymptome vollkommen.

Was die von mir gestellte Diagnose anbetrifft, so blieb bei der ersten Behandlung wegen der ausgesprochen rheumatischen Disposition des Kranken die luetische Natur der Augenmuskellähmung zweifelhaft; bei dem Recidiv konnte bezüglich

[1]) Die Meridianbezeichnung entspricht dem neuen Förster'schen Schema.

des ätiologischen Momentes ein Zweifel nicht mehr bestehen. Ferner durfte man mit sehr grosser Wahrscheinlichkeit annehmen, dass der krankhafte Prozess in der mittleren Schädelgrube seinen Sitz hatte und zwar mehr nach der rechten Seite der letzteren.

Die Combination von gleichseitiger Trochlearis-, Opticus- und totaler Oculomotoriuslähmung sprach beim Fehlen jeder auf eine Affection des Cerebrum selbst zu beziehenden Erscheinung für einen basalen Prozess. Auf diesen wies noch besonders die einseitige temporale Hemianopsie hin, da diese nicht allein nicht auf das Gehirn, sondern wegen des Fehlens von ophthalmoskopischen Veränderungen und von Symptomen eines orbitalen Leidens auch nicht auf eine intraoculare oder auf eine retrobulbäre orbitale Erkrankung zurückgeführt werden konnte. Dazu kommt noch, dass temporale Hemianopsie nach Ausweis der Sectionen bisher nur bei Läsionen an der Basis cranii und zwar in der Gegend des Chiasma nervorum opticorum beobachtet worden ist. Da wir wissen, dass die in der nasalen Netzhauthälfte jedes Auges endigenden Nervenfasern — durch deren Functionsstörung eine temporal gerichtete Gesichtsfeldstörung bedingt ist — den nasalen Abschnitt der intracraniellen Portion des Nervus opticus einnehmen, so wurde eine Erkrankung dieser Partie des rechten N. opticus in der Nähe des vorderen Chiasmawinkels als Ursache der rechtsseitigen temporalen Hemianopsie angenommen. Man könnte ja auch daran denken, durch eine partielle Erkrankung des l i n k e n Tractus opticus den rechtsseitigen temporalen Gesichtsfelddefect zu erklären. Dass auf diese Weise eine rechtsseitige temporale Hemianopsie entsteht, darf aber als sehr unwahrscheinlich bezeichnet werden. Denn wenn auch die Anordnung der Nervenfasern im Tractus opticus noch nicht vollkommen klar gelegt ist, so scheint doch soviel ziemlich sicher zu sein, dass die Fasergruppen des Fasciculus cruciatus von denjenigen des Fasciculus non cruciatus im Tractus opticus nicht so vollkommen wie im Nervus opticus isolirt sind. Dafür, dass in unserem Fall der r e c h t e N e r v u s opticus und nicht der l i n k e T r a c t u s opticus afficirt war, sprach übrigens auch noch der Umstand, dass sich der Oculomotorius und Trochlearis auf der rechten Seite gelähmt zeigten.

Was endlich die Beschaffenheit des pathologischen Prozesses

an der Schädelbasis anbetrifft, so hatte ich ein Gummi bezw. eine gummöse Meningitis angenommen.

2. Pathologisch-anatomische Untersuchung (Baumgarten).

1. Obductionsbefund. (Die Section musste aus äusseren Rücksichten auf die Schädelhöhle beschränkt bleiben.)

Mittelgrosser, kräftig gebauter Körper; am Hals eine tiefe Strangrinne; die Haut, namentlich die des Gesichts, schwarzblau gefärbt. Sonst an der äusseren Körperoberfläche nichts Abnormes; insbesondere sind intumescirte Lymphdrüsen, Narben oder Pigmentirungen nirgends zu bemerken.

Schädelkapsel ziemlich dick; ohne Exostosen, ohne Defecte. Dura mater und weiche Hirnhäute an der Convexität von normalem Verhalten; die oberflächlichen Gehirnvenen bis in die kleinsten sichtbaren Ramificationen hinein strotzend mit dunklem flüssigem Blute erfüllt. Form und Consistenz der Gehirnwindungen normal; das Rindengrau stark hyperämisch.

Bei der Herausnahme des Gehirns fällt auf, dass die Arteria basilaris etwa in der Mitte ihres Verlaufes mit der, den Clivus Blumenbachii bedeckenden Dura mater durch ein über halblinsengrosses weisslichgelbes Knötchen, welches in der Wandung der genannten Arterie wurzelt, zusammenhängt. Die durch ein fibröses Strängchen hergestellte Verbindung des Knötchens mit der Dura wird durch das Messer getrennt.

Bei Besichtigung der Hirnbasis an dem herausgenommenen Gehirn lässt sich trotz aufmerksamster Betrachtung weder an den Hirnhäuten noch an der Substanz des Gross-, Klein- und Mittelhirns noch an den Hirnnerven etwas Pathologisches auffinden; insbesondere zeigt sich weder an den intracraniellen Theilen der Optici, noch am Chiasma, noch an den Tractus optici irgend welche makroskopische Veränderung. Auch die Hirnarterien lassen zunächst keine grob-sichtbare Veränderung erkennen; erst als die Arterien freigelegt, bemerkt man am Anfangsstück der rechten Arteria corporis callosi, nahe dem Abgang von der Carotis interna, ein etwas über hanfkorngrosses gelbes Knötchen, welches, in die Arterienwandung eingelagert, das Gefässrohr an der betreffenden Stelle annähernd in voller Circumferenz umfasst, mit seinem prominirendsten Theile jedoch an der vorderen und unteren Wand desselben gelegen ist. An die knötchenförmige Intumescenz schliesst sich nach beiden Seiten hin eine schnell abnehmende mehr diffuse weissliche Verdickung des Arterienrohres an. Ausser den beiden beschriebenen Erkrankungsstellen an der Arteria basilaris und der rechten Arteria corporis callosi finden sich bei genauem Zusehen da und dort noch leichte grauweissliche fleckförmige oder diffusere Verdickungen der Arterienwandungen. Makroskopisch sichtbare Tuberkel sind in den Hirnhäuten nirgends zu entdecken. Desgleichen fehlt daselbst jede Spur exsudativer Entzündung; die Hirnventrikel sind frei von Flüssigkeit.

Die Untersuchung der Substanz der inneren Theile des Gehirns, Kleinhirns und Medulla oblongata ergiebt total negative Resultate.

Noch ist zu erwähnen, dass auch der intraorbitale Theil des rechten Sehnerven besichtigt und makroskopisch normal befunden wurde. Derselbe wird sammt dem hinteren Abschnitt des Bulbus oculi zur mikroskopischen Prüfung zurückbehalten.

2. Mikroskopischer Befund.

Die knotige Erkrankungsstelle der Arteria corporis callosi erweist sich als das Product einer Arteriitis cerebralis gummosa mit allen wesentlichen, von mir dieser Affection zugeschriebenen [1]) histologischen Merkmalen: Granulirende Peri- und Mesarteriitis mit käsiger Nekrose im Centrum des Granulationsgewebslagers und einfache obliterirende Endarteriitis, mit vollständiger Aufhebung bezw. mehr oder minder weitgehender Verengerung des Arterienlumens. Ein histologisches Element, welches meinen früheren Fällen von gummöser Cerebralarteriitis [2]) niemals gänzlich abging, fehlte jedoch in

[1]) Vergl. dieses Archiv Bd. 73 S. 90; ebenda. Bd. 76 S. 268; ebendas. Bd. 86 S. 179.

[2]) Ausser den a. a. O. publicirten einschlägigen Beispielen beobachtete ich vor einigen Jahren noch folgenden Fall von Arteriitis gummosa cerebralis: Frau W., von den Herren Prof. Naunyn und Dr. Fröhlich behandelt, erkrankte nach Heilung eines typischen periostalen Gummi der Stirn unter Erscheinungen eines schweren Hirnleidens, an welchem die Kranke trotz energischer antisyphilitischer Medication zu Grunde ging. Bei der von mir ausgeführten Section zeigten sich die weichen Hirnhäute an der Basis cerebri im Bereiche des Raumes zwischen hinterem Chiasmawinkel und Brücke sowie auf der letzteren selbst in eine speckige fibröse Schwarte umgewandelt, die stellenweise von unregelmässig begrenzten käsigen Einsprengungen durchsetzt war. Die Gefässe der Hirnbasis waren mit der erwähnten Masse innig verwachsen, liessen sich aber doch noch einigermaassen frei präpariren; ihre Wandungen waren diffus, stellenweise knotig verdickt, das Lumen durchgehends mehr oder minder beträchtlich eingeengt. Bei Untersuchung der Gehirnsubstanz fand sich in die Markmasse des linken Stirnlappens eingeschlossen ein etwa kirschgrosser kugelrunder Heerd, welcher ganz und gar aus einer schmierig-bröckligen käsigen Masse bestand. Die Section der übrigen Theile des Körpers wurde leider nicht gestattet. Das Resultat der mikroskopischen Untersuchung der Gefässe stimmte im Wesentlichen völlig mit dem Befund in meinem ersten Falle von gummöser Cerebralarteriitis überein (dieses Archiv Bd. 73 S. 90). Ungewöhnlich reichlich waren in dem Substrate der granulationsartigen Wucherungen der beiden Aussenhäute typische Langhans'sche Riesenzellen vertreten, welche nicht selten einen ganzen Ring längs der innersten, an die Membrana elastica interna angrenzenden Zone der Media

dem hier beschriebenen durchaus: die **Langhans'schen** Riesenzellen. Auf den sehr zahlreichen Schnitten, welche sorgfältig darauf hin gemustert wurden, fand sich auch nicht *eine* mehrkernige oder vollends Riesenzelle. — Die an die knotige Intumescenz sich anschliessende diffuse Verdickung der Arterienwand trug den bekannten histologischen Charakter der einfachen Arteriitis obliterans; gegen den Knoten hin gingen die chronisch-entzündlichen Wucherungen der drei Häute ganz allmählich in das gewebliche Substrat der Nodosität über; peripheriewärts waren beiderseits die endarteriitischen Verdickungen der Intima etwas weiter nachweisbar, als die granulirenden Prozesse in Adventitia und Media. Es bedarf wohl kaum der besonderen Erwähnung, dass im Bereiche der arterialen Gummosität sämmtliche der abgehenden Seitenästchen durch endarteriitische Wucherung gänzlich oder doch bis auf ein minimales Restlumen verschlossen waren.

Ganz analog, wie diese mit dem arterialen Gummi der Arteria corporis callosi vergesellschaftete diffuse Gefässverdickung verhielten sich histologisch die erwähnten verstreut auftretenden, makroskopisch gleichartigen, Veränderungen an anderen Stellen des Basalarteriensystems.

Eine besondere Beschreibung verdient noch die knotige Intumescenz an der Arteria basilaris. Dieselbe gehört hauptsächlich der Adventitia und dem paraarteriellen Bindegewebe an und besteht aus einer Neoplasie von wesentlich *fibrösem* Charakter. Die neugebildeten Bindegewebsbündel des Knötchens sind gewissermaassen in Strahlen angeordnet, welche nach dem Mittelpunkt des Knötchens convergiren. Am Rande gehen die Bündel in die Fascikel des verdickten adventitiellen und paraarteriellen Zellstoffes über. Die Media zeigt an der Stelle des Knötchens fibröse Entartung ihrer äusseren Schichten. Die Intima bietet daselbst eine sichelförmige Neubildung von fibroidem Gewebe mit spärlichen kleinen Spindelzellen dar. (Wir haben es hier offenbar mit einem *geheilten* Gummi der Arteria basilaris zu thun.)

Was nun die mikroskopische Untersuchung der intracraniellen Abschnitte der Nervi und Tractus optici anlangt, so zeigt der meningeale Ueberzug des

bildeten. Die schwartige Verdickung der weichen Häute war bewirkt durch ein Granulations- bezw. jungem Narbengewebe gleichendes Neoproduct, welches verstreute rundliche oder eckige käsige Heerde einschloss, die von einer Zone besonders kernreichen Keimgewebes eingefasst waren. Eigentliche Tuberkel wurden nicht gefunden. — Wegen des Vorhandenseins **Langhans'scher** Riesenzellen interpretire ich diesen Fall nicht als reine Syphilis, sondern als Mischform von Syphilis und Tuberculose (vergl. die „Epikrise"); die Anwesenheit der letzteren im Körper wird für den vorliegenden Fall wohl durch den in die Hirnsubstanz eingeschlossenen Käseheerd wohl ziemlich unzweifelhaft angezeigt. Doch konnte ich die Gegenwart der Tuberkelbacillen weder durch mikroskopische Untersuchung noch durch den Impfversuch feststellen, ebensowenig vermochte ich aber auch die sog. „Syphilisbacillen" nachzuweisen.

rechten und in geringerem Grade auch des linken Nervus opticus schwach entwickelte, unscharf begrenzte heerdförmige Ansammlungen lymphoider Zellen. Diese Zellaggregationen finden sich namentlich in nächster Umgebung der in dem Piaüberzug verlaufenden Arteriolen, sowie in deren Adventitia; sie senken sich stellenweise mit den eindringenden Gefässchen zwischen die Nervenbündel des Opticus in schmächtigen Streifen hinein. Analoge, wenn auch noch weniger hervortretende Veränderungen sind am Chiasma, an den Tractus, sowie am rechten Nervus abducens wahrzunehmen. Eine Bevorzugung einer bestimmten Stelle des Umfanges der Nervi oder Tractus optici seitens der Zellansammlungen war nicht zu constatiren.

Gänzlich negativ fiel das Resultat der Untersuchung des intraorbitalen Theiles des rechten Nerv. opt. und des rechtsseitigen hinteren Bulbusabschnittes aus, wie Herr College Treitel an zahlreichen bez. Präparaten, deren Durchsicht er mir gewährte, feststellte.

3. Klinische Epikrise (Treitel).

Wurde es in Folge des Suicidium möglich, durch Autopsie zu entscheiden, in wie weit die oben kurz begründete Diagnose zutraf, so war das Ergebniss der Section im ersten Moment wohl geeignet, enttäuschend zu wirken. Die Sehnerven erschienen in ihrem ganzen Verlauf vollkommen normal. Weder wurde ein Gummi, das den intracraniellen Theil des rechten Sehnerven bezw. das Chiasma comprimirte, noch eine andere der bekannten luetischen Veränderungen, welche erfahrungsmässig Lähmungen der Nerven an der Schädelbasis verursachen können — Meningitis, Periostitis, Exostose, Neuritis etc. — gefunden. Schliesslich ergab aber eine genaue Untersuchung des Präparates eine hinreichende und mit unserer Diagnose bezüglich des ätiologischen Momentes und des Sitzes des Prozesses übereinstimmende Erklärung der unilateralen temporalen Hemianopsie.

Die letztere beruht, wie ich glaube, auf der im Sectionsprotocoll eingehend beschriebenen gummösen Arteriitis obliterans der rechtsseitigen Art. corporis callosi. Die erkrankte Partie entspricht derjenigen, aus welcher die kleinen für die Ernährung des vorderen Abschnittes des Chiasma und des angrenzenden rechten N. opticus bestimmten Gefässe entspringen. Der prominirendste Theil des verdickten Gefässrohrs ist zwar an der vorderen und unteren Wand desselben gelegen, die Verdickung dehnt sich aber auf die ganze Circumferenz aus, und die Wucherung der Intima ist noch in weiterem Umfange nachweisbar.

Auf diese Weise scheint mir eine mangelhafte Ernährung und eine entsprechende Functionsstörung des rechten Fasciculus cruciatus am vorderen Chiasmawinkel bezw. am angrenzenden N. opt. hinreichend erklärt zu sein.

Dass nehmlich ein Verschluss oder eine Ausschaltung dieser kleinen Röhren eine Functionsstörung bewirken kann, hängt mit der eigenthümlichen Vertheilung der Gefässe an der Basis des Gehirns zusammen, die zuerst erkannt zu haben, das Verdienst Heubner's[1]) ist. Heubner hat bekanntlich festgestellt, dass die Arterien an der Basis des Gehirns, welche den Hirnstamm mit Blut versorgen, isolirt in senkrechter Richtung aus den grösseren Stämmen entspringen und Endarterien darstellen. In derselben Weise wie die grossen Hirnganglien werden aber nach Heubner auch die anderen weissen Theile der Hirnbasis, das Chiasma, die Hirnnerven, der Pons und die Medulla mit Blut versorgt; sie erhalten dasselbe aus Gefässen, die sich direct von den grossen Arterien her einsenken und nach kurzem Verlauf bereits in Capillaren auflösen.

Der Umstand, dass die in Betracht kommende Portion des Opticus keine anatomische Läsion, keine Atrophie erkennen lässt, spricht nicht gegen unsere Auffassung, die temporale Hemianopsie als eine Folge der Arteriitis obliterans anzusprechen. Die Ernährungsstörung kann nehmlich entweder zu kurze Zeit bestanden haben, um eine Atrophie der Opticusfasern zu bewirken, oder der Verschluss der Gefässe war kein vollständiger und lähmte die Function, ohne die Ernährung vollkommen abzuschneiden.

Die durch die Section nachgewiesene peri- und interstitielle Neuritis optica ist zu gering und in den verschiedenen Abschnitten des Sehnerven zu gleichmässig, um als Ursache der partiellen Opticuslähmung angenommen werden zu dürfen; fanden sich ja auch am rechten N. abducens und am linken N. opt. entsprechende Veränderungen bei vollkommen normaler Function derselben.

Da also Veränderungen des Gehirns als Ursache der rechtsseitigen temporalen Hemianopsie nach den klinischen Erschei-

[1]) Die luetische Erkrankung der Hirnarterien. Leipzig 1874.

nungen bei unserem Kranken auszuschliessen, bei der Section nicht festzustellen waren, da vielmehr nach dem klinischen Bilde ein basaler Prozess angenommen werden musste, da ferner temporale Hemianopsie bisher nur als Folge basaler Läsionen constatirt worden ist, und da endlich ausser den Erkrankungen der Gefässe an der Basis keine Veränderung gefunden wurde, auf welche die partielle Opticusparalyse bezogen werden kann, so halte ich es für gerechtfertigt, die temporale Hemianopsie in unserem Falle als Folge der nachgewiesenen Arteriitis obliterans hinzustellen[1]).

In derselben Weise wie die Lähmung des Opticus wird man diejenige des Oculomotorius und Trochlearis zu erklären haben; bei dem auf die Optici gerichteten Interesse wurde es leider versäumt, eine hierauf bezügliche mikroskopische Untersuchung der betreffenden Arterienbezirke vorzunehmen.

Lähmungen der Gehirnnerven bei syphilitischer Erkrankung der Hirngefässe sind vielfach beobachtet und beschrieben worden; so finden sich z. B. unter den von Heubner in seiner bekannten Monographie aus der Literatur und aus eigener Beobachtung zusammengestellten Fällen von luetischer Arteriitis obliterans verschiedene mit Paralyse des Opticus und anderer Gehirnnerven. Bei diesen handelt es sich aber meistens neben der Gefässerkrankung um eine Complication mit syphilitischen Neubildungen. Unter dieser Bedingung sind Hirnnervenlähmungen nichts Seltenes. Heubner fand sie unter 14 Fällen neunmal. Unter 22 Fällen von reiner d. h. nicht mit Gummi innerhalb des Schädels complicirter Gefässerkrankung wurden sie dagegen nur dreimal und zwar als isolirte Ptosis beobachtet. Aber auch diese ist Heubner nicht geneigt, als Folge der Arterienveränderung, sondern von gleichzeitig vorhandener basaler Meningitis und Thalamuserkrankung — in diesem Fall bestand Doppelsehen — anzusehen.

[1]) Denjenigen Fällen von Hirnsyphilis, in denen bei der Section jede gröbere anatomische Läsion fehlte, kann meiner Ansicht nach der hier mitgetheilte nicht an die Seite gestellt werden. Denn in solchen Fällen handelte es sich um Zustände, wie sie bei der Dementia paralytica beobachtet werden, und mit diesen hat unsere Beobachtung nicht die entfernteste Aehnlichkeit.

Ebenso wenig wie Heubner hat Förster in seiner Abhandlung über Beziehungen der Allgemeinleiden und Organerkrankungen zu Veränderungen und Krankheiten des Sehorgans[1]) und Mauthner in dem von ihm bearbeiteten Abschnitte des Lehrbuches der Syphilis von Zeissl sowie in seinen Vorträgen aus dem Gesammtgebiete der Augenheilkunde[2]) Fälle von Hirnnervenlähmung in Folge von Arteriitis obliterans angeführt. Beide weisen aber darauf hin, dass die letztere gelegentlich die Ursache von Paralysen der Hirnnerven werden dürfte. Da auch Rumpf, der neueste Monograph „der syphilitischen Erkrankungen des Nervensystems“[3]), und Michel in seinem mit besonderer Berücksichtigung der Beziehungen der Augenerkrankungen zu Allgemeinstörungen bearbeiteten Lehrbuche der Augenheilkunde keinen Fall von Hirnnervenlähmung in Folge von luetischer Arteriitis obliterans erwähnen, so wird man annehmen dürfen, dass ein derartiger Fall bisher nicht beobachtet oder wenigstens nicht publicirt worden ist. Diese Thatsache erscheint recht auffallend, wenn man berücksichtigt, dass die Hirnnerven ebenso wie die grossen Stammganglien mit Endarterien versorgt werden.

Es dürfte sich empfehlen, künftig bei entsprechenden Sectionen auf den in Rede stehenden Zusammenhang besonders zu achten; derselbe wird dann voraussichtlich häufiger constatirt werden können.

Unsere Beobachtung weist übrigens auf einen neuen Weg hin, auf dem durch einen basalen Prozess partielle Hirnnervenlähmung bei Intactheit des übrigen Nerven zu Stande kommen kann, ein Ergebniss, das auch namentlich bezüglich des verschiedene Muskeln innervirenden Oculomotorius wichtig erscheint.

Was endlich die Frage anbetrifft, ob es möglich ist, schon intra vitam eine durch luetische Arteriitis obliterans hervorgerufene temporale Hemianopsie zu erkennen, so muss das als wenig wahrscheinlich bezeichnet werden. Ganz dieselbe Sehstörung wie bei unserem Kranken könnte durch eine gummöse Meningitis herbeigeführt werden. An eine Gefässerkrankung

[1]) Handbuch der gesammten Augenheilkunde von Graefe und Saemisch. VII.

[2]) II. Bd. 5. Heft: Die ursächlichen Momente der Augenmuskellähmungen.

[3]) Wiesbaden 1887.

wird man aber in entsprechenden Fällen dann denken müssen, wenn eine temporale Hemianopsie lange Zeit einseitig bleibt. Die anderen pathologischen Prozesse, die nach Ausweis von Sectionen temporale Hemianopsie verursachen, also besonders Tumoren, haben nehmlich Neigung, sich auf die entsprechenden Partien des zweiten Sehnerven am Chiasma auszubreiten, falls sie nicht von vornherein die Nervenfasern beider Optici afficiren. Es ist aber a priori nicht sehr wahrscheinlich, dass genau symmetrische Gefässe am Chiasma erkranken, und dass auf diese Weise doppelseitige temporale Gesichtsfelddefecte entstehen.

4. Pathologisch-anatomische Epikrise (Baumgarten).

Voranstehenden Ausführungen des Herrn Collegen Treitel über die klinische Bedeutuug unseres Falles und speciell über die symptomatologische Verwerthung des anatomischen Untersuchungsergebnisses erlaube ich mir einige Bemerkungen anzuschliessen, welche die rein pathologiseh-anatomische Seite des letzteren betreffen.

Der von mir zuerst erbrachte Nachweis, dass die syphilitische Erkrankung der Hirnarterien nicht allein in dem anatomischen Gewande einer eiufachen, histologisch an und für sich nicht für Syphilis charakteristischen Arteriitis obliterans (Friedländer) — Heubner's „luetische Erkrankung der Hirnarterien" — sondern auch in Form einer „Arteriitis gummosa", welcher alle Kriterien ächt gummöser Prozesse, der pathognomonischen Erzeugnisse der Lues zukommen, auftreten kann, hat mehrfache Bestätigung gefunden[1]). Dagegen ist meiner Annahme, dass die syphilitische Cerebral-Arteriitis, gleichviel ob sie als specifisch-gummöse Erkrankung oder als einfache obliterirende Entzündung verlaufe, stets ihren Anfang in den Aussenhäuten, nicht in der Intima, wie Heubner gelehrt, nehme, neben voller Anerkennung von einigen Seiten doch auch von anderer Seite, wenigstens theilweise, Widerspruch zu Theil geworden. Für meine Auffassung sind auf Grund eigener Beobachtungen, soweit mir bekannt ein-

[1]) Vergl. die übereinstimmenden Beobachtungen von F. Marchand, Artikel: Arterien in Eulenburg's Realencyklopädie, sowie von Rumpf, Ueber syphilitische Erkrankungen des Gefässsystems, Verhandlgn. des V. Congr. f. inn. Med. 1886, Wiesbaden, Bergmann.

getreten Rumpf[1]) und besonders Lewin[2]), gegen dieselbe Gerhardt[3]), Litten[4]) und — wenn auch nicht ausdrücklich und nur für einen Theil der Fälle Buttersack[5]). Gerhardt berührt in seinem, wesentlich klinischen Momenten gewidmeten, Vortrag über Hirnsyphilis die anatomische Frage nur ganz kurz und schliesst sich, ohne auf meine gegentheiligen Ausführungen Bezug zu nehmen und ohne nähere Begründung seiner Ansicht an Heubner an, indem er hervorhebt, dass der Beginn des syphilitischen Prosesses an den Hirnarterien in die Intima zu verlegen sei. Litten hebt in der Discussion zu Rumpf's Vortrag über syphilitische Erkranknngen des Gefässesystems, nebst Demonstration von Präparaten eines Falles von syphilitischer Granulationsgeschwulst der Arteria basilaris, hervor, dass, abgesehen von den gummösen Formen, die Hirnarterienerkrankung bei Syphilitischen wesentlich eine Endarteriitis darstelle, „wobei, wie er in voller Uebereinstimmung mit Heubner annehme, der pathologische Prozess zuerst allein von der Intima ausgehe." Buttersack schliesslich lässt beide Ansichten gelten: aus seinen Präparaten glaubt er schiessen zu dürfen, dass die syphilitische Erkrankung der Hirngefässe sowohl in den Aussenhäuten, als auch in der Intima entspringen kann[6]). Es beziehen sich, wie ich glaube annehmen zu dürfen, die genannten Einwendungen gegen meine Auffassung nur auf die einfache Arteriitis obliterans luetica und nicht auch auf die Arteriitis cerebralis gummosa; Litten unterlässt es nicht, dies seinerseits speciell zu urgiren. In der That steht für die Arteriitis gummosa wohl die Richtigkeit unserer Ansicht ausserhalb jeder Discussion: in allen bisher beobachteten einschlägigen Fällen waren die Aussenhäute, Adventitia oder Media, bezw. der lymphatische Raum zwischen beiden, als Ausgangsstätten der gummösen syphilomatösen

[1]) Deutsch. med. Wochenschr. 1885. No. 44: Ueber syphilitische Hemiplegien und Monoplegien.

[2]) Berl. klin. Wochenschr. 1886. No. 16. S. 262.

[3]) Berl. klin. Wochenschr. 1886. No. 1. S. 1.

[4]) Verhdlgn. d. V. Congr. f. inn. Med. 1886. Wiesbaden, Bergmann. S. 206.

[5]) Inaug.-Dissert. Heidelberg 1886: Zur Lehre von den syphilitischen Erkrankungen des Centralnervensystems.

[6]) In gleichem Sinne sollen sich, nach Buttersack, Greif und Lanceraux ausgesprochen haben.

Wucherungen klar zu erkennen; die Intima zeigte dabei meist nur die Erscheinungen der einfachen obliterirenden Endarteriitis, wie sie jeder chronisch-entzündlichen Störung, welche in der Umgebnng der Gefässe oder in deren Aussenhäuten Platz greift, nachfolgen. In den seltenen Fällen, wo auch die Intima zugleich Sitz von gummösen Granulationswucherungen war, konnte nach dem anatomischen Verhalten nicht der geringste Zweifel darüber obwalten, dass die specifischen Veränderungen in der Intima jüngeren Datums waren, als die in Adventitia und Media. Nun hat sich aber durch die genaue anatomisch-histologische Analyse meiner bezüglichen Fälle ergeben, dass die einfache obliterirende Cerebralarteriitis der Syphilitischen keine von der Arteriitis gummosa scharf zu trennende Affection darstellt, sondern dass erstere durch eine Reihe von ganz unzweifelhaften Uebergängen theils bei verschiedenen Individuen, theils bei demselben Individuum, mit letztgenannter Erkrankung verbunden ist. Die einfache Arteriitis obliterans cerebralis der Luetischen repräsentirt nach den erwähnten Untersuchungen durchaus nichts Anderes, als einen niederen Grad, eine Vorstufe der Arteriitis gummosa, sie verhält sich zu letzterer genau so, wie sie die einfache syphilitische Periostitis, Hepatitis, Orchitis u. s. w. zur Periostitis, Hepatitis, Orchitis etc. gummosa verhält. Der Umstand, dass man „bei einer Reihe anderer constitutioneller Erkrankungen ganz gleiche histologische Gefässveränderungen findet“ (Litten), kann unserer Auffassung der einfachen obliterirenden Cerebralarteriitis der Syphilitischen als einer ächt syphilitischen Affection nicht entkräften. Die syphilitische Roseola, viele Formen von syphilitischer Periostitis, Hepatitis, Orchitis u. s. w. unterscheiden sich anatomisch durch nichts von Roseolen, Periostiten, Hepatiten, Orchiten u. s. w. anderweitigen Ursprungs und dennoch sind sie, allgemein angenommener Weise, unmittelbare Producte des syphilitischen Virus, wobei noch speciell hervorgehoben werden muss, dass die Arteriitis obliterans cerebralis als selbständige d. h. nicht mit Meningitis oder Tumor complicirte Erkrankung bisher nur bei nachweisbar syphilitischen Individuen oder bei solchen beobachtet wurde, bei denen aus anamnestischen Gründen oder begleitenden anatomischen Veränderungen an anderen Organen, Syphilis als ätiologisches Moment wahrscheinlich gemacht oder doch mindestens nicht auszuschliessen war. Spricht schon die erwähnte Analogie mit der anatomischen Geschichte der Syphilis in anderen Organen für die Gleichheit des histologischen Entwickelungsprincipes bei beiden Affectionen d. h. also dafür, dass auch bei der einfachen Arteriitis obliterans cerebralis der Ausgang der entzündlichen Veränderungen in die Aussenhäute zu verlegen sei, so wird man gleichfalls a priori zu der letzteren Annahme geführt, wenn man von der heute ja ganz allgemein getheilten Voraussetzung ausgeht, dass das syphilitische Virus corpusculärer Natur, dass es ein specifisches Mikrobion ist. Denn wir wissen gegenwärtig ganz positiv, dass sich die in's Blut gelangten pathogenen Mikroorganismen, von aparten Verhältnissen, wie sie z. B. durch die mechanischen Beziehungen des Klappenapparates zum Blutstrom gegeben sind, abgesehen, niemals primär an der Innenfläche der grossen Gefässe localisiren, sondern stets erst in den Capillargefässwandungen haften bleiben und von hier aus die nächstliegenden Gewebsterritorien invadiren. Wollen wir also den Syphilismikrobien nicht eine Ausnahmestellung vor allen übrigen pathogenen Mikroorganismen einräumen, so müssen wir annehmen, dass, wenn die Syphilismikrobien in Arterienwandungen sich ansiedeln, dies in der Regel von deren capillargefässhaltigen Aussenhäuten und nicht von der Intima her geschieht. — Durch unsere oben citirten Untersuchungen glauben wir nun aber, wie gesagt, auch den directen Nachweis geliefert zu haben, dass, ganz in Uebereinstimmung mit der bekannten Lehre Köster's, wonach jede ächte Arteriitis von den die Vasa nutritia enthaltenden Aussenhäuten ihren Ursprung nimmt[1]), auch bei der Arteriitis obliterans cerebralis die entzündlichen Prozesse im Bereiche der Tunica externa und media den zelligen Wucherungen der Arterienintima (des En-

[1]) Auf die dieser Lehre Köster's in Betreff der gewöhnlichen Arteriosklerose widersprechenden Resultate der Arbeiten Thoma's (dieses Archiv Bd. 104 u. 105) einzugehen, ist hier nicht der Ort; auf die Pathogenese der pathologischen Formen von Arteriitis obliterans, speciell auf die Arteriitis syphilitica, lässt sich jedenfalls die Anschauung Thoma's von „der Abhängigkeit der Bindegewebsneubildung in der Arterienintima von den mechanischen Bedingungen des Blutumlaufes" als genetisches Princip nicht ausdehnen.

dothels) vorangehen. Auch eine Erklärung für den Umstand, dass so ausgezeichnete Beobachter, wie Heubner und neuerdings Gerhardt und Litten, den Ausgangspunkt der arteriitischen Veränderungen in die Intima verlegen konnten, glauben wir gefunden zu haben. Wir zeigten nehmlich, dass die zelligen Proliferationen des Arterienendothels, bezw. die aus ihnen sich hervorbildenden bindegewebigen Verdickungen der Intima, die, den arteriitischen Prozess eröffnenden entzündlichen Erscheinungen in den Aussenhäuten nicht nur zeitlich überdauern, sondern nicht selten auch räumlich d. h. in seitlicher Richtung mehr oder minder beträchtlich überragen können. Dem gebräuchlichen, nichtsdestoweniger aber in vielen Fällen, so auch hier, sich als unzuverlässig erweisenden Usus folgend, die an der Peripherie einer Neubildung zu beobachtenden Vorgänge oder Zustände als maassgebend für die Auffassung der Entstehungsweise der betreffenden Neubildung zu betrachten, haben die genannten Beobachter, — so urtheilen wir — als sie auf Durchschnitten durch die Grenzbezirke der erkrankten Arterienstellen gegen die gesunde Umgebung die Intima pathologisch verändert, Media und Adventitia dagegen normal fanden, geschlossen, dass die Intimaerkrankung den arteriitischen Prozess eröffne. Diese Grenzveränderungen der Intima an schon umfänglich erkrankten Arterienstrecken stellen jedoch nur die Ausläufer, gewissermaassen die letzten Wellen des entzündlichen Prozesses in der Arterien-Gesammtwand, nicht dessen Anfänge dar. Will man diese letzteren zur Anschauung bekommen, so muss man sich an diejenigen Stellen der Gefässe halten, an welchen die Erkrankung in Form makroskopisch eben noch erkennbarer Heerdchen wirklich im ersten Entstehen begriffen ist. Hier habe ich nun niemals bei meinen sehr zahlreichen desbezüglichen Explorationen Zellansammlungen in den Aussenhäuten bezw. in dem lymphatischen Raum zwischen Adventitia und Media vermisst und zugleich oft constatirt, dass sie nach den Seiten hin weiter reichten, als die sich eben entfaltende Endothelwucherung; ja ich habe sogar nicht wenige solcher Heerdchen gefunden, in welchen nur die externen Zellansammlungen vorhanden waren und die Endothelwucherung noch gänzlich fehlte. Sonach glaube ich bestimmt daran festhalten zu dürfen, dass nicht nur die Arteriitis gummosa, sondern auch die einfache Arteriitis obliterans luetica sich zuerst in den Aussenhäuten und erst nachträglich in der Intima manifestirt, was eben nicht ausschliesst, dass im weiteren Verlaufe der Arteriitis die Intimaerkrankung diejenige in den beiden Aussenhäuten an In- und Extensität mehr oder minder erheblich übertreffen kann. — Im Anschluss an diese wenigen Bemerkungen über die Ursprungsweise der syphilitischen Hirnarterienentzündung sei es mir erlaubt, noch einen anderen Punkt kurz zur Sprache zu bringen, zu dessen Erörterung der Untersuchungsbefund des vorliegenden Falles Anlass bietet.

Man wolle sich erinnern, dass in der mikroskopischen Beschreibung der gänzliche Mangel von Riesenzellen in dem Substrat der gummösen Arteriitis als eine von den Beobachtungsresultaten der früheren Fälle abweichende Erscheinung notirt worden ist[1]). Es vermehrt mithin vorliegender Fall die Zahl der wohlconstatirten Beobachtungen, wonach in ächt gummösen Producten Riesenzellen, insbesondere solche vom Langhans'schen Typus, gänzlich fehlen können. Früher glaubte ich, gerade auf den gegentheiligen Befund, auf den Nachweis dieser Gebilde in Syphilomen, Gewicht legen und demgemäss annehmen zu dürfen, dass die Langhans'schen Riesenzellen (ja sogar die Langhans-Wagner-Schüppel'sche Tuberkelformation) als directes Erzeugniss der Lues auftreten könne[2]). Im Laufe der Zeit habe ich jedoch diese meine Ansicht wesentlich corrigiren und der Ueberzeugung werden müssen, dass, wenn Riesenzellen oder Riesenzelltuberkel in syphilomatösen Producten gefunden werden, nicht reine Syphilome sondern Mischformen von Syphilis und Tuberculose vorliegen[3]). Während ich selbst damals dieser neuen Auffassung nur das Gewicht einer Wahrscheinlichkeitsannahme verleihen konnte, ist derselben inzwischen ein wohl unverwerfliches Zeugniss durch den bekannten Fall von Lewin und Gerhardt zu Theil geworden, wo in einer von Haus aus syphilitischen Ulceration des Mundes Tuberkelbacillen (von Ehr-

[1]) Auch in F. Marchand's Fall von gummöser Hirnarteriensyphilis waren Riesenzellen vorhanden.

[2]) Vergl. dieses Archiv Bd. 76. S. 485.

[3]) Vergl. hierüber dieses Archiv Bd. 97. S. 28 ff.

lich) nachgewiesen wurden[1]). Einen ganz endgültigen Beweis wird die erwähnte Auffassung freilich erst dadurch erhalten können, wenn in mit Langhans'schen Riesenzellen ausgestatteten syphilomatösen Producten die specifischen Erreger beider Krankheiten, sowohl die Tuberkelbacillen, als auch die Syphilismikrobien zu constatiren wären. Denn bei einfachem Nachweis der Tuberkelbacillen in solchen Producten wird immerhin der Einwand erhoben werden können, dass die betreffenden Producte einfach Tuberculose und nicht Mischformen von Tuberculose und Syphilis gewesen seien. Erfolgreiche Aussicht die Frage in dieser definitiven Weise zu lösen, ist aber leider zur Zeit nicht vorhanden, da die specifischen Mikroorganismen der Syphilis noch nicht mit genügender Sicherheit ermittelt sind. Insofern, als bei dem heute von uns veröffentlichten Fall N. kein maassgebender Anhaltepunkt dafür vorliegt, dass der Träger der gummösen Cerebralarteriitis früher oder gleichzeitig an Tuberkeln gelitten, als die syphilitische Infection zweifellos erwiesen, und die antisyphilitische Cur von, wenn auch nicht definitivem, so doch positiven Erfolg begleitet war, wir also guten Grund haben, hier einen reinen d. h. nicht mit Tuberculose complicirten Fall von gummöser Syphilis anzunehmen, bestätigt aber jedenfalls das Nichtvorhandensein Langhans'scher Riesenzellen in den anatomischen Substraten der Erkrankung die Richtigkeit unserer Auffassung, dass die reine uncomplicirte Syphilis keine Langhans'schen Riesenzellen hervorbringt.

[1]) Vergl. das Nähere hierüber Berl. klin. Wochenschr. 1886. No. 10. S. 163 u. 1886. No. 16. S. 262. Ueber Mischformen von Syphilis und Tuberculose vergl. ferner: Schnitzler, Berl. klin. Wochenschr. 1886. No. 46. S. 804.

XII.

Zur Kenntniss des Pankreas.

Von Dr. E. Assmann, prakt. Arzt in Berlin.

Während die mikroskopische Erforschung der Organe in ihrer normalen und pathologischen Verfassung längst einen hohen Stand erreicht und bedeutendes Material angehäuft hat, sind manche andere Seiten des physikalisch-chemischen Aufbaus wenig berücksichtigt worden. So ist z. B. das mikroskopische Bild aller Stadien der Verfettung unzählig oft auf's Genaueste geschildert worden, Niemand aber scheint es versucht zu haben, diese Stadien durch quantitative Fettanalyse schärfer zu präcisiren. So giebt es trotz mancher mühsamer Einzelarbeiten noch keine Tabellen genügender Untersuchungsreihen, aus denen man etwa neben dem Gewicht (absolutem, specifischem) und Volum aller Organe auf den verschiedenen Altersstufen, bei verschiedenen Erkrankungen auch ihren Wassergehalt, die Schwankungen ihrer Aschenbestandtheile und der Fettmenge erfahren könnte. Die 1868 von Engel ausgesprochene Klage, man wisse leider bei so vielen Organschwellungen nicht, welcher flüssige oder feste Bestandtheil des Gewebes vermehrt sei, dürfte auch heute noch nicht gegenstandslos geworden sein. Es wollte mir nun scheinen, dass es wünschenswerth sei, die gröbere chemische Constitution der Hauptorgane d. h. ihren Gehalt an Wasser, Eiweiss, Fett und Aschensalzen in möglichst vielen Fällen festzustellen, um daran die Norm sowie die durch Lebensalter und Krankheit bedingten Abweichungen zu studiren. Von diesem Gesichtspunkte aus begann ich vor 11 Jahren im pathologischen Institut zu Leipzig mit Analysen des Pankreas; ich wählte dieses Organ zunächst, weil sich von ihm keine einzige Analyse in der Literatur vorfand und selbst sein Gewicht nur selten bestimmt worden war. Joerg, Boyd, Blosfeld, Dieberg, Engel, Beneke, Thoma haben das Pankreas von ihren Wägungen ausgeschlossen, und mit Recht betont Friedreich (in Ziemssen's

Handbuch) das Fehlen grundlegender Untersuchungen über die Grösse dieses Organs, dessen Erkrankungen trotz einer erstaunlich grossen Literatur weit weniger gut gekannt sind, als jene der meisten übrigen Körpertheile. Zahlreich sind die feinen mikroskopischen Studien über die Zellen der Acini, die chemischen Arbeiten über die einzelnen Fermente, die Sectionsberichte, aber eine Wägung, ja selbst eine Messung, ward auffällig verabsäumt, die Berichte geben statt ihrer sehr unbestimmte, haltlose Bezeichnungen (mässig, stark, um das Dreifache, um ein Drittel vergrössert, verkleinert) und greifen lieber zu sonderbaren Vergleichen mit einer Faust, einer Leber (Riolan), ja mit dem Kopf eines viermonatlichen Fötus (Holscher). Ein zweiter Grund für meine Wahl lag in der Hoffnung, hier schneller zu durchsichtigen Ergebnissen zu gelangen, weil das Pankreas ziemlich selten von erheblichen pathologischen Veränderungen betroffen wird und namentlich ganz auffallend wenig zu Primärerkrankungen neigt. Meine Arbeiten mussten damals vorzeitig abgebrochen werden, immerhin mögen ihre Ergebnisse die Kenntniss vom Pankreas ein wenig vervollständigen, da auch heute, so viel ich weiss, die vorerwähnten Verhältnisse in der Literatur noch fortbestehen. — Betreffs der gewählten Methode habe ich Folgendes vorauszuschicken. Der Fettgehalt in der von dem umgebenden Bindegewebe und Fett möglichst befreiten, dann getrockneten und verriebenen Drüse ward als Aetherextract der Substanz bestimmt. Das beste Maass für die Summe der mannichfachen, wandelbaren Eiweisskörper und ihrer Abkömmlinge glaubte ich in dem Gesammtstickstoff suchen zu müssen, welcher sich nach dem Will-Varrentrapp'schen Verfahren (Verbrennung mit Natronkalk) gut und scharf bestimmen liess. Da der Stickstoff bei allen Eiweissarten in annähernd gleichem Gewichtsverhältniss, durchschnittlich zu 15,5 pCt., betheiligt ist, so konnte man versuchen, das Eiweiss des Organs als 6,45 N zu berechnen. Die so erhaltenen Näherungswerthe passen, wie wir sehen werden, in einigen Fällen ganz leidlich als Ergänzung der ermittelten anorganischen Bestandtheile und Fette zu 100 pCt. der Trockensubstanz; dass bei solcher Rechnung häufig einige Procente zu viel oder zu wenig herauskommen, kann bei jenem Ungefähr des Eiweissansatzes nicht Wunder nehmen, auch gelingt in manchen Fällen die Verreibung zu einer gleichkörnigen Trockensubstanz unvollkommener. Das specifische Gewicht ward nach alter Art mittelst der hydrostatischen Waage festgestellt. Ein Losweichen kleinster Gewebsfetzen, Auslaugung von Blut, Anhaften von Luftbläschen lassen sich dabei nicht immer ausschliessen, doch ward ein störender Einfluss dieser Fehlerquellen nur ausnahmsweise wahrgenommen. Ein besseres, von W. Krause in der Zeitschrift für rationelle Medicin Bd. 26 angegebenes Verfahren, welchem dann auch Engel (Wiener medic. Jahrbücher Bd. 13 und 15 vom Jahre 1867—68) gefolgt ist, war mir unbekannt geblieben, scheint überhaupt wenig bekannt geworden zu sein, da Smidt (dieses Archiv Bd. 82, 1880) dasselbe nicht benutzt noch erwähnt. Es wird daher nicht überflüssig sein, hier an Krause's wichtige, durch Versuche erhärtete Behauptung zu erinnern, dass die beginnende Verwesung das spec. Gewicht in den beiden ersten Tagen nicht zu verändern pflege, die Zeit post mortem also vernachlässigt werden dürfe. Zeitmangel gestattete mir leider nur selten die mikroskopische Prüfung.

Der Uebersichtlichkeit und Kürze wegen habe ich alle 25 Fälle, nach dem Lebensalter geordnet, in der folgenden Tabelle vereinigt.

Betrachten wir zunächst die Reihe der absoluten Gewichte; sie scheint ein bis etwa zum 40. Lebensjahre reichendes Wachsthum der Drüse anzudeuten und lässt die darauf vom 50. Jahre ab folgende senile Atrophie erkennen. Wir finden hier also das Gleiche, wie es Frerichs und genauer Engel für andere Organe ermittelten. Wenn nach Engel die Leber durch Altersschwund um 48,5 pCt. ihres Normalgewichts, die Niere um 46,8, die Milz gar um 80 verkleinert werden kann, so drückte das Alter in meinen Fällen No. 21, 22, 23, 24 die Grösse des Pankreas unter den Bestand bei erlangter Pubertät herab, obgleich mehrfach Grund zu Stauungshyperämien vorlag und keine vorgeschrittenen cirrhotischen Prozesse mitwirkten, obgleich ferner die Allgemeinernährung zuweilen eine vortreffliche war. Einmal, Fall 22, erreicht das Organ bei mässigem Alter nicht die Hälfte des Durchschnitts, ich möchte dieses auf eine abnorme angeborne Kleinheit zurückführen, nicht auf Abmagerung durch Krebs-

Fall No.	Alter.	Geschlecht.	Krankheit. Befund.	Gewicht des Pankreas.	Wassergehalt.	Trocken-substanz.	In der Trocken-substanz: Asche.	Fett.	Stick-stoff.	Specif. Gewicht.
1.	— ×	—	Lebensschwache Frühgeburt.	1,1808	87,2	12,8	—	—	—	1,050
2.	— 2 M.		ebenso.	1,2757	88,5	11,5				
3.	3 Tage	m.	Zwillinge, der eine mit Schneidezahn.	3,1318	82,9	17,1	—	—	13,05	
4.	-	-		3,5985					13,05	
5.	3 Mon.	m.	Kat. intestin., Atrophia.	4,6945	81,8	18,2	—	—	13,09 12,7	
6.	-	-		6,4310	83,5	16,5				
7.	5 Jahre	w.	Am Sylvester ertrunken. Gesund und gut entwickelt.	36,8	80,7	19,3	4,83 4,98	26,4 26,4	10,33 10,46	1,044 1,047
8.	13 -	m.	Phthisis pulm. (Ein Stückchen zum Mikroskopiren vor der Wägung abgetrennt.)	ca. 35,0	81,0	19,0				
9.	18 -	w.	Schluckpneumonie, Myxoglioma medullae sp., Absc. mediast. ant. Gute Ernährung und Entwickelung.	69,7	81,3	18,7	—	—	—	1,036 1,041
10.	18 -	m.	Phthisis pulm. Leber normal. P. blass, derb, fest.	72,8	82,5	17,5	—	—	—	1,044 1,049
11.	22 -	m.	Tuberc. mil. pulm., hepat., lien., ren., intest. P. von gesundem Aussehen.	71,3	81,9	18,1	—	10,0		
12.	22 -	w.	Peritonitis, Endometr. purul. puerper., 14 Tage post partum. P. innen normal, homogen, aussen weniger grobkörnig, als schuppenartig, blassgelb.	76,3	84,3	15,7	5,3	10,5	11,9	
13.	24 -	m.	Phthisis pulm.	77,1	61,9	38,1	7,10 7,18	9,79 9,87	13,0 13,1	

14.	30 -	w.	Insuff. v. mitr., Hep. mosch., Stauungsniere, Oedeme. Leib und P. fettreich.	62,8				—		
15.	40 -	m.	Gesund, kräftig, am Kopf überfahren.	108,9	80,1	19,9	6,30 6,30	16,6 16,9	11,21 11,36	1,0187 1,027 1,038
16.	40 -	m.	Hydrops univers., Insuff. v. mitr., Hep. mosch., Icterus, Ascit., Vena lienalis erweitert. P. hellgelb, bleibt als Trockensubstanz schmierig.	115,6	78,9	21,1	—	32,6		
17.	49 -	m.	Starke Cirrh. hep., Peritonitis chron., acuta, Ascit., Oedeme. P. unvollständig, theilweise degenerirt, nach dem Trocknen zusammenbackend.	> 34,9	79,1	20,9				
18.	—	—	Diabetes. (Etwas Bindegewebe am P. verblieben.)	< 97,2	86,3	13,7				
19.	54 -	m.	Cirrh. hep., Kat. gastr. pot., Oedeme. P. chron. hyperämisch, theilweise cirrhotisch.	80,0	82,1	17,9	—	—	—	1,0358 1,037 1,044 1,046
20.	56 -	m.	Carcin. pylori, hep., pancr., omenti. (Krebsfreies P.-Stück.)	—	80,6	19,4	6,42	—	12,6 11,6	
21.	60 -	m.	Cholelithiasis, Ectas. duct. choled. et cyst., Atroph. hep. part., Emphys., Thromb. v. pulm. sin., Oedeme.	61,8	81,1	18,9	5,7	35,0	11,6 11,6	
22.	66 -	m.	Leiche kaum mittelgross. Carcin. diff. vertebr., cost., sterni, vesicae.	35,7	83,2	16,8				
23.	69 -	w.	Polyp. laryng., Oed. glott. Gut ernährt.	58,6	72,4	27,6	—	—	—	1,0443
24.	74 -	w.	Peritonitis, Icterus, Darminhalt thonfarbig, Gallenblase mit Duoden. verwachsen, Gallensteine, Gallengänge bis zu Federkielstärke erweitert. P. nach dem Trocknen schmierig.	52,3	72,5	27,5				
25.	78 -	m.	Ruptura cordis, Myocarditis. Leber blutreich. Milz derb. P. grauroth, körnig, bleibt getrocknet fettig.	80,8	73,4	26,6				

kachexie; hat doch Beneke gerade bei Carcinomatösen regelmässig gute, selbst sehr gute Lebervolumina gefunden. Dass der Schwund, sei er durch Alter oder anderweit bedingt, in Verbindung mit dürftiger Anlage noch höhere Grade erreichen kann, beweisen wohl 2 Fälle, in denen Hartsen (bei Blau, Schmidt's Jahrb. 1880, S. 189) das Pankreas „bis zur Unkenntlichkeit atrophisch“ sah. Die bedeutendste Grösse mit 115,6 g findet sich (Fall 16), wo kräftiges Mannesalter und erhebliche Stauungshyperämien von Leber, Pankreas, Milz zusammentreffen. Liebig (Archiv f. Anat. u. Phys. 1874) giebt für das Pankreas eines 45jährigen Selbstmörders 131,4 an; vielleicht war diese Grösse nur eine vorübergehende, durch das Anschwellen in der Verdauungsperiode erzeugte. Von den Organen unserer Reihe machte keines einen sogenannten geladenen Eindruck, auch lässt die Todesart an die Aufnahme kräftiger Mahlzeiten kurz vor dem Lebensende grösstentheils nicht denken. Das colossalste Pankreas mag übrigens der alte Kerckring († 1693) gesehen haben, es wog, wie er sagt, 19 Unzen d. h. 14 mehr als ein gewöhnliches und bestand im Innern aus verhärtetem Drüsengewebe (Gerhardi, dieses Archiv Bd. 106). Die aus Fall 3 und 4 ersichtliche Grösse im reifen Neugeborenen wird durch 2 Wägungen von Bischof (3,5 und 4,0, in Zeitschr. f. rat. Med. Bd. 20) bestätigt. Sehr gleichmässig verhalten sich die 6 Befunde (Fall 9—14) zwischen dem 18. und 30. Lebensjahr, sie schwanken nur von 62,8—77,1 und geben als Mittel 71,6, wobei noch bemerkenswerth ist, dass die Organe ein normales Aussehen hatten. Drei von ihnen gehörten Phthisikern an, und man darf bei diesen an ein unversehrtes Normalgewicht um so eher glauben, da auch Engel und Beneke bei Schwindsüchtigen von 20—30 Jahren eine nennenswerthe Einbusse der Leber nicht nachzuweisen vermochten. Jene Zahl fällt denn auch glatt mit dem allgemeinen Durchschnitt der Erwachsenen zusammen, welcher sich aus den 14 jenseits der Pubertät stehenden Fällen zu 73,1 berechnet. Hiermit lassen sich die wenigen älteren Bestimmungen gut vereinigen: Bischof giebt für 3 Verunglückte bezw. Hingerichtete von 16, 22, 33 Jahren die Zahlen 78,1, 88, 89,7, Liebig für einen 30jährigen Selbstmörder 78,6. Dem gegenüber erscheinen freilich die Angaben der Lehrbücher viel zu hoch gegriffen; nach Bock (Anatomie) und Friedreich (Ziemssen's Handbuch VIII, 2 S. 203) soll nehmlich das Pankreas von 90—120 schwanken. Von einer Untersuchung des Verhältnisses zwischen Pankreas und Körpergewicht versprach ich mir wenig Nutzen und nahm daher Abstand. Zwar hatte Frerichs (Leberkrankh. I, 18) das relative Organgewicht als etwas Unumgängliches hervorgehoben, doch war ein bedeutsamer Werth desselben aus seinen Tabellen nicht ersichtlich, da die absolute wie die relative Lebergrösse beim Gesunden und Kranken bis zum Dreifachen des Minimums schwanken und sich nahezu in den gleichen Grenzen bewegen. Auch konnte man bereits aus dem Material von Dieberg (Kasper's Vierteljahrschrift f. gerichtl. Med. 1864) ersehen, dass der Versuch, die Organe nach dem Körpergewicht zu gruppiren und zu messen, fehlschlagen müsse, da der angenommene Parallelismus jener Beiden sich in Wirklichkeit wegen individueller und constitutioneller Eigenthümlichkeiten nicht genügend bestätigte. Seitdem ist denn auch die Unzulänglichkeit des Körpergewichts als Maass innerer Organe von Beneke und Anderen ausgesprochen worden. Wohl aber schien es der Mühe werth, die beiden grössten Drüsen des Verdauungssystems untereinander zu vergleichen und die mit dem Lebensalter wachsende Bedeutung des Pankreas an der Leber zu messen, wie dieses in folgender Aufstellung geschieht.

	Leber	Pankreas	$\frac{\text{Leber}}{\text{Pankreas}}$
Fötus von 6 Monaten (Bischof)	29	0,5	58
Fötus, 8monatlich. F. 2	71,2	1,27	56
Neugeborner. F. 3	113,2	3,13	36,1
- (Bischof) . . .	118	3,5	33,7
- - . . .	131,5	4	32,9
- F. 4	94,9	3,59	26,3
Selbstmörder, 30 J. (Liebig) .	1723,6	78,6	21,9
Ertrunkene, 5 J. F. 7 . . .	731,7	36,8	19,8
Hingerichteter, 33 J. (Bischof)	1598,5	89,7	17,8
Selbstmörder, 45 J. (Liebig) .	2180,1	131,4	16,6
- 16 J. (Bischof) .	1289	78,1	16,5
Gestürzte, 22 J. (Bischof) . .	1247	88	14,1.

Das Pankreas wächst schon im frühen Kindesalter relativ stärker, als die Leber, und hat im Erwachsenen sein Gewicht gegen den Bestand des Neugebornen gut verzwanzigfacht (geht also ungefähr parallel mit der Entwickelung der Gesammtkörpermasse), sein Relativgewicht zur Leber aber, welche nach der Geburt an Gewicht und Volum nur um das Zehnfache zunimmt, verdoppelt. Ueberraschend grosse Schwankungen zeigt der Wassergehalt, ohne dass die jeweiligen Ursachen offenbar werden; er ist wider Erwarten beim Gesunden, bei Phthisis, Carcinom, Diabetes meist beträchtlicher als bei Stauungen im Pfortadersystem, bei Hydrops und Peritonitis. In der frisch entnommenen Drüse ist Trockensubstanz zu 11,5—38,1 pCt. enthalten, im Mittel aus 24 Fällen 19,67 pCt. Diesem Mittelwerth begegnen wir wieder bei den als Gesunde Verunglückten (Fall 7, 15). Die wenigsten festen Theile besitzen die Organe unreifer Früchte (Fall 1, 2), während die wenige Tage oder Monate zählenden Kinder (Fall 3—6) bereits das procentische Verhalten der Erwachsenen erreicht haben. Zum Vergleiche sei noch beigefügt, dass die Leber von Fall 1 17,7, von 2 19,3, von 3 21,4 pCt. Trockensubstanz aufwies, die Niere von 1 13,6, von 3 14,8, die Milz von 2 15,9, von 3 18,6. Unter den Erwachsenen fällt das Pankreas eines Diabetikers (Fall 18) durch seinen Wasserreichthum bei nur 13,7 pCt. fester Theile auf, es besass ferner ein so ansehnliches Gewicht, dass von dem bei Diabetes mehrfach beobachteten Schwund hier nicht die Rede sein konnte. Das Maximum der Trockensubstanz fällt auf einen jungen phthisischen Schneider (Fall 13), die Analyse erklärte das hohe Gewicht durch einen ungewöhnlich hohen Aschengehalt und hohen Eiweissgehalt bei niedriger Fettmenge. In 3 weiteren Fällen von Phthise bezw. Tuberculose (8, 10, 11) entsprach die Wassermenge der mittleren Norm. Das Pankreas der Hunde scheint wasserärmer, als das menschliche, zu sein, wenigstens fand ich an gesund getödteten Thieren 27,8, 21,3, 25,3 pCt. Trockensubstanz bei einem Organgewicht von 20,2, 14,1, 34,3. — Die feuerbeständigen Theile machten 4,9—7,1 pCt. der Trockensubstanz aus. Die Aufzeichnungen über 2 vollständige Aschenanalysen (Fall 12, 15) gingen mir verloren, ich kann nur noch sagen, dass sich Kalk in sehr geringer Menge, Eisen zu etwa 3 pCt., viel Phosphorsäure, wenig Schwefelsäure vorfand.

Der Fettgehalt betrug mindestens 9,8 pCt. der Trockensubstanz, höchstens 35, schwankte also in noch etwas weiteren Grenzen (das Maximum über das Dreifache des Minimums), als der Gehalt der frischen Drüse an festen Theilen. Die 3 Minima betreffen jugendliche, an Phthise, Miliartuberculose, Wochenbettfieber verstorbene Leute, die mittleren Zahlen einen Erwachsenen und ein Kind, welche bei voller Gesundheit verunglückten, die Maxima endlich finden sich bei älteren Personen, welche zufolge von Herzfehler, Emphysem oder Gallensteinen erhebliche Hyperämien und Stauungserscheinungen in den oberen Baucheingeweiden darboten. Ein höherer Fettgehalt verrieth sich stets schon dadurch, dass die Trockensubstanz, anstatt ein lockeres Pulver zu bilden, schmierig, ölig, zusammenbackend blieb, wir dürfen daher die Fälle 17, 24, 25, wo ein solches Verhalten beobachtet ward, auch ohne Fettanalyse zu den fettreichen zählen. Durch diese Befunde wird die Angabe Rokitansky's bestätigt, dass eine Entartung des Pankreas unter Entwickelung von Fett im interacinösen Bindegewebe oft im Verein mit Fettleber und Gallensteinbildung, besonders bei Säufern, vorkomme. In Fall 15 ergab sich die Fettmenge geringer, als die mikroskopische Untersuchung erwarten liess, bei welcher letzteren Prof. Thierfelder viel Fett in den Parenchymzellen constatirte. — Der Stickstoff ward in 8 Fällen bestimmt, er war verhältnissmässig am reichsten, zu 13,05 pCt., in dem getrockneten Pankreas zweier neugebornen Zwillinge (Fall 3, 4) vorhanden, deren Organe zur Erzielung genügender Substanzmenge vereinigt untersucht wurden, sehr reich auch bei einem dreimonatlichen, an Durchfall verstorbenen Kinde (Fall 6) und dem erwähnten Schwindsüchtigen mit höchster Trockensubstanzmenge (Fall 13). Die geringste N-Menge, nehmlich 10,4, fand sich bei einem fünfjährigen, ertrunkenen Mädchen. Die Werthe schwanken hier also, ähnlich wie bei den Aschenbestandtheilen, nur in engeren Grenzen. Reconstruirt man den Eiweissbestand nach der Formel 6,45 N, so erhält man folgende Zusammensetzung der getrockneten Drüse:

	Fall 13.	Fall 15.	Fall 7.
Eiweiss	83,8 pCt.	72,8 pCt.	67,0 pCt.
Fett	9,8 -	16,7 -	26,4 -
Asche	7,1 -	6,3 -	4,9 -
	100,7 pCt.	95,8 pCt.	98,3 pCt.

Das specifische Gewicht schwankte in 7 Fällen zwischen 1,018 und 1,050 bei einem Mittelwerth von 1,040. Ausser mir scheint nur W. Krause die gleiche Bestimmung in 2 Fällen versucht zu haben, er giebt 1,0445—1,0500 an. Die Breite der Schwankungen in meiner Tabelle hat an und für sich nichts Ueberraschendes, da nach den trefflichen Arbeiten Engel's, den besten auf diesem Gebiete, das specifische Gewicht der Leber von 1,0476 bis 1,0775 reicht, bei Herz und Milz sogar einen Spielraum von 32 Tausendsteln umfasst, also genau ebensoviel, als hier dem Pankreas zugeschrieben ward. Auffallend könnte nur erscheinen, dass sich zweimal erhebliche Unterschiede innerhalb desselben Organs herausstellten, Fall 15 0,02, Fall 19 0,01, während ich sonst bei Doppelbestimmungen am Pankreas oder an anderen Eingeweiden allerdings auch nur Unterschiede von höchstens 0,003—0,005 erhalten habe, wie solche von Krause und Smidt unter Betonung der Gleichmässigkeit des Gewebes angegeben wurden. Bedenkt man jedoch das heerdweise Auftreten krankhafter Vorgänge und die Mannichfaltigkeit der Blutfülle, der Vollsaftigkeit und der mikroskopischen Bilder innerhalb benachbarter Gebiete, so wird man gelegentliche grössere Verschiedenheiten im physikalischen Verhalten mehrerer, demselben Organ an verschiedenen Seiten und Enden entnommenen Stückchen zu sehr erklärlich finden, um sie ohne Weiteres auf Fehler der Methode zurückzuführen. Die Ergebnisse der Forschungen über das specifische Gewicht der Organe sind spärlich und den Erwartungen wenig entsprechend gewesen; wohl ward erkannt, dass hohes Alter und chronische Leiden im Allgemeinen, bei den Eingeweiden insbesondere Cirrhose und Amyloid, noch wirksamer fettige Entartung das specifische Gewicht erniedrigen, doch haben sich einigermaassen charakteristische, gesetzmässige Grenzen für die verschiedenen Zustände nicht aufstellen lassen, auch hat sich gezeigt, dass makroskopisch recht handgreifliche Verhältnisse sich in dem Zahlenwerth der Dichte oft nicht so, wie man annehmen möchte, wiederspiegeln. Ein derartiges Beispiel giebt auch Fall 19. Es handelte sich hier um einen 54jährigen Säufer und Emphysematiker; die Section ergab: Oedem der Beine und der Lungen, chronischer Magenkatarrh, Lebercirrhose, Milz äusserst klein, derb, mit alten Kapselverdickungen, Nieren vergrössert, an der Oberfläche leicht granulirt, die Rindensubstanz etwas verschmälert, rechter Ventrikel erweitert, hypertrophisch, das Pankreas von wenigem Fettgewebe umgeben, röthlich gelb wie in leichter chronischer Hyperämie anzusehen, hart anzufühlen, besonders sein Schwanz, welcher knorpelhart erscheint, leise unter dem Messer knirscht und scharfe, harte Schnittränder giebt. Die rechte Hälfte des Organs ist in ihrer weicheren Consistenz nahezu normal, zeigt auch weniger tiefe Furchen und eine weniger grobe Läppchenbildung. Die Schnittflächen sind blass, lassen aber auf Druck auffallend viele Blutpunkte hervortreten. Diesem Befunde entsprechend wurden in dem harten Schwanztheil 18,8 pCt. Trockensubstanz, in dem Mittelstück und Kopf nur 17,1 gefunden; nicht so durchsichtig gestaltete sich aber das specifische Gewicht, es betrug am Schwanzende 1,0358, weiter rechts innerhalb des härtlichen Theils 1,046, zwischen Mitte und Kopf 1,037, am Kopfende 1,044, so dass also in der harten wie in der weichen Organhälfte fast die gleichen Schwankungen vorkamen. In Fall 15 ergab die blassere Peripherie 1,038, das grauröthliche Innere aus der Nachbarschaft des Wirsung'schen Kanals 1,0187. Das Pankreas der Frühgeburt zeichnet sich, wie wir sahen, durch seinen Wasserreichthum aus, dennoch fand sich bei ihm auch das Maximum des specifischen Gewichtes, nehmlich 1,050 in Fall 1. Man könnte sich versucht fühlen, hierin eine Analogie zu Smidt's Behauptung zu erblicken, dass Leber und Milz im frühen Kindesalter am schwersten, dichtesten seien, wenn diese Angabe nicht noch sehr der Nachprüfung und Bestätigung bedürfte; ich selbst beobachtete das Umgekehrte. Eine andere von Smidt aufgeworfene Frage, ob nicht die Leber im Kindesalter specifisch schwerer, beim Erwachsenen dagegen leichter sei, als die Milz, war schon vor ihm durch Engel dahin erledigt worden, dass die Leber auch im Greise noch das dichteste Organ bleibt und nur bei einzelnen chronischen Krankheiten von der

Milz überflügelt werden kann. Als Beleg für Vorstehendes diene folgende Gegenüberstellung aus meinem Material.

	Frühgeburt (1)	5jähr. Kind (7)	40jähr. Mann (15)
Leber	1,053	1,079 1,074	1,078
Milz	1,052	1,052 1,052	1,063
Pankreas	1,050	1,047 1,044	1,038 1,027 1,0187
Niere	1,040 1,041	1,045	1,051

Nebenher mag erwähnt werden, dass das specifische Gewicht der Fettleber eines mit Phosphor Vergifteten 1,0303 und 1,0278 betrug, Werthe, welche dem von Engel für die Fettleber ermittelten Durchschnitt, 1,0333, nahe stehen.

XIII.

Ueber den primären Krebs des Ileum nebst Bemerkungen über das gleichzeitige Vorkommen von Krebs und Tuberculose.

Von Dr. Otto Lubarsch,

früherem Assistenten am pathologischen Institut zu Breslau.

(Hierzu Taf. VIII—IX.)

Zwei Fälle von primärem Krebs des Ileum, welche ich im letzten Jahre zu untersuchen Gelegenheit hatte, veranlassten mich zu einem genaueren Studium der Krebse und adenomatösen Polypen des Dünndarms. Bevor ich die Resultate dieser Untersuchungen mittheile, gebe ich hier eine Beschreibung der beiden Fälle von primärem Krebs des Ileum.

Der eine Fall, den ich selbst zu seciren Gelegenheit hatte, betraf einen 49jährigen Mann. Derselbe war nur kurze Zeit auf der inneren städtischen Abtheilung des Allerheiligen Hospitals in Behandlung gewesen; trotzdem bot er doch so schwere Erscheinungen von Seiten der Verdauungsorgane dar, dass der behandelnde Arzt Dr. Bielschowsky, dem ich diese Angaben verdanke, mit Rücksicht auf die im übrigen genau constatirte Phthise die Diagnose auf „Tuberculosis intestini (et peritonaei?)“

stellen konnte. Die am 23. Februar d. J. im pathologischen Institute von mir ausgeführte Section ergab folgendes Resultat.

Mann Forelle, 49 Jahre. Mittelgrosse männliche Leiche von mässig kräftigem Knochenbau und gelblich-blasser Hautfarbe. Geringe Starre. Unterhautzellgewebe ziemlich fettarm. Musculatur schlecht entwickelt, braunroth. Das Zwerchfell links am oberen Rand der 5., rechts am unteren Rand der 6. Rippe. Beim Eröffnen der Brusthöhle strömt aus dem rechten Pleuraraum reichlich gelbliche, getrübte Flüssigkeit hervor, die mit weissgelben Flocken untermischt ist. In der linken Pleurahöhle befinden sich etwa 400 ccm einer leicht getrübten, gelblichen, mit weisslichen Flocken und Fetzen untermischten Flüssigkeit. Die Pleura costalis ist stark injicirt und mit zum Theil ziemlich grossen gelblich-weissen Knötchen besetzt. Die rechte Lunge ist an der Spitze fest, im hinteren oberen Theil des Oberlappens locker strangförmig mit Costalpleura verwachsen. Im Pleuraraum befinden sich noch ca. 1½ Liter der oben beschriebenen, sehr trüben Flüssigkeit. Auch die Pleura pericardiaca ist mit kleinen, gelblichen Flocken besetzt, unter denen nach dem Abziehen einige grössere, gelbliche, wie käsige Knötchen hervortreten. Im Herzbeutel circa 30 ccm einer klaren, bernsteingelben Flüssigkeit. Das Herz ziemlich klein, aussen mässig fettreich. Die Ventrikel von normaler Weite, die Musculatur derselben kräftig, von braunrother Farbe, an den Papillarmuskeln mit kleinen, weisslichen Einlagerungen durchsetzt. Der Klappenapparat überall normal. Die Mitralis mit kleinen gelblichen Flecken durchsetzt, ebenso die Aorta asc., welche über den Klappen aufgeschnitten 6,5 cm weit ist.

Die linke Lunge ziemlich stark ausgedehnt, an der visceralen Seite mit Flocken belegt; die darunter befindliche Pleura dunkelröthlich gefärbt und mit vielen hirsekorn- bis stecknadelkopfgrossen, graugelben und grauweissen Knötchen bedeckt. Auf dem Durchschnitt ist die Lunge fast überall gut lufthaltig; im Unterlappen stark emphysematös aufgeblasen und ziemlich blutreich. Im Oberlappen befindet sich eine etwa wallnussgrosse Stelle, wo das Lungengewebe in eine blauschwarze, feste Masse umgewandelt ist, in dem theils vereinzelte, theils confluirende gelbgraue Knötchen liegen; ein gleichartiger kleiner Heerd findet sich im hinteren, unteren Theil des Oberlappens. Bei Druck entleert sich aus dem Oberlappen viel schaumige Flüssigkeit. Die rechte Lunge ist ebenso wie die linke an der visceralen Pleura mit vielen gelblichen Fetzen belegt; unter ihnen die Pleura geröthet und mit Knötchen besäet, auf denen die Auflagerungen besonders dicht und fest anhaften. Auf dem Durchschnitt ist die Lunge im grössten Theil des Oberlappens völlig luftleer; nur hinten unten und an der Spitze findet sich noch lufthaltiges Gewebe; im übrigen Theil des sehr blutarmen Oberlappens ist das Gewebe sehr fest, gelatinös, glänzend und von vielen gelbweissen und grauen Heerden durchsetzt, die besonders um die Bronchien herum liegen. Die Septa der Alveolen treten vielfach als blauschwarze Stränge hervor; in diesem Bezirk findet sich auch eine etwa pflaumengrosse Höhle, die nicht sehr tief ist und eine glatte, mit Eiter bedeckte Wandung zeigt. In dem der Spitze angehörigen, noch lufthaltigen Theil finden sich auch einige diffus zerstreute graugelbliche Knötchen. Der Unterlappen ist zum grössten Theil lufthaltig und besonders in seinen unteren Partien blutreicher, als der Oberlappen; sowie dieser stark emphysematös aufgeblasen, so dass besonders an der Basis eine grosse, lufthaltige Blase abgeschnürt ist. Hinten oben, dicht an der Spitze ist der Unterlappen in einem ausgedehnten Bezirk gelatinös infiltrirt, luftleer und von zum Theil isolirten, zum Theil confluirenden Knötchen durchsetzt. Aus den kleineren Bronchien entleert sich hier überall gelblich-zäher Eiter. Der Mittellappen mässig blutreich und gut lufthaltig. Die Bronchialschleimhaut überall stark injicirt und vielfach mit schleimig-eitrigen Massen bedeckt. Trachealschleimhaut stark geröthet, zeigt nahe der Bifurcation einen 20 pfennigstückgrossen, rundlichen Defect, durch den der Knorpel ganz blossgelegt und seines Perichondriums beraubt ist; etwas höher findet sich ein kleiner, mehr oberflächlicher Defect. Kehlkopfschleimhaut ebenfalls leicht injicirt, sonst nichts Besonderes aufweisend. Die Bronchial- und Trachealdrüsen sind stark schwärzlich pigmentirt, zum Theil vergrössert, sehr fest und von grauen Knötchen durchsetzt; einzelne schwer schneidbar und in kalkige Massen umgewandelt. Beide Schilddrüsenlappen verkleinert, auf dem Durchschnitt hellroth. Pharynx- und Oesophagusschleimhaut leicht geröthet. Die Aorta bis in die Carotiden hinein mit kleinen weisslichen und gelblichen Flecken durchsetzt. Ductus thoracicus überall frei.

Milz von ziemlich normaler Grösse, auf dem Durchschnitt hellroth, ziemlich fest und glänzend; giebt keine Amyloidreaction. Die linke Nebenniere von ziemlich normaler Grösse und fester Consistenz; die Marksubstanz etwas verbreitert, die Rinde blassröthlich, von vielen gelblichen Punkten durchsetzt. Die linke Niere ist etwas verkleinert, die Kapsel ziemlich schwer abziehbar, an der nicht ganz glatten, etwas gerunzelten Oberfläche, sieht man eine Reihe kleiner, weisslicher Knötchen; im Allgemeinen die Niere von gelblicher Farbe. Die Gefässe zum Theil sehr stark gefüllt, man sieht aber auch ausserhalb, aber in der Nähe der Gefässe liegende röthlich verfärbte Stellen. Auf dem Durchschnitt erscheint die Rinde im Allgemeinen gelbweisslich, etwas verschmälert, von vielen rothen Punkten und Streifen durchsetzt. An einzelnen Stellen findet sich eine diffus dunkelröthliche Färbung in grösserem Umfange und in den verbreiterten Bertini'schen Säulen grössere ausserhalb des Gefässverlaufs liegende röthliche Stellen. Die Marksubstanz von mattblaurother Farbe. Die rechte Niere, deren Kapsel ebenfalls schwer abziehbar ist, zeigt an der Oberfläche dieselben Veränderungen, wie die linke, nur finden sich hier kleine Cysten und viele ausserhalb der Gefässe liegende röthliche Punkte. An einer Stelle ist die Oberfläche grünlich verfärbt und hier befindet sich, wie sich auf dem Durchschnitt zeigt, in der Rinde eine etwa bohnengrosse Höhle, welche mit röthlich-wässriger Flüssigkeit gefüllt ist und einen von vielen röthlichen und weisslichen Strängen durchzogenen Grund besitzt. Beide Nieren von ziemlich schlaffer Consistenz, zeigen auch an der Oberfläche noch kleine kalkig-glänzende Punkte. Rechte Nebenniere wie die linke. Die Blase ziemlich eng; die Schleimhaut gewulstet und leicht injicirt. Prostata, Samenbläschen und Hoden ohne sichtbare Veränderungen.

Der Ductus choledochus gut durchgängig; Duodenalschleimhaut blass; die Magenschleimhaut etwas verdickt, mit Schleim bedeckt, zum Theil nur stark injicirt, zum Theil auch mit kleinen Blutungen besetzt. Die Leber ist im linken Lappen ziemlich stark verkleinert; die Glisson'sche Kapsel an einzelnen Stellen etwas verdickt und injicirt. Auf dem Durchschnitt ist die Leber blutreich, die Acini klein, im Centrum von röthlichem Aussehen, an der Peripherie von gelblich-rother Farbe. Pankreas etwas atrophisch. Die Dünndärme sind an der Serosa vielfach stark injicirt und mit kleinen grau-weisslichen Knötchen besetzt. Im oberen Theil des Dünndarms ist die Mucosa gallig verfärbt, nach unten zunehmend leicht injicirt, bald finden sich auch kleinere Geschwüre mit gewulsteten Rändern, von denen einzelne noch in der Nähe des Randes gelbe Knötchen deutlich aufweisen. Im oberen Theil des Ileum sieht man ausser kleinen Geschwüren eine Reihe kleiner, auf der Schleimhaut verschiebbarer Knoten von Hirsekorn- bis Erbsengrösse. Im mittleren Theil des Ileum stellt sich der aufschneidenden Scheere ein Hinderniss entgegen; man sieht hier bereits von aussen eine deutliche tiefe Einziehung im Darm, so dass hier das Lumen fast vollkommen verlegt ist. Nach dem Aufschneiden bietet sich ein etwa haselnussgrosser, weit in das Darmlumen vorspringender Tumor dar, welcher an seiner Oberfläche leicht zerklüftet ist. Auf dem Durchschnitt ist er von sehr fester Consistenz, von gelb-grauer Farbe, von gelb-weissen Zügen durchsetzt und dringt deutlich in die verdickte Muscularis ein. Oberhalb dieser Stelle befindet sich ein fast circuläres, tiefgehendes Geschwür, mit gezackten und gerötheten Rändern, auf denen gelbliche Knötchen aufsitzen, und dem an der Serosa grauweissliche Knötchen entsprechen. Nach unten zu sieht man dann wieder einzelne der oben beschriebenen, kleinen Knötchen, sowie einzelne Geschwüre und ungefähr noch 40 cm von der Bauhin'schen Klappe entfernt einen kirschkerngrossen Tumor von der gleichen Beschaffenheit, wie der oben beschriebene grössere. An der Bauhin'schen Klappe sitzen dann noch einige grössere und kleinere Geschwüre; sonst der Dickdarm frei; nur im Rectum wenig oberhalb des Anus findet sich noch ein sehr tiefgehendes Geschwür mit stark gewulsteten Rändern und gelben Knötchen. Die Mesenterialdrüsen sind stark vergrössert und in eine feste, käsige Masse umgewandelt.

Anatomische Diagnose. Peribronchitis caseosa. Bronchopneumonia caseosa et gelatinosa praesertim in lobo superiore et inferiore pulm. dextr. Oedema pulmonis sin. Emphysema pulm. sin. et lobi inf. pulm. dextr. Bronchitis purulenta. Pleuritis tuberculosa sero-purulenta. Ulcera tuberculosa tracheae, ilei, coli ascendentis et recti. Lymphadenitis caseosa glandularum mesenterialium. Myocarditis papillaris fibrosa. Atrophia fusca cordis. Atrophia lienis, hepatis, pancreatis. Infiltratio adiposa hepatis et glandularum suprarenalium. Nephritis chron. parenchymatosa haemorrhagica. Gastritis chronica. Carcinomata in ileo cum stenosi luminis ilei. Oedema piae matris. Hydrocephalus internus.

Bei der Untersuchung des grössten Tumors im frischen Zustande (Rasirmesser- und Gefriermikrotomschnitte) zeigte es sich, dass derselbe aus grossen Alveolen bestand, welche mit cylinderepithelähnlichen Zellen theils ausgefüllt, theils nur in mehrfachen Lagen bedeckt waren, so dass ein Hohlraum vielfach frei blieb. Diese drüsenartigen Bildungen drangen vielfach in das submucöse Gewebe und die Darmmuscularis — sowohl Rings- wie Längsmusculatur — ein; an vielen Stellen der Längsmusculatur dringen nur Zellstränge ein, so dass das Stroma von der Muscularis gebildet wird. Nachdem so die Diagnose auf Carcinom gestellt werden konnte, handelte es sich zunächst darum, die Natur der kleinen, den Geschwürsrändern theils aufsitzenden, theils in ihrer Nähe gruppirten Knötchen festzustellen. Es geschah dies theils so, dass die Knötchen mit der Scheere abgetragen und dann Zupf- und Deckglas-Quetschpräparate angefertigt wurden, theils so dass Querschnitte der einzelnen Knötchen bezw. der Geschwürsränder mit den Knötchen gemacht wurden. Es stellte sich dabei heraus, dass die den Geschwürsrändern aufsitzenden Knötchen ausschliesslich Tuberkel waren, oft mit reichlichen Bacillen, während dagegen die vereinzelten, auf der Schleimhaut verschiebbaren Knötchen in der Mucosa dieselbe Structur zeigten, wie der oben beschriebene grosse Tumor, also als beginnende Carcinome aufgefasst werden mussten.

Die genaue mikroskopische Untersuchung des gehärteten grossen Tumors, mit dem die kleinen und der kirschkerngrosse im Bau völlig übereinstimmen, ergab folgendes Resultat. In einem hellen, straffen, an kernigen und zelligen Gebilden, sowie elastischen Fasern ziemlich reichen, bindegewebigen Stroma liegen eingestreut Haufen von Zellen, welche durch eine Kittsubstanz miteinander verbunden sind. Die Zellen sind theils cylindrisch, theils mehr abgerundet: sie zeigen eine nur schmale protoplasmatische Zone in der Peripherie, während der grösste Theil des Zellleibes von einem grossen, bläschenförmigen, sich mit Hämatoxylin sehr intensiv färbenden Kerne eingenommen wird, in dem man bei sehr starker Vergrösserung (Zeiss, E. Oc. 4.) oft 3—5 Kernkörperchen erkennen kann. Die Zellstränge und Haufen zeigen die verschiedensten Formen, bald breit und von geringer Länge, sind sie oft sehr schmal und stark in die Länge gezogen, einzelne sind mit Anschwellungen und knotigen Erweiterungen versehen. Diese zarten Zellstränge, welche vielfach ungleichmässig zerstreut im Bindegewebe liegen, anastomosiren nun unter einander und zwar so, dass oft ganz dicke Stränge mit sehr dünnen zusammentreffen und die verschiedenartigsten Formen dabei auftreten; mitunter sind die queren Verbindungsäste bedeutend dicker, als die beiden Stämme und umgekehrt; dann sieht man auch wieder Stränge, welche sich getheilt hatten und eine Strecke weit gesondert gezogen waren, zusammenfliessen, kurz man erhält vielfach den Eindruck, als handle es sich um eine Anfüllung der Saftkanälchen des Bindegewebes mit zelligem Material, ganz wie Köster[1]) es auf Tafel 1, Fig. 2 u. 5 und Friedländer[2]) auf Taf. IV, Fig. 2 abbilden. An anderen Stellen wieder, wo das Bindegewebe sehr zellarm, oft absolut zelllos ist und eigenthümlich glasig erscheint, sieht man das Centrum der Krebsalveolen von Strängen derartigen Bindegewebes eingenommen (Fig. 1 b). Diese Bindegewebszüge hängen theils mit den gerüstbildenden Zügen zusammen, theils sind sie gleichsam abgeschnürt in den Krebsalveolen vorhanden, so dass es oft den Anschein gewinnt, als wäre die Wucherung der Krebszellen um diese Bündel herum entstanden. Daneben sieht man oft in denselben Krebssträngen runde, helle, glänzende Kugeln auftreten, (Fig. 1 a) die sich Farbstoffen gegenüber ebenso verhalten, wie das oben beschriebene Bindegewebe. Beide nehmen nehmlich bei Färbung mit Lithioncarmin und Nachbehandlung mit Picrinsäure eine ganz intensive Gelbfärbung an; durch Hämatoxylin werden sie eigenthümlich grau, durch Eosin intensiv roth,

[1]) Köster, Die Entwickelung der Carcinome und Sarcome. Würzburg 1869.

[2]) Friedländer, Ueber Geschwülste mit hyaliner Degeneration und dadurch bedingter netzförmiger Structur. Dieses Archiv Bd. 67. S. 185.

durch Jod strohgelb und mit der Gentianaviolett-Amyloidfärbung violett mit einem leichten rosa Schimmer gefärbt; Salzsäure und Essigsäure blieben ohne Einwirkung auf diese Substanz; kurz dieselbe verhielt sich genau so, wie die von v. Recklinghausen[1]) als Hyalin bezeichneten Massen. An anderen Stellen, ziemlich benachbart den oben beschriebenen, sieht man wieder Hohlräume, deren Wandung auf der einen Seite mit 2—3 sehr platten, endothelähnlichen Zellen besetzt ist, auf der entgegengesetzten mit einer mehrfach geschichteten Zelllage bedeckt; die einzelnen Zellen sind höher und weniger länglich, als die Endothelzellen, von leicht spindelförmiger Gestalt; der Zwischenraum zwischen dieser Zelllage und der anderen Seite des Hohlraumes wird von einer glasigen, homogenen Masse eingenommen; in der Nähe solcher Stellen erscheinen ähnliche kleine Hohlräume, welche mit 3—4 Endothelzellen ausgekleidet sind, von ihnen aus schiebt sich dann eine einfache Zelllage von 7—8 Zellen, welche wieder mehr den Epithelcharakter tragen und den übrigen Zellen der Geschwulst gleichen, zwischen die Bindegewebsfibrillen. Die ganze Beschaffenheit der Hohlräume, ihre Wandungslosigkeit insbesondere spricht dafür, dass es sich um Lymphräume handelt, deren Endothel sichtbar geworden und zum Theil in Wucherung begriffen ist, wie es auch Köster für das Gallertcarcinom des Magens auf Taf. IV, Fig. 8 u. 9 abbildet. Während die derartig gestalteten Tumormassen hauptsächlich die Submucosa einnehmen, welche im Uebrigen nicht sehr reich an Blutgefässen ist und hauptsächlich kleine Arterien und Capillaren enthält, zeigt der Tumor in der Schleimhaut und den beiden Muskelschichten zum Theil andere Verhältnisse. Hier zeigen die Geschwulstabschnitte oft ein sehr eigenthümliches Aussehen, dadurch dass die Alveolen nur zum kleinsten Theile continuirlich mit Zellen ausgefüllt sind; vielmehr bietet die Zellmasse ein netzartig durchbrochenes Aussehen dar, ganz wie es Friedländer[2]) beschreibt und auf seinen Figuren 1—4 abbildet. Die Zellstränge werden nehmlich von mannichfachen Lücken durchbrochen (Fig. 2 a), welche aber ihrerseits wieder mit eigenthümlichen Gebilden ausgefüllt sind, die bei schwächerer

[1]) v. Recklinghausen, Allg. Pathologie. S. 404.
[2]) a. a. O. S. 183.

Vergrösserung den Eindruck von Blutcapillaren oder Lymphgefässen machen. In der That konnte auch durch die Anwendung ganz starker Vergrösserungen (Zeiss, E. u. homog. Immersion $\frac{1}{12}$ Oc. 4) dies bestätigt werden; es handelte sich meistens um Blutcapillaren; doch waren auch an anderen Stellen (Fig. 2 d) hyaline Kugeln, Zelltrümmer und hyaline Bindegewebsbalken (Fig. 2 e) vorhanden. An anderen Stellen wieder wurde der grösste Theil der Krebsalveolen von hyalinem Bindegewebe eingenommen, in dem mannichfache Capillaren vorhanden waren (Fig. 2 b); wieder anderswo fand sich die krebsige Infiltration um kleine Anterien herum (Fig. 2 c), ein Befund auf den besonders Köster[1]) aufmerksam gemacht und Werth gelegt hat. Endlich fanden sich auch noch in einzelnen breiten und grossen Alveolen homogene zapfen- und keulenartige Gebilde, welche noch ziemlich häufig sich gut färbende Kerne enthielten — wohl Bindegewebszapfen im Anfangsstadium der hyalinen Degeneration. Was nun schliesslich die dem Tumor benachbarte und ihn überziehende Schleimhaut anbetrifft, so ist es besonders hervorzuheben, dass sich auch an ziemlich weit vom Tumor befindlichen Darmabschnitten eine ausgesprochene hyaline Degeneration des Bindegewebes findet; diese Degeneration ergreift an diesen Abschnitten auch in ziemlich ausgedehnter Weise die Ringsmusculatur des Darmes, ein Befund, der in der von Tumormassen ergriffenen Musculatur nur selten und in geringer Ausdehnung zu notiren war. Im Uebrigen bot die Schleimhaut wenig Veränderungen dar; die Zotten waren sehr kernreich, auch dicht über dem Tumor waren oft noch Zotten vorhanden, doch färbten sich deren Zellkerne nur noch undeutlich; ausserdem fand sich in grosser Ausdehnung zellige Infiltration der Schleimhaut besonders um die Lieberkühn'schen Drüsen, ähnlich wie die von Waldeyer[2]) beschriebene periacinöse Wucherung beim Mammakrebs. Die Lieberkühn'schen Drüsen selbst zeigten in vielen Schnitten keine Veränderung, schienen vielmehr völlig vom Tumor abgegrenzt, wie Köster[3]) es für die Magendrüsen beim Gallert-

[1]) a. a. O. S. 26.
[2]) Waldeyer, Die Entwickelung der Carcinome. Dieses Archiv Bd. 41. S. 478.
[3]) a. a. O. S. 75.

krebs angiebt. In einigen Schnitten fand man jedoch genau dieselben Verhältnisse, wie Waldeyer sie angiebt; die Drüsen buchten sich nach unten zu aus, das Epithel wuchert, zugleich findet um diese Drüsen eine starke kleinzellige Wucherung statt (Fig. 3 a). Ein directer Zusammenhang zwischen Lieberkühnschen Drüsen und Krebssträngen schien sich aber anfangs, obgleich der Tumor in ca. 400 Serienschnitte zerlegt wurde, nicht nachweisen zu lassen. In einem der letzten Schnitte jedoch fand sich folgendes Bild. Eine Lieberkühn'sche Drüse buchtet sich nach unten zu aus, durch Wucherung des Epithels geht das Lumen verloren; sie geht dann ohne Unterbrechung in einen soliden Epithelzapfen über, von dem in fast rechtem Winkel ein weiterer Krebszapfen abgeht (Fig. 3 b). Dass hier nicht etwa eine Täuschung vorliegt, glaube ich deswegen sicher ausschliessen zu können, weil man genau sieht, wie die Drüsenmembran durchbrochen wird, und sich jetzt die Zellhaufen zwischen das infiltrirte Bindegewebe einschieben. Ueber die Deutung dieser Befunde will ich mich erst bei der zusammenhängenden Besprechung beider Tumoren auslassen.

Der zweite Fall, welcher bereits am 10. Mai 1886 von dem ersten Assistenten des Instituts, Herrn Dr. Kaufmann secirt worden war, betraf einen 52jährigen Mann, welcher wegen protrahirter Delirien auf die psychiatrische Klinik aufgenommen worden war. Aus der Krankengeschichte, welche ich der Liebenswürdigkeit des Herrn Dr. Lissauer, Assistent an der psychiatrischen Klinik verdanke, entnehme ich nur, dass der Patient früher — unter anderm schon 1876 — „Lungenentzündungen", im Ganzen 5—6mal, durchgemacht haben will, sowie dass er in letzter Zeit häufig an Durchfällen gelitten hat. Aus dem Sectionsprotocoll führe ich Folgendes an:

„Am Ende des Dünndarms befindet sich ein 50pfennigstückgrosses Geschwür mit wallartigem Rand, fast bis auf die Muscularis gehend; die Serosa an dieser Stelle mit grauweissen Knötchen bedeckt. In der Nachbarschaft erheben sich knotige Gebilde auf der Schleimhaut, die auf dem Durchschnitt drüsenartig gebildet sind. Es sind im Ganzen 6 verschieden grosse Knoten, von Haselnuss- bis Erbsengrösse. Die Serosa ist bis in's kleine Becken hinein mit kleinen Knötchen besetzt. Mikroskopisch erscheinen die Knoten als Carcinome mit schönen Alveolen, die mit cubischem Epithel ausgefüllt sind."

Anatomische Diagnose: Cirrhosis hepatis. Hyperaemia pulmonum. Peribronchitis caseosa. Arteriosclerosis universalis. Hypertrophia ventriculi sinistri cordis. Atrophia granularis (arteriosclerotica) renum. Pyelonephritis. Carcinomata sex ilei disseminata. Encephalomalacia fusca circa XIV dierum.

Zur mikroskopischen Untersuchung stand mir nur ein in Alkohol gehärteter und bereits in dünnem Celloidin liegender Knoten von ca. 2 cm Höhe und 1½ cm Breite zur Verfügung. Ueber die Untersuchung im frischen Zustand — besonders über die Natur des Geschwürs und der kleinen Knoten der Serosa — waren leider keine Notizen vorhanden. Die Untersuchung des gehärteten Tumors ergab nun folgende Verhältnisse.

Derselbe stimmt in der Hauptsache mit dem oben beschriebenen Carcinom überein; auch hier findet sich dieselbe netzförmige Structur, bedingt durch hyaline Kugeln und Reste von Bindegewebsbalken, welche in die Alveolen eindringen; auch hier scheint es vielfach, als ob die Carcinomstränge ausgefüllten Lymphräumen entsprächen. Daneben ist aber noch besonders auffallend die oft sehr hochgradige hyaline Degeneration von Bindegewebsbalken, um die herum dann die carcinomatöse Wucherung stattfindet (Fig. 4), auch sieht man hier nicht selten Capillaren und kleine Arterien hyalin degenerirt. Weiter ist sehr auffällig die ausserordentlich starke Wucherung, welche die Muscularis mucosae erlitten hat; sie ist dabei bald unversehrt, bald von Krebssträngen durchbrochen, so dass das Stroma der Krebsabschnitte von der Muscularis mucosae gebildet wird (Fig. 6 d). An anderen Stellen sieht man wieder Alveolen, die nur zum Theil mit Zellen ausgefüllt sind und ein deutliches Lumen zeigen (Fig. 5 a, b, c. Fig. 7 c). Dieses Lumen ist theils von fädigen Gebilden, theils von Kernen und Zellen eingenommen. Bei stärkerer Vergrösserung zeigte es sich an einzelnen Stellen, dass die Zellen in colloider Umwandlung begriffen waren (Fig. 5 a, und Fig. 7). Man konnte dabei deutlich Uebergänge nachweisen; in Fig. 7 sieht man einzelne Stellen, wo die Degeneration der Zellen eben erst beginnt und sich durch die geringe Tingirbarkeit des Kernes und beginnenden Zerfall desselben bemerkbar macht; in Fig. 5 a sieht man die Zellen gebläht, das Zellprotoplasma glasig, die Kerne sehr klein und schwach gefärbt, wie es ein ziemlich gewöhnlicher Befund bei dem sog.

Colloid- oder Gallertkrebs ist; in Fig. 7 bei c sieht man endlich das Endstadium, die Umwandlung in colloide Kugeln. — Die Geschwulstzellen im Allgemeinen sind grösser und von mehr ausgeprägter cylindrischer Gestalt, als in dem erst beschriebenen Tumor. Was das Verhältniss zu der Schleimhaut, insbesondere zu den Lieberkühn'schen Drüsen anbetrifft, so konnte hier ziemlich bald dasselbe nachgewiesen werden, wie in dem erst beschriebenen Tumor; zuerst Wucherung des Drüsenepithels, mit peritubulöser Zellwucherung (Fig. 6 c u. f), schliesslich directer Uebergang in einen Krebszapfen nach Durchbruch der Drüsenmembran. Fig. 7 b zeigt dies besonders deutlich und beweiskräftig, die Zellen in dem von der Lieberkühn'schen Drüse ausgehenden Krebszapfen zeigen bereits das erste Stadium colloider Entartung. — Was endlich die Ausbreitung des Tumors anbetrifft, so beschränkte er sich hauptsächlich auf die Schleimhaut und Submucosa, nur wenige Züge waren bereits in die Muscularis eingedrungen.

Aus der Beschreibung und den Abbildungen geht wohl mit Deutlichkeit hervor, dass es sich hier um Neubildungen handelt, die in manchen Beziehungen den von vielen Forschern als Cylindrome bezeichneten Geschwülsten gleichen. Wenn ich trotzdem ohne Weiteres die von mir beschriebenen Tumoren als Carcinome bezeichne, so geschieht dies einerseits deswegen, weil unter dem Namen „Cylindrome" eine Reihe von Geschwülsten zusammengefasst sind, die einheitlichen Charakters nicht sind, wie das besonders von Virchow[1]) und auch Friedländer[2]) betont wird, andererseits mit Rücksicht auf die Entwickelung der beiden Darmtumoren. Ich möchte jedenfalls schon hier betonen, dass cylindromartige Bildungen (hyaline Schollen und Gefässe) in ächten Carcinomen vorkommen, wie das von Köster[3]) für das Cancroid der Haut, von Friedländer[4]) für den Prostatakrebs nachgewiesen ist und auch von Ziegler[5]) angegeben wird. Wenn gegenüber den Abbildungen von Ziegler

[1]) Virchow, Die krankhaften Geschwülste. Bd. III. S. 170.
[2]) Friedländer, a. a. O. S. 187.
[3]) Köster, Cancroid mit hyaliner Degeneration. Dieses Archiv Bd. 40.
[4]) a. a. O. S. 193.
[5]) Ziegler, Lehrb. d. pathol. Anat. Bd. I. 5. Aufl. S. 257.

in dem Lehrbuch der allgemeinen Pathologie von Perls-Neelsen[1]) der letztere die carcinomatöse Natur derartiger Tumoren deswegen bestreitet, weil er im Inneren der colloiden Kugeln Gefässlumina nachweisen konnte, so glaube ich im Weitern zeigen zu können, dass dieser Einwand nicht stichhaltig ist. Es fragt sich nun zuerst, wodurch ist die netzförmige Structur des Tumors zu erklären. Friedländer[2]), dessen Tumoren am allermeisten den von mir beschriebenen ähneln, kommt zu dem Schluss, dass dies netzförmig-durchbrochene Aussehen seiner Geschwülste 1) „durch hyaline Degeneration der intercellulären Zwischensubstanz, 2) in dem Fall von Prostatakrebs durch intercelluläre Vacuolenbildung" bedingt sei. Ich glaube, dass dies weder für die Friedländer'schen, noch für meine Tumoren ausreicht und Friedländer selbst hat im Laufe seiner Arbeit mehrfach auf das hingewiesen, was vor allem die netzförmigen Bilder bedingt, dass nehmlich die Carcinomschläuche den Lymphräumen des Bindegewebes folgen. Ich möchte besonders hervorheben, dass das exquisit netzförmige Aussehen, wie ich es in Fig. 2 a abgebildet habe, lediglich dadurch bedingt ist, dass hier das Carcinom in die Lymphscheiden der Capillaren hineingewuchert ist. Dass durch die glasige, hyaline Beschaffenheit des Bindegewebes das netzförmige Aussehen erhöht wird, ist nicht zu bestreiten, ebenso wie das Auftreten der hyalinen Kugeln im Innern der Alveolen (Fig. 1 a, 2 d) wohl durch hyaline Degeneration von Geschwulstzellen erklärt wird. Von dieser hyalinen Degeneration der Zellen ist jedoch scharf zu unterscheiden die Veränderung der Zellen, wie sie im 2. Tumor beschrieben und auf Fig. 5, 5 a und 7 abgebildet ist. Hier handelte es sich, wie schon allein das Verhalten zur Essigsäure zeigte, um eine richtige colloide Entartung, wie sie im Gallertkrebs beobachtet wird. Wir haben hier also in dem zweiten Tumor hyaline mit gallertiger Degeneration vereint.

Wodurch ist nun die hyaline Degeneration bedingt? Das einfachste wäre wohl anzunehmen, dass durch das Hineinwuchern der Krebsschläuche in die Lymphräume des Bindegewebes letzteres gedrückt wird, die Kerne zu Grunde gehen, und so schliesslich

[1]) Perls-Neelsen, Lehrb. d. allgem. Pathologie. S. 302.
[2]) a. a. O. S. 195.

die hyaline Umwandlung zu Stande kommt. Bekanntlich hat neuerdings Weigert[1]) wieder darauf aufmerksam gemacht, dass die von v. Recklinghausen als Hyalin zusammengefassten Substanzen nicht einheitlicher Natur wären und er selbst hat vermittelst seiner neuen Färbemethode gezeigt, dass ein Theil der als Hyalin bezeichneten Substanzen verändertes oder fädiges Fibrin sei, während andere — besonders die hyalinen Nierencylinder — nichts damit zu thun hätten. Von dem Hyalin meiner Tumoren kann ich nun versichern — ich habe allerdings nur 2 Schnitte zu der Weigert'schen Färbung verwendet — dass sie mit Fibrin nichts zu thun haben. Ich glaube nun mit Rücksicht auf die Thatsache, dass in dem zweiten Tumor nur da hyaline Degeneration vorhanden war, wo Krebsstränge sich fanden, für diesen annehmen zu können, dass die hyaline Degeneration durch die oben genannten mechanischen Momente zu Stande kam. Für den ersten Tumor kann ich jedoch eine andere Entstehungsweise nicht ausschliessen. Wie schon oben erwähnt, fand sich die hyaline Degeneration auch in solchen Darmabschnitten und zwar sehr hochgradig, wo von Tumormassen nichts zu finden war. Noch auffallender war aber das Verhalten anderer Organe. Ich untersuchte, bevor ich noch die hyaline Degeneration im Darm und im Tumor genauer beobachtet hatte, zu anderen Zwecken Milz, Niere und Leber in frischem Zustande auf Amyloid, erstens deswegen weil die Milz makroskopisch eine eigethümlich glänzende Schnittfläche darbot, zweitens, weil ich mich überhaupt über die Häufigkeit der amyloiden Degeneration bei Tuberculose überzeugen wollte. Ich konnte nun in keinem der genantnen Organe mit der Jod- bezw. Jod-Schwefelsäure-Methode amyloide Degeneration nachweisen, wohl aber fand ich bei Anwendung der Gentianaviolettmethode besonders in der Milz vielfach Capillaren und kleine Arterien, welche einen ausgesprochen röthlichen Farbenton angenommen hatten; mit Jod wurden diese Stellen glänzend hellgelb hervorgehoben, im ungefärbten Zustand erschienen sie eigenthümlich glasig; bei ausgedehnter Untersuchung fand ich dann auch in den Nieren Gefässe und im intraacinösen Gefässsystem der Leber Capillaren und Bindegewebe in gleicher Weise

[1]) Weigert, Ueber eine neue Methode zur Färbung von Fibrin und von Mikroorganismen. Fortschr. d. Med. 1887. No. 8. S. 231.

entartet. Trotzdem ich oft mit Gentianaviolett eine ziemlich deutliche Rothfärbung erhielt, so glaube ich doch mit Rücksicht auf die völlig negativen Resultate, die ich mit der Jodreaction erhielt, dass es sich nicht um amyloide, sondern um hyaline Degeneration handelte; umsomehr da auch ich mit Stilling[1]) die Gentianviolettreaction aus mannichfachen Gründen (besonders das Verhalten zu hyalinen Nierencylindern) für unzuverlässig erklären muss. Bedenkt man aber, dass ausgesprochen hyaline Massen mit Gentianaviolett nicht roth gefärbt werden und berücksichtigt man, dass durch die Arbeiten, besonders von Stilling und Wild[2]) es wahrscheinlich gemacht ist, dass eine bestimmte Art des Hyalin eine Vorstufe des Amyloid ist, so ist es nicht unwahrscheinlich, dass die mit Gentianaviolett sich roth färbenden hyalinen Massen ganz besonders jene Vorstufe des Amyloid repräsentiren[3]). Ich bin daher auch geneigt, die weit verbreitete hyaline Degeneration, welche in dem beschriebenen Falle — einer ausgebreiteten Lungen-, Tracheal- und Darmtuberculose — vorhanden war, für eine beginnende amyloide zu halten, welche sich unabhängig von der Krebsentwickelung vollzogen, dann aber auch die krebsigen Partien ergriffen hatte.

Ich komme nun zu der Frage von der Entstehungsweise der beschriebenen Tumoren. Bekanntlich hat Köster ähnlich geartete Geschwülste zuerst dazu benutzt, um seine Theorie aufzustellen, dass die Carcinome von den Endothelien der Lymphgefässe ausgehen. Wenn nun auch Waldeyer aus entwickelungsgeschichtlichen Gründen a priori diese Theorie bekämpft hat, so ist heute — abgesehen von dem Misslichen einer aprio-

[1]) Stilling, Fragmente zur Pathologie der Milz. Dieses Archiv Bd. 103. S. 24.

[2]) C. Wild, Beitrag zur Kenntniss der amyloiden und der hyalinen Degeneration des Bindegewebes. Ziegler u. Nauwerck, Beiträge zur pathol. Anat. u. Physiologie. S. 175 ff.

[3]) Wenn man dagegen einwenden wollte, dass, wie Stilling angiebt, typisch amyloide Massen, die ausgezeichnete Jodreaction geben, mit Methyl- bezw. Gentianaviolett nicht roth gefärbt werden, so kann man sich ja denken, dass die betreffenden Anilinfarben nur in einer gewissen Breite die Reduction amyloider Massen geben, dass also zwar beginnendes Amyloid roth gefärbt, sehr vorgeschrittenes dagegen nicht mehr reducirt wird.

ristischen Anfechtung überhaupt — dieser Standpunkt nicht mehr haltbar. Die bekannte His'sche Eintheilung in Epithel (vom Ecto- oder Entoderm ausgehend) und Endothel (vom Mesoderm ausgehend) ist im Allgemeinen von den Embryologen und Zoologen verlassen; man steht vielmehr auf dem Standpunkt, dass ächte Epithelien, ebenso wie die sog. Endothelien, sich aus allen Keimblättern bilden können. Es ist daher auch nicht wunderbar, dass, besonders weil auch die Köster'sche Theorie im einzelnen sehr gut begründet erscheint, die Waldeyer'sche Theorie — wenigstens in den meisten Lehrbüchern — zur Alleinherrschaft nicht gelangen konnte. Sowohl Perls-Neelsen[1]) als Birch-Hirschfeld[2]), besonders aber Rindfleisch[3]) lassen die von Köster für alle Krebse behauptete Entstehungsweise wenigstens für einen Theil der Krebse zu. Ich möchte gerade deswegen besonderen Werth darauf legen, dass es mir in den beschriebenen Fällen gelungen ist, den Zusammenhang mit den Lieberkühn'schen Drüsen nachzuweisen. In den Tumoren sind in sehr ausgesprochener Weise alle die Verhältnisse vorhanden, welche Köster zum Beweise seiner Theorie benutzt hat. Man sieht Lymphgefässe, welche an einer Stelle noch fast normales — aber bereits ohne Anwendung der Silbermethode sichtbares Endothel haben, auf der anderen Seite mit Schichten epithelähnlicher Zellen besetzt; vielfach befinden sich die Krebszellen und -schläuche in den Lymphscheiden von Capillaren und Arterien (Fig. 2c) die Anordnung und Verbindung der Krebsstränge ähnelt in frappantester Weise der Anordnung von Lymphgefässen — und trotzdem besteht ein Zusammenhang mit epithelialen Gebilden. Wenn nun Köster[4]) die von Waldeyer besonders für den Magenkrebs gegebenen Abbildungen dahin erklären will, „dass die unteren Enden der Lab- und Schleimdrüsen des Menschen häufig erweitert, varicös und gewunden erscheinen“ und dass „in solchen angeschwollenen Endigungen die Zellen gelockert und unregelmässig bei einander liegen und hierdurch die Täuschung verursacht werden kann, als seien diese scheinbaren

[1]) a. a. O. S. 328.
[2]) Birch-Hirschfeld, Lehrb. d. pathol. Anat. Bd. I. S. 148. 3. Aufl.
[3]) Rindfleisch, Lehrb. d. pathol. Gewebelehre. 6. Aufl. S. 161 u. 190.
[4]) Köster, Entwickl. d. Carc. S. 75.

Alveolen schon krebsige Bildungen", so trifft der Einwand für meine Abbildungen keinesfalls zu. Denn hier sieht man (bei Fig. 3b und 6c) deutlich, wie die Drüsenmembran durchbrochen wird und der dadurch entstandene Krebszapfen eine andere Richtung einschlagend in einen Lymphraum hineinwächst. Ich glaube daher mit Sicherheit behaupten zu können, dass der Krebs des Ileum von den Lieberkühn'schen Drüsen ausgeht und dass die von Köster und auch von mir gefundenen Bilder, wie schon Waldeyer[1]) bemerkt weiter nichts beweisen, als dass der Krebs in die Lymphbahnen hineinwuchert. Es ist daher auch irrelevant, wenn man in den hyalinen Gebilden Capillaren findet, wie das Neelsen[2]) betont und wie es auch mir gelungen ist. Es giebt eben ein ächtes Carcinom, das cylindromartige Structur gerade dadurch zeigt, dass es in die Lymphscheiden von Gefässen hineinwächst, und dass man mit Ziegler als Cylindroma carcinomatosum oder besser als Carcinoma cylindromatosum bezeichnen mag. Allerdings sind vom Darme bis dahin derartige Tumoren, soweit ich finden konnte, nicht beschrieben worden. Ich habe in der ganzen Literatur über Ileumkrebs, die ich im Folgenden gleich besprechen werde, wenigstens keinen einzigen ähnlichen Fall gefunden — mit Ausnahme des von Langhans[3]) als Drüsenpolyp des Ileum beschriebenen Tumors, dessen carcinomatöse Natur mir aber schon daraus hervorzugehen scheint, dass die drüsigen Gebilde auch in den bindegewebigen Septen der Muscularis zu finden waren. Hier bestand wenigstens insofern eine Aehnlichkeit mit den oben beschriebenen Tumoren, als sich in den Krebsalveolen mit eigenthümlich glänzenden Massen gefüllte Hohlräume fanden.

Im Uebrigen habe ich in der gesammten Literatur genaue histologische Beschreibungen über den Krebs des Ileum nicht finden können. Die älteren und neueren Lehrbücher der pathologischen Anatomie führen grösstentheils an, dass der Krebs des Ileum sehr selten ist[4]) und in der That lässt sich dies auch

[1]) Waldeyer, dieses Archiv Bd. 55. S. 155.

[2]) a. a. O. S. 302.

[3]) Langhans, Ein Drüsenpolyp des Ileum. Dieses Archiv Bd. 38. S. 559.

[4]) Ausgenommen vielleicht Birch-Hirschfeld, welcher zwar in der ersten Auflage seines Lehrbuches den Duodenalkrebs für häufiger als

aus der Literatur entnehmen. In neuer Zeit haben allerdings zwei französische Autoren, Du Castel[1]) und Journet[2]) den Versuch gemacht, nachzuweisen, dass der Krebs des Ileum bedeutend häufiger wäre, als sonst angenommen wird. In der That wird die Zahl der Ileumkrebse bedeutend grösser, wenn man, wie Du Castel und Journet, alle an oder dicht unter der Bauhini'schen Klappe sitzenden Krebse zu den Ileumcarcinomen rechnet, was doch wohl kaum angeht. Wenn ich die mir zu Gebote stehende Literatur durchgehe, so finde ich im Ganzen 35 primäre Carcinome des Ileum — die der Ileocöcalklappe nicht mitgerechnet. Es sind dies 3 Fälle von Du Castel, 8 von Journet und 20, welche Hausmann[3]) anführt. 2 der von dem Letzteren angeführten sind auch in der Aufstellung von Journet vorhanden, 2 Fälle, die von Dittrich (Prager Vierteljahresschrift 1846) und Kennedy (Dublin Quarterly Journal 1864) sind nach der Beschreibung zu urtheilen sicher keine Carcinome gewesen. Der Fall von Waldeyer (dieses Archiv Bd. 55 S. 114) findet sich in der Statistik von Hausmann, der von Israel (Langenbeck's Arch. Bd. XX. 1877. S. 36) in der von Journet (p. 41). Ich fand ausserdem noch einen Fall von Wagner[4]), den oben erwähnten von Langhans, einen von v. Buhl[5]) und einen von Schede[6]). In allen diesen Fällen fehlen genauere histologische Details; aus den kurzen Beschreibungen von v. Buhl und Wagner geht wohl hervor, dass es sich um Cylinderepithelkrebse handelte. Auch Journet und

den des Ileum erklärt, in der 3. dagegen umgekehrt den Ileumkrebs für häufiger hält.

[1]) Du Castel, Cancer de l'iléon. Archives générales de médecine. 1882. Vol. II. p. 19.

[2]) Journet, Étude sur le cancer de la terminaison de l'intestin grêle. Thèse. Paris 1883.

[3]) Hausmann, Contribution à l'histoire du cancer de l'intestin. Thèse. Paris 1882. p. 7.

[4]) E. Wagner, Weitere Beiträge zur Kenntniss der Krebse mit regelmässiger Zelllagerung. Wunderlich's Arch. 1859. S. 246.

[5]) v. Buhl, Mittheilungen aus d. pathol. Institut zu München 1878. Zwei seltene Fälle von Krebs.

[6]) Schede, Verhandlungen der deutschen Gesellschaft für Chirurgie. 1884. S. 99.

Du Castel geben an, dass der Krebs des Ileum ein Cylinderepithelkrebs ist. — Was nun die Häufigkeit des Ileumkrebses überhaupt anbetrifft, so giebt Leichtenstern[1]) eine Statistik, wonach der Krebs des mittleren Ileum am seltensten ist; er fand folgende Zahlen: 616 Fälle von Mastdarmkrebs, in 89 Fällen Carcinom des übrigen Dickdarms, 20 mal des Cöcum, 9 mal der Ileocöcalklappe, 3 mal des Proc. vermiform., 17 mal des Duodenum und Jejunum, 3 des mittleren und 13 mal des unteren Ileum. Unter 4567 Krebsen überhaupt fand er 143 mal Mastdarmkrebs = 3,2 pCt., 35 mal Krebs der anderen Darmabschnitte = 0,76 pCt. Damit stimmen die Zahlen, die ich für die im Jahre 1878 bis 1. Juli 1887 im Breslauer pathologischen Institut gemachten Sectionen gefunden habe, soweit nicht eben doch bei der bedeutend geringeren Zahl der Fälle der Zufall mitspielt, ziemlich überein. Von 569 Krebsen waren 24 Rectumkrebse, 14 sassen im übrigen Dickdarm, 2 im Duodenum, 2 im Ileum (davon einer im mittleren und einer im untersten Theile desselben), d. i. 4,2 pCt., bezw. 2,5 pCt. und 0,3 pCt.

Wenn ich nun endlich noch auf die Frage eingehe, wie histologisch der Krebs des Ileum vom Adenom zu unterscheiden ist, so thue ich das mit einem gewissen Zögern, weil dadurch die schwierige und heikle Frage der Carcinomdiagnose überhaupt berührt wird. Ich kann es jedoch nicht unterlassen, auf diese Frage einzugehen, weil ich auf einige Punkte aufmerksam machen möchte, die zum Theil in Vergessenheit gerathen zu sein scheinen. Bekanntlich wurde seit den Arbeiten von Thiersch und Waldeyer der Krebs als eine atypische epitheliale Neubildung definirt, bis es Friedländer[2]) gelang bei den verschiedensten Prozessen, bei subcutanen Abscessen, bei käsiger Pneumonie, bei Lepra und Lebercirrhose, in Cystomen und Adenomen eine atypische Epithelwucherung nachzuweisen, die mit Krebs nichts zu thun hat. Trotzdem findet sich nun z. B. in dem Lehrbuch der pathologischen Anatomie von Ziegler[3]) der Krebs nach wie vor, als eine atypische epitheliale Neubildung definirt. Wenn nun auch Ziegler dabei betont, dass es atypische Epithelwuche-

[1]) Leichtenstern, in Ziemssen's Handbuch. Bd. 7, 2. 1. Aufl. S. 523.
[2]) C. Friedländer, Ueber Epithelwuchung u. Krebs. Strassb. 1877.
[3]) Lehrb. d. patholog. Anatomie. 5. Aufl. Bd. I.

rungen giebt, die mit Krebs nichts zu thun haben, so will er doch den Unterschied gleichsam nur quantitativ stellen; wenn die atypische Epithelwucherung nehmlich „einen wesentlichen Bestandtheil der Geschwulst ausmacht und von vornherein als das den Charakter der Neubildung Bestimmende auftritt“, so soll es Krebs sein. Abgesehen davon, dass vom rein formallogischen Standpunkt ein Eintheilungsprincip nicht brauchbar ist, das nicht ein scharf excludirendes Moment enthält, so ist es klar, wie schwankend der Begriff „wesentlicher Bestandtheil“ ist und wie verschiedenartig er von dem einzelnen Beobachter gefasst werden kann. In der That geht nun aber aus der Schilderung, die Ziegler im Verlaufe seines Buches von verschiedenen Tumoren macht, klar hervor, dass für ihn das Wesentliche bei der Carcinomdiagnose die atypische Epithelwucherung ist; man vergleiche besonders die Darstellung, welche er von der carcinomatösen Degeneration der Uteruspolypen macht[1]). Auch Waldeyer[2]) und Cornil legen bekanntlich ein grosses Gewicht auf die gleichzeitige periglanduläre Bindegewebswucherung und atypische Epithelwucherung; Hausmann[3]) führt noch in Uebereinstimmung mit Cornil als ein Unterscheidungsmerkmal zwischen Darmcarcinom und Adenom das Vorhandensein einer besonderen Drüsenmembran an. Ich habe nun auf alle diese Verhältnisse besonders geachtet und im Laufe der Zeit 7 Drüsenpolypen, theils des Dünn- und theils des Dickdarms daraufhin untersucht, sowohl in frischem, wie in gehärtetem Zustand.

Was nun das Persistiren einer Membrana propria beim Drüsenpolyp anbetrifft, so ist ja bekanntlich auch von manchen Autoren angegeben worden, dass ebenso beim Carcinom eine Membrana propria existire. Ich glaube nun alles, das was Köster[4]) über das Entstehen derartiger Bilder angiebt, vollkommen unterschreiben zu können; wenigstens ist es mir, wenn ich Krebse in frischem Zustande untersuchte, niemals gelungen, eine Eigenmembran zu isoliren. In Bezug auf die Drüsenpolypen

[1]) a. a. O. Bd. II. S. 952.

[2]) Dieses Archiv Bd. 41 u. 55. Die Entwickelung der Carcinome.

[3]) a. a. O. S. 44.

[4]) a. a. O. S. 27.

des Darms muss ich nun allerdings zugeben, dass man fast immer eine Membrana propria darstellen kann; ich verfüge jedoch über 3 Fälle, die ich hier kurz mittheilen will, in denen das nicht der Fall war.

Fall I. Mann Kuppert, den 29. Januar 1887 von mir secirt. 62 Jahre alt. Ich entnehme aus dem Protocoll kurz Folgendes. Am Pylorus dicht an der grossen Curvatur ein höckriger Tumor, der auf dem Durchschnitte von weisslicher Farbe, weicher Beschaffenheit ist und ziemlich viel Gefässe zeigt. Im Duodenum befindet sich ein flächenhaft aufsitzender, gelappter, sich nur wenig über die Schleimhaut erhebender, circa 3markstückgrosser Tumor, von gleicher Beschaffenheit, wie der im Magen. Im oberen Theil des Jejunum befinden sich 3 Gebilde, von denen das kleinste etwa kirschkern-, das grösste bohnengross ist; sie sitzen flächenhaft auf; der grösste Tumor zeigt, wie die Gebilde im Magen und Duodenum, eine deutlich lappige Gestalt. Der ganze Dickdarm ist von einer grossen Anzahl von Tumoren gleichsam übersäet, von denen der kleinste kaum erbsengross, andere über bohnengross und zum Theil sogar 1markstückgross sind. Die meisten sitzen flächenhaft auf, während eine Anzahl besonders im Rectum polypös gestaltet sind und einen ziemlich langen und dünnen Stiel besitzen. — Im Uebrigen fand sich eine alte Phthise, Bronchopneumonie und eitrige Meningitis. Nirgends etwas, was für Krebs sprach.

Fall II. Mann Peterhannsel, 62 Jahre alt, secirt 4. Juni 1887 (Dr. Meyer). Im Protocoll ist notirt: Im untersten Theil des Dünndarms und im Dickdarm befinden sich eine grosse Zahl von Polypen mit oft sehr langem und dünnem Stiel, im Rectum ein grösserer, etwa wallnussgrosser, flächenhaft aufsitzender Tumor mit bürstenartiger Oberfläche. Die Todesursache war Lungengangrän.

Zur mikroskopischen Untersuchung wurden im ersten Falle der Magen und Duodenaltumor, sowie beliebige Polypen des Dünn- und Dickdarms, im 2. Falle einzelne Dickdarmpolypen und der Tumor des Rectum verwendet. Es wurden sowohl Gefrierschnitte wie Zupfpräparate angefertigt, als auch in Müller'scher Flüssigkeit gehärtete Tumoren untersucht. Es ergab sich nun im Allgemeinen ein übereinstimmender Bau; die tubulösen Drüsen erweitern sich, tragen Ausstülpungen, theilen sich dichotomisch und mehrfach und haben vielfach eine leicht zu isolirende Membrana propria. An anderen Stellen dagegen zeigen die Polypen eine sehr ausgeprägte atypische Epithelwucherung in den ausgebuchteten Drüsenschläuchen, neben einer starken kleinzelligen Infiltration des interglandulären Gewebes; solide Epithelzapfen, die auch in ihrer gesammten Configuration nicht mehr an Lieberkühn'sche Drüsen erinnern, liegen zerstreut im Bindegewebe, jedoch immer noch in der Höhe der physiologischen Schicht der Lieberkühn'schen Drüsen; an vielen solchen Stellen ist von einer Membrana propria auf keine Weise etwas aufzufinden. Diese Stellen waren reichlicher in dem Magen- und Duodenal- sowie dem Rectumtumor (in Fall II) vorhanden; fehlten aber auch niemals in den übrigen, beliebig herausgegriffenen Tumoren. Nirgends jedoch, selbst in den Tumoren, die in mehrere Hundert Schnitte zerlegt wurden, liess sich ein Uebergreifen auf fremdes Gewebe nachweisen. Man wird nun ja vielleicht trotzdem einwenden können, dass es sich hier um eine beginnende carcinomatöse Degeneration multipler Darmpolypen handele, und das vorgeschrittene Alter der Secirten würde ja dafür sprechen. Es findet sich nun aber im ganzen übrigen Körper nichts, was für Krebs spräche, und endlich verfüge ich über einen 3. Fall, in dem dieser Einwand viel von seiner Wahrscheinlichkeit verliert.

Fall III. Kind Max Hentschel, 5 Jahre alt, secirt 6. Juni 1887 (Dr. Meyer).

Anatom. Diagnose. Tonsillitis, Laryngitis, Tracheitis, Bronchitis diphtherica. Bronchopneumonia. Im Dickdarm einige kleine, kurzgestielte Polypen.

Auch hier konnte ich verschiedentlich atypische Epithelwucherung in den getheilten Lieberkühn'schen Drüsen, sowie sehr starke Infiltration des interglandulären Bindegewebes nachweisen; auch hier zeigten sich mehrfach solide Epithelzapfen, eine Membrana propria war an solchen Stellen nicht vorhanden.

Ich glaube nun, dass bei derartigen Tumoren, die weder makroskopisch das Aussehen von Carcinomen darboten, noch klinisch derartige Erscheinungen machten, der Gedanke, dass es sich um krebsige Degeneration handele, entschieden zurückgewiesen werden muss. Man wird sich daher diese Veränderung der adenomatösen Polypen wohl so vorstellen müssen, dass es in Folge von Entzündungsreizen zu Infiltration des interglandulären Bindegewebes, Epithelwucherung und Einschmelzung der Membrana propria kommt[1]). Diese Veränderung kann nun sehr

[1]) Dass ein derartiger Befund in Tumoren stets den Verdacht auf Krebs hervorrufen muss, möchte ich noch besonders hervorheben. Gelingt es

hochgradig werden und war auch in einzelnen der untersuchten Fälle so bedeutend, dass man sehr leicht die atypische Epithelwucherung für einen „wesentlichen Bestandtheil“ der Geschwulst halten durfte und somit mit Ziegler für Krebs hätte erklären müssen. — Ich möchte daher nochmals hervorheben, was Virchow[1]), Birch-Hirschfeld[2]), Friedländer[3]) bereits betont haben, dass wir eine atypische epitheliale Geschwulst erst dann Krebs nennen dürfen, wenn wir den Durchbruch der physiologischen Grenzen, das Uebergreifen auf fremdes Gewebe nachgewiesen haben. Fast ausschliesslich dieses Moment ist das charakteristische, nicht das atypische der Epithelwucherungen, denn es giebt Krebse mit sehr typischer Epithelwucherung — Ziegler nennt sie allerdings maligne Adenome[4]) — die lediglich deswegen als Carcinome bezeichnet

aber bei der minutiösesten Untersuchung von Serienschnitten, sowie besonders der Geschwulstbasis (Virchow) nicht, einen Durchbruch der physiologischen Grenzen zu constatiren, so wird man die Diagnose Krebs abweisen dürfen.

[1]) R. Virchow, Bericht über die von Dr. Mackenzie exstirpirten Theile aus dem Kehlkopfe Sr. K. K. Hoheit des Kronprinzen. Berl. klin. Wochenschr. No. 25. — Ueber Pachydermia laryngis. Berl. klin. Wochenschr. No. 32.

[2]) Birch-Hirschfeld, Lehrb. d. pathol. Anat. 3. Aufl. Bd. I. S. 154.

[3]) Friedländer, Mikroskop. Technik. 3. Aufl. S. 116.

[4]) In dem wichtigen, mir während der Correctur zu Gesicht kommenden Aufsatz Virchow's „Zur Diagnose und Prognose des Carcinoms“ in der ja auch mit besonderem Nachdruck für die Krebsdiagnose der Nachweis der Heterotopie verlangt wird, befindet sich eine Stelle, die von den Anhängern des malignen Adenoms zu ihren Gunsten gedeutet werden könnte, die nehmlich, in der Virchow darauf hinweist, dass beim Carcinom die scheinbare Drüse sich durch ihre Geschlossenheit auszeichnet. Zweifellos trifft das ja in den meisten Fällen zu, es giebt aber auch heterotope epitheliale Neubildungen, die in den einzelnen Alveolen den physiologischen Bau einer Drüse völlig nachahmen d. h. offen sind. Es entsteht nun die rein logische Frage, ob man diese klinisch und anatomisch den Charakter der Bösartigkeit zeigenden Tumoren, von den Carcinomen abtrennen will. Das geht aber dann überhaupt nicht an, wenn man, wie ich das im Vorstehenden versucht habe, nachweist, dass es gutartige epitheliale Neubildungen giebt, die das eine Merkmal vieler Carcinome, die Geschlossenheit der einzelnen Alveolen besitzen, ohne jedoch heterotop

werden, weil sie epitheliale Neubildungen sind, die auf fremdes Gewebe übergreifen[1]).

Ich fasse demnach die Resultate meiner Untersuchungen dahin zusammen:

1) Es giebt cylindromartige Tumoren, welche ächte Carcinome sind.

2) Der primäre Krebs des Ileum geht von den Lieberkühn'schen Drüsen aus.

3) Auch in nichtkrebsigen epithelialen Neubildungen kommen atypische Epithelwucherungen, sowie das Fehlen einer Eigenmembran der Zellschläuche vor.

Wenn ich im Anschluss an die beiden beschriebenen Fälle, in denen Tuberculose mit Krebs combinirt war, einige Bemerkungen über das gleichzeitige Vorkommen beider Erkrankungen machen will, so geschieht dies keineswegs um überhaupt nochmals dieses gleichzeitige Vorkommen zu beweisen — denn das wäre nach den bekannten Arbeiten von Virchow, E. Wagner, Friedrich, O. Weber und vielen anderen, mehr als überflüssig, zumal es wohl heute kaum jemand giebt, der die Exclusionslehre von Rokitansky, selbst in der abgeschwächtesten Form, noch vertheidigen möchte. Aber auch die entgegengesetzte Anschauung von einem geheimnissvollen Zusammenhang zwischen beiden Erkrankungen, wie er u. a. besonders von Cooke[2]) auf-

zu sein. Dann fällt eben das Merkmal der Geschlossenheit als Eintheilungsprincip fort und es bleibt nur dasjenige der Epithelwucherung und der Heterotopie übrig. Dass man dann die Kategorie der „malignen Adenome“ zu den Carcinomen rechnen muss, bedarf wohl keiner weiteren Begründung.

[1]) Damit soll ja keineswegs geleugnet werden, dass auch wohl ein sehr geübter Untersucher mit einer an Sicherheit grenzenden Wahrscheinlichkeit die Diagnose Krebs aus dem mikroskopischen Befunde stellen kann, bevor er den Durchbruch der physiologischen Grenzen nachgewiesen hat. Dass aber derartige Möglichkeiten in Lehrbüchern keine Berücksichtigung verdienen, bedarf wohl keiner weiteren Erörterung.

[2]) Relation of cancer and phthisis. Med. Times and Gaz. 1866. May. p. 588.

gestellt wurde und seinen schärfsten Ausdruck fand in den phantastischen Experimenten von Burdel[1]), welcher durch Einimpfung von Krebsmaterial bei Kaninchen Tuberculose zu erzeugen hoffte, dürfte völlig verlassen sein.

Wohl aber möchte ich, gestützt auf umfangreiche Beobachtungen, auf einige Punkte aufmerksam machen, welche auch in den neuesten Arbeiten über diesen Gegenstand eine genügende Berücksichtigung nicht gefunden haben.

Wenn irgendwo, so ist es besonders hier nothwendig, genau anzugeben, nach welchen Grundsätzen man die Statistik vorgenommen hat; einfache Angaben, wie sie Le Goupils[2]) macht, dass er unter 632 Fällen von Krebs 53 mal die Combination mit Tuberculose gefunden hat, können wenig genügen. In der That müssen auch von den ausführlicher angeführten Fällen von Le Goupils mindestens 5 (Observation 1, 5, 7, 8 und 10)[3]) beanstandet werden, in denen, wie aus der Beschreibung hervorgeht, Verkäsungen in Krebsen für tuberculös gehalten wurden oder beliebige Knötchen in den Lungen („granulations grises, non ramollies") als Tuberkel gelten müssen. Genauer hat Cahen[4]) die Grundsätze angegeben, nach denen er bei seiner Statistik verfahren ist. So unanfechtbar dieselben sind — Cahen berücksichtigt nur die Lungenaffectionen, „welche sich mit Destruction des Lungenparenchyms, käsigem Zerfall und Cavernenbildung localisiren", während einfache schiefrige Indurationen mit oder ohne Verkalkung ausser Acht gelassen werden — so klar ist es doch, dass eine nach diesen Grundsätzen aus der Sectionsstatistik eines pathologischen Institutes vorgenommene Zusammen-

[1]) Mémoire présenté à l'Académie de médecine. 1869. Wenn Picard (Phthisie cancéreuse, Thèse de Paris 1875) bei Erwähnung dieser Versuche hinzufügt, dass Virchow, Langenbeck, Weber und Billroth durch Einimpfung von Krebsmaterial nur Krebs erzeugt hätten, so ist das, wie bekannt, eine sehr unrichtige Angabe, die kaum für Langenbeck und Weber stimmt, und auch dadurch nicht richtiger wird, dass Le Goupils sie in seiner These anstandslos wiederholt.

[2]) Coïncidence et rapports de la tuberculose et du cancer. Thèse. Paris 1882. p. 38.

[3]) l. c. p. 40—42.

[4]) Carcinom u. Phthise. Inaug.-Diss. Strassb. 1885. S. 11.

stellung ein richtiges Bild nicht geben kann. Bei dem reichen Sectionsmaterial, welches sowohl in Strassburg, wie in Breslau zu verarbeiten ist, werden wohl selten die Lungen und besonders der Darm bei Carcinomsectionen so gründlich nach tuberculösen Veränderungen durchsucht, wie dies z. B. geschieht, wenn es sich darum handelt festzustellen, ob eine Pleuritis, Peritonitis oder Laryngitis tuberculosa primär tuberculös ist oder nicht. Und doch wäre dies nöthig; denn nicht selten wird man über die tuberculöse Natur einer schiefrigen Induration oder fibrösen Peribronchitis dadurch aufgeklärt, dass man zweifellos tuberculöse Geschwüre im Darm [1]) oder an einer versteckten Stelle in der Lunge käsige Heerde auffindet — in einem von mir secirten Falle konnte ich die tuberculöse Natur der makroskopisch nur als schiefrige Indurationen erscheinenden Stellen erst durch die mikroskopische Untersuchung — ich fand im Granulationsgewebe Riesenzellen und Tuberkelbacillen — nachweisen. Man muss sich daher, wenn man die Statistik aus den Sectionsprotocollen anfertigt, bewusst bleiben, welchen Fehlerquellen man ausgesetzt ist. Der Unterschied zwischen einer auf diese Art angefertigten Aufstellung und einer Statistik, welche auf einem Material beruht, bei dem die in Betracht kommenden Gesichtspunkte, bei der Section selbst berücksichtigt werden konnten, erhellt wohl am besten aus einer Vergleichung meinen Tabellen 1878—85/86 einerseits und Tabelle 86/87 andererseits. Ein weiterer Punkt, den Le Goupils gar nicht und Cahen nicht genügend berücksichtigt, ist die Vergleichung mit dem im gleichen Zeitabschnitt überhaupt secirten Fällen von Tuberculose. Wenn Cahen [2])

[1]) Ich möchte bei der Gelegenheit bemerken, dass die Vermuthung von Orth (Lehrb. d. spec. path. Anatomie. Bd. I. S. 841), der Procentsatz der Darmtuberculose würde unter 70 pCt. sinken, wenn man alle Individuen in Betracht zieht, welche irgend eine tuberculöse Veränderung im Körper haben, für das Material des Breslauer pathologischen Instituts entschieden nicht zutrifft; ich habe während $\frac{5}{4}$ Jahren — auch da wo ich nicht selbst die Section gemacht habe — meine Aufmerksamkeit speciell auf diesen Punkt gerichtet und kann versichern, dass durch Berücksichtigung aller mit tuberculösen Veränderungen behafteten Leichen der Procentsatz sich eher erhöht und, wie auch Weigert und Herxheimer angeben, ca. 90 pCt. beträgt.

[2]) a. a. O. S. 12.

unter 4233 Sectionen 257 Krebse und dabei 13 mal die Combination mit Tuberculose fand und nun, weil Krebs und Phthise durchschnittlich 6 pCt. bezw. 15 pCt. der Strassburger Sectionen beanspruchen, schliesst „es kommt also auf 20 Fälle von Krebs oder 50 Fälle von Phthise ein Fall, in dem sich beide Krankheiten combiniren", so giebt dies ein entschieden falsches Bild. Es dürfen eben nicht nur die Fälle in Betracht gezogen werden, bei denen als Krankheit oder Todesursache Tuberculose notirt ist, sondern alle die, wo irgend eine tuberculöse Veränderung irgendwo in der Leiche gefunden ist. Wie sehr dadurch die ganze Betrachtung beeinflusst wird, mögen die folgenden Zahlen lehren. Falls nur die Fälle zur Tuberculose gerechnet werden, welche unter Krankheit bezw. Todesursache als solche notirt sind, erhalten wir folgende Zahlen.

Von 6536 in den Jahren 1. April 1878 bis 1. Juli 1887 notirten Sectionen

waren tuberculös	2244	34,3 pCt.
waren carcinomatös	569	8,7 -
von 2244 Tuberculösen waren carcinomatös . . .	117	5,2 -
von 4292 nicht Tuberculösen waren carcinomatös .	452	10,5 -
von 569 Carcinomatösen waren tuberculös	117	20,6 -
von 5967 nicht Carcinomatösen waren tuberculös . . .	2127	35,6 -

Werden dagegen alle diejenigen mitgerechnet, bei denen wir irgendwelche tuberculöse Veränderungen, abgesehen von der Hauptkrankheit, im Körper notirt finden, so erhalten wir folgende Tabelle.

Von 6536 Secirten waren

tuberculös	2668	40,8 pCt.
carcinomatös	569	8,7 -
von 2668 Tuberculösen waren carcinomatös	117	4,4 -
von 3868 nicht Tuberculösen waren carcinomatös .	452	11,7 -

von 569 Carcinomatösen waren tuberculös	117	20,6 pCt.
von 5967 nicht Carcinomatösen waren tuberculös . .	2551	42,7 -

Da ich, wie oben erwähnt, auf die Resultate des Jahres 1886/87 noch mehr Gewicht lege, weil ich selbst bei den Sectionen die in Frage kommenden Punkte berücksichtigen konnte, so folgt hier auch eine Tabelle über die Zeit vom 1. April 1886 bis 1. Juli 1887.

Sectionen: 796.			796.		
davon tuberculös (nach der Hauptdiagnose)	275	34,5 pCt.	davon tuberculös (alles gerechnet) . . .	340	42,7 pCt.
von 275 Tuberculösen waren carcinomatös	24	8,7 -	waren carcinomatös .	61	7,6 -
überhaupt carcinomatös	61	7,6 -	von 340 Tuberculösen waren carcinomatös	24	7,05 -
von 521 nicht Tuberculösen waren carcinomatös	37	7,1 -	von 456 nicht Tuberculösen waren carcinomatös	37	8,1 -
von 61 Carcinomatösen waren tuberculös .	24	39,3 -	von 61 Carcinomatösen waren tuberculös. .	24	39,3 -
von 735 nicht Carcinomatösen waren tuberculös	251	34,1 -	von 735 nicht Carcinomatösen waren tuberculös	316	43,0 -

Während also nach der ersten Tabelle für den betreffenden Zeitraum sich ergeben würde, dass Krebs bei Tuberculösen oder Tuberculose bei Carcinomatösen häufiger wäre, als bei Nichttuberculösen bezw. Nichtcarcinomatösen (8,7 pCt. : 7,1 pCt. bezw. 39,3 pCt. : 34,1 pCt.), so liegt thatsächlich das Verhältniss umgekehrt: von Nichtcarcinomatösen waren 3,7 pCt. mehr tuberculös, als von Carcinomatösen bezw. von Nichttuberculösen 1,05 pCt. mehr krebskrank, als von Tuberculösen.

Wenn nun auch nach diesen Zahlen des Jahres 1886/87 das Ergebniss zu sein scheint, dass die Combination von Tuberculose und Krebs ein dem Vorkommen beider Krankheiten ziemlich entsprechendes ist, so ist einerseits das Beobachtungsmaterial zu klein, um Zufälligkeiten auszuschliessen, andererseits ist die Zahl der nichtkrebskranken Tuberculösen thatsächlich auch in dieser Zeit bedeutend grösser gewesen, da zwar alle an Carcinom Verstorbenen secirt werden, jährlich aber circa 100 Phthisikerleichen, deren Sectionen nicht besonders verlangt werden, unsecirt bleiben. Ferner befinden sich unter den 24 Fällen, in denen Carcinom mit Tuberculose combinirt gefunden wurden, mindestens 12, wo es sich um alte, sog. geheilte Tuberculose handelt. Es würden also, wenn ich von den übrigen, mehr zufällig gefundenen Tuberculosefällen auch die Hälfte als alte, geheilte Fälle rechne, von 735 nicht Carcinomatösen 285 eine progrediente Tuberculose dargeboten haben = 36,0 pCt., während von 61 Carcinomatösen nur 12 = 19,6 pCt. frische Tuberculose hatten.

Wenn also ziemlich alle sorgfältigen Beobachter zugestehen müssen, dass die Combination beider Krankheiten immerhin eine verhältnissmässig seltene Erscheinung ist, so kann auch ich, trotzdem ich in ungefähr $\frac{1}{5}$ aller Fälle von Krebs die Combination gefunden habe, diese Beobachtung nur bestätigen; wenn ich auch, ebensowenig wie andere, diese Thatsache, welche scheinbar mit der parasitären Natur der Tuberculose schwer in Einklang zu bringen ist und doch einen gewissen Gegensatz zwischen Krebs und Tuberculose statuirt, wissenschaftlich erklären kann. Dass die schöne Phrase Le Goupils' „ce qui préserve de tubercules un grand nombre de cancéreux, ce n'est pas leur cancer, c'est leur âge"[1]) eine Erklärung nicht giebt, ist leicht einzusehen. Schon Cahen[2]) weist darauf hin, dass der Gegensatz in den Lebensperioden zur Begründung des Verhältnisses beider Krankheiten nicht mehr herangezogen werden dürfe, seitdem durch Würzburg[3]) für die Phthise und durch Beneke[4]) für das Carcinom als Maximum der Mortalität das 5. bis 7. Decennium erkannt worden ist. So richtig nun ja auch der Einwand ist, dass eine Mortalitätsstatistik uns keinen Aufschluss über die Morbiditätsverhältnisse giebt, und dass gerade gewisse Formen von Tuberculose, wie Lupus und Gelenkstuberculose, mit Vorliebe das jugendliche Alter befallen, so werden wir davon jedoch keineswegs berührt, weil sich unsere Zahlen ja überhaupt nur auf die Mortalität beziehen, da sie auf Sectionsmaterial

[1]) a. a. O. S. 11.

[2]) a. a. O. S. 14.

[3]) Würzburg, Ueber den Einfluss des Alters und des Geschlechtes auf die Sterblichkeit an Lungenschwindsucht. Veröffentlichung d. deutsch. Reichs-Gesundheitsamtes. 1884. S. 89 ff.

[4]) Beneke, Die anatomischen Grundlagen der Constitutionsanomalien. S. 246.

beruhen. Ich habe daher auch auf diesen Punkt geachtet und gebe in der folgenden Tabelle eine Uebersicht.

	Unter 50 Jahre alt.	Davon tuberculös.	Ueber 50 Jahre alt.	Davon tuberculös.	Ohne Altersangabe.
1878/79	480	212	217	85	5
1879/80	373	156	190	69	22
1880/81	500	240	257	101	9
1881/82	510	213	239	102	20
1882/83	452	182	251	100	29
1883/84	474	192	209	82	32
1884/85	465	170	240	94	12
1885/86	476	193	256	96	24
1886/87	373	160	220	95	25
1. April bis 1. Juli 1887	105	41	57	25	14
	4208	1750 = 41,8 pCt.	2136	849 = 40,0 pCt.	192

Von den 569 an Carcinom Verstorbenen waren dagegen 212 unter 50 Jahren, 351 über 50 Jahre, bei 6 Individuen fehlte jede Angabe über das Alter. Von den 212 unter 50 Jahren fand sich bei 43 die Combination mit Tuberculose = 20,1 pCt., von den 351 über 50 Jahren waren 68 auch tuberculös = 19,4 pCt., während von 1785 Nichtcarcinomatösen im Alter von über 50 Jahren 781 d. h. 43,7 pCt. auch tuberculöse Veränderungen darboten. Ein treffenderer Beweis für die Unrichtigkeit der Phrase von Le Goupils ist wohl kaum möglich. Ueberhaupt ist es aber eine falsche Betrachtungsweise, wenn man die Sache so darstellt, als ob nur die Combination von Carcinom und Tuberculose eine Seltenheit wäre. Wie ich noch weiter unten nachweisen werde, ist der eine Modus der Combination, der früher für den alleinigen oder wenigstens häufigsten gehalten wurde (Lebert, Dittrich, Leube), dass nehmlich zu einem primären Carcinom die tuberculöse Erkrankung als secundärer Prozess hinzutritt, durchaus nicht häufig und dies stimmt zu der weiteren Thatsache, welche ich gefunden habe, dass eine acute, nicht traumatische Infection[1]) bei Krebs eine grosse Seltenheit ist. Unter den 569 Fällen von Krebs ist nicht einmal Diph-

[1]) Ich fasse hier den Begriff „traumatisch" sehr weit und rechne die häufigen Broncho(Schluck)pneumonien und Lungengangrän Carcinomatöser hier auch zu den traumatischen Infectionskrankheiten.

therie, Typhus, acuter Gelenkrheumatismus oder Cerebrospinalmeningitis notirt, und nur 14mal = 2,4 pCt. findet sich die Combination mit der genuinen, fibrinösen Pneümonie, während unter den 5967 Fällen ohne Krebs 383mal d. h. 6,4 pCt. croupöse Pneumonie vorkommt. Die Ursache dieser Thatsache zu ergründen, wird wohl kaum eher möglich sein, als bis es entweder gelungen ist, Krebs experimentell zu erzeugen oder bis man das Wachsthum verschiedener pathogener Mikroorganismen auf dem Blutserum Carcinomkranker geprüft hat. An und für sich ist es ja denkbar, dass die Gewebe oder das Blut Krebskranker feinste chemische Veränderungen aufweisen, welche das Gedeihen gewisser Mikroorganismen verhindert oder wenigstens beeinträchtigt. — Bevor ich weiter auf die Art und Weise eingehe, in welcher die Combination von Krebs und Tuberculose stattfindet, möchte ich noch kurz die Frage berühren, ob der Krebs irgend eines bestimmten Organes eine Vorliebe für die Combination mit Tuberculose zeigt. Bekanntlich hat Lebert[1]) behauptet, dass die Phthisiker eine besondere Disposition zum Oesophaguskrebs hätten und Hamburger[2]) und Fritzsche[3]) haben diese Anschauung weiter ausgeführt, ja ersterer geht so weit, dass er jede bei einem Tuberculösen vorkommende chronische Affection des Oesophagus als des Krebses dringend verdächtig ansieht. Le Goupil[4]), der unter Cornil's Leitung arbeitete, kommt zu dem Schluss, dass der Krebs der Verdauungsorgane sich etwas häufiger mit Tuberculose combinirt, als der anderer Organe; andere, wie Petri[5]) und Mackenzie[6]) konnten dagegen ein häufiges Zusammentreffen von Oesophaguskrebs und Tuberculose nicht constatiren.

Es ist klar, dass eine derartige Statistik nur dann Werth hat, wenn ein einigermaassen grosses Beobachtungsmaterial vorliegt, und dass es nichts als ein Zufall ist, wenn in der nach-

[1]) Lebert, Traite pratique des maladies cancéreuse. 1851. p. 90.
[2]) Hamburger, Klinik der Oesophaguskrankheiten.
[3]) Fritzsche, Ueber den Krebs der Speiseröhre. Inaug.-Diss. Berlin 1872.
[4]) a. a. O. S. 49.
[5]) Petri, Ueber 44 Fälle von Krebs des Oesophagus. In.-Diss. Berl. 1868.
[6]) Mackenzie, Krankh. des Halses u. d. Nase; übersetzt von Semon. II. 107.

folgenden Tabelle von den 2 Ileumkrebsen beide und von 8 Lungenkrebsen 3 mit Tuberculose combinirt sind. Da, wo ein grösseres Material vorhanden ist, wie beim Magen-, Uterus-, Oesophagus- und Mammakrebs ergiebt sich ein ungefähr gleicher Procentsatz.

	Krebs überhaupt	Krebs und Tuberculose	pCt.
Magenkrebs	193	38	19,7
Uteruskrebs	129	29	22,5
Oesophagus	47	11	23,4
Mamma	40	6	15,0
Gallenblase u. Gallengänge	28	1	3,6
Rectum	24	6	25,8
Dickdarm (ohne Rectum) .	14	2	14,3
Ovarium	9	2	22,2
Leber	8	1	12,5
Lunge	8	3	37,5
Pankreas	6	1	16,6
Haut und Schleimhaut .	6	3	50,0
Zunge	5	1	20,0
Knochen	5	—	—
Harnblase	4	2	50,0
Penis	4	1	25,0
Schilddrüse	4	2	50,0
Lymphdrüse	4	—	—
Vulva	4	1	25,0
Duodenum	2	—	—
Peritonäum	2	—	—
Parotis	2	1	50,0
Ileum	2	2	100
Tonsillen	1	—	—
Hoden	1	1	100
Nieren	1	—	—
Nebennieren	1	—	—
Prostata	1	—	—
Auge	1	1	100
Gehirn	1	—	—
Vagina	1	1	100
Larynx	1	1	100
	569	117	
Krebs sämmtlicher Digestionsorgane	326	63	19,3
Alle übrigen Organe zusammen .	243	54	22,2.

Es würde also aus dem von mir verwendeten Material der Schluss zu ziehen sein, dass bei den Krebsen der Verdauungsorgane die Combination mit Tuberculose seltener ist, als bei den Krebsen anderer Organe, ein Schluss, der genau ebenso unrichtig wäre, wie der umgekehrte von Lebert, Le Goupils u. a. Einzig die Thatsache ist meiner Meinung nach aus den mitgetheilten Zahlen zu entnehmen, dass nehmlich die Combination von Krebs und Tuberculose ziemlich gleich häufig beim Magen-, Uterus-, Rectum-, Oesophagus- und Mammakrebs ist und dass für die übrigen Organe bei der geringen Zahl der Fälle ein irgendwie allgemein gültiger Schluss überhaupt nicht zu ziehen ist. Was nun speciell den Oesophaguskrebs anbetrifft, so kann ich unter meinen 11 Fällen überhaupt nur 4 Fälle finden, in denen die tuberculöse Affection irgend welche grösseren Dimensionen angenommen hatte — und von diesen ist es auch noch zweifelhaft, ob sie primär waren oder erst secundär zum Krebs hinzutraten. Ich kann mich also auch nur völlig der Meinung von Petri und Mackenzie, welche Lebert und Hamburger widersprechen, anschliessen.

Ich komme nun zu der Frage, in welcher Weise sich Krebs und Tuberculose combiniren. Wie schon erwähnt, haben besonders Leube[1]), Lebert[2]) und Dittrich die Ansicht vertreten, dass das Verhältniss in der grossen Mehrzahl der Fälle oder ausschliesslich (Leube) derartig sei, dass ein Krebskranker in Folge seiner allgemeinen Kachexie tuberculös werde oder wie man jetzt wohl besser sagen würde, dem Tuberkelbacillus keinen Widerstand mehr leiste. Schon Cahen[3]) bemerkt sehr richtig, dass dies Verhältniss durchaus nicht so häufig obwalte und bringt selbst in seinem dritten Falle den unzweifelhaften Beweis, dass auch die Lungentuberculose die primäre Erkrankung sein kann. Er bemerkt dabei sehr zutreffend, dass die Entscheidung der Frage von der Art und Weise der Combination erst in zweiter Linie durch die pathologisch-anatomische Untersuchung

[1]) Leube, Krankheiten des Magens und Darms in Ziemssen's Handbuch der allgem. Pathol. u. Therap.

[2]) Lebert, Beiträge zur Kenntniss des Gallertkrebses. Dieses Archiv Bd. III.

[3]) a. a. O. S. 16 ff.

gebracht werden könne, dass in erster Linie nur eine genaue klinische Beobachtung Klarheit bringen könne. Immerhin glaube ich auf Grund der eigenen Beobachtung, sowie klinischer Daten unter Benutzung der im Vorstehenden bereits erwähnten Fälle, 4 verschiedene Arten der Combination unterscheiden zu können.

I. Zu einer in Ausheilung begriffenen, oft Jahre weit zurück liegenden tuberculösen Erkrankung (charakterisirt durch spärliche Stellen käsiger und fibröser Peribronchitis, glatte Cavernen, vernarbende Darmgeschwüre) tritt der Krebs hinzu und entwickelt sich, ohne die tuberculöse Affetion zu beeinflussen oder von ihr beeinflusst zu werden. Zu dieser Kategorie gehört fast die Hälfte aller aufgeführten Fälle. In diesen Fällen ist also das Zusammentreffen beider Erkrankungen ein rein zufälliges, und etwa ebenso zu beurtheilen, als wenn man bei einer chronischen Nephritis alte tuberculöse Heerde im Körper findet.

II. Neben alten tuberculösen Veränderungen finden sich frische tuberculöse Eruptionen, besonders häufig Tuberculose der serösen Häute (Pleuritis, Peritonitis, Meningitis) neben einem in vollster Ausbreitung befindlichen Carcinom, das oft zu ausgebreiteten Metastasen geführt hat. Oft finden sich in ein und demselben Organ dicht neben den metastatischen Krebsheerden frische miliare Tuberkel mit reichlichen Bacillenhaufen. Nach der anatomischen Betrachtuug und der Beschreibung in den Sectionsprotocollen sind dahin zu rechnen 9 Fälle. Für einen von mir im Sommer 1886 secirten Falle wurde auch durch die Anamnese und den Krankheitsverlauf ein derartiger Zusammenhang wahrscheinlich gemacht; es handelte sich um einen 70jährigen Paralytiker, bei dem lange vor Beginn seiner Geisteskrankheit ein langwieriger „Spitzenkatarrh“ bestanden hatte. Während seines Aufenthaltes in der psychiatrischen Klinik bot der Patient von Seiten der Lunge keine Erscheinungen dar, dagegen traten heftige Magenbeschwerden auf und erst kurz vor dem Exitus entwickelte sich wieder ein florider Prozess in den Lungen, der wahrscheinlich zur Bildung der grossen Caverne führte. Hier ist der Zusammenhang so zu denken, dass durch die allgemeine Krebskachexie der Nährboden für die noch überlebenden Tuberkelbacillen wieder günstiger wird und so die neuen Eruptionen von den alten Heerden aus erfolgen.

III. Zu einem im vollsten Fortschreiten befindlichen Carcinom tritt eine frische tuberculöse Erkrankung hinzu. Die Beurtheilung eines derartigen Zusammenhanges lediglich nach dem anatomischen Befunde oder gar nach den Sectionsprotocollen ist, wie leicht zu ersehen, sehr schwer; ich kann daher mit irgend welcher Wahrscheinlichkeit nur 5 Fälle dahin rechnen. Sicher gehörte der folgende Fall dahin. Es handelte sich um einen 29 Jahre alten Mann, bei dem vor circa 3 Monaten die Exstirpation des rechten Hodens vorgenommen war. Bei der mikroskopischen Untersuchung zeigte es sich, dass es sich um ein Carcinom handelte; erst nach der Operation stellten sich auch Lungensymptome ein und man würde zweifellos die Diagnose auf Lungenmetastasen gestellt haben — wie es anfangs auch geschah — wenn der Nachweis von Tuberkelbacillen im Sputum nicht die tuberculöse Natur der Affection bewiesen hätte. Bei der Section fanden sich nun neben vielen metastatischen Krebsknoten in Pleura und Lunge viele ganz frische käsig-peribronchitische und bronchopneumonische Heerde; auch war es bereits zur Bildung glattwandiger kleiner Cavernen gekommen, deren gelblicher schmieriger Eiter reichlich Tuberkelbacillen enthielt. Interessant war es, wie man in ein und demselben mikroskopischen Präparate, ja in demselben Gesichtsfeld verkäste Tuberkel mit Riesenzellen und Bacillen, sowie Krebsalveolen demonstriren konnte. Dass in dem vorliegenden Falle der Ausbruch der Tuberculose durch die Krebscachexie begünstigt wurde, ist wohl zweifellos und auch leicht zu verstehen. Auf die Seltenheit eines derartigen Zusammenhanges und die möglichen Gründe derselben ist oben hingewiesen.

IV. Während der Körper von einer chronischen, aber immer fortschreitenden Tuberculose befallen ist, entwickelt sich ein Krebs. Ich kann mit Sicherheit 3 Fälle aus dem Jahrgang 1886/87 dahin unterbringen. Es sind dies die beiden in der vorliegenden Arbeit beschriebenen Fälle von Ileumkrebs, sowie ein Fall von Lungencarcinom. Wenn schon in dem ersten Fall (Mann Forelle) die geringe Grösse der Krebsknoten, sowie das Fehlen jeglicher Metastasirung für den angegebenen Zusammenhang spricht, so wird derselbe gesichert durch die ausführliche Anamnese. Der Kranke war mehreremale in dem Allerheiligen-

Hospital in Behandlung gewesen; während seine chronische Lungentuberculose schon bei seiner ersten Aufnahme hatte diagnosticirt werden können, konnte erst das letzte Mal eine Erkrankung des Darmes constatirt werden. — Aehnlich verhält es sich mit dem 2. Falle, Mann Fellmann. Die älteren, aber noch keineswegs ausgeheilten käsig-peribronchitischen Heerde in der Lunge bilden wohl das anatomische Substrat zu den 5 bis 6 „Lungenentzündungen", die der Secirte in seinem früheren Leben u. a. schon 1876 angeblich durchgemacht hatte; während die ersten Symptome des Darmleidens — Koliken und Durchfälle — erst in seinem letzten Lebensjahre auftraten. — Zu dem Falle von Lungenkrebs — Antonie Krén 36 Jahre alt — fehlen mir klinische Angaben, hier spricht aber der anatomische Befund ausserordentlich deutlich. In den Lungen fand sich eine sehr alte Tuberculose — verkalkte Peribronchitis, käsige Pneumonie, schiefrige Induration, Cavernen — und an einer Stelle in stark indurirtem Gewebe ein kaum kirschgrosser, am Ende eines Bronchus sitzender Knoten von weisslicher Farbe und weicher Consistenz. Mikroskopisch war der Tumor in vielen Schnitten von einer einfachen atypischen Epithelwucherung (Friedländer) nicht zu unterscheiden und trotz der makroskopischen Beschaffenheit der Wucherung würde ich nicht gewagt haben, die Diagnose Carcinom zu stellen, wenn ich nicht endlich in einigen Schnitten ein deutliches Uebergreifen der epithelialen Neubildung auf die Adventitia einiger Gefässe gefunden hätte. Auf der einen Seite also eine sehr alte, im Körper weit propagirte Tuberculose — tuberculöse Darmgeschwüre, Milztuberkel und tuberculöse Peritonitis — auf der anderen dagegen ein kleines in der ersten Entwickelung begriffenes Carcinom. — Man kann nun endlich theoretisch noch einen 5. Modus der Combination aufführen, der aber schwer zu beweisen sein dürfte, dass nehmlich beide Krankheiten zu gleicher Zeit entstehen. Denn selbst der klinische Nachweis, dass beide Affectionen gleichzeitig Symptome machten, lässt immer noch den Einwand übrig, dass die eine der beiden Krankheiten bereits längere Zeit latent im Körper vorhanden war.

Wie hat man sich nun das Auftreten eines Krebses bei einem an chronischer Tuberculose Erkrankten vorzustellen? Es kann hier vernünftiger Weise sich nur darum handeln, ob ein derartiges Auftreten rein zufällig ist oder ob die Tuberculose die Gelegenheitsursache zur Entwickelung des Krebses darbietet, denn dass etwa die Tuberculose den Krebs erzeuge, das gilt für uns als ausgeschlossen. Cahen[1]) hat in seiner Arbeit für die Combination von Magenkrebs und Phthise die Hypothese aufgestellt, dass durch das bei Phthisikern ziemlich häufig vorkommende Ulcus rotundum ventriculi die Gelegenheit zur Krebsentwickelung gegeben werde. Indessen ist doch die Entstehung des Magenkrebses aus dem Ulcus rotundum noch zu unbewiesen, um als Grundlage für eine derartige Hypothese dienen zu können. Ich glaube vielmehr, dass man hier 2 Möglichkeiten zugeben muss. 1. kann es sich um ein rein zufälliges Zusammentreffen beider Erkrankungen handeln; das betreffende Individuum wird tuberculös, weil es der Infection mit Tuberkelbacillen erliegt; weiter bricht bei demselben aus einer 3. uns unbekannten Ursache Krebs aus. 2. muss man auch die Möglichkeit eines inneren Zusammenhanges zwischen den beiden Krankheiten zulassen. Man kann sich dann mit Cohnheim vorstellen, dass durch den schwächenden Einfluss der Tuberculose „die physiologischen Widerstände im Organismus wegfallen[2])". Es wirken dann die localen tuberculösen Affectionen ähnlich wie die örtlichen Traumen; nicht als directe, wohl aber „prädisponirende" Ursachen. Es ist ja klar, dass bei der völligen Unsicherheit, die bis jetzt über die Aetiologie des Carcinoms herrscht, eine derartige Hypothese leicht anfechtbar ist. Man wird bald einwenden wollen, dass bei der Häufigkeit der Tuberculose die Fälle, wo der Krebs secundär zur Tuberculose hinzutritt, nicht so selten sein dürften, als bisjetzt bekannt. Ich glaube jedoch nicht, dass dieser Einwand sehr stichhaltig ist. Wenn man bedenkt, dass die Fälle, wo nach chronischen oder acuten örtlichen Traumen ein Carcinom sich entwickelt, im Verhältniss zu der colossalen Häufigkeit der Traumen überhaupt, nicht weniger selten sind, als die, wo unter dem Einflusse einer Tuberculose Krebs entsteht, so wird man mir vielleicht zugeben, dass meine Hypothese nicht grade der Wahrscheinlichkeit entbehrt, aller-

[1]) a. a. O. S. 32.

[2]) Cohnheim, Vorlesungen über allgem. Patholog. Bd. I. S. 769.

dings nur in demselben Sinne, wie Cohnheim den Einfluss von Traumen auf die Entwickelung eines Krebses zugiebt — dass nehmlich die immanente Anlage zur Geschwulst vorhanden und nur die Entwickelung durch das Trauma begünstigt wird. Dass eine derartige Anschauung durchaus nichts Eigenartiges bringt, zeigen vor Allem die Beziehungen zwischen Lupus und Krebs. Schon lange sind den Dermatologen und Chirurgen Fälle bekannt geworden, wo sich auf einem Lupus ein Hautcarcinom entwickelte und, wenn dabei auch mitunter Verwechslungen mit gewöhnlicher atypischer Epithelwucherung bei Lupus vorgekommen sein mögen, so giebt es doch eine Reihe gut beglaubigter Fälle. Für diese Fälle hat man nun, namentlich so lange man die tuberculöse Natur des Lupus noch nicht kannte, längst angenommen, dass unter dem reizenden Einfluss des Lupus das Carcinom sich entwickle und auch in der neuesten Publication über diesen Gegenstand von P. Raymond[1]) ist dieser Standpunkt vertreten. Es kann daher wohl um so geringere Schwierigkeiten machen, wenn man denselben Standpunkt auch für andere Fälle, in denen sich Krebs und Tuberculose zusammen finden, annimmt.

Ich fasse demnach die Resultate der Untersuchung dahin zusammen.

1. Das verhältnissmässig immerhin seltene Zusammentreffen von Krebs und Tuberculose ist durch die Verschiedenheit der Altersklassen, in denen beide Erkrankungen am häufigsten sind, nicht in ausreichender Weise erklärt.

2. Es ist nicht richtig, dass der Krebs irgend eines bestimmten Organs (Oesophagus Lebert) zur Tuberculose prädisponire.

3. Acute Infectionen, ebenso wie Phthise, sind bei Carcinomkranken verhältnissmässig bedeutend seltner, als bei gleichaltrigen Nicht-Krebskranken.

4. Tuberculöse Affectionen können, ebenso wie chronische locale Traumen, die Entwickelung eines Carcinoms begünstigen.

Zum Schlusse gestatte ich mir, meinem früheren Chef, Herrn Professor Dr. Ponfick für die Ueberlassung des Materials meinen Dank auszusprechen.

[1]) Raymond, De l'épithelioma développé sur le lupus vulgaire en évolution. Annales de dermatologie etc. 1887. Heft 3 u. 4.

Erklärung der Abbildungen.

Tafel VIII und IX.

Fig. 1. Aus einem Flächenschnitt von dem ersten Carcinom des Ileum. Bei a hyaline Kugeln, bei b hyaline Bindegewebsbalken in den Krebsalveolen. Vergr. Zeiss C. Oc. 2.

Fig. 2. Schnitt von demselben Tnmor. Bei a sind die Krebsstränge um Capillaren gruppirt; bei b um hyalines Bindegewebe, das eine Reihe von Capillaren enthält, bei c um eine kleine Arterie. d Hyaline Kugeln mit Zellresten. e Hyalines Bindegewebe. Vergr. wie 1.

Fig. 3. Von demselben Tumor. Bei a normale Lieberkühn'sche Drüsen. Bei b eine Lieberkühn'sche Drüse, die sich nach unten ausbuchtet und direct in einen Krebsstrang übergeht. Bei c Krebsstränge. d Peritubulöse Zellwucherung. Vergr. Zeiss C. Oc. 4.

Fig. 3a. a Lieberkühn'sche Drüsen, bei b gewuchert und ausgebuchtet. c Krebsstränge. Vergr. Zeiss C. Oc. 2.

Fig. 4. Von dem 2. Krebs des Ileum. Bei a hyaline Bindegewebsbalken. Vergr. Zeiss C. Oc. 4.

Fig. 5. Von demselben Tumor. Krebsalveolen, bei a, b, c Zellendetritus und colloid entartete Krebszellen im Centrum der Alveolen. Vergr. A. Oc. 2.

Fig. 5a. zeigt die Alveole a aus Fig. 5 bei stärkerer Vergrösserung (C. Oc. 4). Man sieht in der Mitte eine Reihe von Zellen, deren Kern zerfallen und deren Zellleib gebläht ist.

Fig. 6. Flächenschnitt durch denselben Tumor. Bei a normale Lieberkühn'sche Drüsen. b Krebsstränge. c Eine Lieberkühn'sche Drüse mit gewuchertem Epithel, direct in einen Krebszapfen übergehend. d Muscularis mucosae. e Blutungen. f Peritubulöse Zellwucherung. Vergr. A. Oc. 2.

Fig. 7. Von demselben Tumor. a Verhältnissmässig normale Lieberkühn'sche Drüse. b Eine Lieberkühn'sche Drüse mit gewuchertem Epithel, in einen Krebszapfen übergehend, dessen Zellen im Centrum sich in beginnender Degeneration befinden. c Krebsstränge mit Schleimkugeln. d Rundzelleninfiltration. Vergr. Zeiss C. Oc. 2.

XIV.
Ueber die Inactivitätsatrophie der weiblichen Brustdrüse.

(Aus dem pathologischen Institut zu München.)

Von Dr. Reinhold Altmann.

(Hierzu Taf. X.)

Als der ärztliche Verein zu München den Ursachen der überaus hohen Säuglingssterblichkeit der schwäbisch-bayrischen Hochebene[1]) nachging, fasste er die Resolutionen von 18. Januar 1876, deren § III lautet: „Es ist zur Evidenz erweisen, dass die ausserordentliche Häufigkeit der Erkrankungen des Digestionstractus (und damit die hohe Kindersterblichkeit überhaupt) ihren Grund hat in der fehlerhaften Pflege und Ernährung der Säuglinge und zwar zunächst in der Entziehung der Mutterbrust."

Schon seit Jahrhunderten[2]) herrschte in Schwaben und Oberbayern die Sitte, die Kinder künstlich zu nähren und es ist das Verdienst von Th. Escherich[3]), die Ursachen des Nicht-

[1]) Nach Widmer, Topographie von München 1864, betrug die Kindersterblichkeit im ersten Lebensjahre für die Jahre 1859—1862 = 53,8 pCt.

[2]) Bei Mettlinger, Ein Regiment der jungen Kinder, gedruckt und vollendet von Joh. Bämler zu Augsburg 1524, S. 8 und 9, heisst es „.. war die Saugamme grank oder wenig Milch habend, so gab man ihnen (den Kindern) desto mehr Mus". Ferner sagt Polycarpus Fr. Schacher, De nutritione recens natorum sine usu lactis matrum ac nutricum. Lips. 1742. p. 18. Vidi ipsimet, cum per Franconiam et Sueviam peregrinarer, non solum singulas nonnullas, sed numerosas etiam familias vegetis vivacibusque pueris venustisque puellis abundantes, quibus infantibus neque mater sua neque ulla nutrix lac e mammis sugendum praebuerat. Audivi postea ... complures in illis regionibus eandem sequi consuetudinem.

[3]) s. Münchener medicin. Wochenschr. 1887. No. 13, 14, 18, 19, 36, 37. u. Fritz Biller, Die Ursachen und Folgen des Nichtstillens bei der Bevölkerung Münchens. Inaug.-Diss. u. Jahrbuch für Kinderheilkunde. 1888.

stillens bei der Bevölkerung Münchens nach einen umfangreichen in dem Ambulatorium des v. Hauner'schen Kinderspitals gesammelten Zahlenmaterial dargestellt zu haben. Derselbe fand bei

251 Frauen	physische Ursachen	58,6 pCt.
89 Frauen	sociale Ursachen	20,8 -
56 Frauen	Beeinflussung durch Hebammen	13,1 -
32 Frauen	ethische Ursachen	7,5 -

Unter der Rubrik „physische Ursachen“ fasste Escherich alle jene Momente zusammen, durch welche trotz vorhandenen guten Willens die Ausübung des Stillgeschäftes in Folge von äusseren Schwierigkeiten, Mangel an Milch, Erkrankung der Mutter, schlechte Beschaffenheit oder Rhagaden der Warzen, Schwäche des Kindes oder auch an zu geringer Ausdauer und der Unzweckmässigkeit der Versuche im Anlegen scheiterte, während unter „ethische Ursachen“ jene Fälle gerechnet wurden, in welchen trotz vorhandener physischer Möglichkeit das Stillen aus irgend welchen psychischen Motiven, wenn auch nicht direct aus bösem Willen, so doch aus Indolenz unterlassen wurde. Obwohl nur in 35,5 pCt. mangelnde oder ungenügende Milchsecretion als Ursache des Nichtstillens angegeben wurde, reicht ihr Einfluss viel weiter, da sie bei der grossen Mehrzahl auch der stillenden Frauen vorhanden ist, von denen über 70 pCt. gezwungen sind, künstliche Beinahrung zu geben oder das Kind schon nach wenigen Tagen oder Wochen von der Brust abzusetzen. Auch spielt die mangelnde oder ungenügende Milchsecretion bei den ethischen und socialen Gründen für die Unterlassung des Stillens eine Rolle, indem der Gedanke, dass die Milch doch zur Ernährung des Kinder nicht ausreiche, den verhängnissvollen Entschluss erleichtert.

Betreffs der tieferen Ursachen dieses Mangels einer genügenden Milchsecretion bestehen zur Zeit drei Ansichten: Escherich sen.[1]) erachtet die geringe Lactation sowohl wie die Kindersterblichkeit als Folge topographischer Verhältnisse, der hohen Berge und des veränderten Sauerstoffgehaltes der Luft; Kull[2]) glaubt darin den Ausdruck einer Rasseneigenthümlichkeit

[1]) s. Correspondenzartikel. Aerztliches Intelligenzblatt. 1876. No. 5. S. 51.
[2]) Jahrbuch für Statistik und Länderkunde. 1874. I. S. 146.

zu erkennen; v. Kerschensteiner[1]) ist der Ansicht, dass es im wesentlichen ethnographische Momente, wie die durch lange Zeit festgehaltene Sitte des Nichtstillens oder gewisse, die Entwickelung und Function der Brüste hemmenden Trachten und Gewohnheiten seien, welche zu einer durch Vererbung fixirten Nichtgebrauchsatrophie des Drüsengewebes und schliesslich zur Unmöglichkeit einer ausgiebigen Lactation geführt haben.

Ohne einer dieser drei Hypothesen von vornherein zuzuneigen, unternahm ich es auf Anregung des Herrn Prof. Dr. Bollinger, der sich bei Gelegenheit der Discussion über den Vortrag des Herrn Dr. Escherich im Aerztlichen Vereine ebenfalls für die Annahme einer vererbten mangelhaften Anlage der Milchdrüse in Folge Nichtgebrauchs derselben aussprach, zu untersuchen, ob für die letztere Annahme einer vererbten Inactivitätsatrophie morphologische und pathologisch-anatomische Grundlagen vorhanden sind.

Die erste Spur der Milchdrüse kann beim Menschen schon im zweiten[2]) Monat nachgewiesen werden. Zuerst erscheint die Anlage des Epithels der künftigen Drüse als primäre Epithelanlage, welche von den local vermehrten Cylinderzellen der embryonalen Epidermis stammt. Anfangs wächst die primäre Epithelanlage nach oben, dann vertieft sie sich in die embryonale Cutis und nimmt dabei successiv verschiedene Formen an. Als zweiter Hauptbestandtheil der Drüse entwickelt sich das Gewebe der künftigen Warze und zwar aus den Zellen des embryonalen Bindegewebes der künftigen Cutis. Die Warze entsteht aus dem gewucherten und erhobenen Drüsenboden beim Wiederkäuer, dem Pferd und Schwein früh, beim Menschen dagegen erst am Ende des Embryonallebens. Ist die primäre Epithelanlage zu einer gewissen Tiefe angelangt, treibt sie eine oder mehrere Sprossen — secundäre Epithelanlage — nach der Zahl der Drüsenausführungsgänge beim Erwachsenen. In dieser Periode bildet sich der dritte und wichtigste Bestandtheil der Drüse, ihr Stroma. Dasselbe entwickelt sich aus dem Bin-

[1]) Jahrbuch für Kinderheilkunde. IX. 1876.

[2]) vgl. Rein, G., Untersuchungen über die embryonale Entwickelungsgeschichte der Milchdrüse. Schultze's Archiv. XX. S. 431—501. XXI. S. 678—694.

degewebe der Cutis und stellt anfangs eine der Warze concentrische Zone dar. Nunmehr geht der grösste Theil der primären Epithelanlage durch Hornmetamorphose zu Grunde und es bleibt beim Erwachsenen nur ein kaum bemerkbarer Rest derselben, das Mündungsstück der Ausführungsgänge. Die secundären Epithelanlagen wachsen dagegen weiter, werden hohl und verzweigen sich. Am Ende des Embryonallebens sind an ihnen drei Theile zu unterscheiden, die Ausführungsgänge, die Milchsinus und die Milchgänge mit den aus letzteren sich bildenden Acinis. Diese drei Abtheilungen, sowie das aus der Primäranlage hervorgehende kurze Mündungsstück sind auch bei erwachsenen Menschen und Thieren nachzuweisen und zu unterscheiden. Im Anfang des Extrauterinlebens haben die Menschenembryonen beider Geschlechter alle Hauptbestandtheile der Michdrüse fertig ausgebildet, dieselbe kann schon wirkliche Milch secerniren (lac neonatorum, Hexenmilch). Während im Kindesalter bei beiden Geschlechtern der Drüsenapparat in Uebereinstimmung bleibt, ergeben sich mit dem Beginn der Pubertät wesentliche Unterschiede.

Beim Manne bleibt die Drüse auf der unvollkommen ausgebildeten Stufe stehen oder bildet sich zu einem rudimentären Organ zurück; nur selten entwickelt sich dieselbe zur functionsfähigen Drüse. So erzählt A. v. Humboldt[1]), dass er auf seiner Reise durch Südamerika einen Mann getroffen habe, welcher sein Kind während der Krankheit seiner Frau fünf Monate lang säugen konnte, und Aristoteles[2]) berichtet, dass Ziegenböcke zuweilen Milch geben, eine Angabe, welche Schlossberger[3]) bestätigen konnte[4]).

Beim Weibe nimmt meist schon etwas vor Beginn der Geschlechtsreife der Warzenhof an Umfang zu, und mit Eintritt der Pubertät sprossen an den Milchgängen einzelne Acini hervor, welche die Drüse traubig erscheinen lassen. Der sich in dieser Weise entwickelnde Drüsenkörper ist platt-elliptisch, gegen

[1]) Humboldt, Reise in die Aequinoctialgegenden des neuen Continents. 2. Bd. S. 40.

[2]) Historiae animal. III. 20. 21.

[3]) Wagner's Handbuch der Physiologie. II.

[4]) Häser's Archiv. 1844. S. 272.

die Achselhöhle meist in einen Zipfel auslaufend [1]) und auf dem M. pectoralis maj. durch Bindegewebe verschiebbar befestigt; seine der Haut zugewandte Oberfläche ist sehr uneben, mit äusserst zahlreichen Kämmen versehen und mittelst dieser Lig. suspensor. Cooperi an die Cutis befestigt; die Vertiefungen zwischen den letzteren werden durch Fettmassen ausgefüllt. Der Durchschnitt der Drüse einer Jungfrau oder nulliparen Frau, zeigt ein fast sehnenartiges Gewebe; in dem reichlichen Bindegewebe, welches von wenigen elastischen Fasern durchzogen ist, sieht man vereinzelte Ausführungsgänge, welche die Endbläschen und Anlagen von Drüsenläppchen tragen. Ein ganz anderes Bild bietet die Drüse einer in der Lactation begriffenen Frau (vergl. Taf. X Fig. 1 und 2); dieselbe zeigt den Typus einer acinösen Drüse, deren einzelne Läppchen 1—2 mm Durchmesser besitzen und sich durch ihre gelblich-röthliche Farbe scharf gegen das sie umhüllende Bindegewebe absetzen. Die sparsamen Endbläschen haben sich theils zu kugligen theils blinddarmförmigen Ausbuchtungen mehrfach erweitert, deren Basalmembran ein einschichtiges [2]) cubisches oder cylindrisches Epithel trägt.

Wann secernirt nun die weibliche Brustdrüse? Im Allgemeinen muss man daran festhalten, dass die Lactation im Zusammenhang mit der Gravidität steht, doch mehren sich von Jahr zu Jahr die Fälle, in denen eine Secretion von Milch ohne den Einfluss der Gravidität statt hat: Pflüger [3]) hat neun derartige Fälle veröffentlicht, von welchen drei im Verlauf eines halben Jahres in der Königl. Frauenklinik zu München beobachtet wurden.

Was die Dauer der Milchsecretion anlangt, so erlischt letztere bald, wenn die Mutter nicht stillt; bei stillenden Frauen nimmt die Quantität bis zum sechsten oder siebenten Monat zu,

[1]) Henle, Handb. d. syst. Anat. Bd. II. 1876.

[2]) Partsch, C., Ueber den feineren Bau der Mildrüse. In.-Diss. Bresl. 1880 und Bresl. ärztl. Zeitschrift. 1879. No. 20.

[3]) H. Pflüger, Ein Beitrag zur Morphologie der Brustdrüse bei Neugebornen und Frauen. Diss. Regensbg. 1886. — Winckel, Lehrbuch d. Frauenkrankheiten. Lpz. 1886. S. 777. — Mascarel, Une femme mariée peut-elle avoir pendant plusieurs années du lait sans avoir jamais en état de grossesse? Annal. d'hyg. publ. Paris 1883. p. 87.

um vom achten Monat ab allmählich abzunehmen[1]). Eine längere Secretionszeit ist nicht selten beobachtet worden; sagt doch die Mutter der makkabäischen Brüder zu ihrem jüngsten Sohne[2]): „Ich, die ich dich drei Jahre lang gesäugt und genährt." Ueberhaupt scheint im Orient ein längeres Stillen üblich gewesen zu sein; wenigstens verlangt Mohammed in der zweiten Sure des Koran[3]): „Die Mutter soll ihr Kind zwei volle Jahre säugen, wenn der Vater will, dass die Säugung vollständig ist[4])."

Dauer und Quantität der Milchabsonderung scheinen unter einem gewissen Einfluss seitens der zahlreichen Nerven der Brustdrüse zu stehen. Die überaus lange Lactationsperiode der Kühe wird auf den Einfluss des regelmässigen Melkens zurückgeführt; auch scheint während des Abmelkens und in Folge desselben neue Secretion angeregt zu werden; denn während die Binnenräume des Kuheuters einen Rauminhalt von 3000 ccm haben, liefern gute Kühe während der ersten Zeit der Lactationsperiode erheblich mehr als drei Liter Milch[5]). Auch durch Bewegung[6]) erfährt die Milchsecretion eine Steigerung; dass eine wirkliche Vermehrung der Milchbestandtheile und nicht eine erhöhte Wasserausscheidung durch die Milchdrüsen statt hat, geht aus dem Umstand hervor, dass auch der Ertrag an Butter und Käse eine merkliche Steigerung zeigt. Experimentelle Beobachtungen, welche über den Einfluss der Nerven auf die Secretion von Eckhard[7]), Röhrig[8]), sowie von Partsch und Heidenhain[9]), angestellt wurden, stehen unter einander in Widerspruch oder sind nicht ausreichend, um die Frage der Entscheidung nahe zu bringen.

[1]) Schröder, Lehrbuch der Geburtshülfe. 1884. S. 235.

[2]) 2. Buch der Makkabäer Cap. 7 v. 27.

[3]) Uebersetzung des Koran von F. Ullmann. Elberfeld 1842.

[4]) Eucharius Rösslin ist wohl der einzige deutsche Autor, welcher verlangt, „dass man das Kind natürlicherweise zwei Jahre säugen sollt". (Der swangeren Frawen und Hebammen Rosengarten. Wurms 1513.)

[5]) Fleischmann, Das Molkereiwesen. Brschwg. 1875. S. 48.

[6]) Munk, H., Bewegung und Milchsecretion. Arch. f. Anat. u. Physiol. 1883. S. 363.

[7]) Beiträge z. Anat. u. Physiol. I. S. 12. VIII. S. 117. 1877.

[8]) Dieses Archiv Bd. LXVII. 1876.

[9]) Partsch, C., a. a. O. — Heidenhain in Herrmann's Handbuch der Physiologie. 1883. V. 1. S. 393.

Immerhin muss an einem Einfluss der Nerven festgehalten werden: es ist ganz unmöglich, auf alten Abbildungen aus phönicischer oder ägyptischer Zeit männliche und weibliche Thiere zu unterscheiden, wenigstens figurirt niemals ein eutertragendes Thier[1]). Die heutige strotzende Form des Kuheuters hat sich sicherlich erst dadurch entwickelt, dass durch das systematische Melken ein Reiz auf die Drüse ausgeübt wurde, welcher dieselbe zur Secretion anregte und weiterhin ein zunehmendes Wachsthum des Euters veranlasste, und in dieser Gestalt, welche im Vergleich zur früheren Form eine Art Activitätshypertrophie darstellt, ist das Euter von Generation zu Generation vererbt worden.

In gleicher Weise hat sich vermuthlich auch die weibliche Brustdrüse entwickelt, während die männliche Drüse, welche, wie oben gezeigt, am Anfang des extrauterinen Lebens die gleiche Grösse und den gleichen Bau wie die eines neugebornen Mädchens zeigt, in Folge der andauernden Unthätigkeit sich nicht nur nicht weiter entwickelt, sondern auf der unvollkommenen Stufe stehen bleibt oder sich sogar zurückbildet. Ferner steht fest, dass ein Organ, welches erst durch angestrengte Arbeitsleistung sich entwickelte, bei dauernder Unthätigkeit sich wieder rückbilden kann, und in rudimentärer, eine Inactivitätsatrophie darstellender Form bei den späteren Generationen erscheint.

Diese Rückbildung kann eine qualitative oder eine quantitative sein; entweder kann die Drüse selbst an Volumen abnehmen oder es können sich bei gleich bleibendem Volumen die secernirenden Elemente verändern und rückbilden, oder es können sich beide Formen der Atrophie vereinen und das Organ qualitativ und quantitativ verändert erscheinen lassen.

Von diesen Gesichtspunkten aus mussten in der vorliegenden Arbeit drei Dinge berücksichtigt werden, einmal die Drüse als Ganzes, ferner das Verhältniss des Drüsengewebes zum umgebenden Bindegewebe, und schliesslich die Structur des Drüsengewebes selbst. Ueber die beiden letzten Punkte konnte nur die mikroskopische Untersuchung Aufschluss geben,

[1]) Ludwig Stumpf, Münch. med. Wochenschr. No. 18. 1887. S. 344. — Max Stumpf, Ueber die Veränderungen der Milchsecretion unter dem Einflusse einiger Medicamente. Deutsches Archiv für klin. Medicin. Bd. XXX. 1881. S. 202.

während die anatomische Präparation die Grössenverhältnisse der Drüse festzustellen hatte.

Zu diesem Zwecke wurden die Brüste weiblicher Individuen im Alter von 14—50 Jahren zwischen der Fascie des M. pect. maj. und der Haut herausgeschält; die Warze wurde quer durchschnitten, weil sie für den Zweck der Arbeit ohne Belang war. Die auf diese Weise gewonnene Drüse wurde sammt den sie umgebenden Fettmassen gewogen, nachdem etwa anhaftende Theile vom Muskel entfernt waren, und hierauf die Präparation der Drüse selbst vorgenommen. Hierzu musste die letztere auf einer Korkplatte mittels starker Nadeln fixirt werden; die hierbei unvermeidlich entstehenden Zerrungen und Dehnungen des Organs machten eine genaue Messung der einzelnen Durchmesser unmöglich, während dieselbe bei der in situ dargestellten Drüse leicht vorgenommen werden kann. Die Entfernung der tief zwischen den Lig. suspens. sitzenden Fettmassen bietet dem Secirmesser eine schwere Aufgabe. Weit entfernt behaupten zu wollen, dass es mir in jedem Falle gelungen sei, dieselben vollständig zu entfernen, glaube ich doch stets annähernd richtig das Gewicht der Drüse festgestellt zu haben. Die mikroskopische Untersuchung geschah an Stücken, welche in Alkohol gehärtet waren; die Schnitte wurden theils mit Vesuvin, theils mit Alauncarmin gefärbt und in Canadabalsam eingelegt.

Da die Ergebnisse der anatomischen Darstellung weniger in die Augen springen und auch zum Theil nur kleine Stücke der Drüse zur mikroskopischen Untersuchung zu Gebote standen, sind die folgenden untersuchten 34 Fälle nach dem mikroskopischen Befunde zusammengestellt. Um die allgemeine Entwickelung der einzelnen Individuen zu skizziren, sind, so weit möglich, die Körperlängen und Gewichtsmaasse mitgetheilt, sowie kurze Angaben über die Herkunft, über den Ernährungszustand und die Entwickelung der Musculatur und des Fettpolsters theils nach eigenen Informationen, theils nach den Sectionsprotocollen des Pathologischen Instituts zu München beigefügt.

Erste Gruppe. Nulliparae aus Bayern.

1) No. 150[1]). Marie H., Zimmermädchen, 21 Jahre, von Bernried, B. A. Weilheim.

[1]) Laufende Nummer der Sectionsprotocolle des Path. Instituts von 1887.

Schlank gebaut, 157 cm lang, 42 kg schwer. Fettpolster nicht sehr reichlich entwickelt. Nullipara. Leichendiagnose: Nephritis interstit. chron. (II. med. Klinik).

Brüste schlaff, aber gut entwickelt. Gewicht der Drüse mit Fett = 470 g, ohne Fett 425 g[1]).

2) No. 174. Ludowika A., Magd, 22 Jahre.

Gut genährter Körper, 150 cm lang, 51 kg schwer; sehr reichliches Fettpolster. Nullipara. Leichendiagnose: Scarlatina. Oedema pulmon. (I. med. Klinik).

Brüste prall und gut entwickelt. 280 g mit Fett, 150 g ohne Fett.

3) No. 214. Franzisca H., Magd, 16 Jahre, von Friedberg.

Zart gebaut, 145 cm lang, mässig genährt, 43 kg schwer. Nullipara. Leichendiagnose: Meningitis cerebrospinalis (I. med. Klinik).

Brüste im Verhältniss zum Körper sehr gut entwickelt, 350 g mit Fett, 160 g ohne Fett.

4) No. 220. Marie A., Magd, 19 Jahre, von Bergen, B. A. Neuburg.

Zart gebaut, 149 cm lang, 39,5 kg schwer, mässiges Fettpolster. Nullipara. Leichendiagnose: Sepsis intestinalis (I. med. Klinik).

Brüste schön entwickelt, gross und prall aufsitzend. 355 g mit Fett, 220 g ohne Fett.

Anamnese. Mit 14½ Jahren menstruirt, hat nie ein Mieder getragen. Die Mutter, geboren zu Gammersfeld b. Eichstädt, hat 10 Kinder geboren, aber keines derselben „wegen ungenügender Nahrung“ stillen können.

5) No. 221. Katharina G., Lehrmädchen, 17 Jahre, von München.

Schwächlich gebaut, 148 cm lang, 31 kg schwer, geringes Fettpolster. Nullipara. Leichendiagnose: Spondylitis cervic. tubercul. (chir. Klinik).

Brüste mittelgross, 135 g mit Fett, 92 g ohne Fett.

6) No. 235. Elise H., Ladnerin, 18 Jahre, von München.

Schlank gebaut, 159 cm lang, abgemagert. Musculatur und Fettpolster etwas atrophisch. Gewicht 44,5 kg. Nullipara. Leichendiagnose: Leucaemia lienalis (Milz = 4,72 kg) (II. med. Klinik).

Brüste sehr klein, wenig entwickelt und sehr fettarm, 43 g mit Fett, 39 g ohne Fett[2]).

7) No. 285. Anna R., Privatiere, 36 Jahre.

Schwächlich gebaut, 166 cm lang. Musculatur schwach, Fettpolster eben noch vorhanden. 42,5 kg schwer. Nullipara. Leichendiagnose: Septicaemia. Caries ossis sacri. Atrophia uteri. Cirrhosis atrophic. ovar. d. et s. (chir. Klinik).

Die Brüste flach, gleichen etwa einer starken männlichen Brust. Gewicht 87 g mit Fett, 32 g ohne Fett.

8) No. 304. Friederike G., Schreinerfrau, 48 Jahre.

Klein, 146 cm lang, von mittlerem Ernährungszustand, 39,5 kg schwer.

[1]) Die Zahlenwerthe gelten für das Gewicht einer Drüse.

[2]) Vergl. Taf. X. Fig. 3 und 4.

Musculatur schwach, Fettpolster mässig. In der Inguinalgegend beiderseits Narben. Nullipara. Leichendiagnose: Erysipelas capitis. Lues hepatis.

Brüste gut entwickelt, 300 g mit Fett, 260 g ohne Fett.

9) No. 241. Luise H., Kaufmannskind, 14 Jahre, von Augsburg.

Schlank gebaut, abgemagert, 124 cm lang, 20 kg schwer. Musculatur schwach, Fettpolster fast verschwindend. Leichendiagnose: Pyopneumothorax. Tubercul. chron. pulmon. (Kinderspit.)

Brüste sehr klein, aber deutlich abgesetzt, 5 g, von ganz geringem Fett bedeckt.

Anamnese. Vater mit 33 Jahren an Phthis. pulm. gestorben. — Die Mutter, sehr kräftig gebaut und gut genährt, aus Oberfranken stammend, hat nicht gestillt und zwar aus Milchmangel; dieselbe ist auch von ihrer Mutter nicht gestillt worden.

10) No. 309. Amalie S., Kaufmannskind, 14 Jahre.

Schlecht genährt, 145 cm lang, 30 kg schwer. Leichendiagnose: Scarlatina (Kinderspit.).

Brüste eben abgehoben, mit Fett 25 g, ohne Fett 14 g.

Die mikroskopische Untersuchung der Milchdrüsen dieser ersten Gruppe von Frauen aus Bayern, die nicht geboren haben, zeigt ein derb fibrilläres Bindegewebe, in welches vereinzelt Drüsenelemente gleichsam eingesprengt sind [1]). Die Milchgänge haben wenig oder bisweilen gar keine Seitensprossen getrieben; stellenweise sieht man kleine Drüsenträubchen, welche aus den Milchgängen mit ihren seitlichen und Endausbuchtungen bestehen. Die Alveolen sind dicht an einander gestellt und durch ein derbes, kernreiches Bindegewebe unter einander verfilzt. Die Gefässe verlaufen meist sehr spärlich in dem Bindegewebe zu den Acinis; an einzelnen Präparaten sind grosse Fettzellen zu Haufen vereint im Bindegewebe eingelagert. Die Alveolen besitzen einen Durchmesser von 12—18 μ, derselbe vergrössert sich, aber nur selten, auf höchstens 30 μ.

Die Vorstufe gleichsam des eben geschilderten Befundes bieten die Drüsen der beiden 14jährigen Mädchen (9 und 10). Mehr oder minder zahlreiche Capillaren durchziehen das derbe Bindegewebe, in welchem man fast nur Milchgänge von 0,04 bis 0,1 mm Durchmesser, hie und da vereinzelt einen Endkolben oder auch eine seitliche Ausbuchtung sieht.

[1]) Vgl. Taf. X. Fig. 3 und 4.

Zweite Gruppe. Frauen aus Bayern, die geboren und nicht gestillt haben.

11) No. 142. Theres B., Köchin, 24 Jahre, von Thalhausen bei Freising.

Kräftig gebaut, 152 cm lang, 49 kg schwer. Fettpolster reichlich. Striae abdomin. und die charakteristischen Befunde an den Genitalien weisen darauf hin, dass B. geboren hat. Wann und wie oft B. niedergekommen ist, liess sich nicht ermitteln[1]). Leichendiagnose: Typhus abdom. (I. med. Klinik).

Brüste mässig entwickelt, schlaff. Gewicht 195 g mit Fett, 75 g ohne Fett.

12) No. 170. Babette S., Buchhalterswittwe, 50 Jahre.

Mittelmässig genährter Körper, 146 cm lang, 42 kg schwer. Geringes Fettpolster. Striae. Leichendiagnose: Vitium cordis (I. med. Klinik).

Brüste sehr klein; kaum eine Andeutung einer Brustdrüse lässt sich äusserlich bemerken; der 12 g schwere Drüsenkörper ist von einer äusserst geringen Fettauflagerung bedeckt.

Anamnese nicht zu ermitteln.

13) Theres K., Nähterin, 38 Jahre, von Buch b. Bregenz.

Stark abgemagert. 156 cm lang, 40 kg schwer. Sehr schwaches Fettpolster. Leichendiagnose: Carcinoma uteri. Jauchiger Tumor des linken Ovarium (chir. Klinik).

Die Brüste sind ungleich entwickelt, die rechte ist stärker als die linke, hängt schlaff herab, während die linke mehr flach gewölbt ist und prall dem Thorax aufsitzt. Gewicht der linken Drüse mit Fett 68 g, ohne Fett 56 g.

14) No. 213. Anna W., Taglöhnerfrau, von Huglfing bei Weilheim. 41 Jahre.

Sehr abgemagerter, schlecht genährter Körper, 147 cm lang, 28,5 kg (!) schwer. Musculatur atrophisch, Fettpolster äusserst geringfügig. Leichendiagnose: Nephritis chron. interstit. (I. med. Klinik).

Brüste sehr wenig entwickelt und äusserst schlaff, 42 g mit Fett, 35 g ohne Fett.

Anamnese. Hat zwei Kinder geboren, das letzte vor 16 Jahren, und beide kurze Zeit gestillt.

15) No. 218. Anna L., Magd, 33 Jahre.

Abgemagert, 159 cm lang, 46 kg schwer. Striae. Leichendiagnose: Tubercul. chron. pulm. (II. med. Klinik).

Brüste sehr schwach entwickelt, 50 g mit Fett, 31 g ohne Fett.

16) No. 239. Anna S., Ladnerin, 28 Jahre.

Gracil gebaut, 152 cm lang, 37,5 kg schwer. Schwache Musculatur. Geringfügiges Fettpolster. Striae. Leichendiagnose: Tubercul. chron. pulmon. (I. med. Klinik).

[1]) Von der Ermittlung einer Anamnese bei ausserehelich entbundenen Individuen musste Abstand genommen werden, zumal dieselbe weder mit Hülfe des Standesamtes noch durch das Einwohnermeldeamt möglich war; von den Angehörigen der Verstorbenen konnte aus naheliegenden Gründen keine nähere Auskunft verlangt werden.

Brüste schwach entwickelt, 72 g mit Fett, 68 g ohne Fett.

17) No. 240. Ursula K., Taglöhnerfrau, 37 Jahre, von München.

Klein, mager, 150 cm lang, 43 kg schwer. Striae. Leichendiagnose: Tubercul. chron. pulm. (II. med. Klinik).

Brüste sehr klein, welk und schlaff. 46 g mit Fett, 43 g ohne Fett.

Anamnese. Hat 5 Kinder geboren, das letzte vor 1¼ Jahr, und nicht gestillt.

18) No. 243. Theres F., Beschliesserin, 37 Jahre.

Abgemagert, 157 cm lang, 30,5 kg schwer. Musculatur wenig entwickelt, Fettpolster fehlt. Striae. Leichendiagnose: Tuberc. chron. pulm. (II. med. Klinik).

Brüste schwach entwickelt, 82 g mit Fett, 78 g ohne Fett.

19) No. 252. Marie H., Magd, 22 Jahre.

150 cm lang, 46,5 kg schwer. Musculatur nicht sehr kräftig, Fettpolster mässig. Striae. Leichendiagnose: Peritonitis (chir. Klinik).

Brüste auffallend schwach im Verhältniss zum übrigen Körper entwickelt. 65 g mit Fett, 40 g ohne Fett.

20) No. 302. Marie S., Bürstenmachersfrau, 37 Jahre, von Oberviehbach bei Dingolfing.

162 cm lang, 42 kg schwer; Fettpolster sehr schwach. Striae. Leichendiagnose: Tubercul. chronic. pulmon. (I. med. Klinik).

Brüste „atrophisch“ (vgl. Sectionsprotocoll), 50 g mit Fett, 35 g ohne Fett.

Anamnese konnte nicht ermittelt werden.

21) No. 311. Anna S., Maurersfrau, 25 Jahre, von Schönstein bei Bogen.

Mässig genährt, 134 cm lang; 46,5 kg schwer. Fettpolster ziemlich stark. Striae. Leichendiagnose: Meningitis cerebrospinalis purul. (III. med. Klinik).

Brüste gut entwickelt, 200 g mit Fett, 110 g ohne Fett.

Anamnese. Hat 4 Kinder geboren, das letzte vor 9 Monaten (2. Sept. 1886) und keines derselben gestillt.

Der mikroskopische Befund[1]) dieser Gruppe von Frauen aus Bayern, die geboren und nicht gestillt haben, zeigt ähnliche Verhältnisse wie bei der ersten.

In Folge ein- oder mehrmals eingetretener Schwangerschaft haben die Milchgänge und Alveolen eine bedeutende Vermehrung erfahren, so dass nicht einzelne Milchgänge oder Milchgänge mit kleinen Anhängen, sondern stets Drüsenträubchen in dem derb fibrillären Bindegewebe liegen, in welchem Gefässe in mässiger Menge verlaufen. Die einzelnen Läppchen sind 0,15 bis 0,2 mm lang und 0,06 bis 0,1 mm breit und bestehen aus Alveolen von 0,02—0,03 mm Durchmesser, zwischen welchen eine reichliche

[1]) Vergl. Taf. X. Fig. 7.

Bindegewebswucherung stattgefunden hat. Die Epithelien der Alveolen selbst sind sehr niedrig, platt und zeigen einen rundlich-ovalen Kern.

Ein von obigen 21 Fällen völlig verschiedenes Bild zeigt die

Dritte Gruppe (Puerpera), nur durch einen Fall vertreten:

22) No. 209. Francisca K., Magd, 38 Jahre. Vpara.

Kräftig gebaut, 153 cm lang, reichliches Fettpolster, 56 kg schwer. Leichendiagnose: Luftembolie († unmittelbar nach der Ausstossung der Placenta) (gyn. Klinik).

Brüste prall, sanft gewölbt, etwa 5 cm hoch; auf Druck entleert sich Colostrum. Die Warze ist prominent und — wohl durch früheres Stillen — schön ausgebildet. Das Fettgewebe lässt sich aus den durch die Lig. suspens. gebildeten Nischen auffallend leicht herauspräpariren. Gewicht mit Fett 300 g, ohne Fett 230 g.

Schon makroskopisch zeigt die Drüse einen ähnlichen Bau wie etwa die Speicheldrüsen; Läppchen von 1—2 mm Länge und 0,4—1 mm Breite sind in lockeres Bindegewebe eingebettet, in welchem reichliche Capillaren ziehen. Die Läppchen [1]) sind aus einer grossen Menge Alveolen zusammengesetzt, welche dicht neben einander liegen, mit ihren eigenen Basalmembranen an einander stossen und nur zuweilen durch lockere, schmale Bindegewebszüge von einander geschieden sind. Die Alveolen besitzen einen Durchmesser von 0,05—0,08 mm; die Epithelien derselben sind cylindrisch, nur bisweilen kubisch, zum Theil an ihrem dem Lumen des Alveolus zugewandten Rande gefasert, sind 18—25 μ hoch, 7—10 μ breit und besitzen einen grossen, meist rundlichen Kern. In dem Zellleib sind immer einige grössere oder kleinere Fetttropfen, im Innern der Alveolen gleichfalls Fetttropfen und körnige Caseingerinnsel.

Aehnliche Bilder zeigt die

Vierte Gruppe. Frauen aus Bayern, die gestillt haben.

23) No. 155. Anna Z., Schneidermeisterfrau, 32 Jahre, von Erding.

Mittelgross, schwache Musculatur, sehr geringfügiges Fettpolster. Leichendiagnose: Sepsis post partum. Unvollkommene Lösung der Placenta. Allgemeine Anämie. (Geburtsh. Poliklinik.)

Brüste klein, 100 g mit Fett, 95 g ohne Fett.

Anamnese. Hat stets ein Mieder getragen; 1882, 1885 und 1887 (14 Tage vor dem Tode) entbunden. Die beiden ersten Kinder hat Z. ge-

[1]) Vgl. Taf. X. Fig. 1 und 2.

stillt, jedoch beide aus socialen Gründen nach 6—8 Wochen absetzen müssen. Das letzte Kind hat sie nicht angelegt, da sie sich in Folge des andauernden Blutverlustes zu schwach fühlte.

24) No. 206. Johanna B., Maurerpoliersfrau, 42 Jahre, von Schönbrunn bei Kipfenberg.

Gracil gebaut, 157 cm lang, mässig genährt, 43,5 kg schwer, Fettpolster fehlt über den Bauchdecken; über der Brust 1 cm dick. Leichendiagnose: Pneumonia tuberculos. Pleuritis. (I. med. Klinik.)

Brüste schwach, sehr gut entwickelte Warze (vgl. Anamn.), 100 g mit Fett, 45 g ohne Fett.

Anamnese. Hat 6 Kinder geboren, das letzte vor 2 Jahren, und dieselben immer 6—8 Monate gestillt.

25) No. 237. Kathi M., Schlossermeistersfrau, 39 Jahre.

Gracil gebaut, 153 cm lang, 41 kg schwer, von mittlerem Ernährungszustand. Musculatur etwas atrophisch; Fettpolster kaum verhanden. Striae. Leichendiagnose: Suicidium. (Ist in's Wasser gesprungen.)

Brüste schwach entwickelt; an der rechten Mamma eine gestielte Warze. Gewicht mit Fett 35 g, ohne Fett 33 g.

Anamnese konnte leider nicht ermittelt werden, doch weist die Bildung der Warze auf ein längere Zeit ausgeübtes Säugegeschäft hin.

Die Drüsen dieser Gruppen zeigen makroskopisch einen ähnlichen Befund wie die der dritten Gruppe. Die Dimensionen der einzelnen Läppchen sind meist etwas kleiner; auch ist ihre Anzahl relativ sichtlich vermindert, und eine reichliche Menge eines lockeren Bindegewebes, in welcher stellenweise auch Haufen von Fettzellen eingelagert sind, scheidet die einzelnen Läppchen von einander. Die Alveolen haben nur 0,03—0,04 mm Durchmesser; das Epithel derselben ist ein niedrig kubisches von 4 μ Höhe und hat einen runden oder ovalen Kern. Die Alveolen selbst stossen nur selten mit ihren Basalmembranen an einander; meist sind sie durch ein lockeres Bindegewebe mit einander verbunden.

Eine Vermittlung zwischen der zweiten und vierten Gruppe bildet die

Fünfte Gruppe. Frauen aus Bayern, die geboren und unvollständig oder gar nicht gestillt haben.

26) Elisabet U., Oeconomenfrau, 43 Jahre, von Weigelsdorf bei Dachau.

Abgemagerte, mässig genährte Frau. Seit 3 Monaten bemerkte U. die Entwickelung eines harten Knotens in der rechten Brust; 31. März 1887 wurde dieselbe in der Kgl. chir. Klinik amputirt. Das Gewicht der von der Haut befreiten amputirten carcinomatösen Mamma beträgt 720 g; nach Entfernung des stark entwickelten Fettgewebes hat der Drüsenkörper ein Gewicht von 145 g. Da etwa die Hälfte desselben krebsig entartet ist, wird die andere Hälfte, welche makroskopisch keine pathologischen Veränderungen zeigt, gewogen = 35 g; die gesunde linke Brust würde also einen Drüsenkörper von 70 g besitzen.

U. giebt an, seit 19 Jahren verheirathet zu sein und seit Jugend ein Mieder getragen zu haben. Von 13 Kindern, von denen das letzte vor 3 Jahren geboren ist, hat U. sechs gestillt, aber jedesmal nach 4—6 Wochen abgesetzt, weil die Kinder die Brust nicht mehr annahmen. Dass sie ungenügende Nahrung gehabt habe, bestreitet U. ganz entschieden, doch kann sie sich nicht mehr erinnern, wie viel Wochen sie die einzelnen Kinder gestillt hat.

27) No. 58. Babette F., Dienstmagd, 21 Jahre.

Kräftig gebaut, 157 cm lang, 56 kg schwer. Kräftige Musculatur, reichliches Fettpolster; mässig entwickelte Brüste. Leichendiagnose: Suicidium (ist in's Wasser gesprungen).

Anamnese: Vor 17 Tagen entbunden; hat nicht gestillt.

28) No. 195. Sabine B., Magd, 35 Jahre, von Dettenbrunn b. Karlstadt.

Kräftig gebaut, 154 cm lang, 53 kg schwer, mässig genährt. Striae. Leichendiagnose: Ulcera perfor. intestin. ten. Peritonitis purul. (I. med. Klinik.)

Brüste schlaff, 110 g mit Fett, 65 g ohne Fett.

29) No. 198. Johanna B., Näherin, 17 Jahre, von Biehl, B. A. Günzburg.

Gracil gebaut, 147 cm lang, abgemagert, 32 kg schwer. Leichendiagnose: Tubercul. chron. pulm. (II. med. Klinik.)

Die Brüste sanft gewölbt und prall, sind mässig fettreich, zeigen weissliche Striae und entleeren auf Druck einige Tropfen dicker weissgelblicher Milch. Gewicht mit Fett 225 g, ohne Fett 180 g.

Anamnese. Mit 13 Jahren menstruirt; 5 Wochen vor dem Tode Partus praematurus im 7. Monat; das Kind starb am 2. Tage.

30) No. 310. Elise S., Tändlerin, 31 Jahre, von München.

Mittelgross, 154 cm, ziemlich gut genährt, Fettpolster gut entwickelt, 52 kg schwer. Leichendiagnose: Peritonitis post oper. myosarcom. uteri. (Gyn. Klinik.)

Anamnese. Hat im 19. Jahre eine schwere Zangenentbindung gehabt.

Der mikroskopische Befund ist folgender: Die Milchgänge sind mit vielen seitlichen Ausbuchtungen und Endbläschen versehen; dieselben zeigen die bei der zweiten und vierten Gruppen beschriebene Structur combinirt. Ein Theil der Alveolen ist sehr klein und hat 16 μ im Durchmesser; ein anderer ist grösser bis 0,04 mm im Durchmesser. Constant zeigt sich eine Bindegewebswucherung um sämmtliche Alveolen herum.

Während obige 30 Fälle sämmtlich aus Bayern stammen, wurden mir von befreundeter Seite vier Fälle übermittelt, welche aus Schlesien stammen, einem Lande, in welchem das Stillen — wenigstens auf dem Lande und in den kleineren Städten — allgemeine Sitte ist. Dieselben ergaben

31) Selma K., Arbeiterskind, 14 Jahre.

Kräftig gebaut, Brüste verhältnissmässig gut entwickelt. Leichendiagnose: Nephritis parench. chron.

32) Ottilie E., Näherin, 22 Jahre.

Ziemlich graciler Körperbau, geringes Fettpolster, schwache Musculatur. Brüste schwach entwickelt. Nullipara. Leichendiagnose: Tuberc. chron. pulm. Meningitis.

Eine reichliche Zahl von Drüsenelementen ist in dem nicht sehr derben fibrillären Bindegewebe eingebettet; die kleineren Milchgänge, welche mindestens Durchmesser von 0,06 mm haben, besitzen zahlreiche Endausbuchtungen und Seitenbläschen, so dass das acinöse Bild klar zu Tage tritt[1]). Reichliche Gefässe ziehen durch das bindegewebige Stroma und treten von verschiedenen Seiten an die Drüsenläppchen heran. Die Alveolen derselben haben einen Durchmesser von 0,04—0,06 mm; die äussersten Maasse desselben sind nach abwärts 0,03 — nach aufwärts 0,07 mm. Ein lockeres, nicht sehr kernreiches Bindegewebe verbindet die einzelnen Alveolen unter einander, ohne sie jedoch zu verfilzen. Die Epithelien sind niedrig cubisch, 4—6 μ hoch.

In dem bindegewebigen Stroma der Drüse des 14jährigen Mädchens zeigen sich vereinzelte, aber weite Milchgänge von 0,08—0,1 mm Durchmesser; dasselbe ist von einem reichlichen Gefässnetz durchzogen.

33) Martha K., Tischlersfrau, 22 Jahre.

Leichendiagnose: Nephritis parench. chron.

Anamnese: Mit 18 Jahren menstruirt, unregelmässig. Vor 2½ Jahren part. praemat., vor 7 Wochen Geburt eines ausgetragenen Kindes. Hat nur 3 Wochen — bis zum Eintritt in's Krankenhaus — gestillt.

Der mikroskopische Befund ist der gleiche wie der bei der vierten Gruppe (No. 23—25) beschriebene, nur ist das interacinöse Bindegewebe spärlich und locker, so wie bei einer in voller Lactation begriffenen Drüse (Gruppe III). Die Alveolen

[1]) Vergl. Taf. X. Fig. 5 und 6.

zeigen einen Durchmesser von 0,03—0,07 mm, die Epithelien sind 8—10 μ hoch.

34) Agnes O., Arbeiterin, 32 Jahre.

Leichendiagnose: Pleuritis.

Sehr schwächlich gebaut, rechtsseitige Kyphoskoliose. Vor 14 Monaten die erste Niederkunft: schwere Zangenentbindung. Hat nicht gestillt, da das Kind todt extrahirt wurde. Puerperale Erkrankung von dreiwöchentlicher Dauer.

Der mikroskopische Befund[1]) weicht von dem bei der zweiten Gruppe beschriebenen dadurch ab, dass die einzelnen Läppchen bedeutend umfangreicher und kräftiger entwickelt sind. Das perialveoläre Bindegewebe ist nur in geringer Menge in lockeren Zügen vorhanden; die einzelnen Alveolen haben 0,02 bis 0,05 mm Durchmesser und 5—8 μ hohe Epithelien.

Welche Resultate ergiebt nun die vorliegende Untersuchungsreihe?

Betrachten wir zunächst die Drüse als Ganzes. Hennig[2]) giebt als Gewicht der weiblichen Brustdrüse 160—556 g an, doch haben diese Zahlen keinen sehr hohen Werth, da dieselben an vom Fettpolster umgebenen Drüsen ermittelt wurden. Obwohl eine genaue Präparation der Drüse fast unmöglich ist, muss man doch in Betracht ziehen, dass die umgebenden Fettmassen manchmal sehr geringfügig sind, andererseits aber auch das gleiche, sogar das achtfache Volumen der Drüse betragen können. Ein gewisses gesetzmässiges Verhältniss zwischen Drüse und umgebender Fettschicht scheint nicht zu bestehen; vielleicht ist man berechtigt, aus dem allgemeinen Ernährungszustand und der Stärke des Panniculus adiposus auf das Fettpolster der Brustdrüse Schlüsse zu ziehen.

Unter den 29 Fällen, in welchen eine Gewichtsbestimmung gemacht werden konnte, besitzen nur acht ein höheres Gewicht als 100 g. Damit ist aber nicht etwa bewiesen, dass hier ein Defect vorliege und dass die Mehrzahl der Drüsen a priori functionsunfähig sei; im Gegentheil, die Erfahrung, dass Frauen mit kleinen Brüsten sehr gut stillen können, erscheint bestätigt, da die in der vierten Gruppe zusammengestellten Drüsen von 95

[1]) Vergl. Taf. X. Fig. 8.

[2]) Archiv für Gynäkologie. 1871. II. S. 331.

bezw. 45 und 33 g Gewicht durch den mikroskopischen Befund sich als äusserst functionsfähig charakterisiren; andererseits kann eine grosse Drüse fast nur aus bindegewebigem Stroma oder aber auch fast ausschliesslich aus secernirenden Elementen bestehen.

In wie weit etwa diese 29 Drüsen — sämmtlich aus Bayern — gegenüber denen aus Ländern, wo allgemein gestillt wird, an Gewicht zurückstehen, liess sich nicht feststellen, da ausser den oben erwähnten Gewichtsbestimmungen Hennig's keine weiteren bekannt sind und auch mir von Fall 31—34 nur kleine Stücke der Drüse übermittelt wurden. So blieb es der mikroskopischen Untersuchung vorbehalten Verschiedenheiten im Bau der einzelnen Drüsen nachzuweisen.

Welche Unterschiede bieten nun die oben beschriebenen mikroskopischen Befunde?

Da die Functionsfähigkeit einer jeden Drüse vor Allem nach der Menge und der Beschaffenheit der secernirenden Elemente beurtheilt werden muss, wollen wir zunächst die Menge des Drüsengewebes oder sein Verhältniss zum bindegewebigen Stroma betrachten.

Dieses Verhältniss ist ein sehr verschiedenes und besitzt nur unter gewissen Momenten eine gewisse Gesetzmässigkeit. Da bei einer nulliparen Frau die Drüsenelemente noch nicht zur vollkommenen Ausbildung gelangt sind, ist das Bindegewebe so reichlich, dass die Milchgänge mit den Acinis auf manchen Schnitten von ca. 15 mm Länge und 5 mm Breite überhaupt nicht sichtbar sind. So erscheinen denn die Drüsenträubchen wie eingesprengt in das Bindegewebe und dieses macht den grössten Theil des ganzen Organs aus. Eine gewisse Beachtung verdient es, dass bei den beiden nulliparen Schlesierinnen (No. 31, 32) die Milchgänge zahlreicher vorhanden, die Acini kräftiger und umfangreicher entwickelt sind; auch ist das Bindegewebe etwas, wenn auch nur wenig lockerer und von mehr Gefässen durchzogen.

Bald nach dem Eintritt der Gravidität beginnt das Drüsengewebe zu wuchern und das Bindegewebe spärlicher zu werden; schliesslich am Ende der Gravidität umhüllt das letztere nur in dünner Schicht die gewucherten und vergrösserten Acini. Sobald die Drüse nicht zur Lactation angehalten wird, d. h. ein regelmässiges Stillen des Kindes unterlassen wird, beginnt die Involution des Parenchyms, wie Langer[1]) die Schrumpfung der Drüsenläppchen und das wiederum zunehmende Wachsthum des Bindegewebes nennt. Diese Schrumpfung der Drüsenläppchen ist um so grösser, je eher das Stillen ausgesetzt wurde bezw. am grössten, wenn überhaupt nicht gestillt wurde, und um so geringer, je länger die Drüse thätig war. So sehen wir bei einer Frau (No. 24), welche ihre sechs Kinder immer Monate lang gestillt hat, schon kurz vor den klimakterischen Jahren noch eine sehr schöne drüsige Structur, dagegen bei einer jungen 25jährigen Frau (No. 21) neun Monate nach ihrer vierten Niederkunft nur eine geringe Menge eines gänzlich involvirten atrophischen Drüsengewebes.

Diese Involution ist wichtig; eine weniger involvirte Drüse wird viel leichter im Stande sein bei späteren Lactationen ausgiebig zu secerniren, als eine gänzlich involvirte Drüse, eine erfahrungsmässige Thatsache, da Frauen, welche die ersten Kinder nicht gestillt haben, bei späteren Versuchen zu stillen wegen eintretenden Milchmangels bald absetzen müssen. In diesem Falle liegt also ein durch Nichtgebrauch erworbener Defect, eine Inactivitätsatrophie vor, während die Drüse jener Frau, welche ihre Kinder immer gestillt hat, blos in einem ruhenden, sehr leicht zur Secretion anzuregenden Zustande sich befindet.

Halten wir an der Lehre von einer Vererbung fest, so sind wir zu dem Schlusse berechtigt, dass eine Frau, welche immer ihre Brustdrüse zu völliger Thätigkeit durch längeres Stillen angehalten hat, die Anlage dieser functionsfähigen Drüse auf ihre weibliche Descendenz vererben wird und dass letztere eine bessere Anlage einer Brustdrüse haben werden als die Töchter derjenigen Mütter, welche ihre Kinder wenig oder gar nicht gestillt haben; ferner, dass schliesslich, wenn das Stillen durch viele Generationen hindurch unterlassen worden ist oder ungenügend ausgeübt wurde, eine Generation geradezu unfähig sein würde ihre nutritiven Mutterpflichten zu erfüllen.

Dieser Untergang würde der Functionsfähigkeit der weiblichen Brustdrüse sicher drohen, wenn nicht eine jede Generation

[1]) Stricker, Handb. d. Gewebelehre. 1871. I. S. 633.

unter dem Einflusse einer Gravidität gleichsam eine Verbesserung ihrer ererbten Drüsenanlage erfahren würde und eine, freilich bisweilen nur vorübergehende Thätigkeit der Drüse eintreten würde [1]). Allerdings bewahrt dieses günstige Moment die Drüse nicht in dem hohen Grade davor, dass sie bei völliger Unterlassung oder nicht genügend andauernder Ausübung des Säugegeschäftes und weiterhin bei Hinzutreten ungünstiger Einflüsse, wie mangelhafte Ernährung, Anämie, Scrofulose, Tuberculose, schwächenden Krankheiten u. s. w. nach kurzer Zeit wieder sich rückbildet und atrophirt.

Vergleichen wir von diesen Gesichtspunkten aus die Structur der secernirenden Elemente in Drüsen nulliparer Individuen aus Bayern (erste Gruppe) und Schlesien (No. 31 und 32), so erscheint es zweifelhaft, ob eine Drüse der ersten Gruppe sich jemals zu einer völligen Thätigkeit würde entfalten können, während die Drüse einer schlesischen Nullipara (No. 33) schon in dem gegenwärtigen Zustande eine doch ähnliche Anlage und annähernd gleiche Verhältnisse bietet wie die thätige Drüse.

Es könnte der Einwand erhoben werden, dass der mikroskopische Befund bei den bayrischen Nulliparae von Individuen stammt, welche durch längere Zeit dauernde Krankheiten cachectisch und in ihrer Entwickelung behindert waren. Demgegenüber muss jedoch bemerkt werden, dass das gleiche Bild auch an einer acuten Krankheit gestorbene Individuen, sowie sehr kräftig entwickelte Drüsen zeigen, und dass auch die schlesische Nullipara lange Zeit an chronischer Tuberculose gelitten hat.

Es muss als eine auffallende Thatsache betrachtet werden, dass zwischen diesen beiden Gruppen in der Structur der Drüse quantitative und qualitative Unterschiede herrschen.

Auf die Vermehrung der Drüsenelemente bei den schlesischen Nulliparae war schon oben hingewiesen worden; es erübrigt demnach nur die qualitativen Differenzen gegenüberzustellen. Bei der schlesischen Nullipara (No. 32) sind die Alveolen stets sichtbar und schon bei schwacher Vergrösserung als solche zu erkennen; sie besitzen einen Durchmesser von 0,03—1,07 mm und

[1]) Nach den Jahresberichten der Stuttgarter Entbindungsanstalt pro 1879 von Herdegen und Fehling konnten von 392 Frauen nur 3 = 0,7 pCt. nicht stillen; nur 88 = 22,08 pCt. hatten genügend Milch.

sind von einer lockeren Lage Bindegewebes umhüllt; bei den bayrischen Nulliparae kann man manchmal zweifeln, ob überhaupt ein Alveolus vorliegt oder eine circumscripte Bindegewebswucherung, da ein Lumen auch bei stärkerer Vergrösserung bisweilen nicht erkannt werden kann; die Alveolen sind sehr klein, haben höchstens 0,03 mm Durchmesser und sind in eine dicke, derbe bindegewebige Kapsel eingeschlossen. Es ist wohl möglich, dass feinere Untersuchungen über die Beschaffenheit der Epithelien und ihrer Kerne weitere Differenzen ergeben würden.

Jedenfalls müssten ganz vorzüglich begünstigende Momente[1]) hinzutreten, um eine Drüse der ersten Gruppe in ausgiebiger Weise functionsfähig zu machen und zu erhalten, während bei der schlesischen Nullipara der Uebergang zur Lactation leichter eintreten könnte und würde.

In der zweiten Gruppe (No. 11—21) sind elf Individuen zusammengestellt, welche geboren haben, darunter fünf verheirathete Frauen, von welchen bei zweien ermittelt werden konnte, dass sie nicht gestillt haben; dass auch Fall 14 den gleichen mikroskopischen Befund bietet, findet in der kurzen Stillzeit und der langen Pause von 16 Jahren, welche seit der letzten Entbindung verflossen ist, sowie in dem sehr schlechten Ernährungszustande der W. eine ausreichende Erklärung. Vergleichen wir diese Gruppe mit der vierten — dieselbe umfasst drei Frauen, welche sämmtlich gestillt haben — so sehen wir hier das Bild einer schön ausgeprägten drüsigen Structur in einem ruhenden Zustande, dort das Bild der erworbenen Inactivitätsatrophie, ein Zustand, dessen Zustandekommen vielleicht durch einen angebornen Defect erleichtert wurde. Diese Annahme eines angebornen Defectes ist um so gerechtfertigter, wenn man mit der zweiten Gruppe den entsprechenden schlesischen Fall No. 34 vergleicht. Wie aus der Anamnese des letzteren hervorgeht, ist

[1]) Dass die durch vererbte Inactivitätsatrophie reducirte Drüse wieder durch fortwährendes Stillen durch eine Reihe von Generationen hindurch allmählich in normale Verhältnisse zurückzukehren vermag, dürfte keinem Zweifel unterliegen. Durch zweckmässige Wahl, durch Heirathen in Familien oder Volksstämme mit gut entwickelten Brustdrüsen wird diese Rückkehr zum Normalen selbstverständlich erheblich beschleunigt werden.

die Drüse überhaupt nicht zum Stillen benutzt worden und damit einer raschen Involution des Parenchyms, dem Entstehen einer Inactivitätsatrophie, Vorschub geleistet worden: trotzdem zeigt die Drüse noch 14 Monate nach der Niederkunft einen ungleich kräftigeren und entwickelteren Bau als die sämmtlichen der zweiten Gruppe.

Nehmen wir an, dass die Anlage der Brustdrüse bei der zweiten Gruppe und Fall 34 die gleiche gewesen wäre, so müsste durch dieselbe Ursache — Unterlassung des Stillens — die gleiche Wirkung erzielt worden sein, d. h. es müssten die durch den Nichtgebrauch atrophirten Drüsen die gleichen Structurveränderungen erlitten haben. Dies ist aber nicht der Fall, denn die Involution des Drüsenparenchyms bei einer jungen, kräftigen Frau der zweiten Gruppe ist neun Monate nach der Entbindung so weit vorgeschritten, dass fast allein die stattgehabte Wucherung der Drüsenträubchen diese Drüse von der einer nulliparen Frau unterscheidet; andererseits zeigt die Drüse eines schwächlich gebauten, rachitischen Mädchens kräftige Läppchen mit Alveolen, welche sogar stellenweise den Durchmesser von in voller Lactation begriffenen Alveolen erreichen.

Damit ist also ein weiterer Beweis geliefert, dass in der Anlage der Milchdrüsen bayrischer Individuen (No. 1—21) gegenüber denen aus Schlesien ein angeborner Defect zu liegen scheint, eine Annahme, welche weiterhin durch eine Vergleichung der fünften Gruppe und des schlesischen Falles No. 33 unterstützt wird.

Sehen wir bei der fünften Gruppe von Fall No. 28 und 30 ab, in welchen eine genaue Anamnese nicht ermittelt werden konnte, und betrachten zunächst No. 26.

Der mikroskopische Befund, das gemischte Vorkommen von ruhenden und atrophischen Drüsenelementen, findet seine Erklärung in der Anamnese: da die Drüse nicht regelmässig und andauernd nach den Entbindungen zur Secretion angehalten wurde, zeigt nur ein Theil der Drüse den ruhenden Zustand, der andere ist in Atrophie verfallen und zwar wahrscheinlich um so leichter, je mangelhafter die Anlage war: auch bei No. 27 und 29 muss dieselbe das Zustandekommen einer raschen und umfangreichen Involution begünstigt haben, während bei dem schlesischen Fall

No. 33 trotz einer nur dreiwöchentlichen Stillzeit und vierwöchentlicher Krankheit die Drüse den ruhenden und nicht einen atrophischen Zustand zeigt.

Wiewohl die verarbeiteten Fälle beiderseits — sowohl die aus Bayern als die aus Schlesien stammenden — gering an Zahl sind, stellen dieselben die Möglichkeit, dass durch Inactivität die Brustdrüse atrophiren könne, ausser jeden Zweifel und lassen die Annahme, dass dieser Zustand vererbt werden kann, als sehr gerechtfertigt erscheinen.

Die von v. Kerschensteiner und Bollinger vertretene Anschauung, dass der Mangel einer genügenden Milchsecretion bei den Frauen der schwäbisch-bayrischen Hochebene in der Hauptsache auf eine Inactivitätsatrophie zurückzuführen sei, besitzt mithin pathologisch-anatomische Grundlagen: in wie weit etwa ausserdem Rasseneigenthümlichkeiten oder topographische Verhältnisse die Functionsfähigkeit der weiblichen Brustdrüse beeinflussen, diese Fragen zu erörtern, würde an dieser Stelle zu weit führen.

Zum Schluss ergreife ich die Gelegenheit, meinem hochverehrten Lehrer, Herrn Prof. Dr. Bollinger, für die Ueberweisung des Themas, sowie für die andauernde gütige Unterstützung bei dieser Arbeit, und Herrn Dr. Escherich, Privatdocent und I. Assistent am v. Hanner'schen Kinderspital zu München, für die Ueberlassung der älteren Literaturangaben meinen aufrichtigsten Dank auszusprechen.

Erklärung der Abbildungen.

Tafel X.

Fig. 1. Brustdrüse einer Puerpera in voller Thätigkeit. 52/1. (No. 22, Vpara, unmittelbar p. p. an Luftembolie gest.)

Fig. 2. Dieselbe. 320/1.

Fig. 3. Brustdrüse einer Nullipara aus Bayern. 52/1. (No. 6, gest. an lienaler Leukämie.)

Fig. 4. Dieselbe. 320/1.

Fig. 5. Brustdrüse einer Nullipara aus Schlesien. 52/1. (No. 32, gest. an Meningitis und chron. Tuberc.)

Fig. 6. Dieselbe. 320/1.

Fig. 7. Brustdrüse einer IVpara aus Bayern, welche nicht gestillt hat. 52/1. (No. 21, gest. an Mening. cerebrospin.)

Fig. 8. Brustdrüse einer Ipara aus Schlesien, welche nicht gestillt hat. 52/1. (No. 34, gest. an Pleuritis.)

XV.

Ueber einen Fall von Chylurie[1]).

Von Dr. med. F. Grimm.

(Mittheilung aus der kgl. chirurgischen Universitätsklinik in Berlin.)

Gegen Ende des Sommersemesters 1884 trat in die hiesige chirurgische Universitätsklinik ein an Filariakrankheit mit Chylurie leidender Patient ein, dessen genauere Untersuchung Herr Geheimrath v. Bergmann die Güte hatte, mir zu überlassen.

Herr E., Kaufmann aus Brasilien, deutscher Abkunft, 34 Jahre alt, datirt seine Krankheit vom Jahre 1877. Im Sommer dieses Jahres fühlte er beim Herabspringen von einem Wagen einen „Ruck" im Unterleib etwa in der Blasengegend. Von diesem Tage an war sein Urin milchig getrübt und es stellten sich häufig Beschwerden beim Harnlassen ein, die dadurch hervorgerufen wurden, dass sich weiche, klumpige Massen in der Blase gebildet hatten, welche die Harnröhre nur schwer passiren konnten. Zu dem häufigen Harndrange mit Schmerzen in der Harnblase gesellten sich ferner oft unangenehme, äusserst lästige Empfindungen in den Hoden und in der Schenkelbeuge, den Samensträngen entlang.

Im Herbst des Jahres 1880 verschwanden die sämmtlichen Beschwerden plötzlich und ohne Uebergang: der Urin wurde wieder klar. Der Patient schreibt diesen Umschwung dem längeren innerlichen Gebrauch des aus einem exotischen Kraute ausgepressten Safte zu.

. . . .

[1]) Auf dem 14. Congress der deutschen Gesellschaft für Chirurgie hielt ich einen Vortrag, in dem ich in gedrängter Kürze die wesentlichsten Resultate meiner Untersuchungen über einen Fall von tropischer Chylurie wiedergab in der Absicht, einen kleinen Beitrag zur Pathologie und Therapie dieser auch in chirurgischer Beziehung bemerkenswerthen sonderbaren Krankheit zu liefern. Von berufener Seite*) wurde nun einerseits ein Bedauern über den Mangel ausführlicherer Angaben über den Fall ausgesprochen, andererseits wurde auf dem letzten Congress für innere Medicin in Wiesbaden die Unsicherheit unserer Kenntnisse über die Art und den Ort der Entstehung der pathologischen Harnbestandtheile bei Chylurie hervorgehoben. Dies bestimmte mich, die ausführlichere Darstellung meiner Arbeit jetzt noch zu geben, wie ich dieselbe im Februar 1885 niedergeschrieben habe.

*) Marchand, Jahresberichte von Virchow-Hirsch 1885.

Mehrere Monate lang war nun Alles gut. Da stellten sich ebenfalls, ganz ebenso unvermittelt wie sie ausgeblieben waren, die alten Beschwerden und der milchweisse Urin wieder ein. Diesmal hielt die Erscheinung jedoch nur 15 Tage an, um dann für ½ Jahr circa wieder vollständig zu verschwinden.

Jetzt bestehen die lästigen Beschwerden und der milchige Urin seit mehr als Jahresfrist ununterbrochen fort. Ausserdem leidet der Mann zeitweise an grosser Mattigkeit in den Gliedern, an Kopfschmerzen und Schwindelanfällen, so dass er selbst einen chirurgischen Eingriff nicht scheuen würde, um von seiner Krankheit befreit zu werden.

Status praesens: Der Patient ist ein blasser, sehr magerer Mann von gracilem Körperbau. Der Thorax ist lang und auffallend schmal gebaut, die Pulsationen des Herzens sind in grosser Ausdehnung sichtbar. Der Herzstoss ist etwas nach aussen von der linken Mammillarlinie noch im V. Intercostalraume zu fühlen; Herzdämpfung ist etwas vergrössert. Ueber den Aortenklappen ist starkes systolisches, schwächeres diastolisches Blasegeräusch hörbar, welches an der Herzspitze und über den Ventrikeln bedeutend abgeschwächt ist.

Die Lungen bieten ausser einem Emphysem geringen Grades keine Abnormitäten.

Das Abdomen ist weich und lässt sich leicht bis auf die Wirbelsäule abtasten. In der Regio hypogastrica, etwas nach rechts von der Mittellinie, fühlt man in der Tiefe des Abdomens, jedoch nicht deutlich abgrenzbar, härtere knotige Stränge, welche in das kleine Becken hinabziehen und durch den Gebrauch von Laxantien nicht zum Schwinden gebracht werden. Die Leber ist etwas vergrössert.

Anschwellungen oder elephantiastische Verdickungen sind weder am Abdomen, noch in der Inguinalgegend, noch am Scrotum, noch auch an den Unterextremitäten vorhanden.

Das Blut zeigt makroskopisch und mikroskopisch keine Abnormität, besonders konnte ein grösserer Gehalt von Fettmolecülen nicht beobachtet werden. Die Zahl der rothen Blutkörperchen schwankte bei mehreren Zählungen zwischen 4000000 und 4770000 im cmm, die der weissen zwischen 4000 und 7000. Filarien konnten nie in demselben aufgefunden werden, obwohl zu jeder Tages- und Nachtzeit nach solchen gesucht worden ist.

Der Urin des Patienten ist weiss, schwach gelblich oder schwach röthlich, stets milchig getrübt und etwas opalescirend und ist mehr oder weniger durchsetzt von Fibrincoagula, welche so reichlich vorhanden sein können, dass die ganze Urinmenge zu einer gallertigen Masse erstarrt, welche beim Ausgiessen vorübergehend die Form des Uringefässes beibehält. Ganz frisch gelassener Urin gerinnt manchmal rasch auf Zusatz von einigen Tropfen Blut. Diese Gerinnung geschieht indess auch ohne diesen Zusatz, nur geht sie dann viel langsamer vor sich. Häufig tritt sogar diese Fibrinausscheidung schon in der Blase ein und erschwert die Entleerung derselben. Bei tagelangem Stehen scheidet sich an der Oberfläche des Harns ein sehr dünnes, zartes, rahmartiges Häutchen ab, während die Fibringerinnsel mehr und mehr verschwinden. Das milchige Aussehen des Urins ändert sich dabei nicht wesentlich. Die tägliche Urinmenge schwankte zwischen ca. 200 und 2000 ccm und betrug im Durchschnitt ca. 1600 ccm per Tag. Das specifische Gewicht variirte zwischen 1008 und 1020. Mikroskopisch findet man in unendlicher Anzahl die kleinen, stark lichtbrechenden Partikelchen des in sogenannter molecularer Vertheilung befindlichen Fettes. Demnächst fallen in's Auge die zahlreichen Lymphzellen, meist stark mit Fettkügelchen durchsetzt und grösstentheils eingeschlossen in das reichlich vorhandene Fibringerinnsel, und die bald nur vereinzelten, bald in grösserer Anzahl vorhandenen, mehr oder weniger veränderten rothen Blutkörperchen. Harnsalze und Epithelien der Harnwege pflegten nicht zu fehlen; niemals aber wurden Harncylinder oder Nierenepithelien gefunden. —

Den auffallendsten und für die Erkennung des Wesens der Krankheit wichtigsten Bestandtheil aber bildeten die mit Filaria sanguinis hominis bezeichneten Embryonen eines schmarozenden Nematoden, der Filaria Bancrofti.

Ich konnte sie während der ersten drei Beobachtungstage bei unserem Patienten nachweisen und zwar sowohl im Tag- als auch im Nachtharne und in solcher Menge, dass oft ein Präparat gewöhnlicher Grösse 5—6 lebende Exemplare einschloss. Dann verschwanden die Thiere aus dem Urin, ohne dass sich seine sonstige Beschaffenheit irgendwie geändert hätte, um nach 5 Tagen, wenn auch nicht mehr in so grosser Menge, wiederzukehren. Nach 2 Tagen fehlten sie wieder, um noch einmal nach nur eintägiger Pause im Nacht-Morgenurin zu erscheinen.

In der nun folgenden Zeit der Beobachtung, welche sich über ungefähr 3 Wochen erstreckte, konnte trotz eifrigen Suchens eine Filaria nicht mehr entdeckt werden. Eier des Parasiten wurden nie gesehen.

Die beobachteten Filariaembryonen hatten im Allgemeinen die von den Autoren angegebene Form und Grösse (ca. 0,2 mm Länge und 0,008 Breite).

Man konnte an ihnen leicht eine scharf contourirte Hülle und das Parenchym des Thieres unterscheiden; zwischen beiden lag ein schmaler heller Raum. Am vorderen stumpfen Ende erschien dieser Raum dadurch etwas breiter, dass die Hülle eine um ein geringes spitzere Kuppe bildete, als das von ihr umschlossene Parenchym. Der gewöhnlich als hinteres Ende oder Schwanz bezeichnete Theil des Thieres spitzte sich allmählich und continuirlich zu.

Die Hülle dieses hinteren Theils des Thieres verlief in gerader Linie und war stets leer am äussersten Ende; das sich etwas rascher als dieselbe zuspitzende Parenchym endigte immer mit einer S-förmigen Krümmung. — An dem Körper des lebenden Thieres traten mitunter wenig deutliche Zeichnungen hervor, welche der von Ewald[1]) beschriebene Querstreifung zu entsprechen scheinen. An einzelnen Exemplaren der todten, in essigsaurer Kalilösung eingebetteten Filarien war ebenfalls eine partielle Querstreifung, entfernt, an quergestreifte Muskelfasern erinnernd, hervorgetreten.

Im frisch gelassenen Urin wurden die Würmer fast immer lebend angetroffen und waren dann in fortwährender äusserst lebhafter und mannigfacher Bewegung begriffen. Während dieser Bewegung des ganzen Thieres machte das Parenchym innerhalb seines Sackes ebenfalls ziemlich ausgedehnte Verschiebungen durch Contraction und Relaxation.

Einzelne Exemplare lebten über 24 Stunden in diesem Medium bei der Sommertemperatur; ihre lebhafte Beweglichkeit aber hatten dieselben nur höchst selten so lange bewahrt.

Obgleich hunderte von Filarien beobachtet wurden, so wurden doch nie Cilien am Kopfende des Thieres in unserem Falle bemerkt, ebenso fehlte immer der von manchen Autoren als häufig beschriebene sackartige Anhang der Hülle am Schwanzende.

Mit dem Namen Chylurie (Hämato-Chylurie, Lymphurie, Urina chylosa) belegt man bekanntlich diejenigen pathologischen Zustände beim Menschen, bei welchen Fett in der sogenannten moleculären Vertheilung im Urin ausgeschieden wird, welcher dadurch ein dem Chylus ähnliches Aussehen erhält. Gleichzeitig wurden immer Fibrin oder dessen Generatoren, Lymphzellen und meist Blutkörperchen gefunden.

Die Krankheit ist in den europäischen Ländern eine ausserordentliche Rarität und die Pathologie dieser bei uns einheimischen Chylurie ist noch sehr wenig erforscht. — In tropischen und subtropischen Gegenden jedoch wird die Urina chylosa recht häufig beobachtet, und diese Form ist, als Theilerscheinung der dort ungemein verbreiteten Filariakrankheit, ausgezeichnet durch das Vorkommen eben dieser mit Filaria sanguinis hominis bezeichneten Embryonen der Filaria Bancrofti. —

Seit Wucherer (1866) in Bahia in Brasilien die Hämato-Chyluria endemica als Zoonose erkannt hat, ist über die Krankheit eine recht ansehnliche Literatur entstanden. Ich darf mich

[1]) Deutsche medicinische Wochenschrift. 1881.

eines näheren Eingehens darauf um so mehr enthalten, als gerade auch in den letzten Jahren zwei ausgezeichnete deutsche Abhandlungen von Hirsch[1]) und von Scheube[2]) über den Gegenstand erschienen sind, welche in präciser Fassung einen Ueberblick über die Entwickelung und den gegenwärtigen Stand unserer Kenntnise darüber geben.

Sehr eingehend beschäftigt sich mit der Filariakrankheit endlich noch eine 1883 erschienene englische Monographie von Patrick Manson, welche hauptsächlich auf die eigenen reichen Erfahrungen des Autors basirt ist, welche er in Amay in China darüber gemacht hat und gleichzeitig eine Sammlung seiner älteren werthvollen Arbeiten repräsentirt.

Von der Häufigkeit dieses Leidens in den tropischen Ländern kann man sich einen Begriff machen, wenn man hier nachgewiesen findet, dass in Süd-China etwa 10 pCt. der Bevölkerung von der Filaria heimgesucht sind; 1—2 pCt. deren leiden an Chylurie.

Manson[3]) scheut gleich Bancroft, Lewis u. A. ausgiebige chirurgische Eingriffe nicht, wenn drohende und lästige Symptome aus den Folgen der Filariainvasion erwachsen, wie bei Lymphscrotum und Elephantiasis und bei einem solchen hatte er unter andern das Glück ein Mutterthier in einem erweiterten Lymphgefäss eines sogenannten Lymphscrotums zu finden.

Auf diese und ähnliche Funde bei Operationen, auf seine Beobachtungen an Patienten, auf das Auffinden von Nematodeneiern in einem Lymphscrotum und in geschwellten Lymphdrüsen gründet er die Theorie, dass bei dem peripherischen Sitz des Wurmes seine Eier in den centripetalen Lymphwegen fortgeschwemmt werden, bis sie in ein enges Gefäss oder an eine Drüse gelangen und dort — sie sollen den fünffachen Durchmesser des Embryo haben — die Bahn als Embolus verlegen. Da auch die Anastomosen ebenso verstopft werden, so tritt allmählich vollständige Stauung der Lymphe ein und diese bedingt die Reihe elephantiastischer Zustände peripherischer Körperregionen, mit welchen die

[1]) Hirsch, Berliner klinische Wochenschrift. 1883.

[2]) Scheube, Sammlung klinischer Vorträge. 232.

[3]) The Filaria sanguinis hominis and certain new formes of parasitic disease. London. H. K. Lewis.

Filariakrankheit häufig complicirt ist. Sässe der Wurm nun im Lymphgefässsystem des Beckens oder der Lendengegend, so würde die Lymphstase in den Lymphgefässen der Niere, Ureteren und Blase die Chylurie erzeugen. Manson scheint demnach die die Fette und das Albumen der Urina chylosa aus der Lymphe und nicht aus dem Chylus stammend zu betrachten. Zu bemerken ist noch, dass derselbe, da ja die Filaria B. vivipar ist, bei Aufstellung seiner Theorie sich von der Annahme leiten lässt, dass der Wurm ab und zu einen Abortus mache und dann Eier statt der lebenden Embryonen gebäre.

Prospero Sansino[1]), welcher 1883 eine neue Reihe von 22 Fällen von Filariainvasionen in Aegypten beobachtet hat, fand darunter 13 Individuen mit „Lymphurie".

Er macht gegen die Theorie Manson's geltend, weniger, dass er selbst nie Filariaeier bei seinen Lymphuriekranken gefunden habe, als dass die Annahme eines Abortirens des Wurmes sehr unwahrscheinlich sei, dass nach Dr. Lewis Befund Filarieneier dem äusseren Drucke leicht nachgeben und sich also dem gegebenen Raume leicht anpassen, und dass andere Nematodeneier keine Embolien bis zur Lymphstase machen. Er spricht seine eigene Ansicht dahin aus, dass wohl der geschlechtsreife Parasit selbst die Ursache der Stauung und einer Reizung im Lymphgefässsysteme sein möge und dass die Eier nur ausnahmsweise diese Rolle spielen dürften. Wie die gewählte Bezeichnung „Lymphurie" bereits andeutet, leitet Sansino die pathologischen Beimischungen des Urins ebenfalls aus dem Lymphgefässsystem ab.

Zahlreiche andere Autoren, von welchen die Anführung von Curver[2]) und Dickinson[3]) hier genügen mag, nehmen, gestützt auf die physikalische und chemische Beschaffenheit des chylösen Urins eine Stauung im Chylusgefässsystem und einen Erguss von Chylus in die Blase an.

Die maassgebenden Beobachtungen für das Verständniss der Pathologie der Urina chylosa endemica hat aber im Jahre 1881

[1]) A new series of cases of Filaria sanguinis Parasitism observed in Egypt. Medical Times and Gazette. 1883.

[2]) Medic. Times and Gazette. 1861.

[3]) Chylous urine. Transact. of the path. Soc. XXIX.

Havelburg[1]) zu Santos in Brasilien gemacht. Er konnte bei einer an Chylurie erkrankten Frau mit sehr weiter Urethra wiederholt einen Katheter in den linken Harnleiter einführen und erhielt stets einen normal aussehenden, weder Eiweiss noch Fett enthaltenden Urin, während der Urin, der sich vorher und nachher und in der Zwischenzeit in der Blase ansammelte, chylös war. Leider gelang das Experiment mit dem rechten Ureter nicht. Dagegen bestätigte der Leichenbefund bei der bald darauf verstorbenen Frau die Ansicht Havelburg's, dass die chylöse Masse sich direct in die Harnblase ergossen hatte. Bei der Eröffnung der Bauchhöhle fand er ein mit chylösem Inhalt erfülltes, mehrfächeriges und buchtiges sackähnliches Gebilde, das mit der Harnblase verlöthet war und mit ihr durch eine Oeffnung in deren oberen Wand communicirte. Havelburg zieht aus seinen Beobachtungen den Schluss, dass eine Thrombose in dem Ductus coeliacus eine Stauung in den Ductus chiliferi hervorzurufen, an der die Lymphgefässe der Blase theilgenommen haben, und so habe der Inhalt des Chylus-Lymphsackes seinen Weg in die Blase gefunden.

Dieser sehr plausibeln Ansicht schliesst sich auch Schcube[2]) an.

In der Sitzung der medicinischen Gesellschaft zu Berlin vom 13. Februar 1884[3]) wurde von G. Siegmund ein Fall von sporadischer Chylurie vorgestellt und die Theorie eines mechanischen Hindernisses im Chylusstrome befürwortet, welches den Chylus in die harnabführenden Organe leite mittelst einer Art von Fistelbildung. Diese Erklärung fand aber an gedachter Stelle keine ganz ungetheilte Aufnahme. Scheinen doch auch directe Befunde bei Obductionen, wie z. B. bei dem Ponfick'schen[4]) Falle dagegen zu sprechen und sind Beobachtungen anderer Autoren, wie die von Brieger, welcher bei Vermehrung des Nahrungsfettes eine Vermehrung der Fettausscheidung im Urin

[1]) Dieses Archiv Bd. 89. Ueber Filaria sanguinis und Chylurie.

[2]) a. a. O.

[3]) Deutsche med. Wochenschr. 1884. Der angezogene Fall gehörte allerdings der sporadisch bei uns vorkommenden Chylurie an.

[4]) Deutsche med. Wochenschr. 1881. (Nach Ewald.)

nicht beobachten konnte, gerade gegen eine solche zu verwerthen [1]).

Ausserdem sind die Nieren anerkanntermaassen befähigt, bei gewissen pathologischen Zuständen, wie Fettembolie, Nephritis, Diabetes etc., Fett in reichlichen Quantitäten zu eliminiren und in Uebereinstimmung damit will auch Eggel [2]) bei seinem Falle von tropischer Chylurie das Blut mit moleculären Fettkörnchen geradezu überschwemmt gefunden haben.

Gründe ähnlicher Art veranlassten ferner Leube [3]) für eine Ausscheidung des Fettes und Eiweiss durch die Membran der Glomeruli in den Fällen von Chylurie Stellung zu nehmen, und die Annahme, dass möglicherweise die Filariaembryonen einer Insufficienz der Glomerulimembran Vorschub leisten, die feinsten Fettmolecüle zurückzuhalten, entbehrt gewiss keineswegs der Analogien.

Ist es nun angesichts dieses Standes der Frage nach der Abkunft der abnormen, die Chylurie bedingenden, Harnbestandtheile möglich, durch chemische vergleichende Untersuchungen derselben das Problem zu lösen?

Die gewöhnlichen Harnbestandtheile waren bei unseren Patienten in der dem gesunden Menschen entsprechenden Menge vorhanden.

Zwei Harnsäurebestimmungen gaben z. B. im Mittel 0,04 pCt. = 0,4 pro die;

Drei Harnstoffbestimmungen lieferten im Mittel 1,59 pCt. = 22,7 g Harnstoff pro die.

Von abnormen chemischen Harnbestandtheilen, welche allein für unsere Zwecke verwerthbar sind, wurden im chylösen Urin unseres Kranken gefunden Albumin, Fette, Lecithin und Cholestearin (Hippursäure).

Nie wurde Pepton nachgewiesen (anders Brieger a. a. O.), nie Hemialbumose, welch' letztere von Senator in seinem Falle als vorhanden angegeben wird.

[1]) Man vergleiche übrigens die sinnreiche Theorie eines Klappenmechanismus. Ewald's Deutsche med. Wochenschr. 1884.

[2]) Diss. inaug. Tübingen 1869.

[3]) Die Lehre vom Harn. Berlin 1882.

Stets fehlte Zucker, selbst im Abdampfungsrückstande war keine Spur davon nachweisbar.

Die Abwesenheit von Zucker im chylösen Urin wird fast von allen Autoren bestätigt; es ist dies insofern von Bedeutung, als auch im Chylus kein Zucker vorhanden ist, während er sich in wohl nachweisbaren Mengen in der Lymphe findet.

Nur Einzelne haben Zucker bei Chylurie im Urine gefunden, so Morison[1]) wiederholt bei einer aus Algier stammenden Patienten Ralfe. Spuren bei einem Manne aus Barbados.

Von den pathologischen Bestandtheilen wurde der Nachweis von Lecithin in dem Aetherextracte nur qualitativ geführt nach den üblichen Methoden. Mit der quantitativen Ermittlung der Fette wurde auch die des Cholestearins verbunden und endlich Eiweiss in einigen Tagen ebenfalls quantitativ bestimmt.

Es wurden von letzterem gefunden:

0,48 pCt. = 7,2 pro die,
0,63 - davon 75,4 pCt. durch schwefelsaure Magnesia fällbar (Globuline),
24,6 pCt. durch schwefelsaure Magnesia nicht fällbar (Albumine),
0,72 - = 9,0 pro die,
0,87 - = 11,1 pro die u. s. f.

Eingehendere Untersuchungen über die Beziehungen des Nahrungseiweiss und des Eiweiss im chylösen Urin mussten unterbleiben, da sich der Patient der weiteren Beobachtung durch Abreise nach seiner Heimath entzog.

Wie aus den später angeführten Resultaten der Fettbestimmungen hervorging im Vergleich mit obigen Zahlen verhalten sich beide Bestandtheile des chylösen Urins völlig unabhängig von einander in ihren täglichen quantitativen Verhältnissen. Ich glaube das erwähnen zu müssen, da Brieger von seinem Falle erwähnt, dass Eiweiss- und Fettgehalt im gleichen Tempo abnehmen.

Die Zahlen anderer Beobachter weichen nicht beträchtlich von den von mir angegebenen ab.

Eggel fand 0,6 pCt. Eiweiss,
Barbons[2]) - 2,8 - -

[1]) Transact. of path. soc. XXIX.
[2]) Virchow-Hirsch, Jahresbericht 1879.

Brieger	fand 0,2—0,4 pCt.	Eiweiss,
Siegmund	- 0,1—0,91 -	-

Eine besondere Aufmerksamkeit wurde der Untersuchung der Fette des chylösen Urins zugewandt, weil gerade deren quantitative und qualitative Eigenschaften am ehesten einen Schluss auf die Herkunft der pathologischen Bestandtheile des Urins erlauben dürften.

Das auffallende Phänomen der Fettausscheidung durch den Urin in grossen Mengen ist natürlich mannichfach Gegenstand chemischer Untersuchungen gewesen. Dieselben gehen jedoch kaum über die Bestimmung des Procentgehaltes des Urins und der Darstellung des Fettsäuregemisches aus den Neutralfetten hinaus. Die hervorragendste Arbeit in dieser Richtung ist die von Brieger[1]) über einen Fall von bei uns einheimischer sporadischer Chylurie geleistete. Derselbe erhielt aus 5,5 Liter Urin 8,93 Fette und daraus 0,189 Cholestearin, 0,308 Neurinplatinchlorid, 6,73 fette Säuren von einem Schmelzpunkt von 31° C. Bei anderen Untersuchungen fand er 0,035—0,72 pCt. Fette bei einem specifischen Gewicht des Urins von 1005—1016.

In einem anderen von Gareschi[2]) untersuchten Fall von wahrscheinlich ebenfalls nicht parasitärer in der Zeit der Gravidität entstandener Chylurie wurden 0,4—1,0 pCt. Fette bestehend aus Cholestearin, Lecithin, Olein, Stearin und Palmitin gefunden.

Damit stimmen im Allgemeinen gut überein die für den Fettgehalt des Urins bei Filariakrankheit gefundenen Zahlen.

Solche Untersuchungen haben gemacht

Eggel[3])	0,68 pCt. Fett,	
	0,32 - -	
Dickinson[4])	0,47 - -	16,19 g in 24 Std.,
Ralfe[5])	0,78 - -	
Bartour[6])	0,15 - -	

[1]) Zeitschr. f. phys. Chemie. IV.
[2]) Jahresberichte 1881.
[3]) Diss. inaug. Tübingen 1869.
[4]) Transact. of the path. Soc. XXIX.
[5]) Ibid.
[6]) Jahresberichte 1879.

Pantopidan[1]) ½—1,3 pCt. Fett,
Terrand 0,08 - -
Siegmund 0,1—1,0 pCt. Fett.

Während auf Beziehungen zwischen Fettaufnahme durch die Nahrung und Fettausscheidung im Urin in diesen Untersuchungen nur wenig oder keine Rücksicht genommen ist, — Brieger konnte bekanntlich solche sogar ausschliessen —, heben andere wie Cover ausdrücklich den Einfluss der Nahrung auf die Beschaffenheit des Urins hervor. Letzterer konnte durch Entziehung der Nahrung bei seinem Patienten sogar die chylöse Beschaffenheit des Urins aufheben.

Die Angaben über Art und Mischungsverhältniss der ausgeschiedenen Fettarten sind sehr dürftiger Natur.

Die Frage der Resorption der Fette im Darmkanal und deren Schicksale im Thierkörper wurden in den letzten Jahren lebhaft ventilirt. Zumal hat Immanuel Munk[2]) in seinen erfolgreichen Untersuchungen über Resorption, Bildung und Ablegung der Fette im Thierkörper gezeigt, dass nicht nur dem betreffenden Thierkörper eigenthümliche Fette im Darme aufgenommen und zum Fettansatze sogar in ungewöhnlichen quantitativen Verhältnissen verwerthet werden können, sondern dass der Thierkörper auch heterogene Fettbestandtheile, wie z. B. Erucasäure zu assimiliren im Stande ist. — Bei fast ausschliesslicher Fettnahrung kommt das dem Körper zugeführte Fett einer beliebigen Zusammensetzung auch theilweise unverändert zur Ablagerung. Wird aber der Nahrung gleichzeitig genügend Eiweiss oder eine dem Körperfett analog zusammengesetzte Fettmischung zugeführt, so wird in dem ersten Falle geeignetes Fett aus dem Einfluss gebildet und abgelagert, im zweiten bleibt dem Körper zunächst diese ihm zusagende Fettmischung erhalten und die ihm fremdartigen Fette fallen zuerst dem Verbrauche und der Zersetzung anheim.

Ich glaube nun für den vorliegenden Fall von Chylurie dieses Verhalten des Nahrungsfettes zusammen mit einigen anderen Beobachtungen dazu benutzen zu können, auf dem Wege

[1]) Ibid.

[2]) Dieses Archiv 1884. Hier ist auch eine eingehende Besprechung der übrigen darauf bezüglichen Arbeiten zu finden.

der chemischen Untersuchung mit Wahrscheinlichkeit zu entscheiden, ob ein Strom von Chylus sich direct in den harnabführenden Apparat ergiesst, oder ob das Fett im Urin den Kreislauf passirt hat, ehe es etwa durch die Nieren oder den Lymphstrom zur Ausscheidung gelangt.

Die Versuchsresultate werden für eine Chylusfistel in die abführenden Harnapparate sprechen, wenn das mit der Nahrung aufgenommene Fett wenig verändert und rasch im Urin wieder erscheint, für eine Ausscheidung durch die Nieren oder durch einen Erguss von Lymphe, wenn Quantität und Qualität des Urinfettes wenig abhängig von der Nahrungsaufnahme sind.

Es wurden zunächst Analysen des ausgeschiedenen Fettes gemacht bei gewöhnlicher reichlicher Nahrung, dann bei fettarmer Nahrung, dann bei Zusatz zur letzteren von Fetten verschiedener Herkunft und Zusammensetzung, theilweise mit Bestandtheilen, welche normaler Weise im menschlichen Körper nicht enthalten sind; endlich wurde reiner Cetylalkohol gegeben.

Der Harn wurde in der Regel zunächst in 24stündigen Mengen auf dem Wasserbade zur Trockene abgedampft und der Rückstand in verschlossenen Gläsern theils unter Zusatz von Aether aufbewahrt, um später verarbeitet zu werden.

Zur Gewinnung der Neutralfette wurden diese Rückstände mit Aether erschöpft, der Aether abdestillirt und die rückständigen Fette zur Entfernung der Fettsäuren mit einer Lösung von kohlensaurem Natron einige Stunden auf dem Wasserbade digerirt und mehreremale durch Aufnahme mit absolutem Aether gereinigt. Daraus wurden durch Kochen mit einer alkoholischen Kalilösung die Fettsäuren abgespalten, bekanntlich im Wesentlichen bestehend aus Oelsäure, Palmitin- und Stearinsäure und wechselnden aber nur geringen Mengen niedriger homologen der letzteren [1]). Soweit diese zu den flüchtigen Fettsäuren gehören, wurden sie durch Destillation des Fettsäuregemisches mit grossen Mengen Wasserdampf und geeigneter Behandlung des Destillates dargestellt. Der stete Begleiter des Thierfettes, das Cholestearin, wurde aus den wässrigen Seifenlösungen mit Aether extrahirt. Die Trennungsmethode der Fettsäuren unter sich gründet auf der

[1]) Hoppe-Seyler, Handbuch der physiologisch- und pathologisch-chemischen Analyse.

Eigenschaft des ölsauren Bleies in Aether löslich zu sein, während die Bleiverbindungen der festen Fettsäuren darin nahezu unlöslich sind.

Für die Detailausführung der Analysen hielt ich mich an die von Hoppe-Seyler und von I. Munk gegebenen Vorschriften. Die Fehler der Methode sind verhältnissmässig gering und ihre Resultate können jedenfalls mit Sicherheit für unsere Zwecke verwerthet werden. Die Werthe für die Oelsäure mögen jedoch immerhin etwas zu hoch ausfallen, da sich nicht ganz vermeiden lässt, dass Bleiverbindungen der festen Fettsäure in den Aetherauszug mit übergehen.

In den äusseren Verhältnissen ist es begründet, dass die verarbeitete tägliche Harnmenge nicht immer ganz der innerhalb 24 Stunden ausgeschiedenen entspricht, da der Patient öfters einige Stunden ausserhalb der Anstalt zubrachte. Doch konnte ich mich überzeugen, und der intelligente Patient sorgte nach Kräften dafür, dass der Verlust dadurch nur ein sehr unbedeutender wurde. An den maassgebendsten Versuchstagen wurde natürlich darauf gesehen, dass gar kein Verlust stattfinden konnte.

Die Analysen wurden durchweg in dem Privatlaboratorium des Privatdocenten Herrn Dr. Herter ausgeführt und ich erfülle hiermit eine angenehme Pflicht, demselben für seine vielfache Unterstützung bei diesen Untersuchungen verbindlichst zu danken.

In Folgendem gebe ich in Kürze die Resultate der einzelnen Versuche.

I. Fettarme Nahrung während dreier Tage.

Es wurden 11,54 g Fette erhalten, entsprechend einem Fettgehalt des Urins von 0,44 pCt. Dieselben waren von strohgelber Farbe und bei 25° C. noch fest. Die daraus dargestellten Fettsäuren schmolzen bei 38° C. Sie wurden mit Wasser destillirt; aus dem Destillate konnten 0,04 g bei 29° C. schmelzender Fettsäuren erhalten werden mit dem charakteristischen Bocksgeruch der höheren Glieder der flüchtigen Fettsäuren. Die rückständigen nichtflüchtigen Fettsäuren enthielten 32,4 pCt. Oelsäure und 67,6 pCt. feste Fettsäure. Der Gehalt des Harns an Cholestearin betrug 0,01 pCt. entsprechend 2,7 pCt. des Fettes.

II. Magere Kost.

Specifisches Gewicht des Urins 1017. Gewicht des Gesammtfettes 4,2 g = 0,35 pCt. des Urins. Dasselbe war von gelbweisser Farbe und bei 30° noch fest und enthielt 0,014 g freie Fettsäuren, grösstentheils aus Oelsäuren bestehend.

Die Fettsäuren des Neutralfettes bestehen aus 44,7 pCt. Oelsäure und 53,1 pCt. feste Fettsäure.

III. Reichliche fetthaltige Nahrung.

Specifisches Gewicht des Urins 1017. Die Neutralfette sind fast weiss, beginnen nicht über 30° sich zu verflüssigen. Gesammtmenge des Fettes 8,9 g entsprechend 0,6 pCt. des Urins. Freie Säuren 0,037.

IV. Magere Kost und ausserdem Verabreichung von 30—40 g von Oleum Raparum in Emulsion. Beginn der Oeleinnahme Morgens 11 Uhr.

Der erste darauf zwischen 12 und 1 Uhr gelassene Urin war bereits milchiger als gewöhnlich; im Nachmittags- und Abendurin war die Veränderung noch auffallender. Am folgenden Morgen, nachdem in der Nacht mit der Oeleinfuhr ausgesetzt worden war, hatte der Urin seine frühere Beschaffenheit wieder. Das specifische Gewicht war 1013, die Gesammtmenge des ausgeschiedenen Fettes betrug 7,7 g. Es ist strohgelb, bei 15° durchscheinend honigartig und mit weissen Körnchen fester Fette durchsetzt. Bei 20° ist es flüssig.

Die daraus erhaltenen bei 35° schmelzenden freien Fettsäuren bestehen aus 79,91 pCt. Oelsäure und 17,49 pCt. fetten Fettsäuren mit einem Schmelzpunkte von 47° C. Eine andere Bestimmung gab 20,2 pCt. fester Fettsäuren.

V. Magere Kost und ausserdem circa 75 g Oleum Raparum. Die erste Dosis des Oeles wurde um 10 Uhr Morgens eingenommen; der um 11½ Uhr gelassene Urin war unverkennbar stärker getrübt als gewöhnlich. Der Nachmittags- und Nachturin war undurchsichtig und weiss, etwa wie gute unverdünnte Kuhmilch und kaum opalescirend. Specifisches Gewicht 1009.

Die Gesammtmenge der Neutralfette betrug in diesem Urin 15 g; sie waren honigfarben und bei 20° flüssig. Sie enthielten 72,4 pCt. Oelsäure und 17,8 pCt. feste Fettsäuren mit einem Schmelzpunkte von 46° C., nebst 1,34 pCt. Cholestearin. Analysen der Fettsäuren ergaben 19,3—21,9 pCt. feste Fettsäuren und 78,1—78,4 pCt. Oelsäure.

VI. Magere Kost und circa 40 g Oleum Raparum.

Der Urin hatte dieselbe Beschaffenheit wie bei V und VI. Sein specifisches Gewicht war 1008 für den Tagesurin, 1015 für den Nachturin. Die Fette waren von honiggelber Farbe und betrugen 6,9 g = 0,5 pCt. Die daraus dargestellten freien Fettsäuren schmolzen bei 28° C.

VII. Magere Kost mit Zugabe von 50,0 g Wallrath und etwas Butter für den ganzen Tag.

Der Urin hatte das gewöhnliche Aussehen. Die Fettmenge betrug 10,1 g = 0,7 pCt. des Urins.

Die Fette waren strohgelb, bei 25° noch fest.

Mit den Wasserdämpfen wurde an flüssigen Fettsäuren von einem Schmelzpunkte von 31° — 0,01 g erhalten. Die nichtflüssigen Fettsäuren schmolzen bei 39,5° C. und enthielten 31,6 pCt. Oelsäure und 66,9 pCt. und 65,3 pCt. feste Fettsäuren mit einem Schmelzpunkte von 46° C.

VIII. Fetthaltige Kost und circa 50,0 g Cetylalkohol (bezogen von Schuchard in Görlitz).

Der Urin verhielt sich wie gewöhnlich; sein Fettgehalt betrug 0,6 pCt. Das Fett war hellstrohfarben und bei 25° C. noch fest. Die mit Wasserdämpfen flüchtigen Fettsäuren durch Titriren bestimmt betrugen auf Caprylsäure berechnet 0,008 g.

IX. Magere Kost und Oleinfütterung.

50 g reines Olein (bezogen von Schuchard in Görlitz). Der Urin war etwas milchiger als gewöhnlich. Im Verlaufe des Tages hatten sich Diarrhöen eingestellt.

Gesammtmenge des Neutralfettes 6,7 g = 0,5 pCt. des Urins. Es war bei 20° halbflüssig, honigfarben und durchsetzt von weissen Körnchen fester Fette. Die Fettsäuren schmolzen bei 34° C. und bestanden aus 64,7 pCt. Oelsäure und 33,6 pCt. fester Fettsäuren von einem Schmelzpunkte von 50° C.

X. Nahrung mit reichlichem Fettgehalt. (Meist Rindfett.) In 200 ccm des Harns waren 1,3 g Fette oder 0,65 pCt.

Die daraus dargestellten Fettsäuren schmolzen bei 29,5° und enthielten 40 pCt. feste Fettsäuren und 57,5 pCt. Oelsäure.

XI. Fettarme Nahrung combinirt mit circa 60 g flüssiger aus Kuhbutter in der Kälte ausgepresster Fette mit einem Gehalte von 5,4 pCt. flüchtiger Fettsäuren bezw. deren Glyceriden durch Titriren und Berechnung auf Caprylsäure bestimmt, der übrige Theil bestand wesentlich aus Oleïn. Das Aussehen des Urins änderte sich wie nach den übrigen Oelgaben. Sein specifisches Gewicht war 1013.

Die aus der Hälfte derselben erhaltenen Fette wogen 4,4 g entsprechend 1,0 pCt. und gaben beim Verseifen 0,046 Cholestearin = 1,0 pCt. des Fettes. Durch Destillation mit Wasser konnten 0,073 flüchtige Fettsäuren erhalten werden (auf Caprylsäure berechnet), welche zwischen 20 und 24° schmolzen und sehr intensiv den charakteristischen Geruch der höheren Glieder der flüchtigen Fettsäuren zeigten. Die nichtflüchtigen Fettsäuren bestehen zu 49,8 pCt. aus festen Fettsäuren und 47,9 Oelsäure.

Auffallend in diesen Daten ist der stets niedrige Schmelzpunkt des Gemisches fester Fettsäuren. Nach Untersuchungen von Heintz darf der niedrigste Schmelzpunkt eines Gemisches von Palmitin- und Stearinsäure nicht über 55,1° liegen; andererseits aber habe ich mich vergeblich bemüht, durch sorgfältiges Auswaschen der Bleipflaster mit Aether dieses Ideal zu erreichen und einen höhern Schmelzpunkt der festen Fettsäuren als höchstens 50 oder 51° C. zu erzwingen.

Soviel ich beurtheilen kann, sind für diesen Umstand zwei Möglichkeiten verantwortlich zu machen: entweder das ölsaure Blei wird theilweise von den Bleiverbindungen der festen Fettsäuren zurückgehalten, oder es sind grössere Quantitäten, als man gewöhnlich anzunehmen scheint, von festen Fettsäuren niedrigeren Moleculargewichtes vorhanden, welche den Schmelzpunkt derartig beinflussen. —

Um mich darüber etwas zu orientiren, wie weit Oelsäure den Schmelzpunkt von Fettsäuregemischen beeinflusst, stellte ich einige Mischungen reiner Palmitinsäure (56,2°), Stearinsäure (68°) und Oelsäure[1]) her und überzeugte mich, dass ein geringer Gehalt an Oelsäure (1—5 pCt.) den Schmelzpunkt von Palmitin-Stearinsäuregemischen nur höchst unbedeutend herabdrückt, ja dass selbst ein sehr beträchtlicher Oelsäuregehalt relativ hohe Schmelzpunkte dieser Mischungen zulässt.

Ist es nach diesen Versuchen nicht wahrscheinlich, dass auf den niedrigen Schmelzpunkt der bei den Analysen erhaltenen festen Fettsäuren die etwa dieselben verunreinigende Oelsäure einen erheblichen Einfluss hat, so mussten die niedrigeren Glieder der festen Fettsäuren in erheblicher Menge vorhanden sein, und in der That liessen sich aus dem oben erwähnten Fettsäuregemische aus dem chylösen Urin durch fractionirte Fällung und Umkrystallisiren aus Alkohol beträchtliche Quantitäten von bei 40—43° schmelzenden Fettsäuren neben den bei höherer Temperatur bis 74° schmelzenden erhalten. Mit Vergnügen überlasse ich es Berufeneren, die Frage zu entscheiden.

So viel über die Aufnahme und Ausscheidung von homogenen Fetten.

Von heterogenen Fettbestandtheilen wurden in den Verdauungstractus eingeführt:

I. Cetylalkohol, rein oder in Verbindung mit Fettsäuren als Wallrath.

a) Bei der Walrathfütterung wurden aus den verseiften Fetten 10,1 g durch Aetherextraction nach Entfernung des Cholestearin nicht mehr als 0,01 g einer schlecht krystallisirenden, bei etwa 35° schmelzenden Masse erhalten.

b) Nach der Einführung von Cetylalkohol selbst konnten so 0,03 g eines weissen krystallisirten Körpers gewonnen werden, mit einem Schmelzpunkte von 51°. Ich wage nicht, ihn als Cetylalkohol anzusprechen. —

II. Erucasäure mit dem Oleum Raparum. Zu ihrer Trennung von den übrigen festen Fettsäuren der Harnfette wurde die Löslichkeit des Bleisalzes in kochendem Aether benutzt und die so erhaltene Fettsäure durch fractionirte Fällung und Umkrystallisiren gereinigt. Eine auf diese Weise erhaltene verhältnissmässig nicht geringe Menge (0,1 aus 6,0 Fettsäuren) einer grösstentheils in glatten Nadeln krystallisirenden bei 40,5° schmelzenden Säure ist nach den Versuchen von I. Munk (a. a. O.) wohl als Erucasäure anzusprechen.

[1]) Bezogen von Schuchard in Görlitz.

Schlieslich möchte ich hier noch bemerken, dass die Rückstände nach der Aetherextraction auch auf den Gehalt an Seifen untersucht worden sind. Sie enthielten nur geringe Quantitäten davon, etwa 0,1—0,5 Fettsäuren (nach dem Ansehen meist Oelsäure) entsprechend.

Hippursäure war stets vorhanden (bis 0,15); ich kann natürlich nicht mit Bestimmtheit ausschliessen, dass der Patient nicht noch nebenbei allerlei Medicamente gegen sein Uebel gebraucht hat, wie das sehr nahe liegende benzoesaure Natron.

Zur besseren Uebersicht seien hier die wichtigsten in obigen Untersuchungen gefundenen Zahlen tabellarisch zusammengestellt.

	Fettmenge in g.	Bei 25° C.	Schmelzpunkt.	Feste Fettsäuren. pCt.	Oelsäuren. pCt.	Flüchtige Fettsäuren.	Specif. Gewicht.
1. Magere Kost . .	3,8	fest	38°	67,6	32,4	0,013	1017
2. Magere Kost . .	4,2	halbflüssig	—	53,1	44,7	—	1020
3. Fette Kost . .	8,9	fest	31°	—	—	—	—
4. Oleum Raparum .	7,7	flüssig	35°	17,5	79,9	—	1013
5. Oleum Raparum .	15,0	flüssig	20°	{ 19,8 21,9	— 78,1 }	—	1009
6. Oleum Raparum .	6,9	flüssig	—	19,1	—	—	{ 1008 1015
7. Wallrath . . .	10,1	fest	39,5	66,9	31,6	0,01	—
8. Cetylalkohol . .	—	fest	—	—	—	0,008	1021
9. Olein	6,7	flüssig	34°	33,6	64,7	—	1012
10. Gewöhnliche Kost	—	fest	29,5	40,4	57,5	—	1017
11. Butterfette . . (Flüchtige Fettsäuren.)	8,8	halbweich	—	49,8	47,9	0,073	1013

Durch die vorstehende Versuchsreihe liess sich also thatsächlich Folgendes feststellen:

1. Bei reichlicher Fettzufuhr ändert sich das physikalische Verhalten des Urins schon nach 1¼ Stunden.

2. Der tägliche Fettgehalt des Urins ist bedeutender bei fettreicher Nahrung als bei magerer Kost.

3. Der Eiweissgehalt des Urins erleidet bei vermehrter Fettzufuhr keine wesentliche Veränderung, wenn nur die sonstige Nahrung ungefähr die gleiche ist. Es sind also Fett- und Eiweissausscheidung in gewissem Grade unabhängig von einander.

4. Die Componenten des im Urin ausgeschiedenen Gemenges von Fetten ändern ihr quantitatives Verhältniss im Sinne der

Zusammensetzung der eingeführten Fette und zwar kann der Oelsäuregehalt bis zu 50 pCt. differiren.

5. Die Fette enthalten nur geringe Mengen flüchtiger Fettsäuren. Dieselben sind vermehrt bei vermehrter Zufuhr durch die Nahrung.

6. Gewisse heterogene Fette erscheinen im Urin wieder, wenn sie in den Verdauungstractus eingeführt worden sind. Von den Cetylalkohol enthaltenden ist dies zweifelhaft.

In diesen Ergebnissen der Beobachtung und Analyse prägt sich der Einfluss des Nahrungsfettes auf die mit dem Urin ausgeschiedenen Fette überzeugend genug aus, um die Behauptung wagen zu dürfen, dass ein directer Erguss von Chylus in den abführenden Harnapparat stattgefunden haben muss.

Da der Patient nie Schmerzen im Verlaufe der Ureteren gehabt hat und man doch annehmen darf, dass beim Passiren von Chylus durch dieselben, wie es auch in der That in der Blase geschah, ab und zu Fibringerinnsel entstanden waren und Nierenkoliken verursacht hätten, so kann die Einmündungsstelle des Chylus weder in das Nierenbecken noch in einen Ureter verlegt werden, sondern die Einmündung muss in die Blase selbst geschehen. Das vollständige Fehlen von Zucker endlich im chylösen Urin lässt eine ausgiebigere Betheiligung der Lymphe für sein Zustandekommen ausschliessen, da in derselben immer wohl nachweisbare Mengen von Zucker vorhanden sind, während er im Chylus fehlt, und ich glaube, dass so durch die chemische Untersuchung des Harns die Annahme einer reinen Chylus-Blasenfistel bei unserem Patienten wohl begründet ist.

Für das Verständniss des Zustandekommens einer solchen Fistel kann man wohl ungezwungen das Auftreten von Lymphorrhagien bei den elephantiastischen Zuständen peripherischer Körperregionen bei vielen an Filariakrankheit leidenden Individuen als Analoge verwerthen; sind dieselben doch häufig mit Chylurie vergesellschaftet.

Der befallene Körpertheil verdickt sich, seine Lymphgefässe werden weiter, bilden Varicositäten und grössere, mit gestauter Lymphe erfüllte Säcke, über welchen sich die Haut verdünnt, bis sie endlich platzt und der Lymphe einen dauernden Abfluss verschafft und so eine Lymphfistel geschaffen ist.

Ueber die Nothwendigkeit einer vorgängigen Secretstauung für die Bildung solcher Zustände besteht bei den Autoren auch kein Zweifel, über die ursächlichen Momente derselben aber gehen die Ansichten, wie oben erörtert wurde, aus einander. Ohne die mechanischen Ursachen, welche für diese Stauung angeführt werden, in Abrede stellen zu wollen, halte ich doch, um so mächtige pathologische Veränderungen verstehen zu können, die Annahme einer entzündungserregenden Thätigkeit des Parasiten für nothwendig, welche die Thrombosirung und Verödung der Lymphbahnen und die Verwachsungen und Verlöthungen der Gewebe besorgt und den gestauten Säften den Weg zu ihrem oft wunderlichen Abfluss vorbereitet[1]). Und nur so kann man verstehen wie z. B. chylöse Stühle einmal, Urina chylosa das andere Mal bei Stauungen im Gebiete der Chylusgefässe während der Filariakrankheit zu Stande kommen, ja unter einander abwechseln können.

Allerdings bleibt bei bestehender freier Communication der Blase mit dem Chylusgefässsystem bezw. einer pathologischen Ausbuchtung eines Theils derselben der Umstand auffallend, dass eine Rückstauung von Urin in letztere Gebilde nie stattgefunden zu haben scheint, da wohl nicht anzunehmen ist, dass eine solche für die Dauer symptomlos verlaufen würde.

An diesem Versuch der Feststellung der Quelle der pathologischen Harnbestandtheile bei Chylurie und des Mechanismus derselben reiht sich eine zweite diagnostische Frage von wesentlicher Bedeutung an, nehmlich die nach dem Sitze des Parasiten bei unserem Patienten. — Bei der erwähnten Elephantiasis wurde wiederholt das Mutterthier im Lymphgefässsystem des afficirten Körpertheils gefunden und gestützt darauf und auf einige andere Erwägungen konnte es Manson (l. c.) sogar mit Erfolg unternehmen, den Wohnsitz des Thieres in einem Lymphscrotum zu bestimmen und seinen Operationsplan darauf zu bauen.

Nach solchen Erfahrungen bei diesen analogen pathologischen Zuständen, zusammen mit den angegebenen Beobachtungen bei Chylurie mögen wir wohl berechtigt sein, den Sitz des Parasiten in das Chylusgefässsystem selbst zu verlegen; der Versuch einer

[1]) Scheube, a. a. O.

genauen Localisirung jedoch dürfte nach unseren heutigen Kenntnissen noch verfrüht erscheinen.

Die Therapie der Chylurie hat bis jetzt keine Erfolge zu verzeichnen, welche nicht angezweifelt werden können. In der That ist bei dem Sitze des Wurmes im Chylusgefässsystem gar nicht abzusehen, wie die empfohlenen Medicamente ihm da schaden sollten. Einen nachtheiligen Einfluss auf den Parasiten können demnach nur solche innere Mittel haben, deren wirksamer Bestandtheil in den Chylus aufgenommen wird, also ein Eiweiss- oder Fettkörper ist. (Die Arbeit Sansino's, in welcher er Santalöl empfiehlt, ist mir leider erst nach Abreise unseres Patienten zu Gesichte gekommen, ich konnte mir über die Wirksamkeit desselben daher kein Urtheil bilden.) —

Von Blasenausspülungen konnte man sich wohl nur in Fällen Erfolg versprechen, in welchen die Fil. B. in das Blasenlumen hineinragt.

In schweren Fällen würde vorläufig voraussichtlich ein chirurgischer Eingriff noch die meisten Aussichten auf Erfolg haben. Man wird Einspritzungen von antiseptischen Mitteln, von Kamphoröl und ähnlichen Medicamenten in die erkrankte Partie versuchen, im Nothfalle mit Zuhülfenahme einer orientirenden Laparotomie.

Verläuft aber die Krankheit ohne beunruhigende Symptome, so wird es gerathen sein, die Hand davon zu lassen, denn die meisten der von Chylurie befallenen Menschen vertragen selbst bedeutende tägliche Säfteverluste ganz gut und viele werden alt dabei.

Bei unserm Patienten verbot sich ein Eingriff von selbst, da sein Vitium cordis ein weit schwereres Leiden war.

XVI.

Beiträge zur pathologischen Anatomie der Kak-ke

von Dr. Miura in Tokio (Japan).

Wenn man die verschiedenen Mittheilungen über Beriberi, welches mit der japanischen Kak-ke identisch sein soll, betrachtet, so sind specielle Berichte über die letztere immer noch sehr spärlich, namentlich solche, welche hauptsächlich auf die pathologische Anatomie derselben gerichtet sind. Dies ist sehr leicht begreiflich, wenn man bedenkt, wie schwer man früher im Stande war, eine Leichenobduction in Japan auszuführen.

In der seit 1878 bestehenden Kak-ke-Abtheilung des hiesigen Hospitals ist seither ziemlich viel Material angesammelt worden, wovon mir verschiedene Organe, besonders von den in den Jahren 1884—1886 secirten 10 Leichen, zur Verfügung standen. Dazu sind noch 4 Fälle hinzugetreten, welche ich selber im vorigen Jahre zu seciren Gelegenheit hatte.

Bevor ich die einzelnen Resultate meiner Untersuchung dieser Präparate mittheile, schicke ich das Geschichtliche über die pathologische Anatomie der Kak-ke in groben Zügen voran.

Wernich[1]) war es, welcher zuerst in Japan die pathologisch-anatomische Untersuchung einer an acuter Kak-ke Gestorbenen vornahm. Er constatirte dabei, aussser Stauungserscheinungen verschiedener Theile, „mässige, körnige Trübung und Verfettung des Herzfleisches“ als Hauptergebniss der Section.

Darnach hatten Anderson[2]) einmal und Simons[3]) zweimal Gelegenheit, solche Obductionen auszuführen. Der erste fand in der Leiche eines kräftig gebauten und wohlgenährten

[1]) Dieses Archiv Bd. 71. S. 290.

[2]) [3]) Scheube, Die japan. Kak-ke. Leipzig 1882. S. 106.

23jährigen Mannes im Wesentlichen allgemeine Stauung, Lungenödem, Ecchymosen unter und in der Schleimhaut des Magens und des Darms, hyperämische Leber, Milz und Nieren, zwei ausgedehnte Blutextravasate auf der äusseren Oberfläche der Dura mater am Cervicaltheil, dagegen Herz, Hirn, Rückenmark, Nervenstämme der Glieder, sowohl makroskopisch wie mikroskopisch, vollkommen intact. Die von Simons secirten Fälle ergaben ähnliche Resultate, nur mit dem Unterschiede, dass das schlaffe Herz schmutzig-gelb gefärbt und die einzelnen Muskelfasern bei der mikroskopischen Untersuchung „degenerirt“ gefunden wurden.

Genauere pathologisch-anatomische Angaben verdanken wir Herrn Prof. Dr. Bälz[1]) und Herrn Dr. Scheube[2]). Es standen ihnen damals offenbar nicht genug Leichen zu Gebote. Dr. Scheube konnte während eines 3jährigen Aufenthaltes in Kioto, wo er ein Hospital dieser Stadt dirigirte, nur 5 Kak-ke-Leichen seciren und daher in pathologisch-anatomischer Richtung weniger Thatsachen als Vermuthungen berichten; diese wurden schliesslich bestätigt, als er auf seiner Rückreise Batavia berührte, wo es ihm gelang, 15 Leichen zu obduciren. Die Resultate dieser Untersuchung finden wir ausführlich in diesem Archiv Bd. 95, S. 146 publicirt.

Diese beiden Autoren, welche sich einer eingehenden mikroskopischen Untersuchung des Nervensytems unterzogen, haben gefunden, dass bei der Kak-ke regelmässig die peripherischen Nerven und die davon versorgten Muskeln gewisse wesentliche Veränderungen erleiden. Gestützt auf diese pathologisch-anatomischen Befunde und auf die Ergebnisse ätiologischer und symptomatologischer Untersuchungen, haben beide ihre Meinung entschieden dahin ausgesprochen, dass das Wesen der Kak-ke nicht in einer Dyskrasie, wie Wernich annimmt, sondern in einer Neuritis infectiöser Natur und einer nachfolgenden Myositis zu suchen sei. Sie legten daher der Krankheit den Namen Neuritis multiplex endemica oder Polyneuritis endemica (Bälz) bei, indem sie die Kak-ke mit der von Leyden, Eichhorst u. A.

[1]) Mittheilungen der deutschen Gesellschaft für Natur- und Völkerkunde Ostasiens. 27. Heft. S. 21 u. Zeitschr. für klin. Med. 1882.

[2]) Die japanische Kak-ke. Leipzig 1882.

geschilderten multiplen peripherischen Neuritis verglichen. Seitdem wurde diese Anschauung bei uns ganz allgemein und man war eifrig bemüht, die vermutheten Mikroorganismen aufzufinden, ohne dabei zu einem positiven Resultate zu gelangen, bis schliesslich Dr. Ogata mit der Behauptung auftrat (1885), dass er ein specifisches Virus aus dem Blute von Kak-ke-Patienten isolirt habe. Dieses Virus könne auf verschiedene Thiere übertragen werden und ähnliche Symptomencomplexe, wie die der Kak-ke beim Menschen, hervorrufen.

Bei dieser Sachlage schien es mir sehr wichtig, die angegebenen Veränderungen der Organe bei der Kak-ke, wenn möglich, noch genauer und successiv zu verfolgen. Nach der stattgehabten Untersuchung habe ich nicht viel Neues mitzutheilen, sondern meist nur die früheren Angaben zu bestätigen. Ich will im Folgenden die Resultate meiner mikroskopischen Untersuchung darlegen, wobei ich kurz die makroskopischen Beobachtungen, welche dem Sectionsprotocoll entnommen sind, anfüge.

I. Das Centralnervensystem.

A. Makroskopisches.

Mit blossem Auge wurde bei allen Fällen im Hirn, im Rückenmark und in ihren Häuten nichts constantes Pathologisches beobachtet, als dass sich der Blutgehalt in verschiedenen Theilen etwas verschieden verhielt und ab und zu Oedem der weichen Hirnhaut und eine an Menge wechselnde Flüssigkeitsansammlung im spinalen Duraraum vorkam. Die für die Kak-ke unwesentlichen Veränderungen, wie stark entwickelte Pacchioni'sche Granulationen, theilweise Obliteration der Seitenkammerhörner, Verdickung des Ependyms, waren nicht selten beobachtet.

B. Mikroskopisches.

Hier will ich zunächst bemerken, dass ich zur Untersuchung des Hirns und des Rückenmarks Schnitte aus den in Müller'scher Flüssigkeit und in Alkohol gehärteten Präparaten hauptsächlich mit Carmin, Hämatoxylin, Nicrosin und Säurefuchsin gefärbt habe.

Andererseits habe ich auch die Schnitte nicht bloss des centralen Nervensystems, sondern auch sämmtlicher anderer Organe mit einer concentrirten Alaun-Hämatoxylinlösung so intensiv gefärbt, dass sie tiefblau oder blauschwarz aussahen. Diese Schnitte wurden in gesättigter wässeriger Pikrinsäurelösung allmählich entfärbt, bis die anfangs dunkelblau bis schwärzlich erscheinenden Schnitte eine grünliche oder grünlichgelbe Farbe angenommen hatten. Die überschüssige Pikrinsäure wurde in Alkohol auf's Sorgfältigste entfernt, damit die weitere nachträgliche Entfärbung der gefärbten Kerne im eingeschlossenen Präparate vermieden werde.

Die so behandelten Präparate liefern, mit Nelkenöl aufgehellt und in Canadabalsam eingeschlossen, ein vorzügliches Bild unter dem Mikroskop: Die Kerne einzelner Zellen erscheinen auf dem intensiv gelb oder gelbgrünlich gefärbten Grund des Stützgewebes schönblau oder schwarzblau tingirt; die Contouren der Kerne grenzen sich von der Umgebung ganz scharf ab. Dieses Verfahren konnte ich sehr gut verwerthen, um die karyokinetische Kerntheilungsfigur an den in Chromsäurelösung gehärteten Präparaten mit Leichtigkeit hervorzubringen.

Bei der Untersuchung des Centralnervensystems leistete sie sehr gute Dienste. Hierbei hatte ich gewöhnlich die Schnitte des Hirns vorher in ein Gemisch von Chloroform und Aether $\overline{aa}$ eingelegt und vorsichtig erwärmt, wobei das Nervenfett grösstentheils von jenem Gemisch entzogen wird. Durch dieses Verfahren gelang es mir, die Kerne der Ganglien- und Gliazellen nebst den Gefässwänden, theilweise auch Nerven und Gliafasern u. s. w., genau und scharf zu erkennen, jedoch liess sich bei der Kak-ke keine Abweichung von der Norm an ihnen nachweisen. Nur sei erwähnt, dass in einigen Fällen die Stauung in den erweiterten Capillarröhrchen einen so hohen Grad erreichte, dass in denselben die vollgestopften rothen Blutkörperchen ganz dicht an einander lagen und einen beinahe homogenen gelblichen Strang bildeten.

In den durch Carmin gefärbten Schnitten des Rückenmarkes, welche aus verschiedenen Abschnitten des letzteren stammten, sieht man die weisse und die graue Substanz deutlich markirt, in der ersteren überall Querschnittsfelder wohlerhaltener Nervenfasern, von den regelmässigen Septen umgrenzt, worin mässig injicirte kleine Gefässe verlaufen. In der grauen Substanz liegen meist intacte, je nach der Region verschieden grosse, verschieden geformte, verschieden zahlreiche und ungleich stark pigmentirte Ganglienzellen, deren deutlicher, wohl ausgebildeter Kern mit seinen Kernkörperchen und deren schwach granulirtes Protoplasma sich ihrem Aussehen nach durchaus normal verhält.

In 3 Fällen fand ich fast in jedem der von mir untersuchten Rückenmarkspräparate Ganglienzellen in den Vorderhörnern, die sich durch Vacuolenbildung auszeichneten. Diese Vacuolen treten vereinzelt oder in Gruppen auf, welche aus mehreren, ungleich grossen, scharf von einander abgegrenzten, rundlich oder oval geformten Bläschen bestehen und immer in der Nähe des Kerns oder in der nächsten Umgebung desselben localisirt sind. Nicht selten wird der Zellenleib grösstentheils von diesen Vacuolen eingenommen, ohne dass dabei der Zellkern irgendwie alterirt wird; dabei scheint die Zelle auch die frühere Gestalt und Grösse beizubehalten. Die Bildung solcher Vacuolen wurde in den Fortsätzen der Ganglienzellen nicht beobachtet.

Es fragt sich nun, ob diese Veränderung wirklich mit der vorliegenden Krankheit etwas zu thun habe?

Trotz einem so auffälligen Befunde bin ich sehr wenig geneigt, ihn als ein Krankheitsproduct anzusehen, und zwar um so weniger, nachdem Kreyssig[1]) und Trzebinski[2]) die von Popow[3]) und Danilo beschriebenen Zustände im Rückenmark von mit Phosphor und Arsenik vergifteten Hunden und Kaninchen, nehmlich Vacuolenbildung innerhalb des Zellinhaltes neben blassgefärbten, getrübten oder körnig zerfallenen Ganglienzellen, als Kunstproduct erklären. Nichtsdestoweniger scheint mir dieser Befund immerhin insofern bemerkenswerth, als er gerade am Rückenmark von Kak-ke-Leichen häufig[4]) und mit grosser Deutlichkeit angetroffen wurde.

[1]) Dieses Archiv Bd. 102. S. 286.
[2]) Ebenda Bd. 107. S. 1.
[3]) Ebenda Bd. 93. S. 351.
[4]) In meinen alten und neubereiteten zahlreichen Präparaten, welche nicht aus Kak-ke-Leichen stammten, wurden solche nicht gefunden.

Bälz (a. a. O.) beschreibt einmal eine „zweifelhafte Degeneration der Ganglienzellen in den Vorderhörnern"; ebenso erwähnt Scheube eine Sklerose der Vorderhörner und eine Atrophie und theilweisen Schwund der Ganglienzellen daselbst im mittleren Theile des Dorsalmarks, und erklärt diese Veränderungen als eine Folgeerscheinung der primären Muskelaffection.

Ferner wurde Erweichung des Rückenmarkes in seinen verschiedenen Abschnitten von mehreren Autoren, wie Simons, Hamilton of Silvertonhill, Scheube u. A. beobachtet. Nach dem letzten Autor soll sie als eine Leichenerscheinung angesehen werden, während Hamilton of Silvertonhill darauf grosses Gewicht zu legen scheint.

Bei meinen Untersuchungen wurde weder Sklerose der Vorderhörner, noch Atrophie und Schwund der Ganglienzellen mit Sicherheit constatirt, vielleicht deshalb, weil die von mir untersuchten Fälle meist ausschliesslich acute oder subacute, aber keine chronische Kak-ke betrafen. Ebenso wenig kam Erweichung des Rückenmarkes zu meiner eigenen Beobachtung.

Nur kurz möchte ich noch Einiges über das Vorkommen von Amyloidkörpern im Rückenmark von Kak-ke-Leichen erwähnen. Scheube (a. a. O.) giebt an, dass er in einigen Fällen in der ganzen Ausdehnung des Rückenmarkes reichlich vorhandene Amyloidkörper beobachtet habe; er bemerkt ferner ausdrücklich, dass diese Corpora amylacea bei der Behandlung mit Gentianaviolett und Essigsäure keine regelrechte Reaction gaben. Aehnliche Körper, welche man im hiesigen Kak-ke-Hospital seit langer Zeit in Bündeln der peripherischen Nerven und manchmal auch im Rückenmark bei der Kak-ke bemerkte, habe ich nicht nur da, sondern auch im Grosshirn, im Kleinhirn, und zwar fast ausschliesslich in weisser Substanz, im Pons und in der Medulla oblongata gefunden. Sie waren in unseren Fällen besonders reichlich in solchen Präparaten, welche in Alkohol oder Müller'scher Flüssigkeit schlecht conservirt waren. Diese Körper zeigten keine deutliche Schichtung, sondern sie waren beinahe homogen, stark glänzend und leicht zerbröckelnd; sie waren kuglig, oval oder drusig gelappt, und verschieden gross. Sie treten vereinzelt oder in Gruppen auf; sie werden durch verschiedene Farbstoffe, wie Bismarckbraun, Gentianaviolett (nicht roth, sondern blau), Jod (gelbbraun), Saffranin, Eosin, Hämatoxylin gefärbt, während sie durch Carmin ungefärbt bleiben. Zur Demonstration dieser Körper ist besonders Hämatoxylinfärbung mit Pikrinsäureentfärbung geeignet. Nach dieser Behandlung sieht man die Körper mit scharfem Umriss purpur oder rein blau und die sonstigen Gewebstheile gelbgrünlich gefärbt.

Diese Körper verschwinden vollständig aus den Präparaten, wenn die letzteren in einem Gemisch von Chloroform und Aether erwärmt werden; sie nehmen Ueberosmiumsäure leicht auf und werden dadurch braun bis schwärzlich; von Alkalien und Säuren werden sie nicht angegriffen.

Aus dieser Beschreibung ersieht man sofort, dass die Körper in unseren Fällen nichts mit gewöhnlichen Corpora amylacea zu thun haben. Bekanntlich hat Virchow („Die krankhaften Geschwülste“ Bd. II. S. 112) das Vorkommen „kugliger Klumpen von Nervenfett und Myelin sowohl am Hirn und Rückenmark, als auch an Nerven“ in Spirituspräparaten für eine cadaveröse Ausscheidung erklärt.

In unseren Fällen hatten die erwähnten Körper in gewissen Beziehungen (Auflösen in Chloroform und Aether, Verhalten gegen Ueberosmiumsäure, Localität des Vorkommens) mit dem ausgetretenen Myelin eine grosse Aehnlichkeit. —

Die häufig beobachtete partielle Obliteration des Centralkanals an verschiedenen Abschnitten des Rückenmarkes hat keine besondere Bedeutung bei der Kak-ke.

II. Das Herz.

A. Makroskopisches.

Die von Einigen betonte Dilatation und Hypertrophie des Herzens in toto ohne Klappenanomalien ist ein fast regelmässiger Befund bei den an subacuter oder acuter Exacerbation der chronischen Kak-ke Verstorbenen. Die Musculatur war bei allen von mir secirten Fällen erträglich fest und normal, höchstens etwas blasser gefärbt, aber nicht getrübt; die in Alkohol und in Müller'scher Flüssigkeit aufbewahrten Präparate fühlen sich alle äusserst derb an. Die Coronararterien verhielten sich normal.

B. Mikroskopisches.

Ueber Veränderungen des Herzens bei der Kak-ke wird sehr verschiedenes angegeben.

Wie schon im Eingange bemerkt ist, hat Wernich „mässige körnige Trübung und Verfettung des Herzfleisches“ beobachtet, und Simons redet in seinen beiden Fällen von einer „degenerativen Veränderung“ des Herzfleisches, welche sich durch Undeutlichkeit der Querstreifung und durch das Auftreten von feinen Granulationen charakterisire.

Scheube hat diese Veränderungen in allen von ihm secirten Fällen regelmässig constatirt und sie als eine Folgeerscheinung der Affection der Herzvagi aufgefasst.

Im Anderson'schen Falle wurde die Herzmusculatur sowohl mit blossem, als auch mit bewaffnetem Auge vollkommen normal gefunden.

Die Angabe von Bälz (a. a. O.) lautet wörtlich:

„Das Herzfleisch ist bald von normaler Farbe, bald enorm blass. Makroskopisch sichtbare Zeichen der Verfettung habe ich nie bemerkt. Auch mikroskopisch habe ich sie mehrmals vermisst, indem die Querstreifung völlig deutlich erhalten war, wie dies ja auch anderwärts in Sectionsberichten ausdrücklich erwähnt ist. In anderen Fällen, in solchen, die während des Lebens starke Vagussymptome darboten, war ein grosser Theil der Muskelfasern, am rechten Herzen noch mehr als am linken, degenerirt, die Querstreifung war undeutlich oder ganz verschwunden, der Faserinhalt oft in einen Detritus verwandelt. Stets waren die Muskelkerne zerfallen und von grösseren oder kleineren Mengen Fetttröpfchen und Pigment umgeben. Auch war ihre Zahl vermehrt. An verschiedenen Stellen war eine starke entzündliche interstitielle Infiltration vorhanden. Ectatische, mit Gerinnseln erfüllte Lymphräume fand ich in zwei Fällen.“

Nach diesem Wortlaut hat Bälz die Herzmusculatur theils normal, theils degenerirt gefunden.

Bei meinen Untersuchungen hat nur ein einziger Fall unter 4 frisch untersuchten eine mässige Verfettung des Herzfleisches gezeigt; in sonstigen 3 Fällen waren die Muskelkerne und ebenso die Quer- und Längsstreifungen deutlich sichtbar. Ausserdem liess sich an sämmtlichen Herzpräparaten keine besondere pathologische Abweichung nachweisen.

Somit scheint es mir, dass die fettige Degeneration des Herzens an der Kak-ke-Leiche nicht constant vorgefunden wird, wie schon Bälz angiebt. (Bälz fand sie nicht constant, Scheube fand sie constant.) Vielmehr war sie in unseren Präparaten eine Seltenheit.

Nur beiläufig bemerke ich, dass von mir zweimal reichliches Auftreten von Mastzellen im interstitiellen Gewebe des Herzfleisches beobachtet wurde.

In einem Herzpräparate, welches ich von Herrn Dr. Scheube mit bestem Dank empfing, habe ich die Veränderung der Fasern gesehen, welche der Autor in seinen zwei Fällen antraf und der Colloidmetamorphose anreihte.

III. Die Lungen und die Halsorgane.

A. Makroskopisch.

Es ist einmal in den von mir secirten Fällen ein hochgradiges Glottisödem, in 3 Fällen starke Hyperämie und mässiges Oedem beider Lungen beobachtet. Die ein- oder doppelseitigen, partiellen pleuritischen Adhäsionen, welche bei Kak-ke-Leichen gefunden wurden, aber mit der Krankheit nicht zusammenhängen, erwähne ich hier nur beiläufig.

B. Mikroskopisch

sieht man die Lungencapillaren mit Blutkörperchen vollgestopft.

IV. Die Nieren.

A. Makroskopisches.

Von den frisch und 5 Tage nach Einlegung in Müller'sche Flüssigkeit untersuchten Nieren zeigten zwei deutlich nachweisbare pathologische Veränderungen. Diese stammten aus zwei, an acuter Exacerbation gestorbenen Individuen, waren von normaler Grösse oder nur etwas vergrössert, derb anzufühlen. Die Kapseln liessen sich von der Rindensubstanz mit inselförmigen Substanzverlusten abziehen; die Oberfläche der Rinde zeigte aber keineswegs ein deutlich granulirtes Aussehen. Die Farbe der Organe war sehr wechselnd; einmal waren sie äusserst blass, andermal etwas cyanotisch.

B. Mikroskopisches.

In seinen Protocollen erwähnt Scheube vielfach feinkörnige Trübung und fettige Degeneration der Nierenepithelien. Einmal traf er[1]) das Anfangsstadium der Nierenschrumpfung. „Die Bowman'schen Kapseln des peripherischen Theils der Rinde sind", wie er angiebt, „grösstentheils verdickt, die Glomeruli mit Kernen bedeckt. Die Epithelien der gewundenen Harnkanälchen sind körnig getrübt, vielfach zerfallen, in der Nähe der Kapsel finden sich in denselben vielfach stark glänzende, schollige Massen, die auch die Stelle des Epithels vertreten."

Diese Veränderungen sind es, welche ich hier etwas genauer betrachten will.

In frischen ungefärbten Präparaten sieht man die Epithelien der gewundenen, theilweise auch solche der geraden Harnkanälchen, stark geschwollen und durch ganz feine Körnchen stark getrübt, welche beim Zusatz von Essigsäure zum Theil verschwinden. Meistens sind die Kerne solcher Epithelien nicht sichtbar, nur wenige zeigen noch eine schwache Andeutung davon; die Umrisse der Epithelzellen sind verhältnissmässig scharf. Harnkanälchen, welche mit homogenen Cylindern oder nur mit einer Detritusmasse von degenerirten Epithelien gefüllt sind, wurden hie und da angetroffen. Die weiteren Veränderungen sind hauptsächlich an gefärbten Präparaten der in Müller'scher Flüssigkeit gehärteten Stücke studirt.

Diese sind:

1) Das Stroma ist gleichmässig mit Rundzellen infiltrirt; hie und da, insbesondere in der Umgebung der Gefässe und der Glomeruli, zeigt sich eine wirkliche Zunahme des Bindegewebes; die kleinen Gefässe, deren Wand an Dicke zugenommen hat, sind injicirt.

2) Die Glomeruli sind sehr reich an Kernen; sie sind entweder normal gross, oder vergrössert, oder sehr verkleinert durch Zunahme der Kapselelemente oder durch Ansammlung von Exsudatmasse zwischen den Kapseln und den Glomerulis. Die verdickten Kapseln, worin kernreiche, theilweise oder vollständig obliterirte, fibrös oder hyalin aussehende Glomeruli liegen, zeigen concentrisch-lamelläre Anordnung; die epitheliale Schicht der Kapsel tritt für das beobachtende Auge durch Schwellung und Zunahme der Elemente ungemein deutlich hervor.

[1]) Dieses Archiv Bd. 95. S. 153.

Wenn ich das eben Gesagte zusammenfasse, so bietet es ein Bild der sog. Glomerulo-Nephritis, welche zuerst Klebs[1]), dann Langhans[2]) u. A. und später Ribbert[3]) mit grosser Ausführlichkeit beschrieben haben.

An alten, in Alkohol oder Müller'scher Flüssigkeit conservirten Präparaten habe ich mikroskopisch parenchymatöse Veränderungen, combinirt mit denen des Stroma und der Glomeruli, in zwei Fällen, reine parenchymatöse Veränderungen in einem Falle gesehen.

Wir haben also hier Nephritis bei der Kak-ke vor uns!

Alle Beobachter stimmen aber darin überein, dass sie im ganzen Verlauf der Kak-ke freilich immer verminderte Harnsecretion, ja sehr häufig im letzten Stadium der Krankheit Anurie, aber fast niemals hochgradige Albuminurie, welche einer wirklichen parenchymatösen Nephritis entspräche, beobachtet haben. Es wird in den Krankengeschichten sehr häufig nur angegeben: „Harnmenge spärlich, Reaction sauer, Spuren von Eiweiss", u. s. w., aber diese Albuminurie wird meist als Folge von Stauung betrachtet.

Den Harn des Mannes, dessen Nierenveränderung ich oben beschrieben habe, bekam ich nur einmal von seinem Krankenbett zur Untersuchung. Derselbe betrug 12 ccm an Volumen, war tiefbraun gefärbt und ein wenig getrübt, und reagirte stark sauer; beim Kochen mit Salpetersäure und durch Ferrocyan-Essigsäure liess sich eine mässige Quantität von Eiweiss nachweisen. Ausserdem habe ich darin mikroskopisch schmale Cylinder neben vielen weissen und spärlichen rothen Blutkörperchen, sowie aufgequollene Epithelien gefunden. Aus diesem Befunde durfte ich aber durchaus nicht wagen, eine exacte Diagnose auf Nephritis zu stellen, vielmehr war ich geneigt, auch hier eine Stauungsniere anzunehmen; denn bei dem Patienten waren allgemeine hochgradige Stauungssymptome vorhanden. Bei ihm trat schliesslich Anurie ein und er starb. Bei der Section war der in der Blase enthaltene Urin leider nicht besonders berücksichtigt.

[1]) Klebs, Lehrbuch der speciellen pathologischen Anatomie.

[2]) Dieses Archiv Bd. 76. S. 85.

[3]) Ribbert, Nephritis und Albuminurie. 1881 Bonn.

Ein grosses Interesse bietet in dieser Beziehung die Mittheilung von Scheube, dass er einen Fall beobachtet habe, „in welchem bei mehreren Kak-ke-Anfällen eine leichte Nierenaffection als Begleiterscheinung angenommen werden musste“ (Scheube, Die jap. Kak-ke, S. 97.).

Ob dieser Befund ein häufiger ist, wie es bei meinen Beobachtungen der Fall war, oder ob er nur ein zufälliger ist, wird erst die spätere Statistik lehren. Ebenso wenig lässt sich die Frage mit Sicherheit entscheiden, ob dieses Nierenleiden mit der Dilatation und Hypertrophie des Herzens in irgend welchen Zusammenhang gebracht werden darf oder nicht.

Der Einwand, diese Dilatation und Hypertrophie des Herzens bei der Kak-ke werde deshalb häufig beobachtet, weil die letztere besonders kräftige, viel arbeitende Leute befalle, welche also schon vorher an sog. idiopathischer Hypertrophie leiden, wird dadurch widerlegt, dass diese Veränderung auch bei nur mit dem Kopf Arbeitenden vorkommt, wenn sie an Kak-ke leiden. —

Die Blase ist in der Leiche stark contrahirt und enthält gewöhnlich eine geringe Quantität von concentrirtem, getrübtem, mit feinen Flocken oder Fäden vermischtem Harn, worin man unter dem Mikroskop eine Unzahl von Spermatozoen wahrnehmen kann.

V. Die Milz.

Da es im Allgemeinen angenommen wird, wozu auch ich geneigt bin, dass es sich bei der Kak-ke wahrscheinlich oder beinahe sicher um eine Infectionskrankheit handle, so ist besonders die Beschaffenheit der Milz sehr auffallend.

Sie ist in nicht complicirten Fällen gewöhnlich von normaler Grösse, Farbe und Consistenz, manchmal sogar ganz atrophisch, sehr selten vergrössert. — Diese Vergrösserung beruht wahrscheinlich lediglich auf Stauung. Die charakteristische Beschaffenheit der Milz, welche bei vielen acuten Infectionskrankheiten, wie Typhus, Puerperalfieber u. a. vorzukommen pflegt, ist bis jetzt, wenigstens von mir, nicht beobachtet, selbst in solchen seltenen Fällen nicht, in welchen acut verlaufende Kak-ke, richtiger acute Exacerbation mit hohem Fieber verläuft und darum eine solche Vergrösserung am ehesten zu erwarten wäre.

Von der Milz bei Kak-ke findet man gewöhnlich in unseren Protocollen eingetragen: „Die Milz ist normal" oder „die Milz ist etwas vergrössert, blutreich, die Malpighi'schen Körperchen auf der Schnittfläche deutlich erkennbar"; oder „die Milz ist klein, blass, derb" ... u. s. w. Mikroskopisch trifft man ab und zu starke Füllung der kleinen Gefässe; sonst nichts.

VI. Der Magen.

Der Magen war gewöhnlich aus den innerhalb 8 Stunden nach dem Tode secirten Leichen entnommen. Seine Schleimhaut ist geschwollen und getrübt, und zeigt starke Hyperämie, zahlreiche Ecchymosen und oberflächliche Substanzverluste, die besonders auf den gewulsteten Schleimhautfalten localisirt sind, — ein Bild von sog. hämorrhagischer Erosion.

Mikroskopisch findet man die Drüsenepithelien mässig getrübt, aber die Kerne derselben deutlich erkennbar; zwischen den Drüsenschläuchen tritt intensive Rundzelleninfiltration ein; die Gefässe in und unter der Schleimhaut stark injicirt.

Der Inhalt des Magens ist schmutzig gelblich gefärbt durch Galle. Auffälliger Weise trifft man darin sehr oft Spulwürmer, welche im Darmkanal der Kak-ke-Leichen ein fast regelmässiger Befund sind. Dass dies mit der Kak-ke nichts zu thun hat, brauche ich nicht besonders zu betonen.

VII. Der Darmkanal.

Der Befund des Darmkanals ist nicht constant; manchmal wird katarrhalischer Zustand, selten starke Schwellung der Follikel und Platzen derselben nach dem Tode[1] im Dünndarm gefunden.

Die Mesenterial- und Retroperitonäaldrüsen erleiden in gewöhnlichen Fällen keine bemerkenswerthe Schwellung.

VIII. Die Leber.

A. Makroskopisches.

Die Leber ist gewöhnlich gross, blutreich und mässig mit Fett infiltrirt und bietet ein exquisites Bild einer Muscatnussleber dar. Die Consistenz ist meist weich.

Die Gallenblase ist nur mässig gefüllt.

[1]) Virchow, Oeffentliche Medicin und Seuchenlehre. 1879. Bd. I. S. 509.

B. Mikroskopisches.

Die intra- und interacinösen Gefässe sind strotzend mit Blut gefüllt. Die grossen Drüsenepithelkerne sind deutlich sichtbar; nicht selten eine Pigmentanhäufung im Zellprotoplasma. Das ist alles. Parenchymatöse Hepatitis habe ich bei mit Fieber verlaufender acuter Kak-ke nicht beobachtet.

IX. Peripherische Nerven.

Die Untersuchung derselben, welche hauptsächlich von Herrn Dr. Saïgo unternommen wurde, fiel bei den acuten Kak-kefällen bis jetzt fast immer negativ aus.

Zur Bestätigung der früheren Angaben von Bälz und Scheube bedarf es also noch weiterer Beobachtungen.

X. Die Körpermusculatur[1]).

Bälz und Scheube geben einstimmig an, dass die Skeletmusculatur bei der Kak-ke gewisse Veränderung erleide.

Ich lasse hier diese Angaben wörtlich folgen:

1) Bälz[2]):

„Man findet in einzelnen Fasern Verfettung oder Trübung oder eine der colloiden Degeneration ähnliche Beschaffenheit; andere Fasern zeigen die normale Querstreifung, ihr Inhalt hat aber Neigung, in Längsbündel zu zerfallen, an den abgerissenen Enden abzusplittern. Die meisten Fasern sind halb so breit als die normalen (junge Fasern?), von vielen ist nichts Anderes übrig geblieben, als der leere Sarcolemmschlauch.“

„Schon in frischen Fällen sieht man oft deutliche Vermehrung der Muskelkerne, deren Protoplasma in Zerfall begriffen ist; namentlich aber ist die Zahl der Zellen im intermusculären Gewebe vermehrt, und zwar hauptsächlich im Laufe der kleinen Gefässe.“

„In chronischen Fällen tritt diese Kernvermehrung auf Querschnitten noch viel schöner hervor; die Muskeln sehen gerade so aus, wie bei der Degeneration nach experimenteller Durchschneidung und Unterbindung der sie versorgenden Nerven.“

„Die Capillaren der Muskeln sind in ihren Wandungen getrübt und zeigen deutliche Kernwucherung.“

2) Die Angabe von Scheube lautet:

[1]) Diese Untersuchung wurde hauptsächlich von Dr. Tasesaki vorgenommen.

[2]) Mittheilungen der deutschen Gesellschaft für Natur- und Völkerkunde Ostasiens. 1882. 27. Heft.

„Zunächst kommt es zu einer einfachen Atrophie der Muskelfasern, diese werden schmäler, behalten aber noch ihr normales Aussehen. Mit fortschreitender Atrophie wird die Querstreifung allmählich immer undeutlicher, während die Zusammensetzung aus einzelnen Fibrillen schärfer hervortritt. Nun treten zum Theil in den Muskelfasern feine Körnchen auf, welche immer mehr zunehmen und schliesslich den ganzen Sarcolemmschlauch erfüllen können. Die Mehrzahl der Muskelfasern dagegen bekommt nach und nach ein vollkommen homogenes Aussehen: Querstreifung und Längsstreifung verschwinden vollkommen, während sie, ebenso wie die feinkörnig getrübten, immer mehr an Volumen abnehmen. Während viele Muskelfasern nun nur noch fort und fort an Umfang verlieren, stellen sich bei anderen noch weitere Veränderungen ein. Dieselben quellen wieder auf, werden weit dicker als normale Fasern, bekommen einen deutlicheren Glanz und es tritt bei ihnen eine grosse Neigung ein, sich der Quere nach in grössere oder kleinere Bruchstücke zu zerklüften, — wir haben also nun das Bild der ausgeprägten Colloidmetamorphose. Werden die immer mehr zerbröckelten Massen resorbirt, so bleiben schliesslich nur noch leere Sarcolemmschläuche zurück."

Ferner fand er eine „entschiedene Zunahme des Bindegewebes" in den afficirten Muskeln.

Bei meinen Untersuchungen konnte ich die oben angegebenen Veränderungen mit Bestimmtheit constatiren.

Zur Unterscheidung dieser Veränderungen von solchen, welche an Kak-ke-Leichen gefunden wurden, welche aber sicherlich nichts mit der Kak-ke zu thun haben, sondern als cadaveröse Erscheinungen oder als Kunstproducte aufzufassen sind, scheint es mir sehr nothwendig, zuerst die letzteren gesondert etwas genauer zu betrachten. Diese bestehen in Folgendem:

I. Betrachtet man die Muskeln von an Kak-ke oder an anderen Krankheiten Erlegenen im frischen oder im gehärteten und gefärbten Zustande unter dem Mikroskop, so sieht man sehr häufig zahlreiche Muskelfasern in verschieden dicke, regelmässig oder unregelmässig scheibenförmige Stücke zerlegt, welche innerhalb des Sarcolemmschlauches theilweise noch mit einander zusammenhängen oder ganz getrennt daliegen, so dass der Sarcolemmschlauch dazwischen leer und verschmälert aussieht. Die Stücke besitzen gewöhnlich deutlich sichtbare Querstreifungen, selten nur Längsstreifungen. Manchmal trifft man Muskelfasern, welche partielle spindel- oder kugelförmige Aufquellung zeigen; solche Partien sind stark glänzend und homogen, während das dazwischen gelegene Stück deutlich gestreift ist. Andere Fasern mit deutlichen Querstreifungen besitzen, besonders wenn sie aufgequollen sind, in ihrem Innern mehrere Längsspalten.

Nicht selten zeigen die Muskelfasern in ihrem Umfange eine spiralige Bruchlinie, so dass sie, nicht blos, wie oben angegeben, eine Trennung der Quere nach oder eine Spaltbildung intacter Primitivbündel, sondern auch eine spiralige Zertheilung erleiden.

Es muss hierher noch eine Veränderung gezählt werden, welche darin besteht, dass sehr selten dicke Segmente mit deutlicher Querstreifung und voluminöse Klumpen ohne eine Andeutung von Querstreifung innerhalb eines Sarcolemmschlauches hinter einander vorkommen.

Davon unterscheiden sich

II. diejenigen Veränderungen, welche Bälz und Scheube in Kak-ke-Muskeln beobachteten und für „colloidähnlich" oder für „Colloiddegeneration" hielten.

Diese kommen in der That bei der Kak-ke vor und sind schon in frisch entnommenen Muskeln ohne weitere Behandlung sichtbar; nehmlich:

a. Die eine Muskelfaser quillt in toto enorm stark auf, ist gleichmässig feinkörnig getrübt und bekommt ein dickes cylindrisches oder spindelförmiges Aussehen. Dabei bemerkt man nur kaum sichtbare feine und spärliche Längsstreifungen.

b. Eine andere, ebenfalls stark aufgequollene, körnig getrübte Muskelfaser zeigt hie und da knotige Auftreibungen; diese Stellen sehen heller und stärker glänzend aus, als die dazwischen gelegene schmälere Strecke der veränderten Muskelsubstanz.

c. Wieder eine andere aufgequollene Faser ist in verschieden dicke, mit keinerlei Streifungen versehene, hellgraue und stark glänzende Scheiben oder unregelmässig geknäuelte Klumpen zerlegt, welche sich innerhalb des Sarcolemmschlauches neben einander oder in gewissen Abständen vorfinden. Diese veränderte Muskelsubstanz ist fähig, Farbstoffe, wie Carmin, Saffranin, gleichmässig, diffus, aber nur schwach aufzunehmen.

Diese Veränderung der Muskeln bei der Kak-ke ist wahrscheinlich mit der von Zenker zuerst sogenannten „wachsartigen Degeneration" der quergestreiften Muskelfasern oder, wie

Bälz und Scheube sagen, mit einer Colloidmetamorphose zusammenzustellenn.

Ob es sich dabei aber um eine Folge der Entzündung von Muskeln (Scheube) oder gleichfalls nur um eine „Leichenerscheinung“ der pathologisch (chemisch oder moleculär) veränderten Muskelfasern nach Erb[1]) oder, wie Beneke[2]) meint, um eine Quellung der Muskelfasern durch das Eindringen der Gewebsflüssigkeit intra vitam handelt, bleibt dahingestellt. Für die letzte Annahme ist allerdings bei den an acuter Exacerbation der Kak-ke verstorbenen Individuen ein erklärendes Moment vorhanden: das ist das Oedem, welches dabei verschieden stark, aber beinahe constant vorkommt.

Die veränderten (a, b, c) Fasern liegen theils vereinzelt, theils in Bündeln.

Erwähnen möchte ich noch, dass ich ganz gleiche Veränderung an zwei der Phthisis erlegenen Individuen beobachtet habe.

d. Nicht selten wurde hierbei auch starke Vermehrung der Muskelkerne beobachtet; ferner scheinen das interstitielle Bindegewebe etwas vermehrt, dagegen die darin verlaufenden, stark injicirten Gefässe intact zu sein.

Es bot sich mir bis jetzt noch keine gute Gelegenheit dar, die exquisite fettige Degeneration der Skeletmuskeln, welche von Vielen angegeben ist, zu beobachten.

[1]) Dieses Archiv Bd. 43. S. 108.
[2]) Ebend. Archiv Bd. 99. S. 71.

XVII.

Kleinere Mittheilungen.

1.

Beiträge zur histologischen Technik.

Von Dr. S. Krysiński in Dorpat.

No. 4. Ein neues Ocularmikrometer und dessen Anwendung.

Im Jahre 1882 construirte Dr. E. Hartnack in Potsdam das „neue bewegliche Ocularmikrometer“, welches lineare Grössen bis zu 0,0001 mm = 0,1 μ direct zu messen gestattet. Im selben Jahre habe ich an diesem Instrument eine Veränderung angebracht, wodurch die Scala nicht nur in einer, sondern in zwei, zu einander senkrechten Richtungen über das ganze Sehfeld verschiebbar gemacht wurde. Vor kurzem endlich habe ich an demselben Instrument noch eine Veränderung vorgeschlagen, die es auch für krystallographische Zwecke geeignet machen sollte.

In der jetzigen Construction besteht das Instrument aus einem gewöhnlichen schwachen Ocular (Hartnack No. 2) von etwa 22 mm Durchmesser, auf welchem in einer Höhe von 12 mm, vom unteren Ende (der Sammellinse) an gerechnet, eine Metalltrommel von 55 mm Durchmesser und 12 mm Höhe befestigt ist.

Die erwähnte Trommel besteht aus zwei hohlen, oben und unten abgeschlossenen Cylindern, von denen der obere bei sanfter Reibung (à frottement doux) in dem unteren drehbar und mit dem entsprechenden Theile des Oculars fest verbunden ist.

Im oberen Theile des unteren Cylinders befindet sich ein, auf einem Glasplättchen photographirtes Fadenkreuz. Im unteren Theile des oberen Cylinders befindet sich dicht über dem Fadenkreuz eine ebenfalls auf einem Glasplättchen photographirte Scala. Die Entfernung zwischen beiden Photogrammen ist klein genug, damit man bei entsprechender Einstellung der Augenlinse gleichzeitig und gleich scharf das Bild des Fadenkreuzes und der Scala sehen kann.

Die auf einem Glasplättchen photograpirte, deutlich bezifferte Scala besteht aus einem rechtwinkligen Dreieck, dessen eine Kathete genau 10mal länger ist, als die andere. Die lange Kathete ist in 100 Theile getheilt und die zu ihr selbstverständlich senkrechten Theilungsstriche ragen alle über die Hypotenuse hinüber. In Folge dessen sind die, zwischen der

Hypotenuse und der langen Kathete eingeschlossenen Theilungsstrichabschnitte genau dem zehnten Theil der entsprechenden Abschnitte der langen Kathete gleich, also ist z. B. der oben beschriebene Abschnitt des 27. Theilungsstriches genau $\frac{27}{10}$ = 2,7 Theilstriche lang.

Die beschriebene Construction gestattet also die zehnten Theile des Theilstriches direct abzulesen.

Der die Scala einfassende Rahmen lässt sich vermittelst einer über der Trommel hervorragenden Schraube in einer Coulisse sicher und leicht hin und her bewegen. Der Richtung dieser Bewegung ist die der langen Kathete genau parallel. Die den Rahmen tragende Coulisse ist selbst in einer anderen Coulisse befestigt, in der sie, sammt ihrem ganzen Inhalt, in einer zur langen Kathete genau senkrechten Richtung vermittelst einer über der Trommel hervorragenden Schraube sicher hin und her bewegt werden kann.

Die Länge beider Coulissen ist genügend, damit die Scala in beiden Richtungen über das ganze Sehfeld geführt werden kann.

Die äussere Peripherie (der Mantel) des unteren Trommelcylinders ist in 360 Grade deutlich eingetheilt. Die entsprechende Peripherie des oberen Cylinders trägt einen Nonius, in welchem ein Bogen von 19° in 20 Theile getheilt ist. Diese Vorrichtung gestattet eine Umdrehung des oberen Oculartheils von 3 Bogenminuten direct abzulesen.

Dicht unter der Trommel ist am Ocular ein Stift befestigt, der in einen entsprechenden Schlitz am oberen Tubusende des Mikroskops genau passt und dadurch jede seitliche Verschiebung und Rotation des unteren Oculartheils gänzlich verhindern soll.

Die Augenlinse dieses Ocularmikrometers ist wie üblich zum Heben und Senken eingerichtet, damit man das Bild des Fadenkreuzes und der Scala auf die Entfernung der deutlichen Sehweite des Beobachters bringen kann.

Wie bei jedem anderen Ocularmikrometer, muss man auch bei diesem zuerst den Werth einer Theilung der Mikrometerscala für jedes Objectivsystem mit der grössten Sorgfalt selbst bestimmen. Sich auf die von den Optikern beigegebenen Tabellen zu verlassen, ist schon deswegen unthunlich, weil die darin angegebenen Werthe selten um weniger als 50 bis 100 pCt. von der Wahrheit differiren.

Die Bestimmung geschieht bekanntlich folgendermaassen:

Als Präparat legt man auf den Objecttisch ein Objectmikrometer, d. h. einen Glasstreifen, auf dem ein Millimeter in hundert Theile getheilt ist, stellt das Mikroskop auf die Theilung ein, bringt durch entsprechende Drehung des oberen Oculartheils und der an der Trommel angebrachten Schrauben die kurze Kathete der Scala zur Coincidenz mit einem Theilungsstrich des Objectmikrometers und bestimmt, zwischen welchen Zahlen der Theilungsstriche des Object- und Ocularmikrometers die grösste Uebereinstimmung stattfindet. Hat man dabei gefunden, dass eine gewisse Zahl von Theilstrichen des Ocularmikrometers einer gewissen Zahl von Theilstrichen des Objectmikrometers gänzlich entspricht, so muss man noch prüfen, ob dieselbe Uebereinstimmung auch bei dem aliquoten Theil und dem Vielfachen dieser Zahlen stattfindet.

Würden z. B. 88 Theilstriche des Ocularmikrometers 20 Theilstrichen des Objectmikrometers gänzlich entsprechen, und gleichzeitig 44, 22 u. s. w. Theilstriche des Ocularmikrometers 10, 5 u. s. w. Theilstrichen des Objectmikrometers gleich sein, so wäre man berechtigt, diese Zahlen als genau zu betrachten und aus ihnen durch einfache Division den wahren Werth eines Theilstriches des Ocularmikrometers für dieses Linsensystem zu bestimmen.

In unserem Beispiel wäre z. B.

$$1 \text{ Th. d. Oc. m.} = \frac{5 \text{ Th. d. Ob. m.}}{22} = \frac{0{,}05}{22} = 0{,}002254 \text{ mm}$$

oder 2,254 μ (Mikromillimeter).

Wenn aber eine gänzliche Uebereinstimmung nicht vorhanden wäre, so muss man zum Grund der Berechnung die möglich grössten Zahlen nehmen, wenn auch zwischen den kleineren eine grössere Uebereinstimmung herrschen sollte.

Gesetzt z. B. dass

6 Th. d. Oc. m. fast = 5 Th. d. Ob. m.,

gleichzeitig aber 16 × 6 = 96 Th. d. Oc. m. nicht 80 Th. d. Ob. m. entsprechen, sondern zwischen 81 und 82 enthalten sind, so sind wir sicher, dass 96 Th. d. Oc. m. > 81 Th. d. Ob. m. und

96 Th. d. Oc. m. < 82 Th. d. Ob. m., also dass

1 Th. d. Oc. m. > 8,438 μ und

1 Th. d. Oc. m. < 8,541 μ,

und endlich, dass wenn wir eine zwischen diesen liegende Zahl für den wahren Werth eines Theilstriches des Ocularmikrometers nehmen, der begangene Fehler sicher kleiner, als der ganze Unterschied zwischen ihnen, d. h. kleiner als 0,103 μ sein wird.

Wenn wir aber von der ersten Zahl

6 Th. d. Oc. m. fast ganz = 5 Th. d. Ob. m.

ausgehen wollten, bei der uns die Uebereinstimmung die grösste schien, so würden wir erhalten

1 Th. d. Oc. m. = 8,333 μ,

d. h. eine entschieden zu kleine Zahl, da sicher

1 Th. d. Oc. m. > 8,438 μ.

Das oben beschriebene Instrument kann folgende Anwendung finden.

1. Zur Längenmessung.

Das Verfahren der Längenmessung mit dem beschriebenen Instrument ist verschieden, je nach dem der zu messende Durchmesser des gegebenen Objectes kleiner oder grösser ist, als 10 Theilstriche der Scala.

Ist der gewählte Durchmesser kleiner, als 10 Theilstriche der Scala, so braucht man nur, wo immer das Object im Sehfelde liegen mag, durch entsprechende Drehung des oberen Oculartheiles und der an der Trommel angebrachten Schrauben die kurze Scalenkathete zur gänzlichen Deckung mit demselben zu bringen, und zwar so, dass die lange Kathete gleichzeitig einen Endpunkt des Durchmessers berührt. Durch weitere Drehung der mit der langen Kathete parallelen Trommelschraube verschiebt man die Scala so lange, bis die Hypotenuse den zweiten Endpunkt des Durchmessers berührt, und da bei dieser Verschiebung die lange Kathete stets in ihrer ersten Richtung verbleibt, und in Folge dessen das gegebene Object stets im selben Punkt tangirt, so coincidirt auch der, diese Punkte verbindende Theilungsstrich mit dem gewählten Durchmesser völlig und giebt seine Länge bis zu $\frac{1}{10}$ eines Theilstriches direct an.

Diese Messungsmethode nenne ich kurzweg „Eintheilung".

Ist aber der gewählte Durchmesser länger, als 10 Scalatheilstriche, so kann er nicht eingekeilt werden; um ihn zu messen, braucht man nur durch entsprechende Drehung des oberen Oculartheils und der Trommelschrauben die lange Kathete zur gänzlichen Deckung mit demselben zu bringen, und zwar so, dass ein Theilungsstrich genau mit einem seiner Endpunkte sich deckt, um an der langen Kathete seine Länge direct abzulesen.

Die so eben beschriebene Messungsmethode mit dem neuen Instrument besitzt vor allen anderen den grossen Vortheil, dass man mit demselben durch eine entsprechende Drehung des oberen Oculartheils und der Trommelschrauben die Scala leicht, schnell und sicher zur gänzlichen Coincidenz mit dem wo und wie immer liegenden Objectdurchmesser bringen kann, während bei den alten Instrumenten mit unbeweglicher Scala die immer schwierige und häufig ganz unausführbare, genaue Unterschiebung des Objects unter die Scala sehr zeitraubend ist und keine grössere Genauigkeit zulässt.

Für kleinere Objecte, die eingekeilt werden können, besitzt die Methode den weiteren Vortheil, dass man die Länge ihrer Durchmesser bis zu $\frac{1}{10}$ eines Theilstriches direct genau bestimmen kann.

Endlich möchte ich noch als Vortheil dieser Methode und des Instrumentes hervorheben, dass man die Berührung des Objectes mit zwei langen, äusserst dünnen und schwarzen Linien (lange Kathete und Hypotenuse, oder zwei Theilungsstriche) viel genauer bestimmen kann, als mit zwei kurzen, dicken, mit Diamant eingeschnittenen, ganz farblosen Strichen.

2. Zur Messung planer Winkel.

Um einen wo immer am Sehfeld liegenden planen Winkel bis auf 3' Bogenminuten genau zu messen, braucht man nur durch entsprechende Drehung des oberen Oculartheils und der Trommelschrauben die lange Kathete zur gänzlichen Coincidenz mit einem seiner Schenkel zu bringen und den Stand des Nonius an der Trommel abzulesen. Durch abermalige entsprechende Drehung des oberen Oculartheils und der Trommelschrauben bringt man dann die lange Kathete zur gänzlichen Coincidenz auch mit dem zweiten Schenkel des Winkels und liest abermals den Stand des

Nonius ab. Die algebraische Differenz dieser zwei Ablesungen giebt unmittelbar die Winkelgrösse bis zu 3′ genau an.

Diese Messungsmethode hat vor der älteren mit dem drehbaren Objecttisch und Fadenkreuzocular den unstreitigen Vortheil, dass die Messung bei jedem gewöhnlichen Mikroskopstativ ohne alle weiteren Vorrichtungen leicht ausgeführt werden kann, und die so sehr mühsame und schwierige Centrirung gänzlich überflüssig ist, wodurch nicht nur an Zeit, sondern auch an Genauigkeit sehr wesentlich gewonnen wird.

3. Zur Messung diedrischer Winkel.

Nach einem bekannten Lehrsatz der analytischen Geometrie kann der Neigungswinkel zweier Ebenen im Raume bestimmt werden, wenn die gradlinigen Coordinaten von 6 Punkten bekannt sind, von denen je 3 auf einer dieser Ebenen, aber nicht alle 3 in einer geraden Linie liegen

Die direct unausführbare Aufgabe, diedrische Winkel mikroskopisch zu messen, reducirt sich durch diesen Lehrsatz zu einer verhältnissmässig leichten: nehmlich zur Bestimmung der gradlinigen Coordinaten eines Punktes im Raume.

Als Coordinatensystem, auf welches sich unsere Bestimmungen beziehen sollen, wählen wir folgende drei Axen: als X-Axe das Bild des Fadenkreuzarmes, der von links nach rechts zieht, als Y-Axe das Bild des Fadenkreuzarmes, der von vorn nach hinten zieht, als Coordinatenanfangspunkt das Bild des Kreuzungspunktes der Fadenkreuzarme und endlich als die Z-Axe eine durch den Coordinatenanfangspunkt zur Ebene der X- und Y-Axen gerichtete Senkrechte. Diese letzte Axe ist also der optischen Axe des Mikroskops parallel.

Um die auf diese Axen bezogenen Coordinaten eines Punktes zu bestimmen, braucht man nur, wenn die Entfernungen der Projection dieses Punktes auf die Ebene XY von der X- und Y-Axe nicht über 10 Scalatheilstriche gross sind, durch entsprechende Drehung des oberen Oculartheils und der Trommelschrauben (von denen wir die in der Richtung der langen Kathete gehende „die lange“, die in der Richtung der kurzen Kathete gehende kurzweg die „kurze Schraube“ nennen wollen) die lange Kathete zur absoluten Coincidenz mit der X-Axe zu bringen, dann aber die lange Schraube entsprechend zu drehen, bis die Hypotenuse durch die Projection des gewählten Punktes geht.

Da während dieser Drehung die lange Kathete stets auf der X-Axe verbleibt, die Theilungsstriche also zu der X-Axe senkrecht gerichtet sind, so giebt der durch diesen Punkt gehende Theilungsstrich die Länge der Y-Coordinate bis zum Werth von $\frac{1}{10}$ eines Theilstriches genau, unmittelbar an.

Bringt man dann durch entsprechende Drehung die lange Kathete zur gänzlichen Coincidenz mit der Y-Axe und verschiebt die Scala durch entsprechende Drehung der langen Schraube, bis die Hypotenuse abermals durch den gewählten Punkt geht, so giebt wieder aus denselben Gründen der durch diesen Punkt gehende Theilungsstrich die Grösse der X-Coordinate mit derselben Genauigkeit direct an.

Wenn die Entfernung der Projection des gewählten Punktes auf die X-Y-Ebene von den entsprechenden Axen grösser, als 10 Theilstriche, wäre, so hat man, um die Coordinaten zu bestimmen, zuerst die lange Kathete durch entsprechende Drehung des oberen Oculartheils und der Trommelschrauben zur absoluten Coincidenz mit der X-Axe zu bringen, dann durch entsprechende Drehung der kurzen Schraube die Scala so weit zu vorschieben, bis die lange Kathete durch den entsprechenden Punkt geht (bei dieser Bewegung bleibt die lange Kathete stets zu der X-Axe parallel, also zu der Y-Axe genau senkrecht gerichtet), und endlich durch Drehung der langen Schraube einen Scalatheilungsstrich zur gänzlichen Coincidenz mit der Y-Axe zu bringen, um auf der langen Kathete die senkrechte Entfernung der Projection des gegebenen Punktes von der Y-Axe, also seine X-Coordinate direct abzulesen.

Bringt man dann wieder die lange Kathete zur gänzlichen Coincidenz mit der Y-Axe, verschiebt die Scala durch Drehung der kurzen Schraube, bis die lange Kathete abermals durch die Projection des gewählten Punktes geht, wobei natürlich diese Kathete stets parallel zu der Y-Axe, also senkrecht zu der X-Axe verbleibt, verschiebt die Scala weiter durch Drehung der langen Schraube, bis ein Scalatheilungsstrich genau mit der X-Axe coincidirt, so kann man unmittelbar die senkrechte Entfernung der Projection dieses Punktes von der X-Axe, also seine Y-Coordinate auf der langen Kathete direct ablesen.

Aus dem Unterschiede der abgelesenen Stellungen des Index der Mikrometerschraube bei der Einstellung des Mikroskops auf die obere (dem Beobachter zugekehrte) Fläche des Objectträgers und den gewählten Punkt, sowie aus dem bekannten Werthe eines Theilstriches dieser Schraube kann man die Z-Coordinate unmittelbar berechnen.

Die Genauigkeit der Bestimmung dieser letzten Coordinate hängt ab:

1. von der Vollkommenheit der Mikrometerschraube,
2. von der Genauigkeit der Bestimmung der Höhe ihres Ganges.

   Diese Bestimmung muss unweigerlich auf derselben Theilungsmaschine ausgeführt werden, auf welcher das Objectmikrometer ausgeführt wird. Da nehmlich der Werth der Ocularscalatheilung, mit welcher wir die X- und Y-Coordinaten messen, mittelst des Objectmikrometers ausgeführt, die Z-Coordinate aber mit dem Gange der Mikrometerschraube gemessen wird, so müssen diese beiden Grössen absolut auf denselben Maassstab bezogen werden, um mit einander combinirt werden zu können.
3. von der Sicherheit der Führung des Mikroskops, d. h. von der Richtung und Ausführung des Führungsprisma, von der passenden Kraft der Druck- und Hebfeder u. s. w., damit der Tubus durch die Mikrometerschraube genau in einer zur Z-Axe parallelen Richtung gehoben und gesenkt werden kann, so dass er sich während

der Beobachtung weder senke (unter dem eigenen Gewicht), noch von der Hubfeder in die Höhe geschnellt werde.

4. von der Vollkommenheit der Correction des Objectivlinsensystems und von der Kürze seiner Brennweite.

Je kürzer die Brennweite eines Systems, um so kleiner ist auch seine Sehtiefe, d. h. die Grösse der erforderlichen Hebung oder Senkung des Tubus, um das Bild eines Punktes zum Verschwinden zu bringen.

Je vollkommener die Correction eines Systems, um so schärfer ist auch das gewonnene Bild, und um so leichter lassen sich schon geringe Unterschiede in der Deutlichkeit desselben wahrnehmen.

Da es sich bei der Z-Coordinatenbestimmung um die genaueste Feststellung des Standes der Mikrometerschraube bei möglich scharfer Einstellung handelt, so ist es verständlich, warum diese nur bei vollkommen corrigirten und starken Systemen erreicht werden kann.

5. von der optischen Homogeneität der Medien, in welche das Object und das Linsensystem eintaucht.

Bei Heterogeneität der Medien muss man die gefundene scheinbare Höhe mit dem Verhältnisse der Brechungsindices dieser beiden Medien multipliciren, um die wahre Höhe zu ermitteln.

Wenn z. B. die direct gefundene Höhe (die Z-Coordinate) eines Punktes eines in Balsam eingeschlossenen Objectes mit einem Trockensystem = 45,2 μ, mit einem Wasserimmersionssystem = 60,2 μ und mit einem homogenen Oelimmersionssystem = 68 μ gefunden wäre, so wäre nur diese letzte Zahl richtig, da das angewandte Oel und Balsam optisch homogen sind.

Um die anderen zwei Zahlen zu reduciren, braucht man sie nur mit dem Verhältnisse der entsprechenden Brechungsindices zu multipliciren, welche für die Luft 1, für das Wasser 1,33 und für den Balsam 1,5 betragen, und zwar erhält man dann:

$$\text{für das Trockensystem } 45{,}3 \times \frac{1{,}5}{1} = 68{,}05\ \mu,$$

$$\text{für das Wassersystem } 60{,}2 \times \frac{1{,}5}{1{,}33} = 67{,}8699\ \mu,$$

d. h. fast gänzlich übereinstimmende Zahlen.

Bei der Erfüllung aller dieser Bedingungen und der Benutzung der besten jetzigen Linsensysteme kann man mit einem System von $\frac{1}{12}''$ Brennweite den unvermeidlichen Fehler in der Bestimmung dieser Coordinate sicher unter 0,5 μ herabdrücken.

Die Genauigkeit der Bestimmung der zwei Flächencoordinaten X und Y ist bei unserer Methode mit $\frac{1}{10}$ der Scalatheilung ausgedrückt. Bei der Anwendung entsprechend starker Systeme kann sie beliebig erhöht werden. Für das Hartnack'sche homogene System III = $\frac{1}{24}''$ beträgt der Werth eines Scalatheilstriches 0,541 μ.

Mit diesem System wäre es also möglich, die Flächencoordinaten bis auf 0,0541 μ, d. h. fast bis auf $\frac{1}{19}\,\mu$, genau zu bestimmen.

G. Wertheim, der das Mikroskop zuerst zur Bestimmung der diedrischen Winkel anwandte, benutzte zur Bestimmung der Flächencoordinaten X und Y ein Fadenkreuzocular und einen nach zwei Richtungen mittelst Schrauben beweglichen Objecttisch. Nach der Einstellung des Mikroskops auf den gewählten Punkt und der Ablesung des Standes der Indices an den Schraubenköpfen brachte er durch entsprechende Drehung einer Schraube den gewählten Punkt zur Coincidenz mit einem Fadenkreuzarm, z. B. der X-Axe; dann brachte er durch Drehung der anderen Schraube den Punkt zur Coincidenz auch mit der zweiten Y-Axe (stellte ihn also in den Coordinatenanfangspunkt n) und las abermals den Stand der Indices der Schrauben ab. Aus dem Unterschiede dieser zwei Ablesungen und dem bekannten Werthe einer Theilung berechnete er unmittelbar den Werth beider Coordinaten.

Dass die gewöhnlichen gangbaren beweglichen Objecttische, wenn die Köpfe der sie bewegenden Schrauben eine noch so feine Eintheilung erhielten, sich zu dieser Bestimmung durchaus nicht eignen, erhellt schon daraus, dass die auf einem Stückchen Draht, mit einer gewöhnlichen Schneidklemme geschnittenen Schrauben sicher keine Ansprüche auf Genauigkeit machen können.

Eine Schraube, die eine 0,01 mm Verschiebung sicher ausführt und genau ablesen lässt, muss schon mit einer aussergewöhnlichen Sorgfalt und Präcision angefertigt werden und wird dem entsprechend ziemlich theuer sein. Solche Schrauben aber, wenn sie an den beweglichen Objecttisch angebracht wären, würden nur eine höchst ungenügende Genauigkeit in der Bestimmung der Coordinaten gestatten.

Der bekannte Jenenser Optiker Zeiss fertigt jedenfalls ein Instrument, das Schraubenobjectmikrometer, welches eine Verschiebung von 2 μ direct abzulesen gestattet. Dieses complicirte und nicht gar billige Instrument (120 Mark) lässt aber die Verschiebung nur in einer Richtung ausführen; sollte es, wie dies für die Wertheim'sche Methode unentbehrlich ist, eine Verschiebung nach zwei Richtungen zulassen, so würde es zwar noch viel complicirter und theuerer, sicher aber nicht genauer werden.

Aber auch mit Hülfe eines solchen, neu zu construirenden Instrumentes würde die maximale Genauigkeit (2 μ) weit hinter derjenigen zurückstehen, welche man bei meiner Methode ohne Weiteres schon bei mittelstarken Linsensystemen erreichen kann.

Die Vorzüge des beschriebenen Instrumentes lassen sich also kurz dahin präcisiren, dass man mit seiner Hülfe, ohne specielle Stative und ausschliesslich complicirte Instrumente, bei jedem guten Mikroskop die Längen, die planen und diedrischen Winkel viel leichter und genauer messen kann, als mit irgend einem anderen, bis jetzt bekannten.

2.

Eine seltene Hymenanomalie.

Beschrieben von Dr. S. Krysiński in Dorpat.

Bei Gelegenheit der gynäkologischen Untersuchung eines an Leukorrhoe und Menstrualbeschwerden erkrankten Mädchens wurde ich folgender, so viel ich weiss, bis jetzt nicht beschriebener Hymen-Anomalie ansichtig:

In dem ziemlich derben rundlichen Hymen befand sich links unten (bei A) eine kleine, kaum eine 5 mm-Sonde durchlassende, unregelmässig contourirte Oeffnung und median oben eine etwa zweimal grössere Hervorragung, die ich im ersten Augenblick für die Mündung der Urethra hielt. Die genauere Untersuchung lehrte jedoch, dass die genannte Hervorragung durch eine Duplicatur der Hymenschleimhaut gebildet und einer Semilunarklappe der Aorta nicht unähnlich ist (bei B). Von der Mitte des oberen freien Randes her ist aber diese Klappe fast bis zur Hälfte geschlitzt. Weder in den unteren oder seitlichen Rändern noch in der hinteren Fläche des durch sie gebildeten Täschchens war eine Oeffnung vorhanden, so dass das Täschchen einen vollkommen abgeschlossenen, sich nach unten verjüngenden Blindsack bildete. Die Urethra, so viel man sich bei der Sondenexploration überzeugen konnte, mündet etwa 2½—3 cm hinter dem Hymen in der Vagina aus. Der Urin wird durch die Hymenöffnung entleert; wie viel aber dieser Umstand zu der Entwickelung und dem hartnäckigen Fortbestehen der Leukorrhoe beitragen mag, muss ich dahin gestellt sein lassen. Eine genauere Untersuchung dieser interessanten Verhältnisse musste aus naheliegenden Gründen unterbleiben.

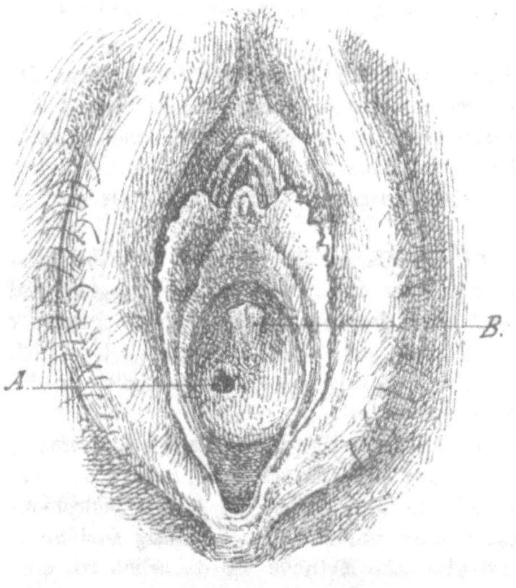

3.

Ein Fall von innerer Einklemmung durch Axendrehung der Pylorushälfte eines Sanduhrmagens.

Von Dr. Robert Langerhans,
zweitem anatomischen Assistenten am pathologischen Institut zu Berlin.

Eine 47jährige Händlerin, Marie Dimde, welche seit vielen Jahren an Magenbeschwerden gelitten hatte, erkrankte Anfang October vorigen Jahres ganz plötzlich mit Leibschmerzen und heftigem Erbrechen. Am 7. October wurde sie auf der Gerhardt'schen Abtheilung des Charité-Krankenhauses zu Berlin aufgenommen und die Diagnose auf Magenerweiterung in Folge von Stenose der Pars pylorica durch Narben gestellt[1]). Während des Aufenthaltes im Krankenhause waren häufig Magenausspülungen vorgenommen und wurde in dem Mageninhalt Beimischung von Blut constatirt. Die Patientin hatte dauernd grossen Durst; in der letzteren Zeit vor dem Tode bestand Anurie. Die Kräfte der Kranken nahmen schnell ab; am 12. Oct. erfolgte der Tod ziemlich plötzlich unter einem tetanusähnlichen Krampfanfall.

Am 13. Oct., Vormittags 10 Uhr, machte ich die Section, deren ausführliches Protocoll ich im Folgenden wiedergebe:

Mittelgrosse weibliche Leiche mit schmutzig gelblich-grauer Hautfarbe, äusserst dünnem, etwas bräunlichem Fettpolster. Ueberall sieht man durch die Haut die stark contrahirten Muskelbäuche deutlich hindurch, so am Halse das Platysma, an den Oberarmen die Bicipites, an den Vorderarmen besonders stark die Beugemuskeln, ferner die Gastrocnemii und Tibiales; durch Contraction der Quadricipites sind die Patellae stark aufwärts gezogen. Das Muskelfleisch fühlt sich fest an. Die Todtenstarre ist an den Armen und am Nacken leicht zu überwinden, an den unteren Extremitäten nur mit grossem Kraftaufwand. Das Abdomen ist leicht vorgewölbt; in der Haut befinden sich viele alte Schwangerschaftsnarben. Unterhautfettgewebe und Musculatur sind auffallend trocken, letztere hat eine rothe Farbe.

Bei Eröffnung der Bauchhöhle findet sich ein ungewöhnlicher, ziemlich starker, bindegewebiger, gefässhaltiger Strang, der in der linken Parasternallinie dicht unterhalb des Rippenbogens von der vorderen Bauchwand ausgehend, etwas nach der Mitte und oben gerichtet, in die Tiefe sich erstreckt. Dieser hat hart am Bauchfell einen Durchmesser von ungefähr 1,5 cm, verjüngt sich aber nach innen zu schnell bis zu 2 mm Dicke. Das Bauchfell ist im Uebrigen nicht verändert, glatt, feucht-glänzend, blass.

Die Leber überragt den gablig getheilteu Processus xyphoideus um 3 cm. Dicht unterhalb der Leber liegt ein grosser, mit Flüssigkeit stark gefüllter

[1]) Die ausführliche Veröffentlichung des klinischen Verlaufs haben sich die behandelnden Aerzte vorbehalten.

und überall vom grossen Netz bedeckter Sack, der bis 8 cm oberhalb der Symphyse hinabreicht, rechts der seitlichen und vorderen Bauchwand anliegt und nach links bis über die Parasternallinie hinüberreicht. Auf diesem Sack liegt ein Stück Colon, in Gestalt einer römischen V; das obere Ende dieser Schlinge verschwindet hinter dem linken Rippenbogen (s. Fig. 2), das untere senkt sich bogenförmig links neben dem Sack in die Tiefe, dicht unterhalb jenes oben erwähnten peritonitischen Stranges. Links neben dem Sack und zwischen diesem und der Symphyse liegen einige nicht vom Netz bedeckte, leicht durch Gas aufgetriebene Dünndarmschlingen; oberhalb des rechten Ligamentum Poupartii erscheint ein kleiner Abschnitt des Cöcum. Die vorliegenden Theile sind ungleichmässig geröthet, meist auffallend blass. In der Bauchhöhle befindet sich kein fremder Inhalt.

Der Stand des Zwerchfells entspricht beiderseits dem unteren Rande der 4. Rippe.

Bei Abnahme des Sternum retrahiren sich beide Lungen gleichmässig wenig. Beide Pleurahöhlen sind leer.

Im Herzbeutel kaum messbare Mengen klarer Flüssigkeit. Das Herz ist reichlich so gross, wie die sehr magere geballte Faust der Leiche, enthält in den beiden rechten Kammern zusammen circa 100 ccm flüssigen Blutes und Speckgerinnsel. Klappen und Endocard rechts intact. Aeusserst wenig flüssiges Blut in dem linken Vorhof und in der linken Kammer. Letztere ist stark contrahirt; Musculatur fest; Endocard leicht verdickt; Klappen intact. Am vorderen Papillarmuskel unter dem Pericardium kleine flache Blutungen. Die Musculatur der linken Kammer ist an der Basis 2,5 cm, in der Mitte 1,5 cm, an der Spitze wenige Millimeter dick, hat eine schwache Braunfärbung.

Beide Lungen sind in allen Theilen lufthaltig, zum Theil etwas aufgebläht, auf der Schnittfläche trocken, blassgrau, nur in den hinteren Partien etwas röthlich. In den grösseren Bronchien ziemlich viel schaumige und schleimige Massen von sehr dunkler schmutzig bräunlicher Farbe, in den mittleren und feineren Bronchien zum Theil eiterähnliches Secret.

Halsorgane blass; im Pharynx, Larynx und in der Trachea dieselben Massen, wie in den grösseren Bronchien.

Bei der Section der Bauchhöhle wird zunächst der oben erwähnte peritonitische Strang verfolgt. Bei näherer Betrachtung zeigt sich, dass er dicht unterhalb des Bauchfells lose vom Netz umlagert ist. Dieser Theil des grossen Netzes ist in sich retrahirt, dick, gelappt, hat einen sehr grossen Gefässreichthum, fast gar kein Fettgewebe, ist nirgends mit jenem Strang verwachsen oder verklebt. Folgt man dem Strang, indem man ihn leicht anzieht, mit der Hand in die Tiefe, so überzeugt man sich, dass er in fester Verbindung steht mit dem grossen Sack, an dessen linkem und oberen Abschnitt; zugleich fühlt man, dass an der Insertionsstelle des Stranges der grosse Sack mit einem zweiten, ebenfalls mit flüssigem Inhalt gefüllten und hinter den linken Rippen in der Zwerchfellshöhlung liegenden Sack in Verbindung steht (vgl. Fig. 1). Nun wird versucht, jene Colonschlinge, welche die Gestalt einer V nachahmt, von dem darunter liegenden Sack abzuheben; das gelingt nicht, dagegen lässt sich leicht dieser Abschnitt des Colon mit dem grossen Sack zugleich an dessen rechten Rand aufheben und nach links hin über den fixirten linken Rand hinwegrollen. Jetzt zeigt sich (vgl. Fig. 2), dass die beiden Säcke Theile des Magens sind, und dass eine stark verengerte Stelle, eben jene Stelle, wo der peritonitische Strang inserirt, den Magen in zwei Hälften geschieden hat. Der Magen hat die Gestalt einer Sanduhr; die

Fig. 1.

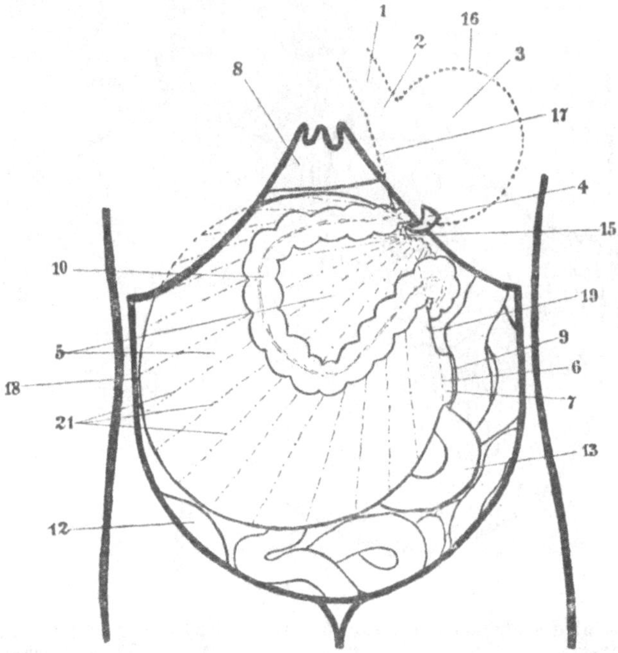

Ansicht des Abdomen nach der Eröffnung. 1 Dilatirter Oesophagus. 2 Cardia. 3 Fundus ventriculi. 4 Peritonitischer Strang zwischen Stenose und vorderer Bauchwand. 5 Die um die Längsaxe gedachte Pylorushälfte des Magens. 6 Pylorus nach links von der Mittellinie und abwärts gedrängt. 7 Duodenum. 8 Leber. 9 Vorderer Schenkel des spitzen Winkels, welchen das Duodenum bildet. 10 Der auf dem Magen liegende Abschnitt des Quercolon, in Gestalt einer römischen V. 12 Coecum. 13 Dünndarmschlingen. 15 Theil des Netzes, welcher den peritonitischen Strang lose umlagert. 16 Grosse Magencurvatur bis zur Stenose. 17 Kleine Curvatur bis zur Stenose. 18 Grosse Curvatur zwischen Stenose und Pylorus. 19 Kleine Curvatur zwischen Stenose und Pylorus. 21 Linien, welche die Richtung angeben, in welcher das grosse Netz und das Lig. gastrocolicum gespannt ist.

verengerte Stelle entspricht in ihrem Durchmesser etwa einem Finger. Von dort und zwar von der kleinen Curvatur geht der peritonitische Strang aus, zunächst als mehrere dünne Fäden, die sich aber bald zu einem Strang vereinigen. Dadurch ist also die kleine Curvatur des Magens an die vordere Bauchwand angeheftet. Der Strang umgreift von links und unten die verengerte Stelle des Magens, das grosse Netz und den Querdickdarm; seine

Fig. 2.

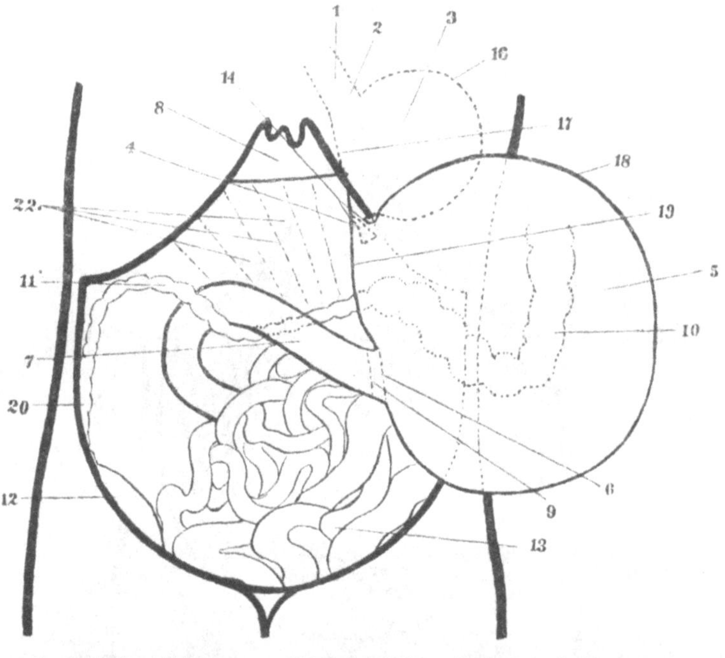

Ansicht des Abdomen, nach Zurückdrehen der Pylorushälfte um die Längsaxe. 1 Dilatirter Oesophagus. 2 Cardia. 3 Fundus ventriculi. 4 Peritonitischer Strang, durch die Pylorushälfte verdeckt. 5 Die um die Längsaxe zurückgedrehte Pylorushälfte. 6 Pylorus. 7 Duodenum, nach links und abwärts gezogen. 8 Leber. 9 Die total anämische Stelle des Duodenum, nach Streckung des spitzen Winkels. 10 Quercolon in Gestalt einer römischen V, jetzt durch den Magen verdeckt. 11 Flexura hepatica coli, nach links und abwärts gezogen. 12 Coecum. 13 Dünndarmschlingen. 14 Stenose des Magens. 16 Grosse Curvatur zwischen Cardia und Stenose. 17 Kleine Curvatur zwischen Cardia und Stenose. 18 Grosse Curvatur der Pylorushälfte, nach Zurückdrehen um die Längsaxe. 19 Desgl. kleine Curvatur. 20 Das contrahirte Colon ascendens. 22 Linien, welche die Richtung andeuten sollen, in welcher die Radix mesenterii nach links und abwärts verschoben ist.

Richtung ist ziemlich direct von hinten nach vorn, mit einem leicht convexen Bogen nach links. Direct nach vorn von der verengerten Stelle des Magens liegt jener schon erwähnte stark in sich zusammengezogene Theil des Netzes und das entsprechende Stück Quercolon. An der Stenose des Magens liegt die grosse Curvatur nach vorn und oben gerichtet, die kleine nach abwärts, so dass diese in situ unterhalb der grossen Curvatur zum Vorschein kommt. Beide Curvaturen sind an der hinteren Magenfläche einander bis auf wenige Millimeter genähert. Die zweite Hälfte des Magens jenseits der Stenose, die den grösseren Sack bildet, ist um die Längsaxe gedreht, indem sich die grosse Curvatur zuerst nach vorn gehoben hat und dann nach oben umgeklappt ist, so dass die hintere Magenfläche nach vorn liegt. Die grosse Curvatur bildet nach oben, rechts und unten die Begrenzung des grossen Sackes (i. e. der zweiten Magenhälfte); links von der Mittellinie, ungefähr in der Höhe des Nabels liegt der Pylorus; die kleine Curvatur zwischen Pylorus und Stenose (dieselbe bildet die Begrenzung des Sackes nach links) steigt annähernd senkrecht von oben nach unten herab, der obere Abschnitt neigt sich etwas der Mittellinie zu. Hinter dem grossen Sack (um mich kurz auszudrücken) sieht man die Wurzel des Mesenterium nach links verschoben; Colon ascendens ist contrahirt; Flexura hepatica coli stark nach links hinübergezogen bis zum linken Rand des grossen Sackes oberhalb des Pylorus. Das verticale und das obere horizontale Stück des Duodenum bilden einen nach unten offenen Bogen; der Zwölffingerdarm ist weit, leer, platt zusammengedrückt; dicht unterhalb des Pylorus bildet derselbe einen nach links vollkommen spitzen Winkel. Dieser spitzwinklig gelagerte Abschnitt hebt sich durch totale Anämie von dem übrigen Zwölffingerdarm und dem Magen deutlich ab. Fast ebenso blass ist jene stark verengerte Stelle des Magens, an der die Axendrehung erfolgt ist. Das Pankreas ist sehr blass; Ductus pancreaticus und Ductus choledochus mit jenem Theil des Zwölffingerdarms, in welchem die Papille liegt, nach links verschoben. Im Zwölffingerdarm befinden sich geringe Mengen abgestossenen Epithels, stark gallig gefärbt. Bei starkem Druck auf die Gallenblase entleert sich aus der Papille Galle. Im Magen sind enorme Mengen (circa 2½ Ltr.) einer dunklen bräunlich schwärzlichen Flüssigkeit (kaffeesatzähnlich); die Stenose ist in situ für den kleinen Finger durchgängig. Die Schleimhaut des Magens ist im ersten Abschnitt wenig, im zweiten stärker geschwollen, im ersten grauroth und gefaltet, im zweiten etwas ungleichmässig dunkelroth, cyanotisch, nicht gefaltet, in beiden mit einer dicken Schicht zähen glasigen Schleimes bedeckt. An der verengerten Stelle befinden sich in der Schleimhaut der kleinen Curvatur und der ganzen hinteren Fläche zahlreiche grosse strahlige Narben, kein Geschwür. Die Speiseröhre ist sehr weit, mit denselben Massen wie der Magen gefüllt; aufgeschnitten hat er eine Weite von 7 cm. Die Länge der kleinen Curvatur von der Cardia bis zur Mitte der Stenose beträgt 12 cm, von der Stenose bis zum Pylorus 13 cm; die Länge der grossen Curvatur entsprechend 25 und 41 cm. Die grösste Weite der zwischen Stenose und Cardia gelegenen Magenhälfte misst nach dem Aufschneiden 24 cm, der zweiten Hälfte 28 cm. Die Stenose hat nach dem Aufschneiden eine Weite von 5,5 cm, wovon 4,8 cm auf die vordere und nur 7 mm auf die hintere Magenfläche kommen. An der hinteren Wand des Fundus ventriculi finden sich aussen vielfach peritonitische Adhäsionen, zum Theil von strahlig narbiger Beschaffenheit. Dieser Theil der Magenwand ist zusammengezogen, verdickt, aber ohne Falten, kleiner als der entsprechende Abschnitt der vorderen Wand. Die Entfernung der Spitze des Winkels, welchen das Duodenum bildet, von dem Pylorus beträgt 1,5—2,0 cm. Dort ist der Zwölffingerdarm 8 cm weit. Die Länge des peritonitischen Stranges zwischen kleiner Curvatur und vorderer Bauchwand beträgt annähernd 3 cm.

Milz klein, schlaff; Kapsel gefaltet; Schnittfläche blass röthlichgrau, etwas bräunlich. Beide Nieren schlaff, äusserst anämisch. Leber klein, schlaff, fettarm, sehr blutarm; die Centra der Acini sind braun. Gallenblase prall gefüllt mit dunkler eingedickter Galle. Fast der ganze Darm ist contrahirt; Dünndarm blass, enthält nur geringe Mengen abgestossenen Epithels, das sich von der Schleimhaut schwer abspülen lässt. Die Schleimhaut ist durchweg gallig imbibirt. Im Cöcum geringe Mengen sehr harten Kothes. Das Colon enthält ebenfalls nur etwas abgestossenes Epithel; die Schleimhaut ist sehr blass. Geschlechtsorgane sehr anämisch; in der Gebärmutter weisen viele weite und dickwandige Gefässe auf vorausgegangene Geburt hin. Blase leer.

Demnach lautet die Diagnose:

Sanduhrmagen in Folge zahlreicher stark retrahirender Narben im mittleren Abschnitt der kleinen Curvatur und des entsprechenden Abschnittes der hinteren Magenwand. Chronische adhäsive und retrahirende Peritonitis zwischen jener Magenstenose und der vorderen Bauchwand. Verschluss des Duodenum in Folge von Axendrehung und Verlagerung der zweiten Hälfte des Magens. Leere des ganzen Darmes; leichte Desquamation der Schleimhaut desselben. Starke Ausdehnung des Magens durch flüssigen Inhalt. Sehr starke Stauungshyperämie der zweiten Magenhälfte. Katarrh der Magenschleimhaut. Starke Ausdehnung der Speiseröhre. Chronische retrahirende Entzündung eines Theiles des grossen Netzes. Leichte braune Atrophie des Herzens, der Leber und der Milz. Hochgradige Trockenheit der Gewebe. Allgemeine Blutarmuth. Krampfhafte Contraction der Skeletmusculatur. Braune Atrophie des Fettgewebes.

Was zunächst die Todesursache anbetrifft, so glaube ich in Hinsicht auf die vollständige Leere des Darmes, den leichten Desquamationszustand der Schleimhaut desselben, die hochgradige Trockenheit aller Theile und die allgemeine Anämie, sowie auf die von klinischer Seite beobachtete Anurie beim Fehlen histologischer Veränderungen der Nieren und auf die Anwesenheit von Blut im Mageninhalt mit Recht die Behauptung aussprechen zu dürfen, dass der Tod der Patientin in Folge von Inanition eingetreten ist. Der Contractionszustand des Darmes, das vollständige Fehlen jeglicher Ingesta und der allgemeine gleichmässige Desquamationszustand der Schleimhaut beweisen, dass schon längere Zeit vor dem Tode dem Darm durch den

Magen kein Speisebrei zugeführt worden ist. Demnach hatte die Ernährung des Körpers durch den Darm bereits seit mehreren Tagen vollständig aufgehört. Andererseits hatte der Körper andauernd mehrere Tage lang durch den Magen Blut verloren. Blut war wiederholt im Mageninhalt constatirt; nirgends zeigte die Schleimhaut einen frischeren Defect, nur starke Stauungshyperämie; also hatte längere Zeit eine sogenannte parenchymatöse Blutung bestanden, wie sie stets bei länger bestehender Stauung einzutreten pflegt. Bedingt war die Stauung durch Zerrung und wirkliche Stellung der Vena gastroepiploica dextra und Coronaria ventriculi. Die allgemeine Anämie und die hochgradige trockene Beschaffenheit des ganzen Körpers sind also die Folge des längere Zeit andauernden und somit bedeutenden Blutverlustes und des Sistirens jeglicher neuer Nahrungszufuhr. Wie man sich die krampfartige Contraction der Skeletmuskeln zu erklären hat, weiss ich nicht; doch liegt es nahe, einen Vergleich mit dem Stadium algidum der Cholerakranken zu machen.

Das Sistiren der Nahrungszufuhr sowie die hämorrhagische Stauungshyperämie waren bedingt durch die Axendrehung der zweiten Magenhälfte um die Längsaxe. Die Drehung selbst ist höchst wahrscheinlich mehrere Tage vor dem Tode erfolgt, die Veranlassung dazu aber liegt in ihren ersten Anfängen ohne Zweifel weit zurück. Ich bin der Ansicht, dass zuerst chronische Magengeschwüre bestanden haben und dass es durch Tiefergreifen der Ulcerationen zu Entzündungsprozessen des Peritonealüberzuges und der Nachbarschaft gekommen ist, und zwar einerseits zu exsudativen Vorgängen an der kleinen Curvatur und der hinteren Fläche des Fundus ventriculi, andererseits zu retrahirender Entzündung eines Theiles des grossen Netzes und des Ligamentum gastrocolicum. Auffallend ist es, dass das grosse Netz und der entsprechende Colonabschnitt mit dem peritonitischen Strang und dem Bauchfell nicht verwachsen sind. Offenbar muss die Retraction des Netzes bis zu einem gewissen Grade abgelaufen gewesen sein, als sich die Adhäsion zwischen hinterer Magenwand und vorderer Bauchdecke ausbilden konnte. Bei der grossen Ausdehnung der strahligen Magennarben (zu zählen waren dieselben nicht, weil die Strahlen vielfach durch einander griffen; die grösste Narbe hatte in der Längsrichtung eine Ausdehnung von 2,5 cm) und der dadurch herbeigeführten hochgradigen Stenose jenes Abschnittes kann man wohl annehmen, dass die Geschwüre wenigstens zum Theil nach einander bestanden haben. Alsdann ist es möglich, dass neue exsudative Entzündungen eingetreten sind, als in Folge der Retraction des Netzes und Ligamentum gastrocolicum diese mit dem Colon der grossen Curvatur fest anlagen, und dass, indem sich bei der Füllung und Entleerung des Magens die grosse Curvatur mit Netz und Colon hebt, die hintere Fläche und die kleine Curvatur der vorderen Bauchwand nähern und mit demselben verkleben kann. Bei den Bewegungen des Magens ist eine Dehnung der verklebenden Exsudatmassen eingetreten und durch Vascularisation schliesslich ein peritonitischer Strang entstanden. Dieser ist in weiterer Folge geschrumpft und hat die kleine Curvatur nicht allein an das Peritonäum der vorderen Bauchwand fixirt, sondern auch allmählich etwas nach vom und unten gezogen. Diesem Zuge konnte der Fundus nicht folgen, indem seine hintere Fläche ebenfalls durch adhäsive Prozesse fixirt war; in Folge dessen bildete sich an der Stenose eine Drehung des Magens um seine Längsaxe aus, es trat die hintere Magenfläche nach unten und vorn, indem die grosse Curvatur mit Netz und Colon nach oben auswich.

Beweisen lässt sich dieser Vorgang natürlich nicht; doch ist die Möglichkeit dieser Entstehung nicht von der Hand zu weisen. Jedenfalls war der peritonitische Strang vorhanden und übte auf die kleine Curvatur einen Zug nach unten und vorn aus, ehe die Axendrehung der zweiten Magenhälfte erfolgte. Durch die Verwachsung der kleinen Curvatur mit der vorderen Bauchwand war ohne Frage die Axendrehung des Magens vorbereitet und ermöglicht. Wann diese eingetreten ist, lässt sich aus dem anatomischen Befund nicht genau erkennen; doch kann sie nicht sehr lange vor dem Tode bestanden haben. Denn jener spitzwinklig gelagerte Abschnitt zeigte ausser der totalen Anämie keine secundären Veränderungen. Die Folge der Axendrehung war der Verschluss des Duodenum, indem der hinter dem Pylorus befindliche Theil des oberen horinzontalen Abschnittes einen spitzen Winkel bildete. Vielleicht war noch bei sehr geringer Füllung des Magens eine erschwerte Entleerung möglich. Sobald aber der Magen stärker gefüllt wurde, legte sich die hintere Fläche des vorderen Schenkels des spitzen Winkels (i. e. die vordere Fläche des oberen horizontalen Duodenumabschnittes und des Pylorus vor der Axendrehung) zugleich mit der vorderen Fläche des hinteren Schenkels gegen die hintere Fläche des hinteren Schenkels und bildete so einen fest schliessenden Klappenverschluss. Je stärker der Magen gefüllt wurde, desto fester schloss die Klappe. Bei sehr starker Füllung musste ausserdem, indem der Magen annähernd eine Kugelgestalt anzunehmen strebte, weil der Druck der Flüssigkeit im Magen nach allen Richtungen hin mit gleicher Stärke wirkt, und indem der Magen nach oben einen Widerstand an der Leber (und dem Zwerchfell) fand, so musste die zweite Magenhälfte nach unten ausweichen. Da diese aber durch jenen starken peritonitischen Strang mit ihrem linken oberen Abschnitt fast fixirt war, so mussten sie eine kreisförmige Bewegung um diesen Strang als Mittelpunkt nach abwärts und etwas nach links beschreiben. Dadurch wurde der Pylorus bis über die Mittellinie hinaus nach links und desgleichen auch der obere Abschnitt des verticalen Duodenumstückes nach links hinübergezogen, indem die weichen und sehr dehnbaren Verbindungen des Duodenums nachgaben. Dabei muss sich frühzeitig der Pylorus über die vordere Fläche des Quercolon hinweggeschoben haben. Die Folge war, dass die Flexura hepatica coli nach links gezerrt und in die Länge ausgezogen wurde, bogenförmig hinter dem Magen zu liegen kam, indem sie durch das Duodenum zugleich leicht abwärts gezerrt wurde. Denn das Quercolon konnte den Zug der Flexura nicht ausgleichen, weil es durch das stark gespannte Ligamentum gastrocolicum zwischen vordere Bauchwand und Magen gezogen wurde, damit in situ auf dem Magen zu liegen kam. Die Figur, welche es auf dem Magen bildete und welche am meisten Aehnlichkeit mit einem römischen V hatte, war keine freiwillige oder zufällige Lagerung, sondern bedingt durch die Lagerung der grossen Curvatur der zweiten Magenhälfte und den Zug des Ligamentum gastrocolicum. Denn das Stück Colon, welches der Stenose entspricht, war durch den peritonitischen Strang, wie beschrieben, fixirt; bei starker Spannung des Ligamentum gastrocolicum musste jenem nach oben schauenden Abschnitt der grossen Curvatur bis nach der rechten Seite hin das zugehörige Colonstück in Gestalt einer annähernd horizontalen Linie folgen, jenem Abschnitt in der rechten Seite bis über dem Ligamentum Poupartii in Gestalt einer annähernd verticalen Linie mit leichter Neigung des unteren Endes nach der Mittellinie zu, und schliesslich jenem nach unten (Symphyse) schauenden Abschnitt bis zum Pylorus hin in Gestalt einer schräg nach links aufwärts gerichteten Linie. Diese drei Linien entsprechen der Gestalt einer aufrecht stehenden römischen V.

Dieser Fall gehört in jene grosse Klasse innerer Einklemmungen, welche in Folge von chronischer Peritonitis sich ausbilden; doch ist er dadurch ausgezeichnet, dass sich, was so häufig nicht der Fall ist, die Ursache der Peritonitis feststellen lässt und dass die innere Einklemmung durch Axendrehung des Magens eingetreten ist. Abgesehen von einem einzigen Fall sind sämmtliche hierher gehörigen Fälle, welche ich in der Literatur beschrieben gefunden habe, so entstanden, dass entweder peritonische Stränge eine oder mehrere Darmschlingen einfach zusammenschnürten oder zugleich auch Axendrehung eines Dünndarmabschnittes erfolgte. Nur in dem einen Fall, welchen Luigi Mazzotti (Rivista clin. di. Bologna. Agosto e Settembr. p. 280 1874) beschrieben hat, war die innere Einklemmung, analog der unsrigen, die Folge der Axendrehung der zweiten Magenhälfte bei einer 50jährigen Frau. Bedingt war die Drehung durch Adhäsionen der Portio pylorica ventriculi. In diesem Fall war also ebenfalls die chronische Peritonitis nicht die directe, sondern die indirecte Ursache der inneren Einklemmung. Die Einschnürung der Mitte des Magens war aber nicht durch Narbenretraction, sondern „durch Contraction der an dieser Stelle zuweilen reichlich vorhandenen transversalen Muskelfasern" herbeigeführt, also durch congenitale Anlage bedingt. In beiden Fällen war die verengerte Magenstelle durchgängig. Bei gewaltsamer Lösung der Adhäsionen ging in dem Fall von Mazzotti die Längsaxendrehung so vollständig zurück, dass der Magen ganz normal aussah. Auch in unserem Fall gelang nach Durchtrennung des peritonitischen Stranges das Zurückwälzen der zweiten Magenhälfte um die Längsaxe spielend leicht.

4.

Medicinisch-naturwissenschaftlicher Nekrolog für das Jahr 1887,

zusammengestellt von Dr. med. Wilh. Stricker,
prakt. Arzte in Frankfurt a. M.

Januar.

1. London. Thomas Moore, Botaniker, 66 Jahre alt.
3. Rom. Prof. Dr. Julius Lüttich, Astronom.
5. Kensington (London). John Arthur Philipps, Geolog, 63 Jahre.
8. Groningen. Dr. Hans Rud. Ranke, Neffe des Historikers, geb. 1849 zu Kaiserswerth, prom. 1874 zu Halle, 1876 Priv. doc. in Halle, 1878 ordentl. Prof. der Chirurgie in Gröningen. ABL.
9. Brünn. Dr. Erwin Willigk, Professor am Deutschen Polytechnicum in Prag, 61 Jahre alt.
9. Speyer. Dr. med. Friedr. Aug. Mühlhäuser.
12. Prag. Joseph Halla, geb. 1814 zu Prag, prom. 1837, 1850—1854 Prof. extraord., seit 1854 Prof. ord. der Medicin und Primararzt am allgem. Krankenhaus. ABL.
13. Bolton. Richard Forth Snape, Wundarzt an verschiedenen Hospit., verdient um die Gesundheitspflege der Fabrikarbeiter. (Lancet 5. Febr.)
21. Basel. Prof. Friedrich Miescher-His.
24. Dublin. Henry Kennedy, prom. 1839 in Dublin, Arzt an verschiedenen Hospitälern in Dublin, fruchtbarer pathologischer Schriftsteller, 75 Jahre alt. (Lancet 5. Febr.)
26. Endenich. Geh. San.-Rath Dr. F. Richarz aus Linz am Rhein, approb. 1835, von 1844—1872 Dir. der Privatirrenanst. zu Endenich, 75 Jahre alt.

Ende. Paris. Auguste Nonat, geb. 1804 im Dép. Seine et Marne, prom. Paris 1832, seit 1838 Prof. agrégé, folgeweise Arzt an der Salpetrière und in der Charité. (Callisen 31. Bd. ABL. Lancet 5. Febr.)

Ende. Paris. T. Gallard, prom. Paris 1855, Arzt am Hôtel Dieu, Chefarzt bei der Orléans-Eisenbahngesellschaft, seit 1874 Mitherausgeber der Annales de gynécologie. (Lancet 5. Febr. ABL.)

Februar.

2. San Remo. Francesco Magni, geb. zu Spedaletto bei Pistoja 1828, Freiwilliger gegen Oesterreich 1848, studirte bis 1855 in Pisa und Florenz, machte bis 1860 wissenschaftliche Reisen in Oesterreich, Deutschland, Frankreich und England, seit 1875 Prof. der Augenheilkunde in Bologna. (Lancet 12. Febr. ABL.)
7. Berlin. Karl Schröder, geb. 1838 in Neustrelitz, studirte in Würzburg und Rostock, prom. Rostock 1864, seit 1866 Privatdoc. in Bonn, 1868 Prof. extr. in Erlangen, 1869 Prof. ord. daselbst, 1876 Prof. ord. in Berlin, Geh. Med.-Rath und Director der Klinik. (ABL. Allgem. Ztg. 10. Febr. Leipz. Illustr. Ztg. 19. Febr., mit Bild. Berliner

Februar.

Illustr. Ztg. 5. März, mit Bild. Gedächtnissrede von M. Hofmeier, Deutsche Med. Wochenschr.)

7. Hamburg. Leonhard Ernst Gottlieb Hahn, geb. 1807 zu Hannover, Geh. San.-Rath zu Hannover.

8. Prag. Wenzel Güntner, geb. 1820 im Kreis Eger, prom. zu Prag 1847, in verschiedenen chirurgischen Assistenten- und Arztstellen in Prag und Wien bis 1858, von 1858—1875 Prof. der Chirurgie an der medic.-chirurgischen Lehranstalt in Salzburg, 1876—1878 Primararzt am St. Johann-Spitale in Salzburg, dann Regierungsrath und Sanitätsreferent für das Herzogthum Salzburg. (ABL.)

8. Görz. Dr. med. Karl Munde, geb. 1805 zu Freiberg in Sachsen, seit 1849 in America, zuletzt Leiter der Kaltwasserheilanst. Stain bei Laibach.

9. Paris. Jules Béclard, geb. zu Paris 1818, Dr. med. Paris 1842, agrégé für Anatomie 1845, Mitglied und beständiger Secretär der Akademie der Medicin, seit 1872 Professor der Physiologie. (ABL. Lancet 19. Febr. Gaz. des hôpitaux 12. 15. Febr.)

10. Würzburg. Alois Geigel, geb. 1829 zu Würzburg, studirte in München und Würzburg, 1855 Privatdocent in Würzburg, 1863 ausserord. und 1870 ordentl. Professor der Medicin daselbst. (ABL.)

11. Homburg v. d. Höhe. Dr. Friedrich Rolle, Geolog, 59 Jahre alt, durch Selbstmord.

17. Graz. Leopold von Peban, geb. 1826 zu Seckau in Steiermark, Dr. philos. 1851, ausserord. Prof. der Chemie in Lemberg 1857, ordentl. Prof. in Graz 1865, ermordet. (Allg. Ztg. 20. Febr.)

23. Karlsruhe. Hofrath Prof. Dr. Birnbaum, 1864 Assistent am Laboratorium, 1876 Prof. der Chemie am Polytechnicum, 47 Jahre alt.

23. Graz. Reinhold Freiherr von Reichenbach, Chemiker.

24. Cincinnati. Dr. J. Th. Franck, medicinischer Schriftsteller, früher in Osterode am Harz, 76 Jahre.

28. St. Petersburg. Dr. Alexander Borodin, geb. 1834, seit 1864 Professor der organischen Chemie an der militärärztlichen Akademie. (Lancet 19. März.)

März.

2. Berlin. Dr. August Wilhelm Eichler, geb. 1839 zu Neukirchen bei Ziegenhain, Reg.-Bez. Kassel, Privatdocent der Botanik in München 1861, Prof. in Graz 1871, Kiel 1873 und Berlin 1878, Director des botanischen Gartens, seit 1880 Mitglied der Akad. d. Wissensch. (Botan. Ztg. 18. März. Allg. Ztg. 5. März. Flora No. 16.)

5. Rouen. Dr. Theod. Emil Leudet, Direct. der Ecole prépar. de médecine et de pharmacie, Professor der medic. Klinik, Corresp. des Instituts.

6. Leipzig. Karl Heinrich Reclam, geb. 1821 in Leipzig, studirte in Leipzig, Prag, Wien und Paris, prom. zu Leipzig 1846, Privatdoc. der Medicin in Leipzig 1858, ausserord. Prof. 1860, Polizeiarzt 1877. (ABL.)

7. Wien. Ferdinand Arlt, geb. 1812 zu Obergraupen bei Teplitz in

März.

Böhmen, studirte in Prag, prom. 1839, seit 1849 Prof. der Augenheilkunde in Prag, seit 1856 in Wien, quiescirt 1883. (ABL. Berliner klin. Wochenschrift No. 12. Berliner illustr. Ztg. 19. März, mit Bild. Leipziger illustr. Ztg. 26. März, mit Bild. Ueber Land und Meer No. 26, mit Bild.)

28. Gent. Jean Kickx, Prof. der Botanik seit 1867, 45 Jahre alt.

30. Prag. Joh. Streng, Prof. der Geburtshülfe an der tschechischen Facultät, 70 Jahre alt.

31. Berlin. Dr. Adrian Boecker, geb. 1841 bei Magdeburg, studirte 1863—1868 in Würzburg und Berlin, approbirt 1869, seit 1873 Laryngolog in Berlin.

April.

4. Florenz. Senator Pietro Cipriani, geb. 1808, Dr. med. Pisan. 1832, 1835 Choleraarzt in Livorno, dann klinischer Assistent von Bufalini, 1840 Prof. der Hautkrankheiten in Florenz, dann Bufalini's Nachfolger, quiescirt 1879. (Lancet 16. April.)

5. Rom. Luigi Laurenzi, Chefarzt des Hospitals della Consolazione. (Lancet 16. April.)

6. Wiesbaden. Geh. Hofrath und Sanitätsrath Dr. Aug. Ludwig Wallmüller, erster Hofarzt in Berlin, 55 Jahre alt.

14. Marburg. Geh. Med.-Rath Nathanael Lieberkühn, geb. 1822 zu Barby an der Elbe, studirte in Berlin, 1857 Prosector, seit 1867 Prof. in Marburg für Anatomie. (ABL.)

um den 20. London. Alfred Meadows, gebildet auf dem King's College in London, prom. 1858, Arzt und Lehrer an verschiedenen Londoner Hospitälern, besonders Geburtshelfer. (ABL.)

24. Untermünsterthal im Schwarzwald. Prof. Dr. Wilhelm Hack, geb. 1851 zu Karlsruhe, studirte in Heidelberg und Wien, prom. 1874 in Heidelberg, 1881 Privatdocent und später ausserord. Prof. in Freiburg für Laryngologie, Dermatologie und Syphilis. (ABL.)

29. Paris. Athanase Léon Gosselin, geb. 1815 zu Paris, studirte daselbst, prom. 1843, seit 1867 Chirurg an der Charité, 1858 Professor, 1860 Mitglied der Akad. d. Med., 1874 Mitgl. d. Akad. d. Wissensch. (ABL. Gaz. des hôp. 3. u. 5. Mai.)

Mai.

2. Bern. Bernhard Studer, geb. 1794 zu Büren (Canton Bern), studirte in Göttingen und Paris, 1825 Prof. der Geologie an der Akademie, 1834 an der Universität in Bern. (P.)

3. London. Wilson Fox, geb. 1831 in Somersetshire, studirte seit 1847 in London, prom. 1854, während zwei Jahren Schüler von Virchow in Berlin, 1861 Prof. der patholog. Anatomie am University College, London, 1870 ausserord. Leibarzt der Königin, Leibarzt des Herzogs und der Herzogin von Edinburg. (Lancet 14. Mai.)

7. Stockholm. Dr. med. Friedr. Theodor Berg, geb. 1806 in Gothen-

Mai.

burg, Chef a. D. der schwedischen statistischen Centralcommission, quiescirt 1879. (ABL.)

8. Wien. Alexander Ritter von Reisinger, Leiter des Polytechnicum in Wien, dann in Lemberg.

11. Paris. Jean Bapt. J. D. Boussingault, geb. 1802, Prof. der Chemie in Lyon, seit 1839 Mitglied der Akad. der Wiss, Agriculturchemiker. (P. Illustration, 21. Mai, mit Bild. Pringsheim, Berichte der deutsch. botan. Gesellsch.)

13. Meran. Karl Friedländer, Privatd. in Berlin, geb. 1847 in Brieg, 1874—1879 Assistent von Recklinghausen in Strassburg. (ABL.)

18. Döbling bei Wien. Dr. med. August Pfitzmaier, 79 Jahre alt, Orientalist, besonders Kenner des Chinesischen.

20. Freiburg i. B. Geh.-Rath Alexander Ecker, geb. 1816 in Freiburg, studirte in Freiburg und Heidelberg, prom. in Freiburg 1837, seit 1839 Privatdocent daselbst, seit 1841 Prosector in Heidelberg, 1844 ordentl. Prof. der Anatomie und Physiol. in Basel, 1850 in Freiburg, seit 1865 Mitherausgeber des Archivs für Anthropologie. (ABL.)

22. Prag. Josef Hamernik, geb. zu Patzau in Böhmen 1810, studirte in Prag, prom. daselbst 1836, Secundararzt am Allgem. Krankenhaus daselbst 1841, Primararzt 1845, ordentl. Prof. 1849—1853. (ABL.)

30. München. Moritz Wagner, geb. 1813 in Baireuth, studirte Naturwissenschaften in Erlangen und Paris, bereiste 1836—1859 Africa, Asien und America, 1860 ausserord. Prof. an der Universität München, Vorsteher des ethnographischen Museums daselbst; starb durch Selbstmord. (Miessler, Deutscher Geographen-Almanach. 1. Jahrgang. K. v. Scherzer, in Allg. Ztg. 6. Januar 1888 ff.)

Juni.

1. München. Georg Christoph Wittstein, geb. 1810 zu Hannoverisch-Münden, Apotheker, Assistent am chemischen Laboratorium in München, Vorsteher chemischer Fabriken, Lehrer an der Gewerbeschule in Ansbach 1851—1853. (P.)

2. Gleichenberg. Dr. Simon Weiss, seit 35 Jahren Badearzt daselbst, 77 Jahre alt.

4. Offenbach. Grossherz. Hess. Hofrath Dr. med. Heinrich Walter, geb. 1822 in Wimpfen, Ehrenpräsident des Offenbacher Vereins für Naturk.

17. Berlin. Consul a. D. Dr. med. Eduard Wiss, Herausgeber der Vierteljahrsschrift für Volkswirthschaft und Culturgeschichte.

21. Graz. Karl Damian Ritter von Schroff, geb. 1802 zu Kratzau in Böhmen, studirte in Prag und promovirte daselbst 1828; von 1830 bis 1835 Prof. der theoretischen Medicin in Olmütz, von 1835—1849 in Wien, von 1849—1874 Prof. der Arzneimittellehre daselbst. (ABL.)

21. Paris. Henri Liouville, geb. 1837 zu Paris, studirte daselbst, prom. 1870, verdienter Militärarzt und Schriftsteller auf dem Gebiete der Hygieine und Experimentalphysiologie. (ABL.)

Juli.

Anfang. Petersburg. Dr. Wilhelm Fröbelius, geb. 1812 in Petersburg, Arzt am Kinder- und Augenkrankenhospital daselbst. (ABL.)

8. Aachen. Geh. San.-Rath Dr. Alexander Reumont, geb. 1817 in Aachen, studirte in Bonn und Berlin, prom. in Berlin 1843, seit 1845 Badearzt. (ABL.)

15. Verunglückt auf der Jungfrau. Dr. Alexander Wettstein aus Küssnacht, Geolog, 26 Jahre alt. (Allg. Ztg. 4. Aug.)

28. Belfast. Alexander Gordon aus Belfast, studirte daselbst und in Edinburg, prom. daselbst 1841, Professor der Chirurgie am Queen's College und consult. Wundarzt am Allg. Krankenhaus in Belfast (ABL. Lancet 6. August.)

28. Rom, Irrenhaus auf dem Janiculus. Cesare Braico, geb. 1822 zu Brindisi, studirte in Neapel, politischer Flüchtling in England bis 1859, einer der Tausend von Marsala, verwundet bei Capua 1861 Deputirter von Brindisi 1861, Präsident des Gesundheitsamtes in Neapel, Director der Staats-Archive in Rom. (Lancet 6. Aug.)

August.

8. London. Gustav Karl Philipp Murray, geb. 1831 auf der Insel Trinidad, in London, Edinburg und Wien gebildet, Dr. med. Edinb. 1860 Geburtshelfer, consult. Arzt vieler Entbindungsanst. (Lancet 20. Aug.)

9. Saarbrücken. Sanitätsrath Dr. Hermann Jordan, Entdecker der Regeneration der Krystalle.

14. Ertrunken in der Kieler Bucht. Adolf Pansch, geb. 1841 in Eutin studirte seit 1860 in Berlin, Heidelberg und Halle, Dr. Halens. 1864 seit 1865 Prosector in Kiel, 1866 Privatdocent, machte 1869—1870 die Expedition nach dem Nordpol mit, zuletzt Prof. extraord. (ABL Lancet 27. Aug.)

15. Wülflingen bei Winterthur. Ernst Matthiä, geb. 1812 zu Frankfurt a. M., als Stud. philolog. Theilnehmer am Frankfurter Attentat 3. April 1833, zu lebenslänglichem Zuchthaus verurtheilt, entweicht aus dem Gefängniss in Frankfurt 10. Januar 1837, studirt Medicin in der Schweiz, prom. 1839 in Zürich, Arzt in Wülflingen. (W. Stricker in Allg. Ztg. 22. Aug. Lancet 17. Sept.)

16. Wellington auf Neu-Seeland. Julius (seit 1875 von) Haast, geb 1824 in Bonn, 1858 Staatsgeologe von Neu-Seeland, zu Canterbury Professor zu Christchurch.

17. Breslau. Prof. Ludwig Kambly, Mathematiker und Physiker, 7[illegible] Jahre alt.

19. St. Germain en Laye. Dr. Marc Ant. Louis Felix Giraud-Teulon geb. 30. Mai 1816 zu La Rochelle, Dr. med. Paris 1848, von 184[illegible] bis 1851 Präfect des Dép. Hautes Alpes, dann Ophthalmolog in Paris Mitglied der Acad. de médecine. (ABL.)

19. Strakowka bei Prag. Dr. Vincenz Kosteletzky, ehemaliger Prof der Botanik und Director des botanischen Gartens in Prag, 86 Jahre alt

August.

19. Wood's Hall (Massach.). Prof. Spencer Fullerton Baird, geb. 1823 zu Reading (Pensylv.), Zoolog, Secretär der Smithsonian Institution zu Washington. (Harper's Weekly 27. Aug. mit Bild.)

23. Erie. Ed. W. Germer aus Altbreisach, seit 1848 Arzt in America, Präsident des Staatsgesundheitsrathes von Pensylvanien.

26. Cambridgeport (Massach.). Alvan Clark, Optiker, geb. 1804 zu Ashfield in Massachusetts, seit 1836 als Autodidact Astronom, Besitzer des grössten Refractors.

28. Breslau. Sanitätsrath Dr. Victor Friedländer, Director des Allerheiligen-Hospitals.

28. Bern. Geh. Med.-Rath Dr. Reissner aus Darmstadt, 53 Jahre alt.

28. Königsberg. Prof. Dr. med. Otto Möller, geb. 1819, Reichstagsabgeordneter 1881—1887, prom. 1840, Prof. e. bis zu seiner Absetzung 1863. (ABL.)

28. Altona. Heinrich Christoph Niese, geb. 1810 auf Fehmarn, stud. seit 1829 in Kiel, Würzburg und Halle, prom. in Kiel 1833, Ober- und Generalarzt des schleswig-holsteinischen Heeres 1848—1851, seit 1852 Arzt in Altona, verdient um freiwillige Militärkrankenpflege. (ABL.)

28. Glasgow. James Barr Mitchell, geb. 1818 in Glasgow, Dr. Glasg. 1838, macht 1841—1846 grosse Reisen im Orient, auch Chemiker. (Lancet 17. Septbr.)

30. Bedford. William Blower, geb. 1802 in Northamptonshire, seit 1826 Arzt in Bedford, die letzten 26 Jahre seines Lebens gelähmt, Schriftsteller über Cholera. (Lancet 24. Septbr.)

31. Innsbruck. Regierungs- und Sanitätsrath Dr. Ferd. Schott, Professor der pathologischen Anatomie, 57 Jahre alt.

31. Weimar. Med.-Rath Dr. R. Brehme, Landtagsabgeordneter.

September.

1. Stuttgart. Dr. Franz Stoll, geb. 1820 zu Steinheim a. d. Murr (Württ.), stud. 1837—1841 in Tübingen, 1842—1864 holländ. Militärarzt in Java und Sumatra, pensionirt 1864 als Generalarzt, seitdem in Stuttgart lebend. (Schwäb. Mercur 4. Septbr.)

2. Neapel. Federico Ricco, Arzt des Hospitals della Pace, Schriftsteller über Psychiatrie.

2. Schloss Lohowa bei Tuschkau (Pilsen). Hofrath Rudolf Jaksch (Ritter von Wartenhorst), geb. 1810 in Wartenberg in Böhmen, studirte in Prag und Wien, prom. in Prag 1835, von 1846—1881 Prof. und Vorsteher der medicinischen Klinik in Prag. (ABL.)

4. Hannover. Dr. Johann Skalweit, Vorsteher des Amtes für Lebensmitteluntersuchung, 42 Jahre alt.

6. Kremsmünster. Prior Pater Sigmund Fellöcker, früher Prof. der Mathem., Physik und Mineral. am Gymnasium des Stifts, 71 Jahre alt.

12. Genua. Paolo Macchiavelli, geb. 1825 zu Sarzana, seit 1849 Militärarzt, zuletzt Divisionsarzt.

September.

15. London. Richard Quain, geb. 1800 zu Cork (Irland), studirte in London und seit 1825 in Paris, 1828 Assistent Bennett's als Prosector am University-College zu London, 1830 Prosector, 1832 Professor der Anatomie, 1834 Assistant surgeon am North London Hospital, 1850 Surgeon. (Lond. illustr. News 24. Septbr. mit Bild. Lancet 1. Oct. ABL.)

18. Illowo (Ostpreussen). Prof. der Botanik Dr. Robert Caspary in Königsberg, geb. 1818 in Königsberg.

22. Honolulu (Sandwich-Ins.). Dr. Karl Passavant aus Basel, wissenschaftlicher Reisender, 33 Jahre alt. (Globus Bd. 52, No. 18. Zeitschr. der Ges. f. Erdkunde in Berlin S. 429.)

25. Aberdeen. Dr. Francis Ogston, geb. 1803, Dr. med. Edinb. 1824, 1832—1883 Lehrer der gerichtlichen Medicin in Aberdeen. (Lancet 8. Oct. ABL.)

25. Berlin. Geh. Med.-Rath Prof. Dr. Joseph Meyer, geb. 1818 in Stralsund, prom. 1845 in Berlin, dirigirender Arzt der Charité 1862, ausserord. Prof. 1867, Director der medic. Poliklinik der Universität 1868. (Berliner klin. Wochenschr. 3. Oct. Lancet 8. Oct.)

26. Thorn. Prof. Dr. Leop. Friedrich Prowe, geb. 1821 in Thorn, Biograph des Copernicus. (P. Lpzg. illustr. Ztg. 22. Nov. mit Bild.)

28. Minden. Geh. Med.-Rath Dr. von Möller, Leibarzt a. D. des Fürsten von Lippe-Schaumburg, 82 Jahre alt.

29. Dresden. Geh. Med.-Rath Dr. Friedr. Herm. Lessing, geb. 1811 zu Mönchenfrei in Sachsen, seit 25 Jahren Director der Irrenanstalt Sonnenstein.

29. Wiesbaden. Geheimrath Prof. Dr. Bernhard (von) Langenbeck, geb. 1810 zu Padenbüttel im Lande Wursten (Hannover). (Berliner klinische Wochenschrift No. 41. Deutsche medicinische Wochenschrift 6. Oct. Lancet 22. Oct. [Persönliche Erinnerungen]. Billroth, in Wiener med. Wochenschr. No. 42. Benno Schmidt, in Schmidt's Jahrbücher Bd. 216. S. 283 [Genealogie]).

October.

7. Freiburg i. B. Christian Heinrich Eimer, geb. 1811 in Lahr (Baden), machte als Student das Frankfurter Attentat vom 3. April 1833 mit, wurde gefangen, zuerst auf der Constablerwache in Frankfurt, dann auf der badischen Festung Kislau in Haft gehalten, begnadigt unter der Bedingung der Auswanderung, studirt und promovirt in der Schweiz, 1848 amnestirt, Badearzt in Langenbrücken und Bezirksarzt.

17. Berlin. Gustav Robert Kirchhoff, geb. 1824 zu Königsberg, Dr. phil. 1847, Docent in Berlin 1848, ausserord. Prof. der Physik in Breslau 1850, ordentl. in Heidelberg 1854, in Berlin 1875, Mitglied der preuss. Akad. der Wissensch. 1870. (P. Allg. Ztg. 24. Novbr.)

17. Königsberg. Prof. Dr. Karl Theodor Luther, Astronom, geb. 1822 zu Schweidnitz, folgeweise an den Observatorien zu Breslau (1841 bis 1843), Berlin (bis 1851), Bilk und Königsberg. (P.)

October.

22. Hawkhurst. W. F. Teevan, Dr. med. Londin., 53 Jahre alt, Arzt und Lehrer der Anatomie an verschiedenen Hospitälern Londons, seit 1866 am St. Peter-Hosp. für Leiden des uropoetischen Systems und Schriftsteller über dieselben. (Lancet 12. Novbr.)

28. Wien. Dr. Bernard Kraus, Redacteur der Allgemeinen Wiener medicinischen Zeitung, 58 Jahre.

31. Kieff. Geh.-Rath Prof. Dr. Friedrich Mering, geb. 1822 in Dohna bei Dresden, prom. Leipzig 1845, Arzt in Petersburg, 1854 Prof. der Staatsarzneikunde zu Kieff, 1858 Prof. der spec. Pathol. und Ther., 1864 Director der Klinik daselbst. (ABL.)

November.

7. Berlin. Dr. phil. Alois Geiger, Chemiker, Mitglied des Patentamtes, 52 Jahre, durch Selbstmord.

7. London. Robert Greenhalgh, geb. zu London 1819, studirte in London, München und Wien, prom. 1853 in St. Andrews, Arzt und Lehrer der Geburtshülfe an mehreren Londoner Hospitälern. (ABL.)

14. Wien. Dr. Max Schuster, Privatdocent und Assistent für Mineralogie u. Petrographie, 31 Jahre, durch Selbstmord.

18. Leipzig. Dr. Gustav Theodor Fechner, geb. 1801 bei Muskau in der Lausitz, seit 1834 Prof. der Physik, als Humorist Dr. Mises. (P.)

28. London. Charles London Blexam, seit 30 Jahren Lehrer der Chemie an King's College, auch an der Militärakademie zu Woolwich, 56 Jahre. (Lancet 3. Decbr.)

December.

2. Berlin. Dr. Arthur Christiani, ausserord. Professor, Vorsteher der physikal. Abtheilung des physiolog. Instituts.

2. Harlesden. Sir Will. Smart aus Devonport, am Bartholom.-Hosp. ausgebildet, seit 1841 Schiffsarzt, 1853 Dr. med. Aberd., macht den Krim- und chinesischen Krieg mit, 1869—1877 Generalinspector des Marinemedicinalwesens. (Lancet 17. Decbr.)

3. Ludwigslust (Meklenb.). Landgräflich Hessen-Homburgischer Hofrath Friedrich Wilh. Pauli, geb. 1811 in Frankfurt a. M., prom. zu Heidelberg 1839, Arzt in Frankfurt a. M. bis 1851, wo er nach Constantinopel übersiedelt, 1852 Arzt am protestantischen Hospital daselbst, später Arzt und hanseatischer Viceconsul in Chios, Arzt in Smyrna, Erlangen, Kösen, Hanau, Frankfurt a. M., Bockenheim, Kiel, Lübeck.

7. Wien. Karl Langer, geb. 1819 in Wien, prom. daselbst 1842, bis 1850 Prosector in Wien, dann Prof. der Anat. in Pest, 1856—1870 Prof. an der Josefsakademie in Wien, dann an der Universität. (ABL.)

7. Berlin. Geh. San.-Rath Moriz Michael Eulenburg, geb. 1811 zu Letschin (Kreis Lebus), studirte in Berlin, prom. 1832, Arzt in München 1833, in Berlin 1840, von 1851—1879 Leiter eines von ihm gegründeten Instituts für Orthopädie und Heilgymnastik in Berlin. (ABL.)

December.

13. London. Sir George Burrows, ehemaliger Leibarzt der Königin, 86 Jahre. (Lond. illustr. News 24. Decbr., mit Bild.)

17. London. Dr. Arthur Farre, Leibarzt der Königin, Prof. verschiedener Wissenschaften und Arzt an verschiedenen Londoner Hospitälern, besonders Geburtshelfer, 76 Jahre. (Lond. illust. News 31. Decbr., mit Bild.)

Mitte. Linz a. d. Donau. Josef von Kudelka, Prof. a. D. der Physik, 73 Jahre.

20. Manchester. Balfour Stewart, Prof. der Physik an Owen's College, 58 Jahre.

23. Leipzig. Geh. Med.-Rath Dr. Hugo Sonnenkalb, geb. 1816 zu Leipzig, stud. in Leipzig, prom. daselbst 1841, seit 1843 Polizei- und Gerichtsrath, 1850 Bezirksarzt, 1851 ausserord. Prof., seit 1878 ärztlicher Beisitzer der Kreishauptmannschaft Leipzig. (ABL.)

22. Philadelphia. F. V. Hayden, Staatsgeologe der Vereinigten Staaten.

26. Trowbridge (Wiltshire). Georg Sylvester, geb. 16. März 1788, Mitglied des Royal College of Surg., Schiffswundarzt bei der Einnahme von Java 1811, mehr als 60 Jahre Wundarzt, 34 Jahre Coroner, die älteste Medicinalperson Englands. (Lond. illustr. News. vom 14. Januar mit Bild.)

30. Edinburg. Dr. Alexander Dickson, Prof. der Botanik.

31. Breslau. Geh. San.-Rath und Hauptmann a. D. Dr. Gustav Hoffmann, geb. 1817 zu Grätz in Posen, 1836—1845 Offizier in preussischen, 1848—1851 in schleswig-holsteinischen Diensten, studirt in Jena Medicin 1852—1855, prom. 1855, approb. 1858, Arzt in Berlin, 1868 bis 1886 Lehrer der Anatomie an der Akademie der bildenden Künste und der Turnlehreranstalt. (Allg. Ztg. 13. Jan.)

P. = Poggendorff's biographisch-literarisches Handwörterbuch der exacten Wissenschaften.

ABL. = Biographisches Lexicon der Aerzte.

Berichtigungen zu Bd. 110 Hft. 2.

Seite 335 Zeile 16 v. u. statt: die Sehhügel zerstört lies: die Sehhügel mit sammt deren hinteren Abschnitten zerstört

- 336 - 1 v. o. statt: Sie sind Bewegungscentren lies: Hier liegen Bewegungscentren

- 340 - 2 v. u. statt: (Wratsch 1885) lies: (Russkaja Medicina 1885; siehe auch Pflüger's Arch.)

- 359 - 6 v. o. statt: Affectionen dieser Gebilde lies: Affectionen dieser Gebilde, besonders in ihren vorderen und mittleren Abschnitten

Archiv
für
pathologische Anatomie und Physiologie
und für
klinische Medicin.

Bd. CXI. (Elfte Folge Bd. I.) Hft. 3.

XVIII.

Die miliaren Hirnarterienaneurysmen (Charcot-Bouchard.)

Von Prof. Hans Eppinger in Graz.

Die folgenden Zeilen sind verfasst worden im Sinne einer Beantwortung der in die Oeffentlichkeit gedrungenen Aeusserungen über das letzte Capitel meiner jüngst erschienenen „pathologisch-anatomischen Studien über die Pathogenesis (Histogenesis und Aetiologie) der Aneurysmen[1]), das mit den Worten „VI. Anhang (die sogenannten miliaren Hirnarterienaneurysmen)" überschrieben erscheint. Die eine Aeusserung rührt von dem allbekannten und bewährten pathologischen Anatomen Herrn Prof. Zenker in Erlangen her, die von ihm in Form eines Vortrages in der pathologisch-anatomischen Section der heurigen Naturforscherversammlung (s. Tageblatt derselben S. 273) vorgebracht wurde. Die andere lieferte Herr Dr. Löwenfeld aus München in einem Aufsatze der Wiener medicinischen Wochenschrift No. 47 1887, in welchem sich auf übereinstimmende Aussprüche der Herren Zenker und Thoma berufen wird.

In beiden Aeusserungen wurde der Inhalt des genannten Anhangscapitels, das ich unter Voraussetzung der Kenntniss der

[1]) Archiv für klinische Chirurgie. Bd. XXXV. 3. u. 4. Heft.

principiell wichtigen Prämissen in den voraufgehenden Kapiteln meiner Aneurysmen-Pathogenesis sehr kurz fassen konnte, als unberechtigter Angriff gegen den Bestand der von Charcot-Bouchard und Zenker näher behandelten, miliaren Hirnarterienaneurysmen und gegen die Beziehungen derselben zu den spontanen Hirnblutungen dargestellt.

Es scheint aber, dass die beiden Herren Autoren einen von mir in überschwänglich häufiger Weise hervorgehobenen Umstand: nehmlich die von mir zum Ausgangspunkte meiner Aneurysmen-Pathogenesis aufgestellte Auffassung von dem Dinge, was ein Aneurysma ist, übersehen haben.

Die Berücksichtigung dieses Umstandes aber lässt sofort die von mir gegebene Ansicht, dass ich die von Charcot-Bouchard und Zenker entdeckten und beschriebenen miliaren Hirnarterienaneurysmen nicht als Aneurysmen in dem von mir gegebenen Sinne ansehen kann, hervorleuchten.

Es bleibt mir sonach nichts Anderes übrig, als in gedrängtester Kürze den Sachverhalt meiner Aneurysmen-Pathogenesis vorzuführen, in so weit dies zur Klärung der im besagten Anhangskapitel ausgesprochenen Ansicht nothwendig ist.

Meine Studien über Pathogenesis der Aneurysmen entsprangen der Thatsache, dass die Lehre von den Aneurysmen, in Bezug auf deren Pathogenesis, keineswegs so abgerundet war, als es ein so wichtiges Capitel der menschlichen Pathologie verlangen musste. Da das gedachte Thema nur auf Grundlage eines grösseren anatomischen Materials angegangen werden konnte, und ich durch den Umstand begünstigt war, ein solches Material zur Verfügung zu haben, so stellte ich mir die Aufgabe, eine Klärung über die Pathogenesis der Aneurysmen herbeizuführen.

Die einleitenden Arbeiten schon ergaben mir ein principiell wichtiges Resultat, nehmlich: Ehe in der Forschung der Pathogenesis der Aneurysmen auch nur ein Schritt gemacht werden soll, muss der Begriff „Aneurysma“ scharf definirt sein. Alsbald kam ich dazu, das Aneurysma als eine ganz bestimmte und histologisch wohlcharakterisirte Erkrankung der Arterie, nehmlich als eine streng umschriebene Ausweitung der Lichte einer Arterie hinzustellen, deren Wandung continuirlich, zum Mindesten mittelst einer Schicht, in die der Ausweitung übergeht, wobei aber immer am Eingange zu der Ausweitung die Elastica ganz und gar und plötzlich unterbrochen oder abgerissen erscheinen muss. In der Wand des Aneurysma muss sonach die Elastica fehlen. Am Eingange zu dem Aneurysma müssen die Enden der abgesetzten Elastica erwiesen werden. Das sind Merkzeichen, an denen Jeder sofort ein Aneurysma erkennen kann, und die denen innerhalb sehr weiten Grenzen stehenden oder auch unbegrenzbaren Anschauungen von der Dilatation einer Arterie, als des Merkzeichens eines Aneurysma im allgemein gebräuchlichen Sinne, vorzuziehen sind.

Nachdem ich mir also, durchaus nicht willkürlich, sondern gezwungen durch reichliche, genaue Untersuchungen, den Begriff des Aneurysma in seinen Grenzen abgesteckt hatte, musste ich Alles, was einem Aneurysma gleich sah, aber nicht die gedachten, allerdings histologischen Eigenthümlichkeiten aufweisen konnte, also 1) die einfache Ectasie der Arterie, in deren Wandung sich sämmtliche veränderten oder unveränderten Schichten der zu- und abführenden Arterie, zumal inclusive der Elastica, fortsetzen, mochte sie sich schon über längere oder kürzeste Abschnitte einer Arterie oder einer Arterienwandung erstrecken, mochte sie diese oder jene Form haben, 2) das Aneurysma dissecans und 3) das Aneurysma spurium aus dem Rahmen der von mir gedachten Aneurysmen ausschliessen.

Weitere Gründe für dieses Vorgehen sind in dem I. Capitel meiner Arbeit niedergelegt. Ich möchte hier nur so beiläufig erwähnen, dass das Verfahren, strengere und histologische Grenzen bei Begriffen von Erkrankungen, die unter so überaus wechselnden äusseren Formen auftreten, zu ziehen, zulässig und, wie bekannte Beispiele zeigen, auch nützlich ist. Was Alles hat z. B. noch vor 25—30 Jahren als Krebs und Fungus gegolten. Auf dem Wege der Histogenesis ist es gelungen, die scharfen Grenzen zwischen Carcinom, Sarcom und Endotheliom zu ziehen.

Die Folge der Begriffsbestimmung eines Aneurysma im gebräuchlichen Sinne war ja die unläugbare Verschiedenheit der Anschauungen über die Pathogenesis der von den einzelnen Autoren gleichgemeinten Aneurysmen. Dies glaube ich, und zwar nach sorgfältigem Studium der einschlägigen Literatur, in dem II. Capitel meiner Aneurysmen-Pathogenesis genug ausführlich auseinandergesetzt zu haben.

Nun aber ausgehend von der oben aufgestellten Definition des Aneurysma, nach welcher die Unterbrechung der Elastica am Eingange zum Aneurysma, ihr Fehlen in der Wand desselben und der continuirliche Uebergang der übrigen allen oder einzelnen Schichten der zu- und abführenden Arterie in die Wand des Aneurysma die diagnostischen Merkzeichen für letzteres abgeben, versuchte ich der Pathogenesis desselben nachzugehen. Um diese zu ergründen, hatte ich blos zu erweisen, wie die plötzliche Unterbrechung der Elastica erfolgt, wie sich dann das Aneurysma aufbaut, und wie es dann die geforderten Merkmale eines Aneurysma erweisen lassen muss. Dies Alles geschieht verschieden, und zwar habe ich, wieder auf Grundlage der Verarbeitung eines gewiss umfassenden Materiales, die Ueberzeugung gewonnen, dass die gedachten Vorgänge sich in dreifacher Weise vollführen.

Demgemäss stellte ich drei Formen des Aneurysma auf: 1) das congenitale Aneurysma (III. Capitel), in welchem ich ganz ausdrücklich und ausführlich auf den Umstand aufmerksam machte, dass ich die einfachen, kurzen und längeren Ectasien der Gehirngefässe, als Aneurysmata vera der Autoren, sehr genau, kenne und schätze, auch warum ich sie als Aneurysmen in meinem Sinne nicht anerkennen kann, dann dass, wie die Fälle Rokitansky und Weichselbaum lehren, multiple (miliare) congenitale Aneurysmen der Gehirnarterien vorkommen, und dass, nach den Ausführungen Eichler's über die Genesis der von Charcot-Bouchard und Zenker bezeichneten miliaren Hirnarterienaneurysmen, vielleicht (da Angaben über das Verhalten der Elastica nicht vorliegen und ich selbst einen einschlägigen Fall nicht nachweisen konnte) ein oder der andere Fall von den gedachten Hirnarterienaneurysmen hierher gerechnet werden könnte.

Die zweite Form nenne ich die parasitären Aneurysmen, zu denen das mykotisch-embolische Aneurysma, das Aneurysma equi verminosum und das Arrosionsaneurysma der Aa. pulmonales in chronischen tuberculösen Lungencavernen gehören. Hiervon handelt das IV. Capitel. In diesem Capitel führe ich selbst drei typische Fälle von mykotisch-embolischen Aneurysmen an, die unter dem Bilde der multiplen, miliaren Hirnarterienaneurysmen sich dargeboten hatten. Aus jüngerer Zeit könnte ich noch 3 Fälle von schwerer Hämorrhagie des Gehirnes mit alten Klappenfehlern hierher rechnen, in denen ich ebenfalls multiple, miliare (z. B. in einem Falle, P No. 736 des Museums, 129 Stück, von denen 34 in reihenweise folgende Schnitte zerlegt wurden, unter denen aber nur 19 Stück wirkliche Aneurysmen waren), mykotisch-embolische Aneurysmen der Gehirnarterien nachweisen konnte. Der Beweis wurde an Reihenschnitten erbracht. Das Bild derselben entsprach vollständig dem der älteren mykotisch-embolischen Aneurysmen aus Fall VII. Tafel VI. Fig. 31.

Im Capitel V behandelte ich die 3. Form, das Aneurysma simplex (traumaticum), in welchem ich wieder, um eben Missverständnissen vorzubeugen, betonte, was ich unter Aneurysma verstehe, warum ich die einfachen Ectasien überhaupt und speciell die rigider s. atheromatöser Arterien nicht als Aneurysmen in meinem Sinne anerkenne. In diesem Capitel war ich auch bemüht, darzulegen, dass die Arteriosclerosis s. Rigidität oder Atherom der Arterien, die Endarteriitis nodosa als ätiologisches Moment bei der Aneurysmenbildung nicht in Betracht gezogen werden kann.

In den drei bezeichneten Formen, für die ich vorderhand keine bessere Nomenclatur auffinden konnte, habe ich alle bekannten Aneurysmen, die die geforderten Merkmale besitzen, unterbringen können, was wenigstens mir auch für die Richtigkeit meiner pathogenetischen Anschauungen zu sprechen scheint. Ich hätte damit auch die Pathogenesis der Aneurysmen als abgeschlossen erachten können, wenn ich nicht den Verdacht hätte erwecken wollen, dass ich den Charcot-Bouchard'schen und Zenker'schen miliaren Gehirnarterienaneurysmen aus dem Wege gegangen bin. Ich kenne diese Arterienveränderungen seit 1872, nachdem ich persönlich die Mittheilung des Herrn Prof. Zenker in Leipzig kennen gelernt hatte, und ich habe es mit ihnen so gehalten, wie es dieser Forscher auseinandersetzte, bis zu der Zeit, wo ich selbst Studien über die Pathogenesis der Aneurysmen in Angriff genommen hatte.

Das Resultat dieser letzteren, und das Princip, das dieselben durchweht und darin gipfelt, dass ich mir unter Aneurysma eine ganz bestimmte und histologisch wohlcharakterisirte Erkrankung der Arterie vorstelle, liegen vor. Ich war und bin noch vollständig vertraut mit dem von Charcot-Bouchard und von Zenker geschilderten winzigen Ausbuchtungen der feinsten Gehirnarterien, in die sich sämmtliche Wandschichten der zu- und abführenden Arterie fortsetzen, denn weitere Angaben über das Verhältniss der Eingänge der gedachten wahren Aneurysmen liegen nicht vor (on voit, que sa paroi — de l'aneurysme — se continue sans ligne de demarcation avec les tuniques du vaisseau, qui s'y rend et de celui, qui en emerge; Charcot-Bouchard, Archives de physiologie normale et pathologique 1868 p. 125 — Tageblatt der Leipziger Naturforscherversammlung 1872, S. 160, Zenker). Ich kenne und sah auch längere solche Ausbuchtungen; doch diese wie jene sind mit erhaltener Elastica versehen. Sie beide kommen sowohl in apoplectischen Gehirnen, und da häufiger, weil hier ausgiebiger gesucht wird, als auch in nicht apoplectischen vor, was ich schon früher im Capitel III erwähnt hatte.

Sie waren und sind noch jetzt für mich einfache Ectasien und ich kann schon consequenter Weise mit ihnen bei den Aneurysmen nicht rechnen. Abgesehen davon, dass diese winzigen Ectasien bald ohne, bald mit Verdickungen der Intima gesehen werden können, konnte ich auch aus in dem Capitel V angegebenen Gründen das Atherom als Bildungsgrund der Aneurysmen nicht annehmen.

Das VI. Capitel, der Anhang der von mir veröffentlichten Pathogenesis der Aneurysmen, das über die sogenannten miliaren Hirnarterienaneurysmen in apoplectischen Hirnen summarisch handelt, involvirt deswegen nur in Kurzem, unter Voraussetzung der Kenntniss der Prämissen in den voraufgegangenen Capiteln, die Angabe, dass ich die nach der allgemein gebräuchlichen Annahme, also conventionell bezeichneten und mikroskopirten, miliaren Hirnarterienaneurysmen nicht als solche anerkenne und sie, wie ich hier nochmals wiederholen will, als Ectasien ansehe.

In Anbetracht der bestimmten Angaben von Charcot-Bouchard, dass periarteriitische Veränderungen zur Bildung der miliaren Hirnarterienaneurysmen führen, musste ich nach Dingen fahnden, die periarteriitischen Veränderungen entsprechen. Ich musste, wie jeder Andere, der unter den vielen für das blosse Auge gleich aussehenden, winzigsten und miliaren, knotigen oder anders gestalteten Dingen an den Gefässchen nur mittelst des Mikroskopes (die Loupe reicht nehmlich entschieden gar nicht aus) die bekannten Ectasien der Arterien herausfinden konnte, die anderen eben gleich aussehenden Dinge von ebenso variabler Grösse auch näher betrachten. Und an diesen fand ich die in dem Anhange Cap. VI meiner Pathogenesis angeführten Veränderungen in den perivasculären Räumen. Diese wie jene, die perivasculären Veränderungen, wie die nur mikroskopisch erweisbaren, einfachen Ectasien der Gehirngefässe werden implicite, in so weit es sich um eine makroskopische Diagnosis handelt, da sie beide sich für's blosse Auge ziemlich gleich darbieten, unter dem Sammelnamen der sogenannten miliaren Hirnarterienaneurysmen beschrieben.

Ich musste das vermuthen und auch voraussetzen, um so mehr, als die verschiedenen Autoren auch verschiedene Arten der Entstehungsweise der interessirenden Anschwellungen der Gehirngefässchen (Charcot-Bouchard geben Periarteriitis; Zenker und Eichler das Atherom; Roth die amyloide, Kromayer die colloide Degeneration an) annehmen. Ich weiss aber auch sehr gut, dass längst vor mir, die beiderlei Veränderungen bei mikroskopischer Untersuchung auseinandergehalten wurden, was ja bereits die von Zenker erwiesene Thatsache der Aneurysmata dissecantia beweist. Das Gegentheil habe ich nie behauptet.

Ich aber hatte das Recht, nach Allem, was ich vorausgesetzt, und was ich darüber wahrgenommen habe, beide Veränderungen, die Ectasien der Arterien und die perivasculären Veränderungen, aus dem Rahmen der Aneurysmen, in so weit als ich sie definirt hatte, auszuschliessen. Das Verfahren, das ich mit den sogenannten Hirnarterienaneurysmen, wie sie von Charcot-Bouchard und Zenker beschrieben wurden, eingeschlagen, war ein consequentes und logisches.

Sind die Ausführungen in meiner Pathogenesis der Aneurysmen die Geduld der Leser auf eine grosse Probe stellende

(Zenker, Tageblatt 1887 S. 273), so möge dies der Absicht mittelst grossen Materiales und ausgiebiger Untersuchungen überzeugend zu werden, zu gute gehalten werden. Nie und nimmer möchte aber der Herr College Zenker aus meinen Zeilen lesen, dass ich ihm oder Charcot-Bouchard, deren diesbezügliche Arbeiten ich sehr gut kenne und hochschätze, und als für den fraglichen Gegenstand Anstoss gebende betrachten werde, eine Täuschung unterschieben wollte.

Ebenso wenig kann von „einem Angriffe gegen die Lehre von der pathogenetischen Begründung der spontanen Hirnhämorrhagien durch die miliaren Aneurysmen" der Autoren die Rede sein, da ich nur die Pathogenesis der Aneurysmen und das, was ein Aneurysma in dem von mir gegebenen Sinne bedeutet, im Auge behalten und selbst den Werth jener Gefässveränderung rücksichtlich der Störung der Integrität des Gehirnes im Schlussatze des Anhanges hervorgehoben hatte.

Alles das, was ich hier gesagt habe, halte ich auch den in ihrer Form ganz und gar unwürdig vorgebrachten Aeusserungen des Herrn Dr. Löwenfeld entgegen, da sie bezüglich ihres Kernes nur das fassen, was Herr Professor Zenker in ernsten und würdigen Worten vorgebracht hatte. Herr Dr. Löwenfeld beschreibt und bildet ab (Studien über die Aetiologie und Pathogenesis der spontanen Hirnblutungen. Wiesbaden 1886) seine Aneurysmen als kürzere und längere, umschriebene Ausbauchungen von Arterien, deren Wandungen dieselbe, völlig normale Beschaffenheit oder dieselben Veränderungen (fettige, granulöse, atheromatöse) darbieten können, wie ihre zu- oder ihre gewöhnlich weiteren abführenden Arterien. Auch diffuse d. h. über noch längere Strecken der Arterie ausgebreitete Ausbauchungen sämmtlicher Arterienhäute mit fettiger und granulöser Degeneration der Muscularis und plaqueartiger Verdickung der Intima werden beschrieben. Schon nach der Beschreibung und noch mehr nach den Abbildungen der ersteren Ausbauchungen, nehmlich der Aneurysmen, muss ich diese, auch wenn ich sie nicht in eigenen Präparaten gesehen hätte, als einfache Arterienectasien nehmen. Der Typus nach Figur 16 ist eine solche Ectasie, wie sie schon Zenker beschrieben und die Typen, nach Figur 17, 18, 22, 23, 24 sind Gefässectasien, in deren Wandungen sich, ohne Abgrenzung und continuirlich, die ganz gleichen Veränderungen der zugehörigen Arterien fortsetzen. Ersterer Typus ist die Ectasie eines normalen, die letzteren sind Ectasien veränderter Gefässe. So nahm ich diese Arterienausbauchungen auf, als ich die Arbeit des Herrn Dr. Löwenfeld noch nicht gekannt hatte, und fasste sie und fasse sie noch heute so auf und nicht als Aneurysmen, da die diesen Arterienveränderungen von mir vindicirten und streng charakterisirten Merkzeichen an jenen nicht zu finden sind. Vorsichtiger müssen die Typen nach den Figuren 19 und 20 aufgefasst werden. Das sind, wie der Verfasser sagt, für's blosse Auge schon undurchsichtige Gefässausbauchungen; ich hätte diese, um Klarheit zu gewinnen, in reihenweise folgende Schnitte zerlegt, denn durch Berstung mittelst des Deckglases wird die Topographie der Gefässveränderung und zwar gerade an der kritischen Stelle, nehmlich an der Grenze zwischen Arterie und Verdickung, gestört. Vor der Hand bleiben diese beiderlei Gefässveränderungen (Figg. 19 u. 20) noch zweifelhaft.

Die diffusen Ectasien erkennt Löwenfeld selbst nicht als Aneurysmen an, wiewohl sie von den ersteren kürzeren Ectasien nur der Längsdimension nach und durch den Umstand verschieden sind, dass in ihren Wandungen die degenerativen Veränderungen nicht so gleichmässig ausgebildet erscheinen.

Es erscheint somit erklärlich, dass ich auch die von Herrn Dr. Löwenfeld beschriebenen Aneurysmen nicht in den Rahmen der von mir in's Auge gefassten und definirten Aneurysmen ziehen konnte. Die Pathogenesis dieser letzteren zu erforschen, war meine mir gesetzte Aufgabe, die mit der Begründung der nie bestrittenen sondern vielmehr zugegebenen Beziehung der miliaren Hirnaneurysmen der Autoren zu spontanen Hirnblutungen nichts zu thun hat.

Ich habe somit von dem Anhangscapitel meiner Pathogenesis der Aneurysmen garnichts wegzunehmen und zu demselben vor der Hand auch gar nichts hinzuzufügen. Wenn ich etwas bedauere, so ist es nur der Umstand, dass ich dieses Capitel, aber doch begründeter Weise, so kurz gefasst hatte; doch wie konnte ich ahnen, dass ein Werk, in dem vom Anfange an bis zu seinem Ende ein principiell wichtiger Standpunkt in consequentester Weise durchgeführt erscheint, von seinem Anhange aus beurtheilt wird. Dieser Standpunkt, nehmlich der Umstand, dass ich das Aneurysma als eine wohlcharakterisirte, in seinen Merkzeichen nicht zu verkennende Erkrankung einer Arterie betrachte, müsste auf Grundlage unbezweifelbarer Untersuchungen und daraus gezogener pathologisch-anatomischer Resultate bekämpft und auf seine Haltlosigkeit zurückgeführt werden; dann, aber auch nur dann werden abfällige, sachgemässe Correcturen aber niemals blosse Urtheile über die von diesem Standpunkte aus gezogenen Consequenzen eine Berechtigung für sich beanspruchen. So lange dies nicht der Fall ist, werde ich mich auf das Entschiedenste gegen Angriffe verwahren, die gegen meine Arbeit, die im Dienste eines so wichtigen Capitels der menschlichen Pathologie geleistet wurde, gerichtet erscheinen.

XIX.

Ueber die Säuren des gesunden und kranken Magens bei Einführung von Kohlehydraten.

Von Dr. Th. Rosenheim, Assistenzarzt.

(Aus dem Städtischen Allgemeinen Krankenhause Friedrichshain, Abtheilung des Herrn Prof. Dr. Fürbringer.)

Die folgenden Untersuchungen erstrecken sich in aller erster Reihe auf den menschlichen Magen, den gesunden sowohl als den kranken. Es lag mir daran sein Verhalten bei Amylaceenkost zu studiren, da unser Wissen in dieser Beziehung wohl einer Erweiterung bedarf und ich begnügte mich gegenüber der Grösse und Schwierigkeit dieser Aufgabe damit in einer ganz bestimmten Richtung einen Beitrag zur Physiologie und Pathologie der Verdauung zu bringen: Die Frage nach der Art und Menge der bei Zuführung von Kohlehydraten im Mageninhalt während der verschiedenen Stadien der Verdauung vorkommenden Säuren ist es, die mich beschäftigte.

Was wir bisher über die Säuren bei der Amylolyse im

Magen wissen, gründet sich vorwiegend auf Thierversuche und chemische Analyse der in Betracht kommenden Stoffe ausserhalb des lebenden Organs. Erst in jüngster Zeit sind die Vorgänge direct im menschlichen Magen studirt worden und zwar haben Ewald und Boas[1]) zur Lösung der uns beschäftigenden Aufgabe ausführliche Untersuchungen angestellt, die indess nur normale Verhältnisse berücksichtigen. Diese Autoren fanden bei Aufnahme einer Kost von 60 g Semmel und Aqua in den leeren nüchternen Magen einer gesunden Person das folgende Verhalten der Säuren:

Die Gährungsmilchsäure, die sich beim Genuss von Kohlehydraten schon ausserordentlich früh entwickelt, nimmt bis zum Ablauf von 30—40 Minuten an Menge zu, während in dieser Zeit freie Salzsäure nicht nachweisbar ist. Es folgt ein Zwischenstadium, wo beide Säuren nebeneinander bestehen; endlich in der letzten Phase der Verdauung bis zur völligen Eliminirung des Mageninhaltes wird allein Salzsäure gefunden. Zwischen der Milchsäure und der Salzsäure herrscht also ein gewisser Antagonismus, der zum Verschwinden der Milchsäure führt. In strictem Gegensatze zu diesem Befunde ergab sich bei Einführung einer 1—2 procentigen Stärkeabkochung in den Magen, dass die Acidität lediglich durch Salzsäure bedingt war, die schon nach 10 Minuten nachgewiesen wurde.

Diese auffallenden Ergebnisse waren nun aber mit Hülfe einer Untersuchungsmethode gewonnen, die zum mindesten als eine nicht ganz zuverlässige zu bezeichnen ist. Ewald und Boas verwandten zum Nachweis der Säuren die bekannten Reagentien: das Methylviolett, Rhodaneisen, Tropaeolin, für Salzsäure, die Eisenchloridcarbollösung für Milchsäure. Für eine methodische exacte Prüfung sind diese Reagentien deswegen, weil geringe Mengen Säure (unter 0,5 pro mille) nicht sicher angezeigt werden, kaum geeignet; wo, wie hier, Qualität und Quantität verschiedener Säuren genau bestimmt werden soll, reichen sie keinesfalls aus. Ich werde weiter unten Gelegenheit nehmen, diesen meinen Einwand zu begründen; ich werde zeigen, dass wo z. B. nach dem Ausfall der Reaction Salzsäure fehlen

[1]) Beiträge zur Physiologie und Pathologie der Verdauung. Dieses Archiv Bd. 101 u. 104.

sollte, sie trotzdem vorhanden war und auf andere Weise nachgewiesen werden konnte. Diese Unzulänglichkeit der erwähnten Reagentien ist ja übrigens genugsam bekannt, und von anderer Seite ausgiebig gewürdigt worden. In jüngster Zeit noch haben Cahn und v. Mering[1]) in ihrer überaus werthvollen Untersuchung über das Verhalten der Salzsäure bei Carcinoma ventriculi diesen Mangel in eclatanter Weise dargethan: sie haben aber auch zugleich das Verdienst, uns eine chemisch einwurfsfreie Methode zur Analyse der Magensäuren kennen gelehrt zu haben. Diese Methode habe ich für meine Zwecke geeignet gefunden und deshalb adoptirt. Ich war dabei in der Lage die in Betracht kommenden Säuren scharf von einander trennen und dann genau, oder doch annähernd genau quantitativ bestimmen zu können.

50 ccm filtrirten Mageninhaltes wurden über freiem Feuer bis auf den 4. Theil abdestillirt, dann wurden 50 ccm zugefüllt und auch hiervon liess ich drei Viertel übergehen. Die flüchtigen Säuren: Buttersäure, Essigsäure u. s. w. befanden sich dann im Destillat und wurden durch Titration mit $\frac{1}{10}$ Normalnatronlauge bestimmt. Der Rückstand wurde mit je 500 ccm Aether mindestens 8 mal gründlich durchgeschüttelt, da ich bisweilen bei der 6. und 7. Ausschüttelung noch Spuren Milchsäure in den Aether übergehen sah. Im Rückstand der gesammten Aethermengen wurde die Milchsäure durch Titration bestimmt. Ueberall, wo es darauf ankam, den Charakter der im Aether gefundenen Säure über jeden Zweifel sicher zu stellen, wurde der milchsaure Kalk gebildet bezw. dann die Eisenchloridcarbolreaction gemacht. Die nach der Aetherbehandlung zurückbleibende saure Flüssigkeit konnte nach der Ansicht von Cahn und v. Mering ohne Weiteres titrirt und der gefundene Werth als Salzsäure einfach angesprochen werden. Allein auch hier habe ich es vorgezogen, wo es mir auf absolut sichere Feststellung des Charakters der Säure ankam, die umständliche Bestimmung mit frisch gefälltem Cinchonin vorzunehmen, wobei ich mich ganz an die Vorschriften der beiden Autoren hielt, auf die ich hiermit verweise[2]). Der so gefundene HCl-Werth war

[1]) Die Säuren des gesunden und kranken Magens. D. Arch. für klin. Med. Bd. 39.

[2]) Von einer Bestimmung des Chlor durch Titration mit Silberlösung und

niemals ganz so gross, als er aus der Gesammtacidität berechnet worden war. Auch zeigte es sich bisweilen, dass trotz wiederholten Zusatzes frischen Cinchonins bis zur schwachen Alkalescens nach der Ausschüttelung mit Chloroform eine Spur Säure in der Flüssigkeit zurückblieb: wahrscheinlich handelte es sich um minimale Quantitäten saurer Salze. Als Fehlerquelle kam diese Acidität nur bei der einfachen Titration in Betracht; sie war aber so gering, dass sie dort wohl vernachlässigt werden konnte. Statt Cinchonin frisch auszufällen, versuchte ich einige Male Cinchoninum purissimum in heissem Alkohol gelöst, zu verwenden; das Verfahren ist etwas einfacher, scheint aber nicht ganz so sicher.

Als Substrat meiner Versuche dienten neben 4 durchaus gesunden Personen 12 mir gütigst zur Verfügung gestellte Patienten unserer Anstalt, von denen 10 magenkrank waren.

Gewonnen wurde der Magensaft nun durch das folgende Verfahren, das für alle Fälle, normale und pathologische, allein in Anwendung kam, damit die gefundenen Werthe untereinander vergleichbar seien. Morgens wurde in den nüchternen Magen eine weiche Sonde (1 cm Lichtung) mit ziemlich breitem Fenster eingeführt: es genügte alsdann der Reiz, den das Instrument bei leichtem Heben und Senken ausübte, verbunden mit einem mässigem Drucke in der Magengegend, um etwa vorhandene Stoffe, seien es Speisereste, oder nur dünne Schleim- und Speichelmassen zu entfernen. Alsdann wurde die Sonde mit einem einfachen Trichterapparat verbunden und so lange 600 bis 1000 ccm lauen Wassers (circa 28°) durchgespült, bis die Flüssigkeit vollkommen klar wiederkehrte. Unter normalen Verhältnissen genügten 2—3 Durchspülungen, unter pathologischen brauchte ich im Mittel 6. Nicht selten zeigte sich eine vorübergehende leichte Gelbfärbung durch in den Ventriculus gelangte Galle bedingt. Ganz besonders wurde darauf geachtet, dass die gesammte eingegossene Flüssigkeitsmenge auch wieder ausgehebert wurde. Alsdann wurde nach Entfernung der Sonde einige Minuten gewartet, wenn die Patienten sich etwas angegriffen fühlten, und ihnen darauf die Probemahlzeit gereicht: sie

chromsaurem Kali wurde Abstand genommen. Das Chlorsilber wurde getrocknet, erhitzt und gewogen, daraus dann HCl berechnet.

wurden angewiesen gut zu kauen, aber nicht zu langsam zu essen. Gewöhnlich dauerte es 3—4 Minuten, bis alles verzehrt war; von diesem Zeitpunkte an wurde gerechnet. Zur Ausräumung des Magens wurde dann wieder die weiche Sonde eingeführt. Die in der oben angegebenen Weise hervorgerufenen Würgbewegungen genügten, um den Inhalt in der nöthigen Menge herauszutreiben. Nur was aus der Sonde ausfloss, wurde verwendet, so dass eine Verunreinigung durch Mundinhalt besonders Speichel ausgeschlossen war: nie wurde Erbrochenes verwerthet; auch habe ich alle Magensäfte ausgeschlossen, die gallige Beimischungen zeigten. Dass es in der That auf diese Weise gelang, den Magen schnell und vor allen Dingen ziemlich vollständig zu entleeren, davon überzeugte ich mich wiederholt durch Nachspülung mit einer abgemessenen Quantität Wassers, die ich sofort wieder ausheberte. Nur wenige Reste der genossenen Mahlzeit wurden noch herausbefördert.

Bei dieser Methode war zu erwägen, ob der mechanische Reiz, den die eingeführte Sonde im Magen setzt, so wie die vielfach künstlich hervorgerufenen Brechbewegungen, endlich die Wasserdurchspülungen nicht für sich allein im Stande waren, die Schleimhaut zur Secretion zu bringen. Selbst bei sehr empfindlichen Individuen, deren Magen ich nüchtern untersuchte, und bei denen diese Manipulationen bis ½ Stunde lang ausgeführt wurden, habe ich eine nennenswerthe HCl-Production so niemals erzeugen können. Der Nachweis des HCl geschah einfach durch Analyse der verschiedenen Spülwässer. Diese wurden nun stets noch alkalisch gefunden. Nach Heidenhain[1]) ist von allen Magenreizen der mechanische der schwächste und wenn ihm eine locale geringe Secretion wirklich entsprechen sollte, so ist sie eben minimal und reicht nicht aus die schwache Alkalescenz des verwendeten Spülwassers[2]) (erwärmtes Wasserleitungswasser) aufzuheben und zwar ist dies auch nicht einmal unter pathologischen Verhältnissen z. B. bei Hyperacidität möglich gewesen.

[1]) Handbuch der Physiologie. Bd. V. Th. 1.

[2]) 1000 ccm Wasserleitungswasser gebrauchen zur Neutralisation 0,03 HCl, im erwärmten Zustande nimmt die Alkalescenz des Wassers durch das Entweichen von CO^2 etwas zu, dann ist auch ein wenig mehr HCl zur Neutralisation erforderlich (etwa 0,04—0,045).

Wurde nun zur Durchspülung Aqua destillata gebraucht, so zeigte allerdings Lakmus bisweilen Spuren von Säure an, allein selbst bei Hyperacidität war die Menge HCl gering. Dieses gilt indess nur, wenn wir Wasser von einer Temperatur von 27 bis 33° einführen, wird kälteres (16—20°) oder wärmeres 36—40° genommen, so können bei einzelnen Individuen bestimmbare Quantitäten HCl secernirt werden; allein auch so habe ich einen Werth über 0,04 pro mille nie gefunden.

Ganz besonders richtete ich bei diesen Beobachtungen meine Aufmerksamkeit auf die Beschaffenheit des ersten Spülwassers, weil dasselbe mich am Besten über den Inhalt des nüchternen Magens informirte. Ich bin hier nur in der Lage gegenüber Schuetz[1]) mich den Ansichten von Ewald und Boas[2]) nähern zu können, da nach meinen Erfahrungen der normale nüchterne Magen wenn überhaupt, nur Spuren von Salzsäure[3]) enthält und in den hier analysirten Fällen wenigstens frei von Speiseresten angetroffen wurde. Gewöhnlich ist das erste Spülwasser schwach sauer (nie war die Acidität höher als 0,02 pro mille) seltener neutral oder schwach alkalisch durch den stets vorhandenen Speichel, der ja continuirlich aus den oberen Theilen herabfliesst. In pathologischen Zuständen ist das Verhalten selbstverständlich ein anderes: dann kann stärkere Alkalescenz und auch scharf saure Reaction (z. B. bei Hypersecretion) gefunden werden.

Diese geringen Aciditätsgrade nun, die im Anfang und Verlauf der Durchspülungen sich öfter nachweisen liessen, konnten um so weniger bei unsern Versuchen als Fehlerquelle in Betracht kommen, als es durch häufigere Einführung von lauem Wasser schliesslich immer noch gelang eine neutrale oder doch fast neutrale Flüssigkeit, als Zeichen des Fehlens einer HCl-Production zu dieser Zeit, herauszubefördern. Wurde alsdann die Probemahlzeit genossen, so durften wir mit Recht die gefundene Salzsäuremenge einzig und allein in Beziehung zur eingeführten Nahrung bringen.

[1]) Ueber den Pepsingehalt des Magensaftes bei normalen und pathologischen Zuständen. Zeitschrift für Heilkunde. Bd. V.

[2]) Siehe oben.

[3]) Auch Riegel (Beiträge zur Pathologie und Diagnostik der Magenkrankheiten. D. Arch. f. klin. Med. XXXVI. S. 114) fand im nüchternen Magen gesunder Individuen nur Spuren HCl.

Nach Auseinandersetzung meiner Methode und Berücksichtigung der möglichen Einwände lasse ich nun tabellarisch geordnet meine Resultate folgen. Die ersten Versuchsreihen enthalten die Säurewerthe, die bei einer Probemahlzeit von 50 g Weissbrot + 150 g lauwarmen Wassers unter normalen und pathologischen Verhältnissen gewonnen wurden.

A. Versuche an Gesunden[1]).

I. A. B., 20 Jahre altes Dienstmädchen von blühendem Aussehen. Verdauung durchaus normal.

Zeit der Aushebe-rung.	Gesammt-acidität von 100 ccm Mgsft. auf $\frac{1}{10}$ Normlg. berechnet.	Flüchtige Säuren in 100 ccm Mgsft. entsprechend $\frac{1}{10}$ Normlg.	Flüchtige Säuren pro mille.	Milchsäure in 100 ccm Mgsft.	Milchsäure pro mille.	Salzsäure in 100 ccm Mgsft.	Salzsäure pro mille.	Bemerkungen.
10 Min.	10	0	0	0,9	0,081	8,9	0,326	C[a]) (Cinchoninbestimmung), U blassgelb. M —, Tr —.
	9	—	Spur	1,6	0,14	7,0	0,2541	
	11,5	—	Spur	1,5	0,14	9,0	0,3267	U blassgelb, M —, Tr —.
15 -	14	Spur		ca. 3,0	0,24	11,0	0,4	C! U +, M —, Tr —.
30 -	44	1,25[b])	0,075	5,5	0,5	35,75	1,3	
45 -	40	1,0	0,06	4,5	0,4	32	1,26	M +, U —.
60 -	41	0,4	0,024	3,6	0,3	36,4	1,32	M +, U —.
	44	0,3	0,018	3,6	0,3	39	1,4	Magen enthält nur noch circa 60 ccm.
90 -	34	0	0	8	0,72	25,6	0,93	Magen enthält nur noch circa 30 ccm.
120 -	—	—	—	—	—	—	—	Magen leer.

[a]) C bedeutet, dass der Salzsäurewerth als salzsaures Cinchonin gefunden wurde. U = Uffelmann'sche Reaction. M = Methylviolettreaction. Tr = Tropaeolinreaction.

[b]) Flüchtige Säuren wurden als Essigsäure berechnet.

II. F. T., 22 Jahre alter Hausdiener, völlig gesund.

Zeit der Aushebe-rung.	Gesammt-acidität von 100 ccm Mgsft. auf $\frac{1}{10}$ Normlg. berechnet.	Flüchtige Säuren in 100 ccm Mgsft. entsprechend $\frac{1}{10}$ Normlg.	Flüchtige Säuren pro mille.	Milchsäure in 100 ccm Mgsft.	Milchsäure pro mille.	Salzsäure in 100 ccm Mgsft.	Salzsäure pro mille.	Bemerkungen,
15 Min.	10	Spur		2,0	0,18	6,0	0,21	C! M —, U +.
45 -	—	Spur		4,2	0,378	30,0	1,089	Der Magen enthält nur noch circa 30 ccm.

[1]) Es ist selbstverständlich, dass alle Salzsäurewerthe nach der in der Chemie üblichen Weise berechnet sind und nicht als „officinelle Salzsäure“.

II a. Pauline S., Hausmädchen, 26 Jahre alt, normale Verdauung.

Zeit der Aushebe-rung.	Flüchtige Säuren pro mille.	Milch-säure pro mille.	Salz-säure pro mille.	Bemerkungen.
50 Min.	0,04	0,5	1,5	M +, Tr +, U —. Natürlich giebt der Aetherrückstand scharfe Eisenchloridcarbolreaction.

Aus diesen Tabellen ergiebt sich:

1) Die bei Amylaceenkost zu findenden Säurewerthe schwanken bei demselben Individuum in den gleichen Verdauungsphasen nicht unbeträchtlich (siehe z. B. die verschiedenen Zahlen nach 10 Min. bei I). Vergleicht man ferner bei verschiedenen Individuen die gleichen Stadien, so erkennt man nicht allein Unterschiede in den absoluten Werthen, sondern ganz besonders in der Schnelligkeit des Ablaufes des Verdauungsprozesses. Wir können also für die Kohlehydrate nur bestätigen, was sich bei Eiweisskost nach den Befunden anderer Autoren, Rothschild[1]), Cahn[2]) schon ergeben hatte.

2) Salzsäure erscheint bei Amylaceenkost schon früh und in nicht unbeträchtlicher Menge: der Werth wird bald ein ziemlich grosser (über 1 pro mille) und bleibt es im Wesentlichen bis zur völligen Elimination der Speisen in das Duodenum.

3) Die Milchsäure ist während sämmtlicher Phasen nachweisbar: ihr Werth bleibt ziemlich constant, kann noch gegen Ende der Verdauung zunehmen, erreicht aber nie 1 pro mille: in jedem Stadium ist er geringer als der entsprechende HCl-Werth.

4) Flüchtige Säuren sind fast stets in geringen Mengen vorhanden.

5) In den von uns untersuchten Magensäften hat das Methylviolett Salzsäuremengen bis 0,4 pro mille nicht nachgewiesen, während das Uffelmann'sche Reagens erst Milchsäurewerthe von 0,18 pro mille sicher erkennen liess; mit dem Wachsen des HCl-Werthes versagt die Carboleisenchloridreaction völlig, so dass auch Werthe von 0,5 pro mille nicht angezeigt werden.

[1]) Untersuchungen über das Verhalten der Salzsäure des Magensaftes in den verschiedenen Zeiten der Verdauung beim gesunden Magen und Magengeschwür. Inaug.-Dissert. Strassburg 1886.

[2]) Die Verdauung des Fleisches im normalen Magen. Zeitschrift f. klin. Med. 1887.

Ich bin mithin nicht in der Lage die oben citirten Ergebnisse von Ewald und Boas bestätigen zu können.

B. Versuche an Kranken.

III. Anna Siebenhühner, 26 Jahre alt: Cat. gastricus.

Seit 1 Jahre Beschwerden von Seiten des Magens und zwar Druck nach der Mahlzeit, sowie saures und bittres Aufstossen.

Blut hat sie nicht gebrochen. Seit ½ Jahre Magenkrampf, deshalb sucht sie das Spital auf.

Kräftig gebaut, gut genährt, Gesicht geröthet, Schleimhäute ziemlich blass. Keine Ectasia!

Zeit. Min.	Gesammtacidität von 100 ccm Magsft. auf $\frac{1}{10}$ Normlg. berechnet.	Flüchtige Säuren in 100 ccm Mgsft. entsprechend $\frac{1}{10}$ Normlg.	Flüchtige Säuren pro mille.	Milchsäure in 100 ccm Mgsft.	Milchsäure pro mille.	Salzsäure in 100 ccm Mgsft.	Salzsäure pro mille.	Bemerkungen.
15	10	0,6	0,036	1,3	0,12	7,6	0,27	
30	34	0,0	0,0	3	0,27	30,2	1,1	
45	41,25	1,0	0,06	2,8	0,25	36	1,3	
60	ca. 45,0	1,0	0,06	2,4	0,22	39,2	1,4	Im Magen nur noch 30 ccm Inhalt.
90	46	0,25	0,015	7,6	0,68	38,4	1,4	Im Magen nur noch 25 ccm Inhalt.
120	—	—	—	—	—	—	—	Im Magen nur noch 3 ccm Inh., scharf sauer reag.

IV. Auguste Roehm, 22 Jahre alt. Cat. gastricus.

Seit ¾ Jahren Druckbeschwerden und bittres Aufstossen ohne Ursache zu jeder Tageszeit. Daneben bestand Erbrechen, das später nachliess. Bei Brod- und Kartoffelnahrung waren die Beschwerden stärker. —

Mittelgross, kräftig gebaut, Gesicht geröthet, Schleimhäute blass, Zunge grauweiss belegt. Druckempfindlichkeit des Epigastrium. Keine Ectasia!

Zeit. Min.	Gesammtacidität auf 100 ccm Mgsft. berechnet in $\frac{1}{10}$ Normlg.	Flüchtige Säuren in 100 ccm Mgsft. berechnet in $\frac{1}{10}$ Normlg.	Flüchtige Säuren pro mille.	Milchsäure in 100 ccm Mgsft. $\frac{1}{10}$ Normlg.	Milchsäure pro mille.	Salzsäure in 100 ccm Mgsft. $\frac{1}{10}$ Normlg.	Salzsäure pro mille.	Bemerkungen.
15	5,5	Spur		1,5	0,135	3,5	0,12	Der nüchterne Magen leer bis auf Schleim-Speichel-Gerinnsel.
30	27	—	0	1,0	0,09	25,5	0,9	
45	29	1,2	0,07	2,6	0,2	24,6	0,9	
60	—	—	—	—	—	—	—	Im Magen nur 10 ccm schleimiger graugrünlicher Inhalt von saurer Reaction, mit geringen Semmelresten.

V. Hedwig Steiner, 29 Jahre alt. Ectasia ventriculi, Cat. gastr. Seit ½ Jahr dumpfer Druck im Epigastrium beim Inspiriren. Fauler Geruch aus dem Munde, der ihr das Essen verekelt und ebenso lange besteht. Kein Bluterbrechen, keine Schmerzanfälle. Abmagerung. — Ectasia ventriculi. Der aufgetriebene Magen reicht 4 Finger breit über den Nabel herab. Mässiger Schmerz im Epigastrium auf Druck.

Blass, mässig gut genährt, Gesichtsausdruck leidend.

Zeit. Min.	Gesammtacidität auf 100 ccm Mgsft. berechnet in $\frac{1}{10}$ Normlg.	Flüchtige Säuren in 100 ccm Mgsft. berechnet in $\frac{1}{10}$ Normlg.	Flüchtige Säuren pro mille.	Milchsäure in 100 ccm Mgsft. $\frac{1}{10}$ Normlg.	Milchsäure pro mille.	Salzsäure in 100 ccm Mgsft. $\frac{1}{10}$ Normlg.	Salzsäure pro mille.	Bemerkungen.
15 b. 20	15	0	0	3,3	0,3	12,1	0,43	Der nüchterne Magen enthält schwach saure Spuren von Speiseresten.
30	38,6	1,3	0,08	3,6	0,3	34	1,2	
45	21	0,8	0,048	2,5	0,225	19	0,7	
60	—	—	—	—	—	—	—	Aus äusseren Gründen konnten die Untersuchungen nicht fortgesetzt werden.

VI. Sophie Pilawzick, 30 Jahre alt. Ectasia ventriculi. Ulcus ventr.

Vor 10 Jahren Bluterbrechen, in letzter Zeit anhaltende Druckbeschwerden und Uebelkeit; Abmagerung.

Der ectasirte Magen reicht fast bis zur Symphyse. Tägliches Erbrechen von Speiseresten.

Mässig gut genährt, ziemlich kräftig gebaut.

Zeit d. Aushebe-rung. Min.	Gesammtacidität.	Flüchtige Säuren in 100 ccm Mgsft.	Flüchtige Säuren pro mille.	Milchsäure in 100 ccm Mgsft.	Milchsäure pro mille.	Salzsäure in 100 ccm Mgsft.	Salzsäure pro mille.	Bemerkungen.
15	8	1,8	0,108	2,6	0,234	4,0	0,152	C!

VII. Auguste Remke, 19 Jahre. Cat. gastr. mit Hyperacidität.

Seit ½ Jahr Magenbeschwerden, saures Aufstossen.

Patientin ist sehr blass, keine Ectasie nachweisbar.

Zeit d. Aushebe-rung. Min.	Gesammtacidität.	Flüchtige Säuren in 100 ccm Mgsft.	Flüchtige Säuren pro mille.	Milchsäure in 100 ccm Mgsft.	Milchsäure pro mille.	Salzsäure in 100 ccm Mgsft.	Salzsäure pro mille.	Bemerkungen.
15—20	33	Spur		3,0	0,27	29,75	1,079	C! M —, Tr —, U +

VIII. Elise Kahmann[1]), 26 Jahre alt. Ulc. ventriculi, Cat. gastr. mit Hyperacidität.

Vor 1 Jahre Bluterbrechen, das sich später wiederholte. Während und nach der Mahlzeit saures Aufstossen.

Mässig kräftig gebaut, blass, Gesichtsausdruck leidend.

Druck im Epigastrium sehr schmerzhaft. Keine deutliche Ectasia ventric.

Zeit d. Aushebe-rung. Min.	Ge-sammt-acidi-tät.	Flüchtige Säuren		Milchsäure		Salzsäure		Bemerkungen.
		in 100 ccm Mgsft.	pro mille.	in 100 ccm Mgsft.	pro mille.	in 100 ccm Mgsft.	pro mille.	
15—20	—	Spur		3,8	0,34	33,0	1,1979	M +, U schwach gelb.
30	—	0,25	0,015	2,5	0,225	18,0	1,65	
45	—	0,75	0,045	2,5	0,225	28,5	1,035	Magen enthält nur noch ca. 30 ccm Saft.
60	—	—	—	—	—	—	—	Magen leer.

IX. Bruening, 62 Jahre alt. Carcinoma ventric.

Seit ½ Jahre durchschiessende Schmerzen in der Magengegend, enorme Abmagerung.

Blass, cachectisch aussehend, Tumor in der Pylorusgegend fühlbar. Progressive Macies.

Zeit d. Aushebe-rung. Min.	Ge-sammt-acidität.	Flüchtige Säuren		Milchsäure		Salzsäure		Bemerkungen.
		in 100 ccm Mgsft.	pro mille.	in 100 ccm Mgsft.	pro mille.	in 100 ccm Mgsft.	pro mille.	
15	—	1,5	0,09	5,3	0,477	3,1	0,1125	

X. Diller, 55 Jahre. Carcinoma ventriculi.

Seit 1 Jahre magenleidend. Schmerzen, Erbrechen, Abmagerung.

Aeusserst cachectische Frau. Tumor in der Pylorusgegend fühlbar.

Zeit d. Aushebe-rung. Min.	Flücht. Säuren		Milchsäure		Salzsäure		Bemerkungen.
	in 100 ccm Mgsft.	pro mille.	in 100 ccm Mgsft.	pro mille.	in 100 ccm Mgsft.	pro mille.	
15	4,0	0,250	7,8	0,702	2,5	0,09075	Section: Carcin. ventric. faustgross am Fundus.
60	—	0,1	—	0,72	—	0,145	

[1]) Bekam Patientin nüchtern 2 Eiereiweiss + 100 Aqua, so betrug die HCl-Menge nach 30 Min. 3,8 p. m. (Versuchsanordnung nach v. d. Velden, Ueber Hyperacidität und Hypersecretion des Magensaftes. Volkmann's Vortrg. 280.

XI. Wilhelmine Kretschmer, 42 Jahre alt. Carcinoma ventriculi. Seit ¾ Jahren dumpfe und stechende Schmerzen im Magen, die nach dem Rücken ausstrahlen. In letzter Zeit Appetitlosigkeit, Erbrechen, starke Abmagerung.

Leidendes Aussehen. Unterhalb des Randes des linken Leberlappens eine harte Resistenz fühlbar. Das Erbrechen ist kaffeesatzartig. Beträchtliche Ectasie des Ventriculus.

Zeit der Ausheberung. Min.	Flücht. Säuren in 100 ccm Mgsft.	Flücht. Säuren pro mille.	Milchsäure in 100 ccm Mgsft.	Milchsäure pro mille.	Salzsäure in 100 ccm Mgsft.	Salzsäure pro mille.	Bemerkungen.
15—18	0,3	0,02	2,8	0,25	10,0	0,36	U —, M —, Tr —.
30	0,3	0,02	2,8	0,25	18,0	0,653	U —, M —, Tr —.
45	0,1	0,006	1,8	0,16	24,0	0,9	U blassgelb, M +.
60	0,5	0,03	4,0	0,36	16,0	0,6	U blassgelb, M +, Tr +.
90	0,5	0,03	3,0	0,27	40,0	1,4	
120	0,1	0,006	11	0,99	32,0	1,16	U —, M +.
180	—	—	—	—	—	—	Der Magen enthält noch geringe Mengen von Speiseresten.
Nüchtern 12 Stdn. nach d. Abendbrot.	1,0	0,06	4,4	0,396	24	0,8712	Der Magen enthält 25 ccm saurer Flüssigkeit: geringe Beimengungen von Schalen, Fleichfasern, keine Sarcine, keine Hefezellen.

Wird bei der Patientin Kretschmer die Magensaftuntersuchung nach Riegel[1]) vorgenommen, eine Methode, die sich mir für die Beurtheilung des Chemismus am meisten bewährt hat, so ergab sich Folgendes:

Die Probemahlzeit besteht aus 500 g Graupensuppe, 80 g Beefsteak, 60 g Weissbrod. Nach 5 Stunden Ausheberung.

Der Filterrückstand enthält, mikroskopisch betrachtet, spärliche Muskelzellen, sehr viel Stärke. Der Saft giebt Peptonreaction, Zuckerreaction, Achroodextrinfärbung, Tr —, schwache Methylviolettreaction, Uffelmann'sche Probe negativ.

Verdauungsprobe im Brütofen positiv nach 1 Stunde.

Die Analyse ergiebt

Flüchtige Säuren	0,6	pro mille
Milchsäure . .	0,4	- -
Salzsäure . . .	3,0	- -

1 Monat später wird derselbe Versuch wiederholt. Jetzt ist M —, Tr —, U +. Das Mikroskop zeigt jetzt ziemlich viel Sarcine. Verdauungsversuch positiv nach 1 Stunde.

Die Analyse der Säuren ergiebt

[1]) Ueber Diagnostik u. Therapie der Magenkrankheiten. Volkmann's kl. Vortr. 289.

Flüchtige Säuren	0,7	pro mille
Milchsäure . .	0,7	- -
Salzsäure . . .	1,8	- -

1 Monat später der gleiche Versuch; Patientin hat unterdessen trotz sorgsamster Pflege 22 Pfund abgenommen. Der Tumor ist deutlich zu fühlen. M —, Tr —, U +.

Das Filtrat enthält an Säuren

Flüchtige Säuren	0,3	pro mille	Die Verdauung des Eiweiss im Brütofen
Milchsäure . .	0,5	- -	geschieht langsamer nach ca. 1¾ Stdn.
Salzsäure . . .	1,1	- -	

Hieraus geht hervor:

1) Auch unter pathologischen Verhältnissen ist HCl in sehr frühem Verdauungsstadium stets nachweisbar.

2) Bei Katarrhen mit und ohne Ectasie (III.—VI.) bietet das Verhalten der Säuren nichts, was derartige Zustände scharf nach dieser Richtung charakterisirt. Abweichungen von dem, was wir im Allgemeinen als der Norm entsprechend bezeichnen können, sind gewöhnlich gar nicht vorhanden (z. B. III.). Bemerkenswerth wäre nur, dass im Fall IV. trotz schnellen Ablaufes der Verdauung der HCl-Werth stets unter 1 pro mille bleibt.

3) Es kann aber schon nach 15 Minuten die nachweisbare HCl-Menge 1 pro mille übersteigen (VII., VIII.). Dann handelt es sich um Hyperacidität. In solchen Fällen ist der Milchsäurewerth ungefähr so, wie wir ihn in der entsprechenden Phase unter normalen Verhältnissen zu treffen pflegen. Bei VIII. sehen wir im weiteren Fortschreiten der Verdauung die HCl-Werthe nicht viel höher ansteigen. Der Ablauf des ganzen Prozesses scheint schneller vor sich zu gehen als unter anderen pathologischen Verhältnissen.

4) Die in frühen Stadien zu constatirenden HCl-Werthe können allerdings auch sehr gering sein, z. B. bei Carcinom (IX, X), dann werden die Milchsäurewerthe daneben unverhältnissmässig hoch gefunden. Dass dieses Verhalten für Carcinoma ventr. indess nicht pathognostisch ist, beweist unzweideutig der interessante Fall Kretschmer.

Auch hier weise ich von neuem auf die Unsicherheit in den Angaben der zur Controle verwendeten Reagentien hin (vgl. VII.)[1].

[1]) Selbstverständlich liegt es mir fern nach den von mir bei einer be-

Resümiren wir, was sich aus unseren bisherigen Versuchen für die Diagnostik Verwerthbares ergiebt, so ist es Folgendes:

Obwohl Verdauungszeit und Säuremengen bei gleichartiger Kost schon in der Norm viel bedeutendere Schwankungen zeigen, als man vielfach anzunehmen geneigt ist, so lassen sich doch bei unserer Probemahlzeit auffallend hohe (circa 1 pro mille) und niedrige (circa 0,1 pro mille) Salzsäurewerthe im frühen Verdauungsstadium, desgleichen übermässig verlängerte (länger als 2 Stunden dauernde) Digestion mit Sicherheit auf bestimmte pathologische Zustände des Magens beziehen.

Die obigen Versuche, die wohl geeignet sind, manche Ansichten[1]) über die Verdauung der Kohlehydrate erheblich zu modificiren und deren Resultate von denen anderer Autoren so auffallend abweichen, scheinen aber vor Allem nach einer bestimmten Richtung einer Ergänzung und Bereicherung zu bedürfen. Ich musste feststellen, wie sich die Aciditätsverhältnisse gestalteten, wenn ich statt der bisher gebrauchten 50 g Weissbrot die in demselben enthaltenen Stärke- und Zuckermengen für sich allein ohne andere sonst im Weissbrot noch in Frage kommende Beimischungen dem Magen nüchtern einverleibte. Die zu den folgenden Experimenten verwendete Weizenstärke enthielt 0,05 pCt. N und war absolut zuckerfrei. Es wurden von derselben 25 g + 5 g Zucker in 200 g Aqua zu einem Kleister aufgekocht. Dieses Gemenge nahmen die Versuchspersonen nach üblicher Reinigung des Magens zu sich.

XII. A. B. (siehe sub I.).

Zeit der Ausheberung. Min.	Flüchtige Säuren		Milchsäure		Salzsäure		Bemerkungen.
	in 100 ccm Magsft.	pro mille.	in 100 ccm Mgsft.	pro mille.	in 100 ccm Mgsft.	pro mille.	
15	0	0	0,2	0,018	ca. 0,3	ca. 0,01	

stimmten Versuchsanordnung gemachten Erfahrung, die Anwendung der oben genannten Reagentien für die Magendiagnostik ohne Weiteres zu verwerfen.

[1]) Vergl. besonders v. d. Velden: Ueber die Wirkung des Mundspeichels im Magen. Deutsch. Arch. f. klin. Med. 25. Derselbe nimmt bekanntlich 2 mehr oder weniger scharf abgrenzbare Verdauungsperioden bei jeder Mahlzeit an, von denen die erste HCl-frei sein soll.

XIII. Feuerlein, 40 Jahre alt: Psoriasis.
Durchaus gesundes Verdauungsorgan.

Zeit der Aushe-berung. Min.	Flüchtige Säuren		Milchsäure		Salzsäure		Bemerkungen.
	in 100 ccm Magsft.	pro mille.	in 100 ccm Mgsft.	pro mille.	in 100 ccm Mgsft.	pro mille.	
15—20	0	0	0,6	0,05	0,3	0,01	U blassgelb, M —.
45	Spur		4,1	0,37	1,2	0,04	

XIV. Presch, Cand. med., 23 Jahre alt. Vollkommen gesund.

Zeit der Aushe-berung. Min.	Flücht. Säuren		Milchsäure		Salzsäure		Bemerkungen.
	in 100 ccm Mgsft.	pro mille.	in 100 ccm Mgsft.	pro mille.	in 100 ccm Mgsft.	pro mille.	
15	0	0	0,5	0,045	0,5	0,018	
30	0	0	0,5	0,045	0,6	0,02	Milchsäure als milchsaures Ca nachgewiesen.
45	Spur		2,3	0,2	6,15	0,2	
60	0	0	2,15	0,2	6,1	0,2	

XV. Pilawzick (siehe unter VI.).

Zeit der Aushebe-rung. Min.	Flücht. Säuren		Milchsäure		Salzsäure		Bemerkungen.
	in 100 ccm Mgsft.	pro mille.	in 100 ccm Mgsft.	pro mille.	in 100 ccm Mgsft.	pro mille.	
15	0	0	0,75	0,07	1,75	0,06	
30	0,3	0,018	1,4	0,13	1,1	0,04	
45	1,45	0,1	0,9	0,08	0,75	0,027	
60	2,5	0,15	2,0	0,18	0,65	0,023	
120	1,25	0,075	2,4	0,22	1,6	0,058	
180	—	—	—	—	—	—	Im Magen noch immer schwach saure Speisereste.
Nüchtern. 14 Stdn. nach dem Abendbrot.		Spur		0,4		1,8	Der Magen enthält nüchtern circa 100 ccm saurer Flüssigkeit mit reichlichen Speiseresten, Schleim, Sarcina und Hefezellen.

Es ergab sich mithin bei dieser Versuchsanordnung, dass die HCl-Production unter normalen und pathologischen Verhältnissen im Ganzen erheblich geringer war als bei der früheren Probemahlzeit (50 g Weissbrot): Dies zeigt sich am evidentesten, wenn wir die Zahlen unter XII. und XV. mit denen unter I. und VI. vergleichen.

Unter den 3 absolut gesunden Versuchspersonen interessirt

besonders Herr Cand. med. Presch[1]), bei dem wir den ganzen Ablauf der Verdauung übersehen können. Zunächst sind die in jeder Phase geringen Mengen HCl überraschend, aber auch die Milchsäurewerthe sind, wenn wir berücksichtigen, dass bereits Zucker mit eingeführt wurde, auffallend klein. Trotz des mässigen Grades von Acidität geschieht die Elimination des Mageninhaltes in das Duodenum ziemlich schnell, da nach 90 Min. die Sonde fast nichts mehr aus dem Ventriculus herausbefördert.

Der Fall Pilawzik zeichnet sich durch abnorm geringe HCl-Production, träge Verdauung und das Auftreten etwas beträchtlicherer Mengen flüchtiger Säuren aus.

Endlich schliesse ich hier gleich eine dritte Versuchsreihe an, die zur Ergänzung der letzten noch wesentlich beiträgt, deren Hauptzweck aber der ist, die Quantität und Qualität der Säuren bei reiner Stärkekost zu studiren. Zu diesem Behufe wurden den betreffenden Personen, die angehalten wurden während der ganzen Dauer des Versuches ihren Speichel in ein Glas zu entleeren, nach gründlicher Ausspülung eine Stärkeabkochung (25 g in 200 Aqua) lauwarm per Sonde in den Magen gegossen. Der Mageninhalt wurde dann nach beliebiger Zeit entfernt, wobei jede Speichelbeimengung verhindert wurde.

XVI. Kiele, 25 Jahre alt. Rheum. Musc. Normale Verdauung.

Zeit der Aushebe-rung. Min.	Flüchtige Säuren		Milchsäure		Salzsäure		Bemerkungen.
	in 100 ccm Mgsft.	pro mille.	in 100 ccm Mgsft.	pro mille.	in 100 ccm Mgsft.	pro mille.	
30—40	0,6	0,036	4,5	0,4	14,5	0,5	Milchs. Ca.

XVII. Kretschmer (siehe unter XI).

Zeit der Aushebe-rung. Min.	Flüchtige Säuren		Milchsäure		Salzsäure		Bemerkungen.
	in 100 ccm Mgsft.	pro mille.	in 100 ccm Mgsft.	pro mille.	in 100 ccm Mgsft.	pro mille.	
30	Spur		1,5	0,13	6,2	0,22	Milchs. Ca.

[1]) Herrn Cand. med. Presch sage ich an dieser Stelle meinen besten Dank für seine fortdauernde freundliche Unterstützung.

XVIII. Anna Mielig, 22 Jahre alt. Cat. gastr.

Seit Wochen Druckbeschwerden, Aufstossen, Appetitlosigkeit. Blass, mässig gut genährt.

Druck im Epigastrium schmerzhaft. Keine Ectasie.

Zeit der Ausheberung. Min.	Flüchtige Säuren in 100 ccm Mgsft.	pro mille.	Milchsäure in 100 ccm Mgsft.	pro mille.	Salzsäure in 100 ccm Mgsft.	pro mille.	Bemerkungen.
15	0	0	2,0	0,18	0,5	0,018	
30	0,2	0,012	4,0	0,36	1,0	0,036	Milchs. Ca.

XIX. Kahmann (siehe unter VIII).

Zeit der Ausheberung. Min.	Flüchtige Säuren in 100 ccm Mgsft.	pro mille.	Milchsäure in 100 ccm Mgsft.	pro mille.	Salzsäure in 100 ccm Mgsft.	pro mille.	Bemerkungen.
15	—	Spur	1,0	0,09	1,0	0,03	
30	0,1	0,006	1,4	0,13	7,0	0,25	M +, U —.
45	0,1	0,006	1,2	0,1	23,5	0,85	M +, Tr +, U —.
60	0,2	0,012	1,2	0,1	16,5	0,6	M +, U —.
90	—	—	—	—	—	—	5 g saure Flüssigkeit, weisslich getrübt.

Hier sehen wir bei der gesunden Versuchsperson (XVI.) den HCl-Werth allerdings grösser als bei den früheren (XII., XIII., XIV.); indess ist er immer noch klein. Es kommen eben auch dabei wieder individuelle Unterschiede zur Geltung und absolute Zahlen und Grenzen giebt es nicht.

Im Wesentlichen aber zeigte sich auch bei dieser Versuchsanordnung eine Bestätigung unserer früheren Beobachtung, dass die HCl-Production bei Stärkekost besonders im ersten Verdauungsstadium unverhältnissmässig geringer ist als bei Semmelnahrung. Am deutlichsten tritt dieses Verhältniss zu Tage, wenn wir die bei der Patientin Kahmann (Ulc. ventr. c. Hyperaciditate VIII. und XIX.) gefundenen HCl-Werthe untereinander vergleichen.

Zeit der Ausheberung. Min.	I. HCl-Werthe bei Semmelnahrung.	II. HCl-Werthe bei Stärkekost.	Bemerkungen [1].
15	1,1979	0,0363	
30	1,6534	0,2541	
45	1,0345	0,85305	
60	—	0,59895	Der Magen enthält nur noch Spuren von Speisen ad I.
90	—	—	Der Magen enthält geringe Mengen saurer Flüssigkeit mit Speiseresten ad II.

[1]) Es könnte gewagt scheinen, hier die gewonnenen HCl-Mengen so ohne

Das zweite, was bei dieser Nebeneinanderstellung in die Augen springt, ist der beträchtliche Zeitunterschied in der Schnelligkeit der Magenentleerung. Hier hat es den Anschein, als ob die energischere HCl-Production auch eine bessere motorische Function bedingt. Allein aus anderen Versuchen z. B. XIV. geht hervor, dass ein derartiger Parallelismus selbst bei Gesunden zum mindesten nicht die Regel ist. Man darf wohl annehmen, dass ebenso wie in Bezug auf die HCl-Bildung so auch hinsichtlich der Muskeltüchtigkeit des Magens beträchtliche individuelle Schwankungen, die noch in die physiologische Breite gehören, bestehen: Es lässt sich eben keine Zeiteinheit finden, in der eine bestimmte Nahrung den gesunden Magen passirt haben muss.

Fragen wir nun, worauf es beruht, dass bei Einführung einer Stärkeabkochung die HCl-Production erheblich geringer ist als bei Semmelnahrung, so müssen wir wohl die verschiedene Verdaulichkeit der Speisen in Erwägung ziehen. Sicher bestimmt die Art der Ingesta den Absonderungsvorgang. Bei der Herstellung unseres Weissbrotes[1]) wird namentlich die Kruste sehr dextrinreich, auch entstehen in ihr würzige Substanzen, denen wir einen die Secretion anregenden Einfluss zuschreiben müssen. Die von uns verwandte Stärkeabkochung enthält zwar die gleichen Nahrungsstoffe wie die Semmel, wirkt aber, da sie die nützliche technische Zubereitung entbehrt, vorwiegend nur durch mechanischen Reiz auf die Schleimhaut; deshalb bleibt die HCl-Production geringer.

Vor Allem aber interessirt in unseren letzten Versuchsreihen das Vorhandensein von Milchsäure. Unabhängig von dem HCl-Werthe sehen wir in jeder Verdauungsphase mehr oder weniger bedeutende Mengen von Milchsäure bei reiner Stärkekost auf-

Weiteres mit einander zu vergleichen, da doch die eingenommenen Flüssigkeitsvolumina verschieden gross sind (150, 200), also auch die Verdünnung des Magensecretes eine entsprechende ist. Allein dieser an sich unbedeutende Fehler kommt nicht in Betracht, wenn wir bedenken, dass in den 50 g Semmel noch 15—20 g H_2O stecken und dass vor Allem die Mundflüssigkeit, die in dem Stärkeversuch ausgeschaltet war, einen reichlichen Ersatz in dem anderen Falle bot.

[1]) Vergl. Munk und Uffelmann, Die Ernährung des gesunden und kranken Menschen. S. 151.

treten. Da wir in unseren Versuchen genügend oft die charakteristischen Büschel der Milchsäure-Ca-Krystalle aus dem Aetherrückstand darzustellen vermochten, so dürfte an der Thatsache kaum zu zweifeln sein, und ich stehe hier wieder im Gegensatz zu Ewald und Boas (s. oben). Affallend war mir dieser Befund übrigens gar nicht. Dass trotz der häufigen Wasserdurchspülungen und trotzdem die Kranken keinen Speichel verschluckten und die Nahrung gar nicht mit dem Munde in Berührung gekommen war, doch reichliche Mengen Maltose[1]) gebildet wurden, befremdete mich nicht. Denn einige Vorversuche hatten mich bereits belehrt, dass das Speichelferment aus den Falten der Magenschleimhaut gar nicht völlig herauszuwaschen sei, da ich sowohl unter normalen wie pathologischen Verhältnissen mit geringen Mengen des siebenten und achten Spülwassers noch Stärkekleister in reducirende Substanz umzusetzen vermochte. Ferner erreichte die Acidität kaum je Grade, bei denen die Ptyalinwirkung aufgehoben wird; Controlversuche zeigten mir, dass bei 0,7 pro mille Salzsäure das Ferment noch eine wenn auch langsame und spärliche Wirkung zu entfalten vermag, wie dies übrigens bereits im Gegensatz zu früheren Anschauungen von Nylén[2]), Ewald und Boas betont worden ist.

Für die Annahme, dass die Spaltpilze, denen die Bildung der Milchsäure aus dem entstandenen Zucker (oder besser aus der Maltose) obliegt, sich erheblich anders verhalten sollten als das diastatische Ferment, liegt ein zwingender Grund nicht vor[3]). Sicher waren dieselben, trotz wiederholter Ausspülungen in unseren Fällen, noch an den Schleimhautfalten haften geblieben, da sie in der Stärke, wenn vorher überhaupt in ihr vorhanden, durch die Aufkochung zerstört waren, und sie traten in Action, sowie reducirende Substanz erzeugt war. Dass die bestehende Acidität, die durch HCl bedingt war, die Mikroorganismen in-

[1]) Es wurde stets reducirende Substanz nachgewiesen.

[2]) Citirt nach der Arbeit von Ewald und Boas.

[3]) Meine Auffassung wird wesentlich gestützt durch die experimentellen Untersuchungen Miller's, Ueber Gährungsvorgänge im Verdauungstractus und die dabei betheiligten Spaltpilze. D. Med. Woch. 1885. 49. Er fand, dass Milchsäuregährung im Magen anhalten kann bis 1,6 pro mille HCl.

ihrer Function zu beeinträchtigen vermöchte, dafür fehlt jeder Anhalt. Ich glaube, dass die Säure hier eine noch geringere Hemmung als dem Ptyalin gegenüber zu Wege bringt, weil ich, wie meine Versuchsreihen (I., III.) lehren, ein Ansteigen des Milchsäurewerthes gegen Ende der Verdauung, also bei hohem HCl-Gehalt des Magensaftes beobachtet habe.

Endlich muss ich zusammenfassend noch auf die Frage eingehen, in wie weit die Einführung von Stärkekleister in den Magen bei Krankheiten dieses Organs zu diagnostischen Zwecken [1]) empfehlenswerth ist. Der Werth einer derartigen Untersuchungsmethode, mag man das Gemenge trinken lassen oder per Sonde eingiessen, scheint mir nach den oben gemachten Erfahrungen ein geringer im Gegensatz zu den Vortheilen, den die Anwendung der Probemahlzeit unserer ersten Versuchsreihe (25 g Semmel + 150 Aqua) bietet. Der wesentlichste Grund gegen die praktische Verwendung des Stärkekleisters ist, wie bereits oben erwähnt, der, dass der Reiz auf die Magenschleimhaut, ähnlich wie bei dem von Leube [2]) empfohlenen Gerstengraupeninfus, ein vorwiegend mechanischer ist.

Herrn Prof. Dr. Fuerbringer, meinem hochverehrten Vorgesetzten, sage ich meinen verbindlichsten Dank für die überaus gütige Förderung, die er mir bei meiner Arbeit fortgesetzt hat zu Theil werden lassen.

[1]) Sticker, Magensaftabsonderung beim Pyloruskrebs und die Methode ihrer Erforschung (Centralbl. f. kl. Med. 1887. 34), will z. B. auf diese Weise einen reinen Magensaft gewinnen, der nur, wie er mit Ewald und Boas annimmt, HCl enthält.

[2]) Diagnostik der Magenkrankheiten. D. Arch. f. kl. Med. 33.

XX.

Weiteres über Synthesen und Secretion aus überlebenden Nieren.

Von Dr. Immanuel Munk,
Privatdocenten in Berlin.

In dem seit Abfassung meiner ersten Mittheilung zur Nierenphysiologie[1]) verflossenen Jahre habe ich in einigen eigenen Versuchen an überlebenden Nieren, zumeist aber bei solchen, die ich im Verein mit Herrn Professor Senator[2]) und andererseits mit Herrn Th. Rosenheim ausgeführt habe und über welche demnächst ausführlich berichtet werden wird, eine Reihe von Erfahrungen gesammelt, welche der Hauptsache nach die von mir früher gewonnenen Ergebnisse bestätigen und stützen. Nur in Bezug auf einen Punkt erscheinen mir die früheren Versuche nicht beweiskräftig genug, und dieserhalb habe ich erneute Versuche anstellen zu sollen geglaubt.

Um zu zeigen, dass entgegen der Anschauung von Schmiedeberg und Bunge für die Ermöglichung der von ihnen entdeckten synthetischen Bildung von Hippursäure (aus Benzoesäure und Glycocoll) in der Niere die rothen Blutkörperchen keine Rolle spielen, nur dass sie als Sauerstoffträger dienen, eine Function, in der sie durch gelöstes Oxyhämoglobin, also auch durch lackfarbenes Blut wirksam vertreten und ersetzt werden können, hatte ich Blut, mit $\frac{1}{2}$—1 Volumen Wasser[3]) lackfarben gemacht und mit benzoesaurem Natron sowie Glycocoll versetzt,

[1]) Dieses Archiv Bd. CVII. S. 221 ff.

[2]) Ueber einen Theil dieser Versuche, die Verhältnisse der Harnsecretion bei (experimentell gesetzter) venöser Stauung anlangend, ist ein kurzer Bericht im Centralbl. f. d. med. Wiss. 1887. No. 2 gegeben worden.

[3]) Das a. a. O. S. 352 citirte, aus mehreren solchen durchgeführten Versuchen herausgegriffene Beispiel enthält nicht den extremen Fall des Zusatzes des gleichen Volumen Wassers; eines solchen habe ich kurz in der vorläufigen Mittheilung (Ctrlbl. f. d. med. Wiss. 1886. S. 484) gedacht.

durch die Niere eines frisch getödteten Hundes geleitet und nach mehrstündiger Blutdurchleitung im Blut, Nierenparenchym und abgetropfter Harnflüssigkeit, welche vereinigt verarbeitet wurden, nicht unbeträchtliche Mengen, bis zu 107 mg reiner Hippursäure nachweisen können. Ich hatte damals, auf die geläufige Angabe, dass durch Wasserzusatz das Blut lackfarben wird, gestützt, nur einmal, nach Beendigung des Versuches, das mit 1 Vol. Wasser versetzte Blut mikroskopisch untersucht und darin intacte oder überhaupt noch erhaltene Blutkörperchen nur ganz vereinzelt finden können. Inzwischen aber darauf aufmerksam geworden, dass die Zerstörung der Blutkörperchen auf Wasserzusatz nicht immer so vollständig erfolgt, habe ich diese Frage näher verfolgt. Die nachfolgenden Versuche habe ich, Dank dem freundlichen Entgegenkommen des Herrn Prof. Zuntz, im thierphysiologischen Laboratorium der Landwirthschaftlichen Hochschule ausgeführt.

Versetzt man frisch defibrinirtes Hundeblut mit dem gleichen Volumen Wasser, so wird zwar das Blut unter Dunkelfärbung entschieden lackfarben, allein bei der mikroskopischen Untersuchung finden sich, ausser Schatten ausgelaugter Blutkörperchen, immer eine nicht unbeträchtliche Zahl noch erhaltener, wenn auch durch die Wassereinwirkung veränderter Blutscheiben. Lässt man, um ähnliche Verhältnisse wie bei der Durchleitung durch die Niere herzustellen, solches Blut bei Körpertemperatur stehen und schüttelt es von Zeit zu Zeit durch, so findet man nachher immer weniger Blutkörperchen noch erhalten, allein eine gewisse Zahl, die im mikroskopischen Gesichtsfelde (bei circa 300 facher Vergrösserung) zwischen rund 10 und 20 schwanken mag, ist auch dann noch vorhanden. Nun stellen ja die unter diesen Umständen noch erhaltenen Blutkörperchen offenbar nur einen verschwindenden Bruchtheil der ursprünglich vorhandenen dar und können deshalb von keiner Bedeutung für das Versuchsergebniss sein. Da indess die Vermuthung aufkommen könnte, es möchten in diesem Falle die wenigen noch vorhandenen Blutkörperchen eben noch gerade ausgereicht haben, um die Synthese in den Nierenzellen zu ermöglichen, so hielt ich, so wenig stichhaltig auch ein solcher Einwand ist, es doch geboten, ergänzende Versuche mit Blut anzustellen, das frei von rothen Blutscheiben ist. Indem ich den Wasserzusatz zum Blute steigerte und jedesmal sowohl unmittelbar als ein bis mehrere Stunden danach einen Blutstropfen mikroskopisch untersuchte, habe ich gefunden, dass nach Zusatz des doppelten Volumens Wasser höchstens noch ganz vereinzelte Blutscheiben übrig bleiben, deren Zahl beim Stehen weiterhin mehr und mehr abnimmt, und dass nach etwa 1stündigem Stehen kaum noch ein Blutkörperchen zu erkennen ist. Bei Zusatz von 2¼ Volumen Wasser zum Blut lässt sich schon nach 10 Minuten kaum noch eine Blutscheibe nachweisen. Kowalewsky giebt zwar in einer jüngst erschienenen Mittheilung[1]) an, dass 1 Volumen defibrinirtes Hundeblut bei 18—22° C. im Mittel 1,3 Volumen (Minimum 1,1, Maximum 1,6 Volumen) Wasser braucht, um vollkommen lackfarben zu werden; ob dieser Autor jedesmal eine Blutprobe mikroskopisch untersucht hat, ist nicht recht ersichtlich. Ich kann nur aus eigener Erfahrung berichten, dass ich selbst bei Zusatz von 1,6 Volumen Wasser immer noch vereinzelte rothe Blutkörperchen mikroskopisch erkennen konnte. Um also in dieser Hinsicht ganz sicher zu gehen, habe ich in dem einen Versuch defibrinirtes, mit 2¼ Volumen Wasser versetztes Blut durchgeleitet, ein anderes Mal Blut, das mit 2 Volumen Wasser verdünnt über Nacht in der Kälte gestanden hatte. Im Uebrigen bin ich genau so wie früher verfahren. Die Durchleitung des lackfarbenen, absolut klaren Blutes[2]) ging zuerst ziemlich schnell vor sich, nach kurzer Zeit (etwa 20 Minuten) viel langsamer als beim normalen Blut. Auch hier konnte durch Zusatz von ½ g Harnstoff zum Gesammtblut die Durchströmung wieder für einige Zeit beschleunigt werden. Sehr bald versagte der gefässerweiternde, strombeschleunigende Einfluss seitens des Harnstoffs, konnte zwar durch erneuten Zusatz wiedererweckt werden, aber freilich nur ganz vorübergehend, und weiterhin erwies sich abermaliger Zusatz auf die Stromschnelle des Blutes fast einflusslos. Die Blutkörperchen des in der Niere restirenden Blutes wurden durch die zuerst durchgeflossenen Portionen lackfarbenen Blutes ausgespült und die damit beladenen

[1]) Ctrlbl. f. d. med. Wiss. 1887. S. 386.

[2]) Auch nach 24 Stunden lässt solches Blut, wie auch Kowalewsky richtig angiebt, keine Spur eines Sedimentes fallen.

ersten 100 ccm Blut von der weiteren Durchströmung ausgeschlossen.

Hund von fast 30 kg. 800 ccm defibrinirtes Blut mit 1800 ccm (2¼ Vol.) Wasser versetzt, dann ¾ g Natr. benzoic. und ½ g Glycocoll, sowie etwa ½ g Harnstoff hinzugegeben. Durchleitung beginnt 10 Uhr 20 Min. Druck 130 mm Hg. Innerhalb der ersten Viertelstunde fliesst das Blut im Strahl aus der Nierenvene; sehr bald verlangsamt sich die Strömung, so dass um 10 Uhr 45 Min. in 5 Minuten nur noch 110 ccm Blut die Niere durchsetzten, um 11 Uhr sogar nur 84 ccm. Nun ½ g Harnstoff wieder zugesetzt; 11 Uhr 12 Min. Blutgeschwindigkeit 108 ccm. Um 12 Uhr flossen in 5 Minuten nur noch 56 ccm aus der Vene; 0,6 g Harnstoff zugesetzt; fast sofort stieg die Blutgeschwindigkeit auf 79 ccm, sank aber dann langsam ab, um 1 Uhr flossen in 5 Min. knapp 40 ccm Blut. Nunmehriger Zusatz von 0,1 g Coffein hob die Strömung nur ganz vorübergehend, deshalb kurz vor 2 Uhr der Versuch abgebrochen. Im Ganzen haben in 3¾ Stunden fast 4,8 Liter Blut die Nieren passirt. Aus dem Ureter tropften während der Versuchsdauer fast 16 ccm stark hämoglobinhaltiger Flüssigkeit.

Die Untersuchung des Blutes, des Nierenparenchyms und der Harnflüssigkeit auf Benzoesäure und Hippursäure, genau so wie früher (a. a. O. S. 352) ausgeführt, lieferte 78 mg reiner Hippursäure in derben Krystallnadeln. Schmelzpunkt zuerst, wahrscheinlich in Folge einer verunreinigenden Beimengung, zu niedrig, bei 176—177° gefunden, stieg nach zweimaligem Umkrystallisiren aus wenig heissem Wasser bis auf 179°. Die Krystalle erwiesen sich als stickstoffhaltig, gaben beim trocknen Erhitzen Geruch nach Benzonitril und mit Salpetersäure die Lücke'sche Reaction.

Noch grösseres Interesse kommt dem anderen Versuche zu. Hier war die zur Durchleitung verwandte Niere Tags zuvor einem frisch getödteten Hunde von über 24 kg ausgeschnitten worden und hatte, laut Vorschrift von Schmiedeberg und Bunge, 24 Stunden bei 0° im Eisschrank gelegen. Ebenso war das, mit 2 Volumen Wasser verdünnte Blut aufbewahrt worden.

Nachdem das lackfarbene Blut mit 0,6 g Natr. benzoic. und 0,4 g Glycocoll versetzt und auf circa 40° vorgewärmt war, wurde die Durchleitung durch die Niere, deren Arterie, Vene und Ureter schon tagszuvor mit Canülen armirt waren, begonnen. Die Durchströmung ging auch ohne wesentliche Schwierigkeiten, obwohl nicht so gut, als durch die frische Niere vor sich. Offenbar bedurfte es hier erst einiger Zeit, bis die in Folge der andauernd niedrigen Temperatur (im Eisschrank) verengten Nierengefässe sich auf den

Reiz des durchströmenden warmen Blutes erweiterten, wenigstens floss ungeachtet eines Druckes von 130 mm Hg das Blut anfangs nur tropfenweise aus der Vene, und erst nach Verlauf einiger Minuten wurde die Ausflussgeschwindigkeit grösser, zugleich war das aus der Vene Tropfen auf Tropfen bezw. im feinen Strahl (in 5 Min. 102 ccm) kommende Blut nicht mehr so tiefdunkel als zuvor und nur wenig dunkler als das eingeleitete arterielle. Schon nach kaum ½ Stunde passirte immer weniger Blut die Nieren (in 5 Min. nur 47 ccm), indess konnte durch Zusatz von Harnstoff wieder die Passage erleichtert werden (in 5 Min. 78 ccm Blut), also reagirten die Gefässe der Niere auch noch nach 24 Stunden auf den Harnstoffreiz. Sehr bald nahm die Ausflussgeschwindigkeit wieder ab, konnte aber auch diesmal durch erneuten Zusatz von Harnstoff wieder in die Höhe getrieben werden. 1¾ Stunden nach Beginn der Durchströmung war die Ausflussgeschwindigkeit wieder sehr gering (in 5 Min. 43 ccm Blut) und konnte nunmehr selbst durch Zusatz von Coffein nur wenig und nur für kurze Zeit beschleunigt werden, so dass nach 3 Stunden nur 7 ccm in der Minute und nach 4 Stunden knapp 6 ccm Blut die Niere passirten. Im Ganzen waren in 4 Stunden 3220 ccm Blut durch die Niere geströmt.

Die Untersuchung des Blutes, der Niere und der in den Ureter übergetretenen hämoglobinhaltigen Flüssigkeit (fast 11 ccm) ergab 37,2 mg Hippursäure: Schmelzpunkt um 179°, Stickstoffgehalt, Benzonitrilreaction. Der nach Ausführung dieser Reactionen noch restirende Antheil der in beiden Versuchen gewonnenen Hippursäure im Gewicht von 92,4 mg wurde zur Stickstoffbestimmung nach Kjeldahl verwandt; es wurden so 7,51 mg N gefunden, während die verwendete Menge theoretisch 7,23 mg N geben sollte. Nach alledem kann kein Zweifel darüber aufkommen, dass die erhaltenen Krystalle Hippursäure sind.

Damit ist zur Ergänzung und Erweiterung meiner früheren Angaben und gegen jeden Einwand sicher dargethan, dass auch bei Durchleitung von rein lackfarbenem Blut, in dem das Mikroskop kaum noch vereinzelte rothe Blutscheiben nachzuweisen vermag, die Niere aus Benzoesäure und Glycocoll synthetisch Hippursäure zu bilden vermag und dass zu dieser Synthese die Niere selbst noch 24 Stunden nach ihrer Entfernung aus dem Körper befähigt ist, wofern sie nur bei niederer Temperatur erhalten wird. Freilich ist der Umfang dieser Synthese um so geringer, je ungenügender die Speisung des Organs mit Blut wird d. h. je mehr Blutkörperchen aufgelöst und je langsamer das Blut die Nieren passirt, daher in der nehmlichen Zeit bei Durchleitung von normalem Blut mit intacten rothen Blutkörperchen bis zu ½ g Hippursäure erhalten worden sind, wie von Schmiedeberg und Bunge; bei Durchleitung von lackfarbenem Blut, in dem die grösste Menge der Blutscheiben zerstört war, nur 107 mg, wie in meinem früher mitgetheilten Versuche[1]), weiter bei ganz lackfarbenem Blut nur 78 mg und endlich bei ganz lackfarbenem Blut und 24 Stunden nach der Entfernung der Niere aus dem Körper nur noch 37 mg Hippursäure.

Der letztangeführte Versuch liefert noch nebenbei über eine andere Frage, nehmlich über das Zustandekommen der gefässerweiternden Wirkung seitens des Harnstoffs und des Coffeins eine sichere Entscheidung. In meiner ersten Mittheilung hatte ich mich dahin geäussert, dass die vom blossen Auge wahrnehmbare Erweiterung der Nierengefässe wohl zum grössten Theil auf Erschlaffung der Ringmuskeln der Arterien (und Venen) in Folge der directen Einwirkung des an der Gefässwand vorbeistreichenden gelösten Harnstoffs beruht. Die andere Möglichkeit, dass die von manchen Autoren auf Grund physiologischer Erfahrungen postulirten, wenn auch bislang nicht mit Sicherheit in der Gefässwand selbst anatomisch nachgewiesenen Ganglien durch den Harnstoff in ihrer Erregbarkeit herabgesetzt werden, so dass in Folge davon die von jenen innervirten Gefässmuskeln erschlaffen, ist nunmehr auszuschliessen. Bekanntlich büssen Nerven und Ganglien, letztere fast momentan, nach Absperrung der Blutzufuhr ihre Erregbarkeit ein und sind dann auch durch erneute Blutzufuhr nicht mehr in den erregbaren Zustand zurückzuführen. Dagegen hält die Erregbarkeit der Muskeln unter geeigneten Bedingungen, unter denen niedere Temperatur und Verhütung des Wasserverlustes durch Verdunstung obenan stehen, länger an, am längsten die der glatten Muskelfasern. Sertoli konnte auch nach Entfernung aus dem Thierkörper den glatten M. retractor penis (Hund, Einhufer) noch 5—7 Tage lang auf Reizung zur Contraction bringen. Da im letzten Versuche der gefässerweiternde Einfluss des Harnstoffs und Coffeins sich noch prompt an der Niere geltend machte, die fast 24 Stunden lang

[1]) Dieses Archiv Bd. 107. S. 353.

bei 0° gehalten war, so kann es sich zweifellos nur um eine directe Einwirkung des im Blut gelösten und an der Gefässwand vorbeistreichenden Harnstoffs und Coffeins auf die Gefässmuskeln selbst handeln.

Bezüglich der Vertheilung der stickstoffhaltigen, nicht durch Phosphorwolframsäure fällbaren Extractivstoffe (Harnstoff, Kreatin, Carbaminsäure) des Gesammtblutes war ich durch zwei darauf gerichtete Bestimmungen[1]) zu dem Resultat gelangt, dass dieselben sich auch in den Blutkörpern vorfinden und zwar in etwa gleicher, eher noch in höherer Concentration als im Blutserum. In einem dritten inzwischen angestellten Versuch ergab normales (defibrinirtes) Hundeblut, nach Ausfällen mit Phosphorwolframsäure, 0,0524 pCt. Extractiv-N, während das, aus gleichzeitig entzogenem Blute ausgeschiedene Serum 0,0538 pCt. N enthielt[2]). Da nun nach den vorliegenden Untersuchungen Hundeblut rund aus 40 Th. Körperchen und 60 Th. Serum besteht, so würden, da 60 Th. Serum nach der oben angeführten Bestimmung ($\frac{6}{10} \times 0{,}0538 =$) 32,4 mg Extractivstickstoff einschliessen, auf die in 100 Th. Blut mit 52,4 mg Extractiv-N enthaltenen 40 Th. Körperchen 52,4—32,4 = 20 mg Extractiv-N treffen, also auf die Blutkörperchen ein Gehalt von von 0,05 pCt. Extractiv-N kommen. Danach enthalten die Blutkörperchen fast genau so viel Extractiv-N als das Blutserum. Dieses Resultat, mit den beiden früheren gleichlautenden zusammengehalten, führt zu dem Schluss, dass die N-haltigen Extractivstoffe annähernd gleichmässig über Körperchen und Serum vertheilt sind, so dass das Serum an sich nur ebenso viel Extractiv-N enthält als das Gesammtblut. Ich glaube dieses Ergebniss, welches von der geläufigen Annahme abweicht, insofern man bisher meist angenommen hat, dass die leicht löslichen Extractivstoffe sich hauptsächlich im Plasma bezw. im Serum finden, hier eigens hervorheben zu sollen. Aehnlich, nur quantitativ abweichend, verhält es sich, wie Bestimmungen von

[1]) a. a. O. S. 311.

[2]) 20 ccm Serum gaben, nach Ausfällen mit Phosphorwolframsäure, NH_3 = 7,85 ccm $\frac{1}{10}$ Normalsäure (1 ccm Säure entsprach 13,71 mg N), dagegen 20 ccm Blut NH_3 = 7,66 ccm $\frac{1}{10}$ Säure.

Bunge[1]) und mir[2]) lehren, auch in Bezug auf die Vertheilung des Chlornatrium im Blut, nur dass das Serum davon sehr viel mehr enthält als die Blutkörperchen. Und nicht minder haben v. Brasol[3]) sowie Klikowicz[4]) gezeigt, dass Traubenzucker, Natriumsulfat, -phosphat und -chlorid, in die Blutbahn eingeführt, nicht im Blutplasma bezw. Serum verbleiben, sondern zu bald grösserem, bald kleinerem Antheile in die Blutkörperchen übertreten; ja in zwei Versuchen hatten die Blutkörper sich so viel vom eingespritzten Salz angeeignet, dass ihr procentischer Gehalt an Natriumsulfat grösser war, als der des Serums.

Im Anschluss an diesen Nachtrag zu meiner ersten Mittheilung möchte ich nicht verabsäumen, auf Einwände einzugehen, welche gelegentlich eines ausführlichen Referates über meine Arbeit[5]) gegen meine Versuche erhoben worden sind, um so mehr, als mir dies die erwünschte Gelegenheit giebt, mich über Manches zu äussern, was ich in jenem Aufsatz nur kurz oder gar nicht berührt habe. Es heisst dort: „man könne versucht sein, alle Erscheinungen in den Versuchen durch Filtration zu erklären, liegen doch Beobachtungen (W. Schmidt, Runeberg) vor, denen zu Folge bei Filtration von salzhaltigen Albuminatlösungen salzreichere Filtrate erhalten werden.“ Allerdings hat W. Schmidt[6]) bei Filtration von Gummi- und Kochsalzlösung bezw. Gummi- und Harnstofflösungen das Filtrat an Kochsalz bezw. Harnstoff reicher als die Mutterflüssigkeit gefunden, allein diese Unterschiede sind ihren absoluten Werthen nach so gering: für Kochsalz 0,02—0,07 pCt. und für Harnstoff 0,006—0,08 pCt., dass, zumal die Bestimmungsmethoden (Titriren mit Silberlösung nach Mohr bezw. mit Quecksilberlösung nach Liebig) nicht auf sehr grosse Genauigkeit Anspruch machen können, diese winzigen Differenzen nicht genügen, darauf Gesetze aufzubauen. Man kann daher nur Heidenhain[7]) beipflichten,

[1]) Zeitschr. f. Biologie. XII. S. 205.
[2]) Dieses Archiv Bd. 107. S. 309.
[3]) Archiv f. (Anat. u.) Physiol. 1884. S. 211.
[4]) Ebenda 1886. S. 535.
[5]) Centralblatt f. klinische Med. 1887. No. 14. Referent: Fr. Röhmann.
[6]) Annal. d. Physik. Bd. 104. S. 364 u. 389.
[7]) Handbuch d. Physiol. (herausgeg. von L. Hermann). V. 1. Th. S. 342.

der über jene Versuchsergebnisse sich dahin äussert „es dürfte doch bedenklich sein, auf diese Brücke zu treten". Allerdings hat Runeberg[1]) bei Filtration von salzhaltigen Eiweisslösungen den Salzgehalt des Filtrates manchmal bis um $\frac{1}{10}$ höher als den der ursprünglichen Flüssigkeit gefunden, allein weder war der Befund constant, noch ergiebt sich aus neueren Filtrationsversuchen von A. Loewy[2]) in dieser Hinsicht etwas Gesetzmässiges; bald war der direct und mit allen Cautelen bestimmte Aschengehalt des Filtrates etwas grösser, als der der Mutterflüssigkeit (Blutserum), bald war er gleich; auch kamen Filtrate zur Beobachtung, deren Salzgehalt unter dem des Blutserums lag. Wenn nun in meinen Versuchen von der Niere Flüssigkeiten geliefert wurden, deren Gehalt an Harnstoff (richtiger: durch Phosphorwolframsäure nicht ausfällbarer Extractivstickstoff) ungeachtet einer sehr reichlichen Abscheidung (32—45 ccm in der Stunde) um 121—134 pCt. den des Blutes überstieg[3]), und ferner Flüssigkeiten, deren Kochsalzgehalt, ungeachtet ausserordentlich reichlicher Abscheidung (46,5 ccm in der Stunde), um 80 pCt. den des Blutes überragte, so können solche Flüssigkeiten, selbst zugegeben, dass die Beobachtungen von Runeberg bezüglich der Zunahme des Salzgehaltes im Filtrat gegenüber der Mutterflüssigkeit um $\frac{1}{10}$ eine gesetzmässige Erscheinung bilden, unmöglich als Filtrate gedeutet werden.

Alle in meinen Versuchen geprüften Diuretica, die Digitalis ausgenommen, zeigten eine, häufig nur vorübergehende erweiternde Wirkung auf die Nierengefässe, in Folge deren die Blutströmung durch die Nieren beschleunigt wurde, eine Erscheinung, die, wie ich experimentell erwiesen habe, regelmässig eine vermehrte Abscheidung von Harnflüssigkeit zur Folge hat. Nur stand bei der Mehrzahl der diuretischen Stoffe die nur mässige Zunahme der Blutströmung in gar keinem Verhältniss zu der manchmal enormen Steigerung der Abscheidung von Nierenflüssigkeit, und schon dieses Missverhältniss wies darauf hin, dass die vermehrte Flüssigkeitsabscheidung nicht einzig und allein auf die nur mässige Steigerung der Blutgeschwindigkeit zu beziehen ist.

[1]) Deutsch. Arch. f. klin. Med. XXIII. S. 13.
[2]) Zeitschr. f. physiol. Chem. IX. S. 537.
[3]) Dieses Archiv Bd. 107. S. 312.

Indess habe ich noch weitere zwingende Beweise beizubringen mich bemüht, um so mehr, als ich selbst die Erfahrung gemacht habe, dass auch da, wo es sich um wirkliche Secretion handelt, keine einfache Proportionalität zwischen Blutgeschwindigkeit und Secretion besteht[1]), so wie auf Grund der durch weitere Erfahrungen belegten Thatsache, dass neben der Blutgeschwindigkeit noch die secernirende Fähigkeit, die Functionstüchtigkeit der Nierenepithelien selbst als mindestens ebenbürtiger, wenn nicht noch gar bedeutsamerer Factor für die Anregung und Unterhaltung der Secretion in Betracht kommt[2]). Es beruht daher auf Verkennung oder ungenügender Würdigung der einschlägigen Verhältnisse, wenn gefordert wird „erst müsse festgestellt werden, in welchem Verhältniss sich Blutgeschwindigkeit und Secretion mit einander ändern, dann erst könne man sagen, ob eine Substanz ausser auf den Tonus der Gefässmuskeln auch noch direct auf die secernirenden Epithelien einwirkt". Dieser Feststellung bedarf es durchaus nicht, wenn sich zeigen lässt, dass gewisse Substanzen, auch ohne die Blutgeschwindigkeit überhaupt oder höchstens nur ganz vorübergehend zu steigern, die Ausscheidung von Harnflüssigkeit um das Mehrfache in die Höhe treiben. Wenn bei unverändertem Blutdruck und nachweisbar gleicher Geschwindigkeit des Blutstromes die Flüssigkeitsabscheidung auf das Mehrfache gesteigert ist, so bleibt zweifellos keine andere Möglichkeit, als auf den letzten, für die Secretion in Betracht kommenden Factor zu recurriren, nehmlich die Drüsenzellen. Und dieser Schluss ist vollends noch zwingender, wenn sich nachweisen lässt, dass *die vermehrte Flüssigkeitsabscheidung noch fortbesteht, selbst dann wenn die Blutgeschwindigkeit* im Verlauf des Versuches *unter die, vor der Zufuhr des betreffenden Stoffes beobachtete Grösse abgesunken ist.* Nun konnte ich für das Kochsalz zeigen[3]), dass in der ersten halben Stunde die Flüssigkeitsabscheidung 15mal so gross wurde, während die Blutgeschwindigkeit bis auf $\frac{2}{3}$ der vorher beobachteten Grösse absank, und in der zweiten halben Stunde die Abscheidung noch 4mal so gross

[1]) Dieses Archiv Bd. 107. S. 319.
[2]) Ebenda S. 320.
[3]) a. a. O. S. 325 u. 327.

war, obwohl die Blutgeschwindigkeit bis auf $\frac{1}{5}$ der vor der Salzzufuhr ermittelten Grösse heruntergegangen war und in einem anderen Versuch selbst zu einer Zeit, wo die Blutgeschwindigkeit nur noch kaum halb so gross war, als zuvor noch 7mal so viel Harn abgeschieden wurde, als vorher. Ebenso sah ich beim Salpeter[1]) selbst zu einer Zeit, wo die anfängliche Beschleunigung der Blutströmung bereits wieder bis auf den vorher beobachteten Werth zurückgegangen war, den Harn doch noch 8 bis 12mal so reichlich abgeschieden werden (vorher 1 Tropfen nach mehr als 2 Minuten, dann bei gleicher Blutgeschwindigkeit, wie vor der Salpeterzufuhr, 12 Harntropfen in 2 Minuten). Da nun ausserdem mit der Ausscheidung des Wassers auch die Gesammtabgabe von festen Stoffen (Harnstoff, Kochsalz u. a.) auf das Mehrfache gesteigert war und in der Mehrzahl der Versuche sogar die festen Stoffe sich (procentisch) reichlicher im Secret fanden, als sie im Blut enthalten waren, so bleibt, da Druck und Geschwindigkeit gleich geblieben bezw. geworden sind, nichts übrig, als für die vermehrte Abscheidung von Wasser und von festen Stoffen die secernirenden Nierenelemente selbst in Anspruch zu nehmen.

Wenn ich bei meinen Schlussfolgerungen ganz allgemein nur von den Nierenepithelien spreche „ohne zwischen dem Epithel der Glomeruli und dem der Harnkanälchen (Tubuli contorti) zu unterscheiden“, so hat das seinen guten Grund. Ich habe schon reichlich Thiermaterial, Zeit und Arbeit aufzuwenden gehabt, nur um über die bei der Secretion betheiligten hauptsächlichen Factoren und über die Wirkung der Diuretica experimentelle Erfahrungen zu sammeln, als dass ich schon an die Ausarbeitung des feineren Details, so zu sagen, hätte herangehen können. Hierher rechne ich neben vielem Anderen die Ermittelung, ob vom Epithel der Glomeruli oder von demjenigen der gewundenen Harnkanäle das Wasser bezw. die festen Stoffe ausgeschieden werden, sowie die Prüfung, ob die Diuretica vorwiegend die eine oder andere Gruppe von Epithelien oder beide zur gesteigerten Abscheidung des Wassers und der festen Stoffe anregen. Abgesehen davon, dass diese Frage allein schon eine

[1]) a. a. O. S. 329. — Uebrigens muss es S. 328, Zeile 12 heissen „Weil indess nach Grützner etc.

sehr ausgedehnte Untersuchung erfordern würde, dürfte man nicht ganz ohne Bedenken an eine solche Untersuchung herangehen, ist doch die für die Lösung dieser Frage vorliegende ingeniöse Versuchsmethode von Heidenhain (Injection von Indigcarmin mit nachfolgender mikroskopischer Feststellung der Orte in den Nieren, an denen der Indigcarmin zur Ausscheidung gelangt), so beweiskräftig sie auch mir selbst erscheint, doch nicht so allgemein als eindeutig anerkannt, dass es nicht wünschenswerth wäre, dieselbe noch durch eine andere Methode controliren zu können. An einer solchen gebricht es aber zur Zeit noch.

Gegenüber einer weiteren Bemerkung in jenem Berichte, ich verwendete Blut, „welches Salze, Zucker und Harnstoff in Concentrationen enthalte, die im lebenden Blute nicht vorkommen und an sich bedenkliche Nebenwirkungen entfalten können“, möchte ich zunächst daran erinnern, dass ich bei meiner Untersuchung Werth darauf gelegt habe, ausser den normalen Verhältnissen auch pathologische zu berücksichtigen. Die Prüfung der diuretischen Wirkung des im Blut reichlich circulirenden Zuckers hat, abgesehen von ihrer theoretischen, auch noch die praktische Bedeutung, dass sie einen Ausblick eröffnet auf die nicht selten bei Diabetikern zu beobachtende directe Proportionalität zwischen der Harnmenge und der Grösse der Zuckerausscheidung[1]) und, da letztere in erster Reihe vom Zuckergehalt des Blutes abhängt, zwischen diesem und der Grösse der Harnsecretion. Nun ist der sich in der Norm zu 0,1 pCt. beziffernde Zuckergehalt des Blutes bei Diabetikern ausnahmslos erhöht, auf 0,25—0,5 pCt., ja sogar unter Umständen auf 0,8—0,9 pCt.[2]). Der Harnstoff findet sich nach meinen Bestimmungen am Hundeblut[3]), die durch v. Schröder[4]) bestätigt worden sind, in der Norm bis zu 0,053 pCt. Wenn nun in vielen Versuchen eine Concentration des Harnstoffs bis zu 0,1 pCt., also fast dem

[1]) Leube, Deutsch. Arch. f. klin. Med. V. S. 376.

[2]) Cantani (in Moleschott's Untersuchungen z. Naturlehre. XI. S. 443) fand 0,8 pCt., Hoppe-Seyler (Physiolog. Chemie S. 430) 0,9 pCt. Blutzucker bei einem Diabetiker.

[3]) Arch. f. d. ges. Physiol. XI. S. 41.

[4]) Arch. f. exper. Pathol. XV. S. 364.

Doppelten der Norm in dem Durchleitungsblut zur Verwendung gelangt ist, so entspricht dies nur dem bei den meisten Experimenten üblichen Verfahren, den auf seine Wirkung zu prüfenden Eingriff stärker als in der Norm zu machen bezw. grössere Dosen des zu prüfenden Mittels einzuführen, um die sonst schwachen und zweifelhaften Wirkungen zu verstärken, gleichsam einen grösseren Ausschlag zu erhalten. Ist es nun allerdings bei Versuchen am sonst unversehrten Thierkörper möglich, dass der eingeführte und in grösseren Mengen mit dem Blut circulirende Stoff unter Umständen bedenkliche Nebenwirkungen z. B. auf das Centralnervensystem und von da aus indirect auf das zu prüfende Organ z. B. die Nieren übt, so ist eine solche Nebenwirkung bei Verwendung eines ausgeschnittenen, von allen Verbindungen mit dem Nervensystem abgelösten Organes vollständig ausgeschlossen. Zudem hat auch die Wirkung eines über die Norm erhöhten Harnstoffgehaltes im Blut auf die Harnabscheidung specielleres Interesse mit Rücksicht darauf, dass bei Nephritikern, wenn, wie nicht selten dem urämischen Anfall voraufgehend, die Harnstoffausfuhr bis auf einen geringen Werth, äussersten Falles bis auf 2,5 g pro Tag[1]) absinkt, sich nothwendiger Weise der normal gebildete und nur durch die alterirten Nieren in ungenügender Weise ausgeschiedene Harnstoff im Blute anhäufen und dann wohl bis zum Doppelten der Norm und darüber (hierüber liegen keine neueren, Vertrauen verdienenden Bestimmungen vor) ansteigen wird.

Der letzte Einwand endlich bezieht sich darauf, dass in meinen Versuchen die diuretischen Stoffe nicht nur die Wasserabscheidung, sondern auch den Gehalt an festen Bestandtheilen steigern; beim lebenden Thiere dagegen werden unter dem Einfluss z. B. von Salpeter grosse Mengen eines fast wasserhellen, also an festen Bestandtheilen procentisch armen Harns secernirt. Auch ich habe, zumal wenn sehr grosse Dosen Salpeter auf einmal eingeführt wurden, Fälle beobachtet, in denen der procentische Gehalt an festen Stoffen geringer als im Blut war. Allein einmal lehrte die quantitative Bestimmung, dass, obwohl der procentische Gehalt z. B. an Chlornatrium geringer war, doch auch in diesen Fällen die Gesammtausscheidung an festen

[1]) Fleischer, Deutsch. Arch. f. klin. Med. XXIX. S. 229.

Stoffen erheblich grösser war, als diejenige, welche innerhalb derselben Zeitdauer vor der Zufuhr der fraglichen Substanz beobachtet worden ist, andererseits habe ich solche Beobachtungen, als einer einfachen Deutung vorläufig noch unzugänglich, ebenso wie viele andere gelegentlich gemachte Einzelerfahrungen für mich behalten zu sollen geglaubt. Aber gerade in diesen Fällen hatte die durch das Diureticum gleichzeitig bewirkte Gefässerweiterung und damit gegebene Beschleunigung der Blutströmung durch die Niere auffallend lange angehalten, so dass der Einwand einer in Folge der anhaltend grösseren Blutgeschwindigkeit erfolgten reichlicheren Filtration um so weniger auszuschliessen war, als gerade dasjenige Beweismoment, welches gegen Filtration und für Secretion spricht: die erheblich höhere Concentration der Nierenflüssigkeit an den charakteristischen Stoffen gegenüber dem Blut bezw. Blutserum, hier fehlte. Für solche Fälle bleibt nur die Annahme übrig, dass das Diureticum die secernirenden Elemente mehr zu gesteigerter Ausscheidung von Wasser als von festen Stoffen angeregt hat, oder dass Hand in Hand mit der Zunahme der Blutgeschwindigkeit eine reichlichere Filtration stattgefunden und (um die geringere Concentration des Harns zu erklären) zugleich die secernirenden Elemente durch die eingeführte Substanz einseitig zu gesteigerter Wasserabsonderung angespornt worden sind. Da ich über weiteres Material, um zwischen diesen beiden Deutungen entscheiden zu können, nicht verfügte, habe ich alle nicht genügend eindeutigen Erfahrungen vorläufig ausser Spiel gelassen. Dass im Gegensatz zu den Erfahrungen am lebenden Thiere die letztgenannten Fälle die selteneren waren, ist nicht verwunderlich, habe ich doch selbst nirgends verhehlt, dass die Bedingungen, unter denen man an der ausgeschnittenen und künstlich durchbluteten Niere experimentirt, nicht dieselben sind, wie am unversehrten Thiere. Ich sage selbst[1]): „Aus allem bisher Angeführten ergiebt sich zweifellos, dass die durchblutete „überlebende“ Niere ein dem Harn ähnliches Secret, einen „künstlichen Harn“ zu liefern vermag. Es ist füglich nicht zu verlangen, dass dieser künstliche Harn von gleicher Beschaffenheit sein soll wie der des lebenden Thieres, dazu sind selbst die günstigsten Bedin-

[1]) Dieses Archiv Bd. 107. S. 320.

gungen, unter denen man experimentirt, noch zu ungenügend, einmal weil die künstliche Durchströmung nur eine mangelhafte Nachahmung der natürlichen Blutcirculation durch die Nieren ist, sodann weil dem Durchströmungsblut nicht, wie im lebenden Körper, dauernd neue Producte des Zerfalls (Harnstoff, Kreatinin, Kochsalz, schwefelsaures und phosphorsaures Alkali) zugeführt werden, welche als harnfähige Stoffe den Secretionsvorgang immer von Neuem anregen." Wenn ich, so wenig ich mir auch verhehlte, dass die Verhältnisse in vivo und am ausgeschnittenen Organ sich durchaus nicht decken, doch diesen Weg betreten habe, so geschah es in der Erwägung, dass in der gewählten Versuchsmethode jene Mängel zweifellos durch nicht zu unterschätzende Vortheile überwogen werden. Andererseits liefern die sonst bekannten und an den Nieren im lebenden Körper verwendbaren und bisher benutzten Versuchsmethoden weniger durchsichtige Ergebnisse und schliessen gewichtige Einwände ebenso wenig aus; gelegentlich einer anderen Mittheilung werde ich auf diesen Punkt noch zurückkommen müssen. An der ausgeschnittenen und von der Arterie aus künstlich durchbluteten Niere ist man frei von den mannichfachen, nur schwer oder kaum zu beherrschenden Einflüssen des Centralnervensystems auf Blutdruck und Stromgeschwindigkeit bezw. Secretion, und hier kann man gewissermaassen unter den denkbar einfachsten Bedingungen den reinen Einfluss des Druckes und der Stromgeschwindigkeit, des vermehrten Gehaltes an Wasser sowie an harnfähigen Stoffen auf die Secretionsgrösse einerseits, den Antheil der specifischen Nierenzellen an der Bildung und Zusammensetzung des Secretes andererseits ermitteln. Es gereicht mir zur Genugthuung, dass auch jene, an Einwänden reiche Besprechung meine Versuche als „interessant und wichtig" anerkennt. Nicht minder gebe ich mich der Erwartung hin, dass auch die von Herrn Senator und mir, sowie von Herrn Rosenheim mit der nehmlichen Methode ausgeführten Versuche, die demnächst veröffentlicht werden, ebenfalls nicht unwesentliche Beiträge zur Lösung der gestellten Fragen liefern werden.

XXI.

Ueber das primäre Scheidensarcom.

Von Dr. C. F. Steinthal,
I. Assistenzarzt an der chirurgischen Klinik zu Heidelberg.

(Hierzu Taf. XI. Fig. 1—3.)

Nach den bis jetzt mitgetheilten Fällen von primärem Scheidensarcom ist man wohl berechtigt, das primäre Scheidensarcom der Kinder von dem primären Scheidensarcom der Erwachsenen scharf zu trennen und zwar wie ich glaube aus folgenden Gründen. Einmal spielt bei Kindern die Frage der Congenität mit herein, ferner ist bei ihnen der primäre Sitz der Neubildung ein fast constanter, die makroskopische Form der Geschwulst ist ebenfalls eine wesentlich andere, es sind die klinischen Erscheinungen bei Kindern complicirtere, weil ein intravaginal sich entwickelnder Tumor sehr rasch bei den engen räumlichen Verhältnissen die Nachbarorgane (Blase und Mastdarm) functionell beeinträchtigen muss und die Diagnose muss sich bei Erwachsenen auf andere Momente wie bei Kindern stützen. Von diesen Gesichtspunkten aus möchte ich zwei in der Czerny'schen Klinik beobachtete Fälle betrachten. Einer derselben betraf ein 2½jähriges Kind, der andere Fall eine 32 Jahre alte Bauersfrau und ist namentlich das von letzterem Falle gewonnene mikroskopische Präparat von grossem Interesse. Es handelte sich nehmlich um ein Angiosarcom, eine Neubildung, deren Auftreten in der Vagina hiermit zum ersten Mal beobachtet ist.

Fall I.

Am 3. October 1882 wurde der 2 Jahre alten Anna Beutel von Oberhausen ein klein citronengrosser polypöser, seit einigen Tagen aus der Vulva prolabirter und verjauchter Tumor mit dem Ketten-Ecraseur abgetragen. Derselbe hatte sich binnen 8 Monaten vom Tuberculum vaginae entwickelt und erwies sich mikroskopisch als ein Myxosarcom. Nach einigen Tagen wurde das Kind anscheinend geheilt entlassen, allein nach circa 8 Wochen zeigte sich an derselben Stelle wieder eine Geschwulst, nur etwas härter wie der primäre Tumor, welche dem Kinde beim Urinlassen Schmerzen verursachte.

Bei der Aufnahme war das Kind gut genährt, etwas blass. Aus der Vulva ragte eine ulcerirte, schmierig belegte, stark wallnussgrosse Geschwulst vor, deren Stiel 1½ cm unterhalb der Urethralöffnung beginnt und sich nach hinten und links verbreitert, so dass er hier die kleine Schamlippe erreicht. Am 25. Januar 1883 wird zunächst die hintere Commissur der Vulva in der Raphe gespalten, um die Geschwulst zugänglicher zu machen. Die letztere ist weich, zerreisslich, leicht blutend, lappig. Sie wird von vorne her im Gesunden umschnitten, der Defect sogleich mit Chromcatgutnähten geschlossen. Nach Umschneidung von beiden Seiten her, wobei es fraglich bleibt ob links alles Krankhafte entfernt wurde, ist der Tumor losgelöst und lässt sich die Wundfläche seiner Insertion gut schliessen. Damm wird durch 2 Vaginal- und 2 äussere Nähte vereinigt. Am 28. Januar wird das Kind anscheinend geheilt entlassen, zeigt sich aber wieder am 1. August. Seit 3 Wochen sollen Blutungen aus der Vagina bestehen, seit 8 Tagen sich eine Geschwulst in der Vulva zeigen. Es ist auch die ganze Vagina ausgefüllt von einem über hühnereigrossen, oberflächlich nekrotisirenden, stinkenden, leicht blutenden, zerreisslichen Tumor, der links hinten oben breitgestielt aufsitzt. Versuche diese Neubildung mit dem Ecraseur abzutragen, gelingen auch nach Spaltung des Dammes nicht, da sich die Geschwulst gar nicht vorziehen lässt. Deshalb Ausräumung mit dem Löffel unter mässiger Blutung und Verschorfung des Vaginalgewölbes mit dem Thermocauter. Entlassung am 10. August. Dann Wiedereintritt am 13. October 1883 in sehr desolatem Zustande. Es besteht Fieber, Unbesinnlichkeit, grosse Blässe, allgemeiner Hydrops, Harnverhaltung, anscheinend heftige Schmerzen, grosse Unruhe, viel Schreien. Aus der von zerfallener Neubildung ausgefüllten Vagina wuchert der Tumor heraus und hat das Orificium urethrae comprimirt und zur Seite gedrängt. Es gelingt nur mit Mühe einen dünnen Katheter einzuführen und reichlichen Urin zu entleeren. Die kleine Pat. wird als inoperabel wieder nach Hause entlassen und stirbt dort nach dem Bericht des Hrn. Dr. Blume einige Tage darauf unter urämischen Erscheinungen. Hr. Dr. Blume war so freundlich, die Section vorzunehmen und der Klinik das Präparat zuzusenden. Es bestanden nach seinem Bericht Verwachsungen des Peritonäums an verschiedenen Stellen mit dem Darme und der Harnblase, letztere sehr gross und ganz gefüllt, enthält über ½ Liter trüben, gelbgrauen Harns; die Harnleiter sind erweitert. Etwas seröser Erguss in der Bauchhöhle, sonst nichts Pathologisches.

Was nun das Präparat betrifft, so besteht dasselbe aus Blase und Mastdarm, welche die Vagina und einen an Stelle des Uterus gelegenen birnenförmigen Tumor zwischen sich fassen. Die Vagina ist etwas dilatirt, hat eine Breite von 3½ cm. und eine Länge von 3 cm. In die Vagina ragt zapfenförmig der birnenförmige Tumor, er hat eine Länge von 8¾ cm, eine Breite von 6½ cm und eine Dicke von 7½ cm, besitzt auf dem Durchschnitt eine weissliche Farbe, ist von weicher Consistenz und durch einige grobe Bindegewebsfasern in einzelne unregelmässige Portionen getheilt. Im Allgemeinen ahmt dieser vom intacten Peritonäum überzogene Tumor die Gestalt eines vergrösserten Uterus nach. Unmittelbar unter dem Peritonäum ist er von einem schmalen Saum glatter Muskelfasern umgrenzt. Sein in die Vagina hineinragender Zapfen von 3 cm Länge ist zerklüftet und nekrotisch und durch einen 2 cm langen, 2 mm breiten Spalt in zwei ungleiche Theile geschieden, deren grösserer gegen die hintere Vaginalwand sieht. In der Schleimhaut der Vagina, auch am Harnröhrenwulst keine Wucherungen, dagegen an der rechten Vaginalwand ein ohrförmiges Geschwür als Abdruck des nekrotischen Zapfens des Uterus. Weitere Details an dem etwas verdorbenen Präparat nicht zu erkennen.

Blase enorm ausgedehnt. Das Septum retrovaginale, sowie das vesicovaginale kaum verdickt.

Mikroskopisch handelte es sich bei den operativ entfernten Geschwulstmassen um ein Myxosarcom, Schnitte aus dem Uterintumor zeigten ein Rundzellensarcom und zwar ein Schnitt aus der Peripherie die Neubildung von einer Schicht glatter Muskelfasern umsäumt.

Fall II.

Am 24. Mai 1887 trat die 32 Jahre alte Bauersfrau Christiane Krämer ein mit der Angabe, Mutter von 3 gesunden Kindern zu sein und bis zum Januar 1887 selbst sich einer guten Gesundheit erfreut zu haben. Anfangs Januar 1887 sei sie nach 3monatlicher Schwangerschaft durch ärztliche Hülfe von einer Blasenmole entbunden worden. Nach 14 Tagen hätten sich für einige Wochen continuirliche leichte Blutungen aus der Scheide eingestellt, welche endlich durch Medicin gestillt worden seien. Seit 3 Wochen bestehe ein blutiger, übelriechender Ausfluss, zugleich zeige sich in der Vulva eine Geschwulstmasse, die zunächst für einen Scheidenvorfall gehalten, aber vom Arzte für eine Neubildung erkannt wurde. Stuhl- oder Harnbeschwerden hätten nie bestanden.

Die Pat. war von Mittelgrösse, war bei der Aufnahme gut genährt und sah leidlich kräftig aus. Innere Organe schienen nicht erkrankt zu sein. Unmittelbar hinter dem Scheideneingang an der vorderen Wand fand sich eine stark wallnussgrosse, derbe Anschwellung, in deren Mitte eine markstückgrosse, zerfallene ulcerirte Stelle sitzt, umgeben von flachen, kaum indurirten Rändern. Etwas nach rechts von der Mittellinie und gegenüber der vorderen Geschwulst an der hinteren Vaginalwand eine etwa hühnereigrosse, ähnlich beschaffene derbe Anschwellung, welche in etwas grösserer Ausdehnung an der Vaginalfläche ulcerirt ist. Die Geschwulst fühlt sich derb an; hier wie dort sind die geschwürigen Flächen verhältnissmässig glatt und bluten kaum, auch nicht bei derber Berührung. Die Mastdarmschleimhaut ist intact und verschieblich über der Geschwulst. Die ziemlich hochstehende Vaginalportion, sowie der etwas grosse Uterus verdickt. Muttermundslippen erweicht und eingekerbt. Das Scheidengewölbe scheinbar frei von Infiltration, ebenso die Parametrien und Ovarien. Inguinaldrüsen nicht vergrössert. Zwischen den beiden Geschwulstbildungen ist ein daumenbreiter, gesunder Streifen Schleimhaut befindlich.

Da die Diagnose bei der klinischen Besprechung (Prof. Czerny) — man konnte zwischen Sarcom, Carcinom und Gumma schwanken — nicht ganz klar war, so wurde behufs mikroskopischer Untersuchung von jedem Tumor ein möglichst grosses Stück mit dem Thermocauter abgetragen. Schon nach 14 Tagen waren Recidive da in Gestalt kleinerer und grösserer derber Knoten, die im Centrum an der Oberfläche nekrotisch und ulcerirt sind und sich am besten mit entzündeten Hämorrhoidalknoten ihrem Aussehen nach vergleichen lassen. Dieselben füllen fast die ganze Scheide bis oben aus, so dass an eine Radicaloperation nicht zu denken ist. Es werden noch 3 kleine Knoten zur weiteren Untersuchung entfernt und die Frau nach einigen Tagen auf dringenden Wunsch nach Hause entlassen. Sie starb dort ziemlich bald ohne dass es gelang, über den weiteren Verlauf Näheres zu eruiren.

Ueber den mikroskopischen Befund soll am Schlusse dieser Arbeit referirt werden.

Diese beiden Fälle sind bis zu einem gewissen Grade Paradigmata für die primären Scheidensarcome bei Kindern und bei Erwachsenen. In dem ersteren Falle entwickelt sich zunächst ziemlich langsam an der vorderen Vaginalwand eine polypöse Geschwulst. Sowohl der Sitz dieser Neubildung wie seine Form ist eine Eigenheit des primären Scheidensarcoms bei Kindern, wenigstens nach den bis jetzt mitgetheilten derartigen Fällen. Es existiren deren bis jetzt fünf, einer von Sänger[1]), welcher zuerst eine derartige Beobachtung veröffentlichen konnte, und je einer von Ahlfeld[2]), Hauser[3]), Soltmann[4]) und Demme[5]). Ein sechster Fall von Babes[6]) kann hier nicht berücksichtigt werden, weil über ihn nur histologisch berichtet ist. In allen, mit Ausnahme des Demme'schen Falles, wo die Neubildung am hinteren Drittheil der vorderen Vaginalwand sass, ging dieselbe primär von der rechten Vaginalwand aus. In unserem Falle war der primäre Tumor ein einfacher Polyp gewesen, ähnlich war es in dem Hauser'schen Fall, doch hatte hier der Tumor durch seine zerklüftete Oberfläche schon ein traubenförmiges

[1]) Arch. f. Gynäkologie. Bd. XVI.
[2]) ibidem.
[3]) Dieses Archiv Bd. 88.
[4]) Jahrbuch f. Kinderheilkunde. N. F. Bd. 16.
[5]) 19. med. Bericht über die Thätigkeit des Jenner'schen Kinderspitals zu Bern.
[6]) Ziemssen's Spec. Pathol. u. Therapie. Bd. 14[2]. S. 475.

Aussehen. Sänger nahm in seinem Falle an, dass das Sarcom zunächst von der Columna rugarum anterior ausgegangen war und meint im Anfang sei die Neubildung in toto eine papilläre, von den Papillen und Riffen der Columna aufsprossende gewesen. Dann habe in der Scheidenmitte eine Geschwulst die Oberhand bekommen, habe sich zu bedeutender Grösse entwickelt und die benachbarten Papillen und Polypen mit in die Höhe genommen, welche dann auf die Rundung der grossen Geschwulst weiter trieben. So präsentirte sich das Sarcom in zwei nur scheinbar verschiedenen Formen, der grossknotigen und der papillär-polypösen Form. Auch im Ahlfeld'schen Falle war die Scheide mit einem Convolut von Polypen ausgefüllt. Das schönste derartige Präparat hat aber Soltmann beschrieben. Bei demselben war noch besonders bemerkenswerth das Verhalten der Columna rugarum anterior, welche nach oben unmittelbar in die Basis, von welcher die Geschwulst entsprang, überging und von hier nach abwärts ebenfalls mit dicht gedrängten kleinen Geschwulstknötchen bedeckt ist, die sich als dünn gestielte kleine Beeren von kaum Hirse- bis Hanfkorngrösse darstellen. „Sie stellen offenbar vergrösserte Fältchen oder Papillen der Schleimhaut dar.“

Die Columna rugarum anterior hat nun bei Kindern eine gewisse Eigenheit: die bei neugeborenen Mädchen stark entwickelten Papillen der Vagina sind hier besonders stark ausgebildet, und es wäre wohl denkbar, dass hierin ein Grund einmal für den Sitz, zweitens für die polypöse Form der besprochenen Neubildung liegt, namentlich wenn man sich der Fälle von Marsch[1]) und Billroth[2]) erinnert, die im Septum vesico-vaginale gleichfalls papilläre Wucherungen, allerdings benigner Natur sahen. Diese starke Entwickelung der Papillen in der Vagina Neugeborner ist auf einen Vorgang während der 18. und 19. Woche des fötalen Lebens zurückzuführen. Zu Ende dieses Zeitraumes, manchmal auch etwas früher, beginnt nach der Beschreibung von Dohrn[3]) in der Vagina eine starke Papillarwucherung. In der Mitte der Scheide treten die Papillen am meisten hervor; nach oben setzen sie sich bis auf den Scheiden-

[1]) Sänger, a. a. O. S. 61 u. ff.
[2]) Chirurg. Klinik. Wien 1871—1876. S. 360.
[3]) Ahlfeld, a. a. O. S. 138.

theil und den unteren Abschnitt des Cervix fort, nach unten reichen sie hinab bis zum Scheitel des Sinus urogenitalis. Ahlfeld und Sänger sehen nun in dieser Papillenwucherung, bei welcher überschüssiges Zellenmaterial abgelagert werde, die primäre Erkrankung, verwerthen sie also im Sinne der Cohnheim'schen Theorie für die Aetiologiefrage der primären Scheidensarcome bei Kindern. Es ist das möglich, allein der einzige mit Sicherheit beobachtete Fall einer derartigen angebornen Geschwulst ist derjenige von Demme, wo nach Angabe der Eltern und der Hebamme schon bei der Geburt eine erbsengrosse Geschwulst zwischen den kleinen Labien sich gezeigt hatte. Indess als die Geschwulst eine wirkliche Malignität darbot und als Sarcom diagnosticirt wurde, war das Kind schon 5¼ Jahre alt. Ich glaube man kann deshalb die Frage der Congenität nur aufwerfen, aber bis jetzt weder bejahen noch verneinen.

Die zur Zeit bekannten Fälle von primärem Scheidensarcome bei Kindern haben zum Theil noch eine weitere Eigenthümlichkeit. In dem Sänger'schen Fall, in dem von Ahlfeld sowie von Soltmann mitgetheilten Fall ist die Vagina in grosser Ausdehnung erkrankt d. h. man gewinnt den Eindruck als ob die maligne Neubildung zunächst sich nicht an einer circumscripten Stelle etablirt hätte, sondern gleich von vorn herein wuchern die bösartigen Polypen in grösserer Zahl empor. Diesen drei Fällen stehen dann die von Hauser, von Demme und der unsrige gegenüber, in denen der primäre Heerd der Erkrankung ein auf einen viel kleineren Raum beschränkter ist. Dies ist jedenfalls bei der Prognose der Operation zu erwägen, denn in einem der drei ersten ähnlichen Fall muss jeder Eingriff von vorne herein aussichtslos erscheinen.

Im Gegensatz zu diesem fast constanten Sitz des primären Scheidensarcoms bei Kindern und seiner polypösen Form, sehen wir bei Erwachsenen einen sehr inconstanten Sitz der Tumoren. Sie können an der vorderen Vaginalwand, sie können an der hinteren oder an der seitlichen Vaginalwand sitzen und stellen sich entweder als einen circumscripten in der Submucosa gelegenen Tumor oder als eine flächenhafte Infiltration und Ulce-

[1]) Sänger, a. a. O. S. 61 u. ff.
[2]) Chirurg. Klinik. Wien 1871—1876. S. 360.

ration der Vaginalwand dar. Einen Fall ersterer Art hat Spiegelberg[1]) mit Glück und ohne Recidiv operirt und auch unser zweite Fall ist hierher zu zählen. Freilich bietet er noch ein weiteres Interesse dadurch, dass die Erkrankung, wie es schien, gleich von Anfang an oder wenigstens sehr bald an zwei Stellen der Scheide auftrat, und zwar gewann man den Eindruck, als ob die eine Stelle sich an der gegenüberliegenden gleichsam abgeklatscht hätte; dass die Form der Ulceration wie wir später sehen werden, eine eigenthümliche war und dass sich so rasch ein multiples Recidiv einstellte oder vielmehr nach dem operativen Eingriff so zu sagen eine Aussaat von Geschwulstkeimen in der Nachbarschaft aufging.

Der klinische Verlauf der primären Scheidensarcome bei Kindern ist für einen Theil der Fälle schon von Sänger skizzirt worden, nehmlich da, wo es sich um einen sich intravaginal entwickelnden Tumor handelt. Hier treten alsbald Harn- und Stuhlbeschwerden und durch das behinderte freie Abfliessen des Secretes ein fötider Ausfluss auf und stören so ziemlich bald das Allgemeinbefinden. In Fällen dagegen wie bei Hauser, Demme und in dem unsrigen, wo der Tumor frühzeitig die Scheide verlässt, bleibt das Allgemeinbefinden längere Zeit ein ungestörtes. Es sind das dieselben Fälle, die wir oben quoad operationem für prognostisch günstiger erklärten. Freilich bis jetzt ist auch bei ihnen endlich das Recidiv eingetreten[2]), allein man wird vielleicht künftighin ausgedehnter operiren können. Von drei Fällen liegen Sectionsberichte vor. In dem Sänger'schen Fall fanden sich zahlreiche Metastasen: isolirte sarcomatöse Polypen der hinteren Vaginalwand des Hymen, der Nymphen, Sarcomknoten beider Ligamenta lata, sarcomatöse Entartung des Septum vesico-vaginale und der Schleimhaut der hinteren Blasenwand, der Urethra der Beckenlymphdrüsen. In dem Ahlfeld'schen Falle ist das gesammte Genitalrohr erkrankt, in geringerem Grade Blase, Parametrien, Lymphdrüsen mitergriffen; in dem Soltmann'schen blieben Uterus und Adnexa frei; dafür fand sich ein secundärer Blasentumor. Interessant in unserem Falle

[1]) Arch. f. Gynäkologie. Bd. IV.

[2]) Nach einer freundlichen Mittheilung des Herrn Prof. Demme ist auch sein Fall dem Recidiv erlegen.

war, dass das Recidiv oder die Metastase sich allein auf den Uterus beschränkte, allerdings fast gänzlich mit ihm aufräumte. Das war dann auch der Tumor, der bei einer späteren Operation sich trotz Spaltung des Dammes gar nicht vorziehen liess.

Unter den mir zugängigen sieben Fällen von primärem Scheidensarcom bei Erwachsenen ist nur einer, der erste Spiegelberg'sche Fall[1]), dauernd geheilt worden; die beiden Fälle Kaschewarowa's und Bajardé's[2]) Fall sind Recidiven erlegen, Spiegelberg's zweiter Fall[3]) starb an einer der Operation sich anschliessenden Phlegmone, Fränkel's Fall[4]) wurde nicht radical operirt; ein weiterer von Menzel[5]) mitgetheilter Fall war nach 10 Monaten recidivfrei, ist es vielleicht auch geblieben. So lange die Neubildung klein ist, macht sie wenig Beschwerden, später treten Erscheinungen auf, die entweder auf eine intravaginale Ulceration (Blut-, Eiterabgang) oder einen Fremdkörper (Urinbeschwerden) hindeuten, nie aber zeigen sich die gewaltigen Störungen wie bei Kindern.

Die Diagnose wird bei Kindern im gegebenen Fall keine Schwierigkeit haben, man wird sich dabei nur der Fälle von Marsh und Billroth erinnern und bei papillären Wucherungen an einen eventuellen benignen histologischen Aufbau denken müssen, bei Erwachsenen dagegen kommen Carcinome und Fibrome bezw. Fibromyome in Betracht. Welche differentialdiagnostische Anhaltspunkte haben wir nun da?

Das primäre Scheidencarcinom stellt sich nach Breisky[6]) „hauptsächlich in zwei Formen dar, entweder, und dies ist häufiger der Fall, als papilläres Cancroid, oder als flächenförmige carcinomatöse Infiltration. Die erstere Form kommt als umschriebene breitbasige Wucherung, die letztere öfters als ringförmige und in grosser Strecke ausgebreitete“ und die Fibrome bezw. Fibromyome schildert er[7]) als allseitige rundlich begrenzte

[1]) Arch. f. Gynäkologie. Bd. 4. S. 348.
[2]) Deutsche Chirurgie. Lief. 60. S. 164.
[3]) Arch. f. Gynäkologie. Bd. 4. S. 349.
[4]) Deutsche Zeitschrift f. prakt. Medicin. 1875. S. 75.
[5]) Centralblatt f. Gynäkologie. 1885. No. 16.
[6]) Deutsche Chirurgie. Lief. 60. S. 168.
[7]) ibidem S. 156.

oder höchstens in einem Stiel auslaufende Tumoren mit glatter Schleimhautfläche versehen und von elastischer derber Consistenz. Die primären Scheidensarcome verhielten sich folgendermaassen.

Kaschewarowa I: An der hinteren Vaginalwand eine guldengrosse, 3 Linien über das Niveau vorragende ulcerirte flache Geschwulst.

Kaschewarowa II: An der hinteren Wand eine gänseeigrosse, weiche zerreissliche Geschwulst.

Spiegelberg I: An der vorderen Wand ein wallnussgrosser ovoider praller elastischer Tumor von glatter gefässreicher Schleimhaut bedeckt.

Spiegelberg II: Ueber dem unteren Theil der Scheide eine starre Infiltration der Schleimhaut und des ihr unterliegenden Gewebes, die etwas über das Niveau der gesunden Stelle erhabene harte umgeworfene Ränder besass, ihre mit Granulationen bedeckte, auf Berührung leicht blutende Oberfläche hatte ganz das Aussehen eines oberflächlich ulcerirten Lippenkrebses.

Bajardi: Aus der Vulva ragt ein hühnereigrosser Tumor hervor mit daumendickem Stiel der hinteren Vaginalwand aufsitzend; am Stiel selbst sass hinten ein bohnengrosser Knoten, ein fernerer isolirter kleinerer Tumor an der hinteren Wand. Operation des ersteren; bei einer späteren Untersuchung nach 3 Monaten an der hinteren Scheidenwand 2 Tumoren blassrosaroth, nicht ulcerirt, der grössere hühnereigrosse fleischartig consistent, an einzelnen Stellen weicher, der kleinere härter und glatt.

Fränkel: Am Scheideneingang sitzt ein oblonges Geschwür mit unregelmässigen, gezackten und gewulsteten Rändern, missfarbigem indurirtem Grunde, auf dem kleine, halberbsengrosse, härtliche Knötchen prominiren; das Geschwür sondert dünnen Eiter ab, blutet und schmerzt bei Berührung etwas.

Menzel: An der vorderen Scheidenwand sitzt, genau in der Mittellinie, breitbasig, ein höckriger, weicher, leicht blutender Tumor, auf der Unterlage beweglich, von der Grösse eines Apfels.

Ohne mikroskopische Untersuchung wäre der erste Fall Spiegelberg's zweifelsohne mit einem Fibrom, sein zweiter Fall mit einem Cancroid verwechselt worden, dagegen bieten die übrigen Fälle einiges Bemerkenswerthe. Einmal der Fall Bajardi's. Für ihn kamen Fibrome oder Fibromyome in Betracht, wenn sie in dieser Weise multipel beobachtet wären, so dass grade in dieser Multiplicität vielleicht ein differential diagnostisches Merkmal gegeben ist. Ferner der zweite Fall Kaschewarowa's und Menzel's Fall, in denen die weiche zerreissliche Consistenz der Neubildung sowohl gegen ein Fibrom als gegen ein Cancroid sprach. Endlich der Fränkel'sche Fall mit seiner eigenthümlichen Ulceration. In unserem Falle bot die Ulceration ein anderes Bild: flache, kaum indurirte Ränder, die geschwürigen Flächen verhältnissmässig glatt, bluten kaum, auch nicht bei derber Berührung. Diese Beschaffenheit des Geschwüres hatte gleich a priori die Diagnose Sarcom im Gegensatz zu Carcinom — nach der ganzen Anamnese und dem Localbefund konnte es sich nur um eine dieser malignen Neubildungen höchstens noch um Gumma handeln — sehr wahrscheinlich gemacht. Auch in dem Fränkel'schen Fall sollte ich meinen, lag erstere Annahme näher. Nur der Spiegelberg'sche Fall verhindert uns, in der Art der Ulceration einen sicheren differentialdiagnostischen Anhaltspunkt zwischen Sarcom und Carcinom zu haben. Immerhin scheinen mir der Fränkel'sche und unser Fall bedeutsam genug, um auf diesen Punkt hinzuweisen und ich glaube wohl, dass weitere Beobachtungen uns zeigen werden, dass ein Scheidensarcom anders ulcerirt wie ein Scheidencarcinom, weil eben sein histologischer Aufbau ein anderer ist. Freilich ist die Ulceration eines Scheidensarcoms, wie wir schon jetzt sagen können keine so prägnante, sondern eine variablere wie eine Carcinomulceration, weil eben die Histologie und die Histogenese des Sarcoms selbst eine so variable ist. Dass es nur als ein Versuch bezeichnet werden kann, aus diesen wenigen Fällen sichere diagnostische Merkmale für das primäre Scheidensarcom der Erwachsenen zu gewinnen ist mir wohl bewusst, allein ich glaube wir werden desto eher damit zum Ziele kommen je früher wir damit beginnen an jedem einzelnen Fall die Differentialdiagnose zu besprechen.

Histologische Beschreibung des von Fall II gewonnenen mikroskopischen Präparates.

Es wurden zunächst mehr aus der Mitte, also den älteren Partien des Tumors, Schnitte angelegt. Man sieht an denselben wie schon gleich unter dem Epithelstratum die Neubildung liegt und zwar als grössere und kleinere Haufen von sehr dunkelgefärbten Zellen, die epitheloiden Charakter haben. Dieselben sind erheblich, mindestens 2—3mal so gross wie die Zellen des umgebenden Bindegewebes mit einem sehr grossen, stark tingirten Kern, so dass das Protoplasma diese Kerne oft nur mit einem schmalen Saum umgiebt. Je grösser die Zellhaufen sind, desto weniger deutlich sind die einzelnen Zellen von einander abgrenzbar, sie sind an einander gepresst und nehmen gerne eine längliche spindelförmige Gestalt an. Diese Zellhaufen sind bald von rundlicher, bald von bandartiger Gestalt, bald korkzieherartig gewunden, stellen dickere und dünnere Stränge dar, welche je nach der Schnittrichtung, in der sie getroffen, die mannichfachsten Bilder liefern. Einzelne, namentlich die dickeren compacteren Stränge sind gegen die Umgebung scharf abgegrenzt und da und dort von einem deutlichen Endothelsaum umzogen als ob sie sich in ein präformirtes Röhrensystem hinein entwickelt hätten. Da wo die Zellen in kleineren Haufen angeordnet sind, zu 4 oder 5 oder höchstens zu 10 oder 20 liegen sie scheinbar angeordnet in das Bindegewebe hineingestreut, anders ausgedrückt: das Bindegewebe ist gewissermaassen mit ihnen gesprengelt. Sie zeigen bald eine rundliche, bald kolbige, bald keulen- oder cylinderförmige Gestalt. Auch lange dünne Stränge nur von der Breite einer Zelle finden sich. Es gelingt selten, eine ganz klare Beziehung zwischen Blutgefässen und diesen Zellconglomeraten aufzufinden, denn da, wo die Neubildung sich etablirt hat, findet sich wohl Blut, aber meistens als Extravasat, sei es per rhexin oder per diapedesin. Nur in der angrenzenden Umgebung finden sich wohlgefüllte Blutgefässe. Doch sieht man in beigegebener Zeichnung (Fig. 2) ein Bild, wo sich auf ein Blutgefäss und von ihm in seiner Gestaltung bestimmt die fragliche Neubildung entwickelt hat.

In einer zweiten Serie von Schnitten, die einem frischen Recidivknoten entstammt, findet man das Bindegewebe viel zellenreicher und in ihm die Neubildung sehr selten als grösserer Zellhaufen angeordnet, sondern die Zellen liegen meistens nur zu zweien oder dreien, oft allein, auch Stränge von einzeln an einander gereihten Zellen bildend. Die Form der Zellen ist eine höchst verschiedene, nur wo sie in grösserer Zahl zusammenliegen, nehmen sie meist Spindelform an, immer aber ist für sie charakteristisch einmal ihre Grösse, zweitens ihr dunkles Protoplasma, drittens ihre grossen, stark gefärbten Kerne mit lebhaften Kerntheilungsfiguren. Hier liegt die Neubildung nicht direct unter dem Epithelstratum, sondern zwischen ihr und demselben liegt eine bindegewebliche Grundsubstanz mit grossen Venen. Es lassen sich sehr viele Stellen auffinden, wo man quer über das Gesichtsfeld einen Endothelschlauch ziehen sieht, manchmal springen die Endothelien nach innen stark hervor, zwischen ihnen einzelne Leukocyten. Dieser Endothelschlauch (Fig. 3) ist von einer einfachen Lage obiger Zellen begleitet, die in diesem Falle bald wurstförmige, bald spindelförmige Gestalt haben. Sehr selten gelang es mir, einen Querschnitt aufzufinden, wo ein solches Endothelrohr von einem Kranz solcher Zellen umgeben ist.

Bemerkenswerth ist noch das Verhalten der Papillen: an ihrer Basis sind die Zellen in lebhafter Wucherung begriffen, sind sehr gross und langgestreckt, so zu sagen pallisadenförmig. Zwischen den Papillen ziehen nun Blutgefässe in die Höhe und findet sich in einem Bilde an ihrer Stelle ein Strang der Neubildung.

Es ist wohl kein Zweifel, dass die eben beschriebene Neubildung ihre Entstehung im Zusammenhang mit dem Gefässsystem genommen hat und ich glaube, man muss sie deshalb als ein Angiosarcom bezeichnen. Welche Gefässe hauptsächlich in Betracht kommen möchte ich nicht mit Sicherheit entscheiden, aber nach den gefundenen Bildern liegt die Annahme nahe, dass sowohl die Blutgefässe mit ihren Capillaren wie die Lymphgefässe und die Saftkanälchen die Ursprungsstätte des Tumors abgegeben haben, was auch bei der histologischen Gleichartigkeit ihrer Endothelien nicht zu verwundern ist. Sowohl von diesen Endothelien wie vom Perithel begann die Erkrankung um dann entweder längs der Gefässe weiterzugehen oder in die Saftkanälchen hineinzuwuchern.

Erklärung der Abbildungen[1]).

Taf. XI. Fig. 1—3.

Fig. 1. Präparat von Anna Beutel. Vagina von hinten aufgeschnitten, Uterustumor in der Sagittallinie halbirt.

Fig. 2. Angiosarcom der Vagina. Leitz Oc. 3. Ob. 4. a Plattenepithelbelag mit Papillen. b Sarcomatöse Neubildung. c Blutgefäss mit darauf sich entwickelnden Zellen.

Fig. 3 zeigt die Entwickelung der Zellen im Verlauf der Capillaren oder Lymphgefässe. a Gefäss. b Zellen der Neubildung. Leitz Oc. 3. Ob. 7.

[1]) Für deren Anfertigung bin ich Herrn Cand. med. Gärtner zu Dank verpflichtet.

XXII.

Die spontane Dickdarmruptur der Neugebornen.

Von Dr. Arnold Paltauf,
Assistenten am gerichtl. medicinischen Institut in Wien.

(Hierzu Taf. XI. Fig. 4—5.)

Zillner hat im 96. Bande dieses Archivs, Seite 307 einen Aufsatz betitelt „Ruptura flexurae sigmoideae neonati interpartum“ veröffentlicht. Gegenstand dieses ist das von ihm viermal beobachtete Vorkommniss von Zerreissung der Wandung des absteigenden Dickdarms an der S-Schlinge mit Austritt von Meconium in die Bauchhöhle. Immer waren es Neugeborne, die 12 bis 15 Stunden nach der Geburt gelebt hatten, ohne oder nach nur geringem vorhergehendem Unwohlsein unter auffallender Cyanose gestorben waren. Alle vier waren spontan und leicht geboren worden. Zillner suchte den ungewöhnlichen Befund verschiedentlich zu erklären. Die Vermuthung einer traumatischen Ruptur durch fehlerhaftes Einführen des Afterröhrchens erwies sich schon durch die Lage der Ruptur als irrig; ebenso verhielt es sich mit der Möglichkeit, dass ein verabreichtes allzu reichliches Klysma den Darm zur Berstung gebracht hätte. Eine andere Möglichkeit des Entstehens schien ihm in einem aus verbrecherischen Motiven eingeführten festen Gegenstande zu liegen, dass man es demnach mit einer stumpfen Stichwunde zu thun hätte. Doch belehrte ihn auch diesmal der Versuch schon eines Besseren. Uebrigens machten die erhobenen Umstände schon eine solche Ursache höchst unwahrscheinlich. So kam er denn zur Annahme, dass der Druck, der während der Geburt auf den Kindeskörper ausgeübt werde, eine mit Meconium reich gefüllte S-Schlinge zum Bersten bringe, hält es auch für denkbar, dass die Hand eines Geburtshelfers bei Wendung oder Extraction eine eben solche Wirkung haben könnte. Versuche, angestellt durch Schläge auf das prall flüssigkeiterfüllte doppelunterbundene Colon schienen ihm seine Deutung zu bestätigen.

Dohrn[1]) schliesst sein Referat im Virchow-Hirsch'schen Jahresbericht mit den Worten, dass die Geburtshelfer Zillner in diesen Schlussfolgerungen wohl nicht zustimmen werden.

Im Verlaufe von anderthalb Jahren sah ich ebenfalls vier Fälle von Dickdarmruptur an Neugebornen. Sie stellen gewiss ein den Zillner'schen Beobachtungen ganz gleichartiges Vorkommniss dar. Doch glaube ich mit deren Mittheilung nicht zurückhalten zu dürfen, indem dieselben das von Zillner — bezw. schon von Breslau, wie noch ausgeführt werden wird — angegebene pathologische Bild wesentlich erweitern und vervollständigen und ausserdem mir geeignet erscheinen, die Entstehung derselben in einer Weise zu erklären, die auch den Geburtshelfer und den Gerichtsarzt befriedigen dürfte.

Zunächst in Kürze die wichtigeren Befunde.

I.

Zwei Tage alter getaufter Knabe des Schusters A. U. Spontane Geburt; kein Klysma; zeigte nach der Geburt kein auffallendes Verhalten; wurde todt in der Wiege gefunden. Section: K. 48 cm lang, gut genährt, Bauch hoch gewölbt und gespannt. Vorkopf. In der Bauchhöhle findet sich nebst freiem Gase etwas Meconium sowie eitrige Flüssigkeit. Das Bauchfell allenthalben, doch ganz besonders reichlich über dem linken Darmbeinteller mit faserstoffig eitrigen Exsudatmembranen bedeckt. In den Nieren Harnsäureinfarcte. Im Dünndarm gelblicher schleimiger Inhalt; Schleimhaut ohne besondere Veränderung. Im Colon ausser Gas wenig schleimiger Inhalt. Die S-Schlinge besitzt ein 1 cm langes Mesenterium. Der obere Schenkel der Schlinge ist mit dichten Exsudathäutchen, sowie etwas Meconium bedeckt, durch Exsudat an das Bauchfell der Darmbeingegend angeklebt. Nach Entfernung dieser gewahrt man eine 18 mm lange längsgelagerte Wandtrennung, deren Ränder fetzig, zerreisslich sind, nun auseinander weichen, in deren Umgebung ist die Schleimhaut von submucösen Blutaustritten röthlich gefleckt. Die Schleimhautränder sind etwas verdickt, geschwollen, weichen hinter den von Musculatur und Serosa gebildeten fetzigen Rand bis auf 4 mm zurück. Knapp um dieses Loch sowie mehrere Centimeter nach auf- und abwärts zeigt sie zahlreiche gelblich imbibirte erhabene, derb anzufühlende Stellen, die den Kuppen der Falten entsprechen. (Mikr. später.) Ausser diesen keine anderen pathologischen Befunde sichtbar.

II.

15 Stunden alter Knabe des k. k. Hauptmannes C. v. Ch. Mutter war Primipara. Geburt in Kopflage ohne alle Schwierigkeit. Das Kind nach der

[1]) Virchow-Hirsch Jahresber. 1884. I. S. 479.

Geburt von normalem Aussehen. Klysma mit Kinderspritze ohne Erfolg. Nach Stunden wird das Kind unruhig, schreit, erbricht mehrmals schwärzlichem Schleim; später wimmert es; plötzliches Anschwellen und Blaufärbung des Hodensackes. Nach 12 Stunden nochmaliges Klysma ohne Erfolg; plötzlicher Tod unter Cyanose. Section: K. 52 cm lang, gut genährt und entwickelt. Vorgeschrittene Fäulniss. Bauch hochgradig ausgedehnt. Hodensack kleinapfelgross, grün. — Vorkopf. Im Bauche reichlich Gas und sehr viel grünliches Meconium. Bauchfell gallig imbibirt und durch Gasblasen oft abgehoben; mit zarten Exsudatflecken bedeckt, an zahlreichen Stellen von Blutaustretungen durchsetzt. Leber und Milz faul. Im Magen einige hämorrhagische Erosionen. Im Dünndarm reichliches gelbliches Meconium und Gas; ersteres auch im Col. ascend. Die S-Schlinge collabirt. Nahe ihrer Kuppe zeigt sie einen über 1 cm breiten und 8 mm langen penetrirenden Riss, der Kindspech entleert. Die Ränder des Risses sind blutig infiltrirt. Rectum leer, ohne Verletzung. Processus vagin. test. offen, enthalten reichliches Meconium. In den Nieren Harnsäureinfarcte.

III.

Einen Tag altes Mädchen einer Mehrgebärenden. Spontane Geburt in Kopflage. 50 cm lang, gut entwickelt. Bauch sehr ausgedehnt, entleert Gas und reichliches Meconium. Eben solches auch im Dickdarm. Dieser zeigt in der rechten Hälfte seines queren Theiles einen längsgerichteten fast 2 cm langen Schlitz des Bauchfells und der Muskelwand der vorderen Darmwand. Der Schlitz klafft auf 1 cm Weite; der Grund dieses Schlitzes ist zum grössten Theile von einem als Schleimhaut erscheinenden Häutchen gebildet, das eine excentrische, fast rundliche, 5 mm breite Lücke zeigt, die aus dem Darminnern in die Bauchhöhle führt. Die Schlitzränder sind verdickt, erhaben, meist glatt, zum wenigsten fransig. Die Umgebung ist von Blutaustritten zwischen Muscularis und Mucosa durchsetzt. An der vorderen Wand der Milzkrümmung ist das Bauchfell und die Muskelhaut in 1 cm Länge geschlitzt; die Entfernung der Ränder von einander beträgt 7 mm. Der Schlitz ist gegen das Darmlumen zu von dünner, schlaffer, brüchiger doch unverletzter Schleimhaut gebildet. Die Ränder auch dieses Schlitzes in geringem Maasse blutig suffundirt. Keine weitere Verletzung im Dickdarm.

IV.

24 Stunden alter Knabe. Spontane Geburt in Kopflage. Frische Leiche; plötzlicher Tod. K. 54 cm lang, sehr kräftig. In den Lungen einzelne lobuläre pneumonische Heerde. In der Bauchhöhle sehr reichliches Meconium nebst gelblicher trüber Flüssigkeit. Im Dünndarm und Magen Gas und gelblicher Schleim; nur im untersten Theil des Dickdarms etwas Meconium; der übrige theils schlaff, theils zusammengezogen, leer. In der Mitte der vorderen Wand seines queren Theiles zeigt er einen 1,5 cm langen, 1 cm weit klaffenden Schlitz des Bauchfells und der Muscularis, dessen Ränder etwas verdickt und erhaben, blutigroth durchschimmern. Des Schlitzes Grund

ist gebildet von sehr brüchiger, gelblichgrün imbibirter Schleimhaut, die ein rundliches, fast erbsengrosses Loch umschliesst. Auch die Schleimhaut schimmert in jenem Theile, der dem Schlitzrande entspricht, röthlich durch. Eine ganz gleich beschaffene, ungefähr so grosse Perforation findet sich an der Milzkrümmung des Dickdarms, sowie endlich eine an der Kuppe der S-Schlinge, deren Mesenterium 1,5 cm lang ist; doch diese ohne aus dem Schlitz vorragende Schleimhautreste. Ferner gewahrt man noch am queren und absteigenden Theil des Colon in dessen vorderer Wand mehrere linsengrosse Blutaustritte durch die Schleimhaut durchschimmern. Endlich erscheint die Serosa und die Muscularis unter der Milzkrümmung sowie an der S-Schlinge je zweimal — im Ganzen also viermal — von längselliptischen Schlitzen durchsetzt, die ganz den eben vorerwähnten gleichen; sie sind nur etwas kleiner und durch die schlaffe, sehr dünne, schleierartige, gelblichgrau verfärbte Schleimhaut verschlossen, die bei geringem Zuge einreisst. Diesen Veränderungen entsprechen meist Haustra (Fig. 4).

Der Befund in der Beobachtung II. gleicht in jeder Beziehung den Zillner'schen. Für sich bliebe er ebenso unklar als diese. Anders schon in I., (die Fälle sind zeitlich geordnet), wo die eitrige Bauchfellentzündung schon eine wesentliche Ausnahme gegen alle anderen macht. Sie setzt eine längere Lebensdauer nach dem Durchbruch sowie die Infection durch Organismen voraus. Auch der Befund an der Schleimhaut der Umgebung ist ein einziger. III. und IV. fallen zunächst durch die geänderten befallenen Stellen auf. Während es sonst immer und nur die S-Schlinge war, tritt hier die Ruptur am Quercolon, in IV. an diesem und dem absteigenden uns entgegen, worunter aber die S-Schlinge auch betroffen ist. Es schiene mir wohl ganz ungerechtfertigt, dessenthalben etwa einen Unterschied im Wesen dieser und der anderen Fälle machen zu wollen. Ausser der Aehnlichkeit im makroskopischen Verhalten, ausser dem gleichzeitigen Vorkommen der nach Zillner typischen Ruptur der S-Schlinge neben solchen anderer Theile des Dickdarms spricht endlich und wohl beweisend für die Gleichartigkeit aller das Ergebniss der mikroskopischen Untersuchung. Es liegen mir übrigens die von Zillner beschriebenen Fälle selbst noch vor; ich fand nichts, was eine Trennung rechtfertigen würde.

Das mehrfache Vorkommen dieser Ruptur, verbreitet über die ganze Länge des Dickdarms, beweist aber weiter noch sicherlich, dass das ursächliche Moment nicht ein localisirtes, in seiner Wirkung nur auf die S-Schlinge allein beschränktes ist, sondern dass der ganze Dickdarm derselben gleichmässig unterworfen sein kann und auch ist.

Damit hat das von Zillner entworfene pathologisch-anatomische Bild eine wesentliche Erweiterung erfahren, fällt aber auch seine lediglich ad hoc, nehmlich auf die localen Verhältnisse an der S-Schlinge aufgebaute erklärende Hypothese zusammen. Aber auch die in der zu Beginn seiner Abhandlung zugefügten Anmerkung enthaltene Kritik des Falles Breslau[1]), des einzigen sonst bekannten dieser Art, erscheint nun als nicht mehr haltbar. Breslau berichtet über die Section eines hydrocephalischen Kindes, das todt mit dem Kephalotrib zu Welt befördert wurde. Er fand in der Bauchhöhle reichliches grünlich braunes mit faserstoffigem Exsudate vermengtes sulziges Meconium dem Peritonäum allenthalben innig anhaftend. Gas weder in der Bauchhöhle noch dem Verdauungsschlauche (die Section wurde sehr früh gemacht). Nirgends ein ulceröser Prozess in diesem. Am Uebergange des Col. ascend. in das Transversum (also nahezu an der Stelle des Fall III.) gelang es ihm in einer erbsengrossen Lücke der Serosa und der Muscularis, der zwei je ein paar mm grosse, durch eine schmale zarte Gewebsbrücke geschiedene Lückchen in der Schleimhaut entsprechen, die Ursache des Meconiumaustrittes in die Bauchhöhle zu entdeken. Die Beschreibung der Details, die Breslau giebt, stimmt übrigens mit den sonst gegebenen vollkommen: ich verweise u. A. nur nochmals auf die gleichartig gerissene Serosa und Muscularis und das Verhalten der Schleimhaut im Bereiche dieses Schlitzes. Breslau kann sich den Befund in keiner Weise deuten, hält nur daran — und dies mit Recht — fest, dass die Berstung nicht durch die Geburt erzeugt worden sein kann, sondern dass sie, wie es die Anwesenheit des Exsudates bewiese, noch zu Lebzeiten des Kindes geschehen sein müsse.

Aus III. und IV. kann man aber noch weitere Kenntnisse ziehen. Es zeigt III. an einer, IV. an mehreren Stellen solche pathologische, noch zu Lebzeiten des Kindes entstandene Veränderungen, die offenbar als Einleitungsstadien der Rupturen anzusehen sind. Es sind dies diejenigen Theile, an denen die Serosa

[1]) Monatsschrift für Geburtskunde. 1863. Bd. 21. Supplhft.

und die Muskelhaut der Dickdarmwand eine Zusammenhangstrennung aufweisen, im Bereich welcher die Schleimhaut aber noch als dünnes schlaffes Häutchen erhalten zu sein scheint. Die Consistenz dieser das Darmlumen noch verschliessenden Membran ist an den verschiedenen so gearteten Stellen eine verschiedene, an einer von bedeutender Brüchigkeit, hier auch am meisten graugrün verfärbt. Die Uebereinstimmung in der Lage, der Grösse, Form, in den den äusseren Schlitz, den den Grund bildenden Geweben, der Beschaffenheit der Ränder dieses ist eine vollkommene; der einzige Unterschied ist eben nur die Trennung in der Schleimhaut, die so die partielle Ruptur der Wand zur Perforation macht. Ich habe dieses für die Klärung der abzuhandelnden Frage, wie mir scheint wichtige Verhalten der Schleimhaut nur in III. und IV. beobachtet (in letzterem an zwei Perforationen). Dass es in den anderen und den Zillner'schen fehlt, wundert mich nicht, indem die über den Muskelbauchfellriss vorragenden Reste der Schleimhaut von so ausserordentlicher Zartheit und Brüchigkeit sind, dass sie nur bei besonderer Sorgfalt erhalten werden können, da sie durch Darüberstreichen mit dem Finger, durch einen Wasserstrahl, z. B. beim Versuche, die Stelle von dem innig anklebenden Meconium zu reinigen, ohne vorher bemerkt worden zu sein, abgetrennt werden können. Endlich werden sie durch die rasch sich entwickelnde Fäulniss immer brüchiger; und dies gilt auch für den ganzen Darm, so dass man (wie in II.) Mühe haben kann, auch den übrigen Theil des Darms unversehrt untersuchen zu können. Es dürfte deshalb auch darin keine Verschiedenheit zu finden sein.

Man hat sohin von einer Ruptur des Dickdarms des Neugebornen schlechtweg zu sprechen, nicht der der S-Schlinge.

Die weitere Kritik führt mich nun auch daran, auf Grund dieser neuen Beobachtungen eine Erklärung dieses bei neugebornen Kindern denn doch nicht so seltenen Vorkommnisses [1]) zu versuchen.

[1]) Der Umstand, dass ausser Breslau's Fall, Zillner's und den meinen andere nicht beschrieben sind, muss auffallen. Er kann wohl nicht darin liegen, dass örtliche Umstände, eine besondere Lebensweise der Schwangeren u. s. w. dabei mitspielten. Es dürfte vielmehr in einer Thatsache begründet liegen, die mit dem Prozesse gar nichts zu thun

Es wird sich daraus auch ergeben, ob ber Beisatz „inter partum“ gerechtfertigt ist.

Ausser den später noch zu würdigenden Aufschlüssen, die die Untersuchung mit blossem Auge giebt, soll zunächst das mikroskopische Verhalten angegeben werden. IV. gab, da die Fäulniss noch nicht entwickelt war, das geeignete Material. Härtung in Alkohol und in Pikrinsäure-Sublimatgemisch. Einbettung in Celloidin, Färbung in Hämatoxylin-Eosin. Reihenschnitte durch ganze Rupturen (partielle und totale).

Am Querschnitte des Loches sieht man: das das Loch umsäumende dünne Häutchen, das ich für Schleimhaut gehalten hatte, ist die Submucosa sammt der Muscularis mucosae. An ihrer der Schleimhaut ehedem zugewendeten Oberfläche ist sie mit einem oft ganz unkenntlichen Detritus sowie Meconium und Schleim belegt. Der Detritus besteht aus körnigen, scholligen, das Eosin lebhaft absorbirenden Massen, die da und dort noch Zellcontouren zeigen; gegen die erhaltene Schleimhaut zu nehmen sie eine geordnete Lagerung an, macht sich auch das Stützgewebe der Drüsenschläuche kenntlich. In jenen Theilen gelingt es nicht, irgend eine Kernfärbung zu erzielen, während sie in diesem immer deutlicher, endlich ganz scharf wird. Das Gewebsgefüge der Submucosa ist in jenen Theilen kaum noch kenntlich, auch ohne Kernfärbung, von violettrother Färbung, hingegen in den erhaltenen Theilen von voller Klarheit und mit reiner Kernfärbung (Fig. 5 M, S, Sn). Der Meconiumbelag läuft über den Lochrand der Submucosa an deren Aussenseite, deckt sie auch theilweise hier, sonst ist sie nackt, weder Serosa noch Muscularis haften an ihr. Dort wo die Schleimhaut ihr normales Gefüge annimmt, erhebt sich an der Aussenseite der Submucosa bald steil, bald langsam ein Wulst, die Muscularis. In dem nackten Theile der Submucosa gewahrt man Blutgefässe, Arterien und Venen, die mit glänzenden, intensiv rothen Schollen oder feinen Körnchen erfüllt sind; an längs getroffenen geht dieser in deutliche Blutkörperchenfüllung über; die Faserbündel

hat: darin, dass in Wien seit einer Reihe von Jahren die Vorschriften über die behördliche (Sanitätspolizei) Obduction aller ohne hinlänglich diagnostisch sichergestellte Todesursache Verstorbenen mit grosser Genauigkeit gehandhabt werden.

der Submucosa sind, besonders im Verlaufe der Gefässe von Blutaustritten suffundirt; ebensolche finden sich auch an der Oberfläche der Submucosa. In den Randzonen der wohlerhaltenen Theile derselben sieht man zweifellose Zeichen entzündlicher Affection: Hyperämie, zellige Infiltration; wohl ist dabei besondere Vorsicht nöthig, indem die Darmschleimhaut der Neugebornen sammt Unterlage zellreich ist und besonders die Lymphgefässe und die Umgebung der Follikel zu Täuschung Anlass geben könnte. Die Muskelhaut ist, wie angedeutet, quer oder schräg abgesetzt. Das Verhalten der beiden dem Loche zugewendeten Enden ist ein eigenthümliches und beharrliches. Sie sind intensiv mit Eosin gefärbt; die Faserung ist unregelmässig, undeutlich, oft an deren Stelle eine deutliche feinste Körnung sichtbar; die Muskelzellkerne sind hier nicht gefärbt, oft nicht sichtbar. Der so veränderte Bezirk ist von wechselnder Ausdehnung (Fig. 5 Mi, Me), die Serosa ist etwas zurückgezogen, entbehrt des Endothels.

Es stellen diese Veränderungen somit Gewebsnekrosen mit Thrombose der Gefässe dar, in deren Umgebung sich eine demarkirende Entzündung auszubilden scheint. Ob die Thrombose primär oder secundär, kann ich nicht sicher entscheiden; wahrscheinlicher scheint mir letzteres. Verfolgt man die geordnete Schnittreihe bis zu jenem Punkte, wo die Darmwand wieder intact ist, so sieht man zunächst die Entfernung der Lochränder von einander abnehmen. Die Details blieben bis nahe an das Rissende dieselben; zuerst findet man dann die Submucosa in unversehrter Structur erscheinen, dann die Mucosa, sofort aber auch die Muscularis, mit ihr auch die Serosa. Der Uebergang des pathologischen zum unveränderten Gewebe stellt sich in der Folge der einzelnen Schnitte ebenso dar, wie es an einem Schnitte quer durch das Loch der Fall ist. Die Rissenden der Muscularis ragen selten frei vor; meist sind sie an die Submucosa angedrückt, oder nach aussen umgestülpt; mit der Serosa, die auch etwas retrahirt oder eingerollt erscheint, bedeckt; meist findet sich an dieser Stelle faserstoffig-zelliges, fest anliegendes Exsudat angesammelt (Fig. 5 bei E).

Schnittreihen durch partielle Darmrupturen zeigen Folgendes: So lange die Muscularis und die Serosa klaffen, begrenzen sie beiderseits als Wülstchen die Trennung. Sie sind bald aus-, bald einwärts geschlagen, verhalten sich den beiden Farbstoffen gegenüber ganz genau ebenso, als es vordem beschrieben wurde. Faserstoffig-zelliges Exsudat bedeckt die Risswunden, klebt sie auch, wenn sie umgestülpt sind, fest; ebensolches findet sich stellenweise auch an der Aussenseite der sonst nackten Submucosa. Sie selbst zeigt keinerlei Gewebsdestruction, hingegen sicher feststellbare zellige Infiltration zwischen den Fasern, besonders des Mittelstückes. Der Bau der Schleimhaut bietet nichts Bemerkenswerthes. Je näher der Peripherie, um so näher treten die Risswunden aneinander; erst schliesst sich die Muscul. int., zuletzt das Bauchfell. Zu erwähnen ist noch, dass man an einigen Schnitten, die sämmtliche Schichten der Darmwand ohne Trennung des Zusammenhanges zeigen, an den entsprechenden Stellen der Muskelhaut noch jene oben geschilderte Eigenthümlichkeit der Färbung wahrnehmen kann.

Die in I. erwähnten Veränderungen an der Schleimhaut des Col. desc. stellten sich unter dem Mikroskope wie folgt dar: Keine Zusammenhangstrennung. Muscularis und Submucosa ohne auffallende Veränderung. Die Schleimhaut an den den gelblichen Flecken entsprechenden Stellen etwas verdickt; erscheint in zwei Schichten zu zerfallen: eine tiefere sich normal ansehende, und eine oberflächliche, die sich als niedere Kuppe über das sonstige Niveau erhebt, welche nichts von der unten sichtbaren Drüsenstructur, nur röthlich gefärbten körnigen Detritus zeigt. Diese Veränderung findet sich nur hier; gleich neben setzt sie sich alsbald in wohlerhaltener Schleimhaut fort. Am Grunde dieser Nekrosen finden sich auch reichlichere kleine Zellen im Gewebe.

Es wurde schon oben erwähnt, dass die Ursache der Darmdiastase über den ganzen Dickdarm verbreitet sein könne; weiteres folgt aus dem bis nun Gesagten, dass deren Wirkung von innen nach aussen sich geltend mache, dass sie nicht plötzlich, sondern schichtenweise zur Berstung führe, und zwar von aussen beginnend. Die Berstung und das Einreissen der einzelnen Darmwandschichten wird eingeleitet durch vorher in dieser auftretende destruirende Prozesse, die man als eine Gewebsnekrose aufzufassen hat; sie betrifft nicht nur die Schleimhaut, sondern auch die Muscularis und die Submucosa. Letztere erliegt ihm zuletzt;

dann aber tritt sofort die Perforation ein. Durch alle diese Eigenschaften der Ruptur erscheint ein Trauma als Ursache derselben bereits ausgeschlossen. Hiergegen bietet die pathologische Anatomie des Darms uns ein Analogon, das ungezwungen und natürlich eine Erklärung dafür abgiebt. Ich meine die durch die Koprostase im Darme gesetzten Veränderungen. Die Kothstauung führt durch übermässige Dehnung des Darms und durch Druck oder auch sonstige Einflüsse zur Durchlöcherung des Darms und zur Bildung von krankhaften Vorgängen in der Schleimhaut derselben, die als stercorale bekannt sind. Bezüglich der durch Kothstauung entstandenen Berstungen nimmt man besagten Mechanismus als feststehend an, der durch Heschel[1]) eine kleine Detaillirung erfahren hat. Die von ihm gegebene Beschreibung von Rupturen des Dickdarmes Erwachsener durch Koprostase gleicht vollkommen der, wie ich sie von denen des Dickdarmes Neugeborner gab. Doch unterliess er die mikroskopische Untersuchung und meint, dass dieser Vorgang sich an dem sonst nicht erkrankten Darme abspiele. Die auffallende Aehnlichkeit des makroskopischen Bildes scheint mir dagegen zu sprechen. Wie dort, so führt auch hier eine allzureichliche Erfüllung des Dickdarms mit Meconium zur Berstung. Diese wird jedoch eingeleitet durch eine Veränderung, zunächst in der Muskelsubstanz des Darmes. Diese kann die Folge sowohl des Druckes allein sein — es sind immer Haustren der vorderen Wand ergriffen — als auch von durch dieselbe Ursache bedingten Circulationsstörungen. Auch am Erwachsenen sieht man nur eine oder wenige Stellen von der Berstung betroffen. Gerade das mehrfache Vorkommen von Rupturen (totalen und partiellen, wie in III. und IV.) spricht auch für die vorhergehenden Gewebsveränderungen. Die Muscularis birst zuerst, mit ihr das Peritonäum; aus der verschiedenen Richtung der Schlitze dieser beiden resultirt ein meist rhombischer oder polygonaler Schlitz. Durch diesen wird die Schleimhaut oder deren Reste mit der Submucosa vorgestülpt; sie erfahren dann eine gleiche Zerstörung des Gewebes und bersten endlich. Eine lebhafte Darmperistaltik, Druck auf das Abdomen können eine

[1]) W. med. Wochenschrift 1880. 1.

Ruptur beschleunigen, die vorgebildete zu Ende bringen, aber sie erzeugen sie nicht ex integro. Das öftere Vorkommen der Rupturen an der S-Schlinge als an anderen Stellen des Dickdarms scheint übrigens darauf hinzudeuten, dass diese Stelle eine ganz besondere Eignung für das Eintreten der Berstung besitze. Und da kann Zillner ganz Recht haben, wenn er aus der Bildung und Lagerung der S-Schlinge die grösste Spannung auf die Kuppe derselben verlegt. Seine Darlegung der Einklemmung des Dickdarms, beiläufig bemerkt, während der Geburt, das Hineindrängen derselben in's kleine Becken, das beim Neugebornen ja kaum ein nennenswerthes Grübchen, besonders bei vollgefülltem Rectum, bietet wohl wenig Sicheres.

Aber auch die am Erwachsenen bei Koprostase auftretenden stercoralen Geschwüre können am Neugebornen zur Ausbildung gelangen. Denn ich habe mich durch den Vergleich der mikroskopischen Präparate von I. mit solchen von den Anfangsstadien des Ulcus stercorale überzeugt, dass die in beiden Fällen constatirbaren pathologischen Veränderungen ganz identische sind.

Mit der gegebenen Deutung lassen sich auch gewisse abnorme Befunde in vollen Einklang bringen. Zuerst Breslau's Fall, bei dem jegliches Trauma ausgeschlossen ist; hier war die Berstung noch zu Zeiten des ruhigen Aufenthaltes des Kindes im Mutterleibe erfolgt; wie lange vorher, lässt sich auch nicht annähernd bestimmen. Das Leben des Kindes war dadurch nicht nachweisbar gestört worden, indem dasselbe noch bis zur Perforation des Schädels fortgelebt hatte. Auf diesen Fall zweifelloser intrauteriner spontaner Dickdarmruptur gestützt, möchte ich auch vermuthen, dass das von Zillner erwähnte, dem hiesigen pathologischen Museum angehörige Präparat, das ich einzusehen leider nicht die Gelegenheit haben konnte, einen ganz analogen Befund darstellt; zum mindesten liesse es die kurze lateinische Beschreibung dies 7monatlichen Fötus vermuthen. In I. war die Perforation erst einige Zeit nach der Geburt erfolgt, während sie schon vorgebildet war und zu einer Anlöthung an der linken Darmbeingrube geführt hatte; erst später hat sie dem Drucke des Inhaltes nachgegeben und entstand nachdem Infection von aussen ermöglicht war, die eitrige Bauchfellentzündung — im Gegensatz zu Breslau's mit faser-

faserstoffigem Exsudate. Dass die Rupturen aus geschwürigen Prozessen hervorgingen, ist schon durch das Ergebniss der mikroskopischen Untersuchung ausgeschlossen. Dass ihnen eine parasitäre Infection zu Grunde läge, dafür bietet sich wohl ebenso wenig ein Anhaltspunkt. Denn nach Escherich[1]) sind Bakterien in dem normaler Weise bakterienfreien Meconium erst nach längstens 3 Stunden nach der Geburt zu constatiren, weiter aber war keine der acht Mütter von irgend einer Krankheit befallen, durch die die Möglichkeit des Uebertrittes von Bakterien von der Mutter auf das in ihrem Leibe befindliche Kind gegeben wäre. Wenn ich auch die nekrotische Submucosa stellenweise von sehr reichlichen, schmalen, länglichen Stäbchenbakterien infiltrirt fand, so ändert dies nichts an der dargestellten Natur des Prozesses, ist durch die citirten Befunde Escherich's vollkommen erklärt. Es muss vielmehr betont werden, dass die so kurze Zeit nach der Geburt im Rectum und Dickdarm vorfindlichen Bakterien zu rascher Entwickelung der Fäulniss beizutragen scheinen, wie man sie durchgehends bei solchen Sectionen findet (cf. die Befunde), mithin auch zur rascheren Zerstörung des nekrotischen Schleimhautblättchens beitragen werden.

Wie der Zusatz „inter partum" nunmehr aufzufassen ist, ist wohl klar. Wohl möchte ich aber noch darauf aufmerksam machen, dass eine partielle Wandnekrose einige Tage nach der Geburt noch als solche getragen werden könnte und dann erst durch Perforation zu eitriger Bauchfellentzündung und Tod führen könnte. Dann wird Anatom und Gerichtsarzt durch die Kenntniss des geschilderten pathologischen Prozesses vor einem sonst fast unvermeidlichen Irrthum bewahrt bleiben.

Nachschrift.

Einige Zeit nach Absendung des oben abgedruckten Manuscriptes machte ich die Obduction eines fünften einschlägigen Falles, dessen kurze Beschreibung, insbesondere des mikroskopischen Bildes mir unumgänglich nöthig erscheint, da sie das einzig zur Vollständigkeit des pathologischen Bildes noch fehlende Stadium brachte.

[1]) Escherich, Die Darmbakterien der Säuglinge. 1886.

V.

Mädchen, nach normaler Schwangerschaft leicht geboren. Erst kein Meconiumabgang; dann Klysma; nach 3 Stunden entleert sich etwas Kindspech; das Kind, welches durch seine Stille auffällt, stirbt plötzlich 15 Stunden nach der Geburt unter plötzlicher, hochgradiger Cyanose. Section: Leiche vollkommen frisch, Haut allenthalben dunkelviolett. Bauch sehr ausgedehnt, nicht grün. Im Bauche freies Gas und an 150 ccm trüber, mit reichlichem Meconium gemengter Flüssigkeit; mit solchem das geröthete Bauchfell bedeckt. Im Col. ascend. Gas, C. transv. und descend. collabirt; in der vorderen Wand des ganzen Colon finden sich eine Reihe von über linsengrossen Blutaustretungen, die durch das Peritonäum durchschimmern, ohne wahrnehmbare Trennung des Zusammenhangs dieses; dazwischen weiters 6 rhombische, bis 1 cm weite Trennungen der Muscularis und des Bauchfells, durch die die Submucosa und Mucosa vorgewölbt sind, die Ränder ersterer beider blutig suffundirt; endlich zeigt das Col. transv. knapp vor der Milzkrümmung eine längsovale, 1 cm Länge messende Lücke der vorderen Wand mit geschwellten, nach aussen vorgestülpten Rändern der Schleimhaut, die blutig suffundirt sind; aus derselben entleert sich etwas Meconium.

Diese Beobachtung ist zunächst ausgezeichnet durch die grosse Anzahl der partiellen Trennungen der Dickdarmwand. Weiter zeigt sie wieder, dass der Dickdarm in seinem ganzen Verlaufe sich gegen die Ursache dieser Rupturen gleichverhält; doch scheinen jene Theile desselben, die vor scharfen Krümmungen liegen, zur totalen Perforation die geeignetsten zu sein, dies deshalb, weil eben durch diese der Darminhalt bei seiner Vorwärtsbewegung eine gewisse Stauung erfahren kann (s. d. O.). Ganz besonders befriedigende Resultate ergab aber die mikroskopische Untersuchung der noch recht frischen Präparate. Die aus der Ruptur und den partiellen Trennungen gewonnenen glichen vollkommen den eben beschriebenen: blutige Suffusion, Nekrose der Ränder der Muscularis, deren eigenthümliche Beschaffenheit, die Veränderungen der Submucosa. Ich untersuchte weiters noch die Blutaustretungen ohne makroskopisch erkennbare Zusammenhangstrennung. Reihenschnitte ergaben: Die Schleimhaut, auch die Drüsenschicht bis zu deren oberflächlichsten Zonen, sehr wohl erhalten, ohne bemerkbaren pathologischen Vorgang; desgleichen die Submucosa. Das Bauchfell im Umfange der Blutung durch die Einlagerung von massenhaften Blutkörperchen zwischen dessen auseinandergedrängte Bälkchen auf das Mehrfache verdickt. Die Quermusculatur ist eingerissen, bildet eine Lücke, die etwas kleiner ist, als die Blutaustretung. Die Darmwand ist hier nur von Serosa, Mucosa und Submucosa gebildet, zwischen diesen Blutgerinnsel eingelagert; in der Lücke Umgebung dringt der Bluterguss auch zwischen Serosa und Muscularis einer- und dieser und Submucosa andererseits ein. Die Rissenden der Muscularis aufgefasert, von Blut suffundirt. Im Uebrigen glichen sie vollkommen den schon oben beschriebenen. Die Arterien mässig bluterfüllt; die Venen hingegen sehr ausgedehnt durch Blut oder einen körnigen, glänzenden, reichlich von Rundzellen durchsetzten Inhalt, was wohl für die oben angedeutete Betheiligung des Gefässapparates am Zustandekommen der Zerreissung spricht.

Es steht somit zweifellos fest, dass die Zerreissung der Muscularis das Erste in der Trennung der Muskelwand ist; diese Zerreissung wird eingeleitet durch einen Blutaustritt zwischen die Darmwandschichten und die Muskelfasern, deren Zerreissung durch das Auseinandergedrängtwerden einer-, durch die in Folge der Blutung gesetzten Ernährungsstörungen und der Einwirkung des Extravasates auf die Muskelsubstanz in dieser selbst verursachten Veränderungen andererseits begünstigt wird.

Erklärung der Abbildungen.

Taf. XI. Fig. 4—5.

Fig. 4. Stück des Colon descendens von aussen, aufgeschnitten (IV.). S Nekrotische Submucosa. Mu Rissrand der Muscularis und des Peritonäums.

Fig. 5. Querer Schnitt durch einen Lochrand einer Ruptur am Colon descendens (IV.). M Mucosa, etwas schief getroffen, mit Schleim bedeckt, der auch die Drüsen erfüllt. S Submucosa. Mi Innere (quere) Muskelschicht. Me Aeussere (Längs-) Muskelschicht. Sn Nekrotische Submucosa (S in Fig. 4) mit Resten der Muscularis mucosae und Schleim bedeckt. P Peritonäum. Mn Nekrotische Muskelpartie, beide Schichten betreffend. E Faserstoffig-zelliges Exsudat. H Blutaustritt.

XXIII.

Die Genese der Ectopia ventriculi am Nabel.

Von Dr. Siegenbeek van Heukelom,
Assistenten am Boerhaave-Laboratorium zu Leiden.

(Hierzu Taf. XII.)

Unter den vielen Tumoren, welche die chirurgische Abtheilung des hiesigen Universitäts-Krankenhauses dem Boerhaave Laboratorium behufs histologischer Untersuchung übergiebt, befand sich im October 1886 eine runde Masse von der Grösse einer Kirsche, über welche das Register der chirurgischen Poliklinik die folgenden Angaben enthielt:

C. van V., 2½ Jahre alt, wurde durch seine Eltern nach der Poliklinik gebracht, weil der Nabel seit dem Abfallen des Nabelstranges niemals in Ordnung gewesen war; nie war er abgetrocknet und nach und nach hatte sich hier eine kleine runde Geschwulst gebildet. Genauere Mittheilungen betreffs des Wachsthums und des Aussehens in früheren Zeiten wurden durch die Eltern nicht gemacht. Bei der Untersuchung zeigte sich, dass am Nabel eine haselnussgrosse Geschwulst sass, von rother Farbe und mit feuchter Oberfläche.

Ein sehr kurzer und dünner Stiel, der gänzlich durch den runden Tumor bedeckt war, verband diesen mit dem Nabel. Das Ganze machte den Eindruck eines schönen Nabelgranuloms und allein die auffallende Grösse in Verband mit der Thatsache, dass das Kind schon 2½ Jahre alt, gab dem Fall einige chirurgische Bedeutung. Der Stiel wurde abgeschnitten und es floss genug Blut heraus, um die Anwendung des Thermocauter zur Stillung desselben zu erfordern.

Als kurz darauf die Geschwulst mir unter die Augen kam, bestand sie aus einer grauweissen, ziemlich weichen Masse, an der bei genauer Untersuchung eine kleine Einziehung bemerkbar war; diese stimmte überein mit dem Anheftungsplatz. Der Stiel war indess so kurz gewesen, dass in der Einziehung keine Spur desselben mehr sichtbar war. Die Oberfläche war sammetartig, glanzlos und mit einer Loupe betrachtet sah dieselbe äusserst feinkörnig aus.

Nach genügenden Erhärtung in Alkohol wurden mehrere

Meridionalschnitte durch die Anheftungsstelle gemacht. Das so erlangte mikroskopische Bild war überraschend: es zeigte, dass der Tumor aus einem inneren Theil und einer Art Rinde bestand, welche letztere allein an der Anheftungsstelle fehlte, und dass an dieser Stelle der Stiel direct mit dem innersten Theile zusammengehangen hatte. Die überall gleich dicke Rinde (2 mm) besteht aus Schleimhaut mit schönen, langen Drüsenröhrchen, etwas interstitiellem Bindegewebe und einigem adenoidem Gewebe, das in kleinen Gruppen an der Basis der Drüsenröhrchen zu finden ist. An der Basis kann man deutlich eine Muscularis mucosae unterscheiden, von der einzelne Muskelbündel zwischen die Röhrchen eindringen. Die Muscularis mucosae ist durch etwas loses Bindegewebe vom innersten Theil des Tumors geschieden. Dieser innerste Theil enthält der Hauptsache nach wieder glatte Muskelfasern, ferner Gefässe und weniges Bindegewebe. Die Muskelbündel verlaufen hier in Folge der Sachlage mehr oder minder in Wirbeln.

Im Hinblick auf die gut entwickelte Muscularis mucosae kann man die meist nach innen gelegene Muskelformation für das Analogon einer eigentlichen Musculatur, sowie diese unter den Schleimhäuten vorkommt, auffassen. Die Mucosa, welche als Rinde die Geschwülste bekleidet, endigt plötzlich an der Anheftungsstelle, um den Stiel durchzulassen.

Schon bevor wir die Drusenröhrchen genauer ansehen, können wir uns die Frage vorlegen: mit welchem Gewebe stimmt das Geschwülstchen überein und von wo stammt dasselbe wahrscheinlicherweise ab? Schleimhaut, Muscularis mucosae, Grüppchen von adenoidem Gewebe, die am meisten den Darmfollikeln gleichen, darunter glattes gestreiftes Muskelgewebe in grosser Menge mit ansehnlichen Gefässen: woran anders sollte man denken können, als an den Tractus intestinalis? Ohne Zweifel haben wir hier ein heterotopies Stückchen von diesem Tractus vor uns.

Doch woher diese Heterotopie? Wie kann ein Stückchen Darm gänzlich getrennt vom Tractus, ausserhalb des Nabels hervorragend, so vollkommen umgestülpt sein? Die rationellste Erklärung, welche, wie sich später zeigen wird, auch die richtige ist, führt uns zurück in die ersten Zeiten des fötalen Lebens.

Während sich die Allantois bildet und der Nabelstrang angelegt wird, schnürt sich, wie man weiss, die Darmdotterhöhle in zwei Theile. Das Dotterbläschen, welches die eine Hälfte bildet und zwischen die späteren Häute gelagert ist, hängt dann noch allein mittelst einer dünnen Verbindung zusammen mit dem anderen Theil, dem eigentlichen Mitteldarm, mit anderen Worten, der Ductus omphalo-mesaraicus bildet sich. Dieser obliterirt schnell, denn bereits im Beginn des zweiten fötalen Monats findet man einen gänzlich geschlossenen Mitteldarm. Das einzige, was in diesem zweiten Monat noch an eine frühere Verbindung mit dem Dotterbläschen erinnert, ist, dass der Darm alsdann eine Schlinge bildet, die theilweise noch im Nabelstrang liegt. Die Spitze dieser Schlinge bildet der Punkt, wo der Ductus omphalomesaraicus abgeschnürt ist. Im dritten Monat zieht die Schlinge sich aus dem Nabelstrang zurück und der Darm liegt dann gänzlich frei in der Bauchhöhle. Bei dieser Abschnürung nun kommen Anomalien vor und das gewöhnliche ächte Meckel'sche Darmdivertikel bildet unter diesen den am häufigsten vorkommenden Fall. Wer sich für die Entstehung und die Folgen der Meckel'schen Divertikel interessirt, kann darüber bei Tillmanns[1]) das Nöthige finden.

Wir denken uns, dass ein solches Divertikel in Folge der einen oder anderen Ursache etwas weit in den Nabelstrang geschoben ist, mit anderen Worten, dass der Ductus omphalomesaraicus sich etwas weit vom Nabelring entfernt abgetrennt hat. Ist das Divertikel nun abnorm fest mit den umliegenden Geweben verbunden, was wahrscheinlich immer bei der Entstehung Meckel'scher Divertikel im Menschen der Fall ist, so wird der sich zurückziehende Darm manchmal jene Verbindungen nicht oder nur mit Mühe lösen können, und durch die fortdauernde Traction wird das Divertikel gänzlich oder theilweise vom Darm abgezogen und, wie wir später sehen werden, auch abgetrennt werden. Auf diese Weise erhalten wir ein vom Darm abgeschiedenes, vielleicht sehr kleines, geschlossenes Darmdivertikel, welches im Nabelstrang, nahe dem Nabel liegt. Wenn

[1]) Ueber angebornen Prolaps von Magenschleimhaut durch den Nabelring (Ectopia ventriculi) und über sonstige Geschwülste und Fisteln des Nabels. Deutsche Zeitschrift für Chirurgie. Bd. 18. S. 161.

nun nach der Geburt der Nabelstrang abfällt und die Trennung in der Weise stattfindet, dass das Divertikel theilweise am Nabel sitzen bleibt, so haben wir den Beginn unserer Ectopie. Wächst die Schleimhaut und die Musculatur des geöffneten Divertikels, während das Gewebe in und um den Nabel sich retrahirt, so wird das erstere sich umstülpen, und im Laufe der Zeit wird hier ein runder, mit Schleimhaut bekleideter Tumor zum Vorschein kommen.

Von ähnlichen Ectopien, auch sehr unrichtig Adenome genannt, sind bis heut, so weit mir bekannt, 12 Fälle beschrieben: von Küstner 2[1]), Launelongue 3[2]), Fischer 2[3]), Kolaczak 1[4]), Chandelux 1[5]), Le Roy 1[6]), Tillmanns 1[7]) und Roser 1[8]). Man findet sie alle, ausser dem von Roser beschriebenen, aufgezählt in einer Abhandlung von Dr. Villar (Tumeurs de l'ombilic), wo sie die Kategorie der Adenome des Nabels bilden. Unser Tumor bildet die 13. Beobachtung, doch glaube ich, dass diese Geschwülstchen weit weniger selten sind, als man dieser Statistik nach annehmen sollte, dass aber sehr viele unter der Diagnose „Nabelgranulom" entfernt und nicht weiter untersucht werden. Fand ja Küstner, als er nach seiner ersten Beobachtung alle abgeschnittenen Nabelgranulome untersuchte, schon unter den 10 ersten wieder einen Tumor mit Drüsen.

Wie dem auch sei, es ist eine Thatsache, dass bei Kindern Nabelgeschwülste vorkommen, welche mit Epithelium des Tractus intestinalis bekleidet sind. Selbst Küstner, der gelegentlich seiner ersten Beobachtung an eine Urachusectopie dachte, ist davon sofort zurückgekommen. Dass man es mit einem von dem Tractus intestinalis herstammenden Stücke zu thun habe, darüber besteht Uebereinstimmung; doch dem ist nicht so mit

[1]) Archiv für Gynäkologie. 1877. Bd. 9. Heft 3. — Dieses Archiv. 1877. Bd. 69.
[2]) Archives générales de medecine. 1884.
[3]) Archiv für klinische Chirurgie. 1875. Bd. 18.
[4]) Archiv für klinische Chirurgie. 1875. Bd. 18.
[5]) Archives de physiologie. 1881. 2. Série. T. 8.
[6]) Villar, Tumeurs de l'ombilic. Paris 1886. observ. 28.
[7]) Deutsche Zeitschrift für Chirurgie. 1883. Bd. 18.
[8]) Centralblatt für Chirurgie. 1887. No. 14.

Bezug auf die Frage, von welchem Theil dieses Tractus die Schleimhaut herrührt. Während beinahe alle Beobachter die Art der Bildung, so wie ich sie beschrieb, für ihre Fälle annehmen und sie in den Tumoren auch stets Dinge fanden, die Lieberkühn'schen Krypten ähnelten, ist dies bei Tillmanns nicht der Fall und Roser folgt seinen Anschauungen.

Tillmanns beobachtete in seinem Falle das aus dem Nabel hervorragende Geschwülstchen, ehe er es abschnitt, während einiger Zeit und bemerkte, dass daraus eine Flüssigkeit abgeschieden wurde, welche nicht, wie bei den gewöhnlichen Granulomen, eiterartig und gelb, sondern von fadenziehender Consistenz und farblos war. Sie reagirte deutlich sauer und er konnte Eiweiss damit digeriren. Er schloss daraus, dass er es mit dem alleinigen Epithelium des Tractus intestinalis zu thun habe, welches eine saure Flüssigkeit abscheidet, und dass das Geschwülstchen daher mit Magenschleimhaut bekleidet sei. Die nach der Entfernung durch Weigert vorgenommene histologische Untersuchung bestärkte ihn in der Auffassung. Weigert erklärte, dass die Schleimhaut übereinstimme mit der des Pylorus. Tillmanns giebt im Text eine schematische Abbildung zur Erklärung der Weise, auf welche er sich die Möglichkeit der Verirrung eines Magendivertikels in den Nabelstrang erklärt und hält damit die Sache für erledigt. Er sagt, dass so, wie manchmal bei Meckel'schen Divertikeln die Schleimhaut des Ileum aus dem Nabel prolabirt, so auch in seinem Falle die Magenschleimhaut sich verhielt. Irgend eine anatomische Thatsache, die auf das Bestehen derartiger Divertikel hindeuten könnte, führt er nicht an; auch mir ist eine solche unbekannt. Beim ersten Lesen seiner Arbeit schien mir, besonders bei Betrachtung der Zeichnung, die Sache schon höchst sonderbar und nur seine scheinbar überzeugenden Beweise, nehmlich die Digestion von Eiweiss in der sauer reagirenden Flüssigkeit, sowie die grosse Autorität, deren Weigert sich mit Recht erfreut, hielten mich davon zurück, ihre Erklärung in Zweifel zu ziehen. Die Sache interessirte mich in doppelter Weise, weil die feinere histologische Untersuchung meines Tumors deutlich dieselben Drüsenröhrchen mit demselben schönen Epithelium zeigte, welche in Tillmann's Zeichnung dargestellt sind,

Ausserdem kamen darin aber auch noch Röhrchen vor mit einem Epithelium, welches niedriger und dessen Protoplasma trübe ist, und worin der Kern mehr im Mittelpunkt der Zelle liegt. Die Röhrchen zeigen daher wohl etwas mehr Uebereinstimmung mit Darmepithelium, aber darunter fehlen Becherzellen gänzlich. Ich vermuthe, dass der Unterschied zwischen beiden Epithelien in Verbindung steht mit dem Abscheidungsprozess. Sehr auffallend jedoch ist die unglaubliche Anzahl von Mitosen und Zelltheilungen, die im Drüsenepithelium sich zeigen. Offenbar war die Schleimhaut vollkommen gesund und im Moment der Operation stark secernirend mit Erneuerung der dabei zu Grunde gehenden Epithelien durch Karyokinese. Die Mitosen waren so schön, dass selbst die achromatische Spindel manchmal sichtbar war und es mir glückte, die Anzahl der Bänder, woraus der Aster besteht, mehrmals mit Sicherheit zu bestimmen.

Ich denke darauf, gleichwie auf die Richtung der Theilungsaxen, bei einer späteren Veranlassung zurückzukommen und möchte mich für jetzt auf diesen wichtigen Gegenstand nicht weiter einlassen, da er von keiner Bedeutung für die folgende Beweisführung ist.

Die Anhäufungen von adenoidem Gewebe an der Basis der Drüsenröhrchen waren meiner Ansicht nach zu gross, als dass sie der Magenwand angehören konnten, und die Menge des Muskelgewebes war zu gering. So blieb ich darüber im Zweifel, ob meine Meinung, dass unser Tumor seinen Ursprung einem Meckelschen Divertikel verdanke, richtig sei, oder ob ich mich zufrieden geben sollte mit der durch Tillmanns gegebenen Erklärung und ein Magendivertikel als den Ausgangspunkt annehmen sollte, so unwahrscheinlich die Sache mir auch schien. Immer wieder untersuchte ich Darmstückchen von Individuen und Embryonen verschiedener Altersstadien, indess weiter kam ich nicht damit, bis meine Aufmerksamkeit gefesselt wurde durch eine kleine Mittheilung von W. Roser in Marburg[1]), welche eine ähnliche Beobachtung, wie die von Tillmanns, enthält. Er fügt eine Bemerkung hierzu, die ich wörtlich folgen lassen will. Er sagt: „Zu der Herauszerrungs- und Abschnürungstheorie, welche

[1]) Centralblatt für Chirurgie. 1887. No. 14. S. 260.

Tillmanns bei dieser Art von Cysten annimmt, möchte ich noch die Bemerkung hinzufügen, dass man die Formation dieser Cysten leichter begreift, wenn man sich daran erinnert, dass in der frühen Fötalzeit der Pylorus eine andere Lage hat als später, dass nehmlich der Magen senkrecht steht, der Pylorus also dem Nabel genähert ist. Denkt man sich ein Theilchen dieser fötalen Magenwand am Nabel zurückgehalten und den Pylorus in Zurückziehung begriffen, so wird Divertikelbildung und Abschnürung des Divertikels, also Cystenbildung, die Folge sein."

Es steht natürlich jedem frei, seine Anschauungen zum Besten zu geben, indess bevor Roser eine Behauptung, wie diese, drucken liess, würde er meiner Ansicht nach besser gethan haben, erst einmal einige menschliche Embryonen mit Bezug auf diesen Gegenstand zu untersuchen. Er würde dann sogleich seinen Irrthum erkannt haben. Ich habe das gethan, was er versäumte, und untersuchte mit Rücksicht auf diese Frage alle unter meine Hände kommenden Fötus. Jeder, welcher eine Reihe menschlicher Embryonen durchmustert, wird mit mir darin übereinstimmen, dass die enorme Lebermasse, welche zwischen dem Nabel und dem, fern in der Tiefe verborgenen Pylorus liegt, und welche, je jünger der Embryo ist, um so mehr Raum verhältnissmässig einnimmt, eine derartige Behauptung sofort unmöglich macht. Ausserdem ist der Pylorus nie „dem Nabel genähert" und ist er daher auch nie „in Zurückziehung begriffen". Er hat einfach mit dem Nabel nichts zu schaffen und ist sowohl im Fötus als auch später in weitem Abstand vom Nabel gegen die Wirbelsäule gelagert. Dies ist durch jeden leicht festzustellen, doch nicht jedem ist ein Glückszufall beschieden, wie dies bei mir der Fall war. Bei einem meiner Fötus, der fast ausgetragen war, fand ich an der klassischen Stelle am Ileum ein sehr schönes Meckel'sches Divertikel von circa 5 mm Länge. Ich schloss es mit Stückchen von Pylorus, Jejunum, Ileum und Wirbelsäule in Celloidin und theilte es mit dem Mikrotom in Längsschnitte. Nun erst sah ich, welch ein Glückszufall mir zu Theil geworden war, denn an der Spitze des Divertikels fand ich ein abgetrenntes Stückchen Darm.

Dass es wirklich abgetrennt war, erhellte aus zweierlei Umständen. Erstens konnte ich feststellen, dass sich überall eine

Lage von Muskel- und Bindegewebe zwischen dem geschlossenen Darmstückchen und dem mit dem Darm frei communicirenden Divertikel befand. Da ich alle Schnitte nachsah, blieb darüber kein Zweifel. Zweitens jedoch, und das ist viel wichtiger, bestand ein grosser Unterschied zwischen der Schleimhaut des Darmlumens und des Lumens des Meckel'schen Divertikels einerseits und der des abgetrennten Stückchens Darm andererseits. Die Epithelien, die sich im Darm fanden, waren wie gewöhnlich schlecht begrenzt, niedrig, mit grossen ovalen Kernen versehen, welche sich wohl etwas, jedoch wenig mehr der Basalfläche der Zelle näherten, als dem Drüsen- oder Darmlumen. Nur dort, wo die Zellen bestimmt die Becherform, mit hellen, grossen, glasigen, die Zelle beinahe ausfüllenden Schleimballen zeigten, erblickte man den Kern platt der Basalfläche anliegend. Das Protoplasma war äusserst fein punctirt und mehr oder minder gelb gefärbt. So zeigt sich das Epithelium des Darms an der Stelle, wo das Meckel'sche Divertikel sitzt, ebenso das Epithelium des Jejunum und wieder so das des Meckel'schen Divertikels, soweit dieses frei mit dem Darm communicirt. Das abgetrennte Stückchen aber besitzt ein Epithelium, welches äusserst regelmässig, sehr scharf begrenzt und lang cylindrisch ist, mit vollkommen farblosem, glashellem, stark lichtbrechendem Protoplasma und einem schmalen, sich ganz an der Basis befindenden Kern. Keine einzige Becherzelle zeigt sich hier.

Während nun der Unterschied zwischen diesen beiden Arten von Epithelien so scharf ist, besteht andererseits vollkommene Uebereinstimmung zwischen dem zuletzt beschriebenen und dem des Pylorus desselben Individuums, sowohl was das Protoplasma als die Lage der Kerne und ebenso die Anheftung auf der darunter liegenden Bindegewebezellenlage betrifft. Es besteht daher in dem aufgefundenen Meckel'schen Divertikel ein abgetrenntes Stück Darm, dessen Schleimhaut vollkommen übereinstimmt mit dem des Pylorus desselben Individuums.

Um meiner Sache sicher zu sein, habe ich noch von zwei weiteren, beinahe ausgetragenen Fötus die Pylori, Jejuna und Ilea untersucht und festgestellt, dass im ersten Fötus nichts Abnormes in der Structur jener Theile zu erblicken ist.

Diese Beobachtung, welche, wie man sich denken kann, mich sehr überraschte, gab die Anleitung für einen gänzlich neuen Gedankengang betreffs unseres Tumors. Zwei Fragen konnte ich jetzt stellen; erstens: wie ist es zu erklären, dass das Epithelium des abgetrennten Stückes so gänzlich verschieden ist von dem des benachbarten Ileums? und zweitens: Ist es möglich, auf Grund dieser Beobachtung die Entstehung von scheinbaren Magenectopien am Nabel zu erklären, ohne Zuhülfenahme abenteuerlicher Mittel, wie dies Tillmanns und Roser gethan?

Auf die erste Frage ist die folgende Antwort zu geben: Bei sehr jungen Embryonen ist der Darmtractus mit Epithelium (Entoderm) bekleidet, welches überall gleich ist und einlagig ohne Falten die Darmröhre bekleidet. Erst später sieht man einen Unterschied zwischen Magen- und Darmepithelium sich bilden, und zu gleicher Zeit erkennt man Falten und Einstülpungen, welche später zu Drüsen werden. Soweit meine Beobachtung reicht, tritt der Unterschied zwischen Magen- und Darmepithelium erst dann auf, wenn man im Darm Meconium findet, oder besser gesagt, sobald die Darmröhre farbige Massen enthält. Erst dann kann man das früheste regelmässige hohe Magenepithelium von dem Darmepithelium unterscheiden, welch' letzteres körniges, niedriges Protoplasma und einen anderen Kern zeigt und worunter sehr viel Becherzellen vorkommen. Wenn wir nun sehen, dass unser abgetrenntes Stückchen Darm, welches mit dem Darminhalt nicht in Berührung kam, obwohl es übrigens denselben Bedingungen unterlag, wie der Darm selbst, ein anderes Epithelium hat, als dieser, und zwar ein solches, welches mit dem Magenepithelium übereinstimmt, so entsteht von selbst der Gedanke, dass der Einfluss des Darminhaltes eine derartige Veränderung der Epithelien zur Folge hatte.

Indess warum verändern sich dann die Magenepithelien nicht? Das Haare enthaltende Meconium passirt doch den Magen. Die verschluckten Theile desselben können also das Agens nicht enthalten, welches die Veränderung zur Folge hat. Meconium aber besteht nicht allein aus verschluckten Massen, sondern enthält auch Galle, und meiner Anschauung nach ist dem Einfluss der Galle die Veränderung der Darmepithelien zu dem, was sie sind, zuzuschreiben.

Ist die Einwirkung der Galle nicht vorhanden, so nimmt die Entwickelung der Epithelien einen anderen Verlauf, als den gewöhnlichen: es bildet sich langes cylindrisches Epithelium, wie in unserem abgetrennten Stückchen Darm und wie im Magen, wohin die Galle nicht kommt. — Ich glaube auf diese Weise eine rationelle und auf Thatsachen gestützte Antwort auf meine erste Frage gegeben zu haben.

Und nun die zweite Frage: Können die aufgefundenen Thatsachen und die gegebene Erklärung uns Licht verschaffen betreffs der Entstehung von Tumoren, wie Tillmanns, Roser und ich sie beschrieben haben? Ich glaube darauf bejahend antworten zu dürfen. Wie bereits gesagt, bestreitet niemand, dass Meckel'sche Divertikel die Anleitung zu Ectopien des Nabels geben können. Die Schwierigkeit der Fälle von Tillmanns, Roser und mir liegt allein in der Thatsache, dass, während andere Beobachter ihre Epithelien auf Lieberkühn'sche Krypten zurückführen konnten, in den drei erwähnten Fällen das Epithelium den Charakter des Epitheliums des Pylorus zeigte. Aber nachdem wir fanden, dass in einem Meckel'schen Divertikel ein abgetrenntes Stückchen Darm existirte, dessen Epithelien gerade einen solchen Pyloruscharakter trugen, so liegt es auf der Hand, dass in den drei Fällen ein gleiches Stückchen Darm beim Abfallen des Nabelstranges sich öffnete. Dann wird Alles deutlich und erklärlich. Wir bringen Einheit in die Genesis der Darmectopien am Nabel und brauchen die gezwungene Erklärung von Magendivertikeln nicht anzunehmen.

Die zwei Einwände, welche gemacht werden könnten, sind:

1. Wodurch dann die saure Abscheidung?

2. Wie kommt es denn, dass Ectopien mit wirklichen Lieberkühn'schen Krypten gefunden werden?

Auf die erste Bemerkung kann ich nur das Folgende antworten: Ich gebe zu, dass dies in meiner Beweisführung der schwächste Punkt ist. Wir sahen, dass, wenn das Epithelium des Darms sich ohne den Einfluss der Galle entwickelt, es morphologisch identisch wird mit Pylorusepithelium. Man darf dann mit einiger Wahrscheinlichkeit sagen, dass die beiden Arten von Epithelium vom Magen und vom abgetrennten Ileum, welche sich von vollkommen demselben Ursprunge aus auf demselben

Wege morphologisch gleich entwickeln, grosse Aussicht haben, auch physiologisch dasselbe zu verrichten, mit anderen Worten, dass das Epithelium eines vor dem Beginn der Gallenabsonderung abgetrennten Stückes Darm, sobald es zu secerniren beginnt, saure Flüssigkeit abscheiden wird. Ist dieser Schluss auch nicht bewiesen, so wage ich doch lieber, ihn als Hypothese hinzustellen, als dass ich Magendivertikel annehmen möchte, welche ohne irgend eine anatomische Basis geblieben sind und deren Genesis a priori unwahrscheinlich ist.

Die zweite Frage: Wie kommt es, dass wirklich in manchen Ectopien Lieberkühn'sche Krypten mit Darmepithelien und Becherzellen vorkommen? ist leicht genug zu beantworten. Ebenso wie sich vor der Bildung des Darminhalts ein Stückchen Darm abtrennen kann, kann dies auch später geschehen. Hat das Epithelium einmal der dadurch hervorgebrachten Veränderung unterlegen, dann wird man auch in der dadurch gebildeten Ectopie dies veränderte Epithelium finden.

So habe ich mit Hülfe meiner zufälligen Entdeckung mindestens einen wahrscheinlichen Weg gefunden, um die Darmectopien am Nabel oder die sogenannten Nabeladenome rationell abzuleiten von Darmstückchen, welche sich in ächten Meckel'schen Divertikeln abtrennen. Ist meine Erklärung richtig, so fällt Tillmanns Ectopia ventriculi. Man wird dann in der Folge die Darmectopien am Nabel eintheilen müssen in solche, welche herrühren von Darmabschnürungen, die in früherer, und in solche, welche in späterer Zeit entstanden sind.

Die ersteren werden Pseudopylorus-Epithelium besitzen und sauren Saft abscheiden, die letzteren Lieberkühn'sche Krypten mit Becherzellen zeigen.

XXIV.

Die nächste Ursache des plötzlichen Todes im Verlauf der Pleuritis, sowie nach der Entleerung pleuritischer oder intraabdominaler Exsudate (oder Tumoren).

Von Dr. Oscar Hagen-Torn
zu Woltschonsk, Gouv. Charkow, Russland.

Als Ursache des plötzlichen Todes im Verlauf der Pleuritiden ist von Bartels[1]) die Knickung der Vena cava inf. und die damit abgeschnittene Blutzufuhr zum Herzen angegeben worden. Diese Anschauung ist in die meisten Handbücher aufgenommen worden und herrschte bis in die letzte Zeit. Fraentzel will bei der Autopsie diese Meinung in drei Fällen bestätigt gefunden haben; Eichhorst, Lesser u. A. sprechen sich ebenfalls für dieselbe aus. Neuerdings bestätigt auch Rosenbach (dieses Archiv Bd. CV. S. 215) die Richtigkeit dieser Ansicht.

Leichtenstern[2]) hat zuerst durch seine Experimente an Leichen Zweifel an der Richtigkeit der Bartels'schen Meinung erhoben, ohne indess selbst die Ursache des plötzlichen Todes angegeben zu haben. Berücksichtigt man die Länge des abdominalen Theiles der Vena cava inf. und die Kürze derselben vom Foramen quadrilaterum bis zur Einmündung in die rechte Vorkammer, dann die lockere Verbindung der Vene mit der Umgebung, weiter die Unveränderlichkeit des Umfanges des Foramen quadrilaterum, sein relativ geringes Dislocationsvermögen, — so kann man nicht umhin, diese Zweifel für berechtigt zu erachten. In den stärkeren Contractionen des Zwerchfells auf der gesunden Seite könnte man, sobald ein Erguss in die eine oder die andere Pleura Platz gegriffen hat, eher ein die Blutabfuhr aus der Vena cava inf. in's rechte Herz begünstigendes Moment erblicken, da diese Contractionen den rechten Vorhof spannen müssen.

[1]) Deutsch. Arch. f. klin. Med. Bd. IV.
[2]) Ebenda Bd. XXV.

Die Beobachtung der Knickung der Vena cava inf. bei der üblichen Technik der Sectionen ist meines Erachtens durchaus nicht beweisend für die Existenz derselben während des Lebens. Die nach dem Tode in's Recht tretenden physikalischen Eigenschaften der Gewebe müssen die gegenseitigen Lagebeziehungen und Formverhältnisse der Organe und ihre Blutfüllung der Art verändern, dass eine Knickung der Vena cava inf. bei der Autopsie gefunden werden kann, wo sie am Lebenden nicht bestanden haben mag. Die Sägepräparate aus Versuchsthieren oder aus Leichen von Menschen, welche plötzlich während des Verlaufs oder nach der Entleerung eines pleuralen Exsudates gestorben sind, gestatten nur annähernde Schlüsse. Zweifellose Schlüsse könnte, meiner Meinung nach, nur das mit Messung des beiderseitigen intrapleuralen Druckes und des Blutdruckes, bei möglichst genauer und vielseitiger Beobachtung aller Begleiterscheinungen, eingeleitete Experiment ergeben; diesem Experiment müsste natürlich die Controle der gezogenen Schlüsse durch die Beobachtung der Sägepräparate des in einer beliebigen Phase des Versuchs momentan getödteten und momentan gefrornen Versuchsthieres, nebst der Berücksichtigung der Ergebnisse klinischer Untersuchung, folgen. Leider bin ich in Bezug auf ein solches vielseitig angestelltes Experiment aus localen Gründen (ich arbeite in einem russischen Dorfe) in Betreff der Controle — aus allgemeingültigen Gründen — ausser Stande, dem für richtig befundenen Programm zu folgen.

Ich hoffe, dass die Berücksichtigung der so oder anders erklärten oder unerklärten bekannten klinischen Thatsachen und deren kritische Beurtheilung, wie deren Prüfung durch das Experiment, einiges Licht auf die uns beschäftigende Frage werfen kann. . . . .

Die nachstehend beschriebenen, in kurzem Zeitraum aufeinander gefolgten zwei klinischen Fälle haben in mir Zweifel an der Richtigkeit der Bartels'schen, noch letzthin von Rosenbach vertheidigten Meinung wachgerufen.

I. A. B., Bäuerin aus dem Kreise Korotscha, Gouv. Kursk, 38 Jahre alt. Ascites in Folge von syphilitischer Lebercirrhose. Ist circa 1 Jahr krank, seit 2 Monaten merkt sie die Vergrösserung des Bauchumfanges. Fahle Hautfarbe. Leber und Zwerchfell von dem stark geblähten Magen und Därmen gehoben. Milz vergrössert. Bauchumfang über dem Nabel über 1 m. Kein Eiweiss im Harn. Am 23. Mai 1885 etwa 4 Liter hellgelber Flüssigkeit mittelst Troicart (in der Linea alba unterhalb des Nabels eingestochen) entleert. Auf die dringende Bitte der Kranken, ihr „alles Wasser" zu entfernen, wurden ihr am 26. Mai 17 Liter (Punction an derselben Stelle) abgezapft. Um den Leib wurde ihr während der Punction ein breites Handtuch immer fester zugezogen und dann vernäht. Den Puls fühlend begleitete ich die Kranke 15 Schritte bis an's Bett. Als sie sich auf's Bett legte, fragte ich sie, wie sie sich fühle. Sie konnte kein Wort sagen, sondern hustete nur kurz. Der Puls wurde kleiner. Zufällig merkte ich, dass ihr das Handtuch ganz lose um den Leib liege. Der Lagewechsel der Kranken hatte einen Lagewechsel der Bauchcontenta und dadurch eine Lockerung des Handtuchs zur Folge. Instinctiv drückte ich die Hand gegen das Epigastrium, worauf die Patientin mir ruhig und mit kräftiger Stimme antwortete: es fehlte ihr die Luft zum Sprechen. Statt des Handtuchs wurde ihr ein Kissen auf den Leib gebunden, mit dem sie sich wohl fühlte. Den anderen Morgen bat die Kranke, das Kissen zu entfernen, weil es ihr im Athmen hindere. Die schlaffen Bauchdecken konnten auch jetzt sowohl in sitzender, wie in stehender Lage in eine grosse Falte genommen werden. Zwei Wochen darauf wurde sie ambulant zum 3. Mal punctirt. Die Flüssigkeit hatte dieselbe Farbe, wie bei den vorhergehenden Punctionen.

II. T. P., Bauer aus dem Kreise Korotscha, Schuster, 19 Jahre alt. Leidet seit 3 Jahren an einem linksseitigen Empyem. Tiefstand des Zwerchfells. Herzdämpfung bis zur rechten Mamillarlinie. Exsudatdämpfung von der 3. Rippe. Am 14. Mai 1885 durch Punction mit einfachem Troicart nur 2½ Pfund bei sehr schwachem Strahl entleert, darauf inspiratorisches Einziehen von Luft ohne üble Folgen. Am 25. Mai Resection eines Stückes der 5. Rippe unter Chloroform. Während der Operation dunkles Blut auf der Wunde, Kleinerwerden des Pulses, weshalb die Narkose ausgesetzt und von der Resection der folgenden Rippen Abstand genommen wird. Beim Schnitt in die Pleura erwachte der Kranke vollständig (es konnte also die Narkose nicht das dunkle Blut und das Kleinerwerden des Pulses bedingt haben); während der Eiter hervorströmte, zog der Kranke unwillkürlich die Beine an. Die Sprache erschwert. Beim Anlegen des Verbandes wurde durch das Anziehen der Binde um den Thorax das Athmen erschwert, während dasselbe leichter wurde, sobald zugleich ein Ballen des Verbandstoffes auf dem Epigastrium fixirt wurde. Dieser Versuch wurde mit demselben Resultat wiederholt. Beim Verbandwechsel am nächsten Tage musste der Ballen vom Epigastrium entfernt werden, weil er das Athmen behinderte.

Es kann kaum einem Zweifel unterliegen, dass es sich in Bezug auf die beunruhigenden Erscheinungen (Kleinerwerden des Pulses, Sprachstörung, dunkles Blut auf der Wunde) in beiden beschriebenen Fällen, trotz ihrer pathologischen Verschiedenheit, nur um die Abweichung von den normalen Druckverhältnissen im Thoraxraum hat handeln können. In beiden Fällen wurden die Erscheinungen durch Druck auf das Epigastrium beseitigt. Mit welcher Art von Druckverhältnissen haben wir es in genannten Fällen zu thun und wodurch werden sie eingeleitet?

Im gesunden Organismus findet bei der Function [1]) vieler Organe (Herz, Lunge, Darm, Gelenke) ein Druckwechsel statt; es bilden sich aber auch da, wo letzteres sich am leichtesten kundgiebt, Apparate aus, — Zotten in den Gelenken, an den Sulci cordis, an der Pleura visceralis, die Appendices epiploicae des Dickdarms, welche, nach Virchow, bei Neugebornen nicht beobachtet werden, und Flüssigkeitsansammlung (seröse in den serösen Häuten, Synovia in den Gelenken), — welche den Druckwechsel reguliren. Deshalb kann auch eine stärkere Thätigkeit dieser Organe nur ausnahmsweise üble Folgen für letztere haben. Aehnliches sehen wir bei der Punction mässiger pleuritischer Exsudate, welche anderen Resorbentien widerstehen; die verlagert gewesenen Organe treten an ihre Stellen, die Blut- und Luftfüllung der Lunge gleicht sich aus und mit der Punction ist keinerlei Gefahr verbunden. Anders verhält es sich offenbar mit copiösen, lange dauernden Pleuritiden, und nur von diesen ist in dieser Mittheilung die Rede.

Die Regulirungsverhältnisse in letztgenannten Fällen sind augenscheinlich viel complicirtere. Es handelt sich dabei nicht nur um Compression der Lunge, Dislocation des Herzens und des Zwerchfells, Schwund der Elasticität in der comprimirten und Verminderung derselben in der gesunden Lunge, sondern auch um sowohl mechanische, als in manchen Fällen physiologische Hindernisse der Respirationsmusculatur, um Fixation des verschobenen Herzens und um weitgreifende Abweichungen der Blutvertheilung im ganzen Körper. Deshalb besteht auch bei den in Rede stehenden Exsudaten die Möglichkeit eines Nichtausgleichs der Abweichungen von der Norm und die Gefahr der Ohnmacht oder des plötzlichen Todes — wenn auch glücklicherweise nicht häufig — im Verlaufe der Pleuritiden, sowie während oder nach operativen Eingriffen.

[1]) O. Hagen-Torn, Entwickelung und Bau der Synovialmembr. Arch. f. mikr. Anat. Bd. 21. S. 635.

Sehen wir uns die Verhältnisse während des Bestehens und bei der Entleerung genannter Exsudate näher an. Der positive Druck des sich bildenden pleuritischen Exsudats comprimirt die entsprechende Lunge, verdrängt das Herz und drückt bei pleuralen Ergüssen das Zwerchfell nieder, — bekanntlich nicht nur auf der erkrankten Seite, sondern auch in geringerem Maass auf der gesunden; bei intraabdominalen Exsudaten wird das Zwerchfell hinaufgedrängt. Bei beiderlei Arten von Exsudaten wird auch der untere Thoraxumfang grösser, das Zwerchfell muss in Folge dessen ebenfalls in weniger günstige Umstände für seine Function gestellt werden. Bei mässigen oder lange bestehenden pleuritischen Exsudaten sieht man die Intercostalräume verstrichen und die erkrankte Thoraxhälfte ganz oder fast ganz unbeweglich. Ich kann mir nicht vorstellen, dass der positive Druck des sich bildenden Exsudats in diesen Fällen der gleiche bleibt, er muss sinken, sobald das Exsudat in einer fast unbeweglichen Höhle sich befindet, also auf die übrigen Organe der Brusthöhle raumbeschränkend, nicht aber durch positiven Druck einwirkt. Die Druckschwankungen hängen ja ausschliesslich von der Bewegung des Thorax ab. Die Unbeweglichkeit der umfangreicheren erkrankten Seite muss nothwendigerweise sowohl die Inspiratoren, als die Exspiratoren der gesunden Seite in ihrer Thätigkeit hindern. Der Luftnoth des Kranken zu genügen, bleibt also dem functionsfähigen Theil des Zwerchfells anheimgestellt, und die Thätigkeit des letzteren kann nur im Sinne der verstärkten Inspiration, also der Steigerung des negativen, inspiratorischen intrathoracischen Druckes ausfallen. Einem solchen Zustande entspricht auch die meistens zu beobachtende Einziehung der unteren Intercostalräume der gesunden Seite bei Pleuritikern. Ich könnte mir in diesen Fällen die summirte In- und Exspirations-Manometersäule verkürzt und zum Minus hin verschoben vorstellen.

Trotz der gesteigerten Thätigkeit des Zwerchfells auf der gesunden Seite entsteht demgemäss derjenige Zustand der Blutvertheilung im ganzen Körper, wie ihn der Lähmungszustand des Zwerchfells mit sich bringt. In Folge der ungenügenden Auspressung des Blutes aus der gesunden Lunge bei kurzer und schwacher Exspiration und dem erleichterten Zufluss zur Lunge und zum rechten Herzen bei verstärkter Inspiration sammelt sich das Blut in den Lungen, dem rechten Herzen und in den grossen Venenstämmen an. Demzufolge treten kleinerer Puls und Cyanose ein. Beide veränderte Respirationsphasen beeinflussen das linke Herz nicht günstig: die Exspiration trägt wenig zum Austreiben des Blutes bei, die verstärkte Inspiration muss in manchen Fällen die Herzthätigkeit bis zum Stillstande erschweren. Deshalb sehen wir in einigen Fällen im Verlauf der Pleuritiden nach Steigerung der Respiration (durch Hustenstösse, Drängen beim Stuhlgang, Lageveränderung im Bett, möglicherweise auch durch psychische Erregung) den plötzlichen Tod eintreten. Wird das Exsudat entleert, das Zwerchfell somit entlastet, so tragen seine verstärkten Contractionen — dass solche factisch bestehen, davon kann man sich beim Hineinsehen in die Schnittöffnung nach der Thoracotomie leicht überzeugen — um so eher dazu bei, den negativen Inspirationsdruck zu steigern, als bekanntlich die anderen betheiligten Organe — wie die comprimirte Lunge und das verdrängte Herz — nach der Punction oder Thoracotomie häufig nur langsam, zuweilen gar nicht, ihren früheren Platz einnehmen. Das Zwerchfell kann dabei sufficient bleiben und wird dann, nach der Entlastung, wenn auch seine Contractionen die Herzthätigkeit beeinflussen werden, bald das Gleichgewicht in der Blutvertheilung herstellen. In diesen Fällen muss ich mit Hasse[1]) den grössten Antheil an dem Ausgleich der Blutvertheilung dem Zwerchfell vindiciren. Ist das letztere durch lange bestehende pleurale oder abdominale Flüssigkeitsansammlungen stark gespannt gewesen oder hat der Muskel darunter gelitten, so fällt nach der Punction die gesteigerte inspiratorische Arbeit den anderen Inspiratoren zu. Das Zwerchfell betheiligt sich passiv an der Steigerung des negativen intrathoracischen Druckes.

Ich halte den plötzlichen Tod während des Verlaufs der Pleuritiden und nach der Punction pleuritischer oder abdominaler Exsudate mit Leichtenstern[2]) für einen Herztod, welcher verursacht wird durch das Erlahmen der Herzthätigkeit

[1]) Hasse, Ueber d. Einfluss der Bew. des menschl. Zwerchfells. Congr. period. intern. des sc. med. 84. Kopenh. Ref. in Virchow-Hirsch's Jahresb. 1884. Bd. I. Abth. 1. S. 12.

[2]) a. a. O.

in Folge des gesteigerten negativen intrathoracischen Inspirationsdruckes.

Leichtenstern spricht von der Steigerung des negativen intrathoracischen Druckes, citirt auch die diesbezüglichen Angaben von Leyden und Homolle (deren Arbeiten mir leider nicht zugänglich sind), nennt aber in seiner sehr gediegenen Arbeit diese Erörterungen „Abschweifungen" und beachtet sie nicht weiter.

Folgende klinische Facta halte ich für eine Bestätigung der Richtigkeit meiner Meinung:

1) Die lange Reihe der bis 1876 publicirten Fälle von plötzlichem Tode unter den besprochenen Umständen, welche Leichtenstern aus der Literatur zusammengebracht hat, theilt er in drei Kategorien: Zu der ersten zählt er die geringe Anzahl von Fällen mit Abscessen im Gehirn, in die zweite, grössere Kategorie solche Fälle, wo bei der Autopsie Thromben im rechten Herzen und in den zu- und abführenden Gefässen desselben sich vorfanden, und in die dritte, überwiegende die Fälle, wo gar keine Ursache des Todes gefunden werden konnte. Unter allen Fällen fand sich nur in wenigen eine Veränderung der Herzmusculatur vor. Allen gemeinsam war Ueberfüllung der grossen venösen Stämme und Hyperämie oder Oedem der gesunden Lunge. — Von meinem Standpunkt aus würde ich diese Eintheilung nicht unternommen haben. Es scheint mir bei der Ueberfüllung des Venensystems ein Hustenstoss zu genügen, um ein kleines Extravasat mit nachfolgender Abscessbildung im Gehirn zu verursachen. Bei der Verlangsamung der Blutcirculation, besonders im Venensystem, ist es eher unerklärlich, dass sich Thromben im rechten Herzen nicht häufiger finden lassen. Die Erscheinungen der Hyperämie und des Oedems der gesunden Lunge habe ich im Vorstehenden zu erklären versucht. Die Abwesenheit irgend welcher Erscheinungen zur Erklärung der plötzlichen Todesfälle spricht am meisten für eine physikalische Ursache der letzteren. Thrombenbildung in den grossen Venenstämmen und Oedem der gesunden Lunge halte ich für Folgen derselben Ursache, welche den plötzlichen Tod herbeiführt, nicht aber für die Ursache des Todes.

2) Die Unabhängigkeit des plötzlichen Todes von der betroffenen Pleura.

3) Das Nichtabfliessen des notorisch copiösen Exsudates durch den eingestochenen Troicart, welches zuweilen beobachtet wird, und das Ansaugen von Luft durch den Troicart.

4) Die Abwesenheit des Collapszustandes des Herzens vor dem Eintritt des plötzlichen Todes.

5) Es hat wohl kaum ein Kliniker einen Pleuritiker beobachtet, bei welchem die stärkere Cyanose der unteren Körperhälfte aufgefallen wäre, was doch nothwendigerweise bestehen müsste, wenn die Compression oder Knickung der Vena cava inf. die Ursache des plötzlichen Todes wäre.

6) Nach der Entfernung eines grossen Abdominaltumors (bei normalem Zwerchfell) wird wohl kaum ein Chirurg oder Gynäkolog eine stärkere Injection der Darmoberfläche constatirt haben. Ich habe eine solche bei Entfernung grosser Ovarialcysten gesucht, aber nicht finden können.

7) Die Pneumonia serosa der Autoren muss nach dem Gesagten als Blutaspirationscarnification der gesunden Lunge angesehen werden. Bei langsam sich ausbildendem, prävalirendem, negativem intrathoracischem Druck entwickelt sich eine seröse Pneumonie, bei rasch sich bildendem, für die Herzthätigkeit excessivem Druck entsteht Lungenödem, — der ständige Begleiter der plötzlichen Todesfälle bei der Autopsie.

8) In unserer chirurgischen Therapie der serösen und eitrigen Pleuritiden liegt auf den ersten Blick etwas Auffallendes, Paradoxes: die serösen Pleuritiden, deren Träger relativ weniger leiden, als die mit Empyem behafteten, werden durch die Punction entfernt, bei welcher, wie allgemein angenommen ist, nur ein gewisser Theil des Exsudates entleert werden darf (bei vollkommener Entleerung befürchtet man Gefahr für den Patienten); in Fällen von Empyem dagegen fürchten wir nicht, und mit gewissem Recht, dem eitrigen Exsudat durch breiten Schnitt einen raschen Ausweg zu verschaffen, trotzdem dass der an Empyem leidende Patient schon ohne dies von dem Krankheitsprozess stärker mitgenommen ist. Das Paradoxe dieser Therapie scheint mir, bei meiner Anschauung, leicht zu beseitigen. In beiden Fällen alteriren wir die Athmung, indem wir die Excursionsfähigkeit des Thorax und des Zwerchfells und damit auch den Inspirationsdruck steigern. Während wir aber nach der Punction

den gesteigerten negativen Druck belassen, vermindern wir bei der Thoracotomie dessen Einfluss auf das Herz, indem dann die Arbeit der bezüglichen Inspiratorenhälfte auf die Aspiration der Aussenluft durch die Schnittwunde fällt.

Die oben angeführten theoretischen Auseinandersetzungen waren schon 1885 niedergeschrieben, dennoch konnte ich, in Ermangelung eines positiven Beweises, mich nicht entschliessen, sie dem Drucke zu übergeben. Die tüchtige Arbeit Rosenbach's (in diesem Archiv, Ende 1886) brachte mich darauf, seine experimentelle Methode der Raumbeschränkung der Pleurahöhle durch Oelinjection für meine Zwecke anzuwenden.

Unter freundlicher Assistenz des Collegen Dr. Bekariukow wurde eine schwarzgefleckte kurzbeinige Hündin von mittlerer Grösse auf's Brett gespannt. Es wurden ihr durch kleine symmetrische Schnitte (Cocain) unterhalb der Mm. pectorales die Pleuren beiderseits entblösst und durch minimale Stichwunden der Pleura die Glascanülen von 2 Manometern (unter geringem zufälligem Lufteintritt) in die Pleurahöhlen eingeführt und von den Händen der Assistenz fixirt. Sofort unregelmässiges bedeutendes Steigen und Fallen der Quecksilbersäulen beiderseits. Unruhe des Thieres. Die Athemfrequenz nicht gesteigert. Kurz darauf gleichmässiges respiratorisches Schwanken beider Manometersäulen (Exspiration + 6 bis 8 mm, Inspiration —4 bis 5). Nur beim Winseln des Thieres, wobei die Säule nur zu Ende der Exspiration anstieg, stärkeres Schwanken der Säulen. Zwei Rippeninterstitien unterhalb der linken Manometercanüle wurde, nach vorläufigem sehr kleinem Schnitt bis auf die Pleura, durch letztere ein Troicart sorgfältig in die Pleurahöhle gestossen, das Stilett entfernt und 5 Unzen (Maass) Oel mittelst eines 6 Unzen fassenden Gummiballons mit der Hand in die Canüle injicirt. Starke positive Drucksteigerung beim Beginn der Injection. Nach der Injection längere Zeit gleich bleibende Differenz beider Manometer; auf der injicirten Seite bedeutend höhere positive Säule, als auf der gesunden. Frequenteres Athmen. Nach Einspritzen von 9 Unzen im Ganzen (in drei Absätzen) bestehen kaum merkbare Schwankungen der Manometersäule auf der gefüllten Seite (2—3 mm), +5 und —10 bis 15mm auf der gesunden.

Nach einiger Zeit entstanden plötzlich starke Schwankungen in beiden Manometern, stärkere auf der gesunden Seite, bei grosser Unruhe des Thieres. Kurze Zeit darauf wurde das Thier durch einen Schuss in's Ohr getödtet, es erfolgte keine Zuckung. Dem aus der Wunde sickernden Blut waren Oeltropfen beigemengt. Bei der Section erwiesen sich die letzthin beobachteten Schwankungen als abhängig von einem Durchbruch des Oels in die rechte Pleura durch zwei Risse im lockeren Bindegewebe des Mediastinum anticum[1]).

[1]) Bei derartigen Experimenten an Hunden wäre wohl ein dünnwandiger

Das Experiment dauerte eine Stunde, die Hündin war trächtig. Der beim Oeffnen der Brusthöhle angeschnittene Ductus thoracicus ergoss eine Menge emulgirten Oels. Das rechte dilatirte Herz enthielt einen grossen Klumpen von dunklem geronnenem Blut; der linke Ventrikel war contrahirt, leer. Beide Lungen hyperämisch; auf dem Pericardium und stellenweise besonders in der Pleura visceralis waren kleine Hämorrhagien bemerkbar. Der Leberrand erschien scharf, die Schnittfläche bedeckte sich rasch mit dunklem Blut. Milzkapsel feinfaltig. Die Corticalis der Niere blutreich, die Pyramiden blass. Bei der mikroskopischen Untersuchung der Niere fanden sich die Gefässe der Glomeruli stark mit Blut gefüllt, im Lumen der Tubuli recti befanden sich Oeltropfen.

In dem angeführten Experiment war es mir weniger darum zu thun, absolute Werthe der Druckschwankungen zu bestimmen, als die gegenseitigen Beziehungen der Drucksäulen in beiden Manometern zu beobachten. Auch das Experiment bestätigt, meiner Meinung nach, die Richtigkeit der Erklärung der klinischen Beobachtung. Wenn die ausgesprochene Ansicht über die Ursache des plötzlichen Todes im Verlauf und während der Entleerung von Exsudaten in der Brust- oder Bauchhöhle nichts an den zuerst von Trousseau aufgestellten Indicationen zum operativen Einschreiten, welche auch bis auf die jüngste Zeit zu Recht bestehen, ändert, so kann sie doch dazu beitragen, die Fälle zu finden, in welchen die Gefahr des plötzlichen Todes im Verlauf der Pleuritis oder während der Punction zu erwarten ist, und die Mittel, die Gefahr zu beseitigen, an die Hand geben.

Bestehen bei einem Pleuritiker ausgeprägte Cyanose, bedeutender Tiefstand des Zwerchfells, der Compression der Lunge, inadäquate Kleinheit der Leber, merkbares inspiratorisches Einziehen der Intercostalräume, leicht gedämpfter tympanitischer Schall und feine Rasselgeräuche im unteren Lungenlappen der gesunden Lunge, ferner Unbeweglichkeit der kranken Thoraxhälfte, paradoxer Puls oder nicht vollkommenes inspiratorisches Abfallen der Halsvenen, so ist während und nach der Punction für Höherstellen des Zwerchfelles Sorge zu tragen. Letzteres wird durch Anbinden eines entsprechenden Kissens an den Leib sowohl nach Evacuation von pleuralen, als auch von abdominalen Exsudaten zu Wege gebracht.

Gummiballon zum Aufblasen, wie ihn Rosenbach vorgeschlagen, einer Oelinjection vorzuziehen.

Zum Schlusse erlaube ich mir über Einiges in der Arbeit Rosenbach's, das mir nicht richtig erscheint, meine Meinung auszusprechen. Die von Rosenbach zur Erklärung der Anfangsdrucksteigerung bei der Oelinjection herbeigezogene Theorie der Cohärenz der Pleurablätter scheint mir schon deshalb nicht stichhaltig, weil unser Begriff über die Lungenelasticität die Cohärenz in sich schliesst. Da das Eindringen von Luft, wie von Oel, das gleiche Resultat der Drucksteigerung (zumal der gleichen in beiden Manometern) mit unregelmässigen Respirationsschwankungen nach sich zieht, so finde ich die durch den Reiz der Pleura ausgelöste reflectorische Contraction der Exspiratoren als Erklärung für die Drucksteigerung im Anfang der Injection wahrscheinlicher. Auch die klinische Beobachtung liefert das folgende Factum der durch den entzündlichen Pleurareiz ausgelösten Exspirationsreflexe: im Beginn der Pleuritis besteht meist frequenter Husten, welcher beim Steigen der Exsudatfläche seltner wird.

Die Entstehung des Pulsus paradoxus erkläre ich mir ebenso, wie das Sinken des Pulses im Müller'schen Versuch beim gesunden Menschen, durch die Einwirkung des gesteigerten negativen Inspirationsdruckes direct auf das Herz.

Die allgemein gültige Annahme, dass auf der Seite des Exsudates der intrathoracische Druck ein positiver sei, ist eine irrthümliche; positiv kann er nur im Beginn der Exsudatbildung sein. Besteht das Exsudat lange und hat es zur Unbeweglichkeit der betreffenden Thoraxhälfte geführt, so ist der Druck in der Pleurahöhle nahezu gleich 0 oder, bei der Inspiration, gar ein negativer.

Im Centralblatt für Gynäkologie No. 38, 1885 beschreibt Koppe unter dem Titel „Abdominelle Autotransfusion“ den Fall einer Primipara, welche kurz nach der Entbindung von Zwillingen collabirte und durch Anbinden eines Kissens an den Leib sich rasch erholte. Von meinem Gesichtspunkt aus ist es für mich sehr verlockend, auch diesen Fall durch den Einfluss des negativen intrathoracischen Drucks auf das Herz und nicht durch Blutüberfüllung der Bauchviscera ex vacuo zu erklären. Die Bildung des negativen Drucks ist bei der raschen Entlastung des lange Zeit durch die Zwillingsschwangerschaft gespannt gewesenen Leibes, bezw. des Zwerchfelles, leicht denkbar.

Ich kann eine reichlichere Blutzufuhr zu den Baucheingeweiden auch nach der Punction eines Ascites nicht schlechtweg von der Hand weisen, glaube aber dennoch nicht an deren Bedeutung. Hat man dabei eine Abweichung in der Blutvertheilung im Körper ex vacuo zu befürchten, so ist es ex vacuo in der Brust, aber nicht in der Bauchhöhle.

XXV.

Zur pathologischen Bedeutung der auscultatorischen Wahrnehmungen an der Cruralarterie.

Von Dr. Heinrich Hochhaus, Assistenzarzt.

(Aus dem städtischen Krankenhause Friedrichshain, Abtheilung des Herrn Prof. Fürbringer.)

Seitdem die Auscultation der peripherischen Arterien genauer studirt worden, hat sich die Cruralarterie stets einer besonderen Aufmerksamkeit erfreut. Der Umstand, dass sie der Untersuchung so leicht zugänglich ist, dann aber die Thatsache, dass hier, entfernt vom Herzen, die Arterientöne und -Geräusche rein und isolirt, mit grosser Leichtigkeit studirt werden konnten, haben ihre Bearbeitung ganz wesentlich zum Lieblingsobject der Autoren gestaltet.

Besonders seit Durosicz und nach ihm Traube in Deutschland über die interessanten Erscheinungen bei gewissen Klappenfehlern berichtet, und letzterer daran seine geistreichen, allgemeinen Bemerkungen über die physikalische Genese sämmtlicher Schallphänomene über den Gefässen geknüpft hatte, war das Studium der Cruralis ein allgemeines geworden und fand in der Literatur eine ausgedehnte Bearbeitung durch eine Menge der besten Autoren, von denen wir u. A. Friedreich, Bamberger, Gerhardt, Senator und Riegel hervorheben.

Im Vordergrunde des Interesses stand, wie schon angedeutet, die Affection, welche den Anstoss zu allen Arbeiten gegeben hatte, die Insufficienz der Aorta, bei der ja auch die frappantesten Cruralphänomene in die Erscheinung treten; nebenbei nur wurde der normale Befund, sowie das Verhalten bei einigen anderen Erkrankungen erwähnt, welche Erscheinungen darboten, die denjenigen bei der Aorteninsufficienz ähnelten. In diesem Sinne gedachte man der fieberhaften Erkrankungen, der Bleikolik, der Chlorose u. A.

Erst Weil[1]) war es, der in systematischer Weise zuerst bei einer grösseren Zahl Gesunder (274 Fälle) den normalen Befund, dann an einem Krankenmaterial (316 Fälle), das neben Herzfehlern Krankheiten der verschiedensten Art umfasste, das Verhalten der Art. cruralis genauer prüfte; auch in der Absicht, diagnostisch und prognostisch verwerthbare Resultate zu erhalten.

Die hauptsächlichsten Ergebnisse, welche er in seiner gediegenen und grundlegenden Monographie niedergelegt, sind folgende:

I. In der Norm wird über der Art. cruralis bei Vermeidung jeder Compression nichts gehört; bei mässiger Compression hört man ein intermittirendes Geräusch, bei stärkerer einen Ton; bei völliger Compression hört man gar nichts.

II. Bei fieberhaften Erkrankungen, bei ausgesprochener Anämie, bei incompensirten Herzfehlern kann man häufig auch ohne Compression einen Ton („Spontanton“) hören.

III. Das Spontangeräusch ist eine höchst seltene Erscheinung.

IV. Doppelton und Doppelgeräusch treten am häufigsten bei Insufficienz der Aorta auf; in seltenen Fällen jedoch auch bei anderen Erkrankungen (Atherom, Mitralstenose, Typhus).

Neben der Bestätigung schon bekannter Thatsachen wurde durch Weil zum 1. Male festgestellt:

1. Das fast constante Auftreten des Drucktones an der Cruralis.

2. Das Auftreten des Spontantons bei einigen grösseren Krankheitsgruppen.

Die Schärfe und Präcision, mit der Weil in seiner erwähnten Abhandlung die Cruralerscheinungen bei den einzelnen Erkrankungen, besonders aber das Auftreten des Spontantones, physikalisch erklärt, werden es rechtfertigen, wenn wir seine Ausfüh-

[1]) Die Auscultation der Arterien und Venen. Leipzig 1875.

rungen in den wesentlichsten Punkten an dieser Stelle wiedergeben. Fussend auf dem Traube'schen Satze: „Die Stärke eines Herz- oder Arterientones hängt unter sonst gleichen Bedingungen ab von der Differenz der Spannungen, welche die betheiligte Membran nach einander annimmt, und ist unabhängig von der absoluten Grösse dieser Spannungen", hält er, wie dieser das schweigsame Verhalten der Cruralis in der Norm für den Ausdruck der geringen Spannungszunahme in der Arteriendiastole.

Das Auftreten eines Spontantons wird nach Weil immer dort zu erwarten sein, wo die diastolische[1]) Spannung der Wandung der Cruralarterie bedeutend von der systolischen differirt, wo dieser Spannungszuwachs rasch eingeleitet wird, indem dann die plötzlich eintretende Spannungszunahme der Arterienmembran ausreicht, um einen Ton zu erzeugen; — eine hinreichende Elasticität der Arterienwand ist dazu unentbehrlich. Die Differenz zwischen systolischer und diastolischer Spannung der Arterie kann in folgenden Fällen grösser werden, als in der Norm:

1) bei gleichbleibendem Spannungsminimum durch Zunahme des Maximum, wie dies bei Hypertophie des linken Ventrikels, aus unbekannten Gründen, der Fall ist.

2) Bei gleichbleibendem, wachsendem oder selbst abnehmendem Spannungsmaximum durch Sinken des Spannungsminimum.

In diese Kategorie gehören die drei grossen Krankheitsgruppen, die nach Weil's Erfahrung den Spontanton am häufigsten zeigen: die fieberhaften Erkrankungen, wo durch eine Erweiterung der kleineren Arterien der mittlere Arteriendruck gesunken ist, während das Spannungsmaximum erhalten ist, dann die uncompensirten Herzfehler, wo bei Ueberfüllung des Venensystems Blutmenge und -Druck im Arteriensystem vermindert ist; zuletzt die Anämie, wo gleichfalls eine Abnahme der mittleren Arterienspannung zu constatiren, während das Maximum wenig geändert. Deutlich kundgethan werden diese Aenderungen im Blutdruck durch das Verhalten des Pulses, welches Weil in allen Fällen sorgfältig prüfte; er fand ihn meist weich, hoch und

[1]) Die Bezeichnung systolisch und diastolisch gebrauchen wir, nach Weil's Vorgang, für die Zusammenziehung und Ausdehnung der Arterie, ohne Rücksicht auf die jeweilige Herzaction.

schnellend, mit anderen Worten: die mittlere Arterienspannung war gering; das Spannungsmaximum war hoch und folgte schnell dem Minimum; damit sind aber die Forderungen für die Entstehung des Spontantones vollauf erfüllt.

Das Auftreten des letzteren war durch diese Untersuchungen Weil's bei den vorerwähnten Krankheitsgruppen klargestellt; ein weiteres bestimmtes Resultat, das auch prognostischen oder diagnostischen Werth gehabt, erhielt Weil bei einzelnen Krankheiten nicht; doch lässt er immerhin die Möglichkeit offen, dass an einem genügend grossen Beobachtungsmaterial noch verwerthbare Einzelheiten gefunden werden könnten.

In allerneuester Zeit wurde die Untersuchung der Art. crur. in dieser Richtung nicht ohne Resultat aufgegriffen in der Gerhardt'schen Klinik durch Borsutzky [1]), welcher an einer grösseren Anzahl von Nichtherzkranken nach dem Vorkommen eines Cruraldoppeltones geforscht und denselben zu diagnostischen Schlüssen zu verwerthen gesucht hat.

Seine Resultate sind kurz folgende: Ein Doppelton über der Cruralis kommt häufig vor: 1) bei Fieberkranken, 2) bei Luetischen, 3) ist er geradezu constant bei Schwangeren vom 4. bis 5. Monat an zu treffen. Unter 107 Fällen fand ihn Borsutzky 84mal; bei den übrigen 23 Fällen war in 21 ein derartiger Panniculus adiposus, dass die Auscultation nicht mit genügender Sicherheit vorgenommen werden konnte; 2mal fand ihn Borsutzky auch bei günstigen Verhältnissen nicht. Den Grund für dieses Auftreten des Doppeltones sucht Borsutzky in einem Druck des Uterus auf die Art. crur.: „Durch diesen Druck wird das Arterienrohr der Art. crur. mehr oder weniger stenosirt, die von dem etwas vergrösserten Herzen erzeugte mächtige Blutwelle sucht sich einen Weg durch die Stenose zu bahnen, doch wird ein Theil des Blutes wieder in Folge des Druckes zurückgetrieben und diese Reflexionswelle setzt die Arterienwand, welche schon zur Ruhe kommen wollte, nochmals in tönende Schwingung, was ihr um so leichter gelingt, als die Arterie durch den Druck in möglichste Spannung versetzt ist.“ Diese Deductionen legen dem Verfasser den Gedanken nahe, dass bei allen Unterleibstumoren,

[1]) Mittheilungen aus der Würzburger Klinik. Bd. I. 1885.

die, wie der schwangere Uterus, die Art. crur. comprimiren, der Doppelton mehr oder minder häufig gehört werden müsse; in dieser Richtung verwendet er auch einen Fall Friedreich's, wo bei einem Tumor des rechten Ovariums an der entsprechenden Cruralis ein Doppelton zu hören war.

Immerhin schien nach diesen Erfolgen der Versuch wohl berechtigt, noch einmal an die Untersuchung der Cruralarterie heranzutreten und ausser bei Herzkranken auch bei einer grösseren Anzahl einzelner, ganz bestimmter Krankheiten diese Arterie zu auscultiren und zu versuchen aus den Resultaten verwerthbare Schlüsse für Diagnose oder Prognose zu erhalten. Es lag mir fern, zumal nach den mustergültigen Untersuchungen Weil's, neue Gesichtspunkte über die Lehre von der Entstehung der Töne und Geräusche über Gefässen auszuarbeiten; — sie ist ja auch nach Weil noch häufig der Gegenstand ausgezeichneter Arbeiten gewesen, von denen wir nur die Talma's, Schreiber's, Matterstock's und Winternitz' nenne.

Vielmehr galt es mir in erster Linie, durch sorgfältige Untersuchung auf breiter Basis zu einem Urtheil über die praktisch-verwerthbare Bedeutung der bekanntlich von den Aerzten unserer Zeit fast ganz vernachlässigten Wahrnehmungen zu gelangen.

Wir haben also zuerst eine grössere Anzahl Herzkranke, nicht nur Aorten-, sondern auch Mitralfehler untersucht, dann andere Erkrankungen, besonders Typhus, Pneumonie, Pleuritis und Anämie, im Ganzen 506 Fälle und wollen wir in Kurzem die Resultate darlegen.

Die Methode der Untersuchung war die, dass der Kranke horizontal gelagert, der Oberschenkel leicht nach aussen rotirt wurde; es wurde nun die Arterie zuerst ohne jede Compression, dann bei stets zunehmendem Druck, ausgeübt durch die Trichteröffnung des Stethoskops, zuletzt bei völliger Compression auscultirt und die Resultate aufgezeichnet.

Bevor wir an die speciellere Darlegung unserer Befunde in pathologischen Fällen herantreten, scheint uns doch noch wichtig, kurz festzustellen, wie sich nach dem heutigen Standpunkte unserer Kenntnisse die Schallphänomene bei der eben dargelegten Methode in der Norm gestalten. Bei Vermeidung jeder Compression hört man über der Cruralis in der Norm gar nichts, bei mässiger Compression hört man ein intermittirendes diastolisches Geräusch (Druckgeräusch); bei einem Druck, der das Lumen der Arterie fast völlig verlegt, hört man einen lauten Ton (Druckton), der in vielen Fällen einen kurzen geräuschartigen Ton als Vorschlag hat; bei völliger Compression wird gar nichts gehört. Dies ist das Verhalten, wie wir es in einer grösseren Zahl leichter Erkrankungen, die wir weiter unten aufzählen werden, gefunden haben, in Uebereinstimmung mit den meisten neueren Autoren (Gerhardt, Matterstock, Weil, Guttmann).

Das Auftreten eines Spontantons halten wir entschieden für selten und, wie später gezeigt wird, meist für pathologisch.

Druckgeräusch und Druckton sind die beiden constantesten Phänomene über der Art. cruralis, die sich fast stets, sowohl in normalen, als auch in pathologischen Fällen, produciren lassen.

Zur genaueren Uebersicht des benutzten Materials geben wir zuerst eine tabellarische Zusammenstellung:

Vitia cordis	109
Ileotyphus	80
Anaemia	40
Phthisis pulmonum	34
Pneumonia acuta	40
Pleuritis exsudativa	16
Arthritis acuta	24
Angina	10
Pyaemie	4
Erysipelas	3
Malaria	1
Atherom	24
Emphysem et Bronchitis	11
Nephritis	13
Rheumatismus musc.	11
Lues	20
Nervenleiden	31
Magen- und Unterleibsleiden	35
	506

Unter den 109 Herzleiden befanden sich

Insufficientia mitralis	56
Stenosis mitralis	3

Insufficientia aortae	8
Insuff. et stenos. aort.	12
Insuff. aort. et mitr.	6
Insuff. et sten. aort., insuff. mitr. . .	2
Insuff. et sten. aort., sten. mitr. . .	1
Stenosis aort.	4
Stenosis aort. et insuff. mitr. . . .	2
Stenosis aort., insuff. mitr. et tricusp.	1
Myocarditis chronica	14
	109 Fälle.

Unter den 56 Insufficienzen der Mitralis fanden wir in 24 Fällen (43 pCt.) das normale Verhalten, also Druckgeräusch und Druckton; in 32 Fällen (57 pCt.) ausserdem noch einen Spontanton. Von den Untersuchten waren 40 weiblichen, 16 männlichen Geschlechts. Von den 40 ersteren waren 24 im Stadium der Compensation, davon zeigten 14 (58 pCt.) das normale Verhalten, 10 (42 pCt.) den Spontanton; 16 waren incompensirt, von diesen waren nur 2 (12 pCt.) normal, 14 (88 pCt.) hatten den Spontanton. Von den 16 Insufficienzen der Mitralis bei Männern waren 12 compensirt, davon waren 9 (75 pCt.) normal, 3 hatten den Spontanton; 4 waren incompensirt, von diesen zeigten 3 (75 pCt.) den Spontanton.

Fassen wir das Ergebniss kurz zusammen, so ergiebt sich: bei compensirten Mitralinsufficienzen meist das normale Verhalten, bei incompensirten fast stets ausserdem noch ein Spontanton.

Wie die Entstehung desselben in diesem Falle zu erklären ist, haben wir oben, nach Weil, des Näheren auseinandergesetzt, — es genügt deshalb, wenn wir mit besonderer Bezugnahme auf unsere Untersuchungen, noch einige Andeutungen machen: Den Puls fanden wir überall dort, wo der Spontanton zu Stande kam, weich schnellend, die Pulswelle war hoch d. h. die mittlere Spannung im Arteriensystem gering, während die diastolische Ausdehnung der Arterienwand bedeutend war und schnell der systolischen Zusammenziehung folgte, — dadurch sind alle Factoren gegeben, die zur Erzeugung eines Tones erforderlich sind. In den 3 Fällen von incompensirter Mitralinsufficienz, wo der Spontanton fehlte, war die Herzkraft derartig gesunken, der Puls so minimal, dass trotz der gesunkenen Anfangsspannung im

Arteriensystem seine Kraft nicht ausreichte, um die Arterienwand genügend anzuspannen; sodass wir den oben ausgesprochenen Satz wohl dahin modificiren müssen: bei allen incompensirten Mitralinsufficienzen wird ein Spontanton allemal dann gehört, wenn die Herzkraft nicht unter ein gewisses Minimum gesunken ist.

Bei den compensirten Mitralfehlern war der Puls fast durchgehends langsam, voll und kräftig, der Blutdruck hatte also keine wesentliche Aenderung erfahren.

Auffallend ist in unserer Statistik das ziemlich häufige Auftreten des Spontantons bei Frauen, auch wenn die Mitralinsufficienz compensirt ist. Es findet diese Ausnahme ihre Erklärung darin, dass bei den leicht erregbaren Frauen im Momente der Untersuchung die Herzaction stürmisch und aufgeregt wird; die Pulswelle wird hoch, der Puls erhält einen gewissen Grad von Celerität und so kommt durch diese verstärkte Herzthätigkeit eine Vermehrung der diastolischen Arterienanspannung zu Stande, die die Entstehung des Spontantones bewirkt.

Von 3 Fällen von Stenosis der Mitralklappen zeigten 2, die compensirt waren, den normalen Befund; 1, incompensirt, hatte ausserdem den Spontanton.

Unter den 8 Fällen (sämmtliche männlichen Geschlechts) von Insufficienz der Aorta waren 6 sehr ausgesprochen mit lautem diastolischem Geräusch über der Aorta, bedeutender Hypertrophie des linken Ventrikels und stark hebendem Spitzenstoss; der Puls war exquisit celer und sehr kräftig; die beiden übrigen Fälle zeigten diese Symptome in mässigem Grade.

Sämmtliche 8 Fälle hatten den Spontanton; bei mässigem Druck hörte man über den 6 ersterwähnten ein lautes diastolisches und systolisches Geräusch; über den beiden anderen nur ein diastolisches Geräusch; bei starker Compression vernahm man stets den diastolischen Druckton; bei völliger Compression war in den 6 ersteren Fällen ein diastolischer Ton, in den beiden anderen nichts zu hören.

Die Regel wäre also nach unserer Erfahrung: Ohne Druck diastolischer Ton, bei mässigem Druck diastolisches und systolisches Geräusch, bei starker und bei völliger Compression diastolischer Ton. Versuchen wir nun die Abweichungen von der

Norm aus den gegebenen Verhältnissen physikalisch zu erklären. Der Spontanton wird hervorgerufen durch die bedeutende diastolische Spannung, welche die von dem hypertrophischen linken Ventrikel in das Arteriensystem geworfene Blutwelle bewirkt. Das diastolische und systolische Druckgeräusch (double souffle) sind Stenosengeräusche, von denen das eine durch die positive Blutwelle, das andere durch die retrograde Bewegung des Blutes nach dem Herzen entsteht (Durosiez). Zu erwähnen wäre noch das Factum, dass bei den 6 ersten Fällen auch bei völliger Compression ein Ton gehört wurde, eine Abweichung, die wir bisher nirgendwo erwähnt gefunden. Wir glauben diese Erscheinung am besten so erklären zu können, dass die Blutwelle in diesen Fällen kräftig genug war, um dem vor der Compressionsstelle gelegenen Theile des Arterienrohres die zur Erzeugung eines Tones nöthige Spannung zu geben, wozu sie ja in der Norm bekanntlich nicht im Stande ist.

Unter den 12 Fällen (8 Männer, 4 Frauen) von Insufficienz und Stenose der Aorta zeigten 8 einen Spontanton, bei dreien hörte man einen diastolischen Doppelton, in 1 Falle ein diastolisches Spontangeräusch, ein deutlicher Unterschied zwischen den einzelnen Fällen, der eine Erklärung für das Auftreten bald eines Spontantones, bald eines Doppeltones abgegeben, war nicht zu finden; bei mässiger Compression vernahm man in 8 Fällen, bei denen den physikalischen Erscheinungen noch die Insufficienz zu überwiegen schien, ein diastolisches und systolisches Druckgeräusch, in den übrigen nur ein diastolisches Druckgeräusch. Bei starker Compression zeigten sämmtliche den Druckton, bei völliger 6 einen diastolischen Ton, die 6 übrigen nichts.

Auch hier fällt, wie bei den reinen Insufficienzen der Aorta, das häufige Auftreten des diastolischen und systolischen Druckgeräusches auf; so dass wir auch nach unserer Erfahrung nicht anstehen, dieses Phänomen für eines der constantesten bei Aortainsufficienz zu halten, welches auch dann noch auftritt, wenn dieselbe mit einem mässigen Grad von Stenose complicirt ist; eine pathognomonische Bedeutung wäre ihm also immerhin gesichert, obschon wir dasselbe, wie schon früher Durosiez und Andere, auch in einzelnen Fällen anderer Erkrankungen fanden.

Einen Doppelton, wie ihn Traube zuerst in Deutschland

beschrieben, haben wir bei Insufficienz der Aorta nicht finden können, trotzdem darunter einige recht hochgradige Fälle waren, für die der Traube'sche Doppelton pathognomonisch sein sollte. Dagegen gelang es uns in 3 Fällen von Aorteninsufficienz und Stenose einen diastolischen Doppelton zu hören, ein Vorkommen, dessen besonders von Gerhardt Erwähnung gethan wird. Wir sind der Meinung, dass dieses Phänomen am besten durch eine absatzweise erfolgende Contraction des Ventrikels erklärt wird, wie dies zuerst von Gerhardt[1]), nach ihm von Matterstock und Borsutzky hervorgehoben worden.

In 6 Fällen (6 Männer) von Insufficienz der Aorta, mit Insufficienz der Mitralis complicirt, hörte man einen Spontanton 4 mal, 2 mal ein diastolisches und systolisches Druckgeräusch — in diesen Fällen war eine sehr deutliche Hypertrophie des linken Ventrikels, ein kräftiger und schnellender Puls vorhanden, während in den anderen Fällen diese Erscheinung weniger ausgesprochen —; stets war der Druckton vorhanden.

Bei 2 Fällen von Insuff. et sten. aort. durch Insufficienz der Mitralis complicirt, beide mit mässiger Hypertrophie des linken Ventrikels, zeigte der eine den diastolischen Doppelton, der andere das diastolische und systolische Druckgeräusch.

Bei 1 Insuff. et sten. aort., durch Stenose der Mitralis complicirt, war das Verhalten normal.

Bei 4 Stenosen der Aorta (2 Männer, 2 Frauen) mit deutlicher linksseitiger Hypertrophie, hartem, langsamem Puls, war in 1 Falle — bei sehr starker Hypertrophie ein Spontanton zu hören; in allen 4 Fällen war Druckgeräusch und Druckton zu constatiren; so dass wir unsererseits Gerhardt[2]) nicht beistimmen können, der das Fehlen dieser Erscheinungen bei Aortenstenose betont.

In 2 Fällen von Stenosis der Aorta, durch Insufficienz der Mitralis complicirt, sowie in 1 Falle von Aortenstenose, der durch eine Insufficienz der Mitralis und Tricuspidalis complicirt war, war der Befund normal.

In 14 Fällen von Myocarditis chronica, die fast alle einen kleinen, arythmischen und frequenten Puls zeigten, war elf Mal

[1]) Deutsches Archiv f. klin. Med. Bd. XVI. 1875.
[2]) Lehrbuch der Auscultation und Percussion. S. 211, Tübingen 1883.

der Befund normal; 3 mal war ein Druckton nicht zu produciren; in einem Falle konnte bei mässiger Compression ein diastolisches und systolisches Geräusch gehört werden, ohne dass über der Aorta irgend ein Geräusch zu constatiren gewesen.

Fassen wir nun nochmals unsere Erfahrungen über die Geräusche und Töne, welche an der Arteria cruralis bei Herzkrankheiten gehört werden, kurz zusammen.

Bei compensirten Mitralfehlern meist normaler Befund;

bei incompensirten häufig ausser diesen noch ein Spontanton,

bei Aorteninsufficienz, auch wenn dieselbe mit mässiger Stenose complicirt ist, in der Regel Spontanton; bei mässigem Druck diastolisches und systolisches Geräusch (double souffle),

bei starker und völliger Compression Druckton;

für die complicirteren Herzfehler vermögen wir eine bestimmte Regel nicht aufzustellen.

Unter 80 Fällen von Typhus abdominalis im Fieberstadium waren 47 (58 pCt.) mit normalem Befund; — bei 33 (42 pCt.) Fällen hörten wir ausserdem noch einen Spontanton; in 1 Falle gelang es bei mässiger Compression ein diastolisches und systolisches Doppelgeräusch zu hören; — sonstige Abweichungen von der Norm waren nicht zu constatiren. Unter den 47 Fällen mit normalem Befund waren 29 männlichen, 18 weiblichen Geschlechts, während unter den 33 mit Spontanton nur 11 Männer und 22 Weiber sich befanden; es zeigte sich also auch hier, wie bei den Herzfehlern, bei dem weiblichen Geschlecht eine erhöhte Disposition für die Entstehung des Spontantons.

Was die Zeit anbetrifft, in der die einzelnen Typen beobachtet wurden, so waren bei den 47 normalen Fällen:

7	in der	1. Woche
20	- -	2. -
10	- -	3. -
10	- -	4. - ,

während bei den 33 anderen

10	in der	1. Woche
14	- -	2. -
7	- -	3. -
2	- -	4. -

Einen besonderen Schluss erlaubt diese Zusammenstellung wohl kaum.

Von Interesse ist noch, der Pulsbeschaffenheit in den einzelnen Fällen einige Aufmerksamkeit zu widmen; überall dort, wo der Cruralbefund normal, war derselbe meist langsam, voll und kräftig, bei den Fällen mit Spontanton war er dagegen in der Regel frequenter, celer und dicrot, zeigte mithin Verhältnisse im Arteriensystem, wie sie stets bei der Entstehung des Spontantons zu finden sind; — auf beiden Seiten jedoch kamen auch Ausnahmen von dieser Regel vor.

Den Dicrotismus des Pulses haben wir in den 33 Fällen mit Spontanton 16mal beobachtet und zwar häufig in ausgesprochenster Form; jedoch nie ist es uns gelungen einen Doppelton zu hören; so dass wir Guttmann nur beistimmen können, wenn er Friedreich's Annahme, dass ein Ton durch die den Dicrotismus erzeugende Blutwelle producirt werden könne, bezweifelt.

Aus unseren Befunden ergiebt sich also, dass in einer Zahl von Typhusfällen ein Spontanton auftritt; ein durchgreifender Unterschied zwischen diesen und jenen ohne Spontanton war nicht zu finden; — das Fieber war bei den einzelnen Typhen beider Kategorien von verschiedenster Intensität, so dass also die absolute Fieberhöhe nicht anzuschuldigen ist. Am meisten fiel noch auf, dass die ersteren meist Individuen von gracilem Körperbau und mit wenig entwickelter Musculatur waren und dass ihr Allgemeinbefinden durch den Typhusprozess schwerer geschädigt zu sein schien. Wollte man also durchaus eine Ursache für die Entstehung des Spontantons finden, so wäre wohl noch am ehesten die Schwere der Infection und die individuelle Körperconstitution in dieser Richtung anzuschuldigen.

Bei 40 Fällen von acuter croupöser Pneumonie, sämmtlich hochfiebernd, wovon 20 (50 pCt.) mit normalem Befund, darunter 12 Männer, 8 Frauen; 20 zeigten Spontanton, darunter 13 Männer, 7 Frauen, das Geschlecht scheint hier also ohne Einfluss, von den 20 normalen waren:

3	am	2.	Tage
4	-	3.	-
4	-	4.	-
5	-	5.	-

2 am 6. Tage
1 - 7. -
1 - 8. - ,

von den 20 Fällen mit Spontanton waren:

2 am 2. Tage
3 - 3. -
3 - 4. -
2 - 5. -
2 - 6. -
3 - 7. -
4 - 8. -
1 - 14. - .

Auch hier ist in Bezug auf die Beschaffenheit des Pulses hervorzuheben, dass er in den normalen Fällen meist langsam, voll und kräftig war; dagegen in den anderen eine grössere Frequenz und ausgesprochene Celerität zeigte; sonst lässt der Befund bei Pneumonie, ebenso wenig wie bei Typhus, ein unzweifelhaftes Charakteristicum nicht erkennen.

In 16 Fällen (5 Männer, 11 Frauen) von Pleuritisexsudativa mit mässigem Fieber war ein Spontanton 6 mal zu hören.

Von 24 Fällen von Arthritis acuta, fast sämmtlich fieberhaft, zeigten nur 10 normalen Befund, 14 (58 pCt.) hatten den Spontanton. Die Zahl erscheint bei dieser Erkrankung auffallend gross, selbst in Anbetracht der That, dass sämmtliche Erkrankte weiblichen Geschlechtes waren; wir glauben dieselbe jedoch aus dem Umstande genügend erklären zu können, dass bei dieser Affection — auch ohne ausgesprochenen Klappenfehler — das Herz stets mehr oder minder in Mitleidenschaft gezogen ist, dass die dadurch entstehende schnellere und lebhaftere Action desselben das Entstehen des Spontantons wesentlich begünstigt.

In 10 Fällen (10 Frauen) von Angina, mit hohem Fieber, meist, war der Spontanton auffallend selten, nehmlich nur 3 mal zu hören.

In 4 Fällen von Pyämie mit hohem Fieber, schnellem, weichem Puls war ein Spontanton 3 mal zu hören.

Von 3 Erysipelkranken zeigt 1 den Spontanton.

In 1 Falle von Malaria tertiana kam und verschwand der Spontanton mit den Fieberparoxysmen.

Bei 40 Fällen von Anämie ausgesprochenen Grades, die fast sämmtlich am Herzen anämische anatomische Geräusche hatten, war 23 mal (57 pCt.) ein Spontanton zu hören; — derselbe ist hier so laut, wie sonst kaum bei ausgesprochenster Hypertrophie des linken Ventrikels; auch der Druckton, der ausnahmslos zu produciren war, hat bei dieser Affection einen auffallend lauten, knackenden Charakter, wie dies mit Recht schon von Hamernyk hervorgehoben wurde; in 2 Fällen fanden wir bei mässiger Compression ein diastolisches und systolisches Doppelgeräusch, ohne dass über der Aorta ein diastolisches Geräusch das Bestehen einer Insufficienz angezeigt hätte. Der Puls war bei den Fällen mit Spontanton von der schon früher geschilderten Beschaffenheit, weich, hoch, zuweilen dicrot.

Es erübrigt uns noch, bei dieser Affection auf ein palpatorisches Phänomen aufmerksam zu machen; auf eine Erscheinung, die zwar auch bei Gesunden zuweilen zu constatiren, aber bei Anämie stärkeren Grades doch auffallend deutlich ist; es ist dies ein Frémissement, welches bei mässiger Compression der Cruralis bei der Arteriendiastole gefühlt werden kann.

Bei 34 Fällen von Phthisis pulmonum (28 Weiber, 6 Männer), die fast alle mehr oder minder fieberten, zeigten 26 (76 pCt.) normalen Befund, während ein Spontanton nur 8 mal zu hören war. Die Erkrankung der Lunge war meist hochgradig, die Macies ausserordentlich gross und die Herzkraft derartig gesunken, dass trotz der durch die fieberhafte Erkrankung verminderten Arterienspannung die Pulswelle die zur Erzeugung des Spontantons nöthige Spannung der Arterienwand nicht zu Stande brachte.

Von besonderem Interesse war die Untersuchung der Cruralphänomene bei ausgesprochenem Atherom, weil die durch diese Affection verminderte Elasticität der Arterienwand ganz sicher Abweichungen von der Norm vermuthen lässt; wie dies ja auch von früheren Autoren (Riegel) betont worden.

Unter 24 Fällen (18 Frauen, 6 Männer) war in keinem einzigen Falle ein Spontanton zu hören, trotzdem in 8 Fällen eine deutliche Hypertrophie des linken Ventrikels nachzuweisen war; einmal wurde ein Spontangeräusch gehört.

Das Druckgeräusch war stets vorhanden, dagegen gelang es nur bei 8 Kranken den Druckton zu produciren, während die übrigen 16 (66 pCt.), auch bei sehr starker Compression nur ein Druckgeräusch wahrnehmen liessen; — eine Erfahrung, die mit der von Weil übereinstimmt.

Unter 13 Fällen von Nephritis chronica zeigten 7 deutliche Hypertrophie des linken Ventrikels, einen vollen, kräftigen und langsamen Puls; bei allen diesen war kein Spontanton zu hören, und zwar deshalb, weil, wie Weil mit hervorhebt, auch der mittlere Blutdruck bedeutend erhöht und nicht so wesentlich von dem Spannungsmaximum in der Arteriendiastole differirte; bei 3 Kranken war gleichfalls eine Hypertrophie des linken Ventrikels nachzuweisen, dagegen war die Action schneller, der Puls hoch und weich, die Kranken waren dyspnoisch und ödematös, die Compensation durch die Herzhypertrophie war hier also offenbar gestört; entsprechend dem dadurch gesunkenen Blutdruck konnte in diesen Fällen auch ein Spontanton vernommen werden.

Die 3 übrigen Nephritiden, ohne nachweisbare Herzhypertrophie, zeigten normalen Befund.

Von 11 Emphysematikern hatte nur einer den Spontanton.

Es folgen jetzt eine Reihe von Erkrankungen, die, wie wir erfahrungsgemäss wissen, keinen wesentlichen Einfluss auf Herz und Gefässsytem ausüben; sie könnten mit Fug und Recht mehr als normale, denn als pathologische Befunde gelten und haben wir sie auch unserer zu Anfang mitgetheilten Erfahrung über die normalen Cruralphänomene zu Grunde gelegt.

In 31 Fällen (28 Weiber, 3 Männer) von Nervenleiden verschiedenster Art — meist Neuralgie, Epilepsie, Myelitis, Tabes — war 26 mal (84 pCt.) der normale Befund zu constatiren, 5 mal ein Spontanton zu hören.

Bei 20 Erkrankten an Lues secund. war nur 3 mal (15 pCt.) ein Spontanton zu hören; dagegen ist es uns trotz eifrigen Nachsuchens nie gelungen, einen Doppelton zu constatiren und das Resultat Borsutzky's zu bestätigen.

Bei 35 Fällen (32 Weiber, 3 Männer) von Magen- und Unterleibserkrankungen — Catarrhus gastr., Icterus, Para- und Perimetritis ohne Fieber — war nur 9 (25 pCt.) mal ein Spontanton zu hören.

Unter 11 Erkrankungen an Rheumatismus musc. war der Spontanton bei 3 zu constatiren.

Ein kurzer Rückblick auf unsere Untersuchungen ergiebt als Resultat folgende mit den Anschauungen früherer Autoren theils in Uebereinstimmung stehende, theils mehr oder weniger von ihnen abweichende Hauptsätze:

I. Druckgeräusch und Druckton pflegen an der Cruralis sowohl in normalen, als pathologischen Fällen wahrgenommen zu werden; nur bei ausgesprochenem Atherom kann der Druckton in der Mehrzahl der Fälle wegen mangelnder Elasticität der Arterienwand nicht producirt werden.

II. Ein Spontanton wird gehört

1) stets bei Aorteninsufficienz, weil durch die Action des hypertrophischen linken Ventrikels die diastolische Ausdehnung der Arterienwand bedeutend vermehrt wird,

2) fast stets bei incompensirter Mitralinsufficienz, bei Anämie und bei fieberhaften Erkrankungen, weil bei diesen Affectionen die Anfangsspannung im Arteriensystem erheblich sinkt, während das Spannungsmaximum (bei der diastolischen Ausdehnung der Arterienwand) erhalten bleibt und so eine erhebliche Differenz zwischen beiden geschaffen wird.

III. Der Doppelton nach Traube scheint nach unseren Erfahrungen bei Aorteninsufficienz selten; während dagegen der diastolische Doppelton, beruhend auf absatzweiser Contraction des Ventrikels, häufiger ist.

IV. Das diastolische und systolische Geräusch (double souffle von Duroziez) wird in allen Fällen stark ausgesprochener Aorteninsufficienz, häufig auch bei Aorteninsufficienz und -stenose gehört, — besitzt also für erstere Affection pathognomonische Bedeutung, wenngleich es auch sehr vereinzelt bei Typhus, Anämie und Atherom constatirt wird.

Beide Geräusche sind Stenoseerscheinungen.

V. Mit Ausnahme des vorerwähnten Klappenfehlers (Aorteninsufficienz) hat der Cruralbefund bei keiner der untersuchten Krankheiten (wahrscheinlich überhaupt nicht) prognostische oder diagnostische Bedeutung.

Herrn Professor Fürbringer, meinem hochverehrten Chef, sage ich für die Anregung zu dieser Arbeit und die gütige Ueberlassung des Materials meinen wärmsten Dank.

XXVI.

Ueber Chorea chronica progressiva (Huntington'sche Chorea, Chorea hereditaria).

(Aus der medicinischen Klinik des Herrn Prof. Dr. Erb in Heidelberg.)

Von Dr. J. Hoffmann, Assistenzarzt.

Sée[1]) und Sanders[2]) sahen schon Fälle von chronischer Chorea und kannten, besonders der letztere Autor, die Hauptmerkmale, wodurch sich dieselbe von der Chorea minor unterscheidet. Sanders schildert dieselbe sehr richtig; er sagt, „man müsse zwei Formen unterscheiden, eine chronische, unheilbare und ungeändert bis zum Tode bestehende, oft mit Lähmungen und Geistesschwäche complicirte, bei der die Section meist anatomisch nachweisbare Veränderungen im Centralnervensystem zeige und dann die gewöhnliche. Bei der ersteren steigern gewollte Bewegungen die Ataxie nicht, wohl aber bei der letzteren.“ Ausführliche klinische Belege zur Stütze ihrer Angaben blieben aber beide Autoren schuldig, weshalb sie auch keine weitere Beachtung fanden. Erst seitdem Huntington[3]) im Jahre 1872 die Krankheit beschrieb und die grosse Rolle, die die Heredität in derselben spielt, hervorhob, hat man mehr darauf geachtet. Wie die früheren Autoren, die Beiträge zu der Krankheit lieferten, konnte auch ich mir den Originalartikel Huntington's nicht verschaffen. Nach dem in Virchow-Hirsch's Jahresberichten darüber gegebenen Referat sei die Krankheit erblich; es gebe ganze Choreafamilien; sie erlösche, sobald eine Generation übersprungen werde, beginne in der gewöhnlichen Weise, steigere sich zu den höchsten Graden, führe meist zu Geistesstörung und

[1]) De la chorée par Sée. Mémoires de l'acad. royale de medec. 1850. p. 373.

[2]) Archiv für Psychiatrie. II. S. 226.

[3]) On chorea. Philadelph. medic. and surgic. Report. No. 15. Refer. in Virchow-Hirsch's Jahresberichten. 1872. II.

schliesslich allmählich zum Tode. Heilung werde nicht beobachtet. Das Leiden beginne nie in der Jugend, meist zwischen dem 30.—40. Lebensjahre, selten darüber hinaus, befalle Männer und Frauen gleichmässig.

Ein volles Jahrzehnt blieb jeder weitere Beitrag über die interessante Krankheit aus. Erst in den letzten Jahren folgten sich die Mittheilungen von Ewald[1]), Cl. King[2]), Peretti[3]) und Huber[4]) ziemlich rasch. Ob die Krankheit wirklich so selten ist, weil man so wenig davon hört, wird die Zukunft lehren. Ich habe, als ich die nachfolgend beschriebene Familie in ihrer Heimath aufsuchte, mehr den Eindruck bekommen, als ob die gesunden Verwandten mit dem Verlauf und Ausgang der Krankheit sehr wohl vertraut sind und desshalb ärztlichen Rath selten in Anspruch nehmen. Vielleicht suchen die Kranken ihrer Umgebung im Beginn ihr Leiden zu verbergen; die meisten derselben haben aber wohl gar kein besonderes Krankheitsgefühl und leben sich unbewusst in die Krankheit hinein; denn sie halten sich sogar in dem vorgeschrittneren Stadium des Leidens, wo sie schon sehr unruhig, allerdings auch schon etwas dement sind, noch immer für völlig gesund.

So war es auch mehr ein Zufall, als die Absicht seiner Verwandten, dass der Kranke, von dem die erste Krankengeschichte herrührt, ins Krankenhaus kam. Nach 12jährigem Bestehen der Krankheit bekam er plötzlich „die Idee" nach Heidelberg zu gehen und konnte durch nichts von diesem Vorhaben abgebracht werden. Die Anamnese derselben gab mir Veranlassung, die kaum drei Stunden von hier wohnende und mit der Stadt stets in geschäftlicher Verbindung stehende Familie in ihrer Heimath aufzusuchen. Das Resultat war folgendes:

Fall I.

Georg Wipfler, 43 Jahre alter lediger Bauer von Baierthal. Rec. 15. Juni 1887. Derselbe war als Kind vollständig gesund, lernte gut in der Schule,

[1]) C. A. Ewald, Zwei Fälle choreatischer Zwangsbewegungen mit ausgesprochener Heredität. Zeitschrift für klin. Medic. VII. Suppl. S. 51.

[2]) Hereditary Chorea. New-York medic. Journal. XLI. p. 468.

[3]) Peretti, Ueber hereditäre choreatische Bewegungsstörungen. Berl. klin. Wochenschr. 1885. No. 50 u. 51.

[4]) Chorea hereditaria der Erwachsenen. Dieses Archiv Bd. 108. S. 267.

kam zum Militär und diente 2 Jahre als Grenadier. Im 27. Lebensjahre scheint er eine fieberhafte Affection mit Kopfschmerzen durchgemacht zu haben.

Ohne eine directe äussere Schädlichkeit, wie Syphilis, Trauma, Aufregungen entwickelte sich sein jetziges Leiden vom 31. Jahre ab und wurde progressiv schlimmer bis heute. Die Erscheinungen sollen sich vom Beginne ab über den ganzen Körper erstreckt haben. Wenn er sass oder stand, so zuckte es bald da, bald dort; er verzog das Gesicht, warf den Kopf nach der Seite oder nach hinten, spreizte die Finger, zog dabei die Schulter in die Höhe, bekam einen eigenthümlichen Gang u. s. w. Diese Bewegungen befielen ganz unregelmässig bald diese, bald jene Region des Körpers. Im Schlafe soll bis jetzt die Unruhe aufgehört haben; der Schlaf war aber unruhig und dann und wann schrie er einmal auf. Den Angaben seines Bruders nach, bei dem er sich die Jahre her stets aufhält, nahmen auch die geistigen Functionen ab; er fing an, alles zu vergessen, interessirte sich weniger für seine Umgebung und seine Geschäfte, las nichts mehr, konnte nicht mehr ordentlich rechnen u. s. f. Er wurde einfältig, kindisch, durch seine Bewegungen komisch; nur selten war er mürrisch und gereizt, meist gutmüthig.

Er arbeitete in den letzten Jahren so gut wie gar nichts mehr. Er konnte sich trotz der excessiven Muskelunruhe allein an- und auskleiden, sowie allein essen.

Ueber Schmerzen klagte er nie; intercurrente Krankheiten hatte er seither nicht. Lähmungserscheinungen fehlten.

Stuhl- und Urinentleerung willkürlich, geregelt.

Status praesens.

Der Kranke ist geistig sehr geschwächt; er meint, er sei erst zwei Jahre krank, weiss kaum, wie viele Geschwister er hat, erzählt lächelnd, dass sein Bruder ihn nicht habe besuchen können, weil gerade gestern sein Vater beerdigt worden sei. Er wiederholt häufig das bereits Gesagte und zeigt sich überhaupt sehr geschwätzig; so lange man vor ihm steht, plaudert er in derselben Weise weiter, wenn er nicht unterbrochen wird; dabei springt er von einem auf den anderen Gegenstand regel- und verbindungslos über. Gesicht ausdruckslos, meist ernst; aber auch beim Lachen fehlt das seelische Timbre. Man sieht direct, dass das Gemüthsleben abgestumpft oder fast erloschen ist. Seine intellectuellen Fähigkeiten sind in gleicher Weise sehr reducirt. Das Lesen fällt ihm wegen der körperlichen Unruhe schwer; doch ist er noch im Stande, die Worte richtig auszusprechen, wenn auch das Verständniss für das Gelesene fehlt. Er entschuldigt sich damit, „dass seine Augen schwächer geworden seien".

In wachem Zustande ist sein Körper keinen Augenblick in Ruhe, einerlei ob er liegt oder sitzt, steht oder geht.

Die Augen stehen meist ruhig, nur zeitweise weichen sie unwillkürlich nach derselben Seite etwas ab.

Die Stirn wird verhältnissmässig selten gerunzelt und auch die Augen blinzelnd zugekniffen, dagegen sind die Wangen- und Lippenmuskeln in um so lebhafterer unregelmässiger, unwillkürlicher Action, so dass der Kranke beständig Fratzen schneidet. Die mimischen Gesichtsmuskeln der rechten Seite sind unruhiger als diejenigen der linken. Die Nase wird gerümpft und häufig hört man das Geräusch des Schnüffelns. Dann geht plötzlich der Mund auf, um nach wenigen Augenblicken wieder rasch sich zu schliessen. Da der Kopf dabei gleichzeitig häufig nach vorn gezerrt wird, hat es den Anschein, als ob er nach etwas schnappe. Lässt man ihn willkürlich den Mund öffnen und offen halten, so bringt er letzteres nur vorübergehend fertig, denn die Kaumuskeln schliessen ihn unerwartet wieder. Die Zunge liegt auf dem Boden der Mundhöhle nicht ruhig, wird unregelmässig hin- und hergewälzt. Lässt man ihn dieselbe vorstrecken, so bringt er es fertig; doch geht sie bald gerade, bald mehr nach rechts, bald mehr nach links von der Mittellinie heraus, wird gekrümmt nach der einen oder anderen Seite und im Nu ist sie dann wieder in der Mundhöhle verschwunden unter gleichzeitigem kräftigem Kieferschluss. Der Versuch, die Zunge auf den Boden der Mundhöhle mit einem Spatel festzudrücken, gelingt äusserst schwierig, da der Spatel durch die wälzenden Bewegungen derselben abgleitet; doch kann man sich davon überzeugen, dass auch das Gaumensegel an der Unruhe Theil nimmt.

Die Stimme ist rein, nicht näselnd; er spricht in kurzen Sätzen, macht dabei häufig die Interjection „ja" mitten in dem Satze, um in derselben Weise weiterzufahren.

Der Kopf wird ruckweise nach vorn, nach der Seite, nach hinten, überhaupt nach jeder nur möglichen Richtung gezerrt.

Der Kehlkopf bleibt noch am ruhigsten.

Die Schultern werden in die Höhe, oder nach hinten gezogen oder nach vorn bewegt; die Arme bald abducirt, adducirt, im Ellenbogengelenk flectirt, extendirt, die Vorderme pro- und supinirt. Die Finger werden gespreizt, wieder an einander gezogen, in unregelmässigem Spiele flectirt, extendirt. Die Bewegungen haben dabei nicht das wurmförmige wie bei Athetose, meistens erfolgt die Bewegung rasch, blitzähnlich, die Rückkehr der dislocirten Theile in ihre frühere Haltung etwas langsamer, mehr passiv.

Die Rumpfmuskeln sind in gleich unregelmässiger planloser Thätigkeit, wodurch bald ein Neigen des Oberkörpers nach vorn, einer Seite oder rückwärts oder eine Mittelstellung zwischen zweien von diesen Richtungen resultirt.

Dem gleichen Muskelspiel begegnet man an den Beinen und zwar läuft dasselbe in gleicher Lebhaftigkeit wie am übrigen Körper ab; je nachdem der Kranke liegt, sitzt etc. ist das Ergebniss der Contractionen der Beinmuskeln ein etwas Verschiedenes, da dabei die willkürlich innervirten Muskeln die unwillkürlichen Bewegungen modificiren.

Sitzt der Kranke auf einem Stuhle, so reckelt er unwillkürlich hin und her; das Becken wird nach vorn gezerrt und er fällt mit den Schultern gegen die Stuhllehne; dabei fahren die Unterschenkel nicht selten vor, so dass die Schlappen von den Füssen wegfahren.

Er steht keinen Moment still, balancirt beständig hin und her, von einem Fuss auf den anderen, das eine Bein befindet sich dabei bald in Adduction und berührt den Boden kaum oder er steht auf der Fussspitze mit halber Beugung im Kniegelenk und so fort. Auf den Fussspitzen stehen zu bleiben, gelingt ihm nicht, wenn er sich auch auf dieselben in richtiger Weise erhebt; viel weniger noch auf einem Fusse.

Der Gang ist breitspurig, bei grossen Schritten vorsichtig schleichend, wippend, in die Knie leicht einsinkend, schaukelnd-balancirend, sich wiegend. Da die Arme dabei vom Körper ziemlich weit abgehalten werden, bekommt er zuweilen eine Stellung, wie man sie bei Ballettänzerinnen sieht.

Eine längere Beobachtung des entkleideten Kranken führt zur Ueberzeugung, dass der willkürliche Muskelapparat in seiner Totalität, vielleicht mit Ausnahme des Zwerchfells und der Stimmbänder, abwechselnd in steter Unruhe ist. Die Bewegungen sind unregelmässig in der Weise, wie sie aufeinanderfolgen, sowie auch zeitlich, sie sind uncoordinirt, mit einem Worte exquisit choreatisch.

Trotz der Lebhaftigkeit und der Heftigkeit der Bewegungen zieht sich der Kranke ohne Schwierigkeit an und aus, isst allein u. s. w. Trotzdem Arme und Beine dem Willen des Kranken entgegenhandeln, kommt er doch mit einer merkwürdigen Sicherheit zum Ziele. Daraus geht schon hervor, dass die Herrschaft des Willens über den Bewegungsapparat nicht völlig verloren ist und in der That zeigt auch der Versuch, dass bei intendirten, dem Kranken aufgegebenen Handlungen die unwillkürlichen Bewegungen mehr in den Hintergrund treten, abnehmen, ohne jedoch völlig zu schwinden, auch nicht einmal in den willkürlich innervirten Theilen.

Die incoordinirten Bewegungen sind oft nur durch die Contraction eines Bündels des entsprechenden Muskels, einer fasciculären Contraction bedingt.

Der Kranke ist gross, kräftig gebaut, hat auffallend grosse Hände und Füsse. Das Unterhautfettgewebe ist spärlich, die Haut besitzt ihr gewöhnliches Colorit, fühlt sich warm an, ist aber auffallend trocken.

Die Musculatur ist nicht besonders kräftig entwickelt. Nirgends besteht regionäre Atrophie derselben, Parese oder gar Paralyse. Die volle Kraft kann nicht entfaltet werden, weil die unwillkürlichen Contractionen hindernd sich geltend machen.

Die mechanische Muskel- und Nervenerregbarkeit bieten nichts Abnormes; es besteht kein Facialisphänomen; ebenso wenig Schmerzdruckpunkte.

Die Sensibilität ist, soweit aus den Angaben des Kranken zu schliessen, am ganzen Körper für alle Qualitäten intact.

Die Sehnenreflexe (Triceps-, Patellar- und Achillessehnenreflexe) normal; kein Fussklonus.

Die Hautreflexe sind etwas herabgesetzt und nicht regelmässig auszulösen. Der Plantarreflex ist links deutlicher auszulösen als rechts, ebenso der Cremasterreflex, während umgekehrt der Bauchreflex rechts etwas stärker ist als links.

Die faradische und galvanische Erregbarkeit der Muskeln und Nerven verhält sich normal; es besteht weder Steigerung noch Herabsetzung.

Hör- und Sehvermögen gut. Die Pupillen reagiren nach Beschattung etwas träge. Der Augenhintergrund wurde von Herrn Dr. Pinto normal befunden.

Geschmack und Geruch gut.

Die inneren Organe verhalten sich für die objective Untersuchung normal und functioniren ebenso.

Die Herztöne sind rein; die Herzaction ist regelmässig. Pulsfrequenz 72. — Respiration regelmässig.

Der Urin ist klar, frei von Eiweiss und Zucker und enthält Spuren von Phosphaten. Die Urinmenge schwankt innerhalb normaler Grenzen.

Die Thyreoidea ist leicht palpabel, von gewöhnlichem Volum.

Giebt man dem Kranken auf, seinen Namen und Wohnort zu schreiben, so zögert er etwas und meint, das solle sein Bruder thun, der er besser könne, als er; schliesslich thut er es doch. Es fällt daran Verschiedenes auf: Zunächst dauert es sehr lange, ehe er ihn zusammenbringt. Die Worte bezw. Silben stehen nicht in einer geraden Linie, sondern in einer unregelmässig wellenförmigen. Die Schrift ist plump, die Haar- und Grundstriche haben hier und da eine Krümmung, wo sie nicht hingehört; die Schleifen sind eckig u. s. w.; dieselbe ist ebenso uncoordinirt und choreatisch wie die sonstigen Bewegungen. Sodann lässt er einzelne Buchstaben aus, wo sie hingehören, oder setzt sie hin, wo sie nicht hingehören. Bei Georg vergisst er das e und setzt über das letzte g ein i-Tüpfchen. Statt Baierthal schreibt er „Vierpfler" mit etlichen Correcturen und seinen Wohnort bringt er überhaupt nicht völlig fertig. Er schiebt ein Gemisch von Baierthal und Wipfler zwischen diese beiden Worte in überflüssiger Weise ein.

2. October. Pat. war bis heute auf der Abtheilung. Sein Zustand hat sich unter innerlichen Gebrauch von Arsenik eher verschlimmert. Die Bewegungsstörungen sind stärker geworden.

Die Urin- und Stuhlentleerung stets in Ordnung, willkürlich. Der Appetit ist stets gut.

Er klagt öfters über Nackenschmerzen. Ob dieselben eine tiefere Ursache haben oder nur durch das Hin- und Herwerfen des Kopfes hervorgerufen werden, ist nicht festzustellen. Jedenfalls sind dieselben nicht heftig, denn der Kranke ist sehr zufrieden damit, wenn er ganz flüchtig mit Chloroformöl eingerieben wird.

Nachts ist er sehr unruhig; nur selten schreit er auf. Nicht allein im Wachen, sondern auch im Schlafe gehen die Bewegungen weiter, wenn auch nicht unaufhörlich. Er tritt gegen die Bettlade, wirft sich geräuschvoll hin und her, so dass die Mitkranken öfters sich beklagten. Zuweilen erhebt er sich, wenn er uriniren will, auf die Knie und verharrt in dieser Position $\frac{1}{4}$—$\frac{1}{2}$ Stunde lang oder er stellt stch im Bette ganz auf die Füsse und bleibt eine Zeit lang stehen.

Er hat meist einen ernsten Gesichtsausdruck bei Tage. Selten zeigt sich etwas launenhafte Halsstarrigkeit; für gewöhnlich ist er sehr zufrieden und auffallend aufmerksam gegen hülflose Kranke. Eine grosse Vorliebe hat er für den Spiegel, in dem er sich minutenlang betrachtet, unbekümmert darum, was im Saale vorgeht oder wer da ist. An seinem Körper ist er peinlich reinlich; seine Kleidung stets in Ordnung angezogen. Das Zuknöpfen u. s. w. gelingt ihm unter den beschriebenen Schwierigkeiten.

Temperatur zwischen 36,0 und 37,0° C. — Pulsfrequenz 72—84. Puls regelmässig.

Vom 3.—6. October war der Kranke sehr unruhig und aufgeregt, lief im Saal und im Garten auf und ab, blieb plötzlich stehen und starrte eine Zeit lang vor sich hin. Er war lebensüberdrüssig und äusserte, er wolle am liebsten sterben. Mittelstarke Bromnatriumdosen halfen den Zustand bald wieder verscheuchen. Während dieser Tage will er Kopfschmerzen in der Scheitelgegend gehabt haben, während er sonst öfter über Schmerz in der Nackengegend klagte.

Im November bildete sich spontan ein Othaematom an der rechten Ohrmuschel aus.

Fall II.

Felicitas Wipfler, 36 Jahre, ledig, Schwester des vorigen Kranken. Sie ist die jüngste von 9 Geschwistern und wurde von ihrer Mutter, als dieselbe schon an Chorea litt, geboren.

Zwischen ihrem 2. und 3. Lebensjahre fiel sie bei dem Bau eines neuen Hauses aus dem ersten Stock durch den Schornstein herunter und war angeblich bewusstlos. Von da ab wurde sie von epileptischen Anfällen heimgesucht, die sich bis heute wiederholen. Sie lernte in der Schule gut; schon gegen Ende der Schuljahre begann bei ihr die Unruhe und das Zucken, woran sie bis jetzt ununterbrochen leidet.

Sie war stets unregelmässig menstruirt, machte ausser Gesichtsrose keine ernste Krankheit durch.

Die „Unruhe und das Zucken" waren bei ihr nie so stark, wie bei ihrem Bruder Georg, auch wechselten sie bis in die neueste Zeit an Heftigkeit. Bis zu ihrem 22.—23. Lebensjahre konnte sie leichte Handarbeiten machen, von da ab war sie leistungsunfähig. Bis dahin hatten auch die intellectuellen Fähigkeiten schon sehr nachgelassen. Sie verzog manchmal das Gesicht, zuckte mit den Achseln, hielt die Finger und Arme nicht ruhig und hatte einen merkwürdigen, schleichenden Gang. In den spätern und letzten Jahren schnalzte sie mit der Zunge, hüstelte beständig, ohne dass sie je etwas auswarf oder lungenkrank war, schmatzt und macht Schlingbewegungen darnach.

Die epileptischen Anfälle wurden seit ihren Schuljahren immer häufiger, kamen auch bei Tag schon, aber vorwiegend bei Nacht, oft 2—3 Anfälle in einer einzigen Nacht. Zeitweise hörte sie schlecht oder reagirte nicht auf Zureden. Mit diesen Erscheinungen ging Hand in Hand ein progressiver geistiger Verfall bis zu fast vollständiger Demenz. So bleibt sie den ganzen Tag auf derselben Stelle sitzen, wenn sie nicht weggeführt oder zum Aufstehen aufgefordert wird, „grade wie ihre Mutter".

Schon seit einigen Jahren muss sie gefüttert werden, wenn sie auch zeitweise noch spontan zugreift und „ohne Maass“ isst. Beim Füttern bringt man ihr die Zähne schwer auseinander. Eben so lange ist sie unreinlich und lässt nicht allein Nachts, sondern auch bei Tage Stuhl und Urin unter sich gehen.

In früheren Jahren war sie auch oft sehr gereizt, ärgerlich und bösartig, in den letzten Jahren liessen diese Erregungszustände nach.

Die Sprache wurde progressiv unverständlicher. Im Schlafe hören die Bewegungen des Körpers ganz auf.

Status vom 29. Juni 1887.

Die Kranke, ein mageres, mittelgrosses Frauenzimmer, ist sehr schmutzig und sitzt an einem seiner Zeit für ihre Mutter construirten, mit einem Einschnitt versehenen, an der Wand befestigten Holztisch auf einer gleichfalls befestigten Bank. Sie bleibt ganz theilnahmlos sitzen, giebt auf Befragen so gut wie keine Antwort.

Auf Wunsch steht sie auf, geht bis zur Mitte des Zimmers und bleibt fast $\frac{1}{2}$ Stunde auf demselben Flecke stehen, ohne Neigung zu zeigen, dass sie sich setzen oder sonst eine willkürliche Handlung ausführen will.

Sie ist ganz blödsinnig und dementsprechend ihr Gesichtsausdruck. Auf Drängen ihrer Schwägerin sagt sie ihren Namen, aber leise, monoton, etwas näselnd, sogar für denjenigen, der ihn kennt, kaum verständlich. Sie zählt von 1 bis 20, überspringt dabei einzelne Zahlen, sagt andere dafür doppelt Die Zahlen werden in verschieden grossen Intervallen mehr vorgestossen, als frei gesprochen und die Silben auseinandergezerrt. Spontan spricht sie gar nichts. Während des Zählens hört das Hüsteln auf, nicht das Schmatzen.

Ihr Gesicht ist ziemlich lang, das Schädeldach und besonders das Hinterhaupt etwas klein; letzteres fällt ziemlich gerade nach dem Nacken hin ab.

Gehör und Gesicht, so weit zu prüfen, gut. Die Bulbi sind wenig unruhig, die Pupillen sind ziemlich weit und beiderseits gleich gross, reagiren gut auf Licht.

Sie verzieht nur selten das Gesicht; dabei ist die rechtseitige Gesichtsmusculatur mehr in Action als die linke.

Den Mund hält sie geschlossen und ist nicht dazu zu bringen, die Kiefer zu einer genaueren Inspection auseinander zu halten. Die Zunge liegt ziemlich ruhig in der Mundhöhle, wird auf noch so eindringliches Zureden weder bewegt noch vorgestreckt.

Sie hüstelt ohne Anstrengung beständig halblaut, expectorirt aber gar nichts; auch hört man kein Rasseln in der Trachea oder im Kehlkopf; sie schnalzt mit der Zunge und schmatzt mit den Lippen, um sodann eine Reihe von Schluckbewegungen hintereinander auszuführen. Dann hört man dazwischen wieder leise, etwas nasal klingende Töne mit abnehmendem Tonfall wie Hä-hä-hä-hä oder A-ä-ä-ä.

Unwillkürliche Bewegungen des Kopfes sind nur selten zu sehen.

Bald geht die eine oder die andere Schulter in die Höhe oder ein Arm wird gebeugt, die Finger bewegen sich in regelloser Weise u. s. w.

Noch seltner knickt sie im Kniegelenk ein oder beugt sich leicht nach der Seite.

Diese unwillkürlichen Bewegungen sind durchaus nicht lebhaft und auch viel seltner, als bei ihrem Bruder, was schon daraus hervorgeht, dass sie so lange auf einem Flecke stehen kann. Sie nehmen von oben nach unten an Intensität ab.

Der Gang ist matt, energielos, schleichend, etwas wippend, von dem geraden Wege abweichend. Das Umdrehen ist sehr unsicher.

Die Musculatur ist wie das ganze Wesen schwach entwickelt; die Haut fettarm, schmutzig und trocken. Die grobe motorische Kraft ist gering; partielle Paresen oder Atrophien sind nicht vorhanden.

Die mechanische Muskelerregbarkeit normal, diejenige der Nerven nicht alterirt.

Die Sehnenreflexe der oberen und unteren Extremitäten sind sehr lebhaft und als gesteigert anzusehen. Dorsalklonus fehlt.

Der Plantarreflex ist nicht mit Sicherheit zu erzeugen.

Auf mässige Schmerzeindrücke reagirt sie gar nicht, stärkere hält sie ruhig aus; nur ein einziges Mal äussert sie, dass es „weh" thut. Eine genaue Sensibilitätsprüfung verspricht bei dem Geisteszustand kein verwerthbares Resultat.

Nach Angabe ihrer beiden der Untersuchung beiwohnenden Schwägerinnen sind die choreatischen Bewegungen heute ausnehmend schwach; zeitweise soll sie sehr unruhig sein.

Die inneren Organe, besonders das Herz, verhalten sich normal. Urin nicht untersucht. Herzaction regelmässig.

Glandula thyreoidea etwas vergrössert; kein Facialisphänomen.

Fall III.

Heinrich Wipfler, 41 Jahre alter verheiratheter Bauer von Baierthal, ist der Bruder der beiden vorigen Kranken. Er war in seiner Jugend stets gesund, litt nicht an Krämpfen oder an Veitstanz. Er diente als Soldat und machte den deutsch-französischen Krieg mit.

Bis vor 2 Jahren merkte man ihm von seiner jetzigen Krankheit nichts an. Da fiel er von dem Gerüste in die Tenne einer Scheune, ohne direct Schaden davon zu haben. Nicht lange nachher zog er sich beim Herabspringen vom Fuhrwerk eine Fractur des Malleol. ext. des rechten Unterschenkels zu, die schlecht heilte und ihn heute noch beim Gehen hindert. Schon damals — nach Angabe eines Taglöhners, der stets mit ihm auf dem Felde arbeitete, viel früher — trat Unruhe in einzelnen Körpertheilen ein und gleichzeitig nahmen die Geisteskräfte ab. Der Gesichtsausdruck wurde ernst, nichtssagend und der rechte Mundwinkel von Zeit zu Zeit nach aussen gezogen, auch die Schultern geriethen, wenn auch selten, in unwillkürliche Bewegung. In Gesellschaft nahm er wenig mehr an der Unterhaltung Theil und sass etwas unruhig auf seinem Stuhle. — Keine Epilepsie bis jetzt.

Er hat zwei gesunde Kinder, von denen das eine 13, das andere ½ Jahr alt ist; eins starb früh.

Status praesens (Juli 1887):

Der Kranke ist kräftig, etwas plump gebaut, besitzt eine starke Musculatur.

Die inneren Organe sind normal.

Störungen bei der Stuhl- und Urinentleerung sind bis jetzt seit seiner Erkrankung nicht hervorgetreten.

Er hat an sich nie etwas Krankhaftes gemerkt; er sitzt, während über ihn verhandelt wird, theilnahmlos da und scheint es kaum zu bemerken.

Gesichtsausdruck interesselos, ernst, schon deutlich blödsinnig; Gemüthsleben abgestumpft. Sein ganzes Interesse concentrirt sich auf seinen schlecht geheilten Fuss, den zu zeigen er sich sofort anschickt. Bei dem Vorbeugen, um den Schuh auszuziehen, wird er auf halbem Wege plötzlich zurückgeworfen, die Arme machen zwecklose Bewegungen und die Oberschenkel weichen unwillkürlich auseinander.

Eine ¼—½ Stunde fortgesetzte Beobachtung liess constatiren, dass incoordinirte, unregelmässig einander folgende, unwillkürliche Bewegungen sich abspielen im Gesicht, wo wiederum die rechte Hälfte mehr betheiligt ist, in der Zunge, in der Schulter- und Armmusculatur, in den kleinen Hand- und Rumpfmuskeln; in gleicher Stärke und Verbreitung auch an den Beinen. Die Zuckungen sind keineswegs sehr lebhaft und folgen einander auch nicht gerade rasch.

Der Kranke steht noch ruhig, abgesehen von den leichten Zuckungen, und schwankt nicht bei Augenschluss, ebenso wenig wie sein Bruder Georg.

Der Gang ist unsicher, breitspurig, unregelmässig, plump. Auch tritt er sehr häufig fehl.

Die Augenbewegungen sind ruhig; der Blick etwas unstät, ausweichend. Die rechte Pupille ist weiter als die linke; beide reagiren gut auf Licht.

Den Mund kann er längere Zeit offen halten, ohne dass die Kaumuskeln sich contrahiren.

Die Stimme ist rauh; die Sprache bietet nichts Charakteristisches. In nicht gar langen Zwischenräumen wird ein unwillkürlich und unbewusst vorgestossenes M-m-m hörbar.

Die grobe motorische Kraft, die mechanische Muskel- und Nervenerregbarkeit, wie die Ernährung der Musculatur verhalten sich normal.

Die Sensibilität intact.

Die Sehnenreflexe der oberen Extremitäten gesteigert, ebenso diejenigen der unteren; kein Dorsalklonus.

Plantarreflex beiderseits gleich stark.

Fall IV.

Katharina Spiess, geb. Waldi, 44 Jahre alte Bauersfrau von Maisbach, Geschwisterkind mit den beschriebenen Kranken.

Sie ist die Tochter von Nicolaus Waldi, der 10—12 Jahre lang an derselben Krankheit litt und 50 Jahre alt starb. Ihr einziger Bruder starb im 7. Lebensjahre an Gichtern, bis dahin waren choreatische oder sonstige krampfartige Erscheinungen nicht an ihm beobachtet worden.

Die Kranke lebt in 2. Ehe. In erster Ehe gebar sie einen Sohn, der als Kind „Nachts oft schrie", und eine Tochter. Beide, jetzt 22 und 24 Jahre alt, sind bereits verheirathet, sind gesund und haben gesunde Kinder. Aus 2. Ehe sind fünf Kinder da, im Alter von 14—2 Jahren; sie sind alle gesund; das letztgeborne, „Sechsmonatskind", starb „an den zehrenden Gichtern".

Als Mädchen war sie stets gesund, regelmässig menstruirt. Die Geburten waren leicht.

Sie hält sich auch jetzt noch für völlig gesund, konnte wenigstens „bis daher von der Krankheit nichts an sich spüren" (cf. Heinrich Wipfler), auch konnte sie nicht mehr so lesen und schreiben wie früher, weil „die Augen schwach sind" (cf. Georg Wipfler). Wenn sie etwas verkauft, so lässt sie es die Kinder jetzt ausrechnen, „weil sie keine Zeit dazu hat"; auch das Mitsingen in der Kirche geht nicht mehr so recht. Etwas Vergesslichkeit und Abnahme des Gedächtnisses giebt sie schliesslich doch zu.

Nach Angabe des Jacob Heinrich Waldi, der mit ihr in demselben Dorfe wohnt, besteht schon mehrere Jahre (4—6) das Zucken an den verschiedenen Gliedern. Fallsucht habe sie nicht gehabt.

Urin- und Stuhlentleerung stets geregelt.

Abgemagert will sie nicht sein; sie war nie „dicker".

Im Schlafe hören die Bewegungen auf; der Schlaf ist überhaupt gut.

Kopfschmerzen, Convulsionen, Erbrechen, Salivation oder sonstige cerebrale Erscheinungen fehlen.

An der Function der Sinnesorgane soll sich nichts geändert haben.

Status praesens (1. October 1887):

Mittelgrosse, gracil gebaute Frau mit frischen rothen Wangen. Sie ist ziemlich mager, die Haut trocken und schmutzig.

Gesichtsausdruck ohne Bewegung, theilnahmlos; Blick schon merkwürdig blödsinnig. Bringt man sie zum Lachen, so ist dieses kalt, mehr mechanisch als seelisch.

Die Sprache ist in keiner Weise geändert; die Stimme laut und frei von krankhaften Anzeichen.

Die Pupillen sind gleich gross, etwas erweitert, rund, reagiren auf Licht und Accommodation gut. Die Augenbewegungen sind vollkommen ruhig, nicht uncoordinirt.

Unregelmässige, unwillkürliche, bald stärkere, bald schwächere Zuckungen spielen sich vorwiegend in der rechten Gesichtshälfte und hier wieder mehr in den Wangen- und Mundästen als in den Stirnästen des Facialis ab; links sind dieselben schwächer und seltener. Die willkürlichen, mimischen Gesichtsbewegungen sind in normaler Weite gut ausführbar, werden nur durch die unwillkürlichen Contractionen unterbrochen und gestört; Parese oder Contractur besteht nicht; kein Facialisphänomen.

Das Offenhalten des Mundes gelingt nur kurze Zeit, dann tritt unwillkürlich Schluss desselben ein; die Kaumuskeln sind willkürlich kräftig.

Die Zunge wird gerade herausgestreckt und kann auch vorn gehalten werden; man sieht dabei leichte bündelförmige Contractionen an den verschiedensten Stellen derselben; dieselben sind rechts auch stärker als links. Am Gaumensegel nichts Auffallendes.

Die Sensibilität der Gesichts- und der Mundschleimhaut intact.

Schlingen etc. geht gut; kein Hüsteln, Schnüffeln. Sie hört und sieht gut.

Wenn die Kranke sitzt oder steht, so geht der eine, dann der andere Arm bald nach auswärts oder er wird mit der Schulter in die Höhe gezogen. Die Finger werden gespreizt, gehen dorsal- oder volarwärts. Doch sind die Bewegungen der Finger weniger lebhaft als diejenigen der Schulter und des Gesichts. Der Rumpf wird gedreht, geneigt u. s. f. Auch die Beine sind keineswegs in Ruhe. Am meisten sind die Adductoren des rechten Beines in Action, aber auch die übrigen Muskeln lösen sich in buntem Wchsel einander ab.

Der Gang ist ähnlich unruhig; sie tritt plötzlich zu weit nach aussen oder macht einen grösseren Schritt als gewöhnlich; doch ist er nicht so schleichend wie bei dem Kranken Georg Wipfler. Das Stehen auf einem Fusse oder den Fussspitzen ist ganz unmöglich.

Die Musculatur ist schlecht entwickelt und entsprechend schwach. Die mechanische Muskelerregbarkeit und der Muskelsinn normal; keine Paresen, Atrophien oder Contracturen.

Bei intendirten Bewegungen lässt die Unruhe nach.

Die Sensibilität scheint normal zu sein, nur reagirt die Kranke auf Schmerzeindrücke nicht in entsprechender Weise.

Die Sehnenreflexe der oberen und unteren Extremitäten sind gesteigert; Klonus besteht nicht. —

Schädelbildung nicht abnorm.

Herzbefund normal; Herzaction regelmässig. Frequenz 72 in der Minute.

Die anamnestischen Angaben über die soeben beschriebenen Kranken erhielt ich durch den Bürgermeister Friedrich Wipfler, den Bruder der drei ersten Kranken, der ein sehr intelligenter Mann und in den Familienverhältnissen sehr bewandert ist. Ferner konnte das älteste noch lebende Glied der Familie, der 79 Jahre alte Jakob Heinrich Waldi, einzelne ergänzende Mittheilungen machen. Von beiden liess sich noch Folgendes über die Ascendenten und die noch lebenden oder bereits schon gestorbenen Verwandten ermitteln. Beider Ermittelungen und Erfahrungen stimmen darin überein, dass der Vater des Jakob Heinrich Waldi, Wipfler's Grossvater mütterlicherseits an Chorea litt. Weiter aufwärts reichen die dem Bürgermeister Wipfler durch seine Mutter gemachten Mittheilungen nicht. Jakob Heinrich Waldi erinnert sich dagegen noch sehr gut, dass ausser seinem Vater noch zwei ältere Männer da waren in dem Dorfe, die die Krankheit „viel schlimmer hatten“ als die jetzt lebende Generation. Ob einer dieser beiden, die er unter den Namen „Kaspar Waldi“ und der „alte Jakob“ kennt, sein Grossvater oder ob beide Grossonkel waren, weiss er sich nicht mehr zu entsinnen. Vor dem „alten Jakob“ hatte er als Junge immer Angst, weil er sehr jähzornig war und mit dem „Handwerkszeug überall herumfuhr“.

Der Grossvater unserer Kranken, Waldi, wurde 51—52 Jahre alt, litt mehrere Jahre lang vor seinem Tode an Chorea; ob er geistig gestört war, lässt sich nicht mit Sicherheit eruiren. Er hatte aus zwei Ehen 9 Kinder, 4 aus erster, 5 aus zweiter Ehe; von diesen erbten 2 aus erster und 1 aus zweiter Ehe die Krankheit.

Aus erster Ehe:

1) Verheirathete Kärcher, geb. Waldi. Sie wurde in den 40er Jahren von der Krankheit befallen und später schwachsinnig. Sie hatte zwei Kinder, von denen das eine noch lebt, verheirathet und gesund ist; auch zwei Nachkommen dieses Kindes sind gesund. Ihr zweites Kind litt schon vom 10. Jahre ab, als sie noch in die Schule ging, an Chorea, die später Blödsinn nach sich zog; der Tod trat schon in den 20er Jahren ein.

2) Eva Kathar. Wipfler, geb. Waldi. Sie ist die Mutter der obigen Kranken, litt in ihren letzten 10—12 Jahren an Chorea, war schwachsinnig, wie ihre noch lebende Tochter, und musste gefüttert werden. Von 9 Kindern, die sie gebar, litten ausser den angeführten drei noch der älteste Sohn an Chorea. Er erkrankte mit 30 Jahren, war unverheirathet; in den späteren Jahren wurde er ganz schwachsinnig, war Nachts sehr unruhig; er musste zum Schlusse gefüttert werden. In der Schule hatte er gut gelernt. Ausserdem noch eine Tochter, die 48 Jahre alt wurde, in ihren 6—7 letzten Lebensjahren an sehr starken choreatischen Zuckungen litt. Kopf, Arme und Beine waren in beständiger Unruhe. Sie schnalzte mit der Zunge, war jähzornig, eigensinnig, aufgeregt, schrie wild und thierisch. In den letzten 2—3 Jahren lag sie stets im Bett, liess unter sich gehen. Die Sprache war ganz unverständlich geworden, „verloren gegangen“. Von fünf Kindern, die diese Kranke, Susanne Wipfler verh. Friedrich, gebar, starben drei vor dem 12. Lebensjahre, ohne dass sie bis dahin Anzeichen von Chorea boten, die anderen beiden sind 16 und 18 Jahre alt und bis jetzt gesund.

Die vier übrigen Kinder, worunter der Bürgermeister Wipfler, stehen zwischen dem 39. und 52. Lebensjahre, sind stets gesund gewesen und haben alle gesunde Kinder, die allerdings durchweg das kritische Alter noch nicht erreicht haben.

3) Verheirathete Fürstenberger, geb. Waldi, war bis zu ihrem Tode im 60. Lebensjahre geistig und körperlich frisch. Ihre Kinder und Enkel sind alle gesund.

4) Jakob Heinrich Waldi ist 79 Jahre alt, noch ziemlich rüstig. Ausser Tremor senilis nichts Auffallendes an ihm; seine fünf Kinder sind verheirathet und haben, selbst gesund, gesunde Nachkommen.

Aus 2. Ehe:

5) Nicolaus Waldi starb nach 12jährigem Leiden, wurde 50 Jahre alt. Die choreatischen Bewegungen waren ausgesprochen; er konnte schliesslich nicht mehr gehen und lag das ganze letzte Jahr zu Bett; er blieb von psychischen Störungen verschont (?). Seine Tochter ist die oben beschriebene Katharina Spiess.

6) Vollrad Waldi starb 80 Jahre alt, blieb frei von der Krankheit. Sein jüngster Sohn Wilhelm „soll in seiner Jugend öfter umgefallen sein", ist jetzt Zwanziger und gesund.

7) 8) 9) sind gesund geblieben und hatten gesunde Nachkommen.

Vorfahren und Ver

Waldi

1) Frau Kärcher — 2) Frau Fürstenberger — 3) Jakob Heinrich Waldi — 4) Eva Kath. Wipfler

1) Frau Kärcher: 1) Tochter (2 gesunde Kinder.) 2) Tochter.*

2) Frau Fürstenberger: gesunde Kinder und Enkel.

3) Jakob Heinrich Waldi: selbst Tremor senilis; 5 Kinder und Enkel gesund.

4) Eva Kath. Wipfler:

1) Johann Wipfler ledig † 40 J. — 2) Friedrich Wipfler — 3) Susanne Friedrich † 48 J. — 4) Barbara Zuber.

2) Friedrich Wipfler: 4 Kinder von 13 bis 22 Jahren gesund.

3) Susanne Friedrich: 2 gesunde Kinder von 16 u. 18 Jahren; 3 starben klein.

4) Barbara Zuber: 4 Kinder von 14 bis 20 Jahren gesund; 1 starb klein.

Die mit * bezeichneten Kranken erkrankten schon in den Schuljahren an.

Es unterliegt keinem Zweifel, dass wir es hier mit derselben Form von Chorea zu thun haben, die Huntington vor sich hatte. Die Krankheit geht, soweit die Familienüberlieferungen reichen, von männlicher Seite aus und erbt sich jetzt sicher in der 3., wahrscheinlich schon in der 4. Generation mit denselben charakteristischen Eigenschaften fort. Uebereinstimmend mit den Angaben Huntington's, die durch die Publicationen von Peretti, Cl. King und Huber bestätigt wurden, nahm die Krankheit stets einen sehr chronischen, über viele Jahre sich erstreckenden

Verlauf. Ferner war schon mit dem Eintritt der Zuckungen eine psychische Alteration bemerkbar oder dieselbe gesellte sich schleichend hinzu. Auch blieben, wenn eine Generation übersprungen wurde, die Nachkommen derselben frei. Alle Fälle verliefen bis jetzt progressiv, deletär; kein Fall von Stillstand, viel weniger von Heilung kam in der Familie vor. Im Gegensatz zu Huntington's Angabe, dass das Leiden „nie in der Jugend“ beginne, sondern meist zwischen den 30—40er Jahren, haben wir in der obigen Familie zwei Ausnahmen anzuführen, einmal die noch lebende Felicitas Wipfler, die sicher schon im 2. Decennium ihres Lebens („in den Schuljahren“) an Chorea litt und die verstorbene Kärcher, die ebenfalls als Schulkind daran erkrankte und in den 20er Jahren starb. Auch in dem Fall 9 Peretti's (l. c. S. 827) begann das Leiden in der Kindheit und war im

vandte väterlicherseits.

Grossvater).

5) Nicolaus Waldi — 1) Sohn als Kind. — 2) Kathar. Spiess: 2 Kinder von 22 u. 24 Jahren gesund; deren Kinder ebenfalls. 4 Kinder von 14—2 Jahren gesund.

6) (Sohn) Waldi — Kinder und Kindeskinder gesund. Ein Sohn, jetzt gesund, fiel als Kind um.

7) 8) 9) — selbst gesund und gesunde Nachkommen.

5) Katharina Waldi — selbst gesund; 3 gesunde Kinder von 9 bis 12 Jahren.

6) Georg Wipfler ledig.

7) Heinrich Wipfler — 2 Kinder von ½ und 13 Jahren; 1 starb klein.

8) Grethchen Brecht — 5 Kinder von ½ bis 12 Jahren gesund.

9) Felicit. Wipfler* ledig.

Chorea.

19. Lebensjahre des befallenen Individuums von Exitus gefolgt. Noch zwei andere Jungen von 13 und 15 Jahren erwähnt derselbe Autor, bei denen man seit ihrem 11. Jahre Zuckungeu um die Augen und Rümpfen der Nase bemerkt[1]). In entgegengesetzter Richtung hat Huntington die Grenze des Alters für die Ent-

[1]) Im Neurolog. Centralblatt 1888 No. 2 berichtet neuerdings Dr. Zacher „über einen Fall von hereditärer Chorea der Erwachsenen“. Das Krankheitsbild stimmt mit dem hier mitgetheilten überein. Ein Mädchen von 12 Jahren soll „gelegentlich Zucken im Gesicht haben“.

stehung des Leidens zu tief gesetzt, wie zwei Fälle Huber's beweisen, die erst mit 45 und 50 Jahren erkrankten. Rechnet man endlich noch die Kranken Macleod's[1]) hierher, die sich von den übrigen Fällen allerdings durch die Zunahme der choreatischen Bewegungen bei intendirten Handlungen unterscheiden, so muss man die obere Grenze bis zum 60., ja 70. Lebensjahre in die Höhe rücken. Ist es nun auch sicher berechtigt, anzunehmen, dass in den Spätfällen die Krankheit erst bemerkt wurde, nachdem die schlechte Gewohnheit zu zucken schon lange Zeit unbeachtet geblieben war, so ist dieselbe Annahme doch auch für die Fälle erlaubt, wo das Leiden für die Umgebung im mittleren Lebensalter erkennbar wurde. Stellt also nach den jetzigen Erfahrungen das mittlere Lebensalter das grösste Contingent zu der Krankheit, so verschont dieselbe doch weder die Kindheit, die Jugend, noch das Alter. Deshalb ist aber die Bezeichnung „Chorea der Erwachsenen“ nicht umfassend genug und fallen zu lassen. Sie mit einem Prädicat zu belegen, das die psychischen Veränderungen ausdrückt, haben wir bis jetzt auch noch nicht das Recht, da die Kranken Ewald's nach 15jähriger Dauer des Leidens keinerlei Geistesstörung zeigen und auch der später folgende Fall eine Abnahme der psychischen Functionen nicht erkennen lässt, trotzdem bereits 12 Jahre seit dem Beginn der Krankheit verflossen sind und in den letzten beiden Jahren epileptische Anfälle hinzukamen. Bei der Besprechung dieses Falles werde ich auch noch auf die Frage der Heredität zurückkommen.

Die Krankheit beginnt mit denselben psychischen und somatischen Erscheinungen wie die Chorea minor, verläuft nur viel langsamer, so dass sie meist erst nach Jahren den Höhepunkt erreicht, bei dem die letztere in wenigen Wochen angekommen ist. Während die Chorea minor dann für gewöhnlich nach etlichen Wochen, spätestens Monaten, rückgängig wird, die Muskelunruhe nachlässt und die Verstimmung, Reizbarkeit, Gedächtnissschwäche etc. schwinden, befestigen sich die Erscheinungen bei der Chorea chronica immer mehr und machen an In- und Extensität unaufhaltsam Fortschritte, bis sie ihr Opfer körperlich und geistig

[1]) Cases of choreis convulsions in persons of advanced age. Journal of mental science. XVII. Juli 1881.

ruinirt hat. In einem gewissen Stadium des geistigen Verfalls bekommen einige Kranke maniakalische Anfälle mit Selbstmordgedanken, in späteren Jahren werden sie kindisch, blödsinnig und sind häufig ans Bett gebunden. Sind die psychischen Functionen so weit gestört, so leidet auch die vorher nur „choreatische" Sprache immer mehr und geht schliesslich als menschliche Sprache so gut wie verloren. Die Kranken vegetiren dahin, müssen gefüttert werden, lassen unter sich gehen und unterscheiden sich im Grossen und Ganzen kaum noch sehr von den gewöhnlichen Paralytikern. Meist tritt in diesem Stadium auch motorische Schwäche ein und damit, wie es scheint, ein Nachlassen der choreatischen Bewegungen, die andererseits auch bis zum Exitus fortdauern. und sich sogar steigern können. Ob dieser geistige und körperliche Verfall in allen Fällen den Schlussact bildet oder ob ein Theil der Kranken geistig ganz normal bleiben kann, müssen zukünftige Beobachtungen lehren. So lange Fälle, wie die Ewald'schen und der später hier angefügte nicht bis an ihr Lebensende verfolgt und ärztlich beobachtet sind, kann man die Acten über diesen Punkt noch nicht für geschlossen erachten.

Die höheren Sinnesorgane bleiben meist unbetheiligt; bei dem Kranken G. Wipfler wurde der Augenhintergrund untersucht und nichts Krankhaftes gefunden. Die Umgebung der Schwester dieses Kranken meinte, die letztere höre zeitweise nicht gut, weil sie auf Rufen nicht reagirt.

Die unwillkürlichen Bewegungen haben alle Eigenschaften der choreatischen. Sie treten am Häufigsten zuerst im Facialisgebiet auf oder werden von den Angehörigen an dem Grimassenschneiden da früher bemerkt als an den möglicher Weise gleich früh unruhig gewordenen Extremitäten. Eine Körperhälfte ist oft etwas stärker ergriffen, als die andere und auch in den befallenen Muskelgebieten sind die irregulären, uncoordinirten Contractionen von verschiedener Stärke. Die Contraction läuft an einem ganzen Muskel ab oder nur an einzelnen Bündeln desselben. Die Bewegungen erfolgen bald mehr ruckweise, kurz und kraftvoll, bald, wie sehr häufig an den Fingern, schwächer und mehr spielend. Geht man die einzelnen Fälle der Reihe nach durch, so kommt man zur Ueberzeugung, dass die Zuckungen sich über den ganzen willkürlichen Muskelapparat erstrecken können, es aber nicht in jedem Falle thun. Ein Parallelismus in der Entwickelung der psychischen und motorischen Erscheinungen besteht nicht. So ist z. B. die Kranke Felicitas Wipfler ganz blödsinnig, während die Unruhe ihres Körpers viel geringer ist als bei ihrem Bruder Georg und der Kranken Spiess, die geistig lange nicht so sehr gelitten haben. Ob die nach langer Dauer der Krankheit sich meist einfindende allgemeine Schwäche des motorischen Apparates schliesslich in Paralyse sens. strict. übergehen kann, dies aufzuklären bleibt ebenfalls der Zukunft vorbehalten. Ich sah in keinem der obigen Fälle partielle Lähmungen oder Atrophien, die zum Krankheitsbild gehörten. Bei drei der Kranken war der Ernährungszustand kein guter; der Turgor der Weichtheile hat abgenommen und die Haut ist auffallend trocken und schilfernd.

Die Function der Schliesser der Blase und des Mastdarms ist in Ordnung, bis die Kranken bei vorgeschrittener Demenz unter sich gehen lassen. Da die Kranken in diesem Stadium auch sonst unreinlich sind, gefüttert werden müssen oder, wenn sie zeitweilig noch selbst essen, das Gefühl des Sattseins nicht mehr haben, so darf die Anomalie der Sphincterenfunction als Folge des geistigen Ruins betrachtet werden.

Durch psychische Erregungen werden die choreatischen Bewegungen gesteigert; dieselben cessiren bei den meisten Kranken im Schlafe. Wie bei der Chorea minor machen auch hiervon einige Fälle eine Ausnahme, z. B. der Kranke G. Wipfler und der spätere Jos. Kärcher.

Bei intendirten Bewegungen lassen die Zuckungen nach; ganz verschwinden, wie Ewald, sah ich sie nicht. Die Kranken haben also die Herrschaft über ihren motorischen Apparat nicht ganz verloren und daraus erklärt sich auch, dass sie trotz der grossen Unruhe die eine oder andere Arbeit noch verrichten, sich an- und ausziehen können u. s. w. Auch beim Zählenlassen kann man diese Wahrnehmung machen.

Die Schrift ist zackig, unregelmässig, choreatisch. In bei der Demenz angelangten Fällen combinirt sich diese Unregelmässigkeit der Schrift das Merkmal der Geistesschwäche durch Einschieben oder Weglassen von Buchstaben und Silben.

Die Pupillen reagiren gewöhnlich gegen Accommodation und

Licht gut, nur zuweilen etwas träge; und nicht selten sind sie von verschiedener Weite ganz wie bei der Chorea minor.

Die Gelenke sind frei, Willkürbewegungen möglich, nur durch unwillkürliche gestört. Die mechanische Muskelerregbarkeit ist erhalten, bei einzelnen Kranken normal, bei anderen herabgesetzt. Die mechanische Erregbarkeit der Nerven ist nicht gesteigert und die an dem Kranken G. Wipfler vorgenommene elektrische Untersuchung ergab ein ganz normales Verhalten der Nerven und Muskeln gegen beide Stromesarten. Ebenso ist das Muskelgefühl vorhanden. Die Sehnenreflexe sind normal oder gesteigert und die Hautreflexe geben ein noch weniger constantes Resultat, sind meist in normaler Stärke auszulösen.

Der Gang der Kranken ist je nach der Stärke und der Verbreitung der uncoordinirten Muskelcontractionen verschieden, kaum merkbar verändert, bis zum höchsten Grade auffallend, unregelmässig, choreatisch.

Die Sensibilität leidet bei nicht zu weit vorgeschrittenen Fällen nicht Noth; die Schmerzempfindung fand ich, wie auch Peretti in zwei Fällen, einmal herabgesetzt.

Die Herzaction erfolgt regelmässig und der Herzbefund ist zum Unterschied von der häufig mit Vitium cordis vergesellschafteten Chorea minor normal.

Im Urin findet sich weder Eiweiss noch Zucker, öfter ein Phosphatniederschlag.

Die Glandula thyreoidea war nicht geschwunden, auch nicht zur Struma entartet.

Bei keinem der choreatisch gewordenen Individuen oder der gesund gebliebenen Glieder der Familie hatte in den ersten Decennien des Lebens vorübergehend Chorea bestanden; die beiden, die sie so früh bekamen, wurden sie nicht wieder los. — Angeborne Idiotie kam in der Familie nicht vor, auch keine Missbildungen. Andere Krampfkrankheiten ausser der Chorea fehlten; nur die Felicitas Wipfler litt von Kindheit an an Epilepsie. Die Combination dieser beiden Krampfformen finde ich in keiner der früheren Veröffentlichungen erwähnt; nur ein Kranker Huber's hatte „Tobanfälle von dem Charakter epileptischer Psychosen“ zu einer Zeit, als nicht mehr die Chorea, sondern die Demenz das Krankheitsbild beherrschte.

Ehe ich auf das Wesen und den muthmaasslichen Sitz der Krankheit eingehe, will ich den folgenden Fall vorausschicken, der mit geringen Unterbrechungen beinahe ein volles Jahrzehnt sich hier in Beobachtung befindet und stets das lebhafteste Interesse erregte. Da es wohl nur selten vorkommen wird, einen Kranken so lange beständig unter Augen zu haben und den Krankheitsverlauf zu verfolgen, gestatte ich mir, die Krankengeschichte eingehender mitzutheilen.

Joseph Kärcher, Müller von Ersingen bei Pforzheim, 43 Jahre. Aufgenommen am 2. August 1878.

Die Mutter des Patienten, sowie 2 Schwestern desselben litten an ausgeprägter Epilepsie; eine der Schwestern fiel während eines solchen Anfalls gegen den Ofen und verbrannte sich. Der Vater war gesund, auch sind die Kinder der Schwestern gesund geblieben.

Pat. war bis zu seiner jetzigen Erkrankung, für die er keine Gelegenheitsursache angeben kann, immer gesund und befliss sich eines arbeitsamen und nüchternen Lebenswandels. Von seinen Verwandten wurde eine besonders gut entwickelte Intelligenz und namentlich ein sehr gutes Gedächtniss und musikalisches Talent hervorgehoben, so dass er Gedichte, die er nur einmal überlesen hatte, sofort auswendig hersagen und Lieder gleich beim ersten Hören nachsingen konnte; er habe immer ganz gut, fliessend und deutlich sprechen und gut singen können. Syphilis bestand niemals; einer traumatischen Einwirkung weiss Pat. sich nicht zu entsinnen.

Die Krankheit begann vor 3 Jahren mit höchst sonderbaren krampfartigen Zufällen, wobei unter rasch sich folgenden kurzen, abgesetzten Exspirationsbewegungen die Luft unter jedesmaligem Blähen der schlaffen Wangen durch die mässig fest geschlossene Lippenspalte explosiv ausgestossen wurde. Es war, als ob Pat. rasche und kurz sich folgende Bewegungen mit dem Munde machte, wie beim Lichtausblasen. Offenbar handelte es sich hier um kurze, krampfhafte Contractionen des Orbicularis oris, welche aber durch den unter rasch sich folgenden, kurzen Exspirationsabsätzen andrängenden Luftstrom überwunden, die geschlossenen Lippen dadurch durchbrochen wurden. Diese seltsamen, der Umgebung höchst auffälligen Bewegungen kamen in sehr häufigen langdauernden Anfällen, die nur einige Minuten Pause zwischen sich liessen und dann wieder anfingen. Auch des Nachts stellten sich die Anfälle im Schlafe häufig ein. Sonst fühlte sich Pat. ganz gesund, konnte in den Zwischenpausen ganz geläufig sprechen, auch gut singen wie früher.

Seit 1½ Jahren traten Erscheinungen seitens der Zunge hinzu. Dieselbe machte unwillkürliche krampfhafte Bewegungen, bei denen sie oft zur Mundöffnung herausgeschoben wurde, zwischen die Zähne gerieth und eingebissen wurde. Letzteres war dadurch bedingt, dass sich damit zugleich Krämpfe der Kaumuskeln, sowie der den Unterkiefer herabziehenden Muskeln combinirten.

Lässt man den Mund passiv gewaltsam offen halten, so sieht man, wie die Zunge von dem Willen des Pat. unabhängige und von ihm nicht zu unterdrückende, langsame Bewegungen bald nach rechts, bald nach links vollführt, manchmal mehr nach hinten, häufiger nach vorn gezogen und dann zur Mundhöhle herausgeschoben wird; Aufwärtsbewegungen der Zunge gegen den Gaumen wurden nicht beobachtet. Manchmal cessiren die krankhaften Zungenbewegungen für kurze Zeit (5—10 Secunden), während welcher die willkürlichen Bewegungen derselben nach allen Richtungen hin frei und ohne Schwierigkeit vorgenommen werden können. Auch die Kaumuskelkrämpfe cessiren für diese Zeitdauer. Kommen die Krämpfe, so geräth die Zunge, wenn man die Kiefer nicht fixirt, in Gefahr, eingeklemmt und verletzt zu werden, was auch oftmals sich ereignete, so dass die vorderen und seitlichen Partien der Zunge von tiefen und zahlreichen Narben besetzt sind, besonders die linke Hälfte der Zunge ist durch theilweise sehr tiefe, schwielige, narbige Einziehungen schrumpfig, schwielig und durch Narbencontraction kleiner, als die rechte Hälfte. An der Zungenbasis und der Mitte der Zunge sind keine Narben; hier sieht die Zunge normal aus; fibrilläre Contractionen fehlen. Das Essen und Trinken ist sehr schwierig. Pat. muss die kurzen freien Intervalle zwischen den Krämpfen abwarten, um rasch den Löffel oder Bissen in den Mund zu führen und rasch zu schlucken. Da die Zeit fehlt, um die Bissen zu kauen, so macht Pat. aus seinen Speisen ganz kleine Stückchen, die er rasch hinabschluckt. Sowie die krampfhaften Bewegungen beginnen, fährt Pat. mit seinem, mit einem Tuche dick umwickelten Daumen zwischen die Zähne, um dadurch die Verletzungen der Zunge zu verhüten. Auch sonst hält er den in der bezeichneten Weise geschützten Daumen fortwährend zwischen den von einander weit entfernten Kiefern. Im Hospitale präparirte man demselben einen mächtigen gepolsterten Schnuller aus Leinwand, den er fortwährend, wie ein Säugling, im Munde hält. Auf diese Weise wird sowohl der Kieferschluss, wie das Hervortreten der Zunge verhindert. Auch des Nachts ist dieser Schutz erforderlich, da auch im Schlafe die Krämpfe häufig eintreten und derselbe dadurch ein sehr gestörter ist.

Da die Zungenkrämpfe fast fortwährend andauern, jedenfalls sofort beginnen, wenn Pat. kauen oder sprechen will, so ist einigermaassen andauerndes Sprechen unmöglich; doch überzeugt man sich von einer hochgradigen Articulationsstörung der Sprache. Letztere ist fast unverständlich; die Krämpfe verhüten jede deutliche Articulation. Hat Pat. nur einzelne Worte gesprochen, so kommt der Krampf und er fährt rasch mit seinem Schnuller wieder zwischen die weitgeöffneten Kiefer und bis weit nach hinten in die Mundhöhle.

Die Speichelsecretion ist offenbar gesteigert. Dem Pat. fliesst der Speichel fortwährend aus dem geöffnet gehaltenen Munde, obgleich die Deglutition ungestört ist. Beim Offenhalten des Mundes sammelt sich rasch eine grössere Speichelmenge am Boden der Mundhöhle an.

Lässt man den Kranken aufrecht stehen und fordert man ihn auf, den

Mund zu öffnen oder offen zu halten, so gelingt ihm dies wohl für wenige Momente; dann kommt der Kaumuskelkrampf und zugleich stellen sich starke Rückwärts- und Seitwärtsbeugungen des Rumpfes ein mit gleichzeitiger starker Rückwärtsbeugung des Kopfes. Pat. stöhnt, wenn der Krampf kommt, und fährt rasch mit dem Schnuller zwischen die Zähne. Fordert man ihn auf, diese Bewegungen des Kopfes und Rumpfes zu unterdrücken, so gelingt dies trotz grösster Anstrengung nicht oder nur theilweise für kurze Zeit. Die Rückenkrämpfe treten gewöhnlich dann ein, wenn auch der Zungenkrampf sich einstellt; verhindert man den Kieferschluss durch einen eingeschobenen Korkstöpsel oder durch manuelles Offenhalten der Kiefer in diesem Moment, so tritt trotz des Zungenkrampfes jener Rückenkrampf nicht oder nur wenig ein.

Schlingbewegungen erfolgen normal, ebenso Hebung des weichen Gaumens beim Intoniren; an den Gesichtsmuskeln keine Lähmungserscheinungen, ebenso wenig an den Augenmuskeln; Schielen oder Doppelsehen bestanden niemals. Die Pupillen gleich weit, von normaler Reaction. — Es lässt sich im Bereich des N. facialis keinerlei Störung erkennen, nur der M. orbicul. oris ist offenbar sehr paretisch. Pfeifen, das Pat. früher konnte, ist jetzt nicht mehr möglich, ebenso wenig das Aufblasen der Wangen; die Luft entweicht bei jedem solchen Versuche durch die Mundspalte; auch kann er den Mund nicht recht spitzen, beim Aussprechen von o und u bleibt die Mundspalte in die Breite gestellt und trägt dies zur Schwerverständlichkeit der Sprache bei. Dabei ist das Fleisch der Lippen gut erhalten und scheint keine Spur von Atrophie im M. orbicul. oris vorhanden zu sein.

Reflexbewegungen sind an der Zunge und im Rachen in normaler Weise vorhanden; auch ist die Sensibilität der Mund-, Rachen- und Nasenschleimhaut ganz normal. Auch die Geschmacksperception ist nicht alterirt. Die Thätigkeit der höheren Sinnesapparate ungestört; die Sensibilität des Gesichts intact.

Die Action der Sphincteren der Blase und des Mastdarms normal.

Gehen und Stehen, auch bei geschlossenen Augen, Drehen des Halses nach den verschiedenen Richtungen, Bewegungen des Kopfes nach vorn und hinten normal. Die Sensibilität der Haut des Rumpfes und der Extremitäten ist für die leisesten Reize ebenso vollständig erhalten wie für Nadelstiche und Temperaturunterschiede: niemals bestanden objective Schmerzempfindungen oder Kriebeln, Taubsein u. dgl. m. der Extremitäten, so dass die sensible Sphäre nach jeder Richtung hin intact erscheint; auch das Muskelgefühl ist ganz gut. Die Patellarreflexe sind vorhanden, etwas schwach; kein Dorsalklonus. Keine Spur von Ataxie, weder bei der Statik noch bei der Locomotion. Die grobe motorische Kraft ist vollständig erhalten; Pat. kann mit den Händen einen sehr heftigen und dauernden Druck ausüben und man kann gegen den Willen des Kranken die Arme und Beine weder strecken noch beugen. Nur beobachtet man häufig, besonders an den Muskeln der Oberschenkel, kurze, bündelweise Contractionen, häufig auch an den Bauchmuskeln, viel seltener an den Muskeln des Thorax (Mm. pectoral.) und der oberen Extremitäten. Dabei lässt die Ernährung des Muskelgewebes nichts zu wünschen übrig.

An den Unterschenkeln und Vorderarmen sieht man grössere und kleinere leukopathische Flecke, auf denen vollständig weisse Haare stehen. Dieselben will Pat. schon seit ca. 20 Jahren haben und sie scheinen also mit der Krankheit in keiner Beziehung zu stehen. — Keine gesteigerte Schweissbildung.

Pat. will nie an Kopf- und Nackenschmerzen gelitten haben oder an Schwindelgefühl. Die psychischen Functionen bieten keinerlei Störung; nur meint Pat., sein früher ungewöhnlich gutes Gedächtniss habe etwas nachgelassen; doch ist dasselbe immer noch so gut, dass eine Anomalie nicht zu erkennen ist.

Die Untersuchung der Brust- und Bauchorgane ergiebt durchaus normale Verhältnisse. Ein geringer Bronchialkatarrh, sowie eine geringe Zunahme des vollen Lungenschalls hinten bis herab zur 11. Rippe stehen vielleicht in Zusammenhang mit der Beschäftigung des Patienten als Müller. Percussion des Herzens normal; Töne desselben rein, etwas schwach. Im Harn (spec. Gew. 1024) weder Eiweiss noch Zucker; beim Kochen Phosphattrübung. Respiration und Temperatur normal. Der Puls schwankt zwischen 78—108, ist mitunter etwas unregelmässig. Kein Herzklopfen.

Das Resultat der von Erb am 11. August 1878 vorgenommenen elektrischen Prüfung ergab, dass mit Berücksichtigung der Hautbeschaffenheit, des Fettpolsters u. s. w. keine nennenswerthe Veränderung der faradischen und galvanischen Erregbarkeit in quantitativer Hinsicht existirt, höchstens eine leichte Herabsetzung der galvanischen Erregbarkeit in den Nn. peron.; auch qualitativ ist die galvanische Erregbarkeit vollkommen normal; speciell das befallene Facialisgebiet (Kinn- und Lippenmuskeln) zeigt bei genauester Untersuchung keine Anomalie.

Da galvanische Behandlung, Brom- und Jodkalium, hypodermatische Morphiuminjectionen in die Nackengegend keinen Erfolg zeigten, wurden, mehr um die Gefahr der Verletzung der Zunge zu beseitigen, am 20. Sept. 1878 zwei Zähne, der linke Eck- und der innere linke Backenzahn, extrahirt, worauf in den nächsten Tagen eine auffallende Remission der Krampferscheinungen stattfand. Pat. konnte jetzt den Mund, wenn auch mit Anstrengung, eine Minute lang offen halten, ohne dass die Zunge eingeklemmt wurde. Es treten in dieser Zeit wohl krampfartige Contractionen sowohl in der Zunge wie in den Kaumuskeln ein, jedoch nicht so heftig, dass sie nicht einigermaassen hätten unterdrückt werden können. Seit die Kau- und Zungenkrämpfe wieder besser sind und seltener kommen, haben sich die explosiven Lippenkrämpfe wieder mehr eingestellt, die auf der Höhe der ersteren ziemlich verschwunden waren. Die Besserung schritt soweit vorwärts, dass Pat. selbst seinen Schnuller beseitigen konnte.

Die Besserung war nur vorübergehend. Anfangs November 1878 sind die Krämpfe wieder in ihrer früheren Heftigkeit vorhanden. Ende November 1878 klagt Pat. über grössere Schwäche in den Beinen; er geht etwas unsicher und wackelnd, wenn man ihn, ohne dass er es weiss, beim Gehen betrachtet. Kein Schwanken bei Augenschluss — die fasciculären Zuckungen dauern stets fort. Manchmal ist der Zungenkrampf so stark, dass der Schnuller aus dem Munde herausgestossen wird.

Bei der klinischen Vorstellung am 7. December 1878 wird folgender Status praesens constatirt:

Rechte Pupille etwas weiter als die linke; gute, wenn auch nicht sehr lebhafte Reaction derselben. Keine Lähmung der Zungenmusculatur; die geschilderten Krämpfe der Zunge und der Kaumuskeln treten in minutenlangen Pausen fortwährend ein. An den Muskeln der Oberschenkel sehr häufige fasciculäre kurze Contractionen, weniger häufig an den Muskeln der Arme und des Rumpfes. Während der Zungenkrämpfe treten unwillkürliche dehnende, reckende Bewegungen in Armen, Beinen, Nacken und Becken ein, wobei der Kopf zurückgezogen und der Rumpf nach hinten gebeugt wird. In den Armen und Beinen hat sich in letzter Zeit eine gewisse motorische Schwäche entwickelt, besonders wird beim Gehen das rechte Bein etwas nachgezogen.

Am 12. December 1878 werden wieder zwei Zähne extrahirt; darnach in den nächsten Tagen wieder auffallende Besserung, so dass selbst der Schnuller wieder bei Seite gelegt wird. Lippenkrämpfe wieder stärker. Der Zungenkrampf lässt sich durch Kneifen der Zunge mit der Pincette herbeiführen. Die Besserung schreitet so fort, dass Pat. wieder gut essen kann. Er kann pfeifen, schlucken, ohne dass die Krämpfe auftreten. Auch die Lippenkrämpfe haben aufgehört. Ernährung, Schlaf etc. gut, so dass Pat. am 3. Februar 1879 den Austritt verlangt.

Während der ersten 14 Tage nach seiner Entlassung fühlte sich Pat. ganz wohl und vollständig frei von Zungen-, Kau- und Lippenkrämpfen. Da traten die früheren Krämpfe wieder mit der alten Heftigkeit auf, so dass der Kranke schon am 3. März 1879 wieder in das Krankenhaus eintrat.

Am 3. März 1879 wurden dieselben Erscheinungen, wie früher, constatirt. Die Extraction eines Zahnes am 4. März hatte nur wenig Besserung zur Folge.

17. Mai 1879 Vorstellung des Kranken in der Sitzung der südwestdeutschen Neurologen und Irrenärzte in Heidelberg.

6. März 1880. Es haben sich keine wesentlichen Aenderungen im Zustande des Kranken eingestellt. Im Harn weder Eiweiss, noch Zucker, noch reichlichere Phosphatausscheidungen.

Häufige fasciculäre Zuckungen an den Muskeln des Rumpfs und der Extremitäten. Dehnende und reckende Bewegungen des Körpers, wenn die Zungen- und Masseterenkrämpfe sich einstellen, ganz wie früher beschrieben, vielleicht noch etwas stärker; auch häufiges Zucken mit den Schultern bezw. Heben derselben. — Das Kauen ist erschwert, da wegen der Zungenkrämpfe der Bissen in den Mund hineingeworfen wird und nicht gut zwischen den Kiefern gehalten werden kann. Die Zungen-, Masseteren-, Digastricus-, Lippenkrämpfe dieselben wie früher. Pat. kann wohl pfeifen, aber schlecht.

Mitunter Singultus und ebenso häufiges Ausstossen kurzer hoher Töne unter kurzen Exspirationsstössen; häufiges kurzes Hüsteln. Vielleicht ist die grobe motorische Kraft der linken Hand etwas weniger energisch als die der rechten; doch ist dies zweifelhaft. — Keine Abnahme der psychischen Functionen.

So weit reichen die etwas gekürzten Aufzeichnungen Friedreich's.

Aus der von dem Assistenten geführten Krankengeschichte geht hervor, dass schon von der ersten Aufnahme des Kranken ab „unwillkürliche Bewegungen mit den Armen und Beinen bestanden, so dass diese oder jene Extremität bewegt, besonders ein Arm im Schultergelenk in die Höhe gezogen wird. Pat. machte auch sonst mit dem Körper alle möglichen zuckenden Bewegungen. Die Kraft der Hände scheint vermindert." Am 16. December 1878 ist notirt, „die rechte Pupille etwas weiter als die linke".

5. Juni 1880. Klinische Vorstellung. — Viele unruhige Bewegungen mit den Armen und Beinen, unruhig hin- und herrückende Bewegungen beim Sitzen; dabei vielfach explosive Krämpfe des Orbicular. oris, Krämpfe der Zunge und schnalzende Geräusche mit derselben. Ausser diesen schnalzenden, zischenden Geräuschen werden sehr häufig kurze, mehrmals rasch sich folgende krampfhafte Exspirationsbewegungen erzeugt, bei welchen er jedes Mal in Folge gleichzeitigen Glottiskrampfes den Ton Hi-Hi ausstösst. Im Uebrigen ist der Befund wie früher, nur ist das Gehen schwieriger geworden. Er knickt mit den Knieen beim Gehen ein, „weil er Schwäche in den Beinen fühle". Wie früher, nur in noch höherem Grade zeigen sich bald hier, bald dort kurze Contractionen theils ganzer Muskeln, theils grösserer Muskelbündel, was besonders an den unteren Extremitäten ausgesprochen ist. — Salivation, aber keine gesteigerte Schweissabsonderung. — Ernährung u. s. w. gut. Urin 1016, frei von Eiweiss und Zucker.

Im August und November 1880 wurde keine wesentliche Aenderung aufgefunden.

Am 11. August 1881 untersuchte Friedreich den Kranken zum letzten Mal genauer. Aus dem ausführlichen Status geht hervor, dass die Erscheinungen dieselben sind, wie früher; nur die Muskelunruhe hat zugenommen. Pat. macht jetzt bei horizontaler Lage im Bett häufig kurze Bewegungen bald mit dem einen, bald mit dem anderen Bein, oder mit der einen oder anderen oberen Extremität. Bald wird die eine oder andere Schulter gehoben oder der Kopf wird hin- und herbewegt. „Diese Bewegungen erinnern in gewisser Weise an Chorea", nur dass sie keinen schleudernden Charakter haben und auch in viel grösseren Zwischenräumen erfolgen. Zeitweise steigert sich die Muskelunruhe zu höherem Grade, wobei sich der Kranke dann im Bett hin- und herschiebt und in kürzeren Zwischenräumen die oben beschriebenen zuckenden Bewegungen an den Extremitäten vollführt. Die Muskelunruhe tritt stärker hervor, wenn man den Kranken willkürliche Bewegungen vornehmen lassen will, z. B. ihn auffordert, sich aufzusetzen und in der sitzenden Stellung zu bleiben. Das Gehen geschieht ungleichmässig bald mit kürzeren, bald mit längeren Schritten; auch beim Stehen treten häufig unwillkürliche Bewegungen des Rumpfes hervor oder auch unwillkürliche Bewegungen der einen oder anderen Extremität „und erinnert dieser Zustand wie erwähnt an Chorea".

Am 20. März 1884 constatirt Herr Prof. Erb normales Verhalten der psychischen Functionen und der Sinnesorgane; es besteht weder jetzt, noch bestand seither Kopfschmerz, Schwindel u. s. w. Die Bewegungen der Gesichtsmuskeln sind in der oberen Hälfte ungestört, in der unteren nur durch die zeitweilig eintretenden Krampferscheinungen etwas beeinträchtigt; diejenigen der Zunge in mässigem Grade beschränkt; die Zunge ist noch verkrümmt und narbig verändert wie früher. Das Gaumensegel bewegt sich links ausgiebiger als rechts. — Von Krampfbewegungen im Gesicht sind jetzt noch in wechselnder Intensität und Combination vorhanden: krampfhafte Bewegungen der Lippen, Zuckungen in den M. zygomat., starke Contractionen des Platysma beiderseits. Unwillkürliches Ausstossen von Tönen aller Art; wiederholte kurze Exspirationsstösse mit seufzenden, klagenden Tönen und lautem, kicherndem Lachen. Bei ruhiger Lage des Pat. treten da und dort im ganzen Körper zuckende Bewegungen auf, die besonders in den unteren Rückenmuskeln und den Bauchmuskeln sehr deutlich sind; besonders fallen ab und zu die eigenthümlichen Drehbewegungen des Beckens auf. Der Versuch sich aufzusetzen gelingt; doch kann Pat. nicht sitzen bleiben, weil er durch unwillkürliche Contractionen der Rückenmuskeln zurückgeworfen wird, wobei die Beine in unruhig zuckende, vorwiegend Streckbewegungen gerathen. In den Willkürbewegungen der oberen und unteren Extremitäten ist eine deutliche Störung nicht nachzuweisen. Nur die Wadenmusculatur ist beiderseits fast vollständig gelähmt; rechts ist sie noch etwas besser als links; sie ist abgemagert und hat rechts 30 cm, links 31 cm Umfang. Der Achillessehnenreflex fehlt beiderseits. — Hautreflexe und Sensibilität normal. Patellarreflex beiderseits deutlich. — Bewegungen des Kopfes und der Schultern gut. Wirbelsäule ohne nennenswerthe Veränderung. Sphincteren intact.

Beim aufrechten Stehen wird Pat. beständig durch hier und dort entstehende Bewegungen hin- und hergeworfen. Diese Bewegungen sind besonders auf die Wirbelsäule und die unteren Extremitäten localisirt und manchmal so stark, dass Pat. umzufallen droht und auch wirklich umfällt. Der Gang ist höchst merkwürdig, indem der Kranke Schritte von wechselnder Grösse macht, häufig mit der Ferse auftritt, plötzlich in die Knie einsinkt, dabei taumelt und schwankt.

Bei der elektrischen Untersuchung zeigt sich die faradische Erregbarkeit des N. tibialis sowie der Wadenmuskeln sehr herabgesetzt; auch gegen den galvanischen Strom ist sie bei den ersten Schlägen etwas vermindert. Nach einigen Wendungen kehrt sie aber in normaler Weise wieder und verhält sich dann auch gegen den faradischen Strom wieder normal. Auch die Achillessehnenreflexe sind wiedergekehrt, wie auch die willkürliche Contraction der Wadenmuskeln.

8. October 1887. Der Kranke befand sich die letzten Jahre mit geringen Unterbrechungen in der Klinik. — Ich will nur erwähnen, dass während

dieser ganzen Zeit die geschilderten Erscheinungen ohne stärkere Remissionen bis jetzt fortdauerten. Hinzugekommen sind epileptische Anfälle.

Der erste epileptische Anfall stellte sich ein am 11. November 1885, die folgenden am 12. December 1886, am 21. Januar 1887 Morgens und Abends, am 16. März, 30. Juni, 22. August und 23. September dieses Jahres. Dieselben haben alle denselben Charakter, weshalb ich mich auf eine kurze Beschreibung des Anfalls beschränken kann. Der Anfall überfällt den Kranken ohne Vorboten. Der Kranke fällt um, ist sofort bewusstlos, athmet hörbar tief, bekommt Schaum vor den Mund, ist ganz auffallend blass, sowohl im Gesicht wie auch am Körper. Die Pupillen sind dabei ziemlich eng, reagiren nicht auf Licht; der Cornealreflex ist erloschen. Die unwillkürlichen Bewegungen sistiren alle, tonische oder klonische Zuckungen zeigen sich nie. Der Puls ist klein, etwas unregelmässig, verlangsamt (56). Keine Reaction auf Anrufen. In diesem Zustande verharrt er circa 5—8 Minuten, dann geht die Blässe des Gesichts in eine intensive Röthe über und gleichzeitig beginnen Kaubewegungen; die Pupillen sind weit und reagiren jetzt auf Licht, auch der Cornealreflex und die übrigen Reflexe sind wiedergekehrt. Der Kranke öffnet auf Anrufen die Augen, schliesst sie aber sofort wieder und liegt mit umnebeltem Sensorium im Halbschlaf bald 10—20 Minuten lang noch ruhig da; die unwillkürlichen Bewegungen fehlen auch noch in den ersten Minuten nach völlig zurückgekehrtem Bewusstsein und werden allmählich lebhafter, wenn der Kranke zum Sprechen genöthigt wird. Er weiss von dem ganzen Anfall nichts und will gar keine Nachwehen haben; auch isst er eine Viertelstunde später mit grösstem Appetit. — Bei zweien der Anfälle fehlte auch der initiale Schrei nicht.

Der Kranke machte im letzten Frühjahre eine fieberhafte Bronchitis durch, während welcher nicht unbeträchtliche Herzschwäche eintrat. Sonst waren die vegetativen Functionen nie gestört; die Action der Sphincteren der Blase und des Mastdarms war stets gut; auch der Schlaf war im Ganzen gut, doch hören während desselben die unwillkürlichen Bewegungen nicht völlig auf. Schmerzen klagte der Kranke nie, auch nicht über Schwindel u. s. w. Die höheren Sinne und die psychischen Functionen haben eine deutliche Aenderung nicht erfahren. Nur der Blick scheint mir nicht mehr so frisch und klar zu sein wie früher, auch sitzt der Kranke stundenlang im Sessel und kratzt an seiner Stirne. Er selbst will eine Abnahme seines Gedächtnisses und seiner Denkkraft nicht bemerkt haben. Nur eine fortschreitende Abnahme der Kräfte giebt er an.

Er ist immer noch ziemlich gut genährt; die Athmung ist etwas erschwert, die Folge eines chronischen Müllerkatarrhs.

Die rechte Pupille ist weiter als die linke. Die Augen stehen ruhig, zeigen in ihren Bewegungen auch bei der äusserst seitlichen Blickrichtung keine Störung.

Der Kranke liegt fast nie ruhig im Bett; in verschieden langen Zwischenräumen laufen an den verschiedenen Körpertheilen in regelloser Abwechselung Muskelcontractionen von wechselnder Intensität ab. Er verzieht das Gesicht, streckt die narbige Zungenspitze meist rechts durch die breite Mundspalte vor, schmatzt, schnalzt mit der Zunge, hüstelt auf eigenthümlich unterbrochene Weise, stösst die erwähnten Töne Hi-Hi aus oder spritzt mit brodelndem Geräusch Speichel durch die zusammengepressten Lippen. Sein Lachen hat etwas Aehnlichkeit mit dem Wiehern des Pferdes.

Die unwillkürlichen Bewegungen sind noch am stärksten am Rumpf, den Oberarmen und Oberschenkeln, stehen jedoch denen im Gesicht beträchtlich nach; dagegen sind sie an den Fingern viel weniger ausgiebig, so dass sie bei oberflächlicher Untersuchung leicht übersehen werden könnten. Am Unterschenkel und an den Zehen herrscht Ruhe. Sowohl an den Muskeln der oberen Extremitäten wie der Oberschenkel sind auch die früher beschriebenen fasciculären Contractionen noch sichtbar. Lässt man den Kranken aufsitzen, was er durch Anfassen an den Seitentheilen der Bettstatt bewerkstelligt, so nimmt die Unruhe am Rumpfe zu und er macht unruhig zappelnde Bewegungen mit den Beinen; das Aufsitzen gelingt nur wenige Momente, weil ihn die sich contrahirenden Rückenmuskeln nach hinten werfen. Er steht mit eingesunkenen Knieen, mit im Hüftgelenk vorgebeugtem Oberkörper, an den Thorax adducirten, im Ellenbogengelenk flectirten Armen und giebt so zeitweise eine Figur ab, wie ein an heftiger Kolik leidender Mensch. Dabei trippelt er von einem Fusse auf den anderen, schwankt mit dem Oberkörper nach allen Richtungen hin. Noch auffallender ist der Gang; auf mehrere rasche auf einander folgende kurze Schritte kommen einige lange in verlangsamtem Tempo, wobei er das rechte Bein hochhebt und mit der Ferse fest aufstampft, während das linke nachgezogen wird. Zuweilen geräth er in raschere Bewegung und schiesst, den Oberkörper vorgebeugt, rasch eine kleine Strecke Weges hin, so dass der Zuschauer jeden Augenblick fürchten muss, er falle hin. Meist wird er aber dann plötzlich rückwärts geworfen und erlangt nach etlichen Schwankungen nach den verschiedensten Richtungen seine frühere Haltung wieder. Fällt er auch zuweilen, so behält er doch auffallender Weise meist die Balance oder bekommt sie noch im rechten Augenblick. Ruhig zu stehen oder auf einem Fusse zu stehen ist ihm ein Ding der Unmöglichkeit.

Die Sprache ist undeutlich, näselnd, schwer verständlich. Die Vocale vermag er rein und laut auszusprechen; bricht gerade beim Intoniren ein Zwerchfell-Glottiskrampf los, so werden sie etliche Male gekürzt wiederholt. Die Zunge kann nicht normal weit vorgestreckt werden; dieselbe geräth wie auch die Lippenmuskeln in leichtes unruhiges Zittern; im Ganzen vermag er den Mund etwas länger offen zu halten als früher. Die Zunge ist auch in der Mundhöhle in nicht mehr so starker Unruhe wie früher; sie lässt sich ohne Mühe mit dem Spatel niederhalten; am weichen Gaumen sieht man alsdann bald da, bald dort leichte Zuckungen. Er kann die Lippen zusammenpressen, auseinanderziehen, die Ober- und Unterlippe umkrämpen; er kann ferner die Lippen in die zum Pfeifen erforderliche Stellung bringen, aber nicht laut pfeifen; dagegen bläst er die Wangen kräftig auf, wobei der Lippenschluss aushält; erst bei Druck auf die gewölbten Wangen entweicht

Luft durch die Lippenspalte. Die willkürlichen Bewegungen der Gesichtsmuskeln sind vielleicht etwas träge, aber der Ausdruck beim Lachen ist ein natürlicher und lässt von einer Abnahme der psychischen Functionen nichts erkennen. Das Schlingen geht gut, dagegen macht es ihm nicht geringe Mühe, bis er die Speisen so weit hat. Feste Speisen, z. B. Brödchen, zerkleinert er sich und wirft sich die einzelnen Stückchen mehr zu, um sie mit dem entgegenfahrenden geöffneten Mund aufzufangen, als dass er sie in den Mund steckt. Hat er sie glücklich in die Mundhöhle gebracht, so beginnt für den Kranken von Neuem ein mühsamer Kampf, denn die Zunge stösst die Bissen vor und die unregelmässigen Kaubewegungen, verbunden mit der Wirkung der Unterkieferherabzieher, bringen sie rasch bis zu den Lippen. Um das Herausfallen derselben zu verhindern, stopft sie Pat. abwechselnd mit dem Daumen der rechten und linken Hand wieder in den Mund hinein.

Die Arme sind etwas mager, die grobe motorische Kraft der Schulter- und Oberarmmusculatur ziemlich gut. Der Händedruck ist beiderseits nicht sehr kräftig; doch wechselt dies. Der 2.—5. Finger der linken Hand ist leicht ulnarwärts gestellt in dem Metacarpophalangealgelenk und die kleinen Handmuskeln, besonders der M. inteross. I sind abgemagert und in ihrer Function entsprechend geschwächt. Der Kranke will diese Abmagerung schon bei seinem Eintritt in's Krankenhaus im Jahr 1878 gehabt haben; sicher existirte sie schon im Jahre 1882 in gleicher Weise. — Ausser einer completen Paralyse der Wadenmusculatur verhalten sich die Muskeln der unteren Extremitäten normal; keine Muskelspannungen. — Die Waden sind dünn, hart, formlos; die Haut darüber gespannt, etwas derb. —

Die Haut des Körpers ist trocken; die Hände kalt, leicht livid. Die Füsse sind kalt, blauroth, besonders die Fusssohlen, Fersen und Zehen; an letzteren bröckeln die Nägel ab und die Haut schilfert; die Cutis ist derb verdickt an den Füssen und dem unteren Dritttheil der Unterschenkel.

Die Condylen der Fingerphalangen etwas verdickt, die Haut darüber gespannt; die passiven Bewegungen beschränkt; letztere sind auch im rechten Schultergelenk nicht ganz frei; es scheinen leichte chronisch-arthritische Prozesse hier abzulaufen.

Die Sensibilität ist durchweg ganz intact. Die Hautreflexe normal. Die Reflexe von der Tricepssehne und dem Lig. patell. schwach; der Achillessehnenreflex fehlt beiderseits. Die mechanische Muskelerregbarkeit der Vorderarme und der Vorderfläche des Unterschenkels vermindert; von den Waden fehlt jede mechanische Zuckung. Umfang der Waden 29 cm.

Herzaction unregelmässig; Bronchitis etc. wie früher; Urin frei von Eiweiss.

Salivation, so dass der Kranke stets eine Lederlatze trägt, um die Durchnässung der Kleider zu verhüten.

Die elektrische Untersuchung ergiebt: leichte Herabsetzung der galvanischen und faradischen Erregbarkeit des N. peroneus und der Extensoren am Unterschenkel. Der N. tibialis verhält sich genau wie bei der vor

3 Jahren durch Herrn Prof. Erb vorgenommenen Untersuchung, reagirt anfangs gegen den faradischen Strom gar nicht, gegen den galvanischen schwach; nach einigen Volta'schen Alternativen kehrt sowohl vom Nerven wie vom Muskel aus die Erregbarkeit gegen beide Stromesarten wieder und damit auch die Brauchbarkeit der Wadenmuskeln; nur der Achillessehnenreflex blieb dies Mal aus; EaR besteht nicht.

Die kleinen Handmuskeln reagiren weder bei directer noch bei indirecter Reizung ganz prompt und blitzartig; doch werden auch hier nach Anwendung stärkerer Ströme die Zuckungen etwas kürzer. — Die Zungen- und Lippenmusculatur reagirt gegen beide Ströme normal.

Anamnestisch muss noch Folgendes nachgetragen werden. Weder die Grosseltern, noch die Eltern, noch die Geschwister der Mutter des Kranken litten an Krampfkrankheiten. Seine Mutter war in ihrer Jugend ganz gesund und bekam erst im 39. Lebensjahre Epilepsie. Die Anfälle kamen ohne Aura, dauerten ¼ Stunde und waren von Umnebelung des Sensoriums gefolgt; im Anfang kehrten diese Anfälle alle 4—6 Wochen, später „alle paar Tage" wieder. Gegen Ende ihres Lebens war sie „arg vergessen" und „konnte nur noch wenig arbeiten". Sie starb 41 Jahre alt.

Von 3 Schwestern des Kranken lebt nur noch die jüngste, sie ist 50 Jahre alt und bis jetzt frei von Anfällen. Die übrigen beiden Schwestern waren 2 und 4 Jahre älter als unser Kranker. Die älteste derselben heirathete mit 20 Jahren, bekam in ihrem 29. Lebensjahre Epilepsie, die sich bis zu ihrem Tode im 39. Jahre durch Anfälle kund gab und die Kranke „ganz vergesslich" machte. Ihre Kinder sind gesund; ihre älteste Tochter ist 26 Jahre alt. Die zweite der Schwestern heirathete, als sie 26 Jahre alt war, bekam bald nach der Verheirathung epileptische Anfälle, die Anfangs selten, „später alle Tage" kamen; sie wurde 40 Jahre alt; ihr Gedächtniss hatte sehr gelitten und sie konnte nicht mehr arbeiten; sie hat 2 Kinder, die gesund sind; das älteste ist 24 Jahre alt. — Unser Kranker hat eine 20jährige gesunde Tochter. —

Kärcher (Mutter)
Epilepsie 39 Jahre
† 41 Jahre.

1) Tochter Epilepsie 29 Jahre † 39 Jahre.	2) Tochter Epilepsie 26 Jahre † 40 Jahre.	3) **Sohn** 52 Jahre Chorea 40 Jahre Epilepsie 50 Jahre.	4) Tochter 50 Jahre.

Wie in der Krankengeschichte angeführt ist, stellte Friedreich diesen Kranken der IV. Wanderversammlung der südwestdeutschen Neurologen und Irrenärzte in Heidelberg im Jahre 1879 vor und sprach sich dahin aus, dass wahrscheinlich eine anatomische Störung im Oblongatagebiet (Cysticercus?) vorliege. Er hielt sich zu dieser Annahme berechtigt, weil die Kerne der damals in krankhafter Thätigkeit befindlichen Nerven (N. facial., N. hypogloss. und N. vagus) dort nahe bei einander liegen; vielleicht handle es sich auch um einen epileptoiden Zustand. Auch später noch pflegte er die Krankheit, wenn er den Kranken demonstrirte, als progressiven Bulbärkrampf zu bezeichnen. Allmählich änderte er, wie aus der Krankengeschichte erhellt, seine Ansicht, als auch andere Muskelgruppen ergriffen wurden, und spricht schon von der Aehnlichkeit, die das Symptomenbild mit der Chorea habe.

Herr Prof. Erb fasste den merkwürdigen Fall ebenfalls als eine Art von schwerer Chorea auf und blieb die ganzen Jahre her bei dieser Diagnose. Als dann der Kranke Wipfler zur Aufnahme kam, fiel die Aehnlichkeit der unwillkürlichen Bewegungen beider Kranken erst recht in die Augen und die gestellte Diagnose bekam eine solidere Basis.

Wiederhole ich zusammenfassend den Inhalt der Krankengeschichte, so geht daraus hervor, dass die ersten Symptome der Krankheit vor 12 Jahren sich zeigten. Schon bei der ersten Aufnahme wurden neben den im Vordergrund stehenden Zungen-, Lippen-, Masseterenkrämpfen fasciculäre Zuckungen in der Oberschenkel- und Oberarmmusculatur gesehen und eine eigenthümliche, anfänglich für willkürlich gehaltene Unruhe am Rumpf constatirt. Später wurde dann das Zwerchfell und die Kehlkopfmusculatur befallen und die fasciculären Zuckungen am Rumpf und an den Extremitäten nahmen den Charakter der choreatischen immer mehr an. Während die Krämpfe in dem Bulbärnervengebiet in den letzten Jahren etwas nachliessen, wurde dafür die Rumpfmusculatur um so unruhiger und treibt mit dem Kranken beständig ihr Spiel. — Bei intendirten Bewegungen lassen auch bei diesem Kranken die choreatischen Zuckungen nach, so dass er mit gespreizten Beinen kurze Zeit ruhig stehen kann, wenn er die Finger bei in Schulterhöhe abducirten Armen einander entgegenführt. Auch kann er in Rückenlage Zuckungen, die bei Ausführung desselben Versuches im rechten Bein sich einstellten, willkürlich fast völlig unterdrücken. Im Schlafe gehen die Zuckungen zeitweise weiter.

Die Sensibilität, die Hautreflexe und das Muskelgefühl sind normal. Die Sehnenreflexe sind herabgesetzt, die mechanische Muskelerregbarkeit gleichfalls. Beklopfen der Nervenstämme führt nicht zu Zuckungen in deren Verbreitungsgebiet. Die Musculatur ist nicht kräftig. Die Ernährung im Allgemeinen ist seit der subacuten Krankheit im letzten Frühjahr nicht mehr so gut wie früher.

Die Ulnarstellung des 2.—5. Fingers der linken Hand mit der nicht ganz prompten Reaction der etwas abgemagerten kleinen Handmuskeln bei directer und indirecter elektrischer Reizung lässt mit den Veränderungen an den Fingergelenken auf Folgezustände chronisch arthritischer Prozesse schliessen. Da ich ein ähnliches Verhalten der kleinen Handmuskeln ohne Gelenkveränderungen auch bei einem Kranken mit Paralysis agitans sah, möchte ich einen, wenn vielleicht auch nur secundär, mit der Krankheit in Zusammenhang stehenden Prozess nicht ohne Weiteres von der Hand weisen.

Die Paralyse der Wadenmuskeln und die anfänglich damit verbundene elektrische Unerregbarkeit des N. tibialis und der von ihm versorgten Muskeln liess sich durch kräftige Volta'sche Alternativen rasch beseitigen. Da sofort nachher die betreffende Muskeln und Nerven gegen die elektrischen Ströme sich auch qualitativ normal verhielten und der Kranke auch willkürlich die Wadenmuskeln zu innerviren vermochte, kann der Zustand kaum anders aufgefasst werden als ein durch Inactivität bedingter, allerdings recht merkwürdiger. Die Wade wird nehmlich thatsächlich von dem Kranken gar nicht gebraucht in Folge seiner eigenthümlichen Köperhaltung, bei der Flexion in Hüft-, Knie- und Fussgelenk im Sitzen wie im Gehen besteht. Aber die Muskeln werden activ nicht nur nicht gebraucht, sondern sind ausser bei horizontaler Lage des Kranken auch meist noch passiv gedehnt.

Intellectuelle oder Gedächtnissschwäche besteht nicht; die höheren Sinnesorgane normal. Die Pupillen sind von differenter Weite, reagiren gut auf Licht. Function der Sphincteren normal.

Seit fast zwei Jahren stellen sich noch epileptische Anfälle ein, früher in längeren, in letzter Zeit in immer kürzeren Intervallen. Sie überfallen den Kranken ohne Aura; er wird ganz blass und verliert sofort das Bewusstsein, bekommt Schaum vor den Mund, die Reflexe sind aufgehoben u. s. w. Klonische

Krämpfe fehlen dabei sicher; ob im ersten Moment ein tonischer Krampf da ist, muss ich dahin gestellt lassen; jedenfalls ist er nicht heftig, denn der Kranke blieb im letzten Anfalle auf seinem Sessel sitzen, hatte nur die Beine vorgestreckt und lag nach hinten gegen die Lehne, während er sonst die Beine angezogen hält. Der Puls war verlangsamt (56). Mit dem Eintritt der Röthung des Gesichts kehrte die Reflexerregbarkeit etc. wieder. Während der ganzen Dauer des Anfalls und kurze Zeit darüber hinaus sistirten die choreatischen Bewegungen.

Dass man es hier mit einer chronischen Chorea zu thun hat, kann kaum in Frage gezogen werden. Das Fehlen psychischer Störungen kann im Hinblick auf die Ewald'schen Fälle nicht in's Gewicht fallen. Es fragt sich nur, wie es sich bezüglich der Heredität verhält, die bei der beschriebenen Form der Chorea eine so hervorragende Rolle spielt. Da hat nun die nach dieser Richtung hin nochmals genauer aufgenommene Anamnese die höchst interessante, früher unbeachtet gelassene Thatsache ergeben, dass die Vorfahren des Pat. allerdings nicht an Chorea gelitten haben, dass aber die Epilepsie bei der Mutter und zwei Schwestern des Kranken in einer für diese Krankheit ganz aussergewöhnlich späten Zeit einsetzte und einen raschen bösartigen Verlauf nahm. Ohne bekannte Ursache erkrankte die Mutter im 39., eine Schwester im 29. und eine zweite Schwester im 26. Lebensjahre an Epilepsie. Bei allen drei kamen die Anfälle immer häufiger, je weiter sie sich vom Beginn der Erkrankung entfernten; alle drei wurden „vergesslich", konnten nicht mehr ordentlich arbeiten und starben zwischen dem 39. und 41. Lebensjahre. An Chorea litt keine. Die Nachkommen sind bis jetzt gesund, haben das 26. Lebensjahr noch nicht überschritten.

Vererbte Epilepsie äussert sich nach Echeverria vor der Pubertät, nach Reynold und Nothnagel[1]) bis spätestens zum 20. Lebensjahre. Andererseits giebt es nach Nothnagel kein Lebensalter, in welchem sie sich nicht auch spontan entwickeln könne. Hier haben wir eine Ausnahme von der Regel, eine ausgesprochen direct-hereditäre Epilepsie, deren erstes Auftreten

[1]) Epilepsie und Eclampsie. Ziemssen's Handbuch der Pathol. u. Therapie. Bd. XII. 2.

zwischen das 26. und 50. Lebensjahr fällt. Hätte unser Kranker, umgekehrt wie es der Fall ist, im 40. Jahre Epilepsie bekommen und vor 2 Jahren Chorea, so würde die zeitliche Uebereinstimmung in dem Manifestwerden der beiden Krankheiten noch schärfer in die Augen fallen, als es so schon geschieht. Ausser in dem Modus der Vererbung und der Zeit des ersten Auftretens liegt auch darin eine auffallende Aehnlichkeit zwischen diesen Formen der Chorea und der Epilepsie, dass schliesslich körperliche Leistungsunfähigkeit und Gedächtnissschwäche sich einstellten, während nach Nothnagel „hereditäre Anlage und Lebensalter, in welchem die Krankheit begann, keine erkennbare Rolle bei der Entwickelung der psychischen Störungen spielt".

Hätte man auch gar keine weitere Anhaltspunkte, so bewiesen die angeführten Momente allein für sich die nahe Verwandtschaft dieser beiden Krampfformen. Aber die Verwandtschaft ist eine noch grössere, denn wir sehen dem bis dahin rein epileptischen Boden zuerst Chorea und dann Epilepsie und dem bis dahin rein choreatischen zuerst Epilepsie und dann Chorea entspriessen und beide gleichzeitig in demselben Individuum weiter bestehen (cf. Jos. Kärcher und Felic. Wipfler). Schlagender, als es hier geliefert wird, kann der Beweis für die enge Zusammengehörigkeit dieser Krankheiten kaum erbracht werden.

v. Ziemssen[1]) citirt eine ganze Reihe Autoren, die Beobachtungen über „Coincidenz von Chorea und Geistesstörung (seltener Epilepsie) bei demselben Individuum" mittheilten, doch scheint es sich dabei vorwiegend um die Chorea minor zu handeln. Nothnagel hat bei einer und derselben Kranken Chorea minor und Epilepsie gesehen und hält die Combination von Hysterie und Epilepsie „für durchaus nicht unerhört selten". Derselbe führt ferner zwei Beispiele von Hitzig an, wo bei demselben Kranken zuerst Epilepsie und dann choreatische Bewegungen, bei einem anderen Paralysis agitans und dann epileptoide Anfälle sich entwickelten. Auch Tetanie und Epilepsie kommen, wie bereits bekannt ist und ich an anderem Orte des Nähern zeigen werde, häufig gleichzeitig zusammen vor. Endlich berichtet Golgi[2]) über einen Fall von Chorea, der einen von einer

[1]) Chorea. Ziemssen's Handbuch der Pathol. u. Therap. Bd. XII. 2.
[2]) S. bei Ziemssen, Chorea l. c.

hysterischen Mutter abstammenden Lehrer betrifft. Derselbe war früh dem Bacchus und der Venus ergeben, bekam im 32. Jahre Chorea nebst maniakalischer Aufregung. Er litt bis zu seinem 10 Jahre später durch Pneumonie herbeigeführten Tode an den choreatischen Bewegungen und verfiel geistig. Auch der zweite der von Schuchardt[1]) mitgetheilten Fälle ist eine chronische Chorea, die nach 4jährigem Bestehen Blödsinn nach sich führte und tödtlich verlief. Nach demselben Autor haben Simon, Clouston und Mendel Chorea und Paralyse zusammen beobachtet.

Steht auch zweifellos fest, dass directe Vererbung bei der Huntington'schen Chorea die Hauptrolle spielt, so wird man doch bei Berücksichtigung der obigen Fälle die Erblichkeit nicht mehr so eng fassen dürfen, um dieser Form der Chorea mit vollem Recht den Namen „hereditär" beizulegen. Man wird den Begriff der Heredität in dem Sinne gebrauchen müssen, wie man es bei den andern Nervenkrankheiten besonders den Neurosen allgemein thut. Die einzigen Eigenschaften, die allen bis jetzt bekannt gewordenen Fällen gemeinsam anhafteten, sind der chronische Verlauf und die fortschreitende Verschlimmerung; und aus diesen Gründen halte ich für die Krankheit den Namen Chorea chronica progressiva für den geeigneteren.

Bezüglich des Sitzes und des Wesens der Affection gilt, in grob anatomischem Sinne gesprochen, genau dasselbe wie für die Chorea minor und die Epilepsie. Sehr lehrreich ist auch hier wieder in verschiedener Hinsicht der Fall Kärcher, weil er bis jetzt nicht durch psychische Symptome complicirt ist, deren Entstehung wir in der Grosshirnrinde zu suchen haben. Anfangs bestanden bei diesem Kranken nur in den Muskeln derjenigen Nerven, die in den Kernen am Boden des 4. Ventrikels ihren Ursprung nehmen, die choreatischen Bewegungen. Wir werden also hier direct nach der Medulla oblongata und dem Pons hingeführt, wohin wir das für die Epilepsie so wichtige vasomotorische Centrum (Kussmaul) und das Krampfcentrum (Nothnagel) verlegen. Hier haben wir also den Sitz der uncomplicirten Chorea zu suchen. Salivation wird, soweit wir wissen, ebenfalls von dort her verursacht und unterhalten; unser

[1]) Schuchardt, Chorea und Psychose. Zeitschr. f. Psychiatrie Bd. 43. S. 337.

Kranker leidet vom Beginn seines Leidens ab daran. Die in neuerer Zeit aufgetretenen epileptischen Anfälle sprechen für ein zeitweises Uebergreifen des Reizzustandes auf das vasomotorische Centrum, worauf auch die initiale Blässe des Gesichts in unzweideutiger Weise hinweist. Der Fall lässt sich ferner sehr gut für Nothnagel's Ansicht verwerthen, dass die Erregung des vasomotorischen Centrums und der Centren für die Muskeln coordinirt sind.

In den mit Psychosen complicirten Fällen liegt wohl von Beginn an eine diffusere Erkrankung des Centralnervensystems, vor Allem der Gehirnrinde, vor, wie man ja auch für analoge Fälle von Chorea minor und Epilepsie anzunehmen sich gezwungen sieht. Welcher Art der Krankheitsprozess ist, ob sich bei blödsinnig gewordenen Choreakranken ähnliche Veränderungen im Nervensystem, wie bei Paralytikern finden werden, dies alles bleibt noch zu erforschen, denn die bis jetzt bekannt gewordenen autoptischen Befunde (Macleod, Golgi, Huber, Schuchardt) sind verschieden. Gefunden wurden pachymeningitische und meningitische Veränderungen über der Convexität des Grosshirns mit oder ohne Cystenbildung, mit oder ohne Abflachung und Atrophirung der darunter liegenden Hirnwindungen etc. Dass sie die Ursache der Krankheit gewesen sein können, ist wohl möglich, erscheint mir aber ebenso wie Huber, zweifelhaft; wahrscheinlich handelt es sich um mehr zufällige Befunde, wenigstens so weit Tumoren in Frage kommen.

Bei dem Kranken Kärcher brachte eine nicht zu therapeutischem Zwecke vorgenommene Zahnextraction vorübergehend Besserung. Nach dem Bericht aller Autoren erwiesen sich die von ihnen gegen die Krankheit angewandten Mittel (Nervina, Tonica, Elektricität) als vollständig machtlos, womit die an den obigen Kranken gewonnenen Erfahrungen übereinstimmen. Die Krankheit endete stets erst mit dem Tode des von ihr heimgesuchten Individuum. Auch Vassitsch[1]) giebt an, dass Chorea, die Individuen nach dem 25. Lebensjahre befalle, chronisch und unheilbar sei; und in gleicher Weise äussert sich Launois[2]), der die Chorea des höheren Alters für chronisch hält, und sagt, sie ende erst mit dem Tode.

[1]) Vassitsch, Étude sur les chorées des adultes.
[2]) Launois, Nosographie des chorées.

XXVII.

Anatomische Untersuchungen über Nierencysten.

(Aus dem pathologischen Institut zu Genf.)

Von Louis Philippson, approb. Arzt aus Hamburg.

In Folge eines zufällig gemachten Sectionsbefundes zweier typischen Cystennieren regte Herr Prof. Zahn mich zu einer Untersuchung über Nierencysten mit besonderer Berücksichtigung ihres Entstehens an.

Ausser diesen beiden Nieren wurden mir etliche Spirituspräparate von Nieren mit Cysten aus der pathologisch-anatomischen Sammlung und eine ganze Reihe von frischen Nieren mit mehr oder minder starker Cystenentwickelung zur Verfügung gestellt — so dass ich etwa 10 Nieren untersucht habe. Leider ist es mir nicht gelungen, irgend eine der Fragen über das Entstehen der Nierencysten zum Abschluss zu bringen.

Da ich aber im Laufe meiner Untersuchungen einige Befunde gemacht habe, welche theils, soweit mir die Literatur bekannt, noch nicht, theils, meiner Meinung nach, nicht ausführlich genug beschrieben sind, so sei es mir gestattet, dieselben zu dieser Mittheilung zu vereinigen. Bevor ich jedoch zu der Beschreibung meiner Beobachtungen übergehe, möchte ich einen kurzen Ueberblick über die Ansichten, das Entstehen der Nierencysten betreffend, geben, mit Hervorhebung derjenigen, welche dasselbe mit Geschwulstbildung in nähere oder entferntere Beziehung setzen. Und zwar deshalb, weil letztere Ansicht in den meisten geschichtlichen Einleitungen über unseren Gegenstand kaum oder gar nicht berührt wird — sie scheint mir aber nicht ohne einige Bedeutung zu sein.

Seit den Arbeiten von Beckmann über Nierencysten (dieses Archiv IX. und XI.) sind an Formbestandtheilen der Cysten und des sie umgebenden Nierengewebes nur wenig neue gefunden worden. Die bis jetzt bekannten Befunde reichen aber in vielen Fällen zur Erklärung des Entstehens der Cysten nicht aus.

Dass Retention der in der Niere abgesonderten Stoffe, sei sie bedingt durch Hindernisse in den Harnkanälchen (Epithelien, Cylinder, Kalkconcremente) oder durch Verengerung und Abschliessung ihrer Lumina durch Druck von aussen (in Folge von Wucherung oder Schrumpfung des Bindegewebes), eine Hauptrolle beim Zustandekommen der Cysten spielt, ist die nächstliegende und auch allgemein angenommene Erklärung.

Dieselbe Erklärung wurde von Virchow auch von dem Entstehen der fötalen Cystenniere gegeben. Er findet bekanntlich als Ursache eine durch Entzündung entstandene Atresie der Papillen. Ein Grund zur Annahme dieser Ursache liegt aber nur dann vor, wenn, als Zeichen der stattgefundenen Entzündung, die Nierenkelche und das Nierenbecken obliterirt sind. Wo dieselben offen, müsste man die hypothetische Annahme einer nur auf die Papillen beschränkten Entzündung machen, wofür die anatomischen Beobachtungen fehlen. (Klebs, Hdb. f. path. Anat.). In solchen Fällen ist derselbe, mit Rücksicht auf das Zusammentreffen von fötaler Cystenniere mit anderen congenitalen Störungen, geneigt, eine Entwickelungsanomalie anzunehmen.

Die oben angeführte Ansicht von Virchow ist neuerdings auch auf Cystennieren des Erwachsenen von Thorn (Dissert. Bonn 1882) übertragen worden. Er fand in einem Fall von typischer Cystenniere des Erwachsenen „eine Entzündung des Ureters, des Beckens und der Kelche, welche sich auf das Stroma der Markkegel fortsetzte, zur Compression und Verödung von Harnkanälchen führte und dadurch schliesslich zur cystoiden Degeneration der Niere“. Durlach (Dissert. Bonn 1885 hat eine gleiche Beobachtung an den Cystennieren eines halbjährigen Kindes gemacht.

Andere von ihnen auf diese Art des Entstehens der Cystennieren hin untersuchte Nieren wiesen dagegen keine derartige Entzündung auf, so dass auch hier eine Verallgemeinerung der Erklärung nicht möglich ist.

Dass aber ausser den bis jetzt genannten Ursachen auch noch andere Vorgänge in der Niere da sein müssen, die zur

Cystenbildung führen, ist eine Voraussetzung, die ihre Berechtigung in der Beobachtung findet, dass, trotzdem jene Ursachen (Epithelien, Cylinder etc. in den Harnkanälchen — Wucherung und Schrumpfung des Bindegewebes) bei interstitieller und parenchymatöser Nephritis in grösserem oder geringerem Grade stets vorhanden ist, die Cystenbildung doch verhältnissmässig nur selten eintritt.

Diese Ueberlegung veranlasste Beckmann (dieses Archiv XI. S. 124) die Cysten abzuleiten aus Bildungen, die nach ihm aus Bindegewebszellen durch ausserordentlich starke Vermehrung ihrer Kerne hervorgingen und den Perlgeschwülsten von Virchow an die Seite zu setzen wären. „In den Cystenwänden sieht man längliche Schläuche von verschiedener Ausdehnung an den Enden rundlich abgeschlossen. Man findet von diesen Formen Uebergänge bis zu ovoiden ganz kleinen Körperchen. Membranen sieht man nicht immer um diese Bildungen, doch gelingt es zuweilen sie als eine sehr feine Haut aufzufinden. Der Inhalt ist bei grösseren Formen eine Art zartes Epithel, während die meisten mit vielen Kernen von rundlicher oder länglicher Form erfüllt sind.“

Nach unseren heutigen Anschauungen sehen wir diese Bildungen nicht als Neubildungen an, sondern als Harnkanälchen in verschiedenen Stadien der Atrophie. Beckmann's Ansicht folgen noch Erichsen (dieses Archiv XXXI.) und Hertz (dieses Archiv XXXIII.)

Ebenfalls mit Geschwülsten brachte Sturm (Arch. d. Heilk. XVI.) die Cystenbildung in Verbindung. Ausgehend von seinen Untersuchungen über die Adenome der Niere, welche nach ihm zu Cysten mit fettigem oder colloidem Inhalt gelegentlich sich umbilden können, glaubte er darin eine neue Art der Cystenbildung überhaupt gefunden zu haben, die schon vor ihm gesehen, aber falsch gedeutet wäre. Die Belege für seine Meinung, welche er in den Arbeiten von Erichsen, Hertz und Klein sucht, sind aber alle nicht beweiskräftig, wie man sich leicht durch Vergleichen der entsprechenden Texte mit der Auslegung von Sturm überzeugt.

Jedoch geht soviel aus seiner Darstellung hervor, dass Cysten mit gelblich breiigem Inhalt an der Oberfläche der Niere auch auf ihr etwaiges Entstehen aus Neubildungen hin geprüft werden müssen.

Ich sage Neubildungen, weil erstens die Bezeichnung „Adenom“ der von Sturm beschriebenen Geschwülste noch zu erörtern ist, wie weiter unten gezeigt wird, und weil zweitens Grawitz (dieses Archiv XCIII.) aus den bis jetzt theils als Lipom theils als Adenom beschriebenen Tumoren solche ausgesondert hat, die er als „abgesprengte Theile der Nebenniere“ ansieht.

Vorsichtiger als Sturm drückt Sabourin die Beziehungen aus, die er zwischen Cysten und Geschwülsten bestehend sich denkt. Arch. de physiol. 14$^{II.}$ p. 229: „Ce processus épithélial se passant dans les tubes du rein transformés par la cirrhose, processus qui aboutit à la formation de cystes, a les liens de parenté les plus étroits avec un autre processus épithélial se produisant aussi comme accident de la cirrhose rénale, mais qui aboutit à des néoformations méritant le nom de tumeurs épithéliales.“

Wir werden Gelegenheit haben, für diese Ansicht einen weiteren Beweis kennen zu lernen. — Aus diesem kurzen geschichtlichen Ueberblick geht wenigstens hervor, dass man neben den bei dem Vorgange der Retention sich mehr passiv verhaltenden Harnkanälchen und Glomerulis auch den Neubildungsvorgängen, welche in Nieren mit Cystenentartung auftreten, allmählich grössere Aufmerksamkeit geschenkt hat. Trotzdem sind unsere Kenntnisse in dieser Beziehung noch zu lückenhaft, als dass eine einheitliche Theorie der Cystenbildung schon jetzt aufgestellt werden könnte.

In dieser Mittheilung soll daher nur eine möglichst genaue Beschreibung einiger noch wenig bekannter Befunde in Nieren mit Cystenentartung gegeben werden, mit Hervorhebung ihrer unterschiedlichen Merkmale gegenüber schon bekannteren. In dem ersten Theile wird eine Beschreibung der Beobachtungen gegeben, wobei nur bei der ersten Niere wegen ihres typischen Verhaltens als Cystenniere eine ausführliche makroskopische Schilderung angebracht ist — im Uebrigen wird auch die mikroskopische Beschreibung nur das hervorheben, was noch nicht in der mir bekannten Literatur ausführlich genug dargestellt ist, und die übrigen Eigenschaften der Nierencysten nur kurz berühren.

Im zweiten Theile stellen wir unsere Befunde den in der Literatur vorliegenden gegenüber, um ihre etwaige Bedeutung kennen zu lernen.

Beschreibung:

1) Meine Untersuchungen gingen von der typischen Cystenniere des Erwachsenen aus, die, wie so häufig, nur ein zufälliger Sectionsbefund war. Da die übrigen Verhältnisse des Leichnams hier nicht von Bedeutung sind, ausser etwa das Alter (54 Jahre), so gebe ich nur einen Auszug aus dem Sections-Protocoll:

„Nachdem die Eingeweide auf die rechte Seite gelegt, gewahrt man an Stelle der linken Niere eine umfangreiche Geschwulst, die 5 cm über den Rippenrand hervorragt und nach oben bis zum Zwerchfell reicht, gegen welches sie die Milz drängt. Diese Geschwulst hat im Allgemeinen die Form der Niere und zeigt an der Oberfläche zahlreiche Cysten von sehr verschiedener Grösse. Beim Herausheben erkennt man an ihrem Zusammenhang mit dem Ureter, dass es die Niere ist. Ihr Längsdurchmesser ist 17 cm, der Querdurchmesser 8 cm, die grösste Dicke 7,5 cm, das Volumen 580 ccm. Die Cysten sind von kleinstem Umfange bis zur Grösse einer Haselnuss und eines Taubeneies. Auf dem Schnitt sieht man hauptsächlich nur geöffnete Cysten von denselben Grössen, die nur wenig Nierensubstanz zwischen sich lassen. Ihr Inhalt ist zum Theil dünnflüssig, farblos oder gelblich, zum Theil gelatinös, bräunlich, chokoladenfarbig, zum Theil zähflüssig. — Die chemische Untersuchung ergab in der Flüssigkeit der grösseren Cysten einen Gehalt von 0,3—0,5 pCt. an Harnstoff. — Nierenbecken gross, man sieht noch einige Papillen in dasselbe hineinragen, die aber vollständig sklerosirt sind, die meisten sind durch Cysten verdrängt. Ureter klein, aber durchgängig. — Die rechte Niere zeigt dieselbe Entartung, aber in grösserem Maasse: Längsdurchmesser 20 cm, Querdurchmesser 11 cm, grösste Dicke 8,5 cm, Volumen 800 ccm. Becken stark erweitert, Ureter klein, durchgängig."

Mikroskopische Untersuchung: Ueber die Cysten und ihren morphologischen Inhalt hätte ich nur das zu wiederholen, was schon vielfach beschrieben und abgebildet ist. Ich gehe daher gleich zur Schilderung der Nierensubstanz über.

Das Bindegewebe in den Pyramiden ist stark gewuchert, stellenweise kernarm, stellenweise reich an Kernen. In demselben verlaufen grösstentheils atrophische Harnkanälchen, aber auch normale und erweiterte, mit normalen Epithelien versehene. Die meisten Arterien haben verdickte Wandungen.

Das hauptsächlichste Interesse bieten die gewundenen Harnkanälchen dar.

Im Allgemeinen finden wir auch in der Rinde das Bild der Atrophie. Zwischen den atrophischen Glomerulis und Harnkanälchen fallen starkerweiterte Harnkanälchen und stark vergrösserte Glomeruli auf. Die ersteren sind entsprechend ihrer Erweiterung auch stärker gewunden und bieten daher in den Schnitten ein schwer zu entwirrendes Bild dar.

Wo man ein solches Harnkanälchen in seinem Verlaufe eine Strecke weit verfolgen kann, nimmt man häufig an demselben ein, zwei oder noch mehr von seinem Epithel an einer umschriebenen Stelle entspringende, solide, sprossenartige Fortsätze wahr, die sich in das umgebende Bindegewebe hineinerstrecken. Dieselben sind an ihrem Ursprunge entweder schmal und werden breiter, um spitz oder kolbig zu enden — oder sind schon an ihrem Ursprunge breit.

Die Membrana propria setzt sich von dem Kanälchen auf seine Fortsätze fort. Das Epithel, weil in Alkohol fixirt, zeigt nur ein blasses Protoplasma, grossen, scharf umschriebenen Kern mit Kernkörperchen; ebenso die Fortsätze. Das Lumen ist entsprechend dem grösseren Durchmesser der Kanälchen auch grösser als normal.

Zwischen diesen gewundenen Harnkanälchen findet man neben atrophischen Glomerulis stark vergrösserte, bis zu 0,28 und 0,4 mm im Querdurchmesser. Diese Vergrösserung betrifft sowohl die Kapsel als auch die Gefässschlingen. Die Kapsel findet sich theils von normaler Stärke, theils ist sie mehr oder minder verdickt. — Die zu- und abführenden Gefässe zeigen meistens eine verdickte Intima.

2) An zweiter Stelle beschreibe ich zwei Nieren, die als „hypertrophische Nieren mit multiplen Cysten“ in der Sammlung aufbewahrt sind.

Nieren hypertrophisch, trotzdem sie lange in Spiritus gelegen 11—12 cm im Längsdurchmesser, Oberfläche mit zahlreichen Cysten bedeckt von kleinstem Umfange bis zu dem einer Erbse — der Schnitt zeigt, dass das ganze Parenchym von eben solchen Cysten durchsetzt ist. Die Drüsensubstanz zum grossen Theil von normaler Consistenz, ist an manchen Stellen, zumal in den Pyramiden, von derberer Beschaffenheit, sklerosirt. — Papillen, Becken und Ureter bieten nichts Bemerkenswerthes. — Der Inhalt der Cysten, wegen des langen Liegens der Niere in Spiritus, stark verändert, theils breiig und hellgelb oder bräunlich, theils fester, colloid.

Mikroskopische Untersuchung. Entsprechend dem makroskopischen Verhalten ist die Marksubstanz theils vollständig normal, theils zeigt sie die Harnkanälchen in allen Stadien der Atrophie, während das dazwischenliegende Bindegewebe hypertrophisch ist.

Zwischen den atrophischen Harnkanälchen findet man stellenweise noch normale, welche aber statt gestreckt zu verlaufen, stark geschlängelt sind. Neben längsgetroffenen Kanälchen liegen daher zahlreiche Querschnitte derselben. Wo man in etwas dickeren Schnitten ein Kanälchen eine Strecke weit mit seinen Windungen verfolgen kann, sieht man das umgebende Bindegewebe keilförmig in ihre Concavitäten eindringen. Hat man bei einer engen Windung das Bindegewebe zu oberst liegen und darunter das die Concavität bildende Kanälchen, so nimmt sich das Bindegewebe wie ein Strang aus, der das Kanälchen einschnürt. Eine Einschnürung kann man nur dann sicher diagnosticiren, wenn ein wohl begrenzter Bindegewebszug sich rings um das Kanälchen herumgehend wahrnehmen lässt und dasselbe ober- und unterhalb der betreffenden Stelle erweitert ist. Häufig wird die Diagnose der Einschnürung dadurch erleichtert, dass sich im Lumen des Kanälchens ein colloider Cylinder findet. Derselbe zeigt dann an einer Stelle eine starke Verdünnung, während er ober- und unterhalb mehr oder weniger breit ist. Dass eine solche Einschnürung zu Abschnürung führen kann, darf man daraus schliessen, dass man kleine, runde oder eiförmige, meistens Colloid enthaltende, mit Epithel und Membrana propria versehene Bildungen trifft, welche in einer Linie, entsprechend dem Verlaufe der geraden Harnkanälchen, liegen. Allerdings liesse sich hier der Einwurf machen, dass man es mit Querschnitten von Kanälchen zu thun habe.

Dem gegenüber ist hervorzuheben, dass man ebensolche Bilder in den Cystenwänden findet, wo von Querschnitten nicht die Rede sein kann. Es lässt sich nehmlich sowohl bei grösseren als auch bei kleineren Cysten in den Spirituspräparaten mittelst der Pincette eine Wand von dem umgebenden Nierengewebe ablösen, wobei nur die Verbindung durch Blutgefässe zu trennen ist. Diese Cystenwand ist durchsichtig genug, um selbst mit starker Vergrösserung untersucht werden zu können. Man kann hier die Ein- und Abschnürung der Harnkanälchen durch Bindegewebszüge in allen Stadien studiren: von einer schwachen Einengung angefangen bis zu der rosenkranzförmigen Abschnürung und zur Bildung vollständig von einander getrennter, cystoider Körperchen.

Ein eigenthümliches Verhalten zeigt die Membrana propria vieler Kanälchen. Dieselbe ist an manchen nur verdickt, an anderen aber springt sie in Form kleiner, in ziemlich gleichen Abständen sich befindender Zacken gegen das Lumen vor. Diese Zacken sind Querschnitte ringförmig um das Lumen herumlaufender Erhebungen der Membrana propria.

Diese Bildungen finden sich häufig — seltener ist aber folgende Formveränderung, die ich nur an den Henle'schen Schleifen wahrnahm.

Jeder Schenkel ist für sich um seine Längsaxe spiralig gedreht. Dass es eine ächte Torsion ist, lässt sich dort sicher beobachten, wo das Epithel fehlt, so dass sich die Spirale in ihrem Verlaufe rings um das Kanälchen herum verfolgen lässt. Wenn wir die Spirale als von uns ausgehend betrachten, so findet sie sich in der rechten Niere im Bilde links — also in Wirklichkeit rechts gedreht; das umgekehrte Verhalten zeigt sie in der linken Niere. Doch sind unsere Beobachtungen zu spärlich, um uns zu berechtigen, diese Drehungsrichtungen in den beiden Nieren als Regel anzusehen.

Ueber die Epithelien und den Inhalt der Harnkanälchen ist nichts zu bemerken. — In dem zwischen den Kanälchen befindlichen, hypertrophischen, kernarmen Bindegewebe verlaufen Arterien mit stark verdickter Intima.

Da die meisten Cysten das gewöhnliche Verhalten zeigen, so gehen wir gleich zur Schilderung eines selteneren Vorkommnisses in denselben über.

Nicht so gar selten liessen sich mikroskopische Cysten beobachten, deren Epithel papillenförmige Vorbuchtungen in den Hohlraum bildete. Sichere Beobachtungen von Cysten mit ächten Papillomen habe ich aber nur etwa 4 oder 5 machen können — sie waren also hier (in der Marksubstanz) jedenfalls selten vorhanden. Diese Cysten, auf dem Querschnitt elliptisch, sind von einem kernarmen, atrophische Harnkanälchen enthaltenden Bindegewebe umgeben und sind bekleidet von einem einschichtigen, kleinen, cubischen Epithel. An der einen Seite befinden sich die in den Hohlraum vorspringenden Papillen, die an ihrem Ursprunge dünner, an ihrem freien Ende warzenförmig sich verbreitern. Das Wandepithel der Cyste setzt sich auf die Oberfläche der Papillen fort. Eine dieser Cysten enthielt ausser den Papillomen geronnenes Eiweiss, einige colloide Schollen und einige zellige Elemente.

Die Rindensubstanz bietet theils normale Verhältnisse dar, theils das Bild der Atrophie: atrophische Harnkanälchen, Glomeruli sowohl fibrös als auch hydropisch entartete, Bindegewebswucherung, Arterien mit verdickten Wandungen — daneben die makro- und mikroskopischen Cysten.

3) Zur Untersuchung der Circulationsverhältnisse bei hydropisch entarteten Glomerulis und deren etwaige Fähigkeit, sich zu Cysten umzubilden, wurde eine Niere, welche mehrere Cysten an ihrer Oberfläche hatte, injicirt. Im Uebrigen zeigte sie diffuse nephritische Prozesse, was aber hier nicht weiter in Betracht kommt.

Schon makroskopisch nimmt man die injicirten kleinen Arterien und Gefässknäuel der Malpighi'schen Kapseln auf den Cystenwänden wahr. Mikroskopisch sieht man, dass die letzteren aus einem zarten Netz von Bindegewebszügen bestehen, in denen die gewundenen Harnkanälchen nur noch an den Resten der Membrana propria mit ihren Kernen zu erkennen sind. Die Glomeruli sind theils fibrös entartet, theils aber sind sie vergrössert und enthalten ein Exsudat. Ihre Gefässschlingen sind mehr oder minder verkleinert und an die Wand gedrängt, sind aber injicirt — für das Blut also noch durchgängig. Auch die Capillaren der Kapselwand sind injicirt. Der Inhalt der ausgedehnten Kapseln besteht aus geronnenem Eiweiss, in welchem mitunter Kalkconcremente gelegen sind.

Die übrigen Nieren, welche ich noch untersuchte, boten in den Veränderungen des Parenchyms und besonders in der Cystenbildung nichts Eigenthümliches dar, so dass ihre Beschreibung nur das zu wiederholen hätte, was schon so häufig und ausführlich geschildert worden ist. Wir gehen daher zur Erklärung und Verwerthung unserer Beobachtungen über.

In der typischen Cystenniere des Erwachsenen fanden wir die erweiterten, sprossenartige Fortsätze tragenden gewundenen Harnkanälchen und die vergrösserten Glomeruli.

Bevor wir zur Besprechung dieser Gebilde übergehen, möchte ich auf den Unterschied jener Fortsätze von ähnlichen an den Harnkanälchen vorkommenden Bildungen aufmerksam machen. Hat man ein Harnkanälchen vor sich mit einem Fortsatz, der durch den Schnitt getroffen, so ist es schwer zu entscheiden, ob derselbe eine Sprosse darstellt oder das abgeschnittene Ende eines Sammelrohres ist. Kleinere Sprossen könnten Anlass zur Verwechselung mit Ausstülpungen der Harnkanälchenwand geben. Letztere wölben aber die Wand mehr oder weniger kugelförmig vor und lassen stets deutlich das Lumen der Kanälchen in das ihrige übergehen sehen. Unsere Sprossen besitzen aber kein Lumen, sondern sind solid.

Welche Bedeutung haben wir nun dieser Erweiterung der Kanälchen und diesen Fortsätzen beizumessen?

Da die Beantwortung dieser Fragen nicht allein für den vorliegenden Fall, sondern von allgemeinem Interesse ist, so wollen wir etwas ausführlicher sein. Entweder haben wir es hier mit einer Art von compensatorischer Hypertrophie zu thun oder mit einem beginnenden ächten Adenom, d. h. einer Neubildung aus den Harnkanälchen hervorgehend mit Membrana propria. Fehlte letztere, so würde die Bezeichnung Carcinom am Platze sein. Wie wir sehen werden, ist unter „Adenom“ stets das beginnende Carcinom beschrieben worden, als welches wir unsere Harnkanälchen mit Sprossen sicher nicht aufzufassen haben, denn dieselben zeigen überall eine deutliche Membrana propria.

Die erste ausführliche Arbeit über jene Neubildungen der Niere ist diejenige von Sturm (Arch. d. Hlk. XVI.). Er beschreibt den Beginn der Adenombildung so, S. 228: „Die gewundenen Harnkanälchen dilatiren sich, indem das Epithel eine Flächenwucherung eingeht und so eine Sprossung von Epithelzapfen verursacht. Diese Zapfen sind anfangs hohl.“ — „Später erscheinen die anfangs hohlen Zapfen in Folge secundärer Veränderungen innerhalb der Geschwulst (neben der Blutung können wohl auch Lymphstauung oder Epithelverfettung, die an einzelnen Stellen der Geschwulst schneller und intensiver eintritt, als an anderen, ungleichmässige Ausdehnung einzelner Theile der Geschwulst bewirken) als solide Zapfen unter dem Bilde des Drüsenkrebses."

Die Sprossen sind also anfangs hohl, werden erst später solid, bieten aber alsdann ein ganz anderes Bild als unsere Sprossen, die gleich beim Beginne solid sind. Ein weiterer Unterschied ist der, dass an jenen Adenomhohlräumen, wie Sturm sie beschreibt (S. 200), nie eine Membrana propria zu bemerken sei — während sie in unserem Falle stets vorhanden ist. Ferner ist die Beschaffenheit der Glomeruli zu beachten. Sturm sagt darüber (S. 206): „Die in dem durch das Anrücken der Geschwulst zu Grunde gehenden Nierengewebe liegenden Malpighi'schen Knäuel gehen auf zweierlei Weise zu Grunde: auf dem Wege der fibrösen Metamorphose, oder ihre Kapseln erscheinen ausgedehnt, die Gefässschlingen ziehen sich zurück."

Zwar finden sich auch in unseren Präparaten fibröse Glomeruli, aber andererseits normale und auch stark vergrösserte mit normalen Schlingen — und das neben und zwischen den sprossentreibenden Harnkanälchen. Letztere sind also mit den von Sturm gesehenen nicht übereinstimmend.

Auch die von Klebs (Hdb. d. path. Anat. 1876 S. 615) gegebene Schilderung vom beginnenden Adenom stimmt nicht mit unseren Beobachtungen überein. „In einem bindegewebigen Grundgewebe sind in der Längsrichtung der Bindegewebsfasern verlaufend, zwischen denselben eingebettet, zahlreiche zum Theil dicht gedrängte und durch kurze Queranastomosen verbundene Drüsenschläuche, die zum Theil von der Weite der Harnkanälchen, zum Theil aber auch enger und weiter sind, im letzteren Fall mit zahlreichen Ausbuchtungen versehen." Ferner S. 616: „Dass diese Bildungen aus den Epithelien der Harnkanälchen hervorgehen, trotzdem sie von keiner Membrana propria begrenzt sind, ist leicht nachzuweisen..." und S. 619: Glomeruli sind in den Geschwülsten bisweilen vollständig verschwunden, bisweilen findet man noch dilatirte, hydropisch entartete."

Also auch hier wird auf das Fehlen der Membrana propria und das Zugrundegehen der Glomeruli aufmerksam gemacht.

Dasselbe ist auch der Fall bei den von Sabourin als Adenom beschriebenen Geschwülsten (Arch. de physiol. 14[1].), S. 72: „En ancun point on ne découvre de membrane propre à structure spéciale, qui tapisserait ces cloisons en rappelant la paroi propre des tubes du rein; les éléments cellulaires que contiennent les alvéoles sont directement appliqués sur la travée conjonctive.“

S. 96: „Les glomérules s'altèrent suivant deux modes principaux: l'atrophie fibreuse et la dilatation kystique.“ Sabourin beschreibt allerdings ein Vorkommniss bei nephritischen Nieren, das mit unseren Befunden einige Aehnlichkeit hat, S. 97: „Dans certains cas, on voit des tubes rénaux dilatés (und zwar der Rinde) soit d'une façon générale, soit sur un point de leur trajet, formant des cavités, des ampoules remplies de lamelles épithéliales repliées et tassées d'une façon plus ou moins élégante“. Zwar findet man auch in unseren erweiterten Harnkanälchen kleinere und grössere Platten von zusammenhängenden Epithelien (repliées et tassées d'une façon plus ou moins élégante). Dieselben scheinen mir aber durch Schrumpfung in Folge der Alkoholwirkung oder durch Anlegung des Schnittes von der Wand abgelöst zu sein — wie man ebenfalls in den Cysten die losgelösten Wandepithelien in Fetzen häufig genug findet. In den Sprossen selbst habe ich nie Derartiges gesehen.

Das Resultat des Vergleiches unserer Befunde mit den in der Literatur beschriebenen ist: Beschränken wir den Namen „Adenom“ auf Neubildungen hervorgehend aus den Harnkanälchen und versehen mit einer Membrana propria, so dürfen wir die bis jetzt beschriebenen, bei denen die Membrana propria schon beim Beginne der Entwickelung fehlen soll, nicht als Adenom bezeichnen, sondern als Carcinom, während Klebs und Sturm ihren als Adenom beschriebenen Tumoren erst in der Weiterentwickelung den Namen „Adenoma carcinomatodes“ bezw. Drüsenkrebs beilegen. Wenn wir die von jenen Autoren beschriebenen Geschwülste gleich im Beginne als Carcinom ansehen dürfen, so können wir sagen, dass das Gemeinsame bei der Entwickelung des Krebses und des Adenoms die Erweiterung der Harnkanälchen und das Sprossentreiben derselben ist. Die Sprossen beim Carcinom sind aber nach den Beschreibungen anfangs hohl und werden erst später solid, während sie beim Adenom gleich im Beginne als solide Fortsätze auftreten. Beim Carcinom sollen ferner die Glomeruli zu Grunde gehen, während sie nach unseren Befunden im Gebiete der veränderten Harnkanälchen häufig stark vergrössert sind. Für die Annahme, dass wir es in den von uns beschriebenen Fällen mit einem beginnenden Adenom zu thun haben, lassen sich also verschiedene Gründe anführen. Andererseits aber kann man bei dem Zusammentreffen der vergrösserten Glomeruli mit den erweiterten Harnkanälchen auch an eine compensatorische Hypertrophie denken — compensatorisch, weil eintretend für den grossen Ausfall von harnabsondernder Drüsensubstanz in Folge der Cystenentwickelung und der parenchymatösen Atrophie.

Gehen wir kurz die bis jetzt beschriebenen Fälle von Hypertrophien der Harnkanälchen durch, so ist zuerst die Beobachtung von Köster zu erwähnen (a. d. Sitzber. d. niederrh. Ges. f. Hlk. 27. Juni 1881). „Die Hypertrophien der gewundenen Harnkanälchen in granular-atrophischen Nieren treten immer inselförmig in der Corticalis auf. Mikroskopisch handelt es sich um eine merkliche Vergrösserung eines ganzen Convoluts gewundener Harnkanälchen, deren Epithel sehr hoch und protoplasmatisch geschwellt ist. Auffallend ist es, dass die zu einem solchen hypertrophischen Harnkanälchensystem gehörigen Glomeruli eine deutliche Vergrösserung nicht erkennen lassen.“

In unseren Fällen ist nun zwar das Epithel der Kanälchen nicht hypertrophisch, wohl aber hyperplastisch, entsprechend der Erweiterung der Kanälchen und der Bildung von Fortsätzen — ausserdem sind die Glomeruli zum Theil deutlich hypertrophisch und beruht die Vergrösserung, welche bis das Doppelte des normalen Durchmessers (0,4 mm) beträgt, nicht etwa auf einer Wucherung des Kapsel- oder des Glomerulusepithels, sondern auf einer Hypertrophie der Kapsel und der Gefässschlingen.

Ein gleiches Verhalten der Glomeruli beschreibt Chotinsky (Diss. Bern 1882) aus Cystennieren von Neugebornen und von Erwachsenen, wo er neben atrophischen Glomerulis ebenfalls stark vergrösserte fand, „es liessen sich hie und da am Rande die Capillarschlingen erkennen, die normal erschienen und ein deutliches Lumen hatten“, S. 10.

Langhans beschreibt (dieses Archiv IC. S. 212) bei der genuinen Schrumpfniere ausser fibrös. entarteten Glomerulis auch solche, die bis um das Doppelte im Durchmesser vergrössert sind. „Es beruht dies wesentlich auf Erweiterung der Capillaren, die als compensatorische anzusehen ist.“

Wie man sieht, lassen sich verschiedene Gründe dafür anführen, unsere Befunde als compensatorische Hypertrophie aufzufassen — doch ist schliesslich eine Entscheidung zwischen dieser Auffassung und der oben geäusserten (nach welcher wir ein beginnendes Adenom annahmen) nicht möglich.

Halten wir die Sprossen der Kanälchen auch für einen Ausdruck compensatorischer Hypertrophie, so könnte man sich fragen, ob die Sprossen auf der Stufe, wo wir sie gesehen haben, nehmlich als solide Bildungen, stehen bleiben oder im Stande sind, wie bei der fötalen Drüsenentwickelung, zu ausgebildeten Harnkanälchen sich umzuwandeln?

Vielleicht ist als solche Weiterentwickelung die von Chotinsky in der oben citirten Arbeit gegebene Beschreibung aufzufassen, S. 16: „An einigen Stellen konnte man im Verlaufe eines Harnkanälchens seitliche kolbenartige Ausbuchtungen constatiren . . . Diese Ausbuchtungen hatten sehr mannichfache Formen; sie standen mit den Harnkanälchen durch einen mehr oder minder langen Stiel in Verbindung, oder sie sassen denselben unmittelbar auf. Das Epithel unterschied sich durch nichts von demjenigen der Harnkanälchen, dabei füllte es entweder die ganze Ausbuchtung aus oder es liess ein Lumen frei und bedeckte nur die Wandung.“ — „Er empfing den Eindruck, als ob auch wirkliche Neubildung von Harnkanälchen durch seitliche Sprossen vorkäme.“

Fassen wir nun unsere Befunde als beginnendes Adenom oder als compensatorische Hypertrophie auf, sie haben hier immerhin für uns darum ein Interesse, weil sie neben der starken Cystenentwickelung in der Niere vorkamen und daher in einer mehr oder minder engen Beziehung zu derselben stehen. Diese Voraussetzung liess uns die obige ausführliche Erörterung für angebracht halten.

2) In der zweiten Niere fand sich

a) die Ein- und Abschnürung der geraden Harnkanälchen durch Bindegewebszüge —

b) die ringförmigen Erhebungen der Membrana propria —

c) die Torsion der Henle'schen Schleifen —

d) Cysten mit Papillen in der Marksubstanz.

Zu a. Es sind oben Bilder beschrieben, die Einengung der Kanälchen, die Abschnürung derselben und die Bildung der cystoiden Körperchen, welche alle die verschiedenen Stadien der Wirkung der Bindegewebswucherung darstellen und so die Bedeutung der letzteren für die Cystenbildung beweisen. Besonders möchte ich diese Bildungsart der Cysten deshalb hervorheben, weil seit Erichsen, der zuerst dieselbe ausführlicher besprochen hat (dieses Archiv Bd. 31 S. 383), die Arbeiten über Nierencysten dieser Bindegewebswucherung nicht so eingehende Beachtung schenken, wie sie es wohl verdient. Wir haben demnach zweierlei Ursachen, die zur Retention des Harns führen können, zu unterscheiden. Der Harnabfluss kann aufgehoben werden durch innerhalb der Kanälchen gelegene Hindernisse, durch Harncylinder, abgestossene Epithelien, Kalkconcremente etc. — oder durch äussere Ursachen, welche eine Einengung und Verschliessung des Lumens bedingen, d. h. durch Bindegewebswucherung und -schrumpfung. Ferner wird auch die Wulstbildung der Membrana propria hier von Bedeutung sein, denn entsprechend ihrem Einspringen werden die Epithelien gegen das Lumen zu vorgedrängt und dasselbe wird dadurch verkleinert. Schliesslich könnte man hierher auch die Torsion der Henle'schen Schleifen, die ebenfalls zur Behinderung des Harnabflusses beiträgt, rechnen — doch ist dieselbe wegen ihres seltenen Vorkommens nicht von so grosser Bedeutung für die Cystenbildung.

Zu b habe ich nur zu bemerken, dass eine gleiche Veränderung der Membrana propria von Chotinsky in typischen Cystennieren gefunden worden ist. Er giebt eine ausführliche Beschreibung in seiner oben citirten Arbeit. Diese Veränderung ist von ihm nicht allein bei den geraden Harnkanälchen, sondern auch bei den gewundenen gefunden worden. Ueber das Entstehen derselben weiss auch er nichts auszusagen.

Zu c. Eine andere eigenthümliche Erscheinung ist die, meines Wissens zum ersten Male hier beschriebene, Torsion der Henle'schen Schleifen. Wenn ich auch den etwaigen Zusammenhang zwischen derselben und der Cystenbildung schon oben angeführt habe, so möchte ich doch noch nach einer anderen Seite hin diesen Befund verwerthen: und zwar zur Erklärung der spiralig gewundenen Harncylinder. Dieselben finden sich zwar nicht häufig im Sediment, sind aber doch schon verschiedene Male beschrieben worden. So von Wagner (v. Ziemssen's Hdb. d. spec. Path. 1882 S. 47): „Harncylinder sind selten an einem Ende oder in der ganzen Länge spiralig gewunden". Ferner Cornil und Ranvier in ihrem Manuel d'hist. path. S. 539 mit Abbildung. Sie geben folgende Erklärung: „Pour expliquer cette forme, nous supposons, que l'exsudat semiliquide élaboré dans les canaux étroits de Henle où il se tasse et passe en s'effilant, débouche dans les canaux collecteurs. C'est dans ces derniers canaux que les cylindres se replieraient sur eux-mêmes." Unsere Beobachtung lässt aber eine andere Erklärung zu: Entsprechend den Spiraltouren der Membrana propria werden die Epithelien gelagert sein, welche daher die von den gewundenen Kanälchen her eintretende Masse zwingen, in spiraliger Drehung durch sie hindurchzugehen. Die spiraligen Cylinder sind dann also die Ausgüsse spiralig gedrehter Henle'scher Schleifen.

Ist diese Erklärung richtig, so könnte man das Vorkommen jener Cylinder im Harn klinisch als diagnostisches Mittel für die Veränderung der Schleifen benutzen. Vielleicht dürfte man noch weiter gehen, wenn sich als Regel herausstellt, dass die Schleifen in der rechten Niere stets rechts, in der linken stets links gedreht sind — und dem entsprechend auch die Cylinder, wobei zu bemerken, dass die Spirale als von uns ausgehend betrachtet wird. Die Drehungsrichtung der Spirale würde dann ihr Herkommen aus der rechten oder aus der linken Niere angeben.

Ausser diesem etwaigen klinischen Interesse hat die Torsion auch ein theoretisches, insofern als sie einen Beitrag liefert zu dem von Fischer zuerst aufgestellten Gesetz „über das Winden beim Wachsthum der Thiere" (Centralbl. f. Chir. 1886 No. 13). Unsere geringen Beobachtungen in der Niere erlauben uns nicht weiter auf dieses Gesetz einzugehen. Es soll nur erwähnt werden, dass nach demselben die rechte Seite im Allgemeinen eine linksspiralige Wachsthumsrichtung hat, die linke eine rechtsspiralige, „wobei die im alltäglichen Leben gebräuchliche Schraube und der Korkzieher als rechtsspiralig gewunden betrachtet ist". „Diese Richtung kann allerdings durch verschiedene Ursachen verändert oder gar umgekehrt werden."

Kehren wir nach dieser Abschweifung zu unseren Beobachtungen zurück, so erübrigt noch einige Worte
zu d hinzuzufügen.

Während die meisten, sowohl makro- wie mikroskopischen Cysten eine glatte von polygonalen Zellen bedeckte Wand besitzen, fanden sich etwa 4 oder 5, welche papillenförmige Auswüchse hatten; ganz ebenso wie sie sich auf der Wand von Ovarialcysten bilden.

Nun sind zwar Cysten derartiger Natur schon häufig beobachtet, wie ich aber sehe, nur immer in der Rindensubstanz; während sich dieselben hier in der Marksubstanz fanden. Ausführliche Beschreibungen findet man bei Sturm (Arch. f. Hlk. XVI.) und bei Sabourin (Arch. de physiol. 14^{I. u. II.}) unter dem Namen Adenom. Wie man sich aber leicht nach ihren Abbildungen (Sturm Taf. II. Fig. 1 — Sabourin 14^{I.} Pl. 3 Fig. 10 und 14^{II.} Pl. 9 Fig. 7 und 9) überzeugt, haben sie dieselben Neubildungen vor sich gehabt, wie wir. Beschränkt man „Adenom“ auf Neubildungen mit dem Typus der Drüse, in welcher sie vorkommen, so ist in unseren Fällen „Cyste mit Papillomen“ der passendere Name.

Unsere Befunde sind also deshalb von Interesse, als sie die Beobachtungen jener Autoren ergänzen und beweisen, dass ebenso wie aus den gewundenen Harnkanälchen, auch aus den geraden Cysten mit Papillomen entstehen können — ausserdem liefern sie einen Beitrag zu der in der Einleitung erwähnten Ansicht Sabourin's über die Beziehungen zwischen Cystenbildung und Neubildung.

3) Bis jetzt haben wir nur von der Cystenentwickelung aus Harnkanälchen gesprochen, unsere unter 3 beschriebene Beobachtung führt uns zu den Glomerulis.

Die injicirten Glomeruli beweisen, dass die abführenden Kanälchen atrophisch sein können und daneben die Circulation in den Knäueln noch fortbesteht — also dass Harnwasser bezw. Eiweiss in die Kapseln abgesondert wird, ohne fortgeleitet zu werden. Dieselben dehnen sich allmählich aus, während die Gefässschlingen zusammengedrängt werden. Wie weiter aus den injicirten Capillaren der Kapseln hervorgeht, kann in denselben die Blutcirculation noch stattfinden, wenn auch schon die Schlingen zurückgedrängt sind. Allerdings waren alsdann die letzteren noch immer injicirt — es fragt sich nun, ob, wenn dieselben atrophisch, die Circulation der Kapseln noch fortbesteht und so die Möglichkeit einer Absonderung in den Kapselraum noch vorhanden ist, d. h. Cysten entstehen können? Die sichere Beobachtung hierfür fehlte in unseren Präparaten. Jedenfalls sind die Glomeruli, wenn durch Atrophie des abführenden Kanälchens abgeschlossen (wie in unseren Fällen), einer gewissen Vergrösserung fähig. Will man nach Beckmann einen Unterschied, der mir aber ohne Belang zu sein scheint, zwischen Cysten und cystoiden Körperchen machen, je nachdem der einmal gebildete Hohlraum einer Vergrösserung fähig ist oder nicht, so müssen jene Glomeruli als Cysten angesehen werden. Eine sichere Unterscheidung zwischen Cysten und cystoiden Körpern kann man nur an injicirten Präparaten machen, welche allein Aufschluss geben über die noch etwaige Fähigkeit der Wand eines Hohlraumes, Stoffe zur Vergrösserung desselben abzusondern. Da dieses Erforderniss, in den mir bekannt gewordenen Arbeiten, nicht erfüllt war, so hing die Entscheidung zwischen Cysten und cystoiden Bildungen nur von dem Belieben des betreffenden Forschers ab — und erklärt sich daraus die so verschiedene Auffassung derselben von der Bedeutung der Glomeruli bei der Cystenbildung, wie man aus folgender Zusammenstellung ersehen wird.

So beschreibt Beckmann (dieses Archiv Bd. IX S. 226 u. flgd.) eine Umwandlung der Glomeruli in schwarze, rothe und weisse Körperchen, lässt aber nur dann ihre Umwandlung in Cysten zu, wenn sie durch Hämorrhagie in die Kapsel entstanden sind. — Erichsen (dieses Archiv Bd. XXXI. S. 381) findet Uebergänge zwischen sandkornartigen Knötchen (umgewandelten Glomerulis) und Cysten mit denselben Concrementen. Kapseln dagegen mit gallertigem Inhalte hält er einer Weiterentwickelung zu Cysten für nicht geeignet. — Hertz (dieses Archiv Bd. XXXIII. S. 248) glaubt aber die Uebergänge der letzteren zu Cysten gesehen zu haben. — Klein (dieses Archiv Bd. XXXVII. S. 509) leitet Cysten von mit Exsudat gefüllten Kapseln, welche die schon geschrumpften Gefässschlingen enthielten, ab. — Sturm (Arch. f. Hlkd. XVI. S. 211) tritt dieser

Ansicht entgegen. — Klebs (Hdb. f. path. Anat. 1876 S. 664) findet in Nieren mit interstitieller Hyperplasie oder Granularatrophie eine Entwickelung der Cysten aus Glomerulis.

Unsere Präparate von injicirten Glomerulis sprechen für die Ansicht von Klein — so dass also Nierencysten nicht allein aus Harnkanälchen, sondern wohl auch aus Glomerulis, und zwar aus hydropisch entarteten, hervorgehen können.

Fassen wir zum Schluss die Ergebnisse dieser Mittheilung zusammen, so ist hervorzuheben:

1) dass Nierencysten ausser von den Harnkanälchen auch von den in der oben angegebenen Weise veränderten Glomerulis abzuleiten sind,

2) dass, ausser den Hindernissen innerhalb der Harnkanälchen, die nächste Veranlassung zur Cystenbildung der Harnkanälchen in Wucherungs- und Schrumpfungsvorgängen an dem Bindegewebe zu suchen ist,

3) dass aber andererseits lebhafte Neubildungsvorgänge stattfinden, sowohl an der Membrana propria der Harnkanälchen (ringförmige Wucherung, Torsion) als auch an deren Epithelien (Papillombildung, Erweiterung der gewundenen Harnkanälchen, Sprossenbildung) als auch an den Glomerulis (Vergrösserung).

4) dass für die hochgradigste Cystenentartung, für die Cystenniere, als bestbegründetste Ursache die von Virchow und nach ihm von Thorn gefundene Entzündung des Nierenbeckens und der Kelche, welche sich auf die Papillen fortsetzt, anzusehen ist — dass aber für eine Reihe von anderen Cystennieren (zu der auch unser Fall gehört) eine genügende Erklärung noch fehlt.

Herrn Prof. Zahn, unter dessen Leitung ich diese Untersuchungen machen durfte, erlaube ich mir auch an dieser Stelle für die liebenswürdige und allseitige Unterstützung meinen verbindlichsten Dank auszusprechen.

XXVIII.

Eine eigenthümliche Cyste in der Bauchhöhle eines Neugebornen.

Von Dr. A. Dubler,
Assistenten am pathologisch-anatomischen Institut in Basel.

Kind P. kam im April 1887 scheintodt zur Welt; es belebte sich durch Schwingen, starb aber schon 5 Tage nach der Geburt unter den Erscheinungen einer katarrhalischen Pneumonie. —

Die Mutter des Kindes, Fabrikarbeiterin, 42 Jahre alt, aus gesunder Familie, machte als 19jähriges Mädchen den Typhus durch; erste Menstruation mit 23 Jahren, Menses bis zur ersten Niederkunft — 2 Jahre später — alle 8—9 Wochen, von da ab regelmässig 4wöchentlich. Zweite Geburt vor 11 Jahren, regelrecht. Letzte Menstruation vom 10.—14. Juli 1886; 8 Tage nach Neujahr 1887 Schmerzen in der linken Unterbauchgegend, rasches Anwachsen des Leibesumfanges, geschwollene Füsse, Dyspnoe (Hydramnion); im Uebrigen keine ernstlichen Störungen. Geburt am 21. April, 4 Stunden nach Auftreten der ersten Wehen. — Im Wochenbett erhob sich die Temperatur einmal auf 38,1. Die Wöchnerin verliess die hiesige geburtshülfliche Abtheilung 14 Tage nach ihrer Niederkunft fieberlos[1]).

Obduction des Kindes, 24 Stunden nach dem Tode:

Ausgetragenes männliches Kind mit kurzen Extremitäten; 3,528 kg schwer, 49 cm lang. Ohren und sichtbare Schleimhäute livid; Pupillen beiderseits eng. Nabel leicht prominent, Nabelschnur abgefallen, die Wunde eingetrocknet, zeigt nichts Abnormes. Panniculus hellgelb; Musculatur blass. Epiphysenlinien des Humerus und Femur scharf, Knorpel klar und durchscheinend. Knocherkerne der unteren Femurepiphyse 3 mm.

Nähte und Fontanellen des Schädels weit. Die harte und die weichen Hirnhäute sehr blureich; letztere über beiden Hemisphären trüb, ödematös; längs den Sulci finden sich gelbe Flecken und Streifen, aus denen beim Einschneiden etwas rahmige gelbe Flüssigkeit hervorquillt. Auch in der Arachnoidea der Basis zeigen sich zerstreute strich- und fleckenförmige Eiterheerde, so in der Gegend hinter dem Chiasma, längs den beiden Fossae Sylvii und besonders zu beiden Seiten des Pons, der Medulla oblongata und auf dem Oberwurm des Kleinhirns. Die Arterien an der Basis zart; nirgends Tuberkel sichtbar. Die Seitenventrikel erweitert, enthalten hellgelbe, etwas trübe Flüssigkeit. Die weisse Hirnsubstanz blass, die graue blutreich.

Die Rückenmarkshäute sind stark venös injicirt; die weichen Häute

[1]) Auszug aus dem Journal der geburtshülfl. Klinik.

im unteren Theil des Brustmarks diffus rosa gefärbt, auf der Vorderseite der Lendenanschwellung und 5—6 cm nach aufwärts, mit gelbem flockigen Belag versehen. Die Rückenmarkssubstanz gut erhalten; die blutreiche graue überall deutlich von der blassen weissen abgehoben.

Die gelben Heerde in der Arachnoidea cerebralis und spinalis bestehen aus gut erhaltenen Eiterkörperchen. In der weissen Gehirnsubstanz finden sich zerstreute und zu 3—4 zusammenliegende Körnchenzellen.

Zwerchfell beiderseits hinter der 7. Rippe. Einzelne Lymphdrüsen hinter dem Sternum bis erbsengross, grauroth.

Herz von mittlerer Grösse. Im rechten Ventrikel und Vorhof etwas Cruor. Foramen ovale offen. Die Tricuspidalzipfel am Rande leicht verdickt, grauröthlich; der innere mit einigen sandkorngrossen derben grauweissen Knötchen besetzt. Die übrigen Klappen zart. Musculatur blassroth.

Lungen wenig retrahirt, zum Theil lufthaltig, hellroth; stellenweise mit graurothen, lobulär pneumonischen, erbsen- bis bohnengrossen Heerden und zerstreuten blaurothen atelectatischen Stellen. Unter der Pleura beider Unterlappen vereinzelte punktförmige Hämorrhagien. Die Halsorgane bieten nichts Auffälliges.

Die Bauchwand ist mit dem grossen Netz und dieses mit den Därmen verwachsen; letztere durch zahlreiche strang- und bandförmige Adhärenzen unter sich verbunden. Die Leber fest mit Zwerchfell und Rippenbogen verwachsen. Keine Flüssigkeit in der Bauchhöhle.

Milz mit der Umgebung adhärent. Am äusseren Umfang eine erbsen- und mehrere stecknadelkopf- bis hanfkorngrosse, dunkelgrüne, kalkige, leicht über die Nachbarschaft erhabene Auflagerungen auf die verdickte Kapsel. Durchschnitt der Milz grauroth; Consistenz zäh. — Die beiden Nieren mit leicht trennbarer Kapsel und glatter Oberfläche. Rindensubstanz gelbroth, Mark grauröthlich. Kein Harnsäureinfarct. In der Harnblase wenige Tropfen gelblichen Urins. Schleimhaut blass. Der Magen enthält etwas gelbliche Flüssigkeit; Mucosa blass. Im Duodenum und Dünndarm gelber Schleim, Mucosa gelblich imbibirt; im Dickdarm spärlicher dünnbreiiger gelber Inhalt; im Rectum gelbe breiige Fäces. Schleimhaut grösstentheils blass; an einzelnen Stellen venös injicirt. 21 cm oberhalb des Anus befindet sich an der äusseren (linken) Seitenwand des Colon desc. eine linsengrosse, schwarze, kalkige, leicht prominirende Einlagerung in der Schleimhaut; 1 cm unterhalb 2 hanfkorngrosse narbenähnliche Stellen, in deren Mitte je ein stecknadelkopfgrosses, leicht über die Umgebung hervorragendes, dunkelpigmentirtes, kalkiges Korn eingesprengt ist. Von der Aussenseite des Darmes, entsprechend den narbigen Partien, die aussen grünlich durchscheinen, entspringt ein 5—6 cm langer bindegewebiger Strang, welcher den etwas gegen die Mittellinie hin verlagerten absteigenden Dickdarm mit der seitlichen Bauchwand verbindet; seine Insertionsstelle an der Bauchwand liegt ungefähr 3 cm über dem Darmbeinkamm, in der vorderen linken Axillarlinie. Etwa in der Mitte des Stranges ist ein taubeneigrosser, in lockere Adhärenzen eingebetteter Beutel eingeschaltet, dessen Längsaxe

(3,2 cm) parallel zur Längsaxe des Körpers verläuft. Die Wandung dieses Sackes ist 2—3 mm dick, innen und aussen uneben, höckrig, kalkig incrustirt, mit dunkelgrünen, auf der Aussenseite durchscheinenden Einlagerungen. Der Inhalt besteht aus grasgrünen, schleimigen, mit spärlichen graugelben und braungrünen Bröckeln vermischten Massen. **Leber** etwas vergrössert. Kapsel verdickt, besonders am oberen und vorderen Umfang. An der Unterfläche des rechten Lappens nahe dem vorderen scharfen Rande befindet sich eine ca. 5 Cts.-Stück-grosse, 2 mm dicke, dunkelgrüne, kalkige Auflagerung, ähnlich denjenigen auf der Milz. Durchschnitt durch die Leber graubräunlich. Die **Gallenblase** glatt (ohne Narben) enthält dunkelgrüne schleimige Galle.

Die Section ergab also:

Eitrige Cerebrospinalmeningitis. Erweiterung der Seitenventrikel des Gehirns. — Fibröse Endocarditis der Tricuspidalis. — Lobuläre doppelseitige Pneumonie. Partielle Atelectasen der Lungen. Subpleurale Ecchymosen. Universelle adhäsive Peritonitis. Pigmentirte kalkig incrustirte Auflagerungen auf Milz und Leber. Narben des Colon descendens. Cystenartige Geschwulst der Bauchhöhle. —

Die Prüfung der Löslichkeitsverhältnisse des grünen Farbstoffes liefert für Wasser, Aether, Chloroform (bei Zimmertemperatur), Essigsäure und Mineralsäuren ein negatives Resultat; 5procentige Kalilauge, sowie absoluter Alkohol nehmen nach einigen Stunden eine schwach grüne Farbe an. Eine vorläufige Untersuchung auf Gallenfarbstoff ist nicht entscheidend: die Gmelin'sche Probe ergiebt mit einer alkoholischen Lösung eine breite, smaragdgrüne Zone an der Berührungsstelle der Flüssigkeiten; andere Farbenringe fehlen; mit den übrigen Mischungen tritt überhaupt keine Farbenveränderung auf. — Auf Zusatz von 5procentiger Essigsäure oder von absolutem Alkohol zu einer wässrigen Verdünnung der grünen schleimigen Massen entsteht ein voluminöser grauweisser Niederschlag, der sich im Ueberschuss des Reagens nicht löst (Mucin).

Proben aus dem Cysteninhalt zeigen unter dem Mikroskop zahllose Cholestearintafeln und Fettsäurenadeln, feinste gelbgrünlich schimmernde Körnchen, mittelgrosse und grosse freie Fetttropfen, massenhafte Körnchenzellen, ovale, grünlichgelb glänzende, homogene oder leicht körnige Gebilde, welche den Meconkörpern **Huber's**[1]) auffallend ähnlich sehen; ferner hell- bis dunkelgrüne, meist homogene, seltener körnige, knorrigen Baumästen vergleichbare oder wurstförmige, stark lichtbrechende Körper; dann vereinzelte gelbrothe Pigmentschollen, zerstreute pechschwarze, eckige Klümpchen und dunkle unregelmässige Bröckel, endlich eine mässige Anzahl Zellen, von polyedrischer oder spindliger Gestalt mit oder ohne Kern.

Einzelne der erwähnten Elemente weisen bei der Messung folgende Werthe auf:

[1]) **Friedreich's** Blätter. 1884. Heft 1.

Körnchenzellen:		Ovale Gebilde:		Knorrige Körper:	
17 μ lang,	17 μ breit,	10 μ lang,	7 μ breit,	42 μ lang,	10—17 μ breit,
18 - -	18 - -	14 - -	7 - -	87 - -	14 - -
21 - -	17 - -	17 - -	7 - -	90 - -	17 - -
24 - -	21 - -	17 - -	10 - -	105 - -	14 - -
31 - -	21 - -	21 - -	14 - -	140 - -	14 u. 17 - - .

5procentige Kalilauge hellt die dunkeln Bröckel etwas auf; dieselben nehmen ein grünes Colorit an und geben nach vorausgegangener Säureeinwirkung grünen Farbstoff an die Zusatzflüssigkeit ab; ebenso verhält sich säurehaltiger Alkohol. Aether und Chloroform bewirken ausser Lösung des Fettes und Cholestearins keine Veränderung. Salzsäure bringt unter lebhafter Gasentwickelung eine Aufhellung der dunkeln Massen und der pechschwarzen Klümpchen zu Stande; von ersteren hinterbleibt ein Conglomerat wurstförmiger Körper, ovoider Gebilde, Körnchenzellen und ein feinkörniger Detritus; von letzteren braune Schollen; die knorrigen, stark glänzenden Aeste blassen rasch unter Bildung höhencurvenähnlicher Figuren vom Rande her ab. — Concentrirte Schwefelsäure ruft fast augenblicklich unter Gasentwickelung und Gypskrystallproduction Braunfärbung der dunkeln Massen ohne Uebergangsfarben hervor. Concentrirte Salpetersäure giebt an den schwarzen Bröckeln ausgesprochene Gallenfarbstoffreaction; an kleinen Partikeln treten die Farben hellgrün, blaugrün, blau, violett, schmutzigroth, kirschroth, braunroth und gelbroth successive auf; an grösseren verläuft eine regenbogenfarbene Welle von der Peripherie gegen das Centrum hin; in beiden Fällen hinterbleiben gelbrothe Schollen, die sich nicht weiter verändern.

Ein Schnittchen von der Innenfläche der Cystenwand lässt unter dem Mikroskop ein lockeres, zum Theil grobmaschiges Bindegewebe erkennen; in den Maschen liegen verkalkte Inhaltsbestandtheile; der eine und andere Maschenraum ist ausschliesslich mit grossen Fetttropfen angefüllt. Hie und da stösst man auf knochenkörperchenähnliche Contouren, ohne dass der Nachweis von zugehörigen Zellkörpern durch Färbung gelänge. Ausserdem finden sich zerstreute polygonale und spindelförmige, meist etwas undeutliche Zellen, aber nirgends ein auch nur annähernd erhaltener Epithelbesatz, Drüsenschläuche oder Muskelfasern. —

An Quer- und Flachschnitten tritt das lockere maschige Bindegewebe überall deutlich hervor; es ist bis an die Aussenseite mit kalkig incrustirten Bestandtheilen des Cysteninhaltes durchsetzt; in den Gewebsbalken verlaufen zahlreiche Capillargefässe. Nach aussen geht die Wand ohne scharfe Grenzen in die Adhäsionen über; auch nach innen existirt kein abschliessender Saum; nirgends ist Darmstructur, nirgends Geschwulsttypus nachzuweisen.

Die Heerde auf der Milz und Leber bestehen aus lockerem, gefässführendem Bindegewebe; in welches verkalkte dunkelgrüne Massen von der nehmlichen Zusammensetzung wie die in der Cystenwand eingelagert sind; die Cholestearinkrystalle, grünlichen Ovoide und knorrigen Körper sind spärlich vertreten, reichlich dagegen mittelgrosse und grosse Fetttropfen. Von dem bindegewebigen Maschenwerk aus senken sich zahlreiche Balken in die

Organkapsel ein, welche im Uebrigen unverändert unter den Auflagerungen hinzieht.

Die dunkeln kalkigen Einsprengungen in die Wand des Colon desc werden der Hauptsache nach aus feinkörnigem Detritus, bräunlichen Pigmentschollen, massenhaften kleinen Cholestearintafeln, Fettsäurenadeln und grünlichen Ovoiden gebildet; daneben finden sich spärliche freie Fetttropfen, knorrige und wurstförmige Elemente in bescheidener Anzahl. Epithel und Drüsen sind bis in die nächste Nähe des grösseren Heerdes gut erhalten; am Rande desselben verschwinden sie; die Submucosa biegt hier trichterförmig in die Tiefe, hört aber plötzlich auf. Am Grunde des Trichters ist die Muscularis durch ein zellenarmes Bindegewebe ersetzt, welches da und dort durch dunkelgrüne Bröckel auseinandergedrängt wird; vereinzelte Klumpen liegen unter und in der verdickten Serosa. Submucosa und Muscularis der Nachbarschaft sind mit zerstreuten glänzenden wurstförmigen Körpern durchsetzt. Einzelne grössere grüne Krümel liegen unter der intacten Schleimhaut der Umgebung. — Um die beiden kleineren Einlagerungen herum ist die Mucosa auf 1—3 mm Entfernung in eine bindegewebige Schwiele verwandelt; die dunkeln kalkigen Massen dringen keilförmig in die Tiefe, an der einen Stelle bis auf die Muskellage, an der anderen bis in die hier leicht eingezogene Serosa; das anstossende Gewebe der Darmwand ist mit zerstreuten ovalen und wurstförmigen grün schimmernden Körpern infiltrirt.

In der strangförmigen Adhärenz zwischen Cyste und absteigendem Dickdarm steckt ein hirsekorngrosses schwarzes Knötchen; dasselbe wird durch dunkelgrüne kalkige Körner gebildet, welche zwischen die Bindegewebszüge eingelagert sind und die in jeder Beziehung den pigmentirten Einsprengungen in den Darmnarben entsprechen.

Der makroskopische Befund der in der Bauchhöhle gefundenen Cyste liess vier Möglichkeiten der Entstehung in's Auge fassen:

1. Eine Geschwulstbildung; die Heerde auf Milz, Leber und in der Darmwand würden als Metastasen zu deuten sein. Unter den pigmentirten Geschwülsten kommt nur den Chloromen eine grüne Farbe zu. Diese seltenen, Metastasen bildenden Tumoren von bald weicher, bald derber bis knorpelharter Consistenz, homogener gelatinöser oder fibröser Schnittfläche und hell- bis dunkelgrüner („erbsgrün“, „apfelgrün“, „serpentingrün“, „grasgrün“, „olivengrün“) Farbe befallen mit Vorliebe das Periost der Schädelknochen [1]) („metastasirendes periostales Sarcom“,

[1]) In 10 meines Wissens ausführlicher beschriebenen Fällen von Chlorom war 8mal das Periost der Schädelknochen, einmal hauptsächlich die Lymphdrüsen (Innenseite des Schädels und die Dura mater waren in-

Huber, Archiv für Heilk. 19). Ihre Structur reiht sie zu den Sarcomen; je nach dem Reichthum an Zellen — meist Rundzellen — haben sie einen medullären oder fibrösen Charakter. Erweichung wurde zweimal beobachtet und zwar an metastatischen Knoten: Aran (Arch. gén. de méd. 1854 Vol. II. p. 392) beschreibt einen Abscess der Prostata mit weisslicher filziger Wand und dünnflüssigem eitrigem Inhalt, welcher die nehmliche Farbe („gris-vert") zeigte wie die Geschwülste am Schädel, in den Nieren etc.; im Falle Durand-Fardel (Bull. de la soc. anat. t. XI. p. 195 cit. nach Aran) fand sich an der rechten Lungenwurzel eine nussgrosse mit einer dicken homogenen eiterähnlichen dunkel apfelgrünen Flüssigkeit gefüllter Hohlraum, umgeben von Lungengewebe, welches mit dieser Flüssigkeit auf einige Linien Dicke infiltrirt war. Der Farbstoff, welcher diffus im Gewebe vertheilt oder an kleinste Körnchen in den Zellen gebunden sein soll, gehört nach Huber („Studien über das sog. Chlorom" l. c.) zu den Lipochromen, nach Waldstein („Ein Fall von progressiver Anämie" etc. l. c.) ist er hämatogenen Ursprungs; Dressler („Ein Fall von sog. Chlorom", dieses Arch. Bd. 35 Heft IV. S. 605—607) vergleicht ihn mit demjenigen des grünen Eiters und Bock („Ueber einen sarcomartigen Biliverdin enthaltenden Tumor der Chorioidea" l. c.) spricht ihn in seinem Falle für Biliverdin an; in keinem der übrigen daraufhin geprüften Chloromen konnte Gallenfarbstoff nachgewiesen werden, Mit dieser gut gekennzeichneten Geschwulstgruppe hat unsere Cyste nur die grüne Farbe gemein; der Farbstoff selbst dagegen scheint von dem der Chlorome durchaus verschieden.

2. Abschnürung eines Darmdivertikels zu einer Zeit, wo schon Meconium vorhanden war. Die Leber- und Milzheerde blieben zunächst unerklärt, ebenso die Peritonitis; die Lage in der linken seitlichen Bauchgegend wäre eine ganz ungewöhnliche.

3. Hämorrhagische Peritonitis mit Umwandlung des Blutfarbstoffes. Die Narben im Dickdarm würden eine Affection für sich darstellen. Virchow erwähnt in seiner Abhandlung „Die

tensiv grün gefärbt, Waldstein, dies. Arch. Bd. 91. Hft. 1. S. 12 u. ff.) und einmal Arachnoidea, Chorioidea, retrobulbäres Gewebe etc. (Bock, dieses Archiv Bd. 90. S. 442—443) betheiligt.

pathologischen Pigmente" (dieses Archiv Bd. 3 S. 453) das Vorkommen olivengrüner Hämatoidinkrystalle in sich organisirenden Venenthromben und es wäre die Entstehung des grünen Cysteninhaltes in unserem Falle durch Veränderung von Blutfarbstoff in diesem Sinne denkbar. Freilich konnte ich in der Literatur keine Beispiele für den Uebergang eines grösseren Blutergusses in eine grüne schleimige Substanz ausfindig machen.

4. Durchbruch des Darms und Abkapslung des ausgetretenen Meconiums. Durch diese Annahme liesse sich das makroskopische Bild ziemlich vollständig erklären.

Die mikroskopische Untersuchung schliesst eine Darmmissbildung (2) aus, da die Cystenwand keine Darmstructur erkennen lässt. Chlorom (1) muss ebenfalls von der Hand gewiesen werden, denn — abgesehen von der Verschiedenheit der Localisation und des Farbstoffes — war nirgends Geschwulsttypus zu entdecken. Aus den unter 3 angeführten Gründen erscheint auch eine hämorrhagische Peritonitis unwahrscheinlich, um so mehr als die im Cysteninhalt etc. vorgefundenen Meconkörper ähnlichen Gebilde auf diese Weise nicht verständlich wären. Die zerstreut vorkommenden gelb- und braunröthlichen Pigmentschollen beziehe ich zwar auf kleine Blutaustritte, messe ihnen aber nur nebensächliche Bedeutung zu. Für die Gesammtheit der Veränderungen in der Bauchhöhle glaube ich eine Perforation des Darms verantwortlich machen zu dürfen; dafür sprechen die Darmnarben, die Aehnlichkeit der grünen Massen mit Meconium, die Uebereinstimmung der verschiedenen Heerde unter sich, schliesslich der histologische Bau der Cystenwand und der Auflagerungen auf Milz und Leber. Nach den Angaben Ahlfeld's[1]) erwartet man freilich in jedem Meconium Wollhaare. Huber (Friedreich's Blätter 1884 Heft 1) macht jedoch einen Unterschied zwischen dem gelblichbraunen „Meconium amnioticum" der oberen Darmabschnitte, welches vorzüglich Fruchtwasserbestandtheile (Epidermiszellen, Lanugohaare etc.) enthält und dem dunkelgrünen „Meconium hepaticum" der unteren Darmtheile, das aus Darmschleim und „Meconkörpern" besteht. In

[1]) Ahlfeld, Berichte und Arbeiten aus der geburtshülflich-gynäk. Klinik zu Marburg 1883—1884. S. 23, fand im Kindspech von 100 darauf untersuchten Neugebornen stets grosse Mengen von Wollhaaren.

mehreren Proben aus dem Inhalte des Colon descendens zweier todtgeborner Früchte von 8 bezw. 9 Monaten suchte ich vergeblich nach Wollhaaren; das Fehlen derselben im Cysteninhalt spricht demnach nicht mit Nothwendigkeit gegen unsere Auffassung über die Natur des letzteren.

Wir hätten uns also den Vorgang, welcher sich im Kindskörper während des intrauterinen Lebens abspielte, so vorzustellen, dass an einer Stelle des Colon desc. eine Perforation der Darmwand, Austritt von Meconium in die Bauchhöhle, Abkapslung desselben durch peritonitische Adhäsionen theils an Ort und Stelle theils unter Verschiebung nach entfernteren Punkten erfolgt, und durch nachträgliche Vernarbung der Durchbruchsöffnung sowie Kalkablagerung in die ausgetretenen Massen eine relative Heilung eingetreten sei. Allerdings bin ich ausser Stande, den die Perforation bedingenden Prozess nachzuweisen, da weder die Beschaffenheit der Darmnarben noch die Anamnese der Mutter Anhaltspunkte dafür lieferten.

Eine weitere Frage ist die, ob die eitrige Cerebrospinalmeningitis und die fibröse Endocarditis der Tricuspidalis in eine Beziehung zu den Vorgängen in der Bauchhöhle gebracht werden können. Während man für die Endocarditis wenigstens die zeitliche Möglichkeit zugeben muss, ist die Meningitis — weil frisch — wohl richtiger auf Rechnung extrauteriner Einflüsse zu setzen.

XXIX.

Das Haya-Gift und das Erythrophlaein.

Von Dr. L. Lewin,
Docenten an der Universität zu Berlin.

(Hierzu Taf. XIII.)

Weitab von menschlicher Civilisation haben wahrscheinlich schon seit Jahrtausenden ganze Völkerschaften der neuen und alten Welt mit einem uns unerklärlichen Instincte in der sie umgebenden Pflanzenwelt Wirkungen erkannt, welche sie in irgend einem Sinne für sich nutzbar machten. Heil- und Giftwirkungen von vielen Pflanzen haben wir auf diese Weise erfahren. Und noch immer nehmen wir die, wenn auch noch so vereinzelt zu uns gelangenden Nachrichten über so erkundete, besonders merkwürdige Pflanzenwirkungen begierig auf, weil die Erfahrung dafür spricht, dass solche meistens zu einer Nutzbarmachung für die menschliche Therapie führen. Gerade jene tropischen Gegenden des Erdballs, in die sich bisher selten oder gar noch nie der Fuss eines civilisirten Menschen verirrt hat, bergen noch in reicher Fülle solche Stoffe, und die meistens wilden, dort hausenden Stämme kennen und hüten noch manches derartige Geheimniss. Ist es doch wirklich als vermöge nur die Tropensonne Producte der pro- und regressiven Metamorphose in den Pflanzen zu erzeugen, wie sie hinsichtlich der Mächtigkeit und Eigenart der Wirkungen nirgends in gemässigten Zonen entstehen!

Es ist natürlich durchaus verkehrt, wie man dies im Alterthum und später noch that, die Wirkung von Giftpflanzen nur äusseren Einflüssen, z. B. den Dämpfen giftiger Mineralien [1]) oder der fauligen Beschaffenheit des Bodens zuzuschreiben [2]). Dennoch

[1]) Athanasius Kircher, Mundus subterraneus. Amsterodami 1678. Tom. II. Lib. IX. Sect. I. cap. 1. p. 125.

[2]) Hoffmann, Med. rat. syst. 1720. Tom. II. p. 229. — Ich bemerke hierbei, dass mir zwei hervorragende, deutsche Pilzforscher übereinstimmend angaben, dass ihrer Ueberzeugung nach Helvella esculenta nur dann giftig wirke, wenn sie durch im Boden sich bildende

aber kann man sich vorstellen, dass in einem tropischen giftigen Pflanzenindividuum, welchem seine specifischen Eigenschaften seit Uranfang aller Dinge zukommen oder von ihm durch allmähliche Entwickelung erworben sind, Erwärmung und Belichtung durch die Tropensonne eine Aufspeicherung von besonders gewaltiger lebendiger Kraft schafft, die in den gebildeten chemischen Producten bis zu dem Augenblicke ihrer Wirkung an Menschen oder Thieren latent bleibt.

Praktische Gesichtspunkte, Heilung, Ernährung, Jagd, Krieg und Rechtspflege leiteten und leiten noch jene uncivilisirten Stämme in der Verwendung der von ihnen aufgefundenen Pflanzenwirkungen. Der Pfeil, der an sich das Opfer nur verwundet und nicht tödtet, bewirkt das letztere, wenn ein geeignetes Gift seiner Spitze anhaftet. Ein dadurch verendetes Thier bleibt, nachdem die Umgebung der vergifteten Pfeilwunde herausgeschnitten ist, meist noch geniessbar; denn nur winzige Mengen solcher Gifte reichen zum Tödten d. h. zur Beendigung einer oder der anderen zum Leben nothwendigen Organfunctionen aus, so dass, selbst wenn die Vertheilung im Körper eine gleichmässige wäre, durch Verzehren der Musculatur Menschen nicht vergiftet werden könnten. Wie eng die Vorstellung der Wirkung von Giften überhaupt mit derjenigen der Pfeilgifte im besonderen schon im Alterthum verknüpft war, geht aus der Etymologie des Wortes „Toxikologie“, der Bezeichnung für die Giftlehre, hervor. Schon Dioscorides[1]) sagt: „Toxicum nominatum videtur ab arcubus: quoniam barbarorum sagittae in praeliis tingerentur illo.“ Der Natur der Sache nach handelt es sich meist nicht um Gifte, die nur oder vorwiegend locale Wirkungen äussern, etwa wie die Milchsäfte jener tropischen, heftige Entzündung erzeugenden Euphorbiaceen, Euphorbia Tirucalli, Euphorbia Abyssinica u. A. m. Vielleicht werden auch solche zu Pfeilgiften hinzugemischt — das Wesentliche an letzteren bilden aber Gifte, welche entferntere Wirkungen auf Herz, Athmung und das Nervensystem ausüben.

Zersetzungsproducte erkranken. Die Betreffenden sind so von der Richtigkeit ihrer Ansicht überzeugt, dass sie jedes Quantum des gesunden, vorher nicht abgekochten Pilzes verzehren würden.

[1]) Dioscorides, Comm. ab Egnatio Veneto. Venetiis 1516. Lib. VI. cap. CXXVI. fol. CXXIV.

Es sind dies die giftigsten der bekannten und unbekannten Pflanzenstoffe.

Leider sind noch die meisten dieser Pfeilgifte hinsichtlich ihrer Herkunft und auch ihrer chemischen Zusammensetzung unbekannt, obschon viele von ihnen in den letzten Jahrzehnten in die Hände von Physiologen und Pharmakologen gekommen sind[1]). Wissen wir doch kaum absolut sicher von welcher oder welchen Pflanzen Curare abstammt und welches die wirksamen Bestandtheile dieses amorphen Gemisches sind. Erst in neuester Zeit scheint sich durch eingehende botanische und chemische Beobachtungen[2]) das Dunkel, das bisher über der Provenienz und der Zusammensetzung dieses Giftes lag, lichten zu wollen. Noch ist nicht die Natur des Giftes bekannt, das der zwischen Ava und Aracan, die Yumaberge bewohnende Khyenstamm[3]) gebraucht, ebenso nicht mit Sicherheit das Pfeilgift der Burmesen[4]), zu dem angeblich Hippomane Mancanilla benutzt wird, auch nicht das Pfeilgift der Moïs[5]), die im Nordosten von Cochinchina hausen, und ebenso wenig dasjenige der Bewohner des oberen Assam, das Mishmee Bih[6]). Wir wissen nicht woraus die Ygorroten auf den Philippinen ihr Pfeilgift bereiten[7]), und können noch nicht mit voller Bestimmtheit angeben, ob die Ainos auf Yezo wirklich für diesen Zweck die Aconitknollen gebrauchen[8]). Aehnliches lässt sich von dem afrikanischen Continent angeben. Hier werden noch in reichem Maasse vergiftete Pfeile gebraucht. Dies gilt von allen Theilen dieses Erdtheils mit Ausnahme des Nor-

[1]) Eine allgemeinere Untersuchung über Pfeilgifte, welcher auch neuere aus Afrika und Asien mir zugegangene als Unterlage dienen, hoffe ich bald der Oeffentlichkeit übergeben zu können.

[2]) Baillon, Adansonia. Tom. XII. Paris, Nov. 1876—Déc. 1879. p. 366. — Böhm, Chemische Studien über das Curare. Beiträge zur Physiologie. Leipzig 1887.

[3]) Trant, Asiatic researches. Calcutta 1828. Vol. XVI. p. 286.

[4]) F. Mason, Burma its people and productions. Hertford 1883. p. 232.

[5]) Bochefontaine, Compt. rend. de la Société de Biologie. Sér. 8. Vol. I. Paris 1884. p. 132.

[6]) A sketch of Assam by an officer. London 1847. p. 30.

[7]) F. Jagor, Reisen in den Philippinen. Berlin 1873. S. 112.

[8]) B. Scheube, Mittheil. der deutschen Gesellsch. für Natur- u. Völkerkunde Ostasiens. Bd. III. Heft 26. Febr. 1882.

dens im Bereiche der Beduinen, Kabylen etc. vielleicht auch des Westens bei den Aschanti, Fanti und der Negerbevölkerung von Commendah. Das von den Buschmännern gebrauchte Gift ist, obschon es öfter untersucht worden [1]), bisher nicht wirklich erkannt. Die Buschmänner des nördlichen Theiles der Kalahari gebrauchen zu ihren Pfeilgiften, wie Livingstone angiebt, die Eingeweide einer kleinen Raupe, welche sie 'Ngā nennen, und erreichen dadurch eine ganz furchtbare Giftwirkung. Am oberen Nil gebraucht der Stamm der unterhalb Gondokoró wohnenden Bari-Neger ein augenblicklich todtbringendes Pfeilgift, zu dessen Darstellung neben dem Saft einer Baumwurzel, „Uiri" genannt, angeblich auch die Köpfe giftiger Schlangen benutzt werden, und die benachbarten Tschir für den gleichen Zweck ein aus dem Westen von dem Land der Mandari bezogenes Gift [2]). Auch das Gift der Sudan-Neger [3]), das der Annagoos in den Dassa-Bergen [4]) und viele andere sind nicht wissenschaftlich erforscht, weil meistens nicht genügendes Untersuchungsmaterial und nie Angaben über die Darstellung erlangt werden konnten. Als Geschenk oder durch Diebstahl sind öfters wohl gewisse Mengen von Gift zu erlangen gewesen — aber die Bereitungsart verrathen diese Stämme nicht. Als tiefes Geheimniss bewahren sie dieselbe und die Giftkenntniss vererbt sich bisweilen innerhalb eines Stammes nur in einer Familie, z. B. der des Häuptlings oder der Priester. Selten wird zu Pfeilgiften nur ein Gift, meistens mehrere verwandt, so dass deren Erforschung auch hierdurch, zumal wenn Thiergifte dazu gemischt wurden, ausserordentlich erschwert wird.

Gerade in Afrika wird noch in anderer Beziehung von Giften Gebrauch gemacht, nehmlich zu den sogenannten Gottesurtheilen. Die hierzu verwandten Gifte sind zum Theil be-

[1]) G. Krebs, De Afrorum veneno sagittario. Berolini 1832. Van Hasselt, Archives néerlandaises des sciences exactes et natur. La Haye 1872. Tom. VII. p. 166.

[2]) W. v. Harnier, Reise am oberen Nil. Darmst. u. Leipzig 1866. S. 50 und 57.

[3]) Harnack, Archiv f. exper. Pathol. u. Pharmak. Bd. XVIII. 1884. S. 1.

[4]) John Duncan, Travels in Western Africa. London 1847. Vol. II. p. 193.

kannt, weniger oder gar nicht jene, die noch bei einigen Dravidastämmen, in Südarabien, bei Brahmanen, Hindus und bei den Papuanen Neu-Guineas [1]) eingegeben werden.

So ist also auf diesem Gebiete der Toxikologie noch sehr viel, vielleicht auch erfolgreicher Arbeit zu leisten. Ich war deshalb erfreut, als mir die Gelegenheit geboten wurde, eine solche Forschung zu unternehmen. Mir ging vor mehr als Jahresfrist unter der Bezeichnung „Haya-Gift" aus London in einer Schachtel eine Anzahl etwa 1 cm langer Stücke zu, die aus Afrika kommen sollten. Es war mir unmöglich, von dem Geber mehr von dem Gifte zu erfahren, dessen Zweck mir ebenfalls nicht bekannt war [2]). Schon die erste, oberflächliche Betrachtung des Giftes ergab, dass dasselbe aus zweierlei verschiedenen Stücken bestand. Die einen waren amorph, schwarzbraun, auf dem Bruche heller bis bräunlich grün gefärbt, liessen sich ohne Mühe zerbrechen, gaben einen glatten Messerschnitt, liessen sich zwischen den Fingern platt drücken, und beim Versuche, sie zu pulvern, plattschlagen, gaben aber schliesslich, wenn auch mit Mühe, ein feines Pulver. In diesem, sowie schon auf der Bruch- oder Schnittfläche der Stücke zeigten sich zahlreiche, zerstreute, glitzernde Pünktchen. Die zweite Art von Giftstücken war dunkel schwarz, etwa von der Farbe der Capaloë und wie diese in Splittern durchsichtig. Dieselben haben durchgehends eine bestimmte Form; sie sind an einer Fläche convex, an der anderen

[1]) Soyaux, Aus West- Afrika. Leipzig 1879. S. 215.

[2]) Nachdem ich die folgenden Untersuchungsresultate kurz veröffentlicht hatte, wurde der Name Haya auf die Schlange Haje bezogen und das Hayagift nur auf Grund des Uebereinklanges der Worte als Schlangengift gedeutet. Hr. Christy, der Geber des Giftes sah sich nun, nachdem er diese Deutung gelesen, veranlasst, dasjenige, was er mir aus Geschäftsinteresse über die Provenienz des Giftes nicht hatte mittheilen wollen, zu veröffentlichen. Er schreibt: „Den Namen Haya haben wir dem Gifte gegeben, um es für uns selbst identificirbar zu machen. (The name Haya is one which was given by us in order that we might be able to identify it hereafter.) Es wurde uns von einem Mr. J. Hay aus Aden zugeschickt, welcher es von Eingebornen Abyssiniens nahe Harrar erhielt." Ich behalte trotzdem diese Bezeichnung jetzt bei, weil ich keine andere objectiv zutreffende für das Gift geben kann.

zeigen sie eine Rinne mit scharfen Kanten, so als wenn ein schmales, kantiges Instrument in sie eingedrückt worden wäre.

Bei genauerer Untersuchung machten mir diese Stücke den Eindruck, als seien sie von Pfeilen abgenommen. Dies ist um so wahrscheinlicher, als sich in den Rinnen vielfach Rostflecke vorfanden, und ich bei Durchmusterung von Pfeilen des hiesigen Museums für Völkerkunde, ost- und westafrikanische fand, die so scharfkantig zugespitzt waren, dass sie wohl in die Rinne des Haya-Giftes hineinpassen könnten. Diese Stücke lassen sich nicht schneiden, sind spröde, springen und splittern wie Aloë und lassen sich leicht pulvern. Das Pulver ist schwarz und klebt im Gegensatze zu den ersterwähnten Stücken nicht. Auch in diesem erkennt man glänzende, gelbe Pünktchen, die sich nach ihrer Isolirung aus dem durch Lösen des Giftes erhaltenen sandigen Rückstand, als Goldflitter erwiesen. Ich lasse es dahingestellt, ob die zur Bereitung bezw. Festmachung dieses Giftes benutzte Erde goldhaltig war, oder ob vielleicht, wie dies vorkommen soll, die afrikanischen Darsteller Goldflitter hinzugethan haben.

Beide Arten von Giftstücken sind geruch- und geschmacklos und ziehen leicht Wasser aus der Luft an — die ersterwähnten Stücke in bedeutend erhöhtem Maasse wie die geformten. Sie sind in Wasser löslich, am leichtesten in warmem bezw. kochendem. Die amorphen Stücke geben je nach der Menge eine strohfarbene bis braune, die geformten eine schwärzliche Lösung, die an eine dunkelgewordene Apomorphinlösung erinnert. Beide Lösungen zeigen in geringer Concentration deutliche Opalescenz. Die Absorptionsstreifen des Chlorophyll vermisste ich in beiden. Nach der Filtration derselben bleibt in jedem Falle ein sandiger, kiesel- und glimmerhaltiger, zum Theil perlmutterglänzender, zum Theil staubförmiger Rückstand.

Durch Wasser können aus dem weichen Gifte 60 pCt. fester Substanz ausgezogen werden. Hinsichtlich der nun folgenden chemischen Eigenschaften verhalten sich beide Arten von Giftstücken gleich. Die wässrigen Lösungen reagiren alkalisch. Kocht man sie mit Fehling'scher Lösung, so bleibt letztere unverändert. Kocht man jedoch auch nur ganz geringe Mengen derselben mit verdünnten Mineralsäuren, so färbt sich die Lösung gelb und bei der gleichen Behandlung mit Fehling'scher Lösung scheidet sich massiges rothes Kupferoxydul ab. In dem Gifte findet sich demnach ein Glycosid.

Phosphorwolframsäure, Pikrinsäure, sowie Gerbsäure geben in stark sauren wässrigen Giftlösungen flockige Niederschläge. Durch Zerlegung des Phosphorwolframsäure-Niederschlages mit Baryt erhielt ich eine winzige Menge einer gelbbraunen Substanz, die am Thierauge eine Wirkung und die nachher zu beschreibende Schwefelsäurereaction zeigte.

Alkohol extrahirte unter leichter Gelbfärbung — bei den schwarzbraunen Stücken fast farblos — besonders bei wiederholter Behandlung der Giftstücke damit, die wirksame Substanz bezw. die wirksamen Substanzen ziemlich vollständig. Nach Zusatz von wenig Wasser zu einer solchen alkoholischen Lösung zeigt sich anfangs Opalescenz und nach einiger Zeit fällt ein farbloser, amorpher, flockiger, keine Wirkung am Thierauge zeigender Niederschlag aus. Um eine Vorstellung von der Quantität der in Alkohol löslichen Bestandtheile im Gifte zu geben, führe ich an, dass 2 g des weichen über Schwefelsäure getrockneten Giftes zuerst vielfach mit kleinen Mengen kalten, dann öfter mit kochendem Alkohol bis zur Erschöpfung ausgezogen 0,35 g lufttrocknes Extract gaben. Dieses war gelb gefärbt, wurde mehrmals gereinigt und hinterblieb schliesslich als eine farblose, zum Theil mikrokrystallinische Masse, deren Krystalle im Wasser unlöslich waren, beim Erwärmen schmolzen, in der Kälte erstarrten, sauer zu reagiren schienen und sich ebenso wie in Alkohol auch in Aether lösten. Sie erwiesen sich, soweit ich es durch einmalige Prüfung feststellen konnte, als wirkungslos am Froschherzen, und wurden durch Aufnehmen des ganzen Rückstandes in wenig Wasser und Filtration abgetrennt. Die wässrige Lösung opalescirte leicht. Nach dem Verdampfen des Wassers blieb eine geringfügige, fast farblose Masse zurück, mit der ich durch die Lassaigne'sche Probe deutlich Stickstoff nachweisen konnte, und die nach dem Kochen mit verdünnter Salzsäure Fehling'sche Lösung reducirte. In Wasser gelöst wirkte dieselbe am Auge des Warmblüters und am Froschherzen in der später anzugebenden Weise.

Als besonders wichtig hebe ich noch hervor, dass sowohl kleine Mengen dieses Rückstandes, als auch seiner wässerigen Lösung, ebenso wie eine gewöhnliche wässerige Lösung des Giftes, auf einer Porzellanfläche mit einem Tropfen concentrirter Schwefelsäure vorsichtig aber anhaltend, fast bis zum Trockenwerden der benetzten Stelle, erwärmt, eine schöne, hell rosarothe Farbe liefern, die zumal beim Erkalten der Fläche hervortritt.

Selbst nach sehr sorgfältiger Extraction der Giftstücke mit Alkohol bleibt in denselben noch ein — demnach in Alkohol unlösliches — Product zurück, das sich aber in Wasser löst. Dasselbe scheint eine von dem alkoholischen Extract abweichende Giftwirkung zu besitzen. Aether nimmt aus dem Gifte nicht einmal Spuren einer wirksamen Substanz auf. Der Rückstand nach dem Verjagen des Aethers ist mikrokrystallinisch.

Es geht aus diesen Untersuchungen als wesentlich hervor, dass in der Masse des Hayagiftes in geringen Mengen eine stickstoffhaltige, in Alkohol lösliche Substanz vorhanden ist, die entweder auch noch den Charakter eines Glycosids trägt oder mit einem Glycosid vergesellschaftet ist. Soviel über die chemischen Eigenschaften dieses Stoffes, die ich leider wegen Mangels an Material und der absoluten Unmöglichkeit, mir bald mehr davon zu verschaffen, nicht weiter ausdehnen konnte. Ueber die toxikologische bezw. pharmakologische Wirkung bin ich mehr zu sagen im Stande.

Ich ging im Ganzen mit einer gewissen Resignation an die weitere Untersuchung, da die bisherigen Erfahrungen dafür sprachen, dass es zu den äussersten Seltenheiten gehört, dass von solchen Giften die Provenienz und die Bereitungsart erkundet wird. Denn die chemische Untersuchung seltener, afrikanischer, Pflanzen — um solche kann es sich hierbei nur handeln — ist aus äusseren Gründen bisher nur wenig cultivirt worden, und die botanische Forschung ergiebt nur dann Resultate, wenn gut erkennbare, wesentliche Pflanzentheile aufgefunden werden.

Ich versuchte zuerst eine Frage zu erledigen, die sich mir durch das frühere Lesen einiger Berichte über Afrika aufdrängte. Von den Bewohnern des Königreichs Futa im Nordwesten von Afrika berichtet ein älterer Schriftsteller[1]): „The poison they

[1]) A new general collection of voyages. London 1745—47. Vol. II. p. 239.

dip their arrows in is the juice of a certain tree and is of such a nature, that it infects the blood in a short time and makes the creature stupid and senseless.“ Ferner berichtet Livingstone[1]): „Another kind of poison was met with on Lake Nyassa, which was said to be used exclusively for killing men... It caused numbness of the tongue when the smallest particle was tasted.“

Es liess sich leicht entscheiden, ob ich etwa ein derartiges Gift in Händen hatte. Ich brachte eine klare wässerige Lösung des Hayagiftes in das Auge verschiedener Thiere (Katzen, Meerschweinchen, Kaninchen, Fröschen) durch öfteres Einstreichen mit einem Pinsel. Der unmittelbarste Effect schien eine Reizung zu sein. Der Lidschlag wurde häufiger, und die Conjunctiva röthete sich etwas. Bei Kaninchenalbinos liess sich die stärkere Gefässinjection besser wahrnehmen. Wurde eine concentrirte Giftlösung in grösserer Menge in das Auge gestrichen, so entstand eine katarrhalische Entzündung mit stärkerer Secretion. Die Empfindlichkeit der Conjunctiva sowie der Cornea war bald nach dem Einbringen der Substanz noch erhalten, war aber nach etwa 15 Minuten aufgehoben, und damit schwanden auch die leichteren Reizerscheinungen. Diese Anästhesie hielt nach genügender Einträuflung 8—10 Stunden in abnehmender Stärke an.

Die allgemeinen Vergiftungserscheinungen, die sich nach subcutaner Einverleibung des Giftes kund gaben, werden am besten aus einigen Versuchsprotocollen ersichtlich, die ich hier folgen lasse:

Einem Frosch werden $\frac{3}{4}$ Spritzen einer concentrirten wässrigen Lösung der weichen Giftart injicirt, nachdem vorher das Herz freigelegt und 29, 28, 30 Pulsationen in der Minute gezählt waren. Nach 20 Minuten betrug die Herzfrequenz 18, nach 35 Minuten 12, nach 74 Minuten 8: alsdann wurden die Pulsationen unregelmässig und zuletzt zeigten sich nur noch Vibrationen der Vorhöfe, die ebenfalls bald cessirten.

Bei einem Frosch, dem nicht das Herz freigelegt war, wurden bald nach der Injection von $\frac{1}{2}$ ccm der vorbezeichneten wässrigen Lösung eine sehr starke Schlundathmung, langsames Herumkriechen — aber keine Krämpfe

[1]) D. and C. Livingstone, Narrative of an expedition to the Zambesi. London 1865. p. 467.

beobachtet. Das nach 2 Stunden blossgelegte Herz machte nur 10 unregelmässige Schläge in der Minute.

Ein Frosch, der eine Spritze voll einer dünnen Lösung des harten, geformten Giftes erhalten hatte, zeigte insofern eine abweichende Wirkung von dem vorigen als die Extremitäten nach 20 Minuten jede beliebige Lage sich geben liessen und selbst auf intensive mechanische Reizung nicht mehr mit Bewegung reagirten. Schon nach 1½ Stunden war das Thier todt.

Einem Kaninchen wurden 3 ccm der gesättigten Lösung injicirt. Nachdem die Athmung allmählich frequenter geworden, häufige Leck- und Kaubewegungen aufgetreten sind, wird das Thier ¾ Stunden nach der Injection matt, der Kopf fällt vornüber auf den Boden, während die übrige Haltung des Körpers noch normal ist. Es folgen Zitterbewegungen des Kopfes, arhythmische Respiration und Speichelfluss. Der Kopf fällt auf die Seite, verharrt so eine Weile und schnellt dann plötzlich, als wenn der Wille den Zwang des Körpers überwinden wollte, wieder in die Höhe. Die Respiration ist ausserordentlich frequent, kurz, abgesetzt. Die Extremitäten werden paretisch. Die Augen schliessen sich, öffnen sich aber durch jede Erschütterung, die den Körper trifft. Nach einiger Zeit nimmt die Athmung an Frequenz ab, die ersten dyspnoetischen Symptome zeigen sich. Von Zeit zu Zeit erscheinen ganz eigenartige Krampfbewegungen. Der Kopf bewegt sich bei dem auf der Seite liegenden Thiere nahe an den Leib heran und nun verläuft über den Leib bis zum Schwanz unter Einziehung des Leibes, und an diesem 2—3 Mal hinter einander sichtbar werdend, eine Contractionswelle. Der Harn wird unwillkürlich entleert. Es erscheint Protrusio bulbi. Die Pupillen erscheinen mir verengt. Die Empfindlichkeit am Auge ist erhalten. Die Extremitäten sind stark paretisch. Der Tod erfolgt ohne Krampf. Das Herz überlebt die Athmung. Seine Pulsationen sind nach Aufhören der Athmung noch ziemlich energisch und regelmässig, wenngleich selten.

Ein Kaninchen erhält alle durch Wasser extrahirbare Substanz aus 0,03 g der geformten, harten Giftstücke subcutan injicirt. Die Athmungsstörungen sind die nehmlichen wie die beschriebenen. An den Ohren wird nach 1 Stunde starke Cyanose und beträchtliche Gefässerweiterung constatirt. Nach 1½ Stunden erfolgt unter terminalen Zuckungen nach voraufgegangener Dyspnoe der Tod. Beim ersten Erscheinen der dyspnoëtischen Symptome war die künstliche Respiration eingeleitet worden. Dieselbe hatte keinen lebensrettenden Erfolg.

Ein anderes Kaninchen ging nach subcutaner Einbringung von 0,1 g des in Wasser vertheilten geformten Giftes in ½ Stunde unter denselben Erstickungssymptomen zu Grunde.

Ein Kaninchen erhält ca. 0,04 g des alkoholischen, in Wasser gelösten Extracts, das ich aus 0,5 g des weichen Giftes gewonnen hatte.

Nach 27 Minuten war die Respiration des auf der Seite liegenden Thieres jagend, kaum fühlbar. Die Reflexerregbarkeit ist etwas erhöht. Beim Berühren einer Pfote zuckt der Körper zusammen, ohne dass dadurch ein eigentlicher Krampf ausgelöst wird. Es besteht aber krampfartiges Beissen und Knirschen mit den Zähnen. Nach 40 Minuten nimmt die Respiration an Frequenz ab, die Ohren werden blass, kalt, die Sensibilität an der Körperoberfläche ist herabgesetzt und ohne wesentliche Dyspnoe und ohne Krämpfe stirbt das Thier gleichsam als wenn es allmählich eingeschlafen wäre. Die Herzaction ist auch hier noch für einige Minuten, wenngleich wenig lebhaft im Gange.

Einer Taube werden 0,04 g mit Wasser erschöpfter weicher Giftsubstanz an verschiedenen Körperstellen subcutan injicirt. Nach 17 Minuten erfolgt Würgen und Erbrechen unter ausserordentlich heftigen Anstrengungen. Dasselbe wiederholt sich mehrfach. Nach 70 Minuten fällt das Thier um, schlägt zweimal mit den Flügeln auf, zeigt leichtes fibrilläres Zucken und verendet. Das Herz pulsirt noch nach dem Sistiren der Athmung.

Einer Taube wird ¼ Pravaz'sche Spritze voll einer gesättigten, wässrigen Lösung des harten, geformten Giftes subcutan eingeführt. Hier erfolgt schon nach 8 Minuten Erbrechen, das sich öfters wiederholt. Andere Störungen sind nicht sichtbar. Nach 20 Minuten erscheint Durchfall. Nach 32 Minuten schwankt das Thier, fällt hin, bekommt kurzdauernde Krämpfe, wobei es sich überschlägt und verendet. Auch hier sind mehrere Minuten nach dem Tode die Herzbewegungen noch im Gange.

Eine Taube erhält das alkolische, in Wasser gelöste Extract des weichen Giftes in den Kropf injicirt. Sie zeigt danach Würgen, Erbrechen, von Zeit zu Zeit auftretendes Schauern der Flügel, erholt sich aber. Nach 4 Tagen wurde sie todt gefunden.

Einer Taube injicirte ich einen wässrigen Auszug der nach der Extraction mit Alkohol übrig gebliebenen Masse. Das Erbrechen erfolgte hier 17 Minuten lang fast ununterbrochen. Alsdann trat Ruhe ein. Die Taube hockt somnolent mit geschlossenen Augen da. So finde ich sie noch am nächsten Tage. Allmählich wich dieser Zustand, wie mir schien, nachdem diarrhoische Entleerungen eingetreten waren.

Weitere Versuche thaten dar, dass auch bei Warmblütern die Herzaction nach vorübergehender Beschleunigung abnimmt, und dass beträchtlich viel grössere Mengen des Giftes als bei subcutaner Anwendung ausreichen um Kaninchen und Tauben zu tödten, per os eingeführt unschädlich sind — ein Verhalten, das sich vielleicht in eine Parallele mit der analogen auch bei Curare gemachten Beobachtung bringen lässt. Tauben erbrechen dann anfangs noch Kropfinhalt, später auch Giftmasse, die an ihrer Eigenschaft nach dem Kochen mit Säure Fehling'sche Lösung zu reduciren und an der Schwefelsäurereaction erkannt werden kann. Bei zwei Kaninchen sah ich nach stomachaler Beibringung grösserer Giftmengen kein Symptom auftreten, das für eine Giftwirkung sprach.

Alle diese, in sehr zahlreicher Menge wiederholten, vielfach modificirten Versuche gaben im Wesentlichen immer die nehmlichen Resultate: Locale Anästhesie am Auge, Beeinflussung der Athmung und des Herzens ohne bedeutende Krampferscheinungen, Reizung des Intestinaltractus, die zu Erbrechen und Durchfall Anlass gab. Wie viele Stoffe sich an dieser Wirkung betheiligten, war aus der chemischen Untersuchung nicht zu erschliessen.

Ich versuchte auf anderem Wege zu einem Ziele zu gelangen. Ich durchmusterte genau die Rückstände, die ich nach dem Lösen der einzelnen kleinen Giftmengen in Wasser erhalten hatte. Ich fand zweimal darin einen Samen mit Hülse, die ich durch vorsichtiges Waschen vom Gifte befreite. Der letztgefundene war von der Spitze bis zur Basis ca. 4 mm lang, mass 1,5 mm im Querdurchmesser, hatte ein gelblichweisses Innere, während die Schaale oder Hülse nach der Spitze zu gerichtete, dicht neben einander stehende, borstenartig steife Haare aufwies. Guten Kennern der afrikanischen Pflanzenwelt, denen ich diesen Samen zeigte, war er unbekannt. Die Hoffnung, hieraus auf die Provenienz des Giftes schliessen zu können, musste ich demnach aufgeben.

Es fanden sich aber ferner noch in der härteren Giftmasse, erst nach dem Lösen und Filtriren im Rückstande erkennbar, drei winzige, etwa halbstecknadelkopfgrosse Borkeschuppen, sowie tiefrothbraune ganz kleine Rindenstücke, die mir bei Loupenbetrachtung jene bekannte Sassyrinde, mit der ich vor vielen Jahren gearbeitet hatte, in die Erinnerung riefen. Bei einer vergleichenden Prüfung dieser Stückchen mit Rindenstücken von Erythrophlaeum guineense im hiesigen botanischen Museum und mir später zugegangenen Stücken [1]) ergab sich, soweit dies zu

[1]) Dieselben stammten von der Firma Parke, Davis et Co. in Detroit und wurden mir von Hrn. Dr. Friedländer überlassen.

erkennen möglich war, Uebereinstimmung. Diesen wichtigen Anhaltspunkt ergriff ich um so lebhafter, als sowohl die Erscheinungen am Thier, sowie auch die chemischen Befunde, die ich vom Hayagifte erhielt, eine gewisse Aehnlichkeit mit den bisher von der Erythrophläumrinde bekannt gewordenen Thatsachen aufwies — in chemischer Beziehung neben Anderem vorzugsweise die Glycosidreaction, die man, obwohl dieselbe von einem Zersetzungsproduct herrührt, mit dem wirksamen Bestandtheile derselben, dem Erythrophläin, erhält.

Das Vergiftungsbild nach Haya erinnerte mich an die wenig bekannt gewordenen Versuche über das Pfeilgift der Somali, des Ouabaïo [1]), die bei mir, nachdem ich sie gelesen, den Eindruck hinterlassen hatten, als könnte es sich auch um Erythrophläum hierbei handeln. Dieses Gift ist aus kleinen Wurzelstücken dargestellt worden. Dieselben haben eine gelbbraune, rissige, an einigen Proben schuppige Rinde; an anderen Stücken ist die letztere rauh, uneben und tiefer braun gefärbt. Wenn man sie pulvert, erregt sie heftiges Niesen. Die Somalis sollen aus diesen Wurzeln eingedickte Extracte machen, denen sie Aloësaft hinzusetzen, um eine homogene schmierbare Paste zu erhalten. Aus diesen Ouabaïowurzeln wurde ein Glycosid als wirksamer Bestandtheil dargestellt und als Ouabaïn bezeichnet.

Welcher Familie dieses Ouabaïo zuzurechnen ist, konnte nicht bestimmt werden. Die Vermuthung ist ausgesprochen worden, dass es zu den Terebinthiaceen gehören und in der Nähe des genus Rhus stehen könne. Wie dem auch sei, mich erinnerten bis auf einige, freilich wesentliche, abweichende Ergebnisse, die an Thieren hiernach gesehenen Wirkungen an die des Hayagiftes bezw. an die der Erythrophläumrinde, so z. B. die Unwirksamkeit dieses Giftes vom Magen aus.

Diese wesentlichen Punkte freilich konnten an der Werthigkeit des gewonnenen Angriffspunktes zweifeln lassen, da in den über Erythrophläum und Erythrophläin vorliegenden Experimenten über eine etwaige anästhesirende Wirkung absolut nichts angegeben wird, und auch die von mir beim Hayagifte entdeckte Schwefelsäurereaction für die erstere Substanz unbekannt ist.

[1]) de Rochebrune et Arnaud, Sur le Ouabaïo in Révoil, Faune et Flore des pays Çomalis. Paris 1882.

Dennoch ging ich an die Weiterverfolgung der Spur, und suchte zunächst über Erythroplaeum guineense und seinen wirksamen Bestandtheil für mich verwerthbare Thatsachen zu erkunden.

Erythrophlaeum guineense.

Erythrophlaeum [1]) guineense Don, E. judiciale Procter [2]) Fillaea suaveolens [3]), Mavia judicialis [4]), Rothwasserbaum sind die Bezeichnungen für einen Baum Afrikas, der den Botanikern seit vielen Jahrzehnten bekannt ist, und zur Ordnung der Leguminosen, Subord. Caesalpiniaceae (Mimoseae?), Trib. Dimorphandreae, Gen. Erythrophlaeum Afz. — Monadelphia Polyandria — gehört. Das Genus Erythrophlaeum scheint eine Reihe von Species zu besitzen, die sich nur durch kleine Abweichungen von einander unterscheiden. Der als Erythrophlaeum ordale [5]) bezeichnete Baum ist mit Er. guineense identisch. Dies wird von Oliver [6]) angenommen. Die Rinde von E. guineense — vielleicht auch von verwandten Species — wird in verschiedenen Theilen Afrikas verschieden bezeichnet. Theilweis wird auch der Baum, von dem die Rinde stammt, so genannt. Klarheit herrscht hierüber gar nicht und bei der Wichtigkeit des Gegenstandes wäre es wünschenswerth, dass Afrikareisende der Lösung dieser Frage nachgehen. Man findet die Namen: Sassyrinde, Talirinde (am Casamance), Telirinde (in Ostafrika), N-ti-Cassa an der Loangoküste, N'kassa der Bafióte, Cassarinde oder Casarinde bei den Congobewohnern, Doom oder Odum oder Edum im Aschantireiche und an der Goldküste [7]). Die Franzosen bezeichnen die Rinde als: Écorce de Mancône des Portugais oder Bourane des Floups, die Portugiesen als Mancona, die Engländer als Casca.

[1]) ἐρυθρός roth, φλοιός Baumrinde.

[2]) Procter, Americ. Journ. of Pharmac. 18. p. 195.

[3]) Guillemin, Perrottet et Richard, Florae Senegambiae tentamen. Paris 1830—1833. Tom. I. p. 242. Tab. 55.

[4]) Bertoloni, Plant. Mozamb. 10. tab. 3.

[5]) Bolle in Peters, Naturwissenschaftl. Reise nach Mossambique. Berlin 1862. Botanik, 1. Abtheil. S. 10.

[6]) Oliver, Flora of tropical Africa. London 1871. Vol. II. p. 320.

[7]) Ich vermuthe aus verschiedenen Gründen, dass die drei letzten Bezeichnungen sich auch auf Erythrophläum beziehen.

Erythrophlaeum guineense erreicht, meist gradlinig aufsteigend, eine Höhe von 40—60—100' und einen nicht unbeträchtlichen Umfang. Der Durchmesser beträgt bis zu 1 und selbst 2 m. Seine Rinde kann, wie ich dies an grossen Stücken gemessen habe, einen Dickendurchmesser bis zu 1,2 cm haben. Ich besitze Stücke, die nur leicht gebogen sind und einen Breitendurchmesser von 7—8 cm bei einer Länge von 22 cm aufweisen. Andere, scheinbar von grösseren Aesten herstammende, bis 26 cm lange Exemplare, die immerhin noch eine ganz beträchtliche Wandstärke haben, sind tütenförmig eingerollt und nur schwierig mit den Händen zu zerbrechen. Diese zeigen ein rauhes, ganz feinwarziges, runzliges, höckeriges, leicht längsfurchiges und querrissiges Aeussere. Auf dickeren, scheinbar älteren Rinden tritt diese höckerige, rinnige, quer und längsspaltige, stellenweis der Länge nach muldenförmig eingezogene, grubige Beschaffenheit der Borkeschicht noch viel stärker hervor. Die Dicke der letzteren variirt sehr, je nach dem Alter der Rinde. Ich habe sie an manchen Rindenstücken zu ½, an anderen zu 3—4 mm constatirt. Sie splittert im ganzen nicht schwer von der eigentlichen Rinde ab. Ziemlich grosse Stücke dieser Borke lassen sich besonders da, wo sie dick aufliegt, mit dem Nagel loslösen. Ihre Farbe ist im Wesentlichen röthlich braun, fast rostbraun. Hier und da finden sich, zumal an jüngeren Stücken, hellbraune gelbliche oder röthlich graue Punkte und Flecken in unsymmetrischer Anordnung. Manche Stücke haben, aus der Entfernung betrachtet, dadurch ein graues Aussehen ihres Periderms. Die inneren Schichten derselben sind gleichmässig rothbraun gefärbt und dieser Farbenton nimmt, je mehr man sich der eigentlichen Rinde nähert, um so mehr an Intensität zu. Die Rinde ist in ihrer ganzen Dicke gesättigt rothbraun, an ihrer Innenfläche meist schwarzbraun gefärbt, ist sehr derb und fest, lässt sich trocken nur mit Mühe schneiden, besser wenn sie zuvor eingeweicht wird und zeigt auf Querschnitten eine hellere Punctirung, die von der Länge nach verlaufenden sehr festen Steinzellensträngen herrührt. In dünneren Exemplaren finden sich ebenfalls die Steinzellen nur in geringerem Maasse ausgebildet. Einen Geschmack habe ich, obwohl ich öfter Stücke derselben kaute, nicht herausfinden können. Ebenso fehlt der Rinde der Geruch.

Das rothe Holz wird, da es haltbar ist, vielfach zum Schiffsbau sowie zu anderen Bauarbeiten und auch zu Gebrauchsgegenständen benutzt. Der Baum ist sehr verästelt. Die Aeste, 5—6 m über dem Boden zuerst abgehend, sind dick, ausgespreitzt, die kleineren Zweige grau, weiss punctirt, nach der Spitze zu röthlich, weichhaarig. Die grünen, glänzenden Blätter doppelt gefiedert, die Fiedern 2—3jochig, die Blättchen lancett-eiförmig, oder elliptisch oblong, stumpf, gewöhnlich kurz zugespitzt. Die mittlere Blattrippe und die Aederung tritt ziemlich stark hervor. Die kleinen, duftenden, rosig oder gelblich weissen flaumhaarigen, im März und April erscheinenden Blüthen sind in einer Aehre zusammengedrängt. Die Hülse ist 2½—5″ lang, 1—1½″ breit, oblong-eiförmig, gestielt, zweiklappig, holzig oder lederartig, gewöhnlich 4—8samig; die Spitze ist stumpf abgerundet. Die Samen haben einen nicht geflügelten, sondern nur am Grunde etwas breiter werdenden Nabelstrang, werden von einer Pulpa umkleidet, von welcher nur eine Spur oder gar nichts in der trockenen Frucht bleibt, sehen braunschwarz aus und besitzen unter dem Tegument einen von meist hornigem Eiweiss umgebenen Embryo[1]).

Die Verbreitung dieses Baumes scheint eine ausgedehnte zu sein.

Er wurde gefunden: in Senegambien[2]), an den Ufern des Gambia in der Nähe von Albreda[3]), im Gebiete des Casamanceflusses[4]), in Sierra Leone (von G. Don), und in Liberia[5]), wo seit lange eine arzneiliche Verwendung desselben angestrebt wurde, und von wo die Rinde zu diesem Zwecke unter anderen Drogen nach London gesandt wurde. Weiter südlich an der

[1]) Erythrophlaeum ordale Bolle soll 3—4jochige Fiedern, dunkelolivenfarbige Hülsen von über ½ Fuss Länge und 1 Zoll Breite und 6—8 eiförmige, rings von einem erhabenen Rande umgebene Samen haben, die horizontal liegen und an einem gleichlangen, dicht am Samen knieförmig gebogenen Nabelstrang befestigt sind, welcher breit geflügelt und von hellerer Färbung als der Samen ist. Ich habe schon erwähnt, dass dies Erythrophläum mit Er. guineense übereinstimmt.

[2]) W. J. Hooker, Niger Flora. London 1849. p. 329.

[3]) Guillemin, Perrottet et Richard, l. c.

[4]) A. Marche, Trois voyages dans l'Afrique occidentale. Paris 1879. p. 72.

[5]) Holmes, Pharmac. Journal. 1878. VIII. p. 563.

Goldküste scheint er sich zu finden[1]), vielleicht im ganzen Bereiche der Tshi sprechenden Völker[2]), an der Mündung des Nun River[3]). Ob die an den Golf von Biafra angrenzenden Gebiete bis zum Cap Lopez den Baum besitzen, habe ich nicht eruiren können. Dagegen findet er sich an der Loangoküste[4]), in reichem Maasse bei Cabindah oberhalb der Congomündung, ferner im Uferwald am unteren Congo[5]), in der Gegend bei Vivi[6]), südlich vom Congo und entfernter von der Küste bei Bembe[7]), in Angola und südlich davon[4]), und in den Galleriewäldern am Lunda[5]). Das von A. v. Mechow aus Angola (Malange) mitgebrachte, und im hiesigen Museum befindliche, als Erythr. guineense bezeichnete Exemplar (Blüthen und Blätter) hat eine abweichende Blattform. In wie weit Centralafrika in seinem südlichen Theile denselben besitzt, ist jetzt noch nicht mit Sicherheit zu entscheiden. Nicht unwahrscheinlich scheint es mir, dass er im Marutsereiche vorkommt. Ich möchte dies daraus erschliessen, dass zu den dort üblichen Gottesurtheilen ein Gifttrank benutzt wird, der dem Erythrophläum analog wirkt[8]). Es würde dadurch eine Brücke hergestellt werden, welche die Verbreitung des Baumes bis zur Ostküste zu verfolgen gestattet. Denn ausser allem Zweifel steht es, dass Erythrophlaeum ordale nichts anderes als Er. guineense ist, in Moçambique vorkommt und dort für den gleichen Zweck wie Er. guineense an der Westküste gebraucht wird. Bei Boror fand es Peters[9]) in fruchtbarem Marschboden. Bei den Negern jener

[1]) Cruickshank, Eighteen years on the Gold coast of Africa. London 1853. Vol. I. p. 287. u. Vol. II. p. 177.

[2]) A. B. Ellis, The Tshi speaking peoples of the gold coast of Africa. London 1877. p. 199.

[3]) Man brachte von dort Specimina nach Kew Garden, von wo einzelne in das hiesige botan. Museum kamen.

[4]) Soyaux, Aus West-Afrika. Leipzig 1879. S. 216 u. 221 und Bastian, Die deutsche Expedition an der Loangoküste. Jena 1875.

[5]) Chavanne, Reisen u. Forschungen im alten und neuen Congostaate. Jena 1887. S. 353.

[6]) Johnston, The river Congo. London 1884. p. 69.

[7]) J. J. Monteiro, Angola and the river Congo. London 1875. Vol. I. p. 61.

[8]) E. Holub, Sieben Jahre in Süd-Afrika. Wien 1881. S. 357.

[9]) Peters, l. c.

Gegend heisst der Baum Moâvi. Eine weitere Angabe liegt noch darüber vor, dass Er. guineense auch im Sudan gefunden worden ist[1]). Vom weissen Nil brachte Schweinfurth (1869) Exemplare (Früchte), die sich im hiesigen botanischen Museum befinden, mit. Eine verwandte Species findet sich auf den Seychellen. So scheint dieser Baum auch ausserhalb der Seeregion gedeihen zu können, und ich zweifle nicht, dass auch andere als die angeführten Gebiete des nicht mehr dunklen Erdtheils bei weiterer Nachforschung ein Vorkommen desselben erkennen lassen werden.

Die auf den Seychellen vorkommende Species wird als Erythrophlaeum coumenga oder Koumango bezeichnet. Andere Species dieses Genus finden sich in Australien, z. B. E. chlorostachys, E. Laboucheri[2]) und E. Adansonia auch im tropischen Afrika.

Der Gebrauch von Erythrophlaeum in Afrika.

Schon aus relativ früher Zeit haben wir Nachricht über den Gebrauch von Erythrophlaeum bei den afrikanischen Völkern. Als Pfeilgift scheint der Saft des Baumes gerade von den an der Westküste wohnenden Stämmen — worauf viele von mir gesammelte Angaben hindeuten — früher viel benutzt worden zu sein. Angegeben wird es z. B. von dem Stamme der Floups in Nieder-Senegambien. Jetzt wird es meistens zu den sogenannten Gottesurtheilen benutzt. Aus dem vorigen Jahrhundert wird dieser Gebrauch des Trinkens des „rothen Wassers" bereits erwähnt[3]). Der hierzu benutzte Baum wird in dem berühmten Bericht der Congoexpedition von Tuckey richtig bezeichnet[4]): „Erythrophlaeum Afzel. the red water tree of Sierra Leone, another species of which genus is the ordeal plant or Cassa of the natives of Congo." Zahlreiche Reisende haben seit jener

[1]) Oudney bei Peters, l. c. S. 11.

[2]) Forrest, Expedition nach Neu-Holland in F. Müller's Neueste Entdeckungen in Neu-Holland in Regel's Gartenflora. 1879. S. 303. u. Bentham, Flora Austral. II. S. 297.

[3]) J. Matthew's Reise nach Sierra Leone. Leipzig 1789. S. 132.

[4]) J. K. Tuckey, Narrative of an expedition to explore the river Zaïre in 1816. London 1818. p. 430 u. Appendix No. V.

Zeit die Wirkung jener Baumrinde an Ort und Stelle am Menschen ablaufen sehen und beschrieben, so dass die Symptomatologie der Vergiftung dadurch lange und eingehend gekannt ist.

Der Anlass zu dieser Vergiftung ist meist der nehmliche: Beschuldigung der Zauberei, des Schuldseins an irgend einem Todesfall oder selbst nur Krankwerden von Mensch oder Thier, der Ehebruch und anderes Aehnliches. Wie sich diese Völker das Zustandekommen eines solchen Gottesurtheiles vorstellen, ist nicht ganz klar. An den Yellálá-Fällen glauben sie, dass wenn Jemand stirbt, der am Tode Schuldige den in ihm befindlichen Teufel ausbrechen müsse. Diese Art von Magenexorcismus nennen sie „ndokki" machen. Das Giftnehmen geschieht vor versammeltem Stamme bald nach der Verurtheilung hierzu, oder wie es am Casamance vorkommen soll[1]), nur einmal im Jahre seitens aller dazu aufgeforderter im Monat November an einem bestimmten Orte dicht bei Zekinchor. Wer nicht erscheint, wird zum Tode verurtheilt und sein Vermögen zu Gunsten des, bis zum Gerichtstage nur dem König bekannten Klägers confiscirt. In Zekinchor wird erst der Gouverneur — wofür er bezahlt wird — um Erlaubniss für diese Procedur gefragt. Es wird, „da die Behörden die Gewohnheiten des Landes respectiren", gestattet. So sollen jährlich dort allein 200 Unglückliche den Gifttrank nehmen und vielleicht nur 5—6 mit dem Leben davon kommen. Die Portugiesen in Angola verbieten streng den Gebrauch der Casca. Trotzdem wird es heimlich gethan.

Das Gift wird meist von einem Fetischmann, einem Priester (N-ganga), der auch die Zubereitung in der Hand hat, verabfolgt. Hierdurch ist dem Betrug freie Bahn gelassen und das Schicksal der Verurtheilten in die Hand dieses Mannes gelegt. Denn derselbe ist jedenfalls ein sehr guter Kenner der Giftwirkung dieses Baumes und kann besonders die Dosirung beliebig einrichten. Diese Fetischmänner sind auch thatsächlich im Stande, die Grenzen der Wirkung vorher anzugeben und lassen sich auch wohl bestechen. Es soll auch ein Gegengift für dieses Gift vorhanden sein. Dasselbe stellt die Rinde von: „Boullé

[1]) Marche, l. c.

Bété, einer Akazienart dar" [1]). Fremden ist es jedoch noch nie gelungen, solche Opfer dem Tode zu entreissen.

In Mossambique [2]) wird das Gift zwei, die Parteien repräsentirenden, Katzen oder Hunden eingegeben. Derjenige, dessen vierfüssiger Vertreter stirbt, wird für durch den Wink der Gottheit verurtheilt betrachtet. Im Süden Angolas kann auch nur statt des Beschuldigten ein von diesem gewählter Hund das Gift bekommen. Nach einer vereinzelten Angabe [1]) soll in einem nicht näher bezeichneten Gebiete Ostafrikas in Gegenwart des Königs, nachdem zuvor an einem Hunde das Experimentum crucis gemacht wurde, Kläger und Angeklagter das Gift nehmen. Auch vom Congo wird etwas Aehnliches, ohne das vorgängige Experiment, berichtet. Die Eingebornen, welche die Wirkung der Rinde kennen, haben vor ihr und dem ganzen Baume eine grosse Scheu. Sie sind der Ansicht, dass die erstere für jeden, der sie besitze, ein Fetisch sei und führen Fremde nicht zu dem Standorte dieser Bäume [3]).

Das Gift, die auf einem Steine gepulverte Rinde, wird entweder in Pulverform etwa zu 4 Esslöffel voll gereicht und viel Wasser nachgetrunken, oder dasselbe gleich mit ca. ¼ Liter Wasser gemischt, oder auch ein aus der Rinde bereitetes Decoct eingegeben. Ein Stück Rinde von ungefähr 2" im Quadrat wird als eine Giftdosis angesehen — diese Angabe hat aber keinen Werth, da die Rinde ausserordentlich verschieden dick sein kann, und auch nicht gleichmässige Mengen des Giftes besitzt. Es soll die Rinde der jüngeren Zweige und die von der Schattenseite des Baumes (Nordseite) minder giftig sein als die Rinde an der Südseite des Stammes [4]).

Am Casamance wird angeblich das Tali aus den Blättern und Früchten des Baumes dieses Namens unter Hinzuthun von Menschenblut, des Herzens von Menschen, die in demselben Jahre gestorben sind, von Gehirn, Leber und Galle bereitet und das Ganze lange Zeit gähren gelassen.

[1]) Corre, Journal de Thérap. II. 5. p. 170. 10 mars 1876; Schmidt's Jahrb. 1877. Bd. 173. S. 231.

[2]) Bolle bei Peters, l. c.

[3]) Monteiro, l. c. S, 61.

[4]) Chavanne, l. c. p. 410.

Monteiro sah, wie am Abend vor dem Gerichtstage vor der Hütte, in der ein solches Opfer eingesperrt war, roth und weiss bemalte Weiber tanzten und fürchterlich lärmten, während Feuerschein diese Scene beleuchtete. Auch durch Angebot von Geld konnte er den Verurtheilten nicht befreien. Ganz allgemein gilt derjenige für unschuldig, der sich des Giftes durch Erbrechen entledigt. Eine Frau, die ca. 4 Esslöffel voll Pulver mit etwas Wasser erhalten hatte, brach zuerst nach ca. ½ Stunde, 30 Min. später zum zweiten, dann zum dritten und vierten Male gelblichen Schleim aus [1]). Bei einigen Stämmen muss der Vergiftete jedoch an den Tänzen und Sprüngen zur Feier seiner Errettung theilnehmen und wenn er auch hiernach gesund bleibt, gilt er erst für vollkommen frei von jedem Verdacht. In einigen Congodistricten muss der Vergiftete sich niederbeugen und unter einer Anzahl von Bogen hindurchgehen. Fällt er hin, so ist hierdurch schon allein seine Schuld bewiesen, und er wird todtgeschlagen oder verbrannt. Das Gleiche widerfährt ihm überall, wo solche Gerichte stattfinden, wenn der Magen das Mittel behält und auch nur leichte allgemeine Vergiftungserscheinungen auftreten. Dieselben bestehen gewöhnlich in einem Verluste der Beeinflussung der Glieder. Der Vergiftete verliert die Macht über sie, der Kopf rollt zwischen den Schultern auf der Brust hin und her, der Mensch fällt zur Erde und stirbt, wenn die Dosis gross genug war, bald unter Krämpfen. Furcht soll die tödtliche Wirkung beschleunigen. Auch schon das Auftreten von Durchfall gilt an einigen Orten für ein Zeichen der Schuld.

Ob der im oberen Nilgebiet bei den Niamniam und Bongo als Augurium benutzte Fetischtrank [2]) aus rothem, „Bengjē" genannten Holze von Erythrophläum herstammt, muss noch eruirt werden.

Bisherige Versuche mit der Rinde von Erythrophlaeum guineense und dem Erythrophlaein.

Versuche mit der Sassyrinde an Thieren sind vielfach angestellt worden. Diejenigen, die nur die Symptomatologie der Vergiftung feststellten, lieferten nichts mehr als durch jene

[1]) Soyaux, l. c. p. 221.

[2]) G. Schweinfurth, Im Herzen von Afrika. 1874. Th. II. S. 36.

Menschenversuche bereits bekannt war. Santos[1]) scheint Derartiges zuerst unternommen, aber seine Bemühungen auch auf die Darstellung des wirksamen Principes gerichtet zu haben. Angeblich hat er durch Behandeln alkoholischer Auszüge mit Kohle und Auskochen derselben eine krystallinische, giftige Substanz erhalten. Dagegen gelang es Procter[2]) nicht, an einer von ihm aus dieser Rinde dargestellten, krystallinischen Substanz Giftwirkungen zu entdecken. Durch die Abkochung der Rinde konnten alle Untersucher an Thieren Würgen, Erbrechen und Convulsionen hervorrufen. Dies tritt auch in einem an einem Affen vorgenommenen Versuche[3]) zu Tage. Derselbe erhielt ein Infus von 40 g Rindenpulver auf $\frac{1}{4}$ Liter Wasser innerhalb 20 Minuten per os. Die Symptome bestanden hier in beständigen Kaubewegungen, wiederholter Kothentleerung, und erschwerter Athmung. Die Augen wurden matt, das Thier fiel unbeweglich auf eine Seite und blieb eine Zeit lang mit zusammengekniffenen Händen, Angstlaute ausstossend, liegen. Alsdann erschienen Convulsionen und unwillkürlicher Kothabgang und nach Abstumpfung der Sensibilität, zeigte sich gänzliches Erloschensein derselben vor dem Tode. Auch Ratten und Hühner starben unter denselben Erscheinungen.

Einige andere[4]), unter Benutzung physiologischer Untersuchungsmethoden mit Tincturen aus Erythrophläum angestellten Thierversuche[5]) sind nicht ganz concludent, da nicht abzusehen ist, inwieweit in diesen Präparaten befindliche Zersetzungspro-

[1]) Santos, American Journ. of Pharmacie. 1849 April. p. 96. Leider konnte ich mir das Original nicht verschaffen und berichte deshalb nach einem Berichte, den L. Brunton und W. Pye gegeben haben.

[2]) Procter, l. c.

[3]) Corre, l. c.

[4]) In einer Mittheilung an die Afrikanische Gesellschaft wird über Versuche mit der Cassarinde von Liebreich berichtet. Hierin ist die Cassa, also circa 60 Jahre nach dem Berichte von Tuckey, wegen zu geringer Menge als nicht classificirbar und vielleicht für eine Asklepiadee erklärt! Erbrechen, Durchfall und eine Herzwirkung wurde nach Einspritzung von Extracten der Rinde beobachtet.

[5]) Lauder Brunton u. W. Pye, Philosophical Transactions of the Royal Society of London for 1877; read 15 June 1876. London 1878. Vol. 167. Part. II. p. 627.

ducte die Wirkung beeinflussten und kein Anhalt über das wirklich eingeführte Giftquantum dadurch gegeben wird. Auch hierbei wurde Erbrechen, Schwäche in den Extremitäten, ein zeitweiliger schläfriger Zustand der Thiere und Convulsionen beobachtet, gleichgültig, ob das Mittel in den Magen, unter die Haut oder in die Peritonealhöhle oder in die Blutgefässe gebracht wurde. Die Athmung wurde anfangs behindert, später unregelmässig und die Pupillen erweitert. Eine starke wässrige Lösung zu einigen Tropfen in das Auge einer Katze gebracht, bewirkten in Bezug auf die Pupille und die Thränendrüse nichts. Die Herzpulsationen nahmen durch kleine Dosen, in Folge von Vagusreizung ab. Werden beide Vagi vor der Eingabe durchschnitten, so hört die Beeinflussung der Herzthätigkeit auf. Der Blutdruck wird erhöht und dementsprechend die Harnsecretion gesteigert. Die Erregbarkeit sensorischer Nerven wird nicht dadurch herabgesetzt, und die Secretion im Magen-Darmkanal nicht vermehrt. Auch hier wurde die Thatsache wieder constatirt, dass das Cassapulver staubförmig in die Nase aufgenommen, heftiges Niesen erzeuge. Bei der Section von an dem Gifte zu Grunde gegangenen Thieren wurden die Herzventrikel meist contrahirt gefunden.

Eine wirkliche Bereicherung unserer Kenntnisse über diese Rinde lieferten erst ganz allein die Versuche von Gallois und Hardy[1]) und diejenigen die im Anschlusse daran von Sée und Bochefontaine[2]) und besonders von Harnack und Zabrocki[3]) angestellt wurden. Es gelang aus der Rinde durch Maceration mit saurem Alkohol Aufnehmen des alkoholischen Rückstandes mit Wasser, Uebersättigen mit Ammoniak und Ausschütteln mit Essigäther ein als Erythrophläin bezeichnetes Alkaloid als farblose krystallinische[1]), oder dicke, gelbe, syrupöse Masse zu gewinnen[3]). Dasselbe ist in Alkohol, Amylalkohol, Essigäther und Aether[3]) leicht, schwer in Chloroform, kaum in Wasser löslich und in Petroleumäther und Benzol unlöslich. Es bildet leicht Salze, die aber nicht krystallinisch, sondern nur als beim Eintrocknen spröde

[1]) Gallois et Hardy, Journal de Pharmac. et de Chimie. 4 Sér. 1876. Tom. XXIV. p. 25.

[2]) Sée et Bochefontaine, Comptes rend. hebdom. de l'Acad. des sciences. 1880. T. 90. I. p. 1366.

werdende Syrupe erhalten werden können [1]). Merck stellt dagegen ein festes, aus gelblichen Körnchen bestehendes, aber amorphes salzsaures Salz dar. Aus Salzlösungen lassen sich Platin- und Golddoppelsalze, die leicht in Alkohol löslich sind, herstellen. Klare wässrige Salzlösungen werden beim Stehen opalescent. Diese Veränderung entsteht durch ein Zersetzungsproduct, die Erythrophläinsäure [2]), die sich durch Schütteln mit Aether entfernen lässt. Dieselbe ist durch Einwirkung von Salzsäure auf Erythrophläin krystallinisch zu erhalten. Sie ist stickstofffrei, löslich in Alkohol und Aether, schwer löslich in Wasser und verdünnten Säuren. Aus alkalischer Lösung wird sie durch Säuren in Form von weissgelben Flocken ausgefällt. Nach Abtrennung derselben zeigt die restirende Lösung noch immer Glycosidreaction. Dieselbe soll von intermediären Zersetzungsproducten und nicht von der etwaigen Eigenschaft des Erythrophläins als basischen Glycosids herstammen [1]). Bei der Zersetzung des Erythrophläins wurde noch ein flüchtiges basisches Zersetzungsproduct, das Mançonin, gewonnen [1]).

Die Wirkungen des Erythrophläins bei Thieren stellen sich als Schwäche, Würgen und Erbrechen und Durchfall dar. Der intraarterielle Druck steigt und wird durch die Athembewegungen nicht modificirt. Der Puls wird, je nach der resorbirten Giftmenge, verlangsamt, unregelmässig, alsdann in einer folgenden Periode ist er sehr schnell und schwach, und wenn die Dosen gross genug waren, tritt schnell Herzlähmung ein. Bei Fröschen steht das Herz in Systole, bei Warmblütern in Diastole still. Die Athmung wird direct im Athmungscentrum und durch die Circulationsstörungen getroffen. Sie ist anfangs langsamer, tiefer, später sehr beschleunigt und hört entweder gleichzeitig mit dem Herzschlage auf, selten überdauert sie denselben oder der letztere überdauert sie etwas. Reizung des Vagus im peripherischen und centralen Theil hat bei vergifteten Thieren keinen Einfluss auf das Herz, und die Reizbarkeit des Phrenicus ist verringert oder selbst aufgehoben. Die Muskeln des Frosches werden gelähmt [1]). Nach Hineingelangen des Erythrophläins in die Nase

[1]) Harnack und Zabrocki, Archiv f. exper. Pathol. u. Pharmakolog. 1882. Bd. XV. p. 403.

[2]) Harnack und Zabrocki, a. a. O.

von Katzen entsteht heftiges Niesen und Prusten und verstärkte Absonderung von Nasenschleim. Als wichtig ist schliesslich noch hervorzuheben, dass bei Thieren Krämpfe auftreten, die den Charakter der Pikrotoxinkrämpfe besitzen und durch künstliche Athmung etwas nachlassen, aber nicht aufhören. Der Tod erfolgt durch Erstickung meist im Emprosthotonus. Eine locale entzündungserregende Wirkung an der Applicationsstelle, wie sie z. B. das Digitoxin hervorruft, kommt dem Erythrophläin nicht zu [1]).

Am Auge sind dadurch locale Reizerscheinungen hervorgerufen worden, die den durch Jequirity erzeugten ähneln [2]).

Die Erythrophläinsäure wirkt auf Frösche in grosser Dosis vorübergehend lähmend. Das Mançonin ruft eine psychische Erregung, dann Lähmung der willkürlichen Bewegungen bei gesteigerter Reflexerregbarkeit, Lähmung der Herzvagusendigungen und später des Herzens selbst hervor.

Hinsichtlich der Dosirung wäre noch schliesslich hervorzuheben, dass 0,01 g Erythrophläin bei einem Hunde subcutan angewandt, sich als wirkungslos, 0,03 g für einen grossen Hund als tödtlich sich erwies. Der tödtliche Effect scheint nach Verabfolgung von 0,0015 g pro Kilogramm Thier zu erfolgen [3]). Dagegen wurden in anderen Versuchen durch 0,003 g täglich die charakteristischen Herzerscheinungen und etwas mehr als 0,005 g nur Krämpfe am Hunde hervorgerufen. Meerschweinchen sah ich $\frac{1}{2}$ mg des salzsauren Erythrophläin gut vertragen — kleine Thiere nach 1,5—2 mg zu Grunde gehen. Tauben starben bald durch 0,002 g, Kaninchen durch 5—7 mg.

Die local anästhesirende Wirkung des Erythrophläins.

Nachdem einmal auf Grund der angeführten Thatsachen meine Aufmerksamkeit auf Erythrophlaeum guineense gelenkt war, liess ich mir von Hrn. Merck Erythrophlaeinum hydrochloricum schicken, und erwartete mit begreiflicher Spannung, was der erste Versuch ergeben würde. Meine Vermuthung war nicht trüglich. Concentrirte Lösungen dieser Verbindung, z. B.

1) Harnack und Zabrocki, a. a. O. S 416.

2) Pannas, Recueil d'Ophthalmologie. 1884. No. 2.

3) Sée und Bochefontaine, l. c.

2 procentige, machten alsbald unter Pupillenverengerung eine 10—24 Stunden anhaltende Unempfindlichkeit des Auges. Die Reizwirkung war aber eine ausserordentlich heftige und anhaltende. Bei Katzen stellte sich sogar rauchige Hornhauttrübung, sowie Nasenlaufen und heftiges Niesen ein. Das Gleiche zeigte sich bei anderen Thieren am Auge. Ausser den, freilich nach 4—5 Tagen wieder schwindenden, Hornhautveränderungen entstand eine beträchtliche Conjunctivitis, so dass die Augen am nächsten Tage theilweis oder ganz verklebt waren. Ich versuchte diese Erscheinungen durch minder concentrirte Lösungen zu beseitigen. Es zeigte sich, dass Kaninchen eine 0,2 procentige Lösung gut vertragen und eine nach etwa 15—20 Minuten eintretende Anästhesie der Conjunctiva und Cornea bekommen, die viele Stunden bis zu zwei Tagen in abnehmender Stärke anhält. Empfindlichere Thiere, wie Hunde und Katzen, lassen dieselbe Einwirkung unter nicht bedeutender Conjunctivalröthung und Schwellung und durch Reiben mit den Pfoten sich verrathendem, etwa 30 Minuten anhaltendem Juckreiz schon nach 10 Minuten erkennen. Die Pupillen sind während der ganzen Dauer der Anästhesie unverändert. Die Conjunctivalreizung fand ich nach 3—4 Stunden bereits wieder fast ganz geschwunden. Lösungen von 0,1 pCt. rufen eine solche ganz geringfügig hervor und nach Einstreichen einiger Tropfen einer 0,05 procentigen Lösung in das Auge von Hunden vermisste ich sie ganz und nicht einmal Blinzeln trat ein. Aber auch bei den letzteren Concentrationen liess sich eine so anhaltende Anästhesie von Cornea und Conjunctivitis constatiren, wie sie durch Cocain nicht erzielt werden kann. Die Wirkung ist eine durchaus locale. Allgemeinerscheinungen sah ich niemals nach Instillation des Mittels in das Auge eintreten. Bei Kaninchen, Katzen und Tauben injicirte ich in die Augenlider selbst wenige Tropfen einer 0,1 procentigen Lösung. Es zeigte sich nunmehr, dass die betreffenden Lider gegen Berührung unempfindlich wurden, während das Auge seine Empfindlichkeit bewahrt hatte. Die Thiere zeigten keine Spur von Vergiftung und waren als sonst vollkommen normale anzusehen.

Es lag nahe, die locale anästhesirende Wirkung des Mittels auch an anderen Körperstellen zu prüfen. Ich versetzte Frösche in einen Zustand so hochgradig gesteigerter Reflexerregbarkeit, dass jedesmalige Berührung des Körpers einen tetanischen Anfall verursachte und injicirte ihnen in ein Bein $\frac{1}{2}$ mg Erythrophlaeinum hydrochl. Durch Reizung der Injectionsstelle war nach etwa 15 Minuten kein Tetanus mehr auslösbar. Bei anderen normalen mit der gleichen Dosis versehenen Fröschen vermochte selbst das Betupfen der Injectionsstellen mit concentrirter Schwefelsäure oder das Aufdrücken einer glühenden Nadel keine Schmerzempfindung zum Ausdruck kommen zu lassen. Sobald bei diesen Thieren irgend eine normale Körperstelle so behandelt wurde, trat die entsprechende Reaction in Gestalt heftiger Abwehrbewegungen ein.

Nach subcutaner Einspritzung von $\frac{1}{2}$ mg Erythrophl. hydrochloricum in 1 g Wasser bei Meerschweinchen konnte ich Einschnitte durch die Haut bis auf und durch die Musculatur machen, ja selbst das Peritonäum anschneiden, ohne dass diese so empfindlichen Thiere auch nur die leiseste Schmerzensäusserung verrathen hätten. Diese Anästhesie trat meist nach etwa 15 Minuten ein, und hielt verschieden lange, 1—2 Stunden und noch mehr an. Die Thiere blieben am Leben und zeigten objectiv keinerlei Vergiftungssymptome. Auch nur leichtes Kneifen der correspondirenden Körperhälfte brachte sofort Schmerzensäusserungen zu Wege.

Bei einem grossen Hunde trat nach Injection von $\frac{1}{2}$ mg in den Unterschenkel nach 18 Minuten eine Unempfindlichkeit ein, die ohne Schmerzempfindung einen tiefen Einschnitt zu machen gestattete. In seinen anderen Unterschenkel injicirte ich $\frac{1}{2}$ mg in 1 ccm Wasser und vermochte nach 20 Minuten mit dem gleichen Erfolge einen langsam ausgeführten, tief in die Musculatur greifenden, etwa 2 cm langen Schnitt zu machen.

Ich injicirte mir einige Tropfen einer 0,2 procentigen Lösung in die Haut meines linken Vorderarms. Es trat Prickeln, Brennen und leichte, später stärker werdende Röthung auf. In dem Bereiche der Injectionsstelle konnte ich ohne Schmerzempfindung — nur ein Gefühl von Brennen war vorhanden — die Haut einschneiden. Die Wunde verheilte normal. Bei einem meiner Zuhörer, Hrn. L., injicirte ich $\frac{1}{2}$ mg in 2 g Wasser subcutan und incidirte nach etwa 20 Minuten die Haut tief, ohne dass der übliche Schmerz empfunden wurde. Eine eigenthümliche brennende Empfindung wurde beim Durchschneiden tieferer Hautschichten und auch vorher wahrgenommen. Der Betreffende meinte, er hätte an der Injectionsstelle die Empfindung als wäre ihm dort ein Schlag versetzt worden.

In eine durch Glas erzeugte, stark schmerzende Fingerwunde brachte ich mir einige Tropfen einer 0,2procentigen Lösung, und der Schmerz, der bisher dauernd vorhanden war und auf Druck zunahm, hörte nach etwa 10 Minuten auf und konnte auch durch noch so festes Drücken nicht wieder erzeugt werden. Diese Analgesie hielt etwa eine Stunde an und konnte durch eine erneute Dosis weiter fortgesetzt werden.

Aber nicht nur das Erythrophläin, sondern auch Abkochungen der Rinde, sowie Fluidextracte lassen die anästhesirende Wirkung am Auge — wie dies zahlreiche Versuche darthaten — erkennen.

Schlussbetrachtung.

So hatte ich eine Wirkung des Hayagiftes in dem Erythrophläin wiedergefunden. Ich konnte nun weiter constatiren, dass das Erythrophlaein. hydrochlor. in dünnen Lösungen, die an und für sich bedeutungslose, in meinen Schlussfolgerungen aber eine Stelle ausfüllende Schwefelsäurereaction gut auftreten liess. Es ist ferner wahrscheinlich, dass neben der Rinde auch noch die Hülse und vielleicht auch die Samenschalen von Erythrophlaeum judiciale für die Darstellung des Hayagiftes benutzt werden. Ich erschliesse dies aus der dunklen Färbung dieser Theile bezw. ihres wässrigen Extractes, die derjenigen des Giftes entspricht. Auch diese enthalten, wie ich fand, Erythrophläin wenn auch in geringerem Maasse als die Rinde. So würde sich ein weiteres Glied in die Kette meiner Beweisführungen einfügen lassen. Blätter des Baumes scheinen aus dem Grunde nicht verwandt zu werden, weil ich spectroskopisch Chlorophyll und mikroskopisch Blattfragmente in dem Gifte vermisste. Trotzdem kann, da die Blätter ebenfalls Erythrophläin enthalten, vielleicht eine Zumischung eines wässrigen Extractes derselben vorgenommen werden.

Somit glaube ich bewiesen zu haben, dass in diesem ostafrikanischen Gifte Erythrophläin, wenn auch in geringer Menge, enthalten ist, dass letzteres einen Theil der Wirkung dieses Pfeilgiftes und zwar den wesentlichsten darstellt, und dass jenes von dem alten Schriftsteller erwähnte sinn- und gefühllos machende, und das von Livingstone wohl nach dem Hörensagen erwähnte, die Zunge starr machende Gift wahrscheinlich Erythrophläum darstellen, da ich die geographische Verbreitung dieses Baumes vom Nordwesten Afrikas an der Westküste entlang in Centralafrika hinein und bis zum ganzen Osten verfolgen und so eine Uebereinstimmung dieser beiden geographisch nicht zu vereinigenden Angaben herbeiführen konnte. Es wäre ein seltenes Vorkommen, dass eine so grosse und theilweise so gewichtige Zahl von Indicien nicht die Wahrheit getroffen haben sollten. Hiermit ist aber auch zum ersten Male seit pharmakologische und toxikologische Forschung besteht, aus einem amorphen extractförmigen Pfeilgift, ohne an dem Orte seiner Darstellung Nachforschungen angestellt zu haben, der Ursprung eines Bestandtheiles desselben diagnosticirt worden.

Meine Versuche haben indess auch die Hoffnung nahegelegt, dass das Erythrophläin in sich befähigt sei, in den Wettstreit mit den therapeutisch begehrtesten Mitteln einzutreten. Noch vor nicht langer Zeit wurde geäussert, dass wegen der Gefahr, die durch den Eintritt von Krämpfen drohe, dessen Anwendung wohl schwerlich erfolgen könne. Dies ist, wie ich glaube, nicht zu fürchten. Freilich ist es ein Gift, dass ausser seiner anästhetischen noch eine herzbeeinflussende und krampferzeugende Wirkung besitzt, und Vorsicht ist geboten. Aber besonders zu fürchten ist dasselbe nicht und ich glaube von jedem anderen Gifte ebenfalls sagen zu können, dass es in der Hand der Wissenden Segen bringen, in der der Unwissenden Unheil schaffen kann.

Viel ist noch an dieser Substanz zu erforschen. Zahlreiche chemische Fragen, die in Bezug auf sie noch gestellt werden können, müssen und werden beantwortet werden. Noch ist sie nicht rein im Handel. Dem besten Präparate haftet noch ein glycosidisches Zersetzungsproduct an. Unreine Präparate beeinträchtigen aber die Wirkung und lassen unangenehme Nebenwirkungen auftreten. Sache der besten chemischen Kräfte wird es sein, hier Aufklärung und Besserung zu schaffen. Dann werden Verschiedenheiten der Präparate schwinden, und man wird auch die Gründe kennen lernen, warum gute Lösungen an Wirkung beim Stehen abnehmen. Es werden sich nun auch, wie ich hoffe, aus den drei bekannten localen Anästheticis, dem Cocain und den beiden von mir als solchen aufgefundenen, nehmlich dem Kawaharz und dem Erythrophläin, gewisse gemeinsame chemische Gesichtspunkte auffinden lassen, die für die Entdeckung anderer localer Anästhetica nützlich werden können. Aber auch der wissenschaftlichen, experimentellen Forschung über diesen Körper bleibt noch genug Raum. — und ich glaube, dass sie hiermit einen würdigen Gegenstand in Angriff nimmt.

Ob das Mittel therapeutisch verwerthbar ist, kann der Pharmakologe, dem ja nur ein umgrenztes Feld der Beobachtung am Thierkörper zu Gebote steht, nicht übersehen. Meine Thierversuche aber sind mit aller erdenklichen Sorgfalt in langer Zeit angestellt und geben eine zuverlässige Grundlage für etwaige Versuche am Menschen. Ich werde mich glücklich schätzen und reich belohnt sein, wenn diese, durch bewusstes schrittweises Vorrücken auf vielfach verschlungenem arbeitsvollem Wege von mir gemachte Entdeckung zu einer arzneilichen Verwendung führen, Leidenden Hülfe, Schmerzbehafteten Erleichterung schaffen würde.

Erklärung der Abbildungen.

Tafel XIII.

Fig. 1. Ein altes Rindenstück von Erythrophlaeum guineense mit stellenweis fehlender Borkeschicht. Am oberen Rande lassen sich die Steinzellenstränge erkennen.

Fig. 2. Die gewöhnliche Blattform mit stark hervortretender Mittelrippe.

Fig. 3. Die gestielte, etwas klaffende Hülse.

Fig. 4. Der Same. Die Unebenheiten deuten kleine eingetrocknete Pulpareste an.

Fig. 5. Samendurchschnitt.

Die vorgenannten Theile sind in natürlicher Grösse gezeichnet.

XXX.
Kleinere Mittheilungen.

1.
Wie entdeckt man Milchsäure im Mageninhalte mit Hülfe von Reagentien?

Von Dr. J. Grundzach, Warschau.

In klinischen Untersuchungen bei Magenkrankheiten ist es Sache von grosser Wichtigkeit, Reagentien zu besitzen, mit deren Hülfe man schleunigst und leichtest die Natur der Säure im Mageninhalte bestimmen könne.

Die Reagentien zur Bestimmung der Salzsäure sind gründlicher als andere untersucht worden und ihre klinische Bedeutung ist allgemein bekannt. Was jedoch die Reagentien zur Bestimmung der Milchsäure anbetrifft, welche zu klinischen Zwecken gebraucht werden, so will ich hier Einiges über ihr Verhalten, sowohl zur Milchsäure, als auch zur Mischung von Milch- und Salzsäure mittheilen.

1. Das Amylalkoholextract des Schwarzbeerenfarbstoffes, welches von Uffelmann zu klinischen Untersuchungen eingeführt wurde, wird folgendermaassen bereitet: Auf frische Beeren giesst man reinen Amylalkohol, in welchem dieselben gut zerrieben werden; diesen Aufguss lässt man 24 Stunden stehen, worauf man ihn filtrirt. Zum praktischen Gebrauch wird Löschpapier in diesem Extract getränkt, dann mit destillirtem Wasser durchwaschen und getrocknet. Getrocknet haben diese Papierchen eine graublaue Farbe, welche durch die Wirkung von Milchsäure in Roth übergeht, das durch die Einwirkung von Aether schwindet. Letztere Eigenschaft erlaubt, Milchsäure von Salzsäure zu unterscheiden, welche (Salzsäure) die Papierchen ebenfalls roth färbt; das Roth von der Salzsäure schwindet aber nicht durch die Einwirkung von Aether.

Diese Eigenschaft des Uffelmann'schen Reactivs lässt sich jedoch nur bei höheren Säuregraden bemerken. Wenn der Säuregrad der Flüssigkeit bezw. des Mageninhalts ein sehr niedriger ist, wenn das Roth in Folge dessen nur ein sehr schwaches ist, so schwindet es unter Einwirkung von Aether unbedingt, ohne Unterschied der Säure, die das Roth hervorgebracht. Sind im Mageninhalte beide besprochene Säuren enthalten, so ist selbstverständlich von Unterscheidung derselben durch das Reactiv keine Rede; sogar bei kleinen Quantitäten Salzsäure und grossen Milchsäure im gegebenen Mageninhalte, ist letztere nicht zu constatiren, denn das Roth, welches die Salzsäure hervorgebracht, schwindet ja nicht bei Einwirkung von Aether. Dieses Reagens giebt also positive Resultate nur dann, wenn in einem verhältnissmässig starksauren Mageninhalte ausschliesslich, oder fast ausschliesslich, organische Säuren, bezw. Milchsäure, enthalten sind.

Das 2. und 3. Reagens wurde ebenfalls von Uffelmann erfunden. Das erste von ihnen ist eine Auflösung von Ferrum sesquichloratum und Carbolsäure in Wasser, das zweite eine einfache Auflösung von Ferr. sesquichl. in Wasser.

Das erste bereiten wir, indem wir 3—5 Tropfen des gewöhnlichen Liq. ferri sesquichlorati und eine eben solche Quantität starker Auflösung von Carbolsäure in 20 ccm destillirten Wassers auflösen. Zur Bereitung des zweiten Reactivs verdünnt man 1—2 Tropfen des gewöhnlichen Liq. ferri sesquichl. in 50 ccm destillirten Wassers. — Das erste Reagens ist amethystenfarbig und wird durch Einwirkung von Milchsäure citronengelb, durch Einwirkung von Salzsäure farblos. Das andere Reagens ist fast farblos, wird durch Milchsäure citronengelb, durch Salzsäure verändert es sich fast nicht.

Häufig kommt es vor, dass nach Zugabe einer absolut durchsichtigen Flüssigkeit, welche Milchsäure enthält, in beiden Reagentien eine starke weissliche Opalisation mit einer leichten gelblichen Schattirung zum Vorschein kommt. Diese Opalisation, wie wir es gefunden, ist abhängig von der Anwesenheit von gelöstem Albumen und Schleim, die durch Wirkung der Reagentien coagulirt wurden. Es ist nützlich, zur Entdeckung von Milchsäure mit Hülfe beider Reactive folgendermaassen zu Werke zu gehen; Man giesst mehrere Cubikcentimeter der Reactivflüssigkeit in eine Eprouvette, worauf man vorsichtig tropfenweise an den Wänden der Eprouvette entlang die zu untersuchende Flüssigkeit hinunterlässt; enthält letztere Milchsäure, so entsteht nach Berührung beider Flüssigkeiten an der Grenzlinie ein deutlicher citronengelber Ring; durch Schütteln wird die ganze Mischung citronengelb oder weisslich opalisirend mit einer leichten gelblichen Schattirung, wenn sie gelöstes Eiweiss oder Schleim enthält. Am deutlichsten tritt diese Reaction hervor, wenn man von der Reactivflüssigkeit als auch von der zu untersuchenden Flüssigkeit je 1—2 ccm nimmt.

Doch nicht allein Milchsäure bewirkt jene citronengelbe Färbung der Reactive; ebenso wirken auch milchsaure Salze, als milchsaures Natron und Kalk; ähnlich wirken sogar Alkalien. Durch Peptonlösungen werden diese Reactive gelb mit einem leichten Uebergang in Rosa. Diese Farbe (Orange) ist sehr verschieden von der citronengelben der Milchsäure, doch verfällt der Unerfahrene durch dieselbe häufig in Irrthum. Enthält die zu untersuchende Flüssigkeit ausser Pepton, wenn auch nur unbedeutende Quantitäten Milchsäure, so werden beide Reactive durch letztere citronengelb. Die Anwesenheit von Pepton hindert uns also nicht an der Entdeckung der Milchsäure.

Da wir es häufig mit Flüssigkeiten zu thun hatten, welche gleichzeitig Milch- und Salzsäure enthielten, schien es uns von nicht geringer Wichtigkeit, die Frage zu lösen, ob und in welchem Maasse die Anwesenheit der Salzsäure, welche bekanntlich beide Reactive entfärbt, störend auf das Auftreten der Milchsäurereaction einwirkt. Aus unseren Experimenten folgt, dass wenn die Salzsäure in einer geringen, einer gleichen, oder sogar um einiges grösseren (natürlich bis zu einer gewissen Grenze) Quantität vorhanden ist, die Milchsäurereaction dennoch stattfindet. Ist jedoch die Menge der Salzsäure eine 4—6 Mal so grosse, als die der Milchsäure in der zu untersuchenden Flüssigkeit, so wird das Eisenchloridcarbol entfärbt, die Milchsäure kann also nicht entdeckt werden.

4. Das Rheoch-Moor'sche Reagens, bestehend aus Rhodankali und essigsaurem Eisen, wird folgeudermaassen präparirt: man nimmt 2 ccm 10procentiger Auflösung von Rhodankali, verdünnt dieselben mit 7,5 ccm destillirten Wassers und setzt hinzu 0,5 ccm neutraler Auflösung von essigsaurem Eisen. Es ist uns niemals geglückt, eine neutrale Auflösung von essigsaurem Eisen zu erhalten, doch die von uns angewendete saure Auflösung dieses Salzes ändert keineswegs die Reaction. Die auf diese Weise erhaltene Flüssigkeit hat eine braungelbe Farbe, welche durch Milchsäure schwindet, die Flüssigkeit entfärbt sich. Die Reaction tritt am deutlichsten hervor, wenn man das Reactiv auf ein Porzellanschüsselchen giesst und tropfenweise die zu untersuchende Flüssigkeit hinzuthut. Ebenso verhalten sich in Bezug auf das Reactiv die Milchsäureverbindungen (Salze), wie milchsaures Natron und Kalk und die Alkalien. Pepton übt keinen Einfluss auf die Reaction aus. — Salzsäure ändert die Farbe des Reactivs in Rosa oder Blutroth (es tritt die Eisenreaction ein). Milchsäure wirkt stärker als Salzsäure auf das Reactiv, da es sich bei einer Mischung aus gleichen Theilen Milch- und Salzsäure bestehend (die Quantität der Salzsäure kann sogar bis zu einer gewissen Grenze grösser sein) entfärbt; erst dann wird das Reactiv rosafarben, erst dann ist es unmöglich, die darin enthaltene Milchsäure zu entdecken, wenn die Menge der Salzsäure 4—6 Mal grösser ist, als die der Milchsäure.

Wir müssen hinzufügen, dass das Rheoch-Moor'sche Reagens frisch präparirt sein muss, da es in einem gläsernen, zugepfropften Gefäss oft schon binnen 24 Stunden verdirbt; es ändert die braungelbe Farbe in eine Hellrosa um und kann in diesem Zustande zur Entdeckung von Säuren nicht gebraucht werden.

Aus alledem, was wir bis jetzt gesagt haben, folgt, dass bei Anwesenheit von Säure in einer Flüssigkeit, bezw. im Mageninhalte, nur das positive Resultat für die Anwesenheit von Milchsäure spricht, dagegen widerspricht das negative Resultat keineswegs der Anwesenheit dieser Säure, da letztere in 4—6 Mal kleineren Mengen im Verhältniss zur vorhandenen Salzsäure mit Hülfe oben genannter Reactive nicht entdeckt werden kann. Ist der Säuregrad einer Flüssigkeit ein äusserst niedriger, höchstens einige Hundertstel Procent und kann man in dieser Flüssigkeit Salzsäure entdecken (durch Methylviolett, Tropaeolin, Congopapier)[1]), so spricht das negative Resultat der Untersuchung entweder für die völlige Abwesenheit der Milchsäure oder dieselbe befindet sich in der Flüssigkeit in einer unendlich kleinen Quantität, denn wir dürfen nicht vergessen, dass die Anwesenheit von Salzsäure erst dann störend auf das Auftreten der Milchsäurereaction einwirkt, wenn die Menge der Salzsäure 4—6 Mal grösser ist als die der Milchsäure.

Die obigen Untersuchungen wurden von mir im hiesigen Laboratorium des Herrn Dr. Reichmann unternommen.

[1]) Es ist bekannt, dass diese Reagentien sich nur dann zu ändern pflegen, wenn der Säuregrad von Salzsäure wenigstens einige Hundertstel Procent beträgt.

2.

Nachtrag zu der Abhandlung: „Ueber Transsudation und über den Einfluss des Blutdrucks auf die Beschaffenheit der Transsudate". (Dieses Archiv Bd. CXI. S. 219.)

Von Prof. H. Senator in Berlin.

Durch die Liebenswürdigkeit des Herrn Prof. H. Nasse (Marburg) ist mir eine Abhandlung desselben über Lymphbildung (Akademische Gelegenheitsschrift. Marburg 1872) zugänglich gemacht worden, welche mir bisher unbekannt geblieben war und, wie es scheint, auch sonst nicht die ihr wegen ihres reichen Inhalts gebührende Beachtung gefunden hat. Indem ich deshalb auf sie hinweise, gestatte ich mir, von den Ergebnissen des Verfassers diejenigen hier kurz anzuführen, welche die in meiner oben genannten Abhandlung berührten Fragen betreffen und zur Ergänzung meiner dort gemachten Angaben dienen:

Bei der Filtration von Serum durch thierische Häute enthält das Filtrat meist etwas mehr Kochsalz, als das Serum (vgl. meine Abhandlung S. 229 ff.).

Ligatur der Carotis bewirkt Abnahme der aus dem zugehörigen Lymphstamm ausfliessenden Menge, zugleich mit Zunahme des Wassergehalts. Eine Veränderung des Kochsalzgehalts ist dabei nicht zu erweisen.

Bei Compression der Vene nimmt die Menge der Lymphe zu, das Verhalten der festen Bestandtheile zusammengenommen ist verschieden. Der Kochsalzgehalt zeigt nur unbeträchtlichhe Abweichungen.

Die Wirkung der Sympathicusdurchschneidung auf den Lymphstrom war eine auffallend geringe, nur 1 Mal trat eine Zunahme desselben ein, in 4 anderen Fällen nicht. Der Wassergehalt blieb dabei fast ganz unverändert.

Reizung des Sympathicus vermindert die Menge der Lymphe. Ueber das Verhalten der festen Bestandtheile bei Reizung und Durchschneidung des Sympathicus war Sicherheit nicht zu erzielen.

Reizung des undurchschnittenen N. vagus wirkt verschieden, je nach Stärke und Art der Reizung, im Allgemeinen bei kräftiger Reizung den Ausfluss beschleunigend.

Bei durchschnittenem Vagus bewirkt Reizung des peripherischen Endes vermindernd, des centralen Endes vermehrend auf den Ausfluss. Wo die Menge abnahm, stieg der Wassergehalt und mit der Zunahme jener fiel dieser meistens.

Reizung sensibler Nerven (welche den Aortendruck in Folge der Contraction der kleinen Arterien erhöht, also Ischämie bewirkt!) hat Zunahme des Lymphstroms zur Folge (vielleicht in Folge der Muskelzuckungen?) mit Abnahme der festen Bestandtheile.

Man ersieht schon aus diesem kurzen Auszug, und aus der Vergleichung desselben mit den in meiner Abhandlung angeführten anderweitigen Versuchen über den Lymphstrom, dass in Betreff des Einflusses der Blutdruckveränderungen auf seine Menge und Zusammensetzung ein abschliessendes Urtheil zur Zeit nicht möglich ist und dass noch viel weniger aus diesen Versuchen auf das Verhalten der Transsudation aus den Capillaren geschlossen werden kann, wie ich es eben in jener Abhandlung ausgesprochen habe.

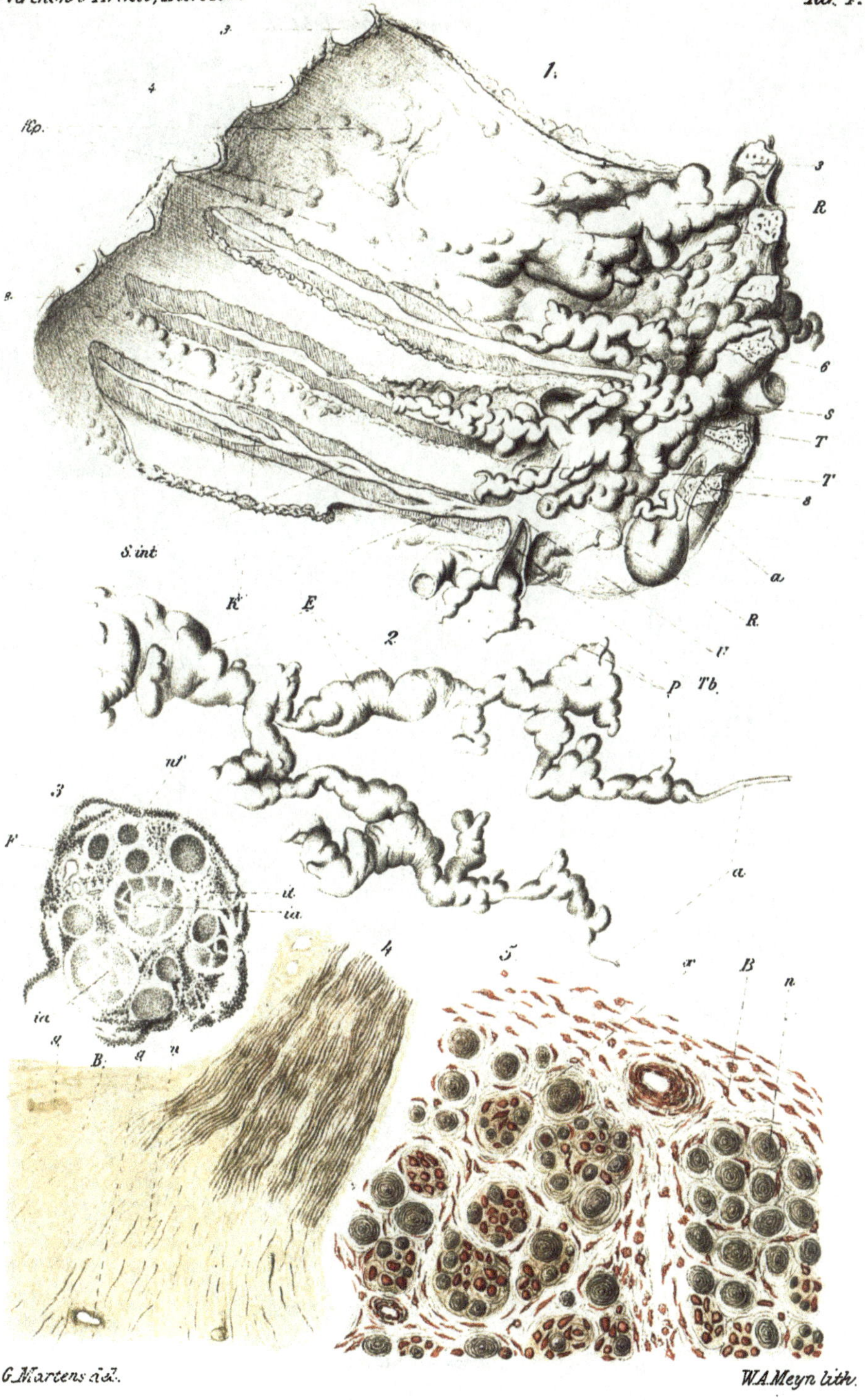

G. Martens del. W. A. Meyn lith.

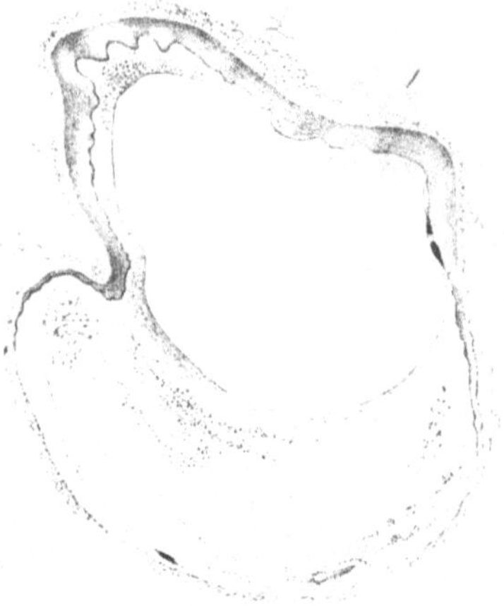

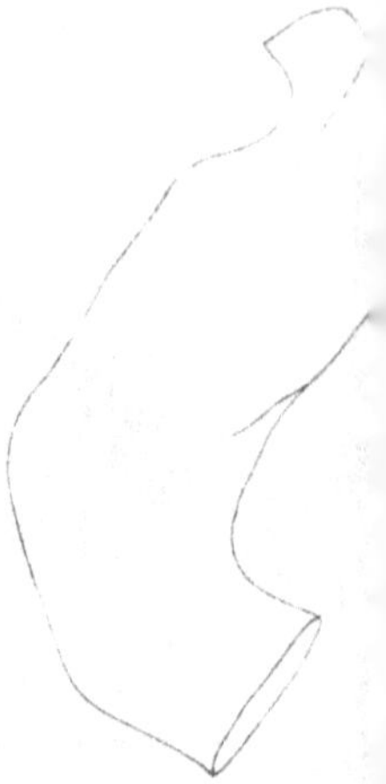

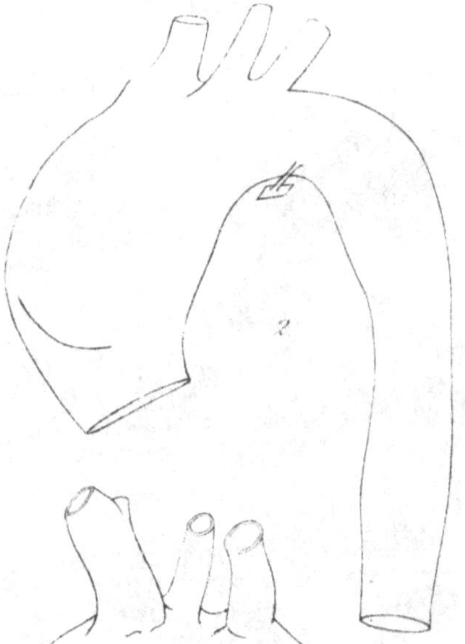

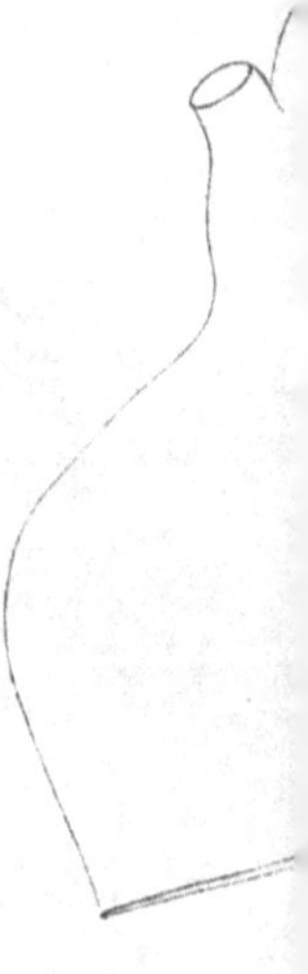

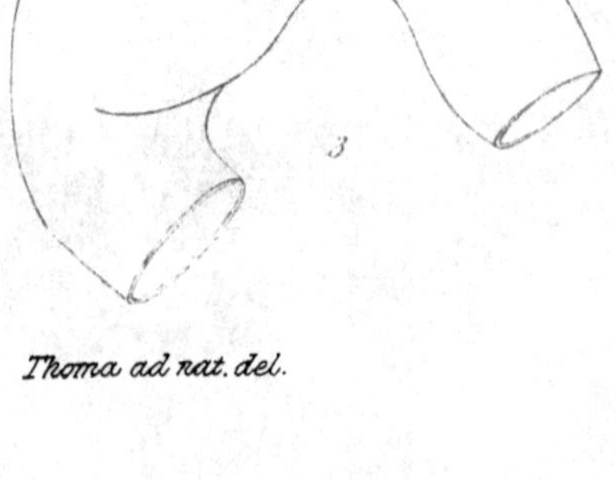

Thoma ad nat. del.

Taf. II.

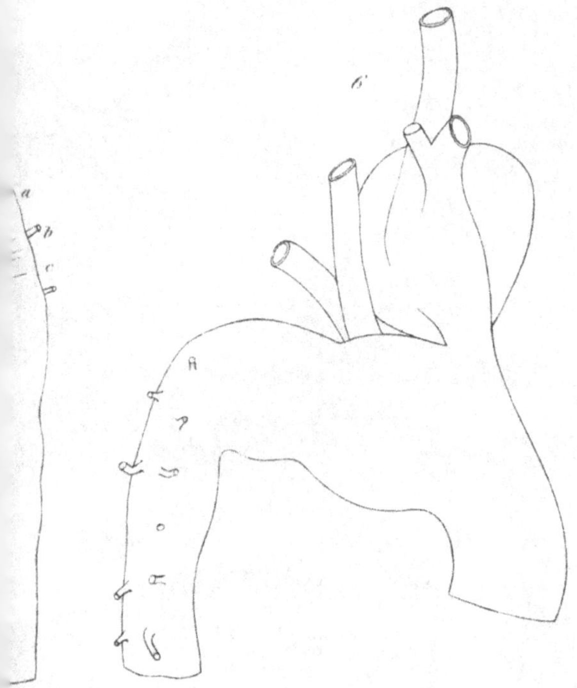

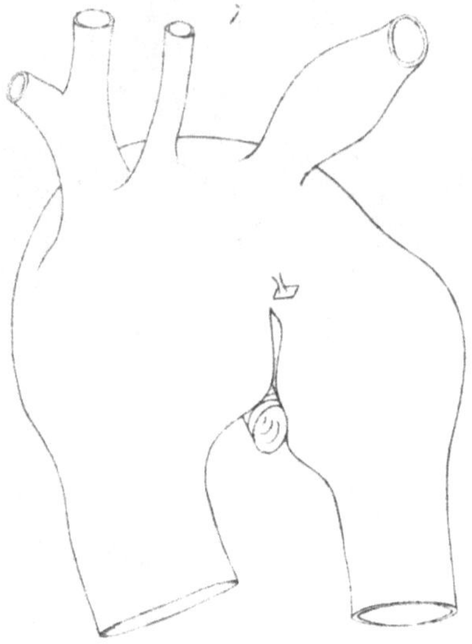

W. A. Meyn lith.

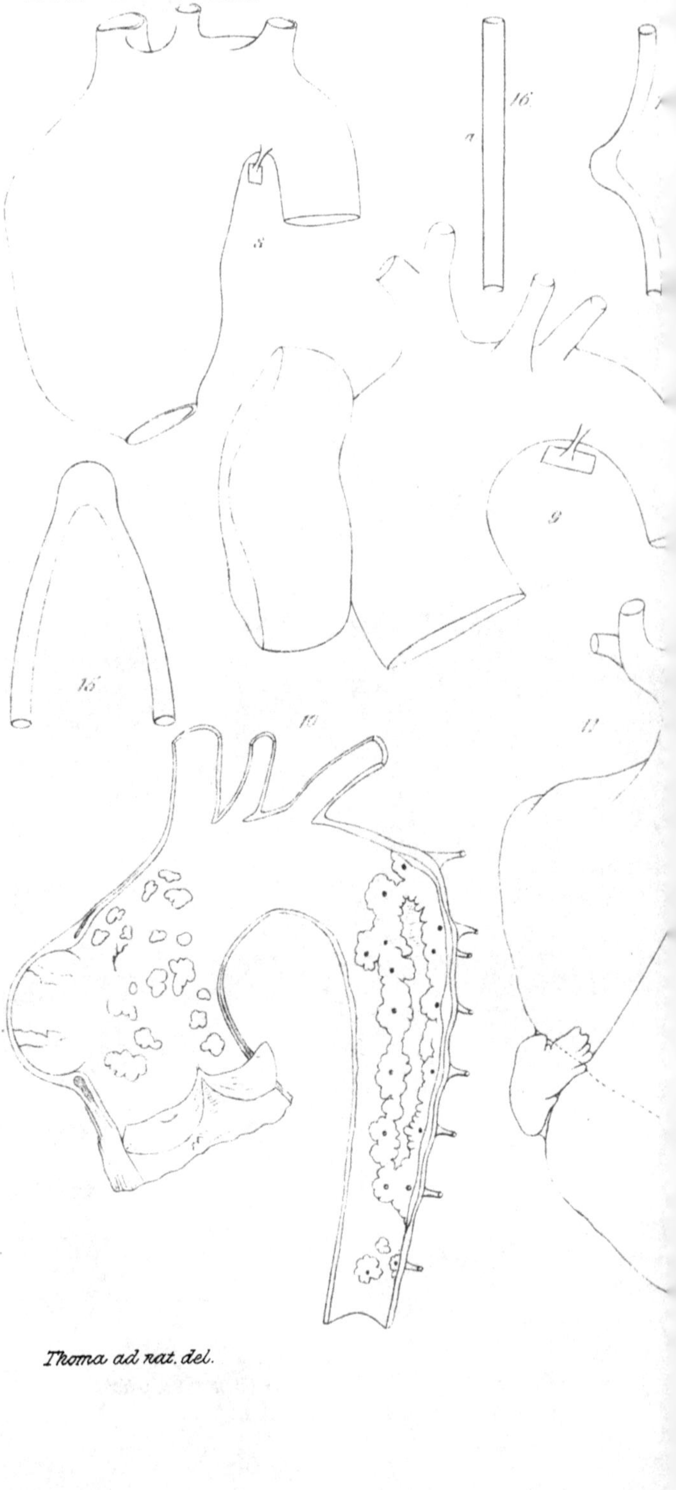

Thoma ad nat. del.

Taf. III.

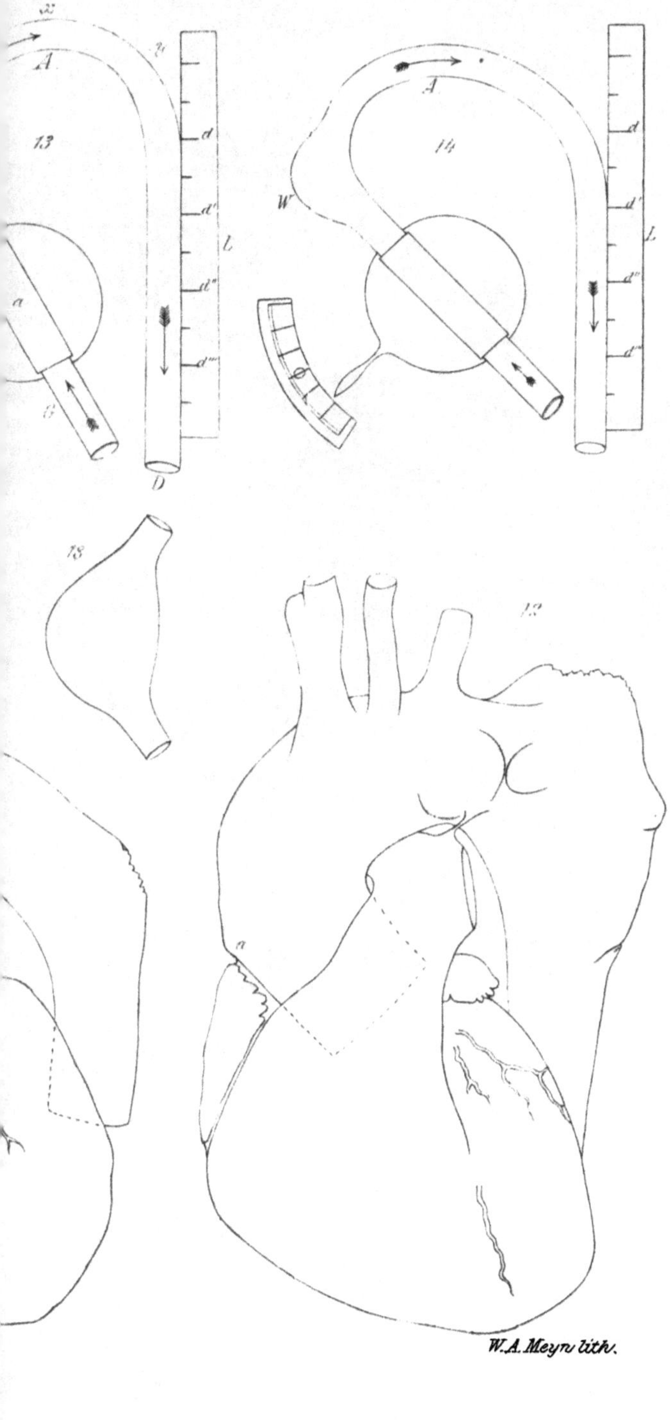

W. A. Meyn lith.

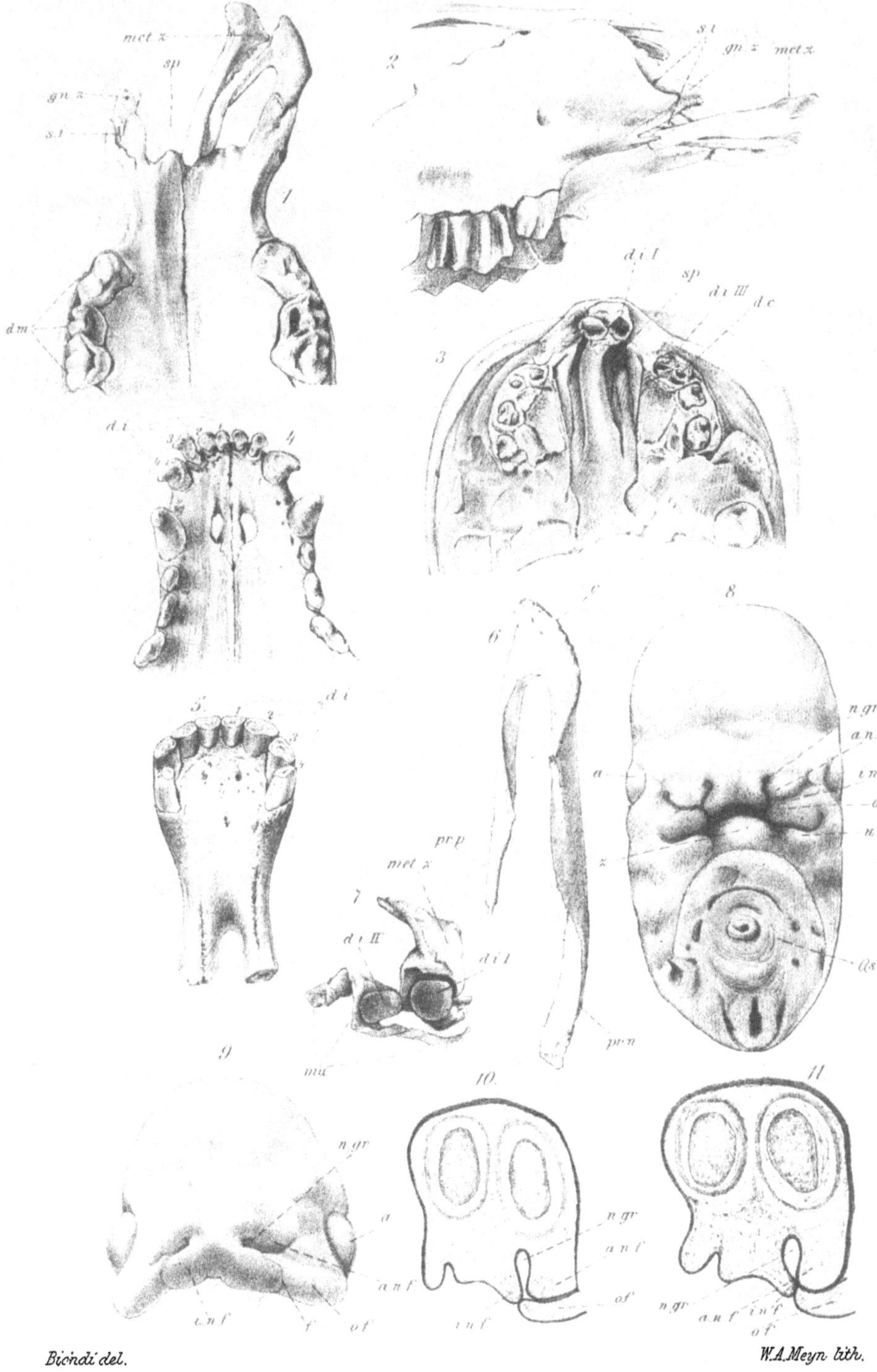

Biondi del.

W. A. Meyn lith.

12.

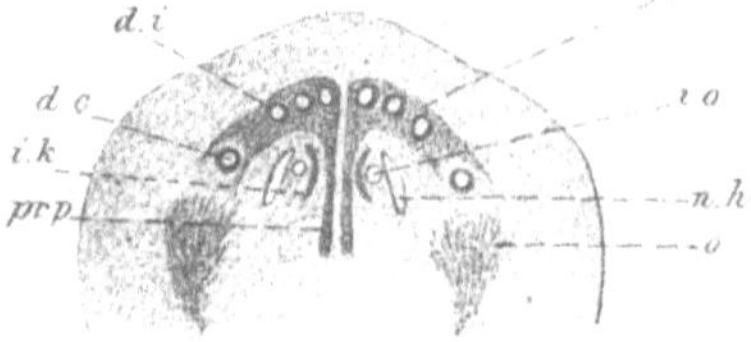

14.

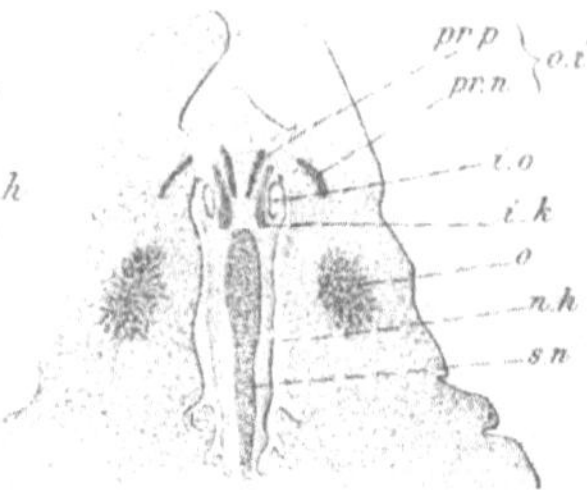

15.

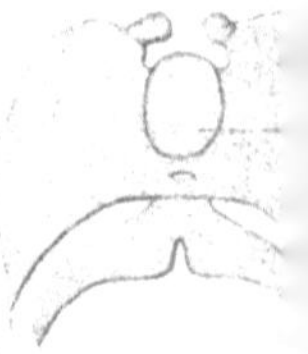

13.

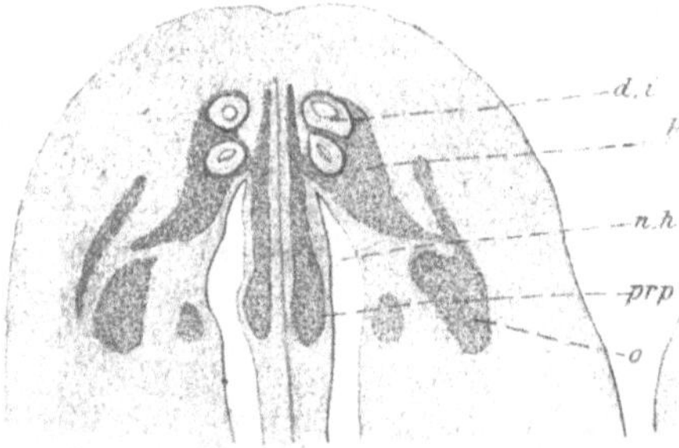

19.

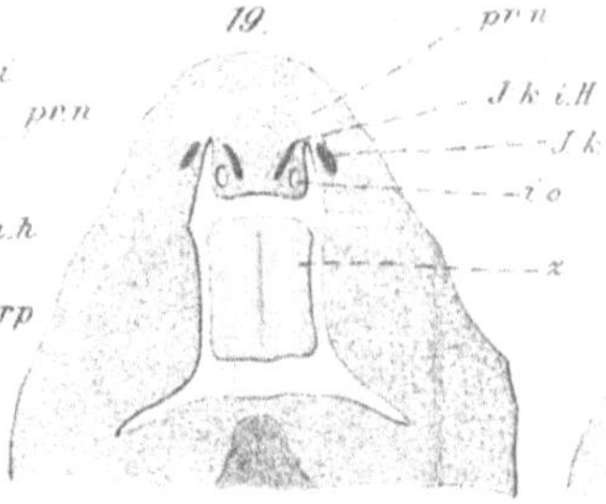

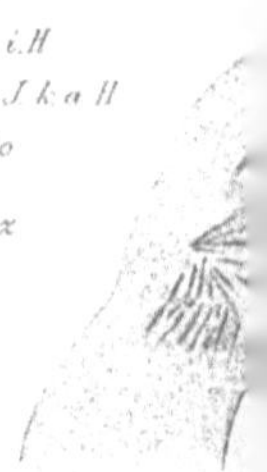

24.

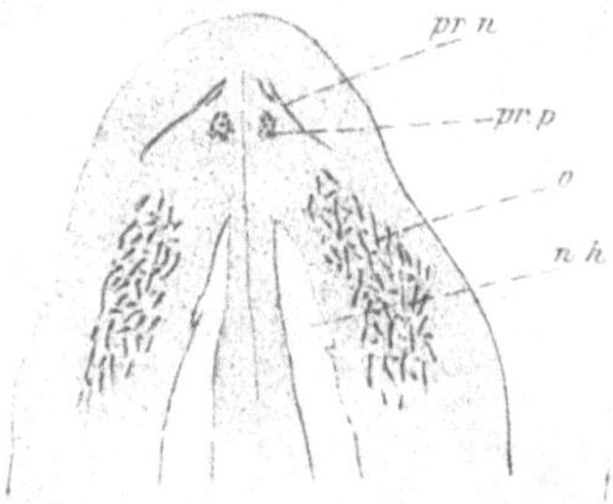

25.

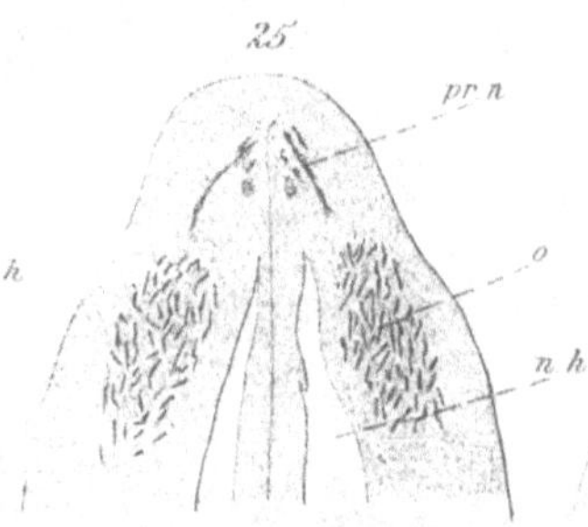

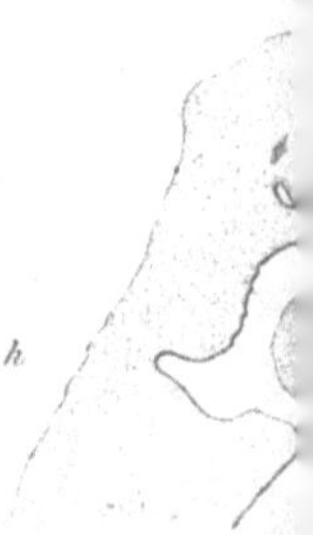

29.

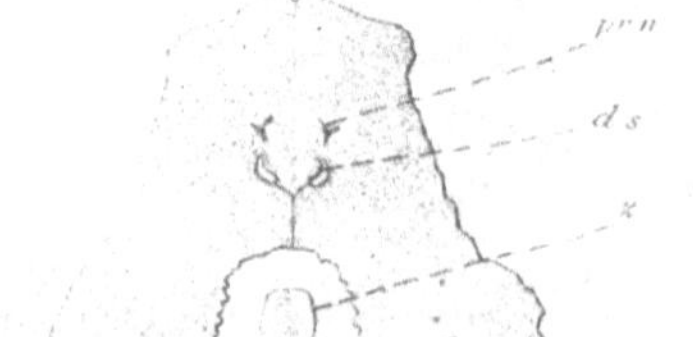

30.

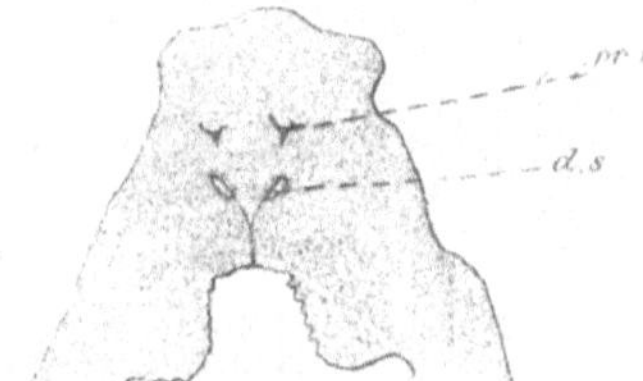

Biondi del.

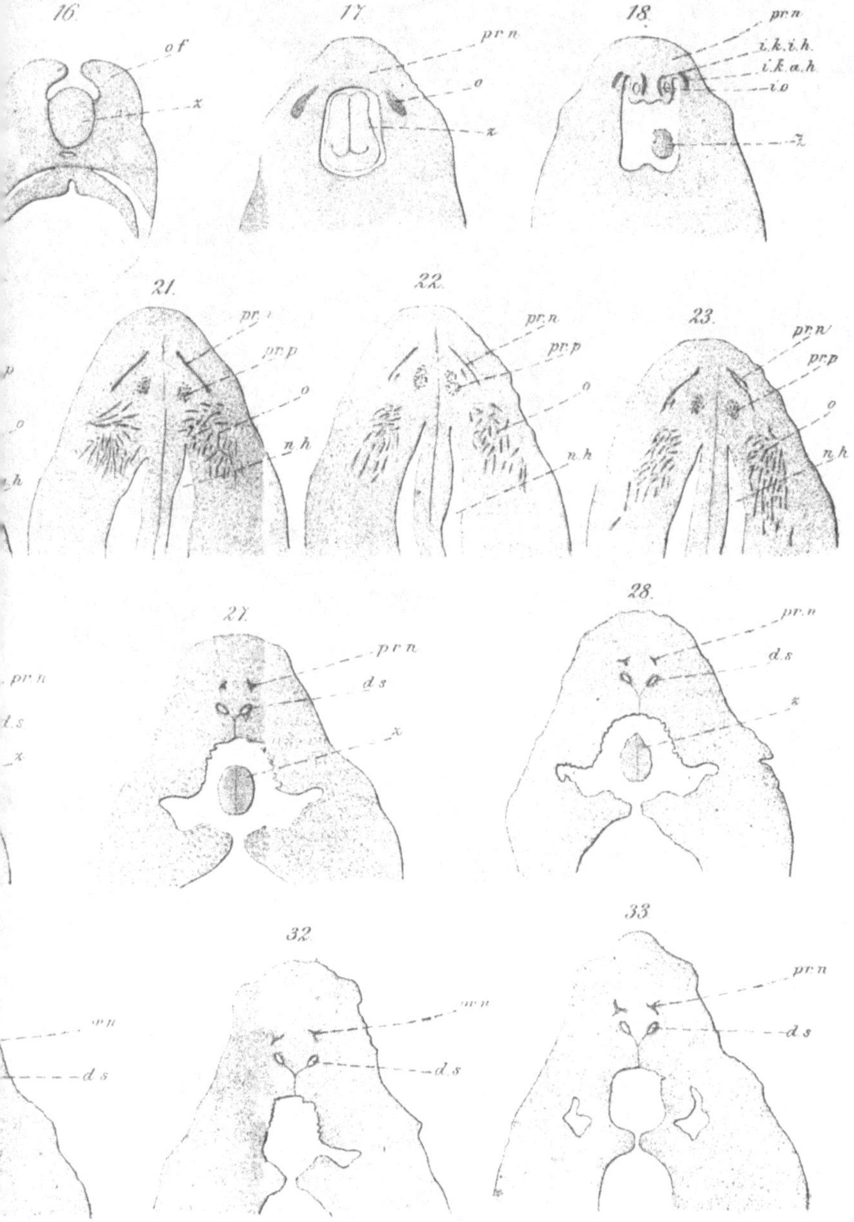
16.
o f
x
17.
pr n
o
x
18.
pr n
i.k.i.h.
i.k.a.h.
i.o
x
21.
pr n
pr p
o
n.h
22.
pr n
pr p
o
n.h
23.
pr n
pr p
o
n.h
27.
pr n
d s
x
28.
pr n
d s
x
32.
d s
33.
pr n
d s

W. A. Meyn lith.

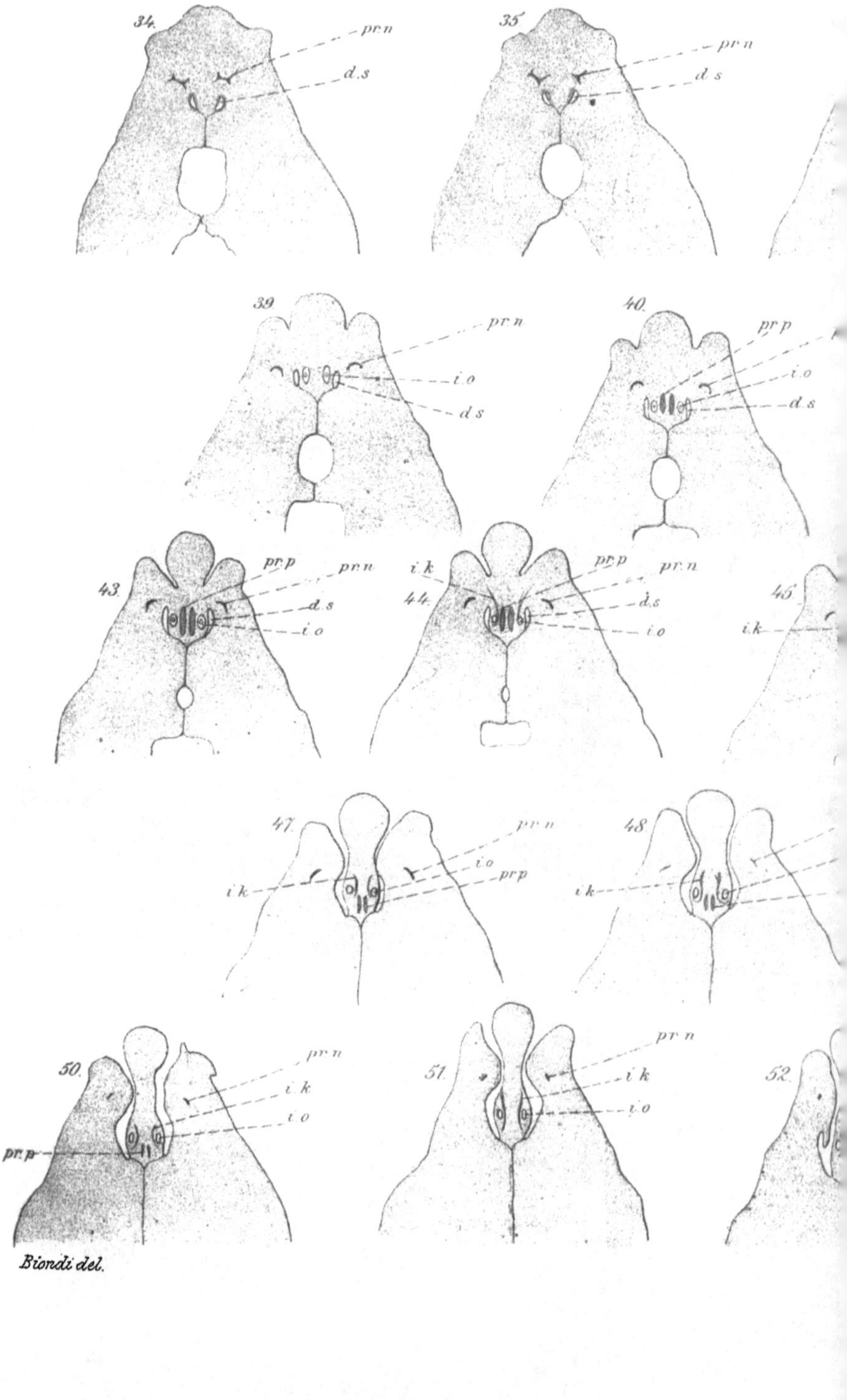
34.
pr.n
d.s
35.
pr.n
d.s
39.
pr.n
i.o
d.s
40.
pr.p
i.o
d.s
43.
pr.p
pr.n
d.s
i.o
44.
i.k
pr.p
pr.n
d.s
i.o
45.
i.k
47.
pr.n
i.o
pr.p
i.k
48.
i.k
50.
pr.n
i.k
i.o
pr.p
51.
pr.n
i.k
i.o
52.

Biondi del.

Taf. VI.

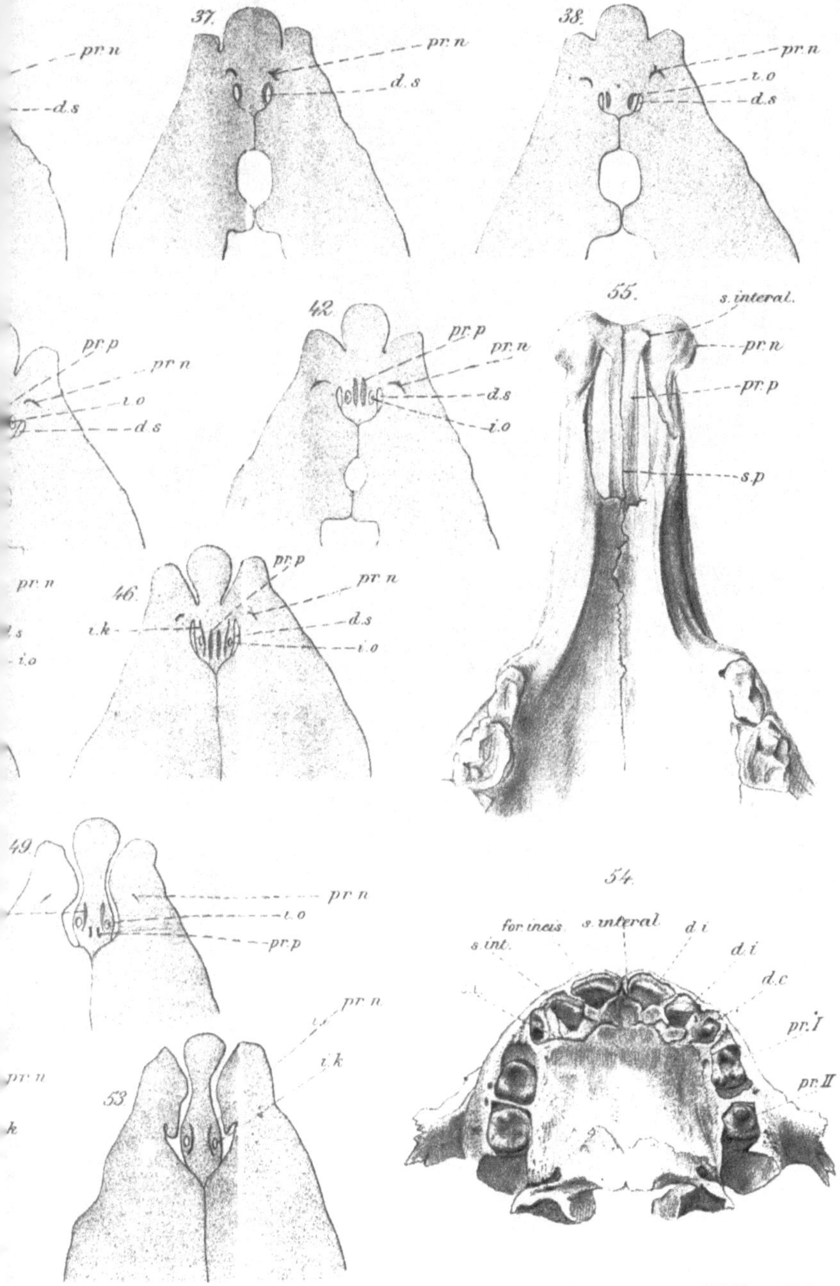

W.A.Meyn lith.

1.

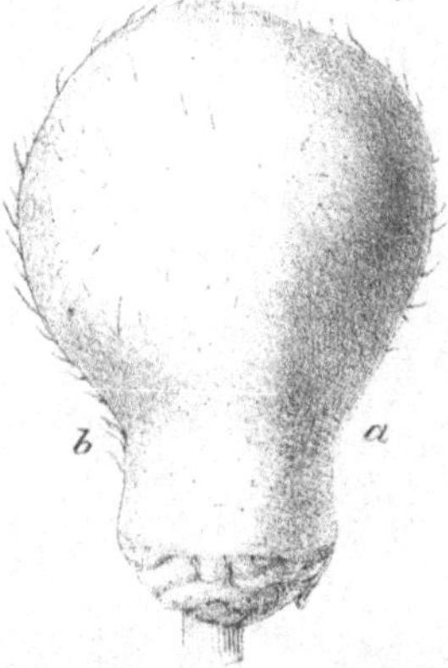

2.

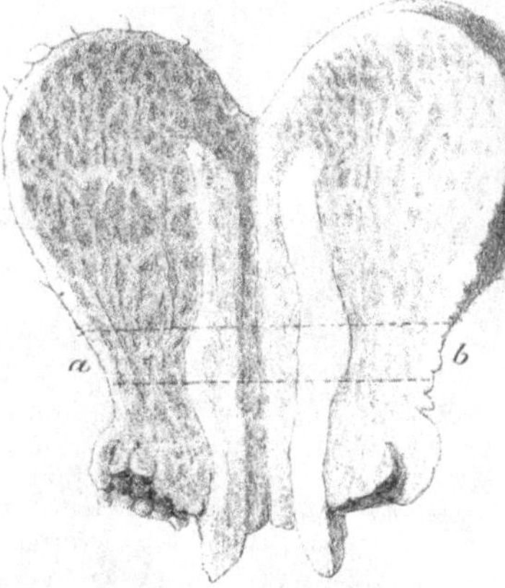

3.

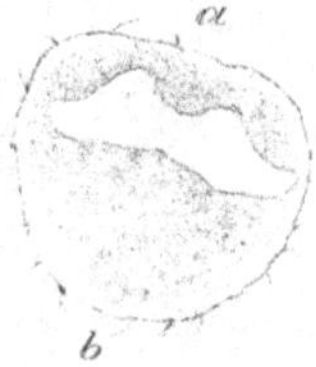

4.

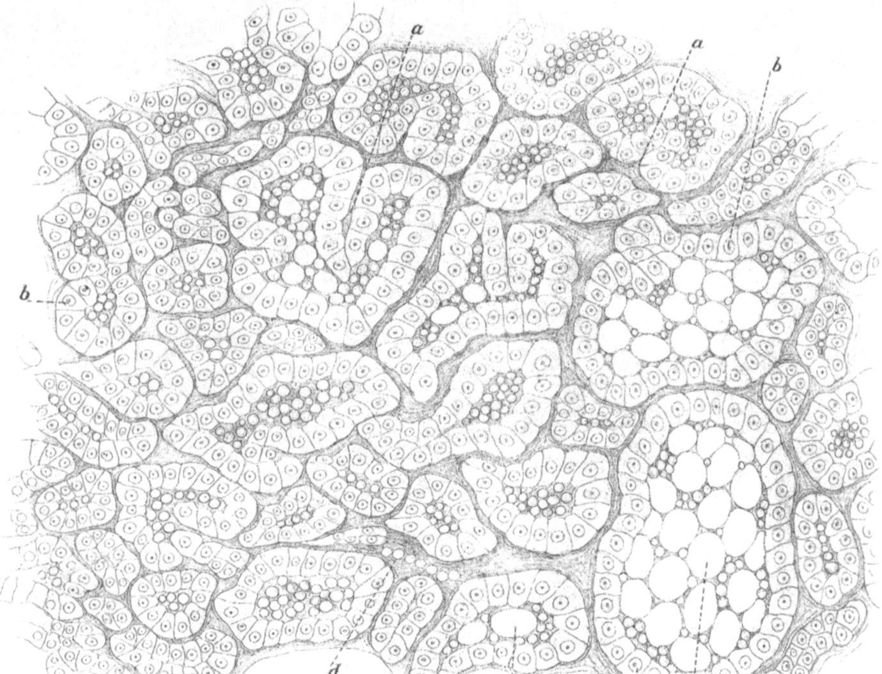

1–3 F. Veith del.

Alb. Schütze Lith. Inst. Berlin.

3.

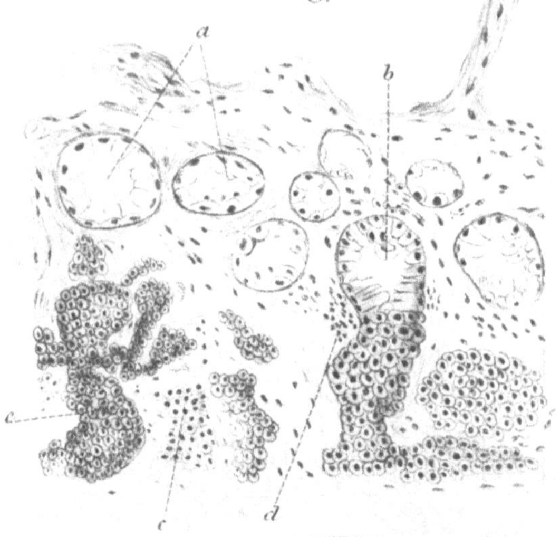

1.

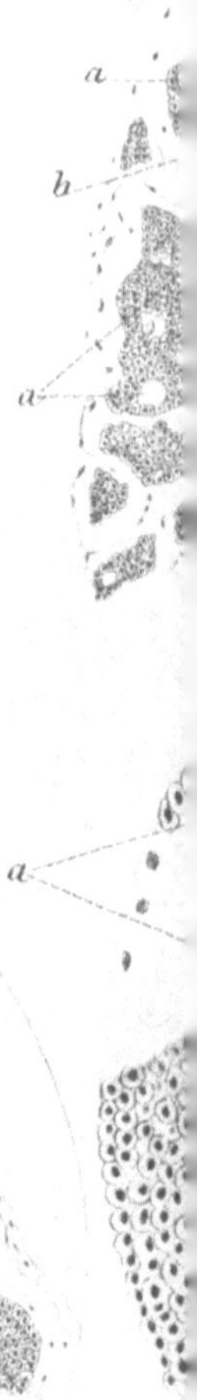

2.

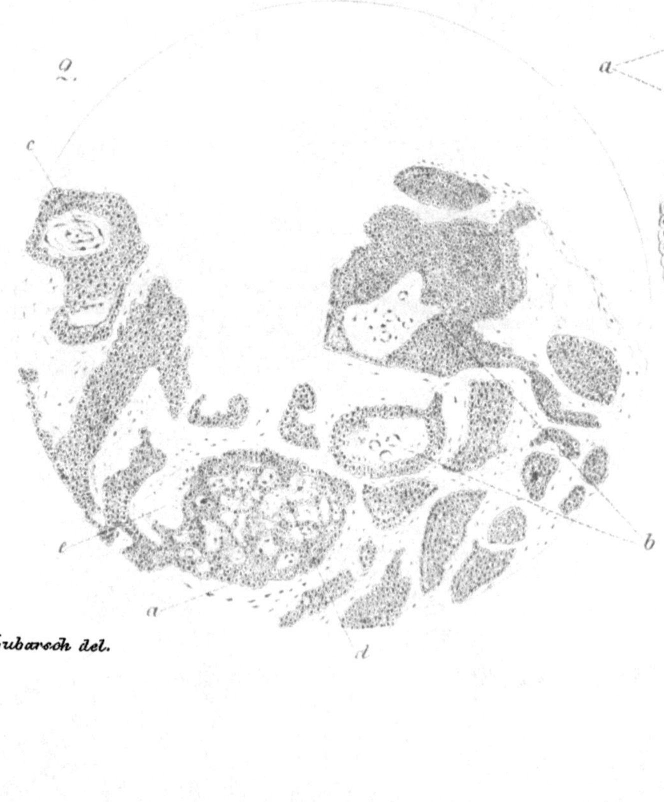

O. Lubarsch del.

Taf. VIII.

3 a.

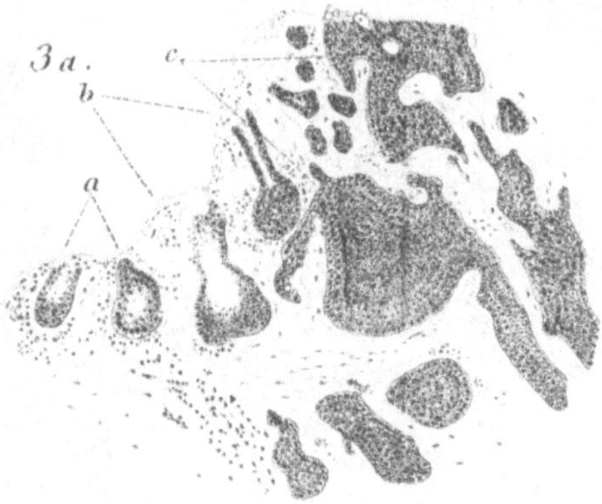

a

b

4.

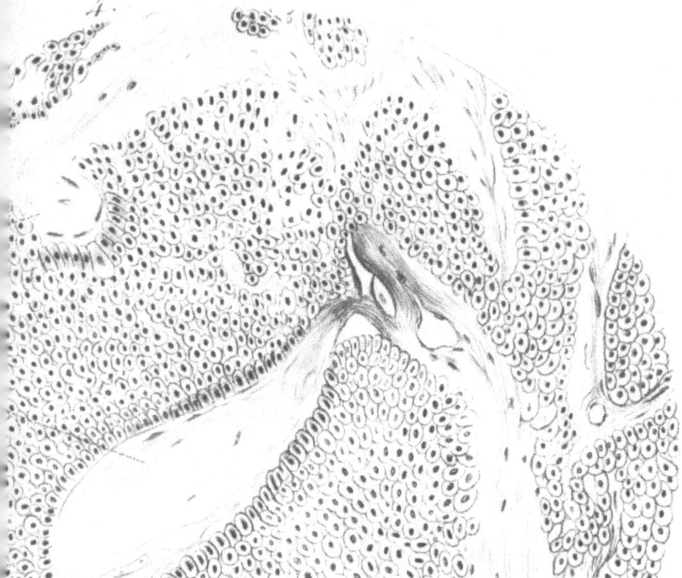

W. Grohmann sc.

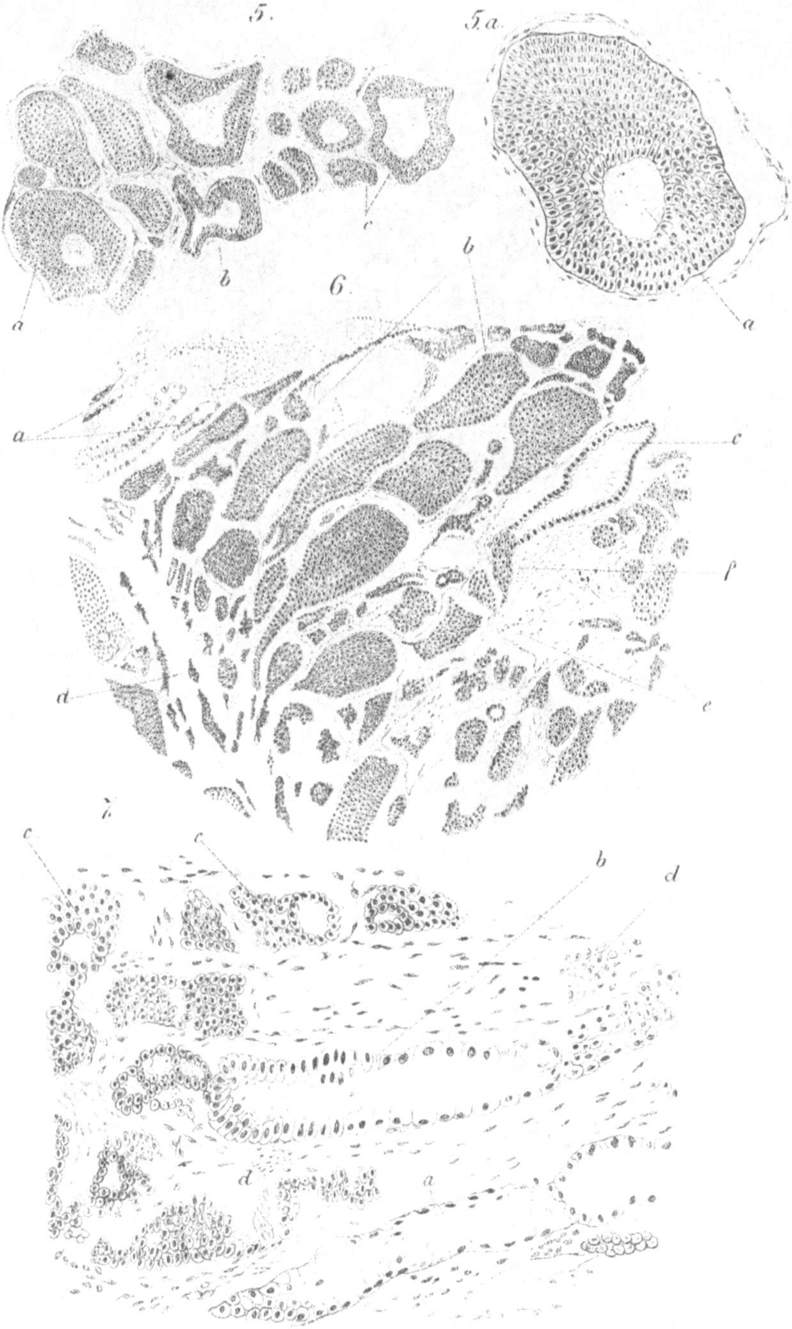

O. Lubarsch del. W. Grohmann sc.

1. 52/1

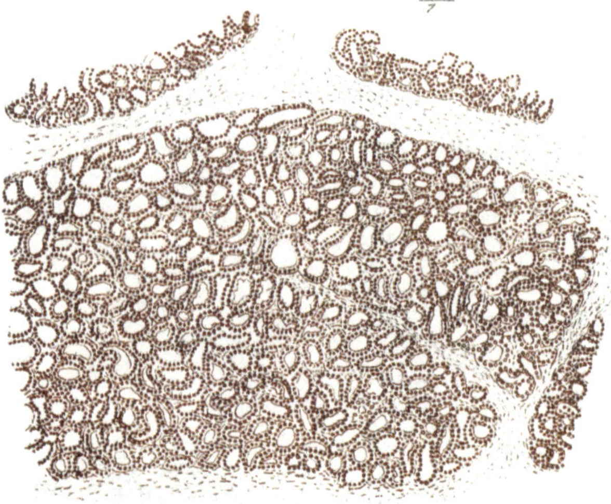

3.

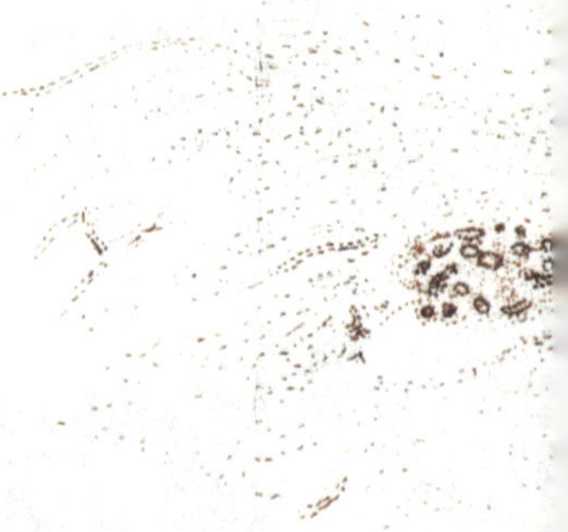

2. 320/1

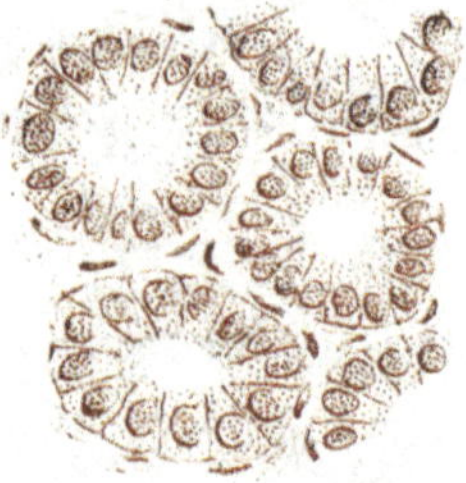

7. 52/1

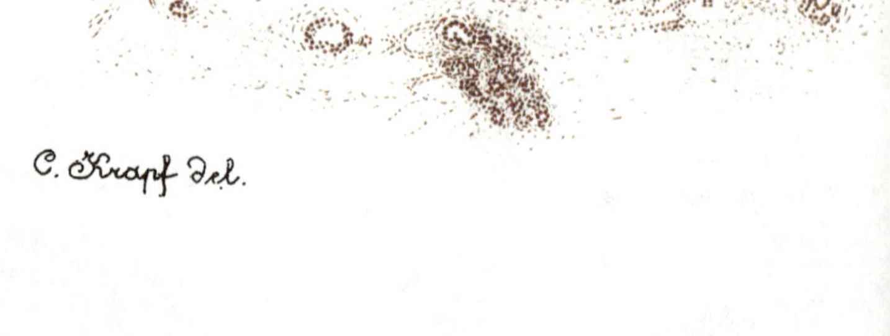

C. Krapf del.

Taf. X.

5. $\frac{52}{1}$

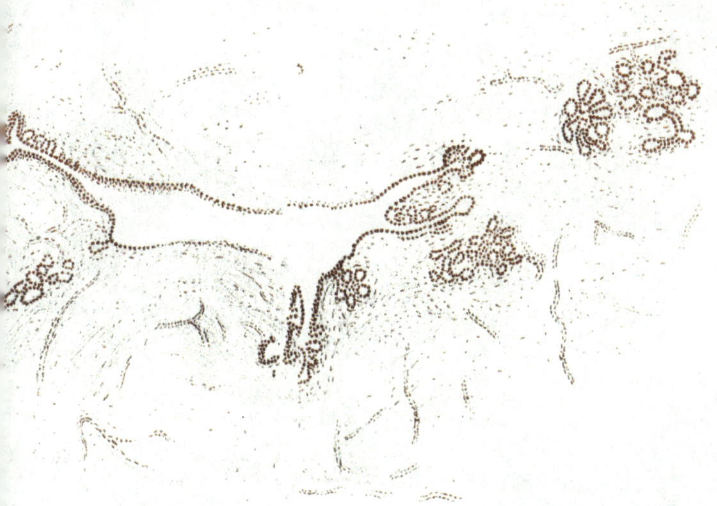

4. $\frac{320}{1}$

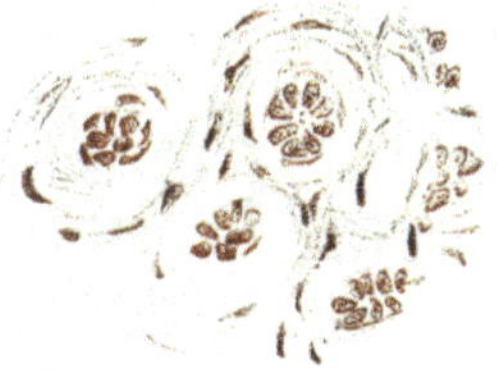

6. $\frac{320}{1}$

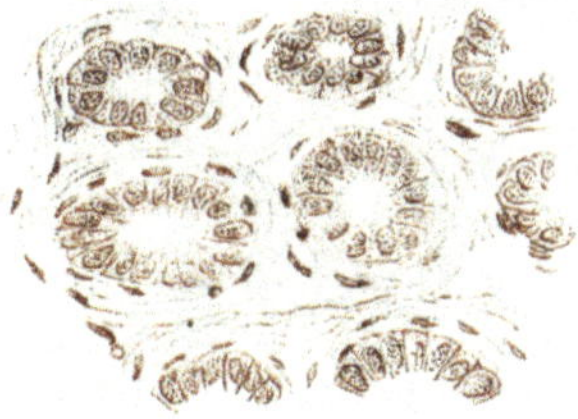

8. $\frac{52}{1}$

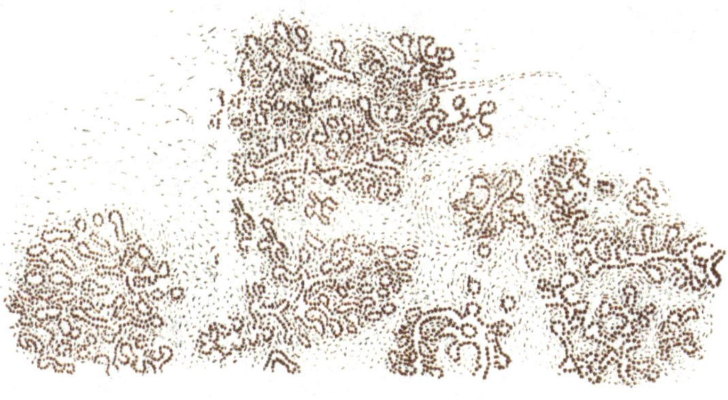

Alb. Schütze Lith. Inst. Berlin

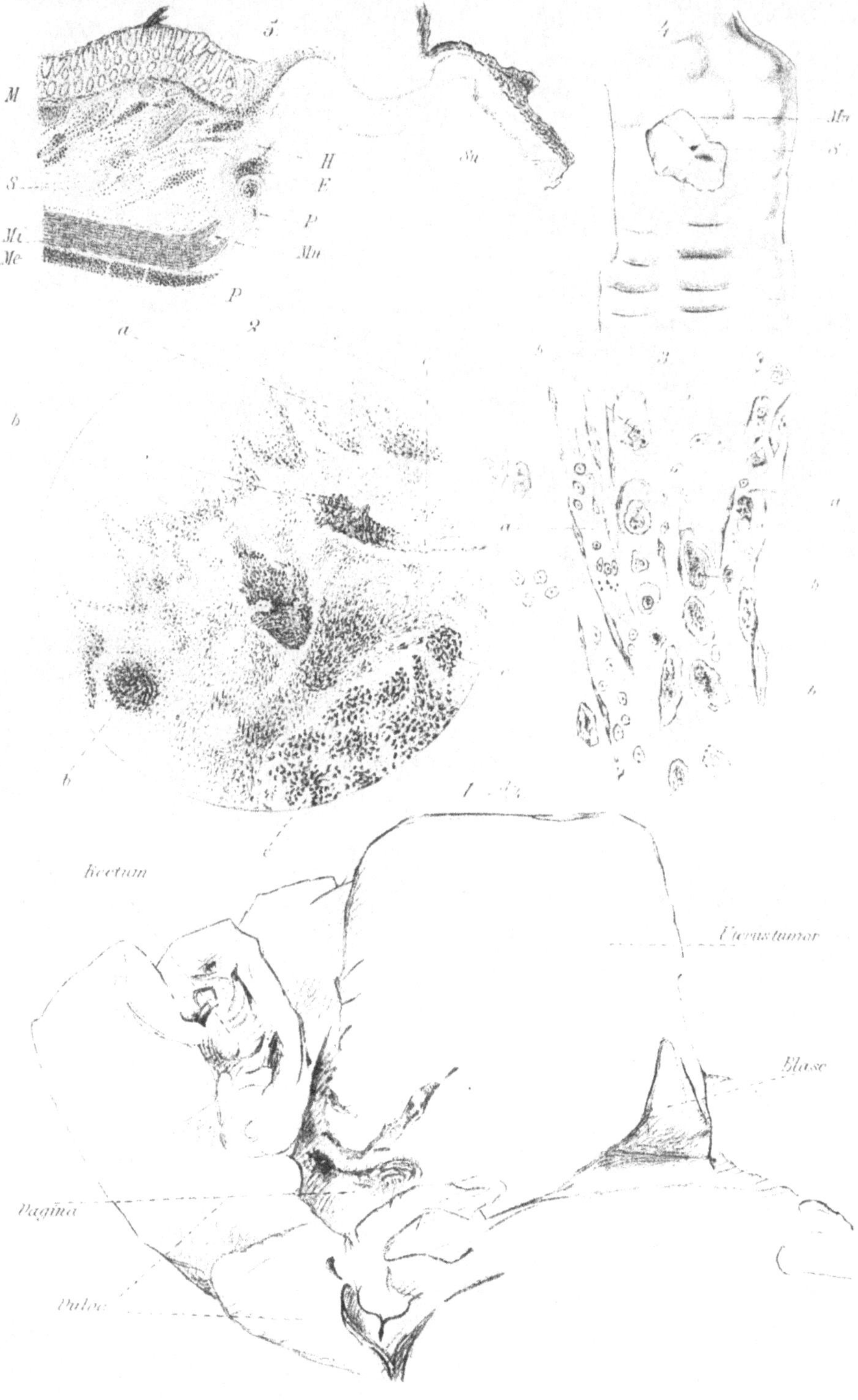
5.
M
S
Mi
Me
H
E
P
Mn
p
Su
4
Mn
S
a
2
3
b
a
b
b
1
Rectum
Uterustumor
Blase
Vagina
Vulva

1.

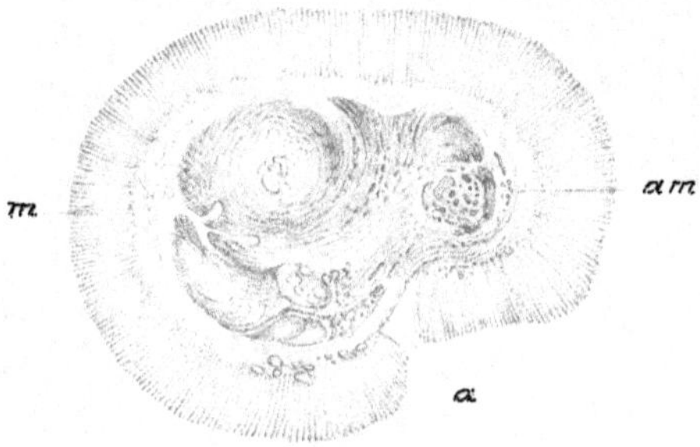

3.

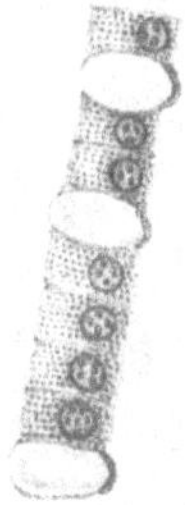

4.

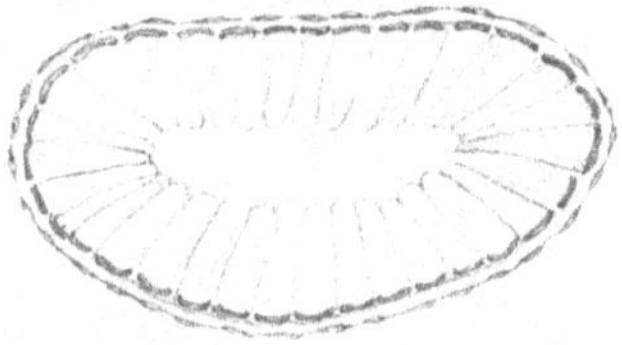

5.

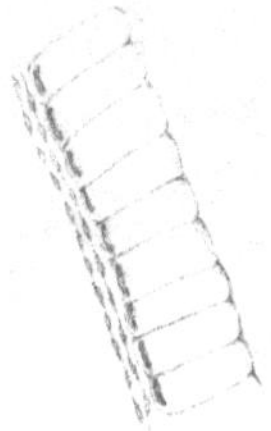

2.

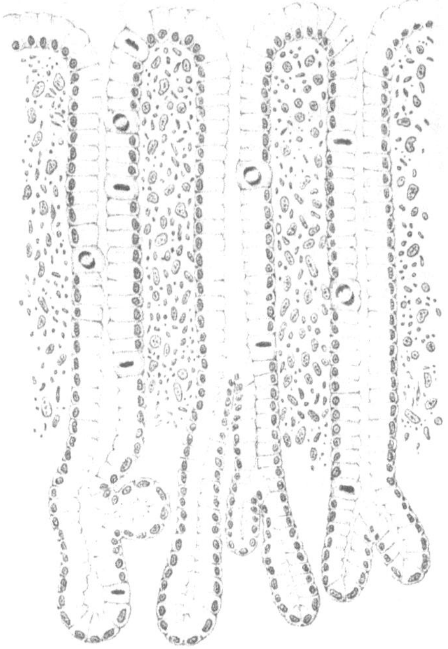

Alb. Schütze Lith. Inst. Berlin.

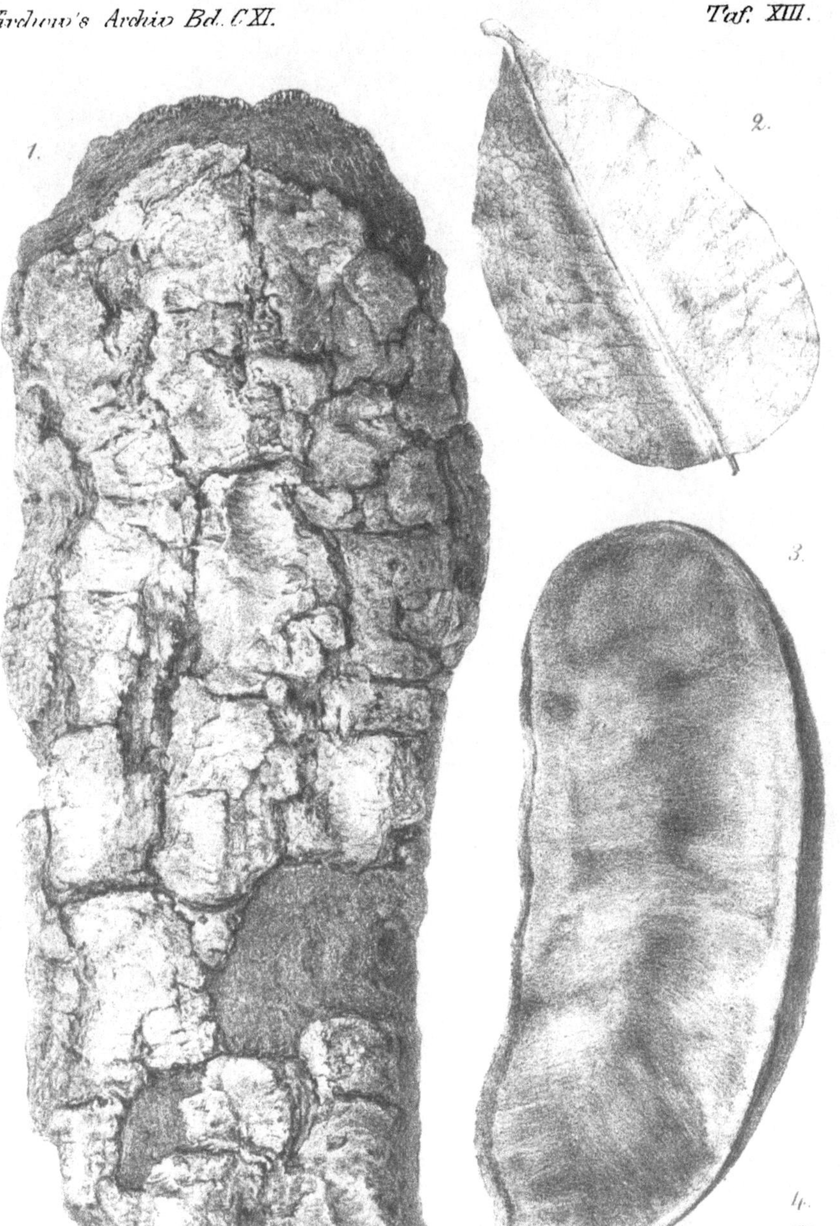

Alb. Schütze Lith. Inst. Berlin.